精神障碍诊断与统计手册

（第五版–修订版）

DSM-5-TR®

美国精神医学学会　编著

〔美〕张道龙　肖　茜　〔美〕邓慧琼　等译

北京大学出版社
PEKING UNIVERSITY PRESS

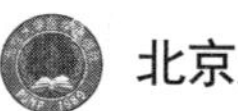

北京大学医学出版社

著作权合同登记号　图字：01-2022-4217

图书在版编目（CIP）数据

精神障碍诊断与统计手册：第五版：修订版（DSM-5-TR）/美国精神医学学会编著；〔美〕张道龙等译. — 北京：北京大学出版社，2024.4

ISBN 978-7-301-34859-8

Ⅰ. ①精…　Ⅱ. ①美…②张…　Ⅲ. ①精神障碍－诊断－手册②精神障碍－疾病统计－手册　Ⅳ. ①R749-62

中国国家版本馆CIP数据核字（2024）第045051号

本书采用出版物版权追溯仿伪凭证，读者可使用手机扫描封底二维码查询产品信息。

书　　名	精神障碍诊断与统计手册（第五版－修订版）（DSM-5-TR） JINGSHEN ZHANG'AI ZHENDUAN YU TONGJI SHOUCE （DI-WU BAN-XIUDING BAN）（DSM-5-TR）
著作责任者	美国精神医学学会　编著　〔美〕张道龙　等译
策划编辑	姚成龙
责任编辑	巩佳佳　李　晨　胡　媚
标准书号	ISBN 978-7-301-34859-8
出版发行	北京大学出版社
地　　址	北京市海淀区成府路205号　100871
网　　址	http://www.pup.cn
新浪微博	@北京大学出版社
电子邮箱	编辑部zyjy@pup.cn　总编室zpup@pup.cn
电　　话	邮购部010-62752015　发行部010-62750672　编辑部010-62704142
印 刷 者	北京中科印刷有限公司
经 销 者	新华书店
	787毫米×1092毫米　16开本　73印张　1920千字
	2024年4月第1版　2024年7月第2次印刷
定　　价	358.00元（精装）

DSM-5-TR 简体中文版翻译组

张道龙（Daolong Zhang，M.D.）：美国帕拉阿托退伍军人医学中心主管医师，美中心理文化学会（CAAPC）创始人 / 主席，珠海市第三人民医院国际精神心理服务部首席专家，客座教授。

肖茜（Qian Xiao，M.D./Ph.D.）：中南大学湘雅医院心理卫生中心副教授，副主任医师。

邓慧琼（Huiqiong Deng，M.D./Ph.D.）：美国斯坦福大学精神与行为科学系临床副教授，斯坦福亚裔精神卫生科研与治疗诊所联合主任。

刘春宇（Chunyu Liu，Ph.D.）：美国纽约州立大学上州医科大学教授。

童慧琦（Huiqi Tong，M.D./Ph.D.）：美国斯坦福大学精神与行为科学系临床副教授，斯坦福整合医学中心正念项目主任，美中心理治疗研究院院长。

张小梅（Xiaomei Zhang）：临床精神医学博士。

夏雅俐（Yali Xia）：副教授，复旦大学经济学博士，中国科学院医学心理学硕士。

朱玛（Ma Zhu）：美国明尼苏达大学心理学硕士，中国心理学会临床与咨询心理学注册系统注册咨询师，EAP 顾问。

张道野（Daoye Zhang）：黑龙江省伊春市第一医院主任医师、心内科主任。

DSM-5-TR 简体中文版编辑组

许倩（Qian Xu）：心理学硕士，美中心理文化学会（CAAPC）创始成员 / 副主席。

DSM-5-TR Chairs

MICHAEL B. FIRST, M.D.

Revision Subcommittee Co-Chair and DSM-5-TR Editor

PHILIP WANG, M.D., DR.P.H.

Revision Subcommittee Co-Chair

WILSON M. COMPTON, M.D., M.P.E.

Revision Subcommittee Vice Chair

DANIEL S. PINE, M.D.

Revision Subcommittee Vice Chair

SUSAN K. SCHULTZ, M.D.

Text Consultant

PHILIP R. MUSKIN, M.D., M.A.

Conflict of Interest Review Editor

ANN M. ENG

DSM Managing Editor

其他参与者名单参见 www.dsm5.org 和 dsm5gpm.com.——译者注

DSM-5 Task Force and Work Groups

DAVID J. KUPFER, M.D.
Task Force Chair
DARREL A. REGIER, M.D., M.P.H.
Task Force Vice-Chair

William E. Narrow, M.D., M.P.H., *Research Director*
Susan K. Schultz, M.D., *Text Editor*
Emily A. Kuhl, Ph.D., *APA Text Editor*
Dan G. Blazer, M.D., Ph.D., M.P.H.
Jack D. Burke Jr., M.D., M.P.H.
William T. Carpenter Jr., M.D.
F. Xavier Castellanos, M.D.
Wilson M. Compton, M.D., M.P.E.
Joel E. Dimsdale, M.D.
Javier I. Escobar, M.D., M.Sc.
Jan A. Fawcett, M.D.
Bridget F. Grant, Ph.D., Ph.D. (2009–)
Steven E. Hyman, M.D. (2007–2012)
Dilip V. Jeste, M.D. (2007–2011)
Helena C. Kraemer, Ph.D.
Daniel T. Mamah, M.D., M.P.E.
James P. McNulty, A.B., Sc.B.
Howard B. Moss, M.D. (2007–2009)
Charles P. O'Brien, M.D., Ph.D.
Roger Peele, M.D.
Katharine A. Phillips, M.D.
Daniel S. Pine, M.D.
Charles F. Reynolds III, M.D.
Maritza Rubio-Stipec, Sc.D.
David Shaffer, M.D.
Andrew E. Skodol II, M.D.
Susan E. Swedo, M.D.
B. Timothy Walsh, M.D.
Philip Wang, M.D., Dr.P.H. (2007–2012)
William M. Womack, M.D.
Kimberly A. Yonkers, M.D.
Kenneth J. Zucker, Ph.D.
Norman Sartorius, M.D., Ph.D., *Consultant*

其他参与者名单参见 www.dsm5.org 和 dsm5gpm.com.——译者注

DSM-5-TR 的前言

美国精神医学学会（APA）编著的《精神障碍诊断与统计手册》（第五版－修订版）（DSM-5-TR）是首次发表的DSM-5的修订版。DSM-5-TR将最初发布的DSM-5诊断标准与对70多种障碍的修改（大部分做了澄清）相整合，并基于自DSM-5出版以来的文献回顾，全面更新了每种DSM障碍的描述性文本，同时增加了延长哀伤障碍的诊断，以及自杀行为和非自杀性自伤的症状编码。DSM-5-TR不同于之前的文本修订版DSM-Ⅳ-TR，DSM-Ⅳ-TR几乎完全限于文本修订，并没有改变诊断标准，而DSM-5-TR还整合了自2013年DSM-5出版以来所做的所有的在线更新、对使用的反应、特定的科学进展和通过迭代修订过程进行的ICD-10-CM编码调整。因此，DSM-5-TR是三个独立修订过程的产物，这三个修订过程分别由独立（但重叠）的专家组监督：由DSM-5工作组制定初始DSM-5诊断标准和文本（已于2013年出版）；由DSM指导委员会对DSM-5诊断标准和文本进行更新，并监督迭代修订过程；由DSM-5修订委员会监督并审查全面更新的文本。

随着对精神障碍的临床和研究的认识不断深入，相关人员对大多数已出版的DSM-5初始文本进行了修订，绝大多数是显著的修订。修订较多的文本部分是患病率、风险与预后因素、与文化相关的诊断问题、与性和性别相关的诊断问题、与自杀想法或行为的相关性以及共病。此外，有史以来第一次，整个DSM文本都由种族平等和包容工作组审查和修订，以确保恰当地关注风险因素，如遭遇种族主义和歧视的经历，以及使用非偏见性的语言。未来周期性的DSM-5-TR编码和其他更新，可参见www.dsm5.org。

为了便于在此手册中参考，“DSM”泛指DSM整体，而不是指特定的版本。“DSM-5”是指2013年5月官方出版的整套包括目前被认可的诊断标准、障碍、其他状况和内容的版本。“DSM-5-TR”是指经核准的本手册中的内容。尽管本次修订不包括对诊断标准和其他DSM-5结构的修改，但为了澄清，对某些诊断标准进行修改的需要随着本书文本的修订而变得明显。由于诊断标准的结构没有改变，因此在本手册中，源于DSM-5初始版本的诊断标准仍被称为“DSM-5诊断标准”，延长哀伤障碍被称为DSM-5-TR障碍，因为它是本手册中增加的内容。

DSM-5-TR是团队努力的结果。我们要特别感谢Wilson M.Compton, M.D., M.P.E.和Daniel S.Pine, M.D.，作为DSM-5修订委员会的副主席，他们不知疲倦，为此项工作付出很大努力，还有来自本领域的200多位专家，他们在文本修订的准备工作中做出了重大贡献。我们还要感谢DSM指导委员会主席Paul Appelbaum，M.D.和DSM指导委员会的其他成员，他们仔细审查了文本和标准澄清，并提出了很多有益的建议。特别感谢DSM的责任编辑Ann M.Eng，她对细节一丝不苟，及时指导了DSM-5-TR从规划到完成的整个过程。所有这些对本次修订的成功都至关重要。同时，我们也感谢APA研究部主任兼常务医务总监Nitin Gogtay，M.D.，研究主任兼资深研究统计学家/流行病学家Diana E.Clarke，Ph.D.，以及资深DSM运营经理和研究助理Lamyaa H.Yousif，M.D.,Ph.D.,M. Sc.的宝贵贡献和帮助。感谢美国精神医学学会出版社的出版人John McDuffie的领导，以及使这项重要工作得以实现的美国精神医学学会出版社的下列编辑和工作人员：责任编辑Greg Kuny、平面设计经理Tammy Cordova、制作部主任Andrew Wilson、制作部主任助理Judy Castagna、资深编辑Erika Parker、Alisa Riccardi和Carrie Y.Farnham。最后，我们还要感谢APA首席执行官兼医务总监Saul Levin，M.D.，M.P.A.对这次全面的文本修订工作的倡导和支持。

Michael B.First，M.D.
修订委员会联合主席和DSM-5-TR编辑

Philip Wang，M.D.，Dr.P.H.
修订委员会联合主席
2021年11月5日

DSM-5 的前言

APA 编著的《精神障碍诊断与统计手册》（DSM）是有关精神障碍的分类，以及协助对这些障碍作出更为可靠的诊断的相关标准。随着 60 多年来数个连续版本的出现，此手册已经成为精神卫生领域临床实践的标准参考书。由于对大多数精神障碍来说，不可能全面描述其潜在的病理过程，在此强调很重要的一点：目前的诊断标准是有关精神障碍的表现以及能被经过训练的临床工作者辨别的、可能得到的最佳描述。DSM 作为一个具有实用性、功能性和灵活性的指南，旨在对信息加以组织，从而帮助准确诊断和治疗。它是临床工作者的工具，是学生和临床工作者重要的教育资源，也是本领域研究人员的参考书。

虽然此版 DSM 首先旨在成为临床实践领域的一个实用性指南，但作为一个专业命名系统，它需要同时适用于广泛而多样的背景。DSM-5 被不同取向的临床工作者和研究人员（生物的、精神动力的、认知的、行为的、人际的、家庭 / 系统的）所使用，所有人都努力以一种共同的表述就他们的患者所呈现的精神障碍的核心特征进行沟通。这种表述对所有不同方面的精神卫生服务专业人员，包括精神科医生、其他医生、心理学家、社会工作者、护士、咨询师、司法和法律专家、职业和康复治疗师，以及其他健康专业人员等都具有价值。DSM-5 中的标准简洁明了，旨在在不同临床场所（包括住院部、门诊、日间医院、联合会诊场所、私人诊所）以及初级保健和社区精神障碍流行病学研究中对症状进行客观评估。DSM-5 也是对精神障碍患病率和死亡率等公共卫生数据进行收集和交流的工具。此外，这些标准和相应的文本可作为职业早期学生的教科书，他们需要一个结构式的方式来理解和诊断精神障碍，也可作为有经验的专业人员首次诊断罕见障碍的教科书。幸运的是，所有这些应用都是互相兼容的。

在规划 DSM-5 时，工作人员考虑到了上述多样化的需求和使用背景。DSM 对精神障碍的分类与世界卫生组织（WHO）的国际疾病分类（International Classification of Diseases，ICD）在美国使用的官方编码系统是一致的。因此，DSM 诊断标准所定义的障碍都具有 ICD 的名称和编码。在 DSM-5 中，ICD-9-CM 和 ICD-10-CM 编码（后者计划于 2015 年 10 月采用）都被运用到了分类的相关障碍中。

虽然 DSM-5 依旧是对不同障碍的类别性划分，但我们意识到精神障碍并不总能完全被某个单一的障碍所界定。某些症状领域，如抑郁和焦虑，涉及多个诊断类别，可能反应了一组更大的障碍所具有的共同的基础易患性。认识到这个现实，DSM-5 中所包括的障碍被重组为修订后的组织结构，旨在激发新的临床实践。这些新的结构与 ICD-11 中精神障碍的组织结构相对应。为了提高在不同场所使用的便利性，DSM-5 引入了其他一些增补和强化功能：

- **对与诊断相关的发育性问题的表述**。各章节组织上的改变更好地反映了生命的过程，手册开始处是通常在儿童期出现的障碍（如神经发育障碍），到手册结尾处则更多的是适用于老年人的障碍（如神经认知障碍）。在内容上，副标题是有关发育和病程的表述，描述了障碍的表现会如何随着所处生命阶段不同而改变。诊断上，与年龄相关的特定性因素（如在特定年龄组中症状表现和发病率的不同）也被纳入文本中。在适用的地方，这些与年龄相关的因素被加入诊断标准中，以示强调（如在失眠障碍和创伤后应激障碍的诊断标准中，特定的标准描述了症状在儿童中可能的表现）。同样，在适用的地方，性别和文化因素也被整合进障碍中。
- **整合了遗传学和神经影像学最新研究的科学发现**。根据最新神经科学研究发现和诊断组之间的遗传联系修订了章节结构。文本中突出了遗传性和生理性的风险因素、预后指标以及一些假定的诊断标志物。这种新的结构将提高临床工作者对基于共同的神经通路、遗传易患性和环境接触的障碍谱系的诊断能力。
- **将自闭症、阿斯伯格综合征和广泛性发育障碍纳入自闭症谱系障碍**。这些障碍的症状体现了在社会沟通和限制性重复行为 / 兴趣两个领域从轻度至重度损害的单一的连续性，而并非不同的障碍。这一改变旨在提高自闭症谱系障碍诊断标准的敏感性和特异性，并为确定的特定损害制订更有针对性的治疗目标。
- **简化了双相障碍和抑郁障碍的分类**。双相障碍和抑郁障碍是精神障碍中最常见的诊断。简化这些障碍的分类可以提高临床和教育用途，因而非常重要。以前的版本把躁狂、轻躁狂和典型抑郁发作与双相Ⅰ型障碍、双相Ⅱ型障碍及重性抑郁障碍的定义区分开，而 DSM-5 在每种障碍各自的标准中包括了所有诊断成分。这种做法将有利于这些重要障碍的临床诊断和治疗。同样，DSM-5 中对鉴别丧痛和重性抑郁障碍的解释性备注，比起以前简单的丧痛的排除标准，将提供更多的临床指导。焦虑痛苦和混合特征的新说明现在在伴随着这些障碍诊断标准的不同标注中被做了全面的描述。
- **为实现一致性和清晰性对物质使用障碍进行了重组**。物质滥用和物质依赖类别已被淘汰，取而代之的是一个总体的物质使用障碍的新类别，使用的特定物质则用于定义特定的障碍。“依赖”容易与“成瘾”混淆，事实上，先前定义的依赖的耐受性和戒断是对影响中枢神经系统的处方药的正常反应，并不一定表明存在成瘾。DSM-5 通过对这些标准进行修改和澄清，将减少对有关这些问题的普遍性的误解。
- **增强重度和轻度神经认知障碍的特异性**。在过去 20 年里神经科学、神经心理学和脑成像研究迅速发展，在诊断先前被称为“痴呆症”或脑器质性疾病的特定类型障碍时传达目前最先进的技术至关重要。血管性和创伤性脑障碍的影像学确定的生物标志物，以及对阿尔茨海默病和亨廷顿病的罕见变型的特定的分子遗传学发现极大地推进了临床诊断，这些及其他的障碍如今被分别列入特定的亚型中。

- **人格障碍在概念化上的过渡**。虽然先前的版本已经确认了人格障碍维度化方法的益处，但从对单个障碍的类别型诊断系统过渡到基于人格特质相对分布性的诊断系统还尚未被广泛接受。在 DSM-5 中，类别型的人格障碍与先前版本相比，实际上未作改动。但 DSM-5 在第三部分中提出了一个“混合型”的模式，以指导将来的研究，并将人际功能评估和六种特定障碍的病理人格特质区分开。第三部分也提出了在人格特质表达上以更加维度化的描绘取代特定特质的方法。
- **第三部分：新障碍及特征**。增加的新部分（第三部分）突出了那些需要进一步研究，但还不足以作为官方精神障碍分类的可以供常规临床使用的障碍，也列入了对 13 个症状领域中症状严重程度的维度化测量，以在所有诊断组中对不同严重程度的症状水平进行测量。同时，基于世界卫生组织的《国际功能、残疾和健康分类》的《世界卫生组织残疾评估表》（WHODAS），是对精神障碍的整体残疾水平的标准评估量表，第三部分用它取代了相对局限的功能整体评定量表。我们希望这些措施会随着时间的推移逐步得到落实，并在诊断性评估时对个体的症状表现和伴随的残疾的临床表现的描述提供更多的准确性和灵活性。
- **在线增补**。DSM-5 具有提供在线补充信息的功能。使用者可在网站（www.psychiatry.org/dsm5）获取其他有关交叉性和严重程度的诊断测量信息，这些信息会链接到相关的障碍。此外，文化概念化访谈的知情者版本，以及对核心文化概念化访谈的补充模块也被纳入了 www.psychiatry.org/dsm5。

这些创新由世界上精神障碍领域最权威的机构设计，并在专家审查、公众评价以及独立的同行评审的基础上实施。在 DSM-5 工作委员会指导下的 13 个工作组和其他评审机构以及 APA 董事会，最终共同代表了该专业的全球性权威。这项努力得到了许多顾问和 APA 研究部专业人士的支持，参与者的名字不胜枚举，都被列在附录中。对于那些在改善精神障碍诊断的工作中倾注了无数时间和宝贵的专业知识的人们，我们不胜感激。

我们要特别感谢列在本手册前面的各位主席、文本协调员和 13 个工作组的成员。他们在持续六年的时间里，在改善临床实践科学基础的志愿性努力中花费了大量的时间。文字编辑 Susan K.Schultz, M.D. 与资深科普作家及 DSM-5 文字编辑工作人员 Emily A.Kuhl, Ph.D. 不知疲倦地并肩工作，协调各个工作组，使它们成为一个有凝聚力的整体。William E.Narrow, M.D., M.P.H. 则带领研究小组为 DSM-5 设计出了包括田野实验在内的总体研究策略，极大地提高了此修订版的循证基础。此外，我们感激那些为修订版的建议稿的独立评审付出许多时间的人们，包括科学评审委员会的联合主席 Kenneth S.Kendler, M.D. 和 Robert Freedman, M.D.；临床和公共卫生委员会联合主席 John S.Mcintyre, M.D. 和 Joel Yager, M.D.；APA 大会评审程序主席 Glenn Martin, M.D.。特别感谢 Helena C.Kraemer, Ph.D. 给予的统计学方面的专家意见；感谢 Michael B.First, M.D. 给出的编码和诊断标准评审方面的宝贵意见；以及 Paul S.Appelbaum, M.D. 在司法问题上的反馈。Maria N.Ward, M.Ed.，RHIT,CCS-P 也帮助我们确认了所有的 ICD 编码。以 Dilip V.Jeste, M.D. 为首的领导小组，包括各位顾问、各评审委员会主席、工作委员会主席以及 APA 行政人员，在提出愿景、帮助实现折中和共识方面发挥了领导作用。这种投入程度有助于我们感受到 DSM-5 的平衡性和客观性，而这正是 DSM-5 的标志性特点。

我们特别想感谢 APA 研究部的杰出的工作人员——列于本手册前面的工作委员会和工作组中——他们不知疲倦地与工作委员会、工作组、顾问和评审人员互动以解决问题，作为各个工作委员会之间的联络人，他们指导和管理学术上和常规的临床实践的田野实验，并在这个重要过程中记录各种决定。我们特别感谢 APA 医务总监兼 CEO James H.Scully Jr., M.D. 在这些年艰辛的发展过程中所提供的支持和指导。最后，我们感谢美国精神医学学会出版社的编辑和制作人员，特别是出版人 Rebecca Rinehart，编辑部主任 John McDuffie，资深编辑 Ann Eng，责任编辑 Greg Kuny，平面设计经理 Tammy Cordova，感谢他们在整合一切、创造最终产品的过程中所给予的指导。正是众多才华横溢，奉献了时间、专业知识和激情的人们的共同努力，才使 DSM-5 成为可能。

David J.Kupfer, M.D.
DSM-5 工作委员会主席

Darrel A.Regier, M.D., M.P.H.
DSM-5 工作委员会副主席
2012 年 12 月 19 日

DSM-5-TR
分类

这里在每一种障碍的名称之前都提供了ICD-10-CM编码。若障碍名称前有空行线，表明此障碍对应的ICD-10-CM编码是基于适用的亚型、标注或物质类别来编制的。有关定期的DSM-5-TR编码和其他更新请参见www.dsm5.org。

以下各大类和小类障碍名称之后括号中的数字是相应内容或诊断标准对应的正文页码。

由其他躯体疾病所致的精神障碍的注意事项：在由躯体疾病所致的精神障碍的名称中要注明病因性躯体疾病的名称，病因性躯体疾病的编码和名称应列在由躯体疾病所致的精神障碍之前。

神经发育障碍（35）

智力发育障碍（37）

___.__	智力发育障碍（智力障碍）（37）
	标注目前的严重程度：
F70	轻度
F71	中度
F72	重度
F73	极重度
F88	全面发育迟缓（44）
F79	未特定的智力发育障碍（智力障碍）（44）

交流障碍（44）

F80.2	语言障碍（45）
F80.0	语音障碍（47）
F80.81	儿童期起病的言语流畅障碍（口吃）（49）
	注：晚期发生的案例应被诊断为F98.5成人发生的言语流畅障碍
F80.82	社交（语用）交流障碍（51）
F80.9	未特定的交流障碍（53）

自闭症（孤独症）谱系障碍（54）

F84.0　　自闭症（孤独症）谱系障碍（54）

标注目前的严重程度：需要非常多的支持、需要多的支持、需要支持

标注如果是：有或没有伴随的智力损害、有或没有伴随的语言损害

标注如果是：与已知的遗传疾病或其他躯体疾病或环境因素有关（编码备注：使用额外的编码来识别相关的遗传或躯体疾病）；与其他神经发育、精神或行为问题有关

标注如果是：伴紧张症（使用额外的编码 F06.1）

注意缺陷/多动障碍（65）

___.__　　注意缺陷/多动障碍（65）

标注如果是：部分缓解

标注目前的严重程度：轻度、中度、重度

标注是否是：

F90.2　　组合表现

F90.0　　主要表现为注意缺陷

F90.1　　主要表现为多动/冲动

F90.8　　其他特定的注意缺陷/多动障碍（73）

F90.9　　未特定的注意缺陷/多动障碍（73）

特定学习障碍（74）

___.__　　特定学习障碍（74）

标注目前的严重程度：轻度、中度、重度

标注如果是：

F81.0　　伴阅读受损（标注如果是：伴阅读的准确性、阅读的速度或流畅性、阅读理解力受损）

F81.81　　伴书面表达受损（标注如果是：伴拼写的准确性、语法和标点的准确性、书面表达的清晰度或条理性受损）

F81.2　　伴数学受损（标注如果是：伴数字感、算术事实的记忆力、计算的准确性或流畅性、数学推理的准确性受损）

运动障碍（83）

F82　　发育性协调障碍（83）

F98.4　　刻板运动障碍（86）

标注如果是：伴自伤行为、无自伤行为

标注如果是：与已知的遗传疾病或其他躯体疾病或神经发育障碍或环境因素有关

标注目前的严重程度：轻度、中度、重度

抽动障碍（90）

F95.2 抽动秽语综合征（90）

F95.1 持续性（慢性）运动或发声抽动障碍（90）

标注如果是：仅有运动抽动、仅有发声抽动

F95.0 暂时性抽动障碍（90）

F95.8 其他特定的抽动障碍（95）

F95.9 未特定的抽动障碍（95）

其他神经发育障碍（96）

F88 其他特定的神经发育障碍（96）

F89 未特定的神经发育障碍（96）

精神分裂症谱系及其他精神病性障碍（97）

以下标注适用于精神分裂症谱系及其他精神病性障碍：

[a] 标注如果是：以下病程标注仅适用于障碍持续时间超过 1 年的情况：初次发作，目前处于急性发作期；初次发作，目前处于部分缓解期；初次发作，目前处于完全缓解期；多次发作，目前处于急性发作期；多次发作，目前处于部分缓解期；多次发作，目前处于完全缓解期；持续型；未特定型

[b] 标注如果是：伴紧张症（使用额外的编码 F06.1）

[c] 标注目前妄想、幻觉、言语紊乱、异常的精神运动行为、阴性症状、认知障碍、抑郁和躁狂症状的严重程度

F21 分裂型人格障碍（100）

F22 妄想障碍[a,c]（100）

标注是否是：钟情型、夸大型、嫉妒型、被害型、躯体型、混合型、未特定型

标注如果是：伴离奇的内容

F23 短暂精神病性障碍[b,c]（104）

标注如果是：伴明显的应激源、无明显的应激源、于围产期发生

F20.81 精神分裂症样障碍[b,c]（107）

标注如果是：伴良好的预后特征、无良好的预后特征

F20.9 精神分裂症[a,b,c]（109）

___.__ 分裂情感性障碍[a,b,c]（117）

标注是否是：

F25.0 双相型

F25.1 抑郁型

___.__ 物质／药物所致的精神病性障碍[c]（121）

注：有关适用的 ICD-10-CM 编码，参见物质相关及成瘾障碍中特

定物质 / 药物所致的精神病性障碍的物质类别。更多信息参见本手册中的诊断标准系列和相应的记录步骤

编码备注：ICD-10-CM 编码取决于同一类物质是否存在共病的物质使用障碍。在任何情况下都不会给出物质使用障碍的额外单独诊断

标注如果是：于中毒期间发生、于戒断期间发生、于使用药物后发生

___.__　由其他躯体疾病所致的精神病性障碍[c]（126）

标注是否是：

F06.2　伴妄想

F06.0　伴幻觉

F06.1　与其他精神障碍有关的紧张症（紧张症标注）（130）

F06.1　由其他躯体疾病所致的紧张症（131）

F06.1　未特定的紧张症（133）

注：涉及神经和肌肉骨骼系统的其他症状首先编码 R29.818

F28　其他特定的精神分裂症谱系及其他精神病性障碍（133）

F29　未特定的精神分裂症谱系及其他精神病性障碍（133）

双相及相关障碍（135）

以下标注适用于双相及相关障碍：

[a] 标注：伴焦虑痛苦（标注目前的严重程度：轻度、中度、中－重度、重度），伴混合特征，伴快速循环，伴忧郁特征，伴非典型特征，伴心境协调性精神病性特征，伴心境不协调性精神病性特征，伴紧张症（使用额外的编码 F06.1），于围产期发生，伴季节性模式

[b] 标注：伴焦虑痛苦（标注目前的严重程度：轻度、中度、中－重度、重度），伴混合特征，伴快速循环，于围产期发生，伴季节性模式

___.__　双相 I 型障碍[a]（135）

___.__　目前或最近一次为躁狂发作

F31.11　轻度

F31.12　中度

F31.13　重度

F31.2　伴精神病性特征

F31.73　部分缓解

F31.74　完全缓解

F31.9　未特定的

F31.0　目前或最近一次为轻躁狂发作

F31.71　　部分缓解
F31.72　　完全缓解
F31.9　　未特定的
___.__　目前或最近一次为抑郁发作
F31.31　　轻度
F31.32　　中度
F31.4　　重度
F31.5　　伴精神病性特征
F31.75　　部分缓解
F31.76　　完全缓解
F31.9　　未特定的
F31.9　目前或最近一次为未特定的发作
F31.81　双相Ⅱ型障碍（146）
标注目前或最近发作：轻躁狂[b]、抑郁[a]
标注其病程，如果目前不符合心境发作的全部诊断标准：部分缓解、完全缓解
标注其严重程度，如果目前符合重性抑郁发作的全部诊断标准：轻度、中度、重度
F34.0　环性心境障碍（155）
标注如果是：伴焦虑痛苦（标注目前的严重程度：轻度、中度、中–重度、重度）
___.__　物质 / 药物所致的双相及相关障碍（157）
注：有关适用的 ICD-10-CM 编码，参见物质相关及成瘾障碍中特定的物质 / 药物所致的双相及相关障碍的物质类别。更多信息参见本手册中的诊断标准系列和相应的记录步骤
编码备注：ICD-10-CM 编码取决于同一类物质是否存在共病的物质使用障碍。在任何情况下都不会给出物质使用障碍的额外单独诊断
标注如果是：于中毒期间发生、于戒断期间发生、于使用药物后发生
___.__　由其他躯体疾病所致的双相及相关障碍（161）
标注如果是：
F06.33　　伴躁狂特征
F06.33　　伴躁狂或轻躁狂样发作
F06.34　　伴混合特征
F31.89　其他特定的双相及相关障碍（163）
F31.9　未特定的双相及相关障碍（164）

F39　　未特定的心境障碍（164）

抑郁障碍（171）

F34.81　　破坏性心境失调障碍（172）

___.__　　重性抑郁障碍（176）

标注：伴焦虑痛苦（标注目前的严重程度：轻度、中度、中–重度、重度），伴混合特征，伴忧郁特征，伴非典型特征，伴心境协调性精神病性特征，伴心境不协调性精神病性特征，伴紧张症（使用额外的编码 F06.1），于围产期发生，伴季节性模式

___.__　　单次发作

F32.0　　轻度

F32.1　　中度

F32.2　　重度

F32.3　　伴精神病性特征

F32.4　　部分缓解

F32.5　　完全缓解

F32.9　　未特定的

___.__　　反复发作

F33.0　　轻度

F33.1　　中度

F33.2　　重度

F33.3　　伴精神病性特征

F33.41　　部分缓解

F33.42　　完全缓解

F33.9　　未特定的

F34.1　　持续性抑郁障碍（186）

标注：伴焦虑痛苦（标注目前的严重程度：轻度、中度、中–重度、重度）；伴非典型特征

标注如果是：部分缓解、完全缓解

标注如果是：早发、晚发

标注如果是：伴纯粹的恶劣心境综合征；伴持续性重性抑郁发作；伴间歇性重性抑郁发作，目前为发作状态；伴间歇性重性抑郁发作，目前为未发作状态

标注目前的严重程度：轻度、中度、重度

F32.81　　经前期烦躁障碍（190）

___.__　　物质／药物所致的抑郁障碍（194）

注：有关适用的 ICD-10-CM 编码，参见物质相关及成瘾障碍中特定物质 / 药物所致的抑郁障碍的物质类别。更多信息参见本手册中的诊断标准系列和相应的记录步骤

编码备注：ICD-10-CM 编码取决于同一类物质是否存在共病的物质使用障碍。在任何情况下都不会给出物质使用障碍的额外单独诊断

标注如果是：于中毒期间发生、于戒断期间发生、于使用药物后发生

___.__	由其他躯体疾病所致的抑郁障碍（198）
	标注如果是：
F06.31	伴抑郁特征
F06.32	伴重性抑郁样发作
F06.34	伴混合特征
F32.89	其他特定的抑郁障碍（201）
F32.A	未特定的抑郁障碍（202）
F39	未特定的心境障碍（203）

焦虑障碍（209）

F93.0	分离焦虑障碍（211）
F94.0	选择性缄默症（216）
___.__	特定恐怖症（218）
	标注如果是：
F40.218	动物型
F40.228	自然环境型
___.__	血液–注射–损伤型
F40.230	恐惧血液
F40.231	恐惧注射和输液
F40.232	恐惧其他医疗服务
F40.233	恐惧受伤
F40.248	情境型
F40.298	其他
F40.10	社交焦虑障碍（223）
	标注如果是：仅限于表演状态
F41.0	惊恐障碍（229）
___.__	惊恐发作的标注（236）
F40.00	场所恐怖症（240）

F41.1 广泛性焦虑障碍（245）

___.__ 物质 / 药物所致的焦虑障碍（249）

注：有关适用的 ICD-10-CM 编码，参见物质相关及成瘾障碍中特定物质 / 药物所致的焦虑障碍的物质类别。更多信息参见本手册中的诊断标准系列和相应的记录步骤

编码备注：ICD-10-CM 编码取决于同一类物质是否存在共病的物质使用障碍。在任何情况下都不会给出物质使用障碍的额外单独诊断

标注如果是：于中毒期间发生、于戒断期间发生、于使用药物后发生

F06.4 由其他躯体疾病所致的焦虑障碍（252）

F41.8 其他特定的焦虑障碍（255）

F41.9 未特定的焦虑障碍（255）

强迫及相关障碍（257）

以下标注适用于强迫及相关障碍：

[a] 标注如果是：伴良好或一般的自知力、伴差的自知力、伴缺乏自知力 / 妄想信念

F42.2 强迫症[a]（259）

标注如果是：与抽动相关的

F45.22 躯体变形障碍[a]（265）

标注如果是：伴肌肉变形

F42.3 囤积障碍[a]（271）

标注如果是：伴过度收集

F63.3 拔毛癖（拔毛障碍）（275）

F42.4 抓痕（皮肤搔抓）障碍（278）

___.__ 物质 / 药物所致的强迫及相关障碍（281）

注：有关适用的 ICD-10-CM 编码，参见物质相关及成瘾障碍中特定物质 / 药物所致的强迫及相关障碍的物质类别。更多信息参见本手册中的诊断标准系列和相应的记录步骤

编码备注：ICD-10-CM 编码取决于同一类物质是否存在共病的物质使用障碍。在任何情况下都不会给出物质使用障碍的额外单独诊断

标注如果是：于中毒期间发生、于戒断期间发生、于使用药物后发生

F06.8 由其他躯体疾病所致的强迫及相关障碍（284）

标注如果是：伴强迫症样症状、伴外貌先占观念、伴囤积症状、伴

拔毛症状、伴皮肤搔抓症状

F42.8 其他特定的强迫及相关障碍（287）

F42.9 未特定的强迫及相关障碍（288）

创伤及应激相关障碍（289）

F94.1 反应性依恋障碍（289）

标注如果是：持续性

标注目前的严重程度：重度

F94.2 脱抑制性社会参与障碍（292）

标注如果是：持续性

标注目前的严重程度：重度

F43.10 创伤后应激障碍（295）

标注如果是：伴分离症状

标注如果是：伴延迟性表达

___.__ 6 岁以上个体的创伤后应激障碍（295）

___.__ 6 岁及 6 岁以下儿童的创伤后应激障碍（297）

F43.0 急性应激障碍（307）

___.__ 适应障碍（313）

标注如果是：急性、持续性（慢性）

标注是否是：

F43.21 伴抑郁心境

F43.22 伴焦虑

F43.23 伴混合性焦虑和抑郁心境

F43.24 伴行为紊乱

F43.25 伴混合性情绪和行为紊乱

F43.20 未特定的

F43.81 延长哀伤障碍（316）

F43.89 其他特定的创伤及应激相关障碍（321）

F43.9 未特定的创伤及应激相关障碍（321）

分离障碍（323）

F44.81 分离性身份障碍（324）

F44.0 分离性遗忘症（331）

标注如果是：

F44.1 伴分离性漫游

F48.1 人格解体/现实解体障碍（337）
F44.89 其他特定的分离障碍（341）
F44.9 未特定的分离障碍（342）

躯体症状及相关障碍（343）

F45.1 躯体症状障碍（345）
标注如果是：主要表现为疼痛
标注如果是：持续性
标注目前的严重程度：轻度、中度、重度

F45.21 疾病焦虑障碍（350）
标注是否是：寻求服务型、回避服务型

___.__ 功能性神经症状障碍（转换障碍）（354）
标注如果是：急性发作、持续性
标注如果是：伴心理应激源（标注应激源）、无心理应激源
标注症状类型：

F44.4 伴无力或麻痹
F44.4 伴不正常运动
F44.4 伴吞咽症状
F44.4 伴言语症状
F44.5 伴癫痫或抽搐
F44.6 伴麻痹或感觉丧失
F44.6 伴特殊的感觉症状
F44.7 伴混合性症状

F54 影响其他躯体疾病的心理因素（358）
标注目前的严重程度：轻度、中度、重度、极重度

___.__ 做作性障碍（360）
标注：单次发作、反复发作

F68.10 对自身的做作性障碍
F68.A 对他人的做作性障碍
F45.8 其他特定的躯体症状及相关障碍（363）
F45.9 未特定的躯体症状及相关障碍（364）

喂食及进食障碍（365）

以下标注适用于喂食及进食障碍：

[a] 标注如果是：缓解

[b] 标注如果是：部分缓解、完全缓解
[c] 标注目前的严重程度：轻度、中度、重度、极重度

___.__	异食障碍[a]（365）
F98.3	儿童
F50.89	成人
F98.21	反刍障碍[a]（368）
F50.82	回避性 / 限制性摄食障碍[a]（370）
___.__	神经性厌食[b,c]（375）
	标注是否是：
F50.01	限制型
F50.02	暴食 / 清除型
F50.2	神经性贪食[b,c]（381）
F50.81	暴食障碍[b,c]（386）
F50.89	其他特定的喂食或进食障碍（390）
F50.9	未特定的喂食或进食障碍（390）

排泄障碍（391）

F98.0	遗尿症（391）
	标注是否是：仅在夜间、仅在日间、在夜间和日间
F98.1	遗粪症（394）
	标注是否是：伴便秘和溢出性失禁、无便秘和溢出性失禁
___.__	其他特定的排泄障碍（397）
N39.498	伴排尿症状
R15.9	伴排粪症状
___.__	未特定的排泄障碍（397）
R32	伴排尿症状
R15.9	伴排粪症状

睡眠–觉醒障碍（399）

以下标注适用于睡眠–觉醒障碍：
[a] 标注如果是：阵发性、持续性、复发性
[b] 标注如果是：急性、亚急性、持续性
[c] 标注目前的严重程度：轻度、中度、重度

F51.01	失眠障碍[a]（401）
	标注如果是：伴精神障碍、伴躯体疾病、伴其他睡眠障碍

F51.11 嗜睡障碍[b,c]（409）
标注如果是：伴精神障碍、伴躯体疾病、伴其他睡眠障碍

___.__ 发作性睡病[c]（413）
标注是否是：

G47.411 发作性睡病，伴猝倒或下丘脑分泌素缺乏（1 型）
G47.419 发作性睡病，无猝倒和无下丘脑分泌素缺乏或未测量（2 型）
G47.421 由躯体疾病所致的发作性睡病，伴猝倒或下丘脑分泌素缺乏
G47.429 由躯体疾病所致的发作性睡病，无猝倒和无下丘脑分泌素缺乏

与呼吸相关的睡眠障碍（421）

G47.33 阻塞性睡眠呼吸暂停低通气[c]（421）

___.__ 中枢性睡眠呼吸暂停（427）
标注目前的严重程度
标注是否是：

G47.31 特发性中枢性睡眠呼吸暂停
R06.3 潮式呼吸
G47.37 中枢性睡眠呼吸暂停共病阿片类物质使用

注：如果存在阿片类物质使用障碍，则首先编码阿片类物质使用障碍

___.__ 睡眠相关的通气不足（431）
标注目前的严重程度
标注是否是：

G47.34 特发性通气不足
G47.35 先天性中枢性肺泡通气不足
G47.36 共病睡眠相关的通气不足

___.__ 昼夜节律睡眠–觉醒障碍[a]（435）
标注是否是：

G47.21 睡眠时相延迟型（435）
标注如果是：家族型、与非 24 小时睡眠–觉醒重叠型

G47.22 睡眠时相提前型（435）
标注如果是：家族型

G47.23 睡眠–觉醒不规则型（436）
G47.24 非 24 小时睡眠–觉醒型（436）
G47.26 倒班工作型（436）
G47.20 未特定型（436）

睡眠异态（444）

__.__	非快速眼动睡眠唤醒障碍（444）
	标注是否是：
F51.3	睡行型
	标注如果是：伴与睡眠相关的进食、伴与睡眠相关的性行为（睡眠性交症）
F51.4	睡惊型
F51.5	梦魇障碍[b,c]（449）
	标注如果是：在睡眠开始时
	标注如果是：伴精神障碍、伴躯体疾病、伴其他睡眠障碍
G47.52	快速眼动睡眠行为障碍（453）
G25.81	不安腿综合征（457）
___.__	物质 / 药物所致的睡眠障碍（460）
	注：有关适用的 ICD-10-CM 编码，参见物质相关及成瘾障碍中特定物质 / 药物所致的睡眠障碍的物质类别。更多信息参见本手册中的诊断标准系列和相应的记录步骤
	编码备注：ICD-10-CM 编码取决于同一类物质是否存在共病的物质使用障碍。在任何情况下都不会给出物质使用障碍的额外单独诊断
	标注是否是：失眠型、日间困倦型、睡眠异态型、混合型
	标注如果是：于中毒期间发生、于戒断期间发生、于使用药物后发生
G47.09	其他特定的失眠障碍（466）
G47.00	未特定的失眠障碍（467）
G47.19	其他特定的嗜睡障碍（467）
G47.10	未特定的嗜睡障碍（467）
G47.8	其他特定的睡眠–觉醒障碍（467）
G47.9	未特定的睡眠–觉醒障碍（468）

性功能失调（469）

以下标注适用于性功能失调：

[a] 标注如果是：终身性、获得性

[b] 标注如果是：广泛性、情境性

[c] 标注目前的严重程度：轻度、中度、重度

F52.32	延迟射精[a,b,c]（470）

F52.21 勃起障碍[a,b,c]（473）

F52.31 女性性高潮障碍[a,b,c]（477）

标注如果是：在任何情境下都未体验过性高潮

F52.22 女性性兴趣／唤起障碍[a,b,c]（481）

F52.6 生殖器－盆腔痛／插入障碍[a,c]（485）

F52.0 男性性欲低下障碍[a,b,c]（490）

F52.4 早泄[a,b,c]（493）

___.___ 物质／药物所致的性功能失调[c]（496）

注：有关适用的ICD-10-CM编码，参见物质相关及成瘾障碍中特定物质／药物所致的性功能失调的物质类别。更多信息参见本手册中的诊断标准系列和相应的记录步骤

编码备注：ICD-10-CM编码取决于同一类物质是否存在共病的物质使用障碍。在任何情况下都不会给出物质使用障碍的额外单独诊断

标注如果是：于中毒期间发生、于戒断期间发生、于使用药物后发生

F52.8 其他特定的性功能失调（500）

F52.9 未特定的性功能失调（500）

性别烦躁（501）

以下标注和备注适用于性别烦躁：

[a] 标注如果是：伴性发育障碍／差异

[b] **注**：除了性别烦躁以外，如果存在性发育障碍／差异，则需编码

___.___ 性别烦躁（502）

F64.2 儿童性别烦躁[a,b]

F64.0 青少年和成人的性别烦躁[a,b]

标注如果是：变性后

F64.8 其他特定的性别烦躁（510）

F64.9 未特定的性别烦躁（510）

破坏性、冲动控制及品行障碍（511）

F91.3 对立违抗障碍（512）

标注目前的严重程度：轻度、中度、重度

F63.81 间歇性暴怒障碍（516）

___.___ 品行障碍（520）

	标注如果是：伴有限的亲社会情感
	标注目前的严重程度：轻度、中度、重度
	标注是否是：
F91.1	儿童期起病型
F91.2	青少年期起病型
F91.9	未特定起病型
F60.2	反社会型人格障碍（735）
F63.1	纵火狂（527）
F63.2	偷窃狂（529）
F91.8	其他特定的破坏性、冲动控制及品行障碍（530）
F91.9	未特定的破坏性、冲动控制及品行障碍（531）

物质相关及成瘾障碍（533）

物质相关障碍（534）

酒精相关障碍（542）

___.__	酒精使用障碍（542）
	标注如果是：在受控制的环境下
	标注目前的严重程度/缓解情况：
F10.10	轻度
F10.11	早期缓解
F10.11	持续缓解
F10.20	中度
F10.21	早期缓解
F10.21	持续缓解
F10.20	重度
F10.21	早期缓解
F10.21	持续缓解
___.__	酒精中毒（550）
F10.120	伴轻度使用障碍
F10.220	伴中度或重度使用障碍
F10.920	无使用障碍
___.__	酒精戒断（553）
	无感知紊乱
F10.130	伴轻度使用障碍
F10.230	伴中度或重度使用障碍
F10.930	无使用障碍

伴感知紊乱

F10.132 伴轻度使用障碍

F10.232 伴中度或重度使用障碍

F10.932 无使用障碍

___.__ 酒精所致的精神障碍（555）

注：障碍按其在本手册中出现的顺序列出

[a] 标注于中毒期间发生、于戒断期间发生

[b] 标注如果是：急性、持续性

[c] 标注如果是：活动过度、活动减退、混合性活动水平

___.__ 酒精所致的精神病性障碍[a]（122）

F10.159 伴轻度使用障碍

F10.259 伴中度或重度使用障碍

F10.959 无使用障碍

___.__ 酒精所致的双相及相关障碍[a]（158）

F10.14 伴轻度使用障碍

F10.24 伴中度或重度使用障碍

F10.94 无使用障碍

___.__ 酒精所致的抑郁障碍[a]（194）

F10.14 伴轻度使用障碍

F10.24 伴中度或重度使用障碍

F10.94 无使用障碍

___.__ 酒精所致的焦虑障碍[a]（250）

F10.180 伴轻度使用障碍

F10.280 伴中度或重度使用障碍

F10.980 无使用障碍

___.__ 酒精所致的睡眠障碍[a]（461）

标注是否是失眠型

F10.182 伴轻度使用障碍

F10.282 伴中度或重度使用障碍

F10.982 无使用障碍

___.__ 酒精所致的性功能失调[a]（497）

标注如果是：轻度、中度、重度

F10.181 伴轻度使用障碍

F10.281 伴中度或重度使用障碍

F10.981 无使用障碍

___.__ 酒精中毒性谵妄[b,c]（661）

F10.121 伴轻度使用障碍

F10.221 伴中度或重度使用障碍
F10.921 无使用障碍
___.__ 酒精戒断性谵妄[b,c]（661）
F10.131 伴轻度使用障碍
F10.231 伴中度或重度使用障碍
F10.931 无使用障碍
___.__ 酒精所致的重度神经认知障碍（701）
标注如果是：持续性
___.__ 遗忘–虚构型
F10.26 伴中度或重度使用障碍
F10.96 无使用障碍
___.__ 非遗忘–虚构型
F10.27 伴中度或重度使用障碍
F10.97 无使用障碍
___.__ 酒精所致的轻度神经认知障碍（701）
标注如果是：持续性
F10.188 伴轻度使用障碍
F10.288 伴中度或重度使用障碍
F10.988 无使用障碍
F10.99 未特定的酒精相关障碍（557）

咖啡因相关障碍（557）

F15.920 咖啡因中毒（557）
F15.93 咖啡因戒断（560）
___.__ 咖啡因所致的精神障碍（563）
注：障碍按其在本手册中出现的顺序列出
标注于中毒期间发生、于戒断期间发生、于使用药物后发生
注：在服用了包含这类物质的非处方药物后，也可诱发相关物质所致的精神障碍
F15.980 咖啡因所致的焦虑障碍（250）
F15.982 咖啡因所致的睡眠障碍（461）
标注是否是：失眠型、日间困倦型、睡眠异态型、混合型
F15.99 未特定的咖啡因相关障碍（563）

大麻相关障碍（563）

___.__ 大麻使用障碍（563）
标注如果是：在受控制的环境下
标注目前的严重程度/缓解情况：
F12.10 轻度

F12.11 早期缓解
F12.11 持续缓解
F12.20 中度
F12.21 早期缓解
F12.21 持续缓解
F12.20 重度
F12.21 早期缓解
F12.21 持续缓解
___.__ 大麻中毒（571）
无感知紊乱
F12.120 伴轻度使用障碍
F12.220 伴中度或重度使用障碍
F12.920 无使用障碍
伴感知紊乱
F12.122 伴轻度使用障碍
F12.222 伴中度或重度使用障碍
F12.922 无使用障碍
___.__ 大麻戒断（573）
F12.13 伴轻度使用障碍
F12.23 伴中度或重度使用障碍
F12.93 无使用障碍
___.__ 大麻所致的精神障碍（575）

注：障碍按其在本手册中出现的顺序列出

[a] 标注于中毒期间发生、于戒断期间发生、于使用药物后发生

注：当作为处方药物使用时，这类物质也可诱发相关物质所致的精神障碍

[b] 标注如果是：急性、持续性

[c] 标注如果是：活动过度、活动减退、混合性活动水平

___.__ 大麻所致的精神病性障碍[a]（122）
F12.159 伴轻度使用障碍
F12.259 伴中度或重度使用障碍
F12.959 无使用障碍
___.__ 大麻所致的焦虑障碍[a]（250）
F12.180 伴轻度使用障碍
F12.280 伴中度或重度使用障碍
F12.980 无使用障碍
___.__ 大麻所致的睡眠障碍[a]（461）

标注是否是：失眠型、日间困倦型、睡眠异态型、混合型

F12.188 伴轻度使用障碍

F12.288 伴中度或重度使用障碍

F12.988 无使用障碍

___.__ 大麻中毒性谵妄[b,c]（661）

F12.121 伴轻度使用障碍

F12.221 伴中度或重度使用障碍

F12.921 无使用障碍

F12.921 药用大麻受体激动剂所致的谵妄[b,c]（661）

注：当按处方服用大麻受体激动剂药物时，“按处方服用”这一名称用于区分药物所致的谵妄和物质中毒性谵妄

F12.99 未特定的大麻相关障碍（575）

致幻剂相关障碍（575）

___.__ 苯环己哌啶使用障碍（576）

标注如果是：在受控制的环境下

标注目前的严重程度/缓解情况：

F16.10 轻度

F16.11 早期缓解

F16.11 持续缓解

F16.20 中度

F16.21 早期缓解

F16.21 持续缓解

F16.20 重度

F16.21 早期缓解

F16.21 持续缓解

___.__ 其他致幻剂使用障碍（579）

标注特定的致幻剂

标注如果是：在受控制的环境下

标注目前的严重程度/缓解情况：

F16.10 轻度

F16.11 早期缓解

F16.11 持续缓解

F16.20 中度

F16.21 早期缓解

F16.21 持续缓解

F16.20 重度

F16.21 早期缓解

F16.21 持续缓解

___.__ 苯环己哌啶中毒（583）

F16.120 伴轻度使用障碍

F16.220 伴中度或重度使用障碍

F16.920 无使用障碍

___.__ 其他致幻剂中毒（585）

F16.120 伴轻度使用障碍

F16.220 伴中度或重度使用障碍

F16.920 无使用障碍

F16.983 致幻剂持续性感知障碍（587）

___.__ 苯环己哌啶所致的精神障碍（589）

注：障碍按其在本手册中出现的顺序列出

[a] 标注于中毒期间发生、于戒断期间发生、于使用药物后发生

注：当作为处方药物使用时，这类物质也可以诱发相关物质所致的精神障碍

___.__ 苯环己哌啶所致的精神病性障碍[a]（122）

F16.159 伴轻度使用障碍

F16.259 伴中度或重度使用障碍

F16.959 无使用障碍

___.__ 苯环己哌啶所致的双相及相关障碍[a]（158）

F16.14 伴轻度使用障碍

F16.24 伴中度或重度使用障碍

F16.94 无使用障碍

___.__ 苯环己哌啶所致的抑郁障碍[a]（194）

F16.14 伴轻度使用障碍

F16.24 伴中度或重度使用障碍

F16.94 无使用障碍

___.__ 苯环己哌啶所致的焦虑障碍[a]（250）

F16.180 伴轻度使用障碍

F16.280 伴中度或重度使用障碍

F16.980 无使用障碍

___.__ 苯环己哌啶中毒性谵妄（661）

标注如果是：急性、持续性

标注如果是：活动过度、活动减退、混合性活动水平

F16.121 伴轻度使用障碍

F16.221 伴中度或重度使用障碍

F16.921 无使用障碍

___.__	致幻剂所致的精神障碍（589）
	注：障碍按其在本手册中出现的顺序列出
	[a]标注于中毒期间发生、于使用药物后发生
	注：当作为处方药物使用时，这类物质也可以诱发相关物质所致的精神障碍
	[b]标注如果是：急性、持续性
	[c]标注如果是：活动过度、活动减退、混合性活动水平
___.__	其他致幻剂所致的精神病性障碍[a]（122）
F16.159	伴轻度使用障碍
F16.259	伴中度或重度使用障碍
F16.959	无使用障碍
___.__	其他致幻剂所致的双相及相关障碍[a]（158）
F16.14	伴轻度使用障碍
F16.24	伴中度或重度使用障碍
F16.94	无使用障碍
___.__	其他致幻剂所致的抑郁障碍[a]（194）
F16.14	伴轻度使用障碍
F16.24	伴中度或重度使用障碍
F16.94	无使用障碍
___.__	其他致幻剂所致的焦虑障碍[a]（250）
F16.180	伴轻度使用障碍
F16.280	伴中度或重度使用障碍
F16.980	无使用障碍
___.__	其他致幻剂中毒性谵妄[b,c]（661）
F16.121	伴轻度使用障碍
F16.221	伴中度或重度使用障碍
F16.921	无使用障碍
F16.921	氯胺酮或其他致幻剂所致的谵妄[b,c]（661）
	注：当按处方服用氯胺酮或其他致幻剂时，“按处方服用”这一名称用于区分药物所致的谵妄和物质中毒性谵妄
F16.99	未特定的苯环己哌啶相关障碍（589）
F16.99	未特定的致幻剂相关障碍（589）

吸入剂相关障碍（590）

___.__	吸入剂使用障碍（590）
	标注特定的吸入剂
	标注如果是：在受控制的环境下
	标注目前的严重程度/缓解情况：

F18.10 轻度
F18.11 早期缓解
F18.11 持续缓解
F18.20 中度
F18.21 早期缓解
F18.21 持续缓解
F18.20 重度
F18.21 早期缓解
F18.21 持续缓解
___.__ 吸入剂中毒（594）
F18.120 伴轻度使用障碍
F18.220 伴中度或重度使用障碍
F18.920 无使用障碍
___.__ 吸入剂所致的精神障碍（597）
注：障碍按其在本手册中出现的顺序列出
[a] 标注于中毒期间发生
___.__ 吸入剂所致的精神病性障碍[a]（122）
F18.159 伴轻度使用障碍
F18.259 伴中度或重度使用障碍
F18.959 无使用障碍
___.__ 吸入剂所致的抑郁障碍[a]（194）
F18.14 伴轻度使用障碍
F18.24 伴中度或重度使用障碍
F18.94 无使用障碍
___.__ 吸入剂所致的焦虑障碍[a]（250）
F18.180 伴轻度使用障碍
F18.280 伴中度或重度使用障碍
F18.980 无使用障碍
___.__ 吸入剂中毒性谵妄（661）
标注如果是：急性、持续性
标注如果是：活动过度、活动减退、混合性活动水平
F18.121 伴轻度使用障碍
F18.221 伴中度或重度使用障碍
F18.921 无使用障碍
___.__ 吸入剂所致的重度神经认知障碍（701）
标注如果是：持续性
F18.17 伴轻度使用障碍

F18.27	伴中度或重度使用障碍
F18.97	无使用障碍
___.__	吸入剂所致的轻度神经认知障碍（701）
	标注如果是：持续性
F18.188	伴轻度使用障碍
F18.288	伴中度或重度使用障碍
F18.988	无使用障碍
F18.99	未特定的吸入剂相关障碍（597）

阿片类物质相关障碍（597）

___.__	阿片类物质使用障碍（597）
	标注如果是：维持治疗，在受控制的环境下
	标注目前的严重程度 / 缓解情况：
F11.10	轻度
F11.11	早期缓解
F11.11	持续缓解
F11.20	中度
F11.21	早期缓解
F11.21	持续缓解
F11.20	重度
F11.21	早期缓解
F11.21	持续缓解
___.__	阿片类物质中毒（605）
	无感知紊乱
F11.120	伴轻度使用障碍
F11.220	伴中度或重度使用障碍
F11.920	无使用障碍
	伴感知紊乱
F11.122	伴轻度使用障碍
F11.222	伴中度或重度使用障碍
F11.922	无使用障碍
___.__	阿片类物质戒断（607）
F11.13	伴轻度使用障碍
F11.23	伴中度或重度使用障碍
F11.93	无使用障碍
___.__	阿片类物质所致的精神障碍（609）
	注：障碍按其在本手册中出现的顺序列出
	[a] 标注于中毒期间发生、于戒断期间发生、于使用药物后发生

注：当作为处方药物使用时，这类物质也可以诱发相关物质所致的精神障碍

[b] 标注如果是：急性、持续性

[c] 标注如果是：活动过度、活动减退、混合性活动水平

___.__ 阿片类物质所致的抑郁障碍[a]（194）

F11.14 伴轻度使用障碍

F11.24 伴中度或重度使用障碍

F11.94 无使用障碍

___.__ 阿片类物质所致的焦虑障碍[a]（250）

F11.188 伴轻度使用障碍

F11.288 伴中度或重度使用障碍

F11.988 无使用障碍

___.__ 阿片类物质所致的睡眠障碍[a]（461）

标注如果是：失眠型、日间困倦型、睡眠异态型、混合型

F11.182 伴轻度使用障碍

F11.282 伴中度或重度使用障碍

F11.982 无使用障碍

___.__ 阿片类物质所致的性功能失调[a]（497）

标注如果是：轻度、中度、重度

F11.181 伴轻度使用障碍

F11.281 伴中度或重度使用障碍

F11.981 无使用障碍

___.__ 阿片类物质中毒性谵妄[b,c]（661）

F11.121 伴轻度使用障碍

F11.221 伴中度或重度使用障碍

F11.921 无使用障碍

___.__ 阿片类物质戒断性谵妄[b,c]（661）

F11.188 伴轻度使用障碍

F11.288 伴中度或重度使用障碍

F11.988 无使用障碍

___.__ 阿片类物质所致的谵妄[b,c]（661）

注："按处方服用"这一名称将用于区分药物所致的谵妄与物质中毒性谵妄、物质戒断性谵妄

F11.921 按处方服用阿片类药物时（661）

F11.988 按处方服用阿片类药物后的戒断期间（661）

F11.99 未特定的阿片类物质相关障碍（609）

镇静剂、催眠药或抗焦虑药相关障碍（610）

___.__ 镇静剂、催眠药或抗焦虑药使用障碍（610）
标注如果是：在受控制的环境下
标注目前的严重程度／缓解情况：
F13.10 轻度
F13.11 早期缓解
F13.11 持续缓解
F13.20 中度
F13.21 早期缓解
F13.21 持续缓解
F13.20 重度
F13.21 早期缓解
F13.21 持续缓解
___.__ 镇静剂、催眠药或抗焦虑药中毒（617）
F13.120 伴轻度使用障碍
F13.220 伴中度或重度使用障碍
F13.920 无使用障碍
___.__ 镇静剂、催眠药或抗焦虑药戒断（619）
无感知紊乱
F13.130 伴轻度使用障碍
F13.230 伴中度或重度使用障碍
F13.930 无使用障碍
伴感知紊乱
F13.132 伴轻度使用障碍
F13.232 伴中度或重度使用障碍
F13.932 无使用障碍
___.__ 镇静剂、催眠药或抗焦虑药所致的精神障碍（622）
注：障碍按其在本手册中出现的顺序列出
[a] 标注于中毒期间发生、于戒断期间发生、于使用药物后发生
注：当作为处方药物使用时，这类物质也可以诱发相关物质所致的精神障碍
[b] 标注如果是：急性、持续性
[c] 标注如果是：活动过度、活动减退、混合性活动水平
___.__ 镇静剂、催眠药或抗焦虑药所致的精神病性障碍[a]（122）
F13.159 伴轻度使用障碍
F13.259 伴中度或重度使用障碍
F13.959 无使用障碍

___.__ 镇静剂、催眠药或抗焦虑药所致的双相及相关障碍[a]（158）

F13.14 伴轻度使用障碍

F13.24 伴中度或重度使用障碍

F13.94 无使用障碍

___.__ 镇静剂、催眠药或抗焦虑药所致的抑郁障碍[a]（194）

F13.14 伴轻度使用障碍

F13.24 伴中度或重度使用障碍

F13.94 无使用障碍

___.__ 镇静剂、催眠药或抗焦虑药所致的焦虑障碍[a]（250）

F13.180 伴轻度使用障碍

F13.280 伴中度或重度使用障碍

F13.980 无使用障碍

___.__ 镇静剂、催眠药或抗焦虑药所致的睡眠障碍[a]（461）

标注如果是：失眠型、日间困倦型、睡眠异态型、混合型

F13.182 伴轻度使用障碍

F13.282 伴中度或重度使用障碍

F13.982 无使用障碍

___.__ 镇静剂、催眠药或抗焦虑药所致的性功能失调[a]（497）

标注如果是：轻度、中度、重度

F13.181 伴轻度使用障碍

F13.281 伴中度或重度使用障碍

F13.981 无使用障碍

___.__ 镇静剂、催眠药或抗焦虑药中毒性谵妄[b,c]（661）

F13.121 伴轻度使用障碍

F13.221 伴中度或重度使用障碍

F13.921 无使用障碍

___.__ 镇静剂、催眠药或抗焦虑药戒断性谵妄[b,c]（661）

F13.131 伴轻度使用障碍

F13.231 伴中度或重度使用障碍

F13.931 无使用障碍

___.__ 镇静剂、催眠药或抗焦虑药所致的谵妄[b,c]（661）

注：“按处方服用”这一名称将用于区分药物所致的谵妄与物质中毒性谵妄、物质戒断性谵妄

F13.921 按处方服用镇静剂、催眠药或抗焦虑药时（661）

F13.931 按处方服用镇静剂、催眠药或抗焦虑药后的戒断期间（661）

___.__ 镇静剂、催眠药或抗焦虑药所致的重度神经认知障碍（701）

标注如果是：持续性

F13.27　　伴中度或重度使用障碍
F13.97　　无使用障碍
___.__　　镇静剂、催眠药或抗焦虑药所致的轻度神经认知障碍（701）
　　标注如果是：持续性
F13.188　　伴轻度使用障碍
F13.288　　伴中度或重度使用障碍
F13.988　　无使用障碍
F13.99　　未特定的镇静剂、催眠药或抗焦虑药相关障碍（622）

兴奋剂相关障碍（622）

___.__　　兴奋剂使用障碍（623）
　　标注如果是：在受控制的环境下
　　标注目前的严重程度 / 缓解情况：
___.__　　轻度
F15.10　　苯丙胺类物质
F14.10　　可卡因
F15.10　　其他或未特定的兴奋剂
___.__　　轻度、早期缓解
F15.11　　苯丙胺类物质
F14.11　　可卡因
F15.11　　其他或未特定的兴奋剂
___.__　　轻度、持续缓解
F15.11　　苯丙胺类物质
F14.11　　可卡因
F15.11　　其他或未特定的兴奋剂
___.__　　中度
F15.20　　苯丙胺类物质
F14.20　　可卡因
F15.20　　其他或未特定的兴奋剂
___.__　　中度、早期缓解
F15.21　　苯丙胺类物质
F14.21　　可卡因
F15.21　　其他或未特定的兴奋剂
___.__　　中度、持续缓解
F15.21　　苯丙胺类物质
F14.21　　可卡因
F15.21　　其他或未特定的兴奋剂
___.__　　重度

F15.20 苯丙胺类物质
F14.20 可卡因
F15.20 其他或未特定的兴奋剂
___.__ 重度、早期缓解
F15.21 苯丙胺类物质
F14.21 可卡因
F15.21 其他或未特定的兴奋剂
___.__ 重度、持续缓解
F15.21 苯丙胺类物质
F14.21 可卡因
F15.21 其他或未特定的兴奋剂
___.__ 兴奋剂中毒（631）
标注特定的中毒物质
无感知紊乱
___.__ 苯丙胺类物质或其他兴奋剂中毒
F15.120 伴轻度使用障碍
F15.220 伴中度或重度使用障碍
F15.920 无使用障碍
___.__ 可卡因中毒
F14.120 伴轻度使用障碍
F14.220 伴中度或重度使用障碍
F14.920 无使用障碍
伴感知紊乱
___.__ 苯丙胺类物质或其他兴奋剂中毒
F15.122 伴轻度使用障碍
F15.222 伴中度或重度使用障碍
F15.922 无使用障碍
___.__ 可卡因中毒
F14.122 伴轻度使用障碍
F14.222 伴中度或重度使用障碍
F14.922 无使用障碍
___.__ 兴奋剂戒断（633）
标注引起戒断综合征的特定物质
___.__ 苯丙胺类物质或其他兴奋剂戒断
F15.13 伴轻度使用障碍
F15.23 伴中度或重度使用障碍
F15.93 无使用障碍

___.__	可卡因戒断
F14.13	伴轻度使用障碍
F14.23	伴中度或重度使用障碍
F14.93	无使用障碍
___.__	兴奋剂所致的精神障碍（635）
	注：障碍按其在本手册中出现的顺序列出
	[a] 标注于中毒期间发生、于戒断期间发生、于使用药物后发生
	注：当作为处方药物使用时，苯丙胺类物质和其他兴奋剂也可以诱发相关物质所致的精神障碍
	[b] 标注如果是：急性、持续性
	[c] 标注如果是：活动过度、活动减退、混合性活动水平
___.__	苯丙胺类物质（或其他兴奋剂）所致的精神病性障碍[a]（122）
F15.159	伴轻度使用障碍
F15.259	伴中度或重度使用障碍
F15.959	无使用障碍
___.__	可卡因所致的精神病性障碍[a]（122）
F14.159	伴轻度使用障碍
F14.259	伴中度或重度使用障碍
F14.959	无使用障碍
___.__	苯丙胺类物质（或其他兴奋剂）所致的双相及相关障碍[a]（158）
F15.14	伴轻度使用障碍
F15.24	伴中度或重度使用障碍
F15.94	无使用障碍
___.__	可卡因所致的双相及相关障碍[a]（158）
F14.14	伴轻度使用障碍
F14.24	伴中度或重度使用障碍
F14.94	无使用障碍
___.__	苯丙胺类物质（或其他兴奋剂）所致的抑郁障碍[a]（194）
F15.14	伴轻度使用障碍
F15.24	伴中度或重度使用障碍
F15.94	无使用障碍
___.__	可卡因所致的抑郁障碍[a]（194）
F14.14	伴轻度使用障碍
F14.24	伴中度或重度使用障碍
F14.94	无使用障碍
___.__	苯丙胺类物质（或其他兴奋剂）所致的焦虑障碍[a]（250）
F15.180	伴轻度使用障碍

F15.280 伴中度或重度使用障碍
F15.980 无使用障碍
___.__ 可卡因所致的焦虑障碍[a]（250）
F14.180 伴轻度使用障碍
F14.280 伴中度或重度使用障碍
F14.980 无使用障碍
___.__ 苯丙胺类物质（或其他兴奋剂）所致的强迫及相关障碍[a]（282）
F15.188 伴轻度使用障碍
F15.288 伴中度或重度使用障碍
F15.988 无使用障碍
___.__ 可卡因所致的强迫及相关障碍[a]（282）
F14.188 伴轻度使用障碍
F14.288 伴中度或重度使用障碍
F14.988 无使用障碍
___.__ 苯丙胺类物质（或其他兴奋剂）所致的睡眠障碍[a]（461）
标注如果是：失眠型、日间困倦型、混合型
F15.182 伴轻度使用障碍
F15.282 伴中度或重度使用障碍
F15.982 无使用障碍
___.__ 可卡因所致的睡眠障碍[a]（461）
标注如果是：失眠型、日间困倦型、睡眠异态型、混合型
F14.182 伴轻度使用障碍
F14.282 伴中度或重度使用障碍
F14.982 无使用障碍
___.__ 苯丙胺类物质（或其他兴奋剂）所致的性功能失调[a]（497）
标注如果是：轻度、中度、重度
F15.181 伴轻度使用障碍
F15.281 伴中度或重度使用障碍
F15.981 无使用障碍
___.__ 可卡因所致的性功能失调[a]（497）
标注如果是：轻度、中度、重度
F14.181 伴轻度使用障碍
F14.281 伴中度或重度使用障碍
F14.981 无使用障碍
___.__ 苯丙胺类物质（或其他兴奋剂）中毒性谵妄[b,c]（661）
F15.121 伴轻度使用障碍
F15.221 伴中度或重度使用障碍

F15.921	无使用障碍
___.__	可卡因中毒性谵妄[b,c]（661）
F14.121	伴轻度使用障碍
F14.221	伴中度或重度使用障碍
F14.921	无使用障碍
F15.921	苯丙胺类（或其他兴奋剂）药物所致的谵妄[b,c]（661）
	注：当按处方服用苯丙胺类或其他兴奋剂药物时，“按处方服用”这一名称用于区分药物所致的谵妄和物质中毒性谵妄
___.__	苯丙胺类物质（或其他兴奋剂）所致的轻度神经认知障碍（701）
	标注如果是：持续性
F15.188	伴轻度使用障碍
F15.288	伴中度或重度使用障碍
F15.988	无使用障碍
___.__	可卡因所致的轻度神经认知障碍（701）
	标注如果是：持续性
F14.188	伴轻度使用障碍
F14.288	伴中度或重度使用障碍
F14.988	无使用障碍
___.__	未特定的兴奋剂相关障碍（635）
F15.99	苯丙胺类物质或其他兴奋剂
F14.99	可卡因

烟草相关障碍（635）

___.__	烟草使用障碍（636）
	标注如果是：维持治疗、在受控制的环境下
	标注目前的严重程度/缓解情况：
Z72.0	轻度
F17.200	中度
F17.201	早期缓解
F17.201	持续缓解
F17.200	重度
F17.201	早期缓解
F17.201	持续缓解
F17.203	烟草戒断（640）
	注：ICD-10-CM 编码表明，必须存在中度或重度烟草使用障碍，才能适用烟草戒断的编码
___.__	烟草所致的精神障碍（642）
F17.208	烟草所致的睡眠障碍，伴中度或重度使用障碍（461）

标注如果是：失眠型、日间困倦型、睡眠异态型、混合型
标注于戒断期间发生、于使用药物后发生

F17.209 未特定的烟草相关障碍（642）

其他（或未知）物质相关障碍（642）

___.__ 其他（或未知）物质使用障碍（643）
标注如果是：在受控制的环境下
标注目前的严重程度/缓解情况：

F19.10 轻度
F19.11 早期缓解
F19.11 持续缓解
F19.20 中度
F19.21 早期缓解
F19.21 持续缓解
F19.20 重度
F19.21 早期缓解
F19.21 持续缓解

___.__ 其他（或未知）物质中毒（647）
无感知紊乱
F19.120 伴轻度使用障碍
F19.220 伴中度或重度使用障碍
F19.920 无使用障碍
伴感知紊乱
F19.122 伴轻度使用障碍
F19.222 伴中度或重度使用障碍
F19.922 无使用障碍

___.__ 其他（或未知）物质戒断（649）
无感知紊乱
F19.130 伴轻度使用障碍
F19.230 伴中度或重度使用障碍
F19.930 无使用障碍
伴感知紊乱
F19.132 伴轻度使用障碍
F19.232 伴中度或重度使用障碍
F19.932 无使用障碍

___.__ 其他（或未知）物质所致的精神障碍（651）

注： 障碍按其在本手册中出现的顺序列出

[a] 标注于中毒期间发生、于戒断期间发生、于使用药物后发生

注：当作为处方或非处方药物使用时，这类物质也可以诱发相关物质所致的精神障碍

[b] 标注如果是：急性、持续性

[c] 标注如果是：活动过度、活动减退、混合性活动水平

___.__	其他（或未知）物质所致的精神病性障碍[a]（122）
F19.159	伴轻度使用障碍
F19.259	伴中度或重度使用障碍
F19.959	无使用障碍
___.__	其他（或未知）物质所致的双相及相关障碍[a]（158）
F19.14	伴轻度使用障碍
F19.24	伴中度或重度使用障碍
F19.94	无使用障碍
___.__	其他（或未知）物质所致的抑郁障碍[a]（194）
F19.14	伴轻度使用障碍
F19.24	伴中度或重度使用障碍
F19.94	无使用障碍
___.__	其他（或未知）物质所致的焦虑障碍[a]（250）
F19.180	伴轻度使用障碍
F19.280	伴中度或重度使用障碍
F19.980	无使用障碍
___.__	其他（或未知）物质所致的强迫及相关障碍[a]（282）
F19.188	伴轻度使用障碍
F19.288	伴中度或重度使用障碍
F19.988	无使用障碍
___.__	其他（或未知）物质所致的睡眠障碍[a]（461）
	标注如果是：失眠型、日间困倦型、睡眠异态型、混合型
F19.182	伴轻度使用障碍
F19.282	伴中度或重度使用障碍
F19.982	无使用障碍
___.__	其他（或未知）物质所致的性功能失调[a]（497）
	标注如果是：轻度、中度、重度
F19.181	伴轻度使用障碍
F19.281	伴中度或重度使用障碍
F19.981	无使用障碍
___.__	其他（或未知）物质中毒性谵妄[b,c]（661）
F19.121	伴轻度使用障碍
F19.221	伴中度或重度使用障碍
F19.921	无使用障碍

___.__ 其他（或未知）物质戒断性谵妄[b,c]（661）

F19.131 伴轻度使用障碍

F19.231 伴中度或重度使用障碍

F19.931 无使用障碍

___.__ 其他（或未知）药物所致的谵妄[b,c]（661）

注："按处方服用"这一名称将用于区分药物所致的谵妄与物质中毒性谵妄、物质戒断性谵妄

F19.921 按处方服用其他（或未知）药物时（661）

F19.931 按处方服用其他（或未知）药物后的戒断期间（661）

___.__ 其他（或未知）物质所致的重度神经认知障碍（701）

标注如果是：持续性

F19.17 伴轻度使用障碍

F19.27 伴中度或重度使用障碍

F19.97 无使用障碍

___.__ 其他（或未知）物质所致的轻度神经认知障碍（701）

标注如果是：持续性

F19.188 伴轻度使用障碍

F19.288 伴中度或重度使用障碍

F19.988 无使用障碍

F19.99 未特定的其他（或未知）物质相关障碍（651）

非物质相关障碍（652）

F63.0 赌博障碍（652）

标注如果是：阵发性、持续性

标注如果是：早期缓解、持续缓解

标注目前的严重程度：轻度、中度、重度

神经认知障碍（657）

___.__ 谵妄（660）

标注如果是：急性、持续性

标注如果是：活动过度、活动减退、混合性活动水平

[a] **注：**有关适用的ICD-10-CM编码参见物质相关及成瘾障碍中特定物质／药物所致的谵妄的物质类别。更多信息参见本手册中的诊断标准系列和相应的记录步骤

标注是否是：

___.__ 物质中毒性谵妄[a]

___.__ 物质戒断性谵妄[a]

___.__ 药物所致的谵妄[a]

F05 由其他躯体疾病所致的谵妄

F05 由多种病因所致的谵妄

F05 其他特定的谵妄（666）

F05 未特定的谵妄（666）

重度和轻度神经认知障碍（666）

在列出具体诊断的情况下，参考以下顺序编码并记录重度和轻度神经认知障碍，例外情况如下：

重度和轻度神经认知障碍：标注是否是由阿尔茨海默病、额颞叶变性、路易体病、血管性疾病、创伤性脑损伤、物质 / 药物使用、HIV 感染、朊病毒病、帕金森病、亨廷顿病、其他躯体疾病、多种病因、未特定病因等所致。

重度和轻度神经认知障碍：首先编码重度或轻度神经认知障碍的特定的躯体病因。**注：**重度血管性神经认知障碍、由可疑的病因所致的重度神经认知障碍、物质 / 药物所致的重度或轻度神经认知障碍、由未知病因所致的重度或轻度神经认知障碍，都没有病因上的医学编码。

[a] **仅限重度神经认知障碍：**其次编码严重程度（下述诊断编码的第四位使用“x”）：.Ay 轻度，.By 中度，.Cy 重度。**注：**不适用于任何物质 / 药物所致的神经认知障碍。

[b] **仅限重度神经认知障碍：**然后编码任一种伴随的行为或心理紊乱（下述诊断编码的第五位和第六位使用“y”）：.x11 伴激越；.x4 伴焦虑；.x3 伴心境症状；.x2 伴精神病性障碍；.x18 伴其他行为或心理紊乱（如淡漠）；.x0 无伴随的行为或心理紊乱。**注：**在存在一种以上有关的行为或心理紊乱的情况下，每一种都应该被单独编码。更多信息参见第 670 页的编码表。

[c] **仅限轻度神经认知障碍**（例外情况：参见备注 d）：编码 **F06.70** 无行为紊乱或 **F06.71** 伴行为紊乱（如淡漠、激越、焦虑、心境症状、精神病性障碍或其他行为症状）。**仅针对轻度神经认知障碍的编码说明：**对于由相同的躯体疾病所致的轻度神经认知障碍，使用额外的疾病编码来表示临床上显著的精神病性症状（如 **F06.2** 由阿尔茨海默病所致的精神障碍，伴妄想；**F06.32** 由帕金森病所致的抑郁障碍，伴重度抑郁样发作）。**注：**由其他躯体疾病所致的精神障碍的额外编码被包括在与它们共享现象学的疾病中（例如，由其他躯体疾病所致的抑郁障碍，参见“抑郁障碍”）。

[d] **由可疑或未知病因所致的轻度神经认知障碍：**仅编码 G31.84，没有额外的医学编码。注：“伴行为紊乱”和“无行为紊乱”不能被编码，但仍应记录。

由阿尔茨海默病所致的重度或轻度神经认知障碍（677）

F02.[xy] 由可能的阿尔茨海默病所致的重度神经认知障碍[a,b]

注：首先编码 G30.9 阿尔茨海默病

F03.[xy] 由可疑的阿尔茨海默病所致的重度神经认知障碍[a,b]

注：没有额外的医学编码

___.__ 由可能的阿尔茨海默病所致的轻度神经认知障碍[c]

注：首先编码 G30.9 阿尔茨海默病

F06.71 伴行为紊乱

F06.70 无行为紊乱

G31.84 由可疑的阿尔茨海默病所致的轻度神经认知障碍[d]

重度或轻度额颞叶神经认知障碍（683）

F02.[xy] 由可能的额颞叶变性所致的重度神经认知障碍[a,b]

注：首先编码 G31.9 额颞叶变性

F03.[xy] 由可疑的额颞叶变性所致的重度神经认知障碍[a,b]

注：没有额外的医学编码

___.__ 由可能的额颞叶变性所致的轻度神经认知障碍[c]

注：首先编码 G31.09 额颞叶变性

F06.71 伴行为紊乱

F06.70 无行为紊乱

G31.84 由可疑的额颞叶变性所致的轻度神经认知障碍[d]

重度或轻度神经认知障碍伴路易体（687）

F02.[xy] 重度神经认知障碍伴可能的路易体[a,b]

注：首先编码 G31.83 路易体病

F03.[xy] 重度神经认知障碍伴可疑的路易体[a,b]

注：没有额外的医学编码

___.__ 轻度神经认知障碍伴可能的路易体[c]

注：首先编码 G31.83 路易体病

F06.71 伴行为紊乱

F06.70 无行为紊乱

G31.84 轻度神经认知障碍伴可疑的路易体[d]

重度或轻度血管性神经认知障碍（690）

F01.[xy] 可能由血管性疾病所致的重度神经认知障碍[a,b]

注：没有额外的医学编码

F03.[xy] 可疑由血管性疾病所致的重度神经认知障碍[a,b]

注：没有额外的医学编码

___.__ 可能由血管性疾病所致的轻度神经认知障碍[c]

注：首先编码 167.9 脑血管性疾病

F06.71 伴行为紊乱

F06.70 无行为紊乱

G31.84 可疑由血管性疾病所致的轻度神经认知障碍[d]

由创伤性脑损伤所致的重度或轻度神经认知障碍（694）

注：首先编码 S06.2XAS 弥漫性创伤性脑损伤，伴未特定时间段的意识丧失，后遗症

F02.[xy]　由创伤性脑损伤所致的重度神经认知障碍[a,b]

___.__　由创伤性脑损伤所致的轻度神经认知障碍[c]

F06.71　　伴行为紊乱

F06.70　　无行为紊乱

物质／药物所致的重度或轻度神经认知障碍（700）

注：无额外的医学编码。有关适用的 ICD-10-CM 编码参见物质相关及成瘾障碍中特定物质 / 药物所致的重度或轻度神经认知障碍的物质类别。更多信息参见本手册中的诊断标准系列和相应的记录步骤

编码备注：ICD-10-CM 编码取决于是否存在共病同一类物质的物质使用障碍。在任何情况下都不需要给予额外的物质使用障碍的单独诊断。**注**：伴随症状标注“伴激越”“伴焦虑”“伴心境症状”“伴精神病性障碍”“伴其他行为或心境紊乱”“无行为或心境紊乱”不能被编码，但仍应记录

标注如果是：持续性

___.__　物质 / 药物所致的重度神经认知障碍

标注目前神经认知障碍的严重程度：轻度、中度、重度

___.___　物质 / 药物所致的轻度神经认知障碍

由 HIV 感染所致的重度或轻度神经认知障碍（704）

注：首先编码 B20 HIV 感染

___.__　由 HIV 感染所致的重度神经认知障碍[a,b]

___.__　由 HIV 感染所致的轻度神经认知障碍[c]

F06.71　　伴行为紊乱

F06.70　　无行为紊乱

由朊病毒病所致的重度或轻度神经认知障碍（708）

注：首先编码 A81.9 朊病毒病

___.__　由朊病毒病所致的重度神经认知障碍[a,b]

___.__　由朊病毒病所致的轻度神经认知障碍[c]

F06.71　　伴行为紊乱

F06.70　　无行为紊乱

由帕金森病所致的重度或轻度神经认知障碍（710）

F02.[xy]　可能由帕金森病所致的重度神经认知障碍[a,b]

　注：首先编码 G20.C 帕金森病

___.__　可疑由帕金森病所致的重度神经认知障碍[a,b]

　注：没有额外的医学编码

___.__ 可能由帕金森病所致的轻度神经认知障碍 [c]

注： 首先编码 G20.C 帕金森病

F06.71 伴行为紊乱

F06.70 无行为紊乱

G31.84 可疑由帕金森病所致的轻度神经认知障碍 [d]

由亨廷顿病所致的重度或轻度神经认知障碍（714）

注： 首先编码 G10 亨廷顿病

F02.[xy] 由亨廷顿病所致的重度神经认知障碍 [a,b]

___.__ 由亨廷顿病所致的轻度神经认知障碍 [c]

F06.71 伴行为紊乱

F06.70 无行为紊乱

由其他躯体疾病所致的重度或轻度神经认知障碍（717）

注： 首先编码其他躯体疾病

F02.[xy] 由其他躯体疾病所致的重度神经认知障碍 [a,b]

___.__ 由其他躯体疾病所致的轻度神经认知障碍 [c]

F06.71 伴行为紊乱

F06.70 无行为紊乱

由多种病因所致的重度或轻度神经认知障碍（718）

F02.[xy] 由多种病因所致的重度神经认知障碍 [a,b]

注： 首先编码所有病因性躯体疾病（脑血管性疾病除外，不编码）。对于由所有病因所致的重度神经认知障碍，则只编码一次 **F02.[xy]**[a,b]。如果存在可能的由血管性疾病所致的重度神经认知障碍，也应编码 **F01.[xy]**[a,b]。如果物质或药物在病因中起作用，还应编码相关的物质 / 药物所致的重度神经认知障碍。

___.__ 由多种病因所致的轻度神经认知障碍 [c]

注： 首先编码所有病因性躯体疾病，包括 I67.9 脑血管性疾病，如果存在的话。对于由所有病因所致的轻度神经认知障碍，则只编码一次 **F06.70** 或 **F06.71**（参见下述第 5 位数字），包括可能由血管性疾病所致的轻度神经认知障碍，如果存在的话。如果物质或药物在病因中起作用，还应编码相关的物质 / 药物所致的轻度神经认知障碍。

F06.71 伴行为紊乱

F06.70 无行为紊乱

由未知病因所致的重度或轻度神经认知障碍（720）

注：没有额外的医学编码

F03.[xy]	由未知病因所致的重度神经认知障碍 [a,b]
G31.84	由未知病因所致的轻度神经认知障碍 [c]
R41.9	**未特定的神经认知障碍（720）**
	注：没有额外的医学编码

人格障碍（721）

A 组人格障碍

F60.0	偏执型人格障碍（725）
F60.1	分裂样人格障碍（729）
F21	分裂型人格障碍（732）

B 组人格障碍

F60.2	反社会型人格障碍（735）
F60.3	边缘型人格障碍（739）
F60.4	表演型人格障碍（744）
F60.81	自恋型人格障碍（747）

C 组人格障碍

F60.6	回避型人格障碍（751）
F60.7	依赖型人格障碍（755）
F60.5	强迫型人格障碍（758）

其他人格障碍

F07.0	由其他躯体疾病所致的人格改变（762）
	标注如果是：不稳定型、脱抑制型、攻击型、淡漠型、偏执型、其他型、组合型、未特定型
F60.89	其他特定的人格障碍（764）
F60.9	未特定的人格障碍（764）

性欲倒错障碍（765）

以下标注适用于性欲倒错障碍：

[a] 标注如果是：在受控制的环境下、完全缓解

F65.3	窥阴障碍 [a]（766）
F65.2	露阴障碍 [a]（769）
	标注是否是：通过暴露生殖器给青春期前的儿童达到性唤起、通

其他精神障碍和额外编码（789）

药物所致的运动障碍及其他药物不良反应（793）

G25.79	其他药物所致的运动障碍（803）
___.__	抗抑郁药撤药综合征（803）
T43.205A	初诊
T43.205D	复诊
T43.205S	后遗症诊治
___.__	其他药物不良反应（805）
T50.905A	初诊
T50.905D	复诊
T50.905S	后遗症诊治

可能成为临床关注焦点的其他状况（807）

自杀行为和非自杀性自伤（808）

自杀行为（808）

___.__	目前自杀行为（808）
T14.91XA	初诊
T14.91XD	复诊
Z91.51	自杀行为史（808）

非自杀性自伤（808）

R45.88	目前非自杀性自伤（808）
Z91.52	非自杀性自伤史（808）

虐待和忽视（808）

儿童虐待与忽视问题（809）

儿童躯体虐待（809）

___.__	儿童躯体虐待，已确认（809）
T74.12XA	初诊
T74.12XD	复诊
___.__	儿童躯体虐待，可疑（809）
T76.12XA	初诊
T76.12XD	复诊
___.__	与儿童躯体虐待相关的其他情况（809）
Z69.010	对父母躯体虐待儿童的受害者的精神卫生服务
Z69.020	对非父母躯体虐待儿童的受害者的精神卫生服务
Z62.810	儿童期躯体被虐待的个人史（既往史）

Z69.011 对父母躯体虐待儿童的施虐者的精神卫生服务
Z69.021 对非父母躯体虐待儿童的施虐者的精神卫生服务

儿童性虐待（809）

___.__ 儿童性虐待，已确认（810）
T74.22XA 初诊
T74.22XD 复诊
___.__ 儿童性虐待，可疑（810）
T76.22XA 初诊
T76.22XD 复诊
___.__ 与儿童性虐待相关的其他情况（810）
Z69.010 对父母性虐待儿童的受害者的精神卫生服务
Z69.020 对非父母性虐待儿童的受害者的精神卫生服务
Z62.810 儿童期被性虐待的个人史（既往史）
Z69.011 对父母性虐待儿童的施虐者的精神卫生服务
Z69.021 对非父母性虐待儿童的施虐者的精神卫生服务

儿童忽视（810）

___.__ 儿童忽视，已确认（810）
T74.02XA 初诊
T74.02XD 复诊
___.__ 儿童忽视，可疑（810）
T76.02XA 初诊
T76.02XD 复诊
___.__ 与儿童忽视相关的其他情况（810）
Z69.010 对父母忽视儿童的受害者的精神卫生服务
Z69.020 对非父母忽视儿童的受害者的精神卫生服务
Z62.812 儿童期被忽视的个人史（既往史）
Z69.011 对父母忽视儿童的施虐者的精神卫生服务
Z69.021 对非父母忽视儿童的施虐者的精神卫生服务

儿童心理虐待（810）

___.__ 儿童心理虐待，已确认（811）
T74.32XA 初诊
T74.32XD 复诊
___.__ 儿童心理虐待，可疑（811）
T76.32XA 初诊
T76.32XD 复诊
___.__ 与儿童心理虐待相关的其他情况（811）

Z69.010 对父母心理虐待儿童的受害者的精神卫生服务
Z69.020 对非父母心理虐待儿童的受害者的精神卫生服务
Z62.811 儿童期被心理虐待的个人史（既往史）
Z69.011 对父母心理虐待儿童的施虐者的精神卫生服务
Z69.021 对非父母心理虐待儿童的施虐者的精神卫生服务

成人虐待与忽视问题（811）

配偶或伴侣躯体暴力（811）

___.__ 配偶或伴侣躯体暴力，已确认（811）
T74.11XA 初诊
T74.11XD 复诊
___.__ 配偶或伴侣躯体暴力，可疑（811）
T76.11XA 初诊
T76.11XD 复诊
___.__ 与配偶或伴侣躯体暴力相关的其他情况（811）
Z69.11 对配偶或伴侣躯体暴力的受害者的精神卫生服务
Z91.410 配偶或伴侣躯体暴力的个人史（既往史）
Z69.12 对配偶或伴侣躯体暴力的施虐者的精神卫生服务

配偶或伴侣性暴力（812）

___.__ 配偶或伴侣性暴力，已确认（812）
T74.21XA 初诊
T74.21XD 复诊
___.__ 配偶或伴侣性暴力，可疑（812）
T76.21XA 初诊
T76.21XD 复诊
___.__ 与配偶或伴侣性暴力相关的其他情况（812）
Z69.81 对配偶或伴侣性暴力的受害者的精神卫生服务
Z91.410 配偶或伴侣性暴力的个人史（既往史）
Z69.12 对配偶或伴侣性暴力的施虐者的精神卫生服务

配偶或伴侣忽视（812）

___.__ 配偶或伴侣忽视，已确认（812）
T74.01XA 初诊
T74.01XD 复诊
___.__ 配偶或伴侣忽视，可疑（812）
T76.01XA 初诊
T76.01XD 复诊
___.__ 与配偶或伴侣忽视相关的其他情况（812）

Z69.11 对配偶或伴侣忽视的受害者的精神卫生服务
Z91.412 配偶或伴侣忽视的个人史（既往史）
Z69.12 对配偶或伴侣忽视的施虐者的精神卫生服务

配偶或伴侣心理虐待（813）

___.__ 配偶或伴侣心理虐待，已确认（813）
T74.31XA 初诊
T74.31XD 复诊
___.__ 配偶或伴侣心理虐待，可疑（813）
T76.31XA 初诊
T76.31XD 复诊
___.__ 与配偶或伴侣心理虐待相关的其他情况（813）
Z69.11 对配偶或伴侣心理虐待受害者的精神卫生服务
Z91.411 配偶或伴侣心理虐待的个人史（既往史）
Z69.12 对配偶或伴侣心理虐待施虐者的精神卫生服务

成人的非配偶或非伴侣虐待（813）

___.__ 成人的非配偶或非伴侣躯体虐待，已确认（813）
T74.11XA 初诊
T74.11XD 复诊
___.__ 成人的非配偶或非伴侣躯体虐待，可疑（813）
T76.11XA 初诊
T76.11XD 复诊
___.__ 成人的非配偶或非伴侣性虐待，已确认（814）
T74.21XA 初诊
T74.21XD 复诊
___.__ 成人的非配偶或非伴侣性虐待，可疑（814）
T76.21XA 初诊
T76.21XD 复诊
___.__ 成人的非配偶或非伴侣心理虐待，已确认（814）
T74.31XA 初诊
T74.31XD 复诊
___.__ 成人的非配偶或非伴侣心理虐待，可疑（814）
T76.31XA 初诊
T76.31XD 复诊
___.__ 与成人的非配偶或非伴侣虐待相关的其他情况（814）
Z69.81 对成人的非配偶或非伴侣虐待的受害者的精神卫生服务
Z69.82 对成人的非配偶或非伴侣虐待的施虐者的精神卫生服务

关系问题（814）

___.__　亲子关系问题（814）

Z62.820　父母-亲生子女

Z62.821　父母-领养子女

Z62.822　父母-寄养儿童

Z62.898　其他照料者-儿童

Z62.891　同胞关系问题（815）

Z63.0　配偶或亲密伴侣关系困扰

与家庭环境有关的问题（815）

Z62.29　远离父母的养育

Z62.898　受父母关系困扰影响的儿童

Z63.5　分居或离婚所致的家庭破裂

Z63.8　家庭内高情绪表达水平

教育问题（815）

Z55.0　文盲和读写能力低下

Z55.1　没有学校或无法参加

Z55.2　学校考试不及格

Z55.3　学业成绩不佳

Z55.4　教育不适应和与老师、同学关系不和谐

Z55.8　与教学不足有关的问题

Z55.9　其他与教育和读写能力有关的问题

职业问题（816）

Z56.82　与目前军事派遣状态相关的问题

Z56.0　失业

Z56.1　工作改变

Z56.2　失业的威胁

Z56.3　紧张的工作日程

Z56.4　与老板和同事的关系不和谐

Z56.5　不友好的工作环境

Z56.6　其他与工作有关的躯体和精神压力

Z56.81　工作中的性骚扰

Z56.9　与就业有关的其他问题

住房问题（816）

Z59.01　有庇护的无家可归

Z59.02　无庇护的无家可归

Z59.10 住房不足
Z59.2 与邻居、房客或房东关系不和谐
Z59.3 与居住在寄宿机构相关的问题
Z59.9 其他住房问题

经济问题（817）

Z59.41 食品不安全
Z58.6 缺乏安全的饮用水
Z59.5 极端贫困
Z59.6 低收入
Z59.7 社会或健康保险或福利支持不足
Z59.9 其他经济问题

与社会环境相关的问题（818）

Z60.2 与独居相关的问题
Z60.3 文化适应困难
Z60.4 社会排斥或拒绝
Z60.5 （感觉是）被歧视或被迫害的对象
Z60.9 其他与社会环境相关的问题

与法律系统互动的相关问题（818）

Z65.0 在刑事诉讼中被定罪但未被监禁
Z65.1 监禁或其他形式的拘押
Z65.2 与从监狱释放相关的问题
Z65.3 与其他法律情况相关的问题

其他与心理社会、个人和环境情况相关的问题（818）

Z72.9 与生活方式有关的问题
Z64.0 与意外怀孕有关的问题
Z64.1 与多胞胎相关的问题
Z64.4 与社会服务提供者（包括个案经理或社会工作者）关系不和谐
Z65.4 犯罪受害者
Z65.4 恐怖主义或酷刑的受害者
Z65.5 遭遇灾难、战争或其他敌对行动

与获得医疗和其他健康服务相关的问题（819）

Z75.3 无法获得或不能使用健康服务机构
Z75.4 无法获得或不能使用其他助人机构

个人史的情况（819）

Z91.49 心理创伤的个人史

Z91.82 军事派遣的个人史

其他与健康服务有关的咨询和医疗建议（819）

Z31.5 遗传咨询

Z70.9 性咨询

Z71.3 饮食咨询

Z71.9 其他咨询或会诊

可能成为临床关注焦点的其他情况或问题（819）

Z91.83 与精神障碍有关的流浪

Z63.4 非复杂性丧痛

Z60.0 生命阶段问题

Z65.8 宗教或信仰问题

Z72.811 成人的反社会行为

Z72.810 儿童或青少年的反社会行为

Z91.199 不依从医疗

E66.9 超重或肥胖

Z76.5 诈病

R41.81 与年龄相关的认知能力下降

R41.83 边缘性智力功能

目　　录

第一部分
DSM-5 基础

第二部分
诊断标准与编码

第三部分

新出现的量表和模式

附录

第一部分

DSM-5 基础

这一部分是对 DSM-5 的目的、结构、内容和使用方法的基本介绍。首先叙述了 DSM-5 和 DSM-5-TR 的修订过程，然后概括介绍了 DSM-5 的组织结构（如障碍的重新分组、与 ICD-11 的一致性）和关键概念问题（如精神障碍的定义、诊断的类别和维度方法、文化和社会结构问题以及性和性别差异）。“使用手册”部分提供了有助于 DSM-5 使用的信息，如诊断过程的简要概述、亚型和标注的使用、其他特定和未特定的精神障碍类别、临床判断的使用、编码和记录步骤、术语的备注、DSM-5-TR 文本中的信息类型的描述以及在线增补。这部分以“DSM-5 司法谨慎使用声明”结束。

介　　绍

《精神障碍诊断与统计手册》（第五版）（DSM-5）是一个数百人为了一个共同目标工作超过 12 年的浩大工程。在评估诊断标准、考虑手册每一部分的组织结构，以及开发对临床工作者最有用的新功能（如识别新出现的症状、确定和监测严重性变化的维度）时，需要进行大量的和深入的思考。所有这些努力都旨在提高 DSM-5 作为精神障碍诊断临床指南的实用性及其在研究上的价值。

DSM-5 努力满足临床工作者、患者、家属和研究人员对每种精神障碍进行清晰、简明地描述的需求，它使用诊断标准来表达，辅以严重程度的维度测量，同时附加有关诊断的信息摘要（包括风险因素、文化，以及与性和性别相关的问题）。

使用 DSM 进行临床诊断需要临床培训和经验。运用诊断标准来识别症状和体征［包括情感、行为、认知功能和人格特质，以及躯体体征、症状组合（综合征）和持续时间］，需要用临床专业知识来区分正常变异和对应激的短暂反应。可以通过对可能存在的一系列症状进行全面检查来促进诊断过程，例如，使用 APA《成人精神医学评估实践指南》推荐的《DSM-5 成人自我评估一级跨界症状量表》对精神系统进行检查。

DSM 的诊断标准为临床工作者对障碍诊断的交流创造了一种通用语言。官方认可的障碍列在本手册的第二部分。需要注意的是，这些诊断标准及其在分类中的位置是基于目前的研究，可能需要随着研究的进展而修改。

DSM-5-TR 的发展

DSM 先前版本的简短历史

APA 开发的《精神障碍诊断与统计手册》的第一版（DSM-Ⅰ）于 1952 年出版。这是第一部包含诊断类别描述词汇表的精神障碍官方手册。该版本在整个分类中使用“反应”一词，反映了 Adolf Meyer 的心理生物学观点的影响，即精神障碍代表了对心理、社会和生物学因素的人格反应。在第二版（DSM-Ⅱ）的开发过程中，相关人员决定将分类基于 ICD-8 的精神障碍部分，APA 的代表为此提供了咨询服务。DSM-Ⅱ和 ICD-8 均于 1968 年生效。

与 DSM-Ⅰ和 DSM-Ⅱ一样，DSM-Ⅲ的制定与 ICD 特别是 ICD-9 的发展相协调，该分类于 1975 年出版并于 1978 年实施。DSM-Ⅲ的工作于 1974 年开始，DSM-Ⅲ于 1980 年出版。DSM-Ⅲ在 Robert L. Spitzer，M.D. 的指导下引入了许多重要的方法创新，包括具体的诊断标准和试图对精神障碍的病因学理论保持中立的描述性方法。DSM-Ⅲ的使用揭示了系统中的许多不一致之处。因此，APA 任命了一个工作组来修订 DSM-Ⅲ，该工作组于 1987 年完成了对 DSM-Ⅲ的修订工作，并发表了 DSM-Ⅲ-R。

DSM-Ⅳ于 1994 年出版。这是 6 年努力的结果，1000 多名个人和众多专业组织参与了此项工作。大部分工作涉及文献回顾，为进行修订建立了坚实的经验基础。DSM-Ⅳ和 ICD-10 的开发人员密切合作以协调双方的工作，从而提高了两个系统之间的一致性。ICD-10 于 1992 年出版。

DSM 所有版本的完整历史 APA 网站上都有介绍，网址为：https://www.psychiatry.org。

DSM-5 的修订过程

1999 年，APA 开始了对 DSM 的优点和缺点的评估。世界卫生组织精神卫生部与世界精神医学学会和美国国家精神健康研究所（NIMH）就这一工作进行了协调，并举行了几次会议，相关会议记录被收录在 2002 年发布 DSM-5 研究议程中。此后，2003—2008 年，APA 与世界卫生组织合作，先后组织了 13 次与 DSM-5 研究规划有关的国际会议，来自 39 个国家与地区的 400 名参与者公开回顾了在特定诊断领域的世界文献，准备修订 DSM-5 和 ICD-11。这项工作得到了美国国家精神健康研究所、美国国家药物滥用研究所（NIDA）和美国国家酒精滥用和酒精中毒研究所（NIAAA）的支持。这些会议的报告形成了未来 DSM-5 工作委员会回顾的基础，为制定新版 DSM 做好了准备。

2006 年，APA 任命 David J. Kupfer，M. D. 和 Darrel A. Regier, M. D.，M.P.H. 为 DSM-5 工作委员会的主席和副主席。之后他们推荐了 13 个诊断工作组的主席，以及其他的具有各项专长的工作委员会成员来负责 DSM-5 的修订工作。APA 董事会启动了额外的审查过程来审计其收入来源，以避免工作委员会和工作组成员发生利益冲突。在之后 3 年内，收入和商业来源的研究基金被完全审核，包括制药产业在内的所有商业来源的收入上限也都在网站上进行了公布，从而建立了一个本领域的新标准。此后，由 28 位成员组成的工作委员会在 2007 年被批准成立，该委员会于 2008 年任命了 130 多个工作组成员。400 多个额外的工作组顾问没有投票权，但也被批准参与 DSM-5 的修订工作。精神障碍分类的下一个发展阶段的明确概念对于工作委员会和工作组而言是非常核心的。随着工作委员会和工作组对 DSM-Ⅳ分类的历史、优点、缺点及其修订的战略方向的回顾，DSM-5 修订工作的愿景就出现了。

6 年的紧张工作包括文献的专业回顾和二次分析，在科学杂志上发表研究报告，制订诊断标准的草案，在 DSM-5 网站上公布初步草案以供大众评论，在专业会议上报告初步发现，进行田野实验，以及修订诊断标准和文本等。总体而言，许多卫生专业人士和教育团体，包括医生、心理学家、社会工作者、护士、咨询师、流行病学家、统计学家、神经科学家和神经心理学家参与了 DSM-5 的开发和测试工作。此外，患有精神障碍的个体及其家属、律师、消费者组织和倡导团体等也通过提供手册中描述的精神障碍的有关反馈参与了 DSM-5 的修订。

修订的建议

DSM-5 诊断标准的修订建议由工作委员会成员提出，这些建议主要基于需要修订的原因、改变的范围、对临床管理和公共卫生的预期影响、支持的研究证据的强度、整体清晰度和临床实用性。修订建议包括对诊断标准的修改，增加新的障碍、亚型和标注，以及对部分已有障碍诊断的删除。

修订建议首先明确了目前的诊断标准和障碍分类的优点和缺点。考虑到过去20年内新的科学发现，相关工作人员通过文献回顾和二次数据分析确定了一个评估潜在改变的研究计划。指导修订建议的四个原则如下：（1）DSM-5 的主要目的是供临床工作者使用，修订必须为日常的临床实践服务；（2）修订建议必须由研究证据来指导；（3）在可能的情况下，尽量与先前的 DSM 版本保持连续性；（4）不能限制 DSM-5 相对 DSM-Ⅳ的改变程度。

基于对初始文献的回顾，工作委员会确定了诊断领域的关键问题。工作委员会还审查了广泛的方法问题，如文献中存在相互矛盾的发现、完善精神障碍的定义、考虑与所有障碍相关的交叉问题。在第二部分中引入修订建议是在考虑到公共卫生和临床用途的利弊、证据的力度以及改变的程度之后作出的决定。新的诊断和障碍亚型的标注受到额外的规定，如需要证明可靠性（即两位临床工作者可以独立对同一位患者作出相同诊断的程度）。临床实用性低和有效性弱的障碍诊断被考虑删除。将“需要进一步研究的状况”放在第三部分，是基于对诊断中产生的经验证据的数量、诊断的可靠性和有效性、明显的临床需要，以及推进研究的潜在益处的考虑。

DSM-5 田野实验

使用田野实验来证明可靠性，是自 DSM-Ⅲ开始的一个有价值的改进。DSM-5 田野实验的设计和实施策略与 DSM-Ⅲ和 DSM-Ⅳ相比有一些变化，特别是在高水平的临床环境中，在能够诊断共病的背景下进行获取资料准确度的 Kappa 信度估计（一种统计方法，它评估两个评估者之间的一致性水平，能够纠正由于流行率所致的偶然一致性）方面。DSM-5 通过两种场景使田野实验得到了扩展，一是在大型、多样的医疗学术场所，二是在日常的临床实践中。前者能够满足用大样本来检验在不同的患者群中许多诊断的可靠性和临床实用性的假设的需要；后者提供了 DSM 使用者在日常的临床实践中如何使用修订建议的有价值的信息。预计未来的临床和基础研究将聚焦于修订的类别诊断标准和这些障碍的基础维度特征的有效性（包括现在美国国家精神健康研究所研究领域标准倡议中探索的那些内容）。

医疗学术领域的田野实验是 2010 年 12 月到 2011 年 10 月在北美 11 个医疗学术场所进行的，实验评估了选择修订内容的可靠性、可行性和临床实用性，优先考虑的是那些代表了自 DSM-Ⅳ以来改变程度最大的或对公共卫生潜在影响最大的内容。实验中，对每一个实验场所的参与患者都进行了 DSM-Ⅳ诊断或可能预测几种特定的 DSM-5 障碍的相关症状的筛查，每一个实验场所都需要确定 4 ～ 7 个特定障碍的分层样本，以及一个包含所有其他诊断的代表性样本。患者自愿参与研究，并被随机分配给不知道其之前诊断情况的临床工作者进行临床访谈，接着在2周内由另一位临床工作者与患者进行第二次访谈，这位临床工作者也不知道上一次访谈给出的诊断。患者首先填写一个由计算机辅助设计的十多个心理领域的跨界症状量表。此量表由计算机打分，结果会在进行典型的临床访谈之前提供给临床工作者（没有结构性的程序）。临床工作者被要求在计算机辅助设计的DSM-5诊断条目上对患者是否存在符合的诊断标准进行打分，作出诊断，评估严重程度，并将所有资料提交给中心网络服务器。这项研究设计允许计算两位独立的临床工作者的诊断（使用同类Kappa统计），临床工作者的跨领域和特定诊断症状严重程度量表（使用同类相关系数）达成一致的程度，自我报告的跨领域症状、人格特质、残疾，同一患者最多相隔2周的2次诊断严重程度量表（使用同类相关系数）达成一致的程度，以及这些信度估计准确性方面的信息。它还可以评估DSM-Ⅳ和DSM-5障碍在各自临床人群中的患病率。

日常临床实践的田野实验涉及招募精神科医生和心理健康临床工作者等工作，这些工作要在2011年10月至2012年3月完成。招募的志愿者包括普通和专科精神科医生、心理学家、执业临床社会工作者、咨询师、婚姻和家庭治疗师，以及高级精神科护士。田野实验使许多临床工作者接触到DSM-5诊断和维度测量的建议，以评估其可行性和临床实用性。

公众与专业人士评审

2010年，APA开放了一个专门供公众和专业人士对DSM-5的修订提出建议的网站。所有诊断标准草案和建议的结构改变都被放在这个网站（www.dsm5.org）上进行为期2个月的公示。这期间总计收到了8000多份反馈，13个工作委员会及其成员在恰当的情况下对这些反馈进行了系统回顾，并将问题和评论整合进草案修订和田野实验的计划中。诊断标准草案和建议的章节结构经过修订后于2011年进行了二次公示。在起草建议的最终诊断标准时，工作委员会考虑了网站上的反馈和DSM-5田野实验的结果，2012年第三次也是最后一次在网站上进行了公示。这三次外部审查在网站上收到了13000多条具有个人签名的评论，以及数千名有组织的请愿（支持或反对一些建议的修订），所有这些都使工作委员会能够积极地回应DSM使用者、患者和倡导群体的疑问，从而确保临床实用性是修订工作最优先考虑因素的原则。

专家评审和最终批准

13个工作委员会的成员在各自领域都有丰富的专业知识，他们与顾问和评审者合作，在DSM-5工作委员会的总指导下起草了诊断标准和相关文本。这一努力得到了APA研究部的工作人员以及每一位工作委员会的文字协调员的支持。相关文本是在工作委员会主席的指导下由文字编辑与工作委员会密切合作完成的。建立科技文献评审委员会（SRC）是为了提供一个独立于工作委员会之外的、科学的同行评审过程。科技文献评审委员会的主席、副主席和6名委员会成员负责评审在多大程度上，对 DSM-Ⅳ的修订建议能够得到科学证据的支持。对每一个诊断修订建议，DSM-5 工作委员会都需要准备证据备忘录，以及对建议的诊断标准的有效支持资料（即先前性有效因素，如家族聚集性；同步性有效因素，如生物标志物；以及预测性有效因素，如对治疗的反应或病程）的总结。科技文献评审委员会负责审核提交的报告，并根据支持的科学资料的强度来对报告进行评分。其他的改变，如来自临床经验 / 需要或来自诊断类别的概念性重构，一般被视为超出科技文献评审委员会工作范畴的内容。评审者的评分在不同的建议中有明显的差异，有时还附有简短的评论，APA 董事会和工作委员会会对这些作出考虑和回应。

临床和公共卫生委员会（CPHC）由主席、副主席和 6 名成员组成，他们负责考虑额外的临床实用性问题、公共卫生问题和证据的类型或水平还不足以被科技文献评审委员会认为充足到支持改变诊断标准的逻辑澄清问题。这个评审过程对于 DSM-Ⅳ中已知有缺陷的障碍特别重要，它们在先前的 DSM 修订过程中既没有被修改，也没有被深入研究。这些障碍由 4 ～ 5 名外部评审者进行评估，评估结果以匿名的形式被临床和公共卫生委员会成员审查，临床和公共卫生委员会成员再向 APA 董事会和工作委员会提出建议。

APA 精神医学和法律委员会成员负责对频繁出现在司法环境中，以及在法庭上对民事和刑事判决有高潜在性影响的障碍的诊断标准和文本进行司法评审。DSM-5 工作委员会在相关领域还聘请了一些司法专家，请他们对 APA 精神医学和法律委员会的工作进行补充。

DSM-5 工作委员会的最终建议随后被提交给 APA 大会的 DSM-5 大会委员会，以考虑建议修订的临床实用性和可行性。APA 大会是 APA 的议事机构，代表各地的分支机构和更广泛的成员，由来自美国各地的精神科医生组成，他们能够提供地理位置、实践规模和研究兴趣的多样性。DSM-5 大会委员会由不同大会的领导人组成。

在前面的审查步骤之后，举行了执行“峰会”，以整合来自 DSM-5 大会委员会主席、DSM-5 工作委员会主席、司法顾问和统计顾问的意见，以便 APA 大会和 APA 董事会执行委员会对每一种障碍进行初步评审。随后，APA 董事会全体成员进行了初步评审。2012 年 11 月 APA 大会投票，建议 APA 董事会批准出版 DSM-5，APA 董事会于 2012 年 12 月同意出版 DSM-5。对这一过程有贡献的许多专家、评审者和顾问的名单参见 www.dsm5.org 和 dsm5gpm.com。

对 DSM-5 的修订

DSM-5 迭代修订过程

能够及时反映变化的数字出版的进步为 APA 采用 DSM 的迭代改进模型铺平了道路，其中修订与特定的科学研究发现挂钩。DSM 指导委员会（类似于 DSM-5 工作委员会）于 2014 年春季任命 Paul S. Appelbaum，M.D. 为主席，Ellen

Leibenluft，M.D. 和 Kenneth Kendler，M.D. 为副主席，让他们负责监督迭代修订过程以及建立门户网站（www.dsm5.org），以持续收集提案。修订可能包括在 DSM-5 第二部分和第三部分增加新的障碍，删除或修改诊断标准，以及对文本进行修改。提交的材料必须附有结构化格式的支持信息，包括更改的原因、更改的幅度、记录更改有效性的一系列验证指标数据、可靠性和临床实用性的证据，以及与更改相关的对目前或潜在的有害后果的考虑。

验证类别精神障碍诊断标准的方法包括以下类型的证据：先前性有效因素（相似的遗传标记、家庭特质、气质和环境暴露）、同步性有效因素（相似的神经基质、生物标志物、情绪和认知处理，以及症状的相似性）和预测性有效因素（相似的临床过程和治疗反应）。如果目前障碍的验证者有所改善，则新的标准会被采纳。而且，如果新的诊断类别被验证者证明是有效的且符合精神障碍的诊断标准以及临床实用性，则它们会被增加到 DSM 中。

提交给 DSM 门户网站的提案将由 DSM 指导委员会进行初步筛查，以确定是否有支持该提案的证据。如果有，DSM 指导委员会会将该提案提交给 5 个常设评审委员会之一（在功能上类似于 DSM 工作委员会），这 5 个常设评审委员会覆盖了广泛的精神障碍诊断领域。收到 DSM 指导委员会提交的提案后，指定的评审委员会将考虑支持提案的证据，必要时会要求提供更多信息，并将提案连同处置建议以及在某些情况下提出的修改建议返回 DSM 指导委员会。如果 DSM 指导委员会同意该提案，则该提案的相关信息将被发布在 DSM-5 门户网站上，以征询公众的意见。最后的工作就是根据公众的反馈进行必要的调整，然后将最终版本转发给 APA 大会和董事会。最终版本一旦获得批准，手册的在线版本（参见 https://psychiatryonline.org）将更新，以反映相应更改。自 2013 年 DSM-5 发布以来，已批准的所有更改都包含在 DSM-5-TR 中。

DSM-5 文本修订过程

2019 年春季，APA 开始研究 DSM-5 的文本修订，Michael B. First，M.D. 和 Philip Wang，M.D.，Dr.P.H. 担任修订小组委员会联合主席，Wilson M. Compton，M.D. 和 Daniel S. Pine，M.D. 担任修订小组委员会副主席。参与 DSM-5 修订开发工作的有 200 多名专家（其中大多数专家参与了 DSM-5 的开发），他们的任务是对过去 10 年的文献进行回顾并查看相关文本，以识别过时的信息，对所有与提议的文本更改有关的利益冲突进行回顾，以消除任何可能的对内容客观性的损害。参照 DSM-5 的结构，专家们被分成 20 个审查小组，每个小组由一名部门编辑领导。其中，4 个跨界审查小组（文化、性与性别、自杀和司法）回顾了所有章节，聚焦那些涉及他们特定专业的信息。种族平等和包容工作组审查了所有文本，以确保不存在种族主义和歧视等风险因素以及偏见性语言。尽管文本修订工作不包括对诊断标准的概念性修改，但在审查文本期间专家们对某些诊断标准做了必要的澄清。诊断标准或标注定义的修改，作为 DSM-5 迭代修订过程的一部分，最终获得了 DSM 指导委员会以及 APA 大会和董事会的批准。

DSM-5 组织结构的改变

DSM 是精神障碍的医学分类，是经过长时间研究和使用被确立下来的诊断系统，被应用于临床和科学研究上，可以提高综合理解性和实用性。该障碍分类（障碍的分组方式）为本手册提供了一个高水平的组织结构。

DSM-5 中障碍的重新分组

DSM-5 诊断谱系研究小组的成员检查了科学有效因素是否能在现有的类别框架内为相关障碍的新分组提供帮助。该研究小组为此推荐了 11 个这样的指标（即它们能够将精神障碍分成彼此独立的组别）：神经基质、家庭特质、遗传风险因素、特定环境风险因素、生物标志物、先天气质、情绪或认知过程的异常、症状相似性、病程、高共病和共同治疗反应。这些指标为该研究小组提供了有根据的指南，可以帮助 DSM-5 工作组和工作委员会决定如何对障碍进行分组，以最大限度地提高其有效性和临床实用性（即障碍共同具有相应指标的可能性越大，它们就越有可能被分在同一诊断组别中）。

作为 DSM-5 和 ICD-11 发展过程的一部分，一系列论文被发表在著名的国际期刊《心理医学》（Psychological Medicine）（第 39 卷，2009 年）上，这些论文记录了对障碍的大型分组有用的因素，以及对诊断标准的修改建议。

随着 APA 和世界卫生组织开始计划对 DSM 和 ICD 的修订，双方都考虑了提高临床实用性的可能性（如帮助解释明显的共病）和通过重新调整两种出版物的组织结构来促进科学研究。对于 DSM-5 工作委员会和世界卫生组织国际咨询小组来说，对 ICD-10 精神与行为障碍部分的修订至关重要的是，在保留原有科学信息的基础上，通过对组织的调整提高临床实用性。本着这种精神，工作人员对组织结构的调整采取了一种既保守又进步的方案，即以不同障碍组别之间新出现的关系的科学依据为指导，通过对现有障碍进行重新排序和分组，使修订后的结构能促进新的临床实践，并鼓励研究者确定不受严格类别名称限制的心理的和生理的跨界因素。

在修订工作早期，相关工作人员发现，共享的组织结构将有助于保持分类的一致性。令大家惊讶的是，大部分内容相对容易到位，这反映了科学文献某些领域的真正优势，如流行病学、共病分析、双生子研究和某些其他遗传学设计。当差异出现时，它们几乎总是反映了在面对不完整或者相互矛盾的数据时，需要判断应将障碍归类在何处。例如，根据症状、共病和共同风险因素的模式，注意缺陷/多动障碍（ADHD）应被置于 DSM-5“神经发育障碍”中，同时，也有数据说明应将 ADHD 置于“破坏性、冲动控制及品行障碍”中。而支持将 ADHD 置于“神经发育障碍”中的证据更充足。

DSM-5 在“神经发育障碍”之后的章节组织基本上基于内化性障碍（即具有突出的焦虑、抑郁和躯体症状的障碍）、外化性障碍（即具有突出的冲动、破坏性行为和物质使用症状的障碍）、神经认知障碍和其他障碍。希望这种组织结构能够促进进一步的研究，以及对引起诊断性共病和症状异质性的基础病理生理过程的探索。而且，通过安排这些障碍的组别来反映临床现实，DSM-5 能够促进非精神健康专家（如初级保健医生）确定潜在的诊断。

尽管类别诊断还存在问题，但 DSM-5 工作委员会认识到，为大多数障碍提出更加科学的替代维度定义的时机还不够成熟。本组织结构旨在充当新诊断方法的桥梁，不会破坏目前的临床实践或研究。期待更多维度化的 DSM-5 方法和组织结构通过鼓励在建议章节和邻近章节进行广泛的研究来促进跨越目前诊断类别的研究。此类研究还应使 DSM-5 成为发展维度诊断方法的核心，并在未来数年可能会开发出补充或取代目前类别方法的方法。

结合发育和生命阶段的考虑

为了提高临床实用性，DSM-5 沿着发育和生命阶段组织障碍的顺序，即从反映生命早期表现的发育过程的障碍开始（如神经发育障碍、精神分裂症谱系及其他精神病性障碍），接着是更常见于青少年期和成人早期的障碍（如双相及相关障碍、抑郁障碍和焦虑障碍），最后是与成人期和生命晚期相关的障碍（如神经认知障碍）。每章的内部也尽可能地采用类似的方法。这种组织结构有助于综合使用生命周期信息辅助进行诊断决策。

与 ICD-11 的一致性

负责修订 DSM 和 ICD 系统的工作人员的共同目标是使两个诊断系统尽量一致，理由如下：

- 两种精神障碍诊断系统的存在阻碍了各国与地区健康统计数据的收集和使用，也阻碍了开发新治疗方法的临床实验，以及国际监管机构对研究结果的全球适应性的考虑。
- 更广泛而言，两种诊断系统的存在使跨国界分享科学结果的努力变得复杂。
- 即使意图确认相同的患者人群，DSM-Ⅳ和 ICD-10 的诊断也并不总是一致的。

正如前面介绍的那样，与 ICD-11 尽可能保持一致的努力在很大程度上成功地保持了二者在组织结构方面的一致性。由于时间上的差异，无法将 DSM-5 的诊断标准与 ICD-11 的障碍定义完全保持一致，因为 DSM-5 的开发过程比 ICD-11 的修订过程早数年。DSM-5 的诊断标准完成后，ICD-11 工作组才开始开发 ICD-11 的临床描述和诊断指南。二者在障碍水平上的一致性获得了一些改善，因为许多 ICD-11 工作组成员都参与了 DSM-5 诊断标准的开发，以及 ICD-11 工作组曾被邀请参与审查 DSM-5 的诊断标准，因此，ICD-11 工作组会努力使 ICD-11 的诊断指南尽可能与 DSM-5 类似，除非有充足的理由说明二者确实有所不同。比较 DSM-5 与 ICD-11 的差异和 DSM-Ⅳ与 ICD-10 的差异人们发现，现在的 DSM 和 ICD 比自 DSM-Ⅱ和 ICD-8 以来的任何时候都更加接近，并且二者目前的差异主要集中在两种诊断系统的优先顺序和使用以及对证据的不同解释方面。

尽管在2019年5月的第72届世界卫生组织大会上官方批准了ICD-11在其成员中的使用，并于2022年1月1日正式生效，但每个成员都可选择何时使用ICD-11。目前美国还没有实施ICD-11的建议时间表。因此，在可预见的未来，美国官方编码系统将继续使用ICD-10的临床修订版，即ICD-10-CM。

关键概念框架和方法

精神障碍的定义

本手册第二部分中确定的每种障碍（不包括“药物所致的运动障碍及其他药物不良反应”和“可能成为临床关注焦点的其他状况”章节中的那些）必须符合精神障碍的定义。虽然这些定义不能涵盖DSM-5中包含的障碍范围的所有方面，但必须具备以下要素：

精神障碍是一种综合征，它的特征性表现为存在有临床意义的功能紊乱，反映了个体在认知、情绪调节或行为方面出现的基础精神功能的心理、生物或发育过程的功能失调。精神障碍通常与社交、职业或其他重要活动中的显著痛苦或失能有关。对常见应激源或丧痛（如亲人的死亡）的预期或文化认可的反应不是精神障碍。主要发生在个体与社会之间的社会偏差行为（如政治、宗教或性行为）和冲突不是精神障碍，除非这种偏差或冲突是由上述个体功能失调所致的。

精神障碍的诊断应该具有临床实用性：它应该帮助临床工作者决定患者的预后、治疗计划和潜在的治疗结果。然而，对精神障碍进行诊断并不表明相应障碍需要治疗。决定是否需要治疗是一项复杂的临床决策，需要考虑症状的严重程度、症状的显著性（如存在自杀想法）、与症状有关的个体痛苦（如精神痛苦）、与个体症状相关的失能、治疗的风险和利益，以及其他因素（如精神症状影响其他疾病）。因此，临床工作者可能会遇到症状不完全符合精神障碍的诊断标准但表现出明显需要治疗或护理的个体。虽然一些个体没有表现出诊断的全部症状，但不能因此而限制他们获得恰当的护理。

应当指出，精神障碍的定义是为临床、公共卫生和研究目的而制定的。除了DSM-5诊断标准中包含的信息之外，通常还需要额外的信息，以帮助在下列方面作出司法判断：刑事责任、失能补偿资格和能力鉴定等（参阅本手册第一部分结尾处的“DSM-5司法谨慎使用声明”）。

诊断的类别和维度方法

基于DSM类别设计的结构问题在临床实践中和研究中都出现了。这些问题的相关证据包括障碍之间的高共病率、障碍之内的症状异质性，以及对不符合任何特定的DSM障碍诊断标准的特定和未特定诊断进行分类的显著需求。对遗传和环境风险因素的研究，无论是双生子研究、家族遗传研究，还是分子分析，都提出了类别方法是否是DSM系统结构的最佳方式的问题。

人们普遍认识到，过于僵化的类别系统无法反映临床经验或重要的科学观察。

无数关于共病和家庭疾病传播的研究（包括双生子研究和分子遗传学研究）结果为敏锐的临床工作者长期以来观察到的情况提供了强有力的论据：许多障碍“类别”之间的界限在生命周期中比已经意识到的更具有流动性，以及构成特定障碍核心特征的许多症状可能以不同的严重程度出现在其他障碍中。

维度方法根据属性的量化而不是类别来对临床表现进行分类，它最适合描述那些具有连续性且没有明确界限的临床表现。尽管维度系统增加了可靠性并传递了更多的临床信息（因为它报告的临床属性在类别系统中可能是阈下的临床属性），但它也有很大的局限性，到目前为止，在临床实践中它不如类别系统更有用。数值维度的描述远不如精神障碍的类别名称那么熟悉和生动。此外，到目前为止，人们对用于分类目的的最佳维度的选择还没有达成共识。尽管如此，随着对维度系统的研究和人们对它的熟悉，以及通过建立有临床意义的临界点来指导治疗决策，维度方法作为一种交流临床信息的方法和研究工具，最终可能会被更广泛地接受。

为了临床实用性和与编码所需的类别 ICD 分类系统相兼容，DSM-5 仍然主要是伴有维度因素的类别系统，它基于诊断标准和特定特征对精神障碍进行分型。尽管有分类框架，但 DSM-5 没有假设每一个类别的精神障碍都是完全独立的，没有将一种精神障碍与其他精神障碍或没有精神障碍绝对区分开来。同时，DSM-5 也没有假设所有被描述为患有相同精神障碍的个体在所有重要方面都是类似的。因此，使用 DSM-5 的临床工作者应该考虑到，即使是在诊断的特定特征方面，具有相同诊断结果的个体也可能各不相同，并且那些边缘性案例将很难以概率方式诊断。这种情况使系统的使用具有更大的灵活性，鼓励对边缘性案例给予更具体的关注，并强调需要获取超出诊断所需的额外的临床信息。

跨界症状量表

由于精神障碍彼此之间并没有明确的边界，临床工作者需要改变评估方法，他们无须局限于寻找完全符合 DSM 类别的原型表现。为了帮助实现这一过渡，第三部分“新出现的量表和模式”提供了 DSM-5 一级跨界症状量表，旨在帮助临床工作者评估精神功能的所有重要方面（如心境、精神病性症状、认知、人格、睡眠），并发现可能的障碍、非典型的表现、亚综合征的状况和同时存在的其他病理。正如普通医学的系统性回顾旨在提醒人们注意可能被忽略的症状或体征，DSM-5 一级跨界症状量表作为对精神系统的回顾，旨在帮助临床工作者更好地诊断那些需要更仔细的评估（以及可能需要治疗）的潜在障碍和症状。DSM-5 一级跨界症状量表被推荐为对接受精神医学服务的个体进行精神医学评估的一个重要组成部分，APA《成人精神医学评估实践指南》认可将其作为确定和解决跨诊断类别症状异质性的第一步。自我、父母 / 监护人和儿童（11 ～ 17 岁）评估版本的 DSM-5 一级跨界症状量表可在 www.psychiatry.org/dsm5 网站上免费临床使用。

移除 DSM-Ⅳ多轴系统

DSM-Ⅳ提供了一个记录诊断的多轴系统，涉及对多个轴的评估，每个轴都涉及不同的信息领域。DSM-5 已转为非轴性的诊断记录。先前列在轴Ⅰ（临床障碍）、轴Ⅱ（人格障碍和智力发育障碍）和轴Ⅲ（其他躯体疾病）上的障碍和状况现在被列在一起，没有正式区分，通常按临床重要性排序。心理社会和背景因素（先前列在轴Ⅳ上）现在与诊断和状况列在一起，使用“可能成为临床关注焦点的其他状况”一章中的 Z 编码。DSM-Ⅳ的轴Ⅴ由整体功能评估量表（GAF）组成，代表临床工作者对个体“假设的连续性的精神健康–疾病的功能”的总体水平的判断。该量表已被DSM-5第三部分中的《世界卫生组织残疾评估量表2.0》（WHODAS 2.0）所取代（参见“评估量表”一章）。残疾评估量表基于《国际功能、残疾和健康分类》（ICF），适用于所有医疗和健康服务领域。

文化和社会结构问题

精神障碍是由临床工作者和他人在当地社会文化、社区规范和价值背景下定义和识别的。文化背景影响了构成诊断标准的症状、体征、行为和严重程度阈值的体验和表达。社会文化背景也影响了身份的各个方面（如民族或种族），这些方面能够赋予个体特定的社会地位，并以不同方式使个体接触到健康的社会决定因素（包括精神健康的因素）。这些文化因素在家庭、社区和其他社会系统及结构中被传递、修改和再创造，并随着时间而变化。诊断性评估应该包括个体的体验、症状和行为在社会文化规范中的不同，以及个体在目前生活背景下的适应困难。临床工作者还应考虑个体的临床表现受到其在社会结构和等级制度中地位的影响，这些影响了个体对逆境的接触和资源的获得。在 DSM-5-TR 的开发过程中，工作人员已经仔细考虑了与诊断分类和评估相关的关键的社会文化背景方面的因素。

文化规范和实践的影响

对于特定类型的行为而言，正常和反常之间的边界因文化背景而异。人们对特定症状或行为的耐受阈值因其文化背景、所处社会环境和家庭而不同，因此，体验有问题的或感觉是病理的水平将有所不同。对于特定的行为、体验或担忧而言，对其进行判断需要基于被个体和周围人（包括家庭成员和临床工作者）内化了的文化规范的临床关注。为了准确评估精神病理的潜在体征和症状，临床工作者经常要考虑文化意义、身份和实践对疾病的病因和病程的影响，如经常要考虑以下因素：易患性的水平和特定障碍的机制（如放大那些维持惊恐障碍或健康焦虑的恐惧）；由家庭和社区对精神障碍的反应而带来的社会偏见和支持；增强对障碍的适应力的应对策略，或寻求各种类型的健康服务（包括替代治疗和补充治疗）的途径；接受或排斥诊断以及对治疗的依从。以上这些均影响病程和康复。文化背景也会影响临床就诊的行为，包括诊断性访谈。临床医生 / 治疗团队成员与个体之间的文化差异对诊断的准确性和接受度，以及治疗决策、预后考虑和临床结果都会产生影响。

痛苦的文化概念

从历史角度来说，构建文化相关的综合征是文化精神医学和心理学描述性现象学工作的焦点。自 DSM-5 以来，该结构已被以下三个有更大临床实用性的概念所取代：

1. *痛苦的文化习语*是指用来表达或交流痛苦的核心特征的行为或术语、短语或讨论症状的方式、问题或具有类似文化背景的个体的痛苦，如用“我觉得如此抑郁”来表达不符合重性抑郁障碍阈值的低落心境或沮丧。痛苦的文化习语不一定与特定的症状、综合征或感受到的病因有关。它可以用于表达广泛的不适，包括日常担忧、亚临床状况或由于社会环境而非精神障碍所致的痛苦。如大多数文化群体都有共同的躯体痛苦习惯语，用于表达广泛的痛苦和担忧。
2. *文化解释或感知病因*是指解释模型的标签、归因或解释模式的特征，它提供了文化上病因的概念或症状、疾病或痛苦的原因（如将精神病理学归因于“压力”、精神状态或未能遵循文化规定的实践）。因果解释可能是外行人或治疗师使用的当地疾病分类的显著特征。
3. *文化综合征*是指在特定的文化群体、社区或背景中发现的同时出现的独特症状［如 Ataque de nervios（神经质发作）］。这种综合征在当地文化背景下可能被认为是（或者不是）一种疾病（即它可能以非医学方式被标记），但这种痛苦的文化模式和疾病的特征仍然可能会被外部观察者识别。

这三个概念（在第三部分“文化与精神障碍诊断”中提供了讨论和示例）建议从文化的角度理解和描述那些能够在临床中遇到的痛苦的体验或疾病。它们影响症状学、寻求帮助、临床表现、治疗预期、疾病适应和治疗反应。相同的文化术语通常具有不只一种功能，而且用法会随着时间而改变，如“抑郁”是一种综合征的名称，但也已成为一种常见的表达痛苦的习语。

种族主义和歧视对精神障碍诊断的影响

精神障碍的临床诊断工作和研究深受种族和民族的社会和文化构建的影响，基于种族的歧视性做法对人们的身心健康有着重大的影响。

基于种族的意识形态和实践构建特定身份类别的社会过程被称为种族化。种族化的身份很重要，因为它们与带有歧视、边缘化和社会排斥的制度有关。身份的其他方面，包括民族、性别、语言、宗教和性取向，也可能是影响诊断性评估过程的偏见或刻板印象的焦点。

种族主义存在于个体、人际关系、系统 / 机构和社会结构层面。在个体层面，种族主义会导致内化的刻板印象和威胁、诋毁、忽视及不公正的经历，这些都影响了个体的健康和幸福。在人际关系层面，种族主义不仅包括具体的行为，还包括微攻击，这是一种日常的轻蔑和冒犯，传达了对特定的偏见性群体的负面态度，能够引起压力和创伤性的后果。在系统 / 机构层面，种族主义是指歧视嵌入系统 / 机构日常实践的方式，包括健康服务和精神医学。这种种族主义可能不以明显的方式来表达，但可能会通过暗示、无意的偏见、习惯、规范和实践来维持，从而导致不重视和不平等。因此，个体可能在无意地赞同种族主义思想的情况下参与并无意地助长了系统/机构层面的种族主义。在社会结构层面，种族主义一般指在组织、社会规范和公共政策方面表现出的种族主义和歧视方式，伴有广泛的在经济资源、权力，以及接触健康风险和获得健康服务的特权方面普遍的不平等。种族主义的结构性暴力和压迫可造成躯体、心理和社会后果，包括对精神健康的负面影响。

种族主义是健康的一个重要社会影响因素，它会导致多种不良的健康后果，包括高血压、自杀行为和创伤后应激障碍，并可能使个体易患物质相关障碍、心境障碍和精神病性障碍。消极的种族刻板印象和态度会影响种族化群体的心理发展和幸福。歧视的其他不良后果包括不平等的护理机会和临床医生在诊断和治疗方面的偏见（如表现为心境障碍和其他疾病的非裔美国人被误诊为精神分裂症），更具强制性的护理流程，更少的门诊治疗时间，以及更频繁地使用身体限制和次优治疗。临床医生应该积极努力地识别和解决在临床评估、诊断和治疗中所有形式的种族主义、偏见和种族刻板印象。

DSM-5-TR 中对文化、种族主义和歧视的关注

在 DSM-5-TR 的评审过程中，工作人员已经采取措施解决障碍章节文本中文化、种族主义和歧视对精神医学诊断的影响。由 19 位美国和国际文化精神医学、心理学和人类学专家组成的跨界文化问题评审委员会审查了文化对疾病特征影响的相关文本，并将相关信息纳入与文化相关的诊断问题部分。10 名来自不同民族和种族背景的精神健康从业者组成了一个独立的种族平等和包容工作组，他们在平衡差异性实践方面具有专业知识，他们审查了种族、民族和相关概念的文本，以避免永久的刻板印象或包含歧视性的临床信息。

DSM-5-TR 致力于使用能够挑战种族是具体的和自然实体的观点的语言。文本使用诸如术语*种族化*（racialized）而不是*种族的*（racial）来强调种族的社会建构性质。当文本中使用*民族种族化*（ethnoracial）一词时，它采用的是美国人口普查的类别，如西班牙裔、白人或非裔美国人，它们结合了民族和种族化的身份。新出现的术语*拉丁裔*（Latinx）用于代替*拉丁族*（Latino/a）来推广包含性别因素的术语。文本中没有使用*白种人*（Caucasian）这个词，因为它基于对典型的泛欧种族的地理起源的过时和错误的看法。文本中避免使用*少数民族*（minority）和*非白人*（non-White）这两个术语，因为它们描述了与种族化的“多数”相关的社会群体，使用这种术语往往会使社会等级制度永久化。然而，当需要清楚地报告基于特定研究的流行病学或其他信息时，文本中会使用来自相关研究的群体标签。术语*文化*（culture）并不用来指代离散的社会群体（如“不同文化中的患病率不同”），而用来表示社会中文化观点和实践的异质性；术语*文化背景*（cultural contexts 或 cultural backgrounds）是首选。

工作组对每种疾病的患病率均进行了审查，以确保在呈现结果时明确数据收集中包含的地理区域或社会群体（如“在美国普通人群中”）。这避免了将研究结果

过度概括到尚未研究的群体。当现有研究记录基于代表性样本的可靠评估时，基本包含了特定种族群体的患病率数据。工作组担心来自非代表性样本的数据可能具有误导性。这就解释了为什么某些种族群体的数据比较有限，特别是美洲原住民。目前，迫切需要对这一群体和其他重要群体进行研究。患病率的评估也要基于没有评估偏见；文本指出了何时需要进行更多研究，以确保可用数据的准确性。我们鼓励使用者阅读“文化与精神障碍诊断”部分，以理解患病率部分的背景。

性和性别差异

许多疾病（包括越来越多的精神障碍）的原因和表达与性和性别差异有关。性是指归因于个体生殖器官和 XX 或 XY 染色体的因素。性别是生殖器官和个体自我表征的结果，包括个体所感知到的性别的心理、行为和社会后果。许多关于女人和男人精神障碍表述的信息都是基于自我认同的性别，因此我们在 DSM-5-TR 中通常使用“性别差异”或“女人和男人”或“男孩和女孩”。但是，如果信息可用且与“性”相关（如物质代谢的性别差异），或仅限于一种性别的生命阶段（如孕期或更年期），我们使用术语*性差异*或*男性*和*女性*。

性和性别可以通过多种方式影响疾病。第一，性别可能完全决定了个体患某种障碍的风险（如经前期烦躁障碍）。第二，由于性或性别不同，个体患某种障碍的总体风险可能也会不同，因为特定精神障碍在男性和女性中的患病率和发病率存在显著差异。第三，性或性别可能会影响个体对某种障碍的特定症状的表现，如注意缺陷/多动障碍（ADHD）在男孩和女孩中的表现可能不同。性或性别也可能影响个体对某种障碍的体验，这与精神医学的诊断间接相关，如某些症状可能更容易被男性或女性认可，这种认可会导致提供医学服务的差异（如女性可能比男性更容易识别抑郁障碍、双相障碍或焦虑障碍，并提供更全面的症状清单）。

生殖生命周期事件，包括在月经周期、怀孕或绝经期间卵巢激素的变化可能导致疾病风险和表达方面的性差异。因此，适用于短暂精神病性障碍或躁狂、轻躁狂或重性抑郁发作的标注“于围产期发生”，表示女性可能处于疾病发作风险增加的时间段。在睡眠和精力方面，女性产后较产前发生改变通常是正常的，因此产后女性的诊断可靠性可能较低。

本手册设置了多层次的性和性别信息。如果存在性别特异性症状，则已将其添加到诊断标准中。与性相关的标注，如“于围产期发生”的心境发作，提供了有关性和诊断的额外信息。基于性和性别的患病率评估被放在每种障碍文本的“患病率”部分。此外，与诊断相关并受性和/或性别考量因素影响的其他问题，放在了相关障碍文本的“与性和性别相关的诊断问题”部分。

与自杀想法或行为的相关性

当此类信息在文献中出现时，DSM-5-TR 的每个诊断都设置了一个新的文本部分——“与自杀想法或行为的相关性”。所包含的信息通常证明自杀想法或行为与特定诊断相关的研究。在具有相同诊断的个体中，相关的精神病理可能对自杀风险产生从无到严重的影响。因此，在评估特定个体的自杀风险时，临床工作者应该结合已知的风险因素作出临床判断，而不能仅仅依靠诊断。这些信息应该作为对临床工作者的提醒：可能需要对具有特定诊断的个体作出进一步的评估。临床风险评估是一种包含许多因素的个性化评估，可能会远超出 DSM-5 制定的诊断和本手册的范围。

额外资源和未来方向

需要进一步研究的状况

在第三部分“需要进一步研究的状况”中描述的是那些尚无充足的科学证据来支持广泛的临床使用的提议状况，包括提议的诊断标准和支持文本，以强调可能从进一步研究中受益的状况。

评估和测评工具：现在和未来

DSM-5 设置了各个组成部分是为了促进临床评估并帮助制定全面的案例概念化（参见“使用手册”部分），以及确定任何可能影响精神障碍预后的特征。尽管第二部分中的诊断标准已经确立并经过全面审查，但第三部分中包含的评估工具、文化概念化和需要进一步研究的状况可能需要更多的科学证据的支持，然后才能得到广泛的临床使用。列出这些诊断辅助工具和建议的诊断标准，是为了强调这些领域科学的进步和发展方向，并促进进一步的研究。

第三部分“评估量表”中的每一个量表都旨在帮助临床工作者作出对个体的综合评估，这将有助于基于个体的表现和临床背景制订相应的诊断和治疗计划。这些量表还为重要临床领域提供了量化的评分标准，它们主要用于初始评估，以建立基线，与后续就诊时的评分进行比较，监测改变并为治疗计划提供帮助。当文化形态访谈对诊断评估特别重要时，文化概念化访谈（位于第三部分）应该被视为与个体交流的有效工具。所有这些量表都可以在线获取，网址为 www.psychiatry.org/dsm5。

DSM-5 的组织结构、维度量表的使用以及与 ICD 编码的兼容性将使其容易适应未来的科学发展，它的改进能够增强其临床实用性。

使用手册

这部分内容旨在为 DSM-5 的使用提供一个实用的指南，尤其是在临床实践中。

临床案例概念化的方法

DSM-5 的主要目的是在作为案例概念化评估一部分的精神障碍诊断方面帮助经过训练的临床工作者诊断精神障碍，并为每一位个体制订更加全面的治疗计划。任何个体的案例概念化必须包括详细的临床病史，以及可能导致任何一种精神障碍的社会、心理和生物因素的简要总结。诊断精神障碍不能简单核对诊断标准中的症状。全面评估这些诊断标准可以确保作出更可靠的诊断（这可以通过使用维度症状严重性评估工具来获得帮助）；个体体征和症状的相对严重性和显著性以及它们对诊断的影响最终需要临床判断。易患因素、加重因素、持续因素和保护因素的组合导致体征和症状超出正常范围的精神病理状况，需要临床训练才能识别，进而才能作出诊断。临床案例概念化的最终目标是通过可获得的背景和诊断信息，以及个体的文化和社会背景来制订全面的治疗计划。然而，本手册不提供对每一种障碍最恰当的、循证的治疗计划的选择和使用建议。

诊断要素

诊断标准作为诊断指南，使用它时应该结合临床判断。文本的描述包括每一个诊断章节的介绍部分，有助于支持诊断（如“诊断特征”部分更全面地描述了诊断标准；提供了鉴别诊断等）。

继使用诊断标准进行评估之后，临床工作者应该考虑恰当地使用障碍的亚型和/或标注。大多数标注仅适用于目前的表现，情况可能随着障碍的病程而改变(如良好或一般的自知力、主要表现为注意力不集中、在受控制的环境下)，只有当障碍目前符合全部诊断标准时才能使用。其他标注表明终身的病程(如伴季节性模式、分裂情感性障碍中的双相型)，无论目前状态如何都可以使用。

当症状表现不符合任何障碍的诊断标准且症状引起有临床意义的痛苦或导致社会、职业或其他重要功能方面受损时，应该考虑使用对应主要症状的“其他特定的”或“未特定的”的诊断类别。

亚型和标注

亚型和标注是为了提高诊断的特异性。亚型是相互排他的，联合起来能够全面描述某个诊断的现象学亚群，放在诊断标准中的“标注是否是”下面（如在神经性厌食中，标注是否是："限制型"或"暴食/清除型"）。相比之下，标注则不是相互排他的，联合起来也不能排他，一般一个诊断可以有一个以上的标注。标注被表述为"标注"或"标注如果是"（如在社交焦虑障碍中，标注如果是："仅限于表演状态"）。标注和亚型有助于确定个体具备共同特征的精神障碍的更加同质性的亚群（如重性抑郁障碍、伴混合特征），并能传达与个体的障碍管理相关的信息，如在睡眠-觉醒障碍中"伴其他躯体疾病"的标注。虽然ICD-10-CM编码的第五位数字有时用于表明特定的亚型或标注（如由创伤性脑损伤所致的轻度神经认知障碍的诊断编码F06.70中的第五位数字"0"表示无行为紊乱，而由创伤性脑损伤所致的轻度神经认知障碍的诊断编码F06.71中的第五位数字"1"表示伴行为紊乱），但DSM-5-TR中包含的大多数亚型和标注没有ICD-10-CM编码，而是在障碍的名称之后记录亚型或标注（如社交焦虑障碍，表演型）。

其他特定和未特定的精神障碍的使用

虽然工作人员通过数十年的努力制定出了第二部分中的精神障碍诊断标准，但我们都清楚地认识到这种类别诊断尚不能完全描述世界各地的个体每天所经历和呈现给临床工作者的全部精神障碍。因此，本手册用"其他特定的/未特定的"障碍来描述每章中不完全符合障碍的精准诊断边界的情况。而且，一些场所（如急诊室）只能确认与特定章节有关的最突出的症状表现（如妄想、幻觉、躁狂、抑郁、焦虑、物质中毒或神经认知症状）。在作出更完整的鉴别诊断之前，先诊断相应的"未特定的"障碍可能最恰当。

DSM-5为不符合任何特定DSM-5障碍诊断标准的表现提供了两种诊断性选择：其他特定的障碍和未特定的障碍。其他特定的障碍允许临床工作者讨论那些不符合诊断类别中任何特定障碍的表现的特定原因。这通过记录类别名称，接着记录特定原因来完成。例如，个体若在没有任何其他精神病性症状的情况下出现持续幻觉（表现不符合"精神分裂症谱系及其他精神病性障碍"一章中任何特定障碍的诊断标准），临床工作者应记录"其他特定的精神分裂症谱系及其他精神病性障碍，伴持续性幻觉"。如果临床工作者不明确说明不符合特定障碍诊断标准的原因，则诊断结果便为"未特定的精神分裂症谱系及其他精神病性障碍"。注意，其他特定的障碍与未特定的障碍的区别是临床工作者是否选择说明表现不符合全部诊断标准的原因，为诊断提供最大的灵活性。当临床工作者确定有足够的可获得的临床信息来说明表现的性质时，可以给出"其他特定的"诊断；而当临床工作者无法进一步明确临床表现的情况（如在急诊室的环境下）时，则可以给出"未特定"的诊断。这完全取决于临床判断。

将第三部分"需要进一步研究的状况"一章中的状况作为可以使用"其他特定"命名的示例，是一个DSM长期存在的传统。但将这些需要进一步研究的状况作为示例，并不代表APA认同它们是有效的诊断类别。

临床判断的使用

DSM-5 是主要用于临床、教育和科研的精神障碍分类系统。诊断类别、诊断标准和文本描述适用于在诊断方面具备恰当的临床训练和经验的个体。未经临床训练的个体不能机械地使用 DSM-5。DSM-5 中包含的特定诊断标准应作为通过临床判断后的指南，而不能被僵化地像食谱那样使用。例如，只要症状持续且严重，即使临床表现不完全符合某种障碍的全部诊断标准，根据临床判断也可以作出诊断。此外，对 DSM-5 不熟悉或对 DSM-5 诊断标准的过度弹性应用会显著降低其实用性。

临床意义的标准

在许多精神障碍缺乏明确的生物标志物或临床上表明严重程度的有用的量表的情况下，明确区分包含在诊断标准中的正常与病理的症状表达是很难的。这种信息的差距在个体的症状表达（特别是在轻度形式下）不是天然病理性的情况下更成问题，此时诊断为“精神障碍”可能是不恰当的。因此，为建立障碍的阈值，通用的诊断标准需要包括痛苦或失能的表述，通常措辞为“这种障碍引起有临床意义的痛苦，或导致社交、职业或其他重要功能方面的损害”。评估是否符合这一诊断标准（特别是在角色功能方面）是一种困难的临床判断工作。精神障碍定义后的文本认为，这样的诊断标准特别有助于确定个体的治疗需求。使用来自个体、家庭成员和其他第三方通过访谈或自我 / 知情者对个体表现的评估通常是必要的。

编码和记录步骤

从 2015 年 10 月 1 日起，美国使用的官方编码系统是 ICD-10 的临床修订版（ICD-10-CM）。世界卫生组织制定的 ICD-10 已被美国疾病控制与预防中心下设的国家健康统计中心（NCHS）进行了修改以供临床使用，它为美国精神障碍的临床使用提供了唯一允许的诊断编码。大多数 DSM-5 障碍都有一个由字母和数字组成的 ICD-10-CM 编码，出现在 DSM-5-TR 分类中的障碍名称（或编码的亚型或标注）之前，以及每一种障碍的诊断标准中。对于一些障碍（如神经认知障碍、物质 / 药物所致的障碍）来说，恰当的编码基于进一步的分类，一般被列在此障碍的诊断标准中并附有编码备注，在一些情况下，还需要在“记录步骤”部分作出进一步澄清。一些障碍名称之后的括号内是其替代名称。

诊断编码的使用是医疗记录保存的基础。诊断编码有助于数据收集、检索和汇编统计信息。人们还经常通过编码向感兴趣的第三方，包括政府机构、私人保险公司和世界卫生组织报告诊断数据。例如，在美国，DSM-5-TR 中障碍的 ICD-10-CM 编码的使用情况已由医疗保健财务管理局授权用于医疗保险系统下的报销事宜。

主要诊断 / 就诊原因

DSM-5 的一般惯例是允许为符合一种以上 DSM-5 障碍诊断标准的表现给出多

个诊断。当个体住院并被给予一种以上诊断时，主要诊断是指经过研究后确定的导致个体入院的主要原因。当个体在门诊被给予一种以上诊断时，主要诊断是指个体此次就诊接受门诊医疗服务的主要原因。在大多数案例中，主要诊断或就诊原因也是关注或治疗的焦点。通常很难（有时是主观臆断）确定哪一个是主要诊断或就诊原因。例如，对于患有精神分裂症和酒精使用障碍的住院患者，哪种诊断应被视为主要诊断可能尚不清楚，因为两种状况可能都需要住院和治疗。一般应首先列出主要诊断，然后按照关注和治疗的顺序依次列出其余诊断。当主要诊断或就诊原因是由其他躯体疾病所致的精神障碍时（如由阿尔茨海默病所致的重度神经认知障碍、由恶性肺肿瘤所致的精神病性障碍），根据 ICD 编码的规则，应首先列出病因性躯体疾病，接着列出作为主要诊断或就诊原因的由躯体疾病所致的精神障碍。为了最大限度地澄清，被列为主要诊断或就诊原因的障碍后面应写上描述语:“主要诊断”或“就诊原因”。

临时诊断

术语*临时*用于当目前没有充足的信息表明符合诊断标准，但存在一种强烈的假设，一旦能够获得该信息则足以作出决定的情况。临床工作者可以通过在诊断后记录“临时”来表明诊断的不确定性。例如，当个体的表现目前看似与重性抑郁障碍的诊断一致，却无法提供充分的病史，但预期在与知情人面谈或回顾病历后可获得此类信息时，可使用此术语。之后一旦获得相关信息并确认符合诊断标准时，术语“临时”将被删除。另一个使用术语“临时”的情况是，鉴别诊断完全取决于障碍的病程有没有超过诊断标准要求的上限。例如，诊断精神分裂症样障碍要求病程至少 1 个月但少于 6 个月，如果个体目前的症状与精神分裂症样障碍一致，但由于症状仍在持续因此最终病程未知，则应使用术语“临时”。之后，如果症状在 6 个月内缓解，则要将“临时”删除。如果症状没有缓解，则应将诊断改为精神分裂症。

关于术语的备注

物质 / 药物所致的精神障碍

术语*物质 / 药物所致的精神障碍*是指由于外源性物质对中枢神经系统的生理影响而引起的症状表现，包括能够引起生理依赖的外源性物质戒断期间产生的症状。此类外源性物质包括典型的毒品（如酒精、吸入剂、致幻剂、可卡因）、精神活性药物（如兴奋剂、镇静剂、催眠药、抗焦虑药）、其他药物（如类固醇药物）和环境毒素(如有机磷酸酯杀虫剂)。从 DSM-Ⅲ到 DSM-Ⅳ的 DSM 版本将这些称为“物质所致的精神障碍”。为了强调药物而不仅是滥用的物质会引起精神症状，DSM-5 将术语更改为“物质 / 药物所致的精神障碍”。

独立的精神障碍

从历史上看，精神障碍曾被划分为“器质性”（由躯体因素引起）和“非器质性”(纯精神的，也被称为“功能性”或“心因性”)。这些术语一直包含在DSM中，直至DSM-Ⅲ-R。由于二分法暗示非器质性精神障碍没有生物学基础，而精神障碍没有躯体基础，这存在一定的误导，因此DSM-Ⅳ对这些术语进行了更新，具体如下：(1) DSM-Ⅳ中删除了术语器质性和非器质性；(2) 之前被称为“器质性”的障碍被分为由某种物质的直接生理效应（物质所致的）所致的障碍和由躯体疾病对中枢神经系统的直接生理效应所致的障碍；(3) 术语非器质性精神障碍（即那些不是由物质或躯体疾病所致的障碍）被原发性精神障碍取代。DSM-5将这些术语进一步细化，将原发性替换为独立的（如物质 / 药物所致的焦虑障碍的诊断标准C中，开始使用“这种障碍不能更好地用一种非物质 / 药物所致的焦虑障碍来解释，独立的焦虑障碍的证据包括……”)。这样做是为了减少混淆的可能性，因为“原发性”一词在历史上具有其他含义（如它有时用于表明数种共病的障碍中最先出现的障碍)。独立的精神障碍不应被解释为该障碍独立于其他潜在的致病因素，如社会心理或其他环境应激源。

其他躯体疾病

DSM早期版本采用反映身心二元论的二分法，将障碍分为“精神障碍”和“躯体疾病”。DSM-Ⅳ根据ICD中的章节位置，用“精神障碍”与“一般躯体疾病”二分法代替了“精神障碍”与“躯体疾病”二分法。ICD中的躯体疾病基于多种因素，分为17章，包括病因［如肿瘤（第2章）］、解剖位置［如耳朵和乳突障碍（第8章）］、躯体系统［如循环系统的障碍（第9章）］和情境［如怀孕、分娩和产褥期（第15章）］。在ICD框架中，精神障碍位于第5章，一般躯体疾病位于其他16章。由于担心术语“一般躯体疾病”可能与普通全科混为一谈，DSM-5使用术语“其他躯体疾病”来强调以下事实：精神障碍是躯体疾病，并且精神障碍也可能由其他躯体疾病促发；精神障碍和其他躯体疾病仅仅是方便使用和理解的术语，并未暗示精神障碍和其他躯体疾病之间有任何根本区别（即精神障碍与躯体或生物因素或过程无关，或者其他躯体疾病与行为或心理社会因素或过程无关)。

DSM-5-TR文本中的信息类型

DSM-5-TR文本提供了有助于作出诊断决策的背景信息。这些文字描述就放在每种障碍的诊断标准后，并在相应标题下系统地描述了该障碍的记录步骤、亚型、标注、诊断特征、相关特征、患病率、发展与病程、风险与预后因素、与文化相关的诊断问题、与性和性别相关的诊断问题、诊断标志物，与自杀想法或行为的相关性、功能性后果、鉴别诊断和共病。通常，当信息有限或不足以构成一个部分时，则省略该部分。

记录步骤为确定障碍名称以及选择和记录恰当的ICD-10-CM诊断编码提供了指南。记录步骤里还有应用恰当的亚型和 / 或标注的相关说明。

亚型和 / 或**标注**提供了适用的亚型和 / 或标注的简要描述。

诊断特征用描述性文字说明了诊断标准的使用以及诠释它们的关键点。如在精神分裂症的诊断特征中解释了一些看起来是阴性症状，但可能归因于药物副作用的症状。

相关特征介绍了诊断标准中未列出，但相比未患有该障碍的个体，患有该障碍的个体更常见的临床特征。如患有广泛性焦虑障碍的个体也可能会出现不包含在障碍诊断标准中的躯体症状。

患病率描述了社区中该障碍的发生率，通常描述的为 12 个月内的患病率，有时对于某些障碍会备注时点患病率。在可能的情况下，还会按年龄组和民族种族 / 文化组提供患病率的估计值。这部分还提供了患病率的性别比例。当存在国际数据时，也会描述患病率的地理差异。对于某些障碍，尤其是社区患病率数据有限的障碍，会备注相关临床样本中的患病率。

发展与病程描述了障碍表现和演变的典型生命周期模式，还记录了起病的典型年龄、表现是否可能具有前驱 / 隐匿特征或可能突然起病、阵发性与持续性病程，以及单次发作与反复发作的病程。该部分中的描述可能涉及症状或发作的持续时间、严重程度的进展以及对相关功能的影响。该部分还描述了障碍随时间推移的总体变化趋势（如稳定、恶化、改善）以及与发育阶段（如婴儿期、儿童期、青少年期、成人期、老年期）相关的特征。

风险与预后因素主要是对障碍发展有影响的因素的讨论，主要包括这样几个方面：气质因素（如人格特征）、环境因素（如头部创伤、情感创伤、接触毒物、物质使用）、遗传和生理因素（如痴呆的 *APOE4* 基因、其他已知的家族遗传风险），还可能涉及家庭模式（传统）以及遗传和表观遗传因素。额外的病程改变因素包括可能引起病程恶化的因素，以及与之相反的可能具有改善或保护作用的因素。

与文化相关的诊断问题包括症状表达的差异、障碍病因的影响因素或促发因素、与人口统计学群体差异性患病率相关的因素、影响感知的病理的情绪水平的文化规范、评估来自被压抑种族群体的个体时被误诊的风险，以及其他与文化相关的信息。特定文化 / 种族群体的患病率被放在患病率部分。

与性和性别相关的诊断问题包括与性或性别相关的诊断相关性、按性或性别分类的主要症状或诊断，以及其他与性和性别相关的诊断意义，如性或性别在临床病程中的差异。按性别划分的患病率被放在患病率部分。

诊断标志物是对已建立的诊断值的客观测评。这部分可能包括体格检查的结果（如回避性 / 限制性摄食障碍中的营养不良体征）、实验室结果（如发作性睡病患者低水平的脑脊液下丘脑分泌素-1）或影像学结果（如由阿尔茨海默病所致的神经认知障碍的局部低代谢 FDGPET 影像）。

与自杀想法或行为的相关性提供了有关障碍的自杀想法或行为的患病率信息，以及可能与该障碍相关的自杀风险因素。

功能性后果讨论了可能对个体日常生活产生影响的与障碍有关的显著功能性后果。这些后果可能会影响个体的教育、工作和为维持独立生活而完成相关任务的能力。这些可能会随着年龄和所处生命周期的变化而有所变化。

鉴别诊断讨论了如何区分该障碍与具有类似表现特征的其他障碍。

共病主要是对可能与该障碍同时发生的精神障碍及其他躯体疾病的描述（即ICD-10-CM 中精神和行为障碍章节之外的障碍）。

第二部分中的其他状况和障碍

除了提供 DSM-5 精神障碍的诊断标准和文字描述以外，第二部分还有两章内容用于介绍其他不是精神障碍但临床工作者可能遇到的状况。除了第二部分所列的精神障碍以外，这些状况可能也是临床就诊的原因。

药物所致的运动障碍及其他药物不良反应一章包括药物所致的帕金森综合征、神经阻滞剂恶性综合征、药物所致的急性肌张力障碍、药物所致的急性静坐不能、迟发性运动障碍、迟发性肌张力障碍 / 迟发性静坐不能、药物所致的体位性震颤、抗抑郁药撤药综合征，以及其他药物不良反应。第二部分列出这些状况是因为它们在精神障碍或其他躯体疾病的药物治疗和精神障碍的鉴别诊断（如焦虑障碍与药物所致的急性静坐不能）中具有一定的重要性。

可能成为临床关注焦点的其他状况一章包括不被视为精神障碍但会影响个体精神障碍的诊断、病程、预后或治疗的状况和心理社会或环境问题。这些状况用与其对应的 ICD-10-CM 编码（通常是 Z 编码）表示。本章中的状况或问题可能在有或没有伴随的精神障碍诊断的情况下进行编码：（1）如果它是目前就诊的原因；（2）如果它有助于解释检查、医疗程序或治疗的需要；（3）如果它在精神障碍的起始或加重中起作用；（4）如果它构成应在总体治疗计划中考虑的问题。这些包括自杀行为和非自杀性自伤，虐待和忽视，关系问题（如与配偶或亲密伴侣的关系困扰），教育、职业、住房和经济问题，与社会环境、法律制度的互动以及其他与社会心理、个人和环境情况相关的问题（如与意外怀孕、犯罪或恐怖主义受害者有关的问题），与获得医疗和其他健康服务相关的问题，个人史的情况（如心理创伤的个人史），其他健康服务咨询和医疗建议（如性咨询），以及可能成为临床关注焦点的其他情况或问题（如与精神障碍有关的流浪、非复杂性丧痛、生命阶段问题）。

在线增补

DSM-5-TR 在 PsychiatryOnline.org 上也有在线版本和与印刷版相同的电子书。在线版本提供了印刷版或电子书所没有的完整的支持文本的引用和参考文献，它还会定期更新，以反映在“介绍”中描述的 DSM-5 迭代修订过程中产生的所有变化。DSM-5 与 DSM 的早期版本都将以在线的方式保留在 PsychiatryOnline.org 上。

印刷版和电子书中的临床评估量表和测评（参见第三部分的“评估量表”），以及与相关障碍有关的在田野实验中使用的额外评估量表都被保存在网站（www.psychiatry.org/dsm5）上。在第三部分的“文化与精神障碍诊断”一章中，文化概念化访谈、文化概念化访谈知情者版本（两者都包含在印刷版和电子书中）以及核心的文化概念化访谈的补充模块都可以从 www.psychiatry.org/dsm5 上获取。

DSM-5 司法谨慎使用声明

DSM-5 诊断标准和文本的主旨是帮助临床工作者进行临床评估、案例概念化和制订治疗计划，同时，DSM-5 也被法院和律师当作评估精神障碍的法律后果的参考。需要指出的是，DSM-5 中对精神障碍的定义是为了满足临床工作者、公共卫生专业人员和研究者的需要，而不是为了满足法院和法律专业人士在技术方面的需要。另外，DSM-5 不为任何精神障碍提供治疗指南。

如果使用得当，诊断和诊断信息将有助于法律工作决策者作出决定。例如，当精神障碍的存在预示着后续的法律决定（如强制住院）时，使用已建立的诊断系统将有助于提高相关决定的价值和可靠性。通过提供基于相关临床和研究文献回顾的纲要，DSM-5 能够促进法律工作决策者对精神障碍相关特征的理解，有关诊断的文献也有助于核查对特定个体精神障碍和功能的主观臆测。此外，当法律问题涉及个体过去或未来某时的精神功能时，关于纵向病程的诊断信息可能会在改进决策方面发挥作用。

然而，在司法环境下使用 DSM-5 时应注意它的风险和局限。当 DSM-5 的类别、诊断标准和文字描述被用于司法目的时，可能存在诊断信息被误用或被误解的风险。存在这些风险是由于司法工作考虑问题的角度与临床诊断并不完全一致。在大多数情况下，DSM-5 精神障碍［如智力发育障碍（智力障碍）、精神分裂症、重度神经认知障碍、赌博障碍或恋童障碍］的临床诊断并不意味着存在此类状况的个体符合在法律中定义的存在精神障碍或“精神疾病”的法律标准或特定的法律标准（如胜任能力、刑事责任或失能）。对于法律工作而言，做判断或决策通常需要 DSM-5 诊断之外的额外信息，可能包括个体的功能损害，以及这些损害如何影响具体问题中的特定能力。由于损害、能力和失能的概念在每一个诊断类别中差异较大，因此给出一个特定诊断并不意味着特定水平的风险、损害或失能。

我们不建议非临床、非医疗或未经充分训练的人员使用 DSM-5 来评估精神障碍的存在。非临床决策者也应该明白，诊断并不一定表明个体精神障碍的病因、原因或与该障碍有关的行为控制的程度。即使个体的行为控制能力降低是某障碍的特征之一，具备相应诊断也不能证明个体在现在（或过去）的某个特定的时间无法控制自身的行为。

第二部分

诊断标准与编码

这部分包含批准用于常规临床使用的诊断标准以及ICD-10-CM诊断编码。对于每种精神障碍，诊断标准后附有描述性文本，以帮助作出诊断决策。同时，这部分还提供了便于选择合适的ICD-10-CM编码的备注和记录步骤，以备需要时使用。

这部分还包括两章非精神障碍但临床工作者可能遇到的其他状况：药物所致的运动障碍及其他药物不良反应、可能成为临床关注焦点的其他状况。前者是在精神障碍或其他疾病的药物治疗以及在精神障碍的鉴别诊断中经常出现的重要情况（如焦虑障碍与药物所致的急性静坐不能）。后者包括不被视为精神障碍但会影响个体精神障碍的诊断、病程、预后或治疗的状况和心理社会或环境问题。

这三个组成部分——诊断标准及其描述性文本、药物所致的运动障碍及其他药物不良反应、可能成为临床关注焦点的其他状况——代表了临床诊断过程的关键要素，因此在这部分被一并列出。

神经发育障碍

神经发育障碍是一组在发育阶段发生的疾病。这些障碍通常出现在发育早期，经常是在学龄前，它们的特征性表现为大脑发育过程中存在发育缺陷或差异，导致个体、社交、学业或职业功能的损害。发育缺陷或差异的变化范围，从非常特定的学习的局限或执行功能的受限，到全面的社交技能或智力能力的损害。过去曾经用类别方法定义，最近则用维度方法来测量症状以证明严重程度的范围。神经发育障碍经常与典型的发育没有明确的边界，因此，同时存在症状和功能损害时才能诊断为此障碍。

神经发育障碍的不同分型经常同时出现，如患有自闭症谱系障碍的个体通常患有智力发育障碍（智力障碍），许多患有注意缺陷/多动障碍的儿童也有特定学习障碍。神经发育障碍也经常与在儿童期发生的其他精神和行为障碍同时出现，如交流障碍和自闭症谱系障碍可能与焦虑障碍同时出现，注意缺陷/多动障碍可能与对立违抗障碍同时出现，抽动障碍可能与强迫症同时出现。与发育年龄和性别相同的正常儿童相比，一些有神经发育障碍的儿童的临床表现为他们有更频繁或更强烈的行为以及在达到预期发育标志方面的缺陷和迟缓。例如，只有在特征性的社交交流缺陷伴有过度的重复行为、局限的兴趣和不变的坚持时才能诊断为自闭症谱系障碍。

智力发育障碍的特征是一般心智能力（如推理、问题解决、计划、抽象思维、判断、学业学习和从经验中学习）不足。这些不足会导致适应功能受损，以致个体无法在日常生活的一个或多个方面达到独立和承担相应社会责任的标准，包括交流、社会参与、完成学业或职场工作，以及在家庭或社区保持独立。全面发育迟缓是指个体在智力功能的多个领域未能达到预期的发育标准。该诊断适用于无法对智力功能进行系统评估的5岁以下儿童，因此无法可靠地评估临床严重程度。智力发育障碍可能来自发育阶段的获得性损伤，如严重的脑损伤，这种情况下也可以诊断为神经认知障碍。

交流障碍包括语言障碍、语音障碍、社交（语用）交流障碍和儿童期起病的言语流畅障碍（口吃）。前三种障碍主要是指语言、语音和社交交流的发育及使用上的缺陷。社交（语用）交流障碍的特征是语言和非语言交流技能的缺陷导致社交障碍，并且不能用结构性语言的低能力、智力发育障碍或自闭症谱系障碍来更好地解释。儿童期起病的言语流畅障碍（口吃）的特征是语言的流利性和正常的发声动作发生紊乱，如出现重复的语音或音节、辅音或元音延长、字词的断裂、语塞或生成字词时伴有过度的躯体紧张。与其他神经发育障碍一样，交流障碍始于生命的早期，并可能导致终身的功能损害。

自闭症（孤独症）谱系障碍的特征是在多种场合下存在社交交流和社交互动的持续性缺陷，包括社交互动中的缺陷、在社交互动中使用非语言交流行为的缺陷，以及发展、维持和理解人际关系技能的缺陷。除了社交交流的缺陷，自闭症（孤独症）谱系障碍的诊断还需要存在局限的、重复的行为模式、兴趣或活动。由于症状随着发育而变化且可能被代偿机制所掩盖，因此即使病史信息可能符合诊断标准，也不能作出诊断，只有当目前的临床表现引起显著的损害才能作出诊断。

在自闭症（孤独症）谱系障碍的诊断中，通过使用标注可以记录个体的临床特征（有没有伴随的智力损害，有没有伴随的结构性语言损害，是否与已知的遗传或其他躯体疾病或环境因素有关，是否与神经发育、精神或行为问题有关），也可以描述自闭症症状的严重程度。这些标注能够为临床工作者提供个性化的诊断机会，并对患者进行更丰富的临床描述。例如，许多既往被诊断为阿斯伯格综合征（Asperger syndrome）的个体现在被诊断为没有语言或智力损害的自闭症（孤独症）谱系障碍。

注意缺陷/多动障碍是一种通过注意缺陷、紊乱和/或多动-冲动的损害水平来定义的神经发育障碍。注意缺陷和紊乱会导致不能坚持做事、心不在焉和丢三落四，这些症状的程度与年龄或发育水平不相符。多动-冲动会导致活动过度、坐立不安、坐不住、干扰他人的活动和不能等待，这些症状对年龄或发育水平而言是过度的。在儿童期，注意缺陷/多动障碍往往与经常被看作“外化性障碍”的疾病相重叠，如对立违抗障碍和品行障碍。注意缺陷/多动障碍经常持续到成年期，并伴随由此导致的社交、学业和职业功能损害。

特定学习障碍，顾名思义，当个体有效和准确地感知或处理信息的能力存在特定缺陷时，给予该诊断。这种神经发育障碍最早出现在正式的学校教育期间，其特征是有持续的学习基本学业技能（如阅读、写作和/或学数学）的困难。学业技能受到影响的个体的学业表现远低于同龄人的平均水平，或只有通过超乎寻常的努力才能达到可接受的表现水平。特定学习障碍可能发生在被认为智力超常的个体身上，但对于这类个体，只有在学习要求或评估方式（如限时考试）造成了他们不能通过天生智力和代偿策略克服的障碍时才会表现出来。对于所有的个体，特定学习障碍对需要技能的活动（包括职业表现）可以造成终身的损害。

运动障碍包括发育性协调障碍、刻板运动障碍和抽动障碍。发育性协调障碍的特征是在获得和使用协调性运动技能方面存在缺陷，表现为动作笨拙和运动技能的运用缓慢或不精确，妨碍了日常生活中的活动。刻板运动障碍的特征是个体有重复的、看似被驱使的和明显的漫无目的的运动行为，如拍手、摆动身体、撞头、咬自己或打自己等。这样的运动妨碍了个体的社交、学业或其他活动。如果这些行为引起了自伤，则应将这一项作为诊断描述的一部分进行标注。抽动障碍的特征是个体在运动或发声方面发生抽动，抽动是突然的、快速的、反复的、非节律性的、刻板的。病程、假设的病因和临床表现有助于对特定的抽动障碍作出诊断：抽动秽语综合征、持续性（慢性）运动或发声抽动障碍、暂时性抽动障碍、其他特定的抽动障碍和未特定的抽动障碍。抽动秽语综合征的诊断基于个体存在多种运动和发声抽动，持续至少 1 年且有症状时好时坏的病程。

神经发育障碍诊断标注的使用丰富了对个体的临床病程和当前症状的临床描述。其中，严重程度标注可用于智力发育障碍、自闭症（孤独症）谱系障碍、注意缺陷 / 多动障碍、特定学习障碍和刻板运动障碍。表明目前症状的标注可用于注意缺陷 / 多动障碍、特定学习障碍和持续性（慢性）运动或发声抽动障碍。自闭症（孤独症）谱系障碍和刻板运动障碍中还有“与已知的遗传疾病或其他躯体疾病或环境因素有关”的标注。这样的标注便于临床工作者记录那些可能在该障碍的病因学上发挥作用的因素以及那些可能影响临床病程的因素。

智力发育障碍

智力发育障碍（智力障碍）

诊断标准

智力发育障碍（智力障碍）是在发育阶段发生的障碍，包括在概念、社交和实用领域中智力和适应功能两方面的缺陷。作出该障碍的诊断须达到下列三项标准：

A. 在智力方面（如推理、问题解决、计划、抽象思维、判断、学业学习和从经验中学习）存在缺陷，这种缺陷是由临床评估和个性化、标准化的智力测试共同确认的。

B. 适应功能的缺陷导致个体难以达到独立性和社会责任方面的发育水平，以及难以适应社会文化规范。若没有得到持续的支持，适应功能缺陷会导致一个或多个日常生活功能（如交流、社会参与和独立生活）损害，并且这种损害出现在多个环境中，如家庭、学校、工作地和社区。

C. 智力和适应功能缺陷是在发育阶段发生的。

注： *智力发育障碍*这一术语可阐明其与 ICD-11 诊断系统的关系，后者也使用术语*智力发育障碍*。替代术语*智力障碍*放在括号中以便于继续运用。这两个术语在医学和研究文献中均常使用，而在教育及相关行业、游说团体和普通大众中经常使用*智力障碍*。在美国联邦法律中，公共法的第 111 ～ 256（Rosa's Law）将所有提及的*智力迟钝*改为了*智力障碍*。

标注目前的严重程度（参见表 1）：

F70 轻度。

F71 中度。

F72 重度。

F73 极重度。

表1　智力发育障碍（智力障碍）的严重程度

严重程度	概念领域	社交领域	实用领域
轻度	在学龄前期，个体没有表现出明显的概念化异常。在学龄期和成人期，个体在获得学业技能（如读、写、计算、时间或金钱管理）方面存在困难，在一个或多个方面需要支持才能达到与年龄发育相符的预期水平。 在成人阶段，下述能力是受损的：抽象思维、执行功能（如计划、策略、建立优先顺序和认知灵活性）、短期记忆、学业技能（如阅读、钱财管理）。对比同龄人，其解决问题的方案在一定程度上是偏具体化的	与正常发育的同龄人相比，个体在社交方面显得不成熟，如难以准确地感知同伴的意图。对比预期的年龄水平，个体在交流、对话和语言方面显得更偏具体化和不成熟。个体以与年龄相符的方式调节情绪和行为可能是困难的，在社交情境下，同伴们能够注意到个体的这些困难。相对于个体的年龄，个体难以认识到社交活动中的风险，其社交判断力显得不足，容易被他人操纵（易上当）	个体拥有与年龄相符的自我照顾能力。然而，与同伴对比，个体在复杂的日常生活任务中需要得到一些支持。在成人阶段，这些任务常常包括购买日杂用品、使用交通工具、做家务和照顾儿童、准备营养食物、管理财务。个体能够参与同龄人参与的娱乐活动，但在判断娱乐活动的健康性和组织方式是否恰当方面需要得到帮助。在成人阶段，个体能够参加不强调概念化能力的、有竞争的工作，但他们通常在作出健康服务和法律上的决定、掌握职业技能方面需要支持，在经营家庭上也常常需要得到支持
中度	在所有的发育阶段，个体的概念化技能显著落后于同伴。对于学龄前儿童，他们在语言和学业前技能方面发育缓慢。对于学龄儿童，他们在阅读、书写、计算、理解时间和金钱方面，在整个学校教育期间都发育缓慢，与同伴相比，他们这些方面的能力明显受限。对于成人，他们学业技能的发育通常处于小学生水平，他们在工作和个人生活中所有需要使用学业技能的方面均需要支持。个体完成日常生活中的概念化任务需要持续的帮助，甚至可能需要他人完全接管个体的这些责任	与同伴相比，个体在整个发育期社交和交流行为表现出显著的不同。通常，社交的主要工具是口语，但与同伴相比，其口语过于简单。发展关系的能力与家庭和朋友密切相关，个体在成人期可能有成功的朋友关系，有时还可能有恋爱关系。然而，个体可能不能精确地感受或解释社交关系。个体进行社会判断和作出决定的能力是受限的，照料者必须在生活决定方面帮助他们。个体与同伴发展友谊通常受到交流能力的影响。为了更好地工作，个体需要社交和交流的支持	作为成人，个体可以照顾自己的日常生活，如吃饭、穿衣、排泄和做个人卫生，尽管需要很长的教育和时间，个体才能在这些方面变得独立，并且可能需要提醒。同样，在成人期，个体可以参与所有的家务活动，但需要长时间的教育，如果想要有成年人水准的表现，通常需要持续的支持。个体可以获得那些需要有限的概念化和交流技能的工作，但需要同事、主管等相当多的支持，个体才能应对社会期待、工作的复杂性和附带责任，如排班、使用交通工具、使用健康福利和金钱管理。个体可以发展出多种不同的娱乐技能。这些通常需要较长时间的学习和额外的支持。极少数个体存在不良的适应行为并引起社会问题
重度	个体只能获得有限的概念化技能，通常几乎不能理解书面语言或涉及数字、数量、时间和金钱的概念。照料者在个体的一生中都需要提供大量解决问题方面的支持	个体的口语在词汇和语法方面十分有限，讲话可能是单字或短语，可能需要通过辅助性手段来补充。其言语和交流往往聚焦于此时此地和日常事件。语言多用于满足社交需要而非用于阐述。个体能理解简单的言语和手势交流。家庭成员和熟悉的人是个体获得快乐和帮助的来源	个体日常生活的所有活动都需要支持，包括吃饭、穿衣、洗澡和排泄。个体总是需要指导，他们无法作出负责任的关于自己和他人健康的决定。在成人期，个体参与家务、娱乐活动和工作需要持续不断的支持和帮助。个体所有领域技能的获得，都需要长期的教育和持续的支持。极少数个体存在不良的适应行为，如自残

续表

严重程度	概念领域	社交领域	实用领域
极重度	个体的概念化技能通常与物理世界有关，而不是象征性的过程。个体能够以目标导向的方式使用相应物品，进行自我照顾、工作和娱乐，可获得一定的视觉空间技能，如基于物理特征的匹配和分类。然而，同时出现的躯体和感觉损伤可能会妨碍个体对物体的功能性使用	在言语和手势的象征性交流中，个体的理解能力非常有限。他们能理解一些简单的指示或手势。他们表达自己的欲望或情感主要通过非语言、非象征性的交流。个体享受自己与家庭成员、照料者和非常熟悉的其他人的关系，他们通过手势和情感启动和应对社交互动。同时出现的感觉和躯体损伤可能会妨碍个体的许多社交活动	个体日常的身体照顾、健康和安全的所有方面都依赖于他人，尽管他们有时也能参与一些这样的活动。没有严重躯体损伤的个体或许能帮助做一些家庭中的日常工作，如把菜端到餐桌上。使用物体的简单行为可能是个体在持续的、高度的支持下从事一些职业活动的基础。个体参加欣赏音乐、看电影、外出散步或水上活动等娱乐活动都需要他人的支持。同时出现的躯体和感觉损伤常常是个体参与家务、娱乐和职业活动（除了观看）的障碍。极少数个体存在不良的适应行为

标注

不同严重程度是基于适应功能而不是智商（IQ）分数，因为是适应功能决定了所需支持的程度。此外，在 IQ 区间的下限附近，IQ 评估的有效性较低。

诊断特征

智力发育障碍（智力障碍）的核心特征是总体精神能力存在缺陷（诊断标准 A）；相较于与个体的年龄、性别和所处社会文化相仿的同伴，个体的日常适应功能存在损害（诊断标准 B）；起病于发育阶段（诊断标准 C）。该障碍的诊断基于临床评估及标准化的智力功能测评、标准化的神经心理测评和标准化的适应功能测评。

诊断标准 A 是指涉及推理、问题解决、计划、抽象思维、判断、从指导和经验中学习及实践理解的智力功能。关键部分包括言语理解、工作记忆、感知推理、数量推理、抽象思维和认知效能。智力功能通常使用单独进行的，心理测评学上有效的、全面的，文化上恰当的智力测评来衡量。有智力发育障碍（智力障碍）的个体的得分大约比总体均值低两个标准差或更多，包括测评误差（一般为 ±5 分）。标准差为 15 和均值为 100 的测评，评分范围是 65 ～ 75(70±5)。在实际中，往往需要临床训练和判断来解释测评结果并评估智力表现。

可能影响测评分数的因素包括练习效应（即从反复的测评中学习）和“弗林效应”（Flynn effect）（即因过时的测评常模造成分数过高）。使用简单的智力筛查测评或团体测评可能会导致测评分数无效，差异较大的子测评分数可能使得总体 IQ 分数无效。测评工具必须根据个体的社会文化背景和母语进行常模化。同时出现的影响交流、语言和 / 或运动或感觉功能的障碍，可能影响测评分数。基于神经心理学测评和交叉群集智力评估（使用多个 IQ 测试或其他认知测试来创建概貌）的个体认知概貌对于理解智力能力比单纯的 IQ 分数更有用。

这样的测评有助于识别相对优势和劣势的领域，是一种对学业和职业规划很重要的评估。IQ 测评分数是对概念功能的粗略估计，不能充分地评估个体在现实情况中的推理能力和对实际任务的执行能力。如 IQ 测评分数略高于 65 ～ 75 的个体可能在社交判断和适应功能的其他领域有严重的适应性行为问题，以致其在相应领域的实际功能与智商测评得分更低的个体的表现相当。因此，临床判断对于解释 IQ 测评结果很重要，将 IQ 测评分数作为诊断智力发育障碍（智力障碍）的唯一标准是不够的。

适应功能缺陷（诊断标准 B）是指与类似年龄和社会文化背景的个体相比，个体在个人独立性和社会责任方面达到社区标准有困难。适应功能涉及三个领域的适应推理：概念的、社交的和实用的。概念（学业）领域涉及记忆、语言、阅读、书写、数学推理、获得实用知识、问题解决以及在新情况中进行判断等多方面的能力。社交领域涉及对他人思想、感受和经验的觉察、共情，人际交流技能，交友能力，以及社交判断能力等。实用领域涉及多种生活场景中的学习和自我管理能力，包括自我照料、工作职责、财务管理、娱乐、管理自我的行为，以及学业和工作任务的规划等。智力、受教育情况、动机、社会化、人格特征、职业机会、文化体验、共病的躯体疾病或精神障碍等均影响适应功能。

评定适应功能需要同时使用临床评估和个性化的、与文化相匹配的、心理测评学上有效的方法。测评时应最大限度地使用标准化测评并向知情者（如父母或其他家庭成员、老师、咨询师、照料者）了解情况。额外的信息主要包括教育、发育、医疗和精神卫生评估方面的信息。解释标准化测评的分数和访谈信息时须结合临床判断。当由于各种因素（如感觉损害、严重的问题行为）较难或无法完成标准化测评时，可诊断为未特定的智力发育障碍。在受限制的环境（如监狱、看守所）中通常难以评估适应功能，如果可能，应尽量获取在那些环境之外能够反映个体适应功能的确定信息。

诊断标准 B 的条件是当至少一个领域的适应功能——概念的、社交的或实用的——受到严重的损害，以致个体若想在学校、工作场所、家庭或社区表现合格，则需要持续的支持。诊断标准 C——发生在发育阶段，是指能够识别的智力和适应功能缺陷在儿童或青少年期就已经存在。

综合评估包括对智力能力和适应功能的评估，识别遗传和非遗传病因，评估有关的躯体疾病（如脑瘫、癫痫），评估同时发生的精神、情绪和行为障碍。评估的具体内容可能包括基本的产前和围产期病史、三代家族谱系、体格检查、遗传评估（如核型或染色体微阵列分析和特定遗传综合征检测），以及代谢筛查和神经影像学评估。

相关特征

智力发育障碍（智力障碍）是有多种病因的异质性疾病。个体在社交判断、风险评估、行为、情绪或人际关系自我管理、学习或工作动机等方面存在相关困难。由于缺乏对风险和危险的认识，个体的意外受伤率可能会增加。缺乏沟通技能可能更易导致破坏性行为和攻击行为。此外，个体在社交中还常常有幼稚和容易被他人误导的倾向，往往容易上当。这些都可能导致个体被他人利用，可能有受害、被欺诈、非故意犯罪、虚假供述，以及受到躯体和性虐待的风险。这些相关特征在刑事案件［包括涉及死刑判决的阿特金斯型（Atkins-type）听证会］中非常重要。除了适应功能缺陷外，个体还可能对自己的智力局限感到痛苦。虽然这种痛苦可能并不总是被视为对功能有影响，但痛苦可以代表临床情境的一个重要特征。

患病率

智力发育障碍（智力障碍）在普通人群中的总体患病率约为10/1000，具体患病率因国家和发展水平而异，在中等收入国家约为16/1000，在高收入国家约为9/1000。患病率也因年龄而异，青年人高于成人。在美国，每千人的患病率在不同种族群体中没有显著差异。

发展与病程

智力发育障碍（智力障碍）起病于发育阶段。具体起病年龄和典型特征取决于大脑功能失调的病因和严重程度。有严重的智力发育障碍（智力障碍）的个体在运动、语言和社交方面的发育迟缓在其2岁前就能被识别出来，而有轻度智力发育障碍（智力障碍）的个体，直到学龄期，当学业的学习困难变得明显时才能被识别。所有的诊断标准（包括诊断标准C）必须通过病史或目前的表现来判断。一些最终符合智力发育障碍（智力障碍）诊断标准的5岁以下的儿童也存在符合全面发育迟缓诊断标准的缺陷。

当智力发育障碍（智力障碍）与遗传综合征［如唐氏综合征（Down syndrome）］有关时，可能会有典型的躯体特征。一些综合征存在的行为表现是指特定遗传病［如莱施-奈恩综合征（Lesch-Nyhan syndrome）］出现的特定行为。当在发育阶段发生过如脑膜炎、脑炎或脑外伤等之后，起病可能很突然。当智力发育障碍（智力障碍）是由先前习得的认知技能的丧失（如严重的创伤性脑损伤）造成时，需要同时诊断智力发育障碍（智力障碍）和神经认知障碍。

虽然智力发育障碍（智力障碍）一般是非进展性的，但在某些遗传疾病［如雷特综合征（Rett syndrome）］中存在一段加重期，然后稳定，在其他疾病［如沙费利波综合征（Sanfilippo syndrome）、唐氏综合征］中，智力发育障碍（智力障碍）会出现不同程度的进展性加重。在一些案例中，进展性智力发育障碍（智力障碍）的加重可能代表着与成人期发生的神经认知障碍重叠（即患有唐氏综合征的个体在成人期发展为由阿尔茨海默病所致的神经认知障碍的风险很大）。在这种情况下，需要同时给予智力发育障碍（智力障碍）和神经认知障碍两种诊断。

这种障碍通常是终身的，尽管严重程度可能会随着时间而改变。病程可能受到基础性躯体疾病与遗传疾病以及同时出现的状况（如听力或视力损害、癫痫）的影响。早期且持续性的干预可以改善个体从儿童期到成年期的适应功能。在一些案例中，这些干预显著改善了个体的智力功能，以至于不再需要诊断智力发育障碍（智力障碍）。因此，普遍的做法是当评估婴儿和幼儿时，在未提供恰当的治疗前，要延缓智力发育障碍（智力障碍）的诊断。对于年龄较大的儿童和成人，应提供充分的支持使其参与所有的日常活动并改进其适应功能。诊断性评估必须确定适应功能的改善是否是一个稳定的新技能习得的结果［在这样的案例中，智力发育障碍（智力障碍）的诊断可能不再适用］，或改善是否基于持续性的支持和干预［在这样的案例中，智力发育障碍（智力障碍）的诊断仍然适用］。

风险与预后因素

遗传与生理的： 产前病因包括遗传综合征（如涉及一个或多个基因序列的变异或复制数的变异、染色体异常）、新生儿代谢异常、大脑畸形、母体疾病（包括胎盘疾病），以及环境影响（如酒精、其他毒品、毒素、致畸剂）。围产期病因包括各种导致新生儿脑病的与生产和分娩相关的事件。产后病因包括低氧性缺血性损伤、创伤性脑损伤、感染、脱髓鞘疾病、癫痫（如婴儿痉挛症）、严重和慢性的社交剥夺、毒性代谢综合征和中毒（如铅、汞）。

与文化相关的诊断问题

智力发育障碍（智力障碍）发生在所有种族群体中。不同社会和文化背景的患病率差异可能是由于与疾病相关的环境风险（如围产期损伤、慢性社交剥夺）存在差异，这些风险与社会经济地位和获得优质医疗保健的机会有关。如在澳大利亚西部，土著儿童中智力发育障碍（智力障碍）的患病率为39/1000，而较富裕的非土著年轻人口的患病率为16/1000。在评估过程中需要文化敏感性和社会结构情况的相关知识，并要考虑个体的社会经济、种族、文化、语言背景，可用的经验，社区和文化环境中的适应情况。对智力发育障碍（智力障碍）的文化解释各不相同，可能包括对超自然影响的文化信仰，以及对母亲或父母可能或实际的错误的惩罚行为，它与对该障碍的羞耻感和低报告率有关。

与性和性别相关的诊断问题

总的来说，男性比女性更有可能被诊断为轻度（平均男女比例为1.6:1）和重度（平均男女比例为1.2:1）智力发育障碍（智力障碍）。然而，在已报告的研究中性别比例差异很大。性连锁遗传因素、其他遗传因素（如特定的复制数变异）的性别差异以及男性对脑损伤的易患性可以解释一些性别差异。

与自杀想法或行为的相关性

患有智力发育障碍（智力障碍）的个体的自杀风险与共病的精神障碍、较高的智力和适应功能以及直接的应激源有关。共病的精神障碍在智力发育障碍（智力障碍）中可能表现得不典型，因此，在评估过程中识别共病和筛查自杀想法很重要，要特别关注这些个体的行为改变。

鉴别诊断

当同时符合诊断标准 A、诊断标准 B 和诊断标准 C 时，应给予智力发育障碍

（智力障碍）的诊断。不应该因特定的遗传或躯体疾病而假设存在智力发育障碍（智力障碍）。与智力发育障碍（智力障碍）有关的遗传综合征应被记录为智力发育障碍的共病。

重度和轻度神经认知障碍：智力发育障碍（智力障碍）被归为一种神经发育障碍，有别于以认知功能丧失为特征的神经认知障碍。重度神经认知障碍可能与智力发育障碍（智力障碍）同时发生[如患有唐氏综合征的个体可能发展出阿尔茨海默病，或者有智力发育障碍（智力障碍）的个体在脑外伤后可能会丧失更多的认知能力]。在这些案例中，可以同时给予智力发育障碍（智力障碍）和神经认知障碍的诊断。此外，当发育期（儿童期和青少年期）发生创伤性或非创伤性脑损伤后，认知功能稳定，并且没有持续的认知功能下降，如果符合智力发育障碍（智力障碍）的诊断标准，则可以同时给予神经认知障碍和智力发育障碍（智力障碍）的诊断。

交流障碍与特定学习障碍：这些神经发育障碍仅限于交流和学习领域，在智力和适应行为上不存在缺陷。它们可以与智力发育障碍（智力障碍）同时出现。如果符合智力发育障碍（智力障碍）和交流障碍/特定学习障碍的全部诊断标准，可以同时给予两种诊断。

自闭症（孤独症）谱系障碍：智力发育障碍（智力障碍）在有自闭症（孤独症）谱系障碍的个体中很常见。自闭症（孤独症）谱系障碍内在的社交交流和行为缺陷可能会使智力能力的评估变得复杂，这些缺陷可能会妨碍个体对测评程序的理解和遵守。对患有自闭症（孤独症）谱系障碍的个体进行智力功能的恰当评估是很有必要的，在整个发育期需要进行反复评估，因为有自闭症（孤独症）谱系障碍个体的 IQ 测评分数可能不稳定，特别是在儿童早期。

共病

在智力发育障碍（智力障碍）中，神经发育障碍、其他精神和躯体疾病同时发生的情况很常见，其中一些疾病（如精神障碍、脑瘫和癫痫）的发生率比普通人群高出 3 ～ 4 倍。共病诊断的预后和后果可能受到智力发育障碍（智力障碍）的影响。由于有关障碍[包括交流障碍、自闭症（孤独症）谱系障碍和运动、感觉或其他障碍]的存在，评估步骤可能需要调整。知情者对于症状（如易激惹、情绪失调、攻击、进食问题和睡眠问题）的确认是必要的，同时评估对不同社区环境的适应性也很重要。

最常见的与智力发育障碍（智力障碍）同时出现的神经发育和其他精神障碍是注意缺陷/多动障碍、抑郁障碍、双相障碍、焦虑障碍、自闭症（孤独症）谱系障碍、刻板运动障碍（有或无自伤行为）、冲动控制障碍，以及重度神经认知障碍。重性抑郁障碍在不同严重程度的智力发育障碍（智力障碍）中均可能发生。自伤行为需要得到及时的诊断性关注，它可能需要额外诊断为刻板运动障碍。患有智力发育障碍（智力障碍）的个体，特别是那些有严重的智力发育障碍（智力障碍）的个体，可能还会有攻击行为和破坏性行为，如伤害他人或毁坏公共财物。

与一般人群相比，有智力发育障碍（智力障碍）的个体存在更多的健康问题，如肥胖症。他们经常无法用语言表达自己正在遭受的躯体症状，这可能导致他们的其他健康问题未被诊断和治疗。

与其他分类系统的关系

ICD-11 使用术语*智力发育障碍*来表示早年的脑功能障碍。这些障碍在 ICD-11 中被描述成发生在发育阶段的元综合征（Metasyndrome），与发生在晚年的痴呆或重度神经认知障碍类似。智力发育障碍在 ICD-11 中有四个亚型：轻度、中度、重度和极重度。

美国智力与发育障碍协会（AAIDD）使用术语*智力障碍*。该协会的分类是多维度，并且是基于障碍结构的，而不是绝对的。该协会没有像 DSM-5 中那样列出严重性说明，而是强调了基于严重性的支持概貌。

全面发育迟缓

F88

此诊断仅适用于 5 岁以下的个体，因为在幼儿期无法可靠地评估严重程度。当个体在智力功能的若干方面无法符合预期的发育标志时，就可以作出此诊断，此诊断也适用于那些无法接受系统性智力功能评估的个体，包括因年龄太小而无法参与标准化测评的儿童。这些个体需要在一段时间后重新进行评估。

未特定的智力发育障碍（智力障碍）

F79

此诊断用于 5 岁以上的个体，当由于相关的感觉或躯体疾病（如失明或语前聋、特定运动障碍、存在严重的问题行为或同时出现精神障碍）而难以或不可能通过当地可用的程序评估智力发育障碍（智力障碍）的程度时使用。此类别只能在特殊情况下使用且需要在一段时间后重新进行评估。

交流障碍

交流障碍包括言语、语言和交流的缺陷。言语是表达性的发音，包括个体的发音、流畅性、声音和共振质量。语言包括出于交流目的，在规则制约的情况下传统符号系统（如口语、手语、书面文字、图画）的形式、功能和使用。交流包括任何潜在的影响他人的行为、观念或态度的言语或非言语行为（无论是有意的还是无意的）。对个体进行言语、语言和交流能力的评估时必须考虑其文化和语言背景，特别是对在双语环境中长大的个体。语言发育和非语言智力能力的标准化测评必须与文化和语言群体相关（即为某个群体开发的标准化测评可能无法为另一群体提供恰当的常模）。交流障碍的诊断类别包括：语言障碍、语音障碍、儿童期起病的言语流畅障碍（口吃）、社交（语用）交流障碍及未特定的交流障碍。早期交流发育中的性别差异可能导致男孩的交流障碍患病率高于女孩。鉴于交流障碍的相关特征以及交流与其他发育领域的关系，交流障碍与其他神经发育障碍［如自闭症（孤独症）谱系障碍、注意缺陷/多动障碍、特定学习障碍、智力发育障碍（智力障碍）、精神障碍（如焦虑障碍）、某些躯体疾病（如癫痫、特定染色体异常）］有较高的共病率。

语言障碍

诊断标准 F80.2

A. 由于语言的综合理解或生成方面的缺陷，导致长期在各种形式的语言习得和使用（如说、写、手语或其他）中存在持续困难，包括下列情况：
   1. 词汇量减少（词汇的知识和运用）。
   2. 句式结构局限（根据语法和词态学规则把字和词连在一起形成句子的能力）。
   3. 表述缺陷（使用词汇和句子来解释或描述一个主题或一系列事件或对话的能力）。

B. 语言能力显著地、可量化地低于年龄预期，导致在有效交流、社交参与、学业成绩或职业表现方面出现功能受限，这些情况可单独出现或任意组合出现。

C. 症状发生于发育早期。

D. 这些困难并非由听觉或其他感觉的损伤、运动功能失调、其他躯体疾病或神经系统疾病所致，也不能用智力发育障碍（智力障碍）或全面发育迟缓来更好地解释。

诊断特征

语言障碍的核心特征是由于词汇、句式结构和表述的理解或生成方面的缺陷而导致语言习得和使用困难。语言缺陷在口头交流、书面交流或手语交流中非常明显。语言的学习和使用取决于个体的表达和感受能力。表达是指声音、姿势或言语信号的生成过程，而感受是指接收和综合理解语言信息的过程。对语言技能要从表达和感受两个方面进行评估，这两方面的严重程度可能不同。

语言障碍通常会影响词汇和语法，而这些影响限制了表述能力。儿童首次运用单词和短语可能延迟；词汇量比预期的少且缺乏变化；句子更短且更简单并伴有语法错误，特别是在过去时态中。语言的综合理解缺陷常常被低估，因为儿童可能善于使用语境来推断含义。儿童可能存在找词困难，贫乏的言语释义，较难理解同义词、多重含义或与年龄和文化相符的文字游戏等情况。在记忆新单词和句子方面的困难可能表现为难以跟上增加长度的指令，难以复述言语信息的字符串（如记忆电话号码或购物清单），难以记忆新的声音序列——这个技能对于学习新单词非常重要。表述方面的困难可能表现为提供重要事件的充足信息及叙述一个连贯故事的能力非常有限。

语言困难表现为语言能力显著地、可量化地低于年龄预期，且明显妨碍了学业成绩、职业表现、有效交流或社交（诊断标准 B）。语言障碍的诊断是基于对个体病史、不同环境（即家庭、学校或工作场所）中直接的临床观察和可用来协助估计严重程度的语言能力标准化测评分数等的综合考虑。

相关特征

个体，即使是儿童，都能够适应他们有限的语言能力。他们可能表现出羞怯或少言寡语。他们可能只喜欢与家人或其他熟悉的人交流。虽然这些社交特点不能诊断出语言障碍，但如果它们显著且持续存在，就有必要转诊以进行全面的语言评估。

发展与病程

语言习得的特点是从幼儿期开始，到青少年期显现出成人水平。这个变化过程发生在按年龄分级增长和同步的语言的各个维度（发音、单词、语法、叙述性 / 说明性文本和对话技能）。语言障碍出现在发育早期，但个体在早期词汇习得和早期词语组合上有相当大的变异。尽管在基于人群的样本中，24 个月时语言迟发是 7 岁时后果的最佳预测指标，但儿童早期的个体差异作为单一指标并不能高度预测晚期的后果。直到 4 岁，个体语言能力的差异才更加稳定，才有更好的测评精确性，同时对晚期的后果也有较高的预示。尽管语言的优势和缺陷的特定概貌可能随发育过程而变化，但 4 岁开始诊断的语言障碍很可能长期保持稳定且通常持续到成年。语言障碍会在整个生命周期内产生社会后果。患有语言障碍的儿童可能面临被同伴欺负的风险。患有儿童期语言障碍的女性，成人期遭受性侵犯的风险大约是正常人的 3 倍。

风险与预后因素

伴有感受性语言障碍的儿童比那些伴有表达性语言障碍的儿童预后更差。感受性语言障碍更不好治疗，并经常伴有阅读理解的困难。

环境的：双语不会引起或加重语言障碍，但双语儿童可能会表现出语言发展的延迟或差异。双语儿童的语言障碍会影响两种语言，因此，对双语儿童进行两种语言的评估很重要。

遗传与生理的：语言障碍具有高度遗传性，有语言障碍的个体的家庭成员更有可能有语言障碍的病史。基于人群的双生子研究持续性地报告了语言障碍的显著遗传性，分子研究表明，在致病路径中有多个基因互动。

鉴别诊断

语言的正常变化：应将语言障碍与语言的正常变化相区别，在 4 岁以前很难区分两者。当评估个体的语言障碍时，必须考虑语言在地域、社会或文化、种族方面的变化（如方言）。

听觉或其他感觉损害：听力障碍是造成语言问题的主要原因，需要先将其排除。语言障碍可能与听力损害、其他感觉缺陷或言语-运动缺陷有关。当语言缺陷超出了与这些问题有关的程度时，才诊断为语言障碍。

智力发育障碍（智力障碍）：语言障碍经常是智力发育障碍（智力障碍）的表现特征。直到儿童能够完成标准化测评后，才能对智力发育障碍（智力障碍）作出明确的诊断。语言障碍可能出现在不同程度的智力能力下，语言能力和非语言能力之间的差异对于语言障碍的诊断不是必要的。

自闭症（孤独症）谱系障碍：自闭症（孤独症）谱系障碍经常表现为延迟的语言发育。同时，自闭症（孤独症）谱系障碍通常伴有语言障碍中不存在的行为，如缺乏社交兴趣或存在不寻常的社交互动（如拉着他人的手却完全试图不看对方），奇怪的游戏模式（如携带玩具但从不玩它们），不寻常的交流模式（如认识字母表但是对自己的名字没有回应），以及严格遵守常规和进行重复行为（如拍打、旋转、模仿言语）。

神经系统疾病：语言障碍可能与神经系统疾病，包括癫痫 [如获得性失语症或获得性癫痫失语综合征（Landau-Kleffner syndrome）] 有关。

语言退化：任何年龄儿童的语音和语言的丧失都需要彻底评估，以确定是否存在特定的神经系统疾病，如获得性癫痫失语综合征。语言丧失可能是癫痫的症状，需要进行诊断评估（如常规和睡眠脑电图）以排除癫痫的存在。大多数有自闭症（孤独症）谱系障碍的儿童在生命最初 2 年关键的社会和交流行为的减少是明显的，这表明需要进行自闭症（孤独症）谱系障碍的评估。

共病

语言障碍与其他神经发育障碍，包括特定学习障碍（识字和识数）、智力发育障碍（智力障碍）、注意缺陷 / 多动障碍、自闭症（孤独症）谱系障碍和发育性协调障碍有关。语言障碍也与社交（语用）交流障碍有关。在临床样本中，语言障碍可能与语音障碍同时发生，尽管来自美国 6 岁儿童的基于人群的大样本数据表明共病可能很少见（1.3%）。经常出现语音障碍或语言障碍的阳性家族史。

语音障碍

诊断标准 F80.0

A. 持续的语音生成困难影响了语音的可理解度，或妨碍了信息的口语式交流。

B. 这种障碍导致了有效交流受限，干扰了社交参与、学业成绩或职业表现，可单独出现或任意组合出现。

C. 症状发生于发育早期。

D. 这些困难并非由先天的或获得性障碍（如脑瘫、腭裂、耳聋或听力丧失、创伤性脑损伤、其他躯体疾病或神经系统疾病）所致。

诊断特征

语音生成描述了音素（即单个的声音）的清晰构音，而它们联合起来组成了口语单词。语音生成需要语音学知识和发音器官（即下颌、舌和唇）在呼吸和发声时协调运动的能力。有语音生成困难的儿童可能出现语音学知识或协调言语运动能力方面不同程度的困难。当语音生成不符合儿童的年龄和发育阶段的预期，且缺陷不是由躯体、结构、神经系统或听力损害引起时，才可以诊断为语音障碍。发育正常的 3 岁儿童的整体语言应该是可以理解的，而儿童在 2 岁左右时，他们的语音只有 50% 可以理解。男孩比女孩更有可能（范围从 1.5 ～ 1.8 岁到 1.0 岁）患语音障碍。

相关特征

语言障碍可能与语音障碍同时出现，尽管在 6 岁时这种情况很少发生。经常存在语音障碍或语言障碍的阳性家族史。

如果快速协调发音器官的能力是困难的某一方面，则可能在获得那些利用发音器官和相关面部肌肉的技能（这些技能包括咀嚼、保持口腔闭合和擤鼻子）方面存在延迟或不协调的病史。如同发育性协调障碍，运动协调的其他领域也可能受损。术语*儿童期言语失用*和*言语运动障碍*用于有运动成分的语音生成问题。

发展与病程

学习清晰而准确地生成语音和流利地生成连贯的语音属于发育性技能。语音的发音遵循一种发展模式，这反映在标准化测评的年龄规范中。正常发育的儿童在学习说话时使用缩短单词和音节的发育过程并不少见，但他们在掌握语音上的进展能使其在 3 岁时发出的大部分语音是可被理解的。但有语音障碍的儿童在超过大部分儿童能够清晰说出单词的年龄时，仍持续使用不成熟的语音简化过程。

按照年龄和社区常模，儿童到 5 岁时应该清晰地发出大部分语音并能准确地读出大部分单词。在英文中有八个最晚被学会、最常被发错的语音（l、r、s、z、th、ch、dzh 和 zh），它们被称为“晚八”。在 8 岁前，发错这八个语音中的任意一个均属正常；然而，当涉及复合音时，重要的是将其中一些声音作为提高可理解性计划的一部分，而不是等到几乎所有儿童都能准确发出这些声音的年龄。说话咬舌（如发错咝音）特别常见，可能涉及气流方向的正面或侧面模式。这可能与异常的吐舌吞咽模式有关。

大多数有语音障碍儿童的治疗效果良好，语音障碍可随时间而改善，因此这种障碍可能不会持续终身。然而，如果存在语言障碍，则语音障碍的预后会较差，并可能与特定学习障碍有关。

鉴别诊断

语音的正常变化：在诊断之前应该考虑到地域、社会或文化、种族的语音变化。当仅用英语进行评估时，双语儿童的可理解度等级可能会整体较低，他们会出现更多整体辅音和元音错误，并且会比只讲英语的儿童产生更多不常见的错误模式。

听觉或其他感觉的损害：听觉损害或耳聋会导致语音异常。当语音缺陷超出了通常与这些问题有关的那些缺陷时，可以给予语音障碍的诊断。

结构缺陷：语音障碍可能由结构性缺陷（如腭裂）所致。

构音障碍：语音障碍可以归因于运动障碍，如脑瘫。神经系统体征以及独特的声音特征，可以用于鉴别构音障碍和语音障碍，尽管在幼儿（小于 3 岁）中鉴别两者可能较为困难，特别是在没有或只有极少的全身运动参与时 [如在沃斯特-德劳特综合征（Worster-Drought syndrome）中所见]。

选择性缄默症：语言的有限使用可能是选择性缄默症的体征，这是一种以在某个或多个背景或场所中语音缺乏为特征的焦虑障碍。有语音障碍的儿童由于对自身的缺陷感到尴尬，有可能出现选择性缄默症，但是，许多有选择性缄默症的儿童在“安全”的场所（如在家里或与亲密朋友一起时），语音是正常的。

共病

在某些遗传疾病中（如唐氏综合征、22q 缺失综合征、*FoxP2* 基因突变）可能有不同程度的语音障碍。如果存在，它们也应该被编码。

儿童期起病的言语流畅障碍（口吃）

诊断标准　　F80.81

A. 言语的正常流利程度和停顿模式紊乱，这种紊乱相对个体的年龄和语言能力是不适当的，且长期持续存在，其特点是频繁和显著地出现下列一项（或更多）症状：
   1. 语音或音节的重复。
   2. 元音和辅音的语音延长。
   3. 字词的断裂（如在一个单词内停顿）。
   4. 有声或无声的阻断（言语中有内容或无内容的停顿）。
   5. 迂回的表达（以其他字词替代困难字词）。
   6. 字词生成伴有过度的躯体紧张。
   7. 重复单音节的字（如“我、我、我、我看见他”）。

B. 这种障碍造成说话焦虑或造成有效交流、社交参与、学业成绩或职业表现受限，这些情况可单独出现或任意组合出现。

C. 症状发生于发育早期。（注：发育晚期发生的案例应被诊断为 F98.5 成人发生的言语流畅障碍。）

D. 这种障碍并非由言语-运动缺陷或感觉缺陷、与神经系统损伤有关的言语障碍

（如卒中、肿瘤、外伤）或其他躯体疾病所致，且不能用其他精神障碍来更好地解释。

诊断特征

儿童期起病的言语流畅障碍（口吃）的核心特征是存在相对于个体年龄不恰当的言语的正常流畅程度和停顿模式的紊乱。这种紊乱主要表现为语音或音节的频繁重复或延长，且有其他形式的言语不流畅，包括字词的断裂（如在一个单词内停顿）、有声或无声的阻断（即言语中有内容或无内容的停顿）、迂回的表达（即以其他字词替代困难字词）、字词生成伴有过度的躯体紧张，以及重复单音节的字（如“我—我—我—我看见他”）。流畅性的紊乱妨碍了学业、职业成绩或社交交流。紊乱的程度随情境而变化，且在有交流压力（如在学校做报告、求职面试）时经常更加严重。在朗读、歌唱或跟无生命的物体或宠物说话时很少出现上述情况。

相关特征

对这个问题的恐惧预期可能会发展。说话者可能通过利用语言机制（如改变说话的速度、避免使用某些单词或语音）或回避某些言语情境（如打电话或公开演讲）来避免言语流畅障碍。此外，应激和焦虑会加重此障碍。

儿童期起病的言语流畅障碍（口吃）也可能伴有躯体运动（如眨眼、抽动、嘴唇或面部震颤、转头、呼吸运动、握拳）。有言语流畅障碍的儿童表现出一定范围的语言能力，言语流畅障碍和语言能力的关系尚不清楚。

研究表明，有言语流畅障碍的儿童存在结构和功能的神经系统差异。男性比女性更容易有言语流畅障碍，二者的差异因年龄和言语流畅障碍的可能原因而异。言语流畅障碍的原因是多方面的，包括某些遗传因素和神经生理因素。

发展与病程

在儿童期起病的言语流畅障碍或发育性口吃中，有 80% ～ 90% 的个体起病于 6 岁之前，起病年龄的范围是 2 ～ 7 岁。起病可以是隐匿的或突然的。通常，言语流畅障碍是逐步出现的，伴有开头的辅音（声母）、短语的开头单词或长单词的重复。儿童起初可能意识不到自身的言语流畅障碍。随着疾病的发展，言语流畅障碍可能会变得更加频繁和有干扰性，一般出现在说话时大多数有意义的单词或短语中。随着儿童觉知到自身的言语流畅障碍，他可能发展出避免出现言语流畅障碍和情感反应的机制，如避免做公开演讲、尽量使用简短的表达。纵向研究显示，65% ～ 85% 儿童的言语流畅障碍可以康复，8 岁时言语流畅障碍的严重程度能对康复或持续至青少年期甚至更长时间有所预示。

风险与预后因素

遗传与生理的：有儿童期起病的言语流畅障碍（口吃）的个体的一级亲属发生言语流畅障碍的风险比一般人群高出 3 倍。迄今为止，已经确定了导致一些口吃案例的四种基因突变。

儿童期起病的言语流畅障碍（口吃）的功能性后果

除了该障碍的特征外，应激和焦虑会加重言语流畅障碍。社交功能的损害可能来自这种焦虑。消极的交流态度可能是言语流畅障碍的一个功能性后果，从学龄前开始，并随着年龄增长而增加。

鉴别诊断

感觉缺陷：言语流畅障碍可能与听觉损害、其他感觉缺陷或言语-运动缺陷有关。当言语流畅障碍超出了通常与这些问题有关的缺陷时，可以给予儿童期起病的言语流畅障碍（口吃）的诊断。

正常的言语不流畅：应将儿童期起病的言语流畅障碍（口吃）与幼儿期经常出现的正常的言语不流畅相区别，正常的言语不流畅包括整个单词或短语的重复（如"我想，我想要冰淇淋"），不完整的短语、插入语，无内容的停顿和题外话等。如果随着儿童的年龄增长，这些困难在频率或复杂性上都有所增加，则可以给予儿童期起病的言语流畅障碍（口吃）的诊断。

特定学习障碍伴阅读受损：大声朗读时出现言语流畅障碍的儿童可能会被误诊为阅读障碍。口语阅读流畅性通常通过定时评估来测量。较慢的阅读速度可能无法准确反映有言语流畅障碍儿童的实际阅读能力。

双语：有必要区分因尝试学习一门新语言而导致的语言不流畅和言语流畅障碍中的语言不流畅，后者的症状通常出现在两种语言中。

药物副作用：言语流畅障碍可能是药物副作用的结果，并且可通过个体与药物接触的时间关系检测出来。

成人发生的言语流畅障碍：如果言语不流畅发生在青少年期或更晚，就是"成人发生的言语流畅障碍"，而不是神经发育障碍。成人发生的言语流畅障碍与特定的神经系统损害和各种躯体疾病及精神障碍有关，并且可以用这些疾病来定义，但它们不是 DSM-5 中的诊断。

抽动秽语综合征：应通过性质和时间来鉴别抽动秽语综合征的发声抽动和重复的发声与儿童期起病的言语流畅障碍（口吃）的重复语音。

共病

儿童期起病的言语流畅障碍（口吃）可与其他障碍，如注意缺陷 / 多动障碍、自闭症（孤独症）谱系障碍、智力发育障碍（智力障碍）、语言障碍或特定学习障碍、癫痫、社交焦虑障碍、语音障碍和其他发育障碍同时发生。

社交（语用）交流障碍

诊断标准 F80.82

A. 在社交时使用口语和非口语交流方面存在持续困难，表现为下列所有症状：

1. 在以社交为目的的交流方面（如在社交情景下以合适的方式进行问候和分享信息）存在缺陷。
2. 变换交流方式以匹配语境或听众需要（如在教室里讲话和在操场上讲话不同；与孩子交流和与成人交谈不同，与孩子交流时要避免使用过于正式的语言）的能力受损。
3. 难以遵循对话和讲故事的规则，如轮流交谈、被误解时改述、使用语言和非语言的信号去调节互动。
4. 难以理解没有明确表述出来的（如推论）和非字面或模棱两可的意思（如成语、幽默、隐喻、根据语境解释多重含义）。

B. 这种缺陷导致了有效交流、社交参与、社交关系、学业成绩或职业表现方面的功能受限，这些情况可单独或组合出现。

C. 症状发生于发育早期（但直到社交交流的需求超过其有限的能力时，缺陷可能才会完全表现出来）。

D. 这些症状并非由其他躯体疾病、神经系统疾病或构词、语法方面的低能力所致，且不能用自闭症（孤独症）谱系障碍、智力发育障碍（智力障碍）、全面发育迟缓或其他精神障碍来更好地解释。

诊断特征

社交（语用）交流障碍的特征是主要在语用学（即语言的社交使用和交流）方面存在困难，表现为在自然语言背景中理解和遵循言语和非言语交流的社交规则，根据听众或场景的需要变换语言，以及遵循对话和讲故事的规则方面存在缺陷。社交交流的缺陷导致了有效交流、社交参与、社交关系、学业成绩或职业表现方面的功能受限。这些缺陷不能用结构性语言、认知功能领域的能力低下或自闭症（孤独症）谱系障碍来更好地解释。

相关特征

社交（语用）交流障碍最常见的相关特征是存在语言损害，即有延迟达到语言发育标志的既往史，以及之前有（如果不是目前的）结构性的语言问题（参见本章“语言障碍”部分）。有社交（语用）交流障碍的个体可能会回避社交互动。注意缺陷/多动障碍、情绪和行为问题以及特定学习障碍在有社交（语用）交流障碍的个体中也更为常见。

发展与病程

由于社交交流依赖于言语和语言的充分发育，因此很少在小于4岁的儿童中作出社交（语用）交流障碍的诊断。到4岁或5岁时，大多数儿童都应具有一定的言语和语言能力，这样才有可能确定社交交流的特定缺陷。轻度的该障碍可能直到青少年早期特征才表现得比较明显，因为此时语言和社交互动的情况更加复杂。

社交（语用）交流障碍的后果不同，一些儿童随着时间推移症状显著改善，而其他儿童则直到成人期都仍存在相关困难。即使在那些症状有显著改善的案例中，语用方面的早期缺陷也可能导致社会关系和行为的持久损害，以及其他相关技能（如书面表达、阅读理解和口语阅读）的表现不佳。

风险与预后因素

遗传与生理的：自闭症（孤独症）谱系障碍、交流障碍或特定学习障碍的家族史可能增加社交（语用）交流障碍的风险，有这些障碍的儿童的兄弟姐妹也可能会出现社交（语用）交流障碍的早期症状。

鉴别诊断

自闭症（孤独症）谱系障碍：对于表现出社交（语用）交流障碍的个体，首先要考虑的是与自闭症（孤独症）谱系障碍进行鉴别。这两种障碍可以通过自闭症（孤独症）谱系障碍存在受限的/重复的行为、兴趣或活动模式，而社交（语用）交流障碍没有这些表现来进行鉴别。有自闭症（孤独症）谱系障碍的个体可能在发育早期只表现出受限的/重复的行为、兴趣和活动模式，因此应该采集综合的病史。如果受限的兴趣和重复的行为之前出现过，那么即使目前没有症状，也不能排除自闭症（孤独症）谱系障碍的诊断。只有在目前症状或发育史中没有显示符合引起目前损害的自闭症（孤独症）谱系障碍的受限的/重复的行为、兴趣或活动的诊断标准的症状时（诊断标准B），才应该考虑社交（语用）交流障碍的诊断。社交（语用）交流障碍的社交交流症状可能比自闭症（孤独症）谱系障碍更轻微，尽管两者在性质上类似。

注意缺陷/多动障碍：注意缺陷/多动障碍可能引起社交交流的损害以及有效交流、社交参与或学业成绩等方面的功能受限。

社交焦虑障碍：社交（语用）交流障碍的症状与社交焦虑障碍的症状有所重叠。区分标志是症状发生的时间。有社交（语用）交流障碍的个体从未有过有效的社交交流；而有社交焦虑障碍的个体的社交交流技能发展得很恰当，但是因为个体对社交互动感到焦虑、害怕或痛苦而没有使用此技能。

智力发育障碍（智力障碍）和全面发育迟缓：有全面发育迟缓或智力发育障碍（智力障碍）的个体的社交交流技能可能是有缺陷的，但是，除非社交交流缺陷明确地超出了智力限制，否则不应给予单独的诊断。

未特定的交流障碍

F80.9

此类型适用于那些具备交流障碍的典型症状，且引起有临床意义的痛苦，或导致社交、职业或其他重要功能方面的损害，但不符合交流障碍或神经发育障碍诊断类别中任何一种诊断标准的情况。未特定的交流障碍可在下列情况下使用：临床工作者选择不标注不符合任何一种交流障碍或神经发育障碍的诊断标准的特定原因，以及因信息不足而无法作出更特定的诊断。

自闭症（孤独症）谱系障碍

自闭症（孤独症）谱系障碍

诊断标准　　F84.0

A. 在多种场所，社交交流和社交互动方面存在持续性的缺陷，表现为目前或病史中的下列情况（以下为示范性举例而非全部情况）：
   1. 社交情感互动缺陷，如从异常的社交接触和不能正常地来回对话，到分享兴趣、情绪或情感的减少，再到不能启动或不能对社交互动作出回应。
   2. 在社交互动中使用非语言交流行为的缺陷，如从语言和非语言交流的整合困难，到眼神接触和身体语言异常或理解和使用手势存在缺陷，再到完全缺乏面部表情和非语言交流。
   3. 发展、理解和维持人际关系的缺陷，如从难以调整自己的行为以适应各种社交情境，到难以分享想象的游戏或交友，再到对同伴缺乏兴趣。

B. 受限的、重复的行为、兴趣或活动模式，表现为目前或病史中至少存在下列两种情况（以下为示范性举例而非全部情况）：
   1. 刻板或重复的躯体运动、使用物体或言语（如简单的躯体刻板运动、重复摆放玩具或翻转物体、重复说着模仿言语或特殊短语）。
   2. 坚持相同性，缺乏弹性地坚持常规、仪式化的语言或非语言的行为模式（如对微小的改变极端痛苦，难以转变僵化的思维模式，仪式化的问候，需要走相同的路线或每天吃同样的食物）。
   3. 高度受限的、固定的兴趣，其强度和专注度方面是异常的（如对不寻常物体的强烈依恋或关注，过度局限的或持续的兴趣）。
   4. 对感官输入的过度反应或反应不足，或对环境的感受有不同寻常的兴趣（如对疼痛 / 温度的感觉麻木，对特定的声音或质地的不良反应，过度地嗅或触摸物体，视觉上对光线或运动痴迷）。

C. 症状必须存在于发育早期（但直到社交需求超过其有限的能力时，缺陷可能才会完全表现出来，或可能被后天学会的策略所掩盖）。

D. 这些症状导致了社交、职业或目前其他重要功能方面的有临床意义的损害。

E. 这些症状不能用智力发育障碍（智力障碍）或全面发育迟缓来更好地解释。智力发育障碍（智力障碍）和自闭症（孤独症）谱系障碍经常同时出现，作出自闭症（孤独症）谱系障碍和智力发育障碍（智力障碍）的共病诊断时，个体的社交交流应低于预期的总体发育水平。

注：若个体患有已确定的DSM-Ⅳ中的孤独症（自闭症）、阿斯伯格综合征或未在他处标注的全面发育障碍，则应给予自闭症（孤独症）谱系障碍的诊断。若个体在社交交流方面存在明显缺陷，但其症状不符合自闭症（孤独症）谱系障碍的诊

断标准，则应进行社交（语用）交流障碍的评估。

严重程度应基于社交交流的损害和受限的重复行为的模式（参见表 2）：

需要非常多的支持。

需要多的支持。

需要支持。

标注如果是：

有或没有伴随的智力损害。

有或没有伴随的语言损害。

标注如果是：

与已知的遗传疾病或其他躯体疾病或环境因素有关（编码备注：使用额外的编码来确定有关的遗传或躯体疾病）。

与其他神经发育、精神或行为问题有关（编码备注：使用额外的编码来确定有关的神经发育、精神或行为问题）。

标注如果是：

伴紧张症（其定义参见与其他精神障碍有关的紧张症的诊断标准，第 130～131 页）。[**编码备注：**使用额外的编码 F06.1“与自闭症（孤独症）谱系障碍相关的紧张症”表明存在共病的紧张症。]

记录步骤

标注表 2 中两种核心精神病理领域的每一种需要支持的水平（如“社交交流方面需要非常多的支持及受限的重复的行为方面需要多的支持”）可能会对诊断有所帮助。接下来应列出“有伴随的智力损害”或“没有伴随的智力损害”的情况。再下来要记录语言损害的情况。如果有伴随的语言损害，则应列出目前的语言功能水平（如“有伴随的语言损害——不能理解的言语”或“有伴随的语言损害——短语型言语”）。

对自闭症（孤独症）谱系障碍来说，“与已知的遗传疾病或躯体疾病或环境因素有关”或“与其他神经发育、精神或行为问题有关”这两个标注是恰当的，应记录为“与疾病、障碍或因素的名称相关的自闭症（孤独症）谱系障碍”[如与结节性硬化症相关的自闭症（孤独症）谱系障碍]。这些标注适用于列出的疾病或问题与个体的临床服务潜在相关的情况，并不一定表明这些疾病或问题与自闭症（孤独症）谱系障碍有因果关系。如果相关的神经发育、精神或行为问题符合神经发育障碍或其他精神障碍的标准，则应同时诊断为自闭症（孤独症）谱系障碍和其他精神障碍。

如果存在紧张症，则应分别记录“与自闭症（孤独症）谱系障碍相关的紧张症”。更多信息参见“精神分裂症谱系及其他精神病性障碍”一章中与其他精神障碍相关的紧张症的诊断标准。

表 2　自闭症（孤独症）谱系障碍的严重程度（需要支持水平的范例）

严重程度	社交交流	受限的重复的行为
水平 3 “需要非常多的支持”	在语言和非语言社交交流技能方面的严重缺陷导致功能上的严重损害，极少启动社交互动，对来自他人的社交示意反应极少，如个体只能讲几句能够被听懂的话，很少启动社交互动，当与人互动时，个体会作出不寻常的举动去满足社交需要，且仅对非常直接的社交举动作出反应	行为缺乏灵活性，应对改变极其困难，或其他局限的/重复的行为显著影响了各方面的功能。改变注意力或行动非常痛苦/困难
水平 2 “需要多的支持”	在语言和非语言社交交流技能方面的显著缺陷（即使有支持）仍有明显的社交损害，启动社交互动有限，对他人的社交示意反应较少或异常，如个体只能讲简单的句子，其互动局限在非常狭窄的特定兴趣方面，且有显著的奇怪的非语言交流	行为缺乏灵活性，应对改变比较困难，或其他局限的/重复的行为对普通观察者来说足够明显，且影响了不同情境下的功能。改变注意力或行动比较痛苦/困难
水平 1 “需要支持”	在没有支持的情况下，社交交流方面的缺陷造成可观察到的损害，启动社交互动存在困难，如对他人的社交示意有非典型或不成功的反应。可表现为对社交互动的兴趣减少，如个体能够讲出完整的句子和参与社交交流，但与他人的对话是失败的，个体试图交友的努力是奇怪的且通常是不成功的	缺乏灵活性的行为显著地影响了一个或多个情境下的功能。难以转换不同的活动。组织和计划的困难妨碍了其独立性

标注

严重程度标注（参见表 2）可用来简要描述目前的症状（可能降到水平 1 以下），严重程度会因环境而异，会随着时间而波动。社交交流困难和受限的、重复的行为的严重程度应该分别评估。严重程度不应被作为决定是否具有被服务的资格和是否需要提供服务的依据。事实上，总体上具有相对较好的技能的个体可能会遇到不同的甚至较大的社会心理挑战。因此，服务的需求只能在个体的水平上通过讨论个体的优先事项和目标来决定。

关于标注“有或没有伴随的智力损害”，理解患有自闭症（孤独症）谱系障碍的儿童或成人的智力概貌（经常是不一致的），对于解释诊断特征是必要的。分别评估言语和非言语技能很有必要（如使用不定时的非语言的测评来评估语言受限个体的潜在优势）。

应使用标注“有或没有伴随的语言损害”来评估和描述目前的言语功能水平。无法理解的言语（非言语）、只有单字或短语都可以使用“有伴随的语言损害”的标注。“没有伴随的语言损害”个体的语言水平可以通过“用完整的句子说话”或“具有流利的言语”来进一步描述。因为自闭症（孤独症）谱系障碍患者的感受性语言落后于表达性语言的发展，所以，对感受性语言和表达性语言技能应该分别予以考虑。

当个体患有已知的遗传疾病（如雷特综合征、脆性 X 综合征、唐氏综合征）、躯体疾病（如癫痫）、子宫内环境暴露于已知的致畸剂或感染（如胎儿丙戊酸盐综合征、胎儿酒精综合征、胎儿风疹）的病史时，使用标注“与已知的遗传疾病或其他躯体疾病或环境因素有关”。该标注不应被视为自闭症（孤独症）谱系障碍病因的同义词。当一种疾病被认为与自闭症（孤独症）谱系障碍具有潜在的临床相关性或有助于服务，而不是因为临床工作者认为它是病因时，它可能会被考虑为与自闭症（孤独症）谱系障碍有关。例如，与独特的基因复制数变异有关的自闭症（孤独症）谱系障碍，它具有临床相关性，即使并未不直接引起特定的变异，先前也没有认为与自闭症（孤独症）谱系障碍或克隆病有关，但它可能会加重行为症状。

可以使用“与其他神经发育、精神或行为问题有关”来标注那些有助于功能概念化或作为治疗焦点的问题（如易怒、睡眠问题、自伤行为或发育退化）。额外的神经发育、精神或行为障碍（如注意缺陷/多动障碍，发育性协调障碍，破坏性、冲动控制及品行障碍，焦虑、抑郁或双相障碍，抽动或抽动秽语综合征，喂食、排泄或睡眠障碍）也应作为单独的诊断。

紧张症可以作为自闭症（孤独症）谱系障碍的一种共病出现。除了典型的摆姿势、违拗（对指令或外部刺激抗拒或无反应）、缄默和木僵症状外，刻板运动和自伤行为的增加或恶化也可能构成自闭症（孤独症）谱系障碍中紧张症症状群的一部分。

诊断特征

自闭症（孤独症）谱系障碍的核心特征是存在社交交流和社交互动的持续损害（诊断标准 A）和受限的、重复的行为、兴趣或活动模式（诊断标准 B）。这些症状从发育早期出现，并限制或损害了日常功能（诊断标准 C 和 D）。根据个体的特征和个体所处的环境，功能性损害变得明显的阶段会有所不同。核心诊断特征在发育阶段很明显，但是干预、代偿和目前的支持在一些情境下可以掩盖困难。该障碍的表现会因自闭状况的严重程度、发育水平、实际年龄以及性别等不同而有很大的差别，因而使用了术语谱系。没有伴随的智力或语言损害的个体可能比有伴随的智力或语言损害的个体存在更轻微的缺陷表现（如诊断标准 A 和 B），并且可能正在努力掩盖这些缺陷。如果个体具有更好的整体交流技巧（如口语流利，没有智力障碍），诊断标准 A 的社交交流缺陷会更加轻微。类似地，如果兴趣更接近典型的年龄常模，则诊断标准 B 的缺陷（即行为和兴趣的受限模式）可能不明显。自闭症（孤独症）谱系障碍包括先前所指的早期婴儿自闭症、儿童自闭症、坎纳自闭症（Kanner's autism）、高功能自闭症、非典型自闭症、未特定的广泛性发育障碍、儿童期瓦解障碍和阿斯伯格综合征。

诊断标准 A 中特定的交流和社交互动的损害是全面而持续的。当诊断是基于多重信息来源时，包括临床工作者的观察、照料者提供的病史以及自我报告（可能的话），诊断才是最有效和可靠的。基于个体的年龄、智力水平、语言能力以及其他因素，如治疗史和现有的支持，社交交流中言语和非言语的缺陷会有不同的表现。许多个体有语言缺陷，其范围可以从言语完全缺乏到语言迟缓、对言语的综合理解力差、模仿性言语或生硬且过于书面化的语言等。即使正式的语言技能（如词汇、语法）完好无损，有自闭症（孤独症）谱系障碍的个体相互交流的语言技能也受到了损害。

社交情感互动（即与他人互动及分享想法和感受的能力）的缺陷在患有该障碍的幼儿中可能表现为极少或没有社交互动，没有情感分享，很少或不模仿他人的行为；语言经常是单向的，缺乏社交互动，且语言仅被用来表达需求或标记而不是给予评论、分享感受或交谈。在没有智力障碍或语言迟缓的年龄较大的儿童或成人中，特别明显的社交情感互动缺陷可能是难以理解复杂的社交线索（如何时、如何与人谈话，不该说什么）及对其作出反应。对一些社交挑战发展出代偿策略的成人在新的或非支持性情境中仍然存在困难，那些对大多数普通人来说是社交直觉的事情，对他们来说仍需要作出努力，他们可能仍然会感到焦虑。一些自闭症（孤独症）谱系障碍个体的上述情况可能难以被发现，尤其是在成年女性中。因此，想要作出诊断可能需要更长时间的评估，需要在自然语言场所观察，以及询问其任何社交互动方面的努力。如果被问及社交互动的成本，这些个体可能回答社交互动让他们筋疲力尽，因为他们觉得自己在遵守社会习俗方面付出了过多的精力，他们因为不能做自己而觉得自尊心受伤等。

用于社交互动的非言语交流行为的缺陷表现为眼神接触（相对于文化常模）、手势、面部表情、身体定位或言语语调等方面的缺乏、减少或非典型使用。自闭症（孤独症）谱系障碍的早期特征是存在联合注意力的损害，表现为缺乏指示、展示或将物品与他人分享的兴趣，行动上或眼神不能跟随他人的指示。个体可能学会一些功能性手势，但是他们的技能要比其他人少，而且他们经常不能在交流中自发地使用表达性手势。在语言流利的年轻人和成人中，在互动时非言语交流与言语协调的困难可能会给人一种非常古怪、呆板或夸张的肢体语言的印象。在个别模式中损害可能相对轻微（如说话时可能有相对良好的眼神接触），但是社交交流中眼神接触、手势、身体姿势、语调和面部表情的不良整合会很明显，或者在长期持续或在应激情况下难以维持交流方面也很明显。

发展、维持和理解人际关系的缺陷应该依据年龄、性别和文化的规范加以判断。可能表现为没有、减少或不典型的社交兴趣，对他人排斥、被动，或使用看起来像攻击或破坏行为的不恰当方式。这些困难在幼儿中表现得非常明显，他们经常缺乏可以分享的社交游戏和想象类游戏（如与年龄相匹配的灵活的假扮游戏），并且常常坚持按照非常固定的规则进行游戏。有此障碍的个体即使年龄较大也难以理解在一种场景下被认为恰当而在另一种场景下却不恰当的行为（如在求职面试时随意的行为）或不同的语言使用方式（如讽刺、善意的谎言）。他们可能对独自活动或与年龄特别小或特别大的个体互动有明显的偏好，通常渴望建立友谊，但对友谊会带来什么缺乏完整或现实的概念（如单方面的友谊或仅仅基于分享特殊兴趣的友谊）。诊断时，个体与兄弟姐妹、同事和照料者之间的关系也要重点考虑（针对互动性方面）。

自闭症（孤独症）谱系障碍也被定义为受限的、重复的行为、兴趣或活动模式（如在诊断标准 B 中特定的那样），其显示了基于年龄、能力、干预及目前得到的支持的一系列表现。刻板或重复的行为包括简单的躯体运动（如拍手、弹手指）、重复使用或摆放物品（如旋转硬币、摆放玩具）和重复的言语（如模仿言语，迟缓或即刻机械地模仿听到的单词，当提到自己时使用“你”，刻板地使用单词、短语或韵律）。过度地坚持常规和受限的行为模式可能表现为抗拒改变（对微小的改变感到痛苦，如对选择不同的路去学校或工作场所感到痛苦；坚持遵守规则；思想僵化）或刻板的言语（如重复提问）或非言语的行为模式（如绕圈踱步）。在自闭症（孤独症）谱系障碍中，高度受限的、固定的兴趣主要是在强度或专注度方面的异常（如幼儿强烈地依恋平底锅或一根绳子，儿童沉湎于吸尘器，成人花数小时写出日程表）。一些着迷和常规可能与对感官输入的反应过度或不足有关，表现为对特定的声音或质地的过度反应，对物体过度地嗅闻或触摸，对光线或旋转物体特别感兴趣，以及有时对疼痛、热或冷的明显麻木。对味觉、嗅觉、质地或食物外观的过度反应或过度的食物限制都很常见，这些可能是自闭症（孤独症）谱系障碍的表现特征。

许多没有伴随的智力或语言损害的自闭症（孤独症）谱系障碍的成人患者会学习在公共场所抑制其重复行为。在这些个体中，摇摆或弹手指等重复行为可能具有抗焦虑或自我舒缓的功能。

特殊的兴趣可以是乐趣和动力的来源，并且能为日后生活中的教育和职业提供途径。如果在儿童期或在过去某段时间出现过受限的、重复的行为、兴趣或活动模式，即使症状不再存在，也可能符合诊断标准。

诊断标准 D 要求这些特征必须导致社交、职业或目前其他重要功能方面的有临床意义的损害。诊断标准 E 特别说明了社交交流缺陷虽然有时伴有智力发育障碍(智力障碍)，但与个体的发展水平不一致，损害超出了基于发育水平的预期困难。

有良好的心理测评性能的标准化行为诊断工具，包括照料者访谈、问卷调查和临床工作者观察评估等都是可用的，可以提高诊断的可靠性，并且能随着时间的推移和临床工作者的更换而不断改进。然而，自闭症（孤独症）谱系障碍的症状作为维度出现，没有被普遍接受的构成障碍的划界分数。因此，考虑到所有可用信息，诊断仍然是临床诊断，而不仅仅由特定问卷或观察测评分数决定。

相关特征

许多有自闭症（孤独症）谱系障碍的个体也有智力损害和/或语言损害（如说话缓慢、语言综合理解落后于语言生成）。即使是有平均或较高智力水平的人，他们的能力概貌通常也参差不齐。智力与适应功能之间的差异经常是巨大的。有自闭症（孤独症）谱系障碍的个体通常存在心智理论缺陷（即难以从另一个个体的角度看世界），但并非所有案例都存在这种缺陷。在有自闭症（孤独症）谱系障碍的个体中，执行功能缺陷也很常见，但并不具体，中心信息整合困难（即难以理解背景或“看到大局”，因此倾向于过度关注细节）也很常见。

对有自闭症（孤独症）谱系障碍的个体来说，运动缺陷经常存在，包括怪异的步态、笨拙和异常的运动体征(如用脚尖走路)。他们还可能出现自残(如撞击头部、咬手腕）的情况，在与其他障碍，包括智力发育障碍（智力障碍）相比时，有自闭症（孤独症）谱系障碍的儿童和青少年的破坏/挑衅行为也更常见。一些个体可能会出现紧张症样运动行为（行动中动作变慢和“僵住”），但是这些通常达不到一次紧张症发作的程度。然而，也有些有自闭症（孤独症）谱系障碍的个体可能会经历运动症状方面的显著加重，并表现出一次完全的紧张症发作，出现如缄默、摆姿势、扮鬼脸和蜡样屈曲等症状。自闭症（孤独症）谱系障碍共病紧张症的危险似乎在青少年期最为突出。

患病率

据报道，美国自闭症（孤独症）谱系障碍的患病率为1%～2%，儿童和成人样本中的估计值与此类似。然而，即使考虑到社会经济资源的影响，美国非裔美国人的患病率（1.1%）和拉丁裔儿童的患病率（0.8%）似乎低于白人儿童的患病率（1.3%）。公布的自闭症（孤独症）谱系障碍的患病率可能受到某些种族背景的个体的误诊、延迟诊断或诊断不足的影响。该障碍的患病率在非美国国家接近1%（全球患病率中位数为0.62%），在地理区域或种族以及儿童和成人样本之间没有显著差异。在全球范围内，确定的流行病学样本中男性与女性的比例约为3:1，自闭症（孤独症）谱系障碍在妇女和女孩中的识别不足需要加以关注。

发展与病程

诊断时还应注意自闭症（孤独症）谱系障碍的起病年龄和模式。自闭症（孤独症）谱系障碍的行为特征首先在儿童早期变得明显，有些个体在生命的第一年就表现出对社交互动缺乏兴趣。症状通常在生命的第二年（12～24个月）被识别出来，但是，如果发育迟缓很严重，就可能在12个月之前被发现；如果症状比较轻微，也可能晚于24个月才会被发现。起病的描述可能包括关于早期发育迟缓的信息或者任何社交或语言技能丧失的信息。对技能已经丧失的个体，父母或照料者可能提供个体在社交行为或语言技能方面逐渐或相对快速加重的病史。通常，这种情况在12～24个月出现。

前瞻性研究表明，在大多数情况下，自闭症（孤独症）谱系障碍的起病与生命最初2年关键社交和交流行为的下降有关。这种下降在其他神经发育障碍中很少见，并且可能是自闭症（孤独症）谱系障碍诊断的一个特别有用的指标。极少数情况下，个体会在正常发育至少2年后出现发育倒退（之前被描述为儿童期瓦解障碍），这种情况更为不寻常，需要进行更广泛的医学调查（即慢波睡眠综合征以及获得性癫痫失语综合征期间的持续峰值和波）。这些脑病通常表现为社交交流以外的技能丧失（如丧失自我照料、如厕和运动技能）（参见本障碍“鉴别诊断”部分的雷特综合征）。

自闭症（孤独症）谱系障碍的初始症状常常涉及延迟的语言发育，经常伴随社交兴趣的缺乏或不常见的社交互动（如用手拉别人但没有任何意图去看他们）、古怪的游戏模式（如随身携带玩具但是从不玩它们），以及不常见的交流模式（如认识字母但是对自己的名字没有回应）。这些症状可能被怀疑是耳聋所致的，但通常又被排除。在第二年，古怪和重复的行为以及典型游戏的缺失日益明显。因为许多发育中的幼儿通常有强烈的偏好，喜欢重复（如吃同样的食物、多次观看相同的视频），所以在学龄前儿童中诊断自闭症（孤独症）谱系障碍的受限的和重复的行为可能存在困难。临床上的鉴别一般基于行为的类型、频率和强度（如儿童每天摆放物品数小时并对任何物品的移动感到痛苦）。

自闭症（孤独症）谱系障碍不是一种退行性疾病，且通常需要终身的学习和代偿策略。症状经常在儿童早期和学龄早期最明显，通常至少有一些方面在儿童期晚期会有发育上的改善（如社交互动的兴趣增加）。在青少年期，有一小部分个体会出现行为方面的加重，但是大多数个体会有所改善。只有少数有自闭症（孤独症）谱系障碍的个体在成人期可独立地生活和工作。由于自闭症（孤独症）谱系障碍的诊断在具有更高的语言和智力能力的人群中更为频繁，多数这类个体能够找到他们的特殊兴趣和技能之间的匹配性，因此他们更容易被雇佣。获得职业康复服务能显著改善有自闭症（孤独症）谱系障碍的过渡年龄（一般为 18 ～ 25 岁）青年的竞争性雇佣后果。

一般来说，损害水平较低的个体能够更好地独立行使功能。然而，即使这样，个体可能仍然表现出社交幼稚和易受伤害，在没有帮助时难以处理实际需求，且容易感到焦虑和抑郁。许多成人报告他们使用代偿策略和应对机制去掩盖自己在公共场所的困难，但是要承受压力和努力去维持社交上可以被接受的表象。关于老年自闭症（孤独症）谱系障碍还相对知道的较少，但文献显示老年自闭症（孤独症）谱系障碍有较高比例的共病躯体疾病。

一些个体在成人期第一次被诊断出来，可能是由于家庭中某个儿童被诊断为自闭症（孤独症）谱系障碍或者工作或家庭关系破裂。在这样的案例中，获得详细的发育史可能有困难，获得自我报告也很困难。在临床观察表明目前符合诊断标准的情况下，特别是如果有童年期较差的社交和交流技能的病史支持的情况下，可能会诊断出自闭症（孤独症）谱系障碍。如果有一份令人信服的报告（由父母或其他亲属提供）表明该个体在童年期有正常和持续的交互性友谊且有良好的非言语交流技能的话，将显著降低诊断为自闭症（孤独症）谱系障碍的可能性；然而，如果发育信息本身不明确或缺失，则并不足以排除自闭症（孤独症）谱系障碍的诊断。

自闭症（孤独症）谱系障碍的社交和交流损害以及受限的重复的行为表现在发育期是明显的。在后期的生活中，干预或代偿以及现有的支持可能会掩盖至少某些情境中的此类情况。总体而言，症状仍然足以导致目前在社交、职业或其他重要功能方面的损害。

风险与预后因素

对于有自闭症（孤独症）谱系障碍的个体，已经确立的最好的预后因素是是否存在有关的智力发育障碍（智力障碍）和语言损害（如 5 岁时具有功能性语言是一个良好的预后体征），以及额外的精神健康问题。癫痫作为一个共病诊断，与更严重的智力发育障碍（智力障碍）和更低的言语能力有关。

环境的：神经发育障碍的各种风险因素，如父母高生育年龄、早产或在子宫内接触某些药物或致畸剂（如丙戊酸盐），可能会增加患自闭症（孤独症）谱系障碍的风险。

遗传与生理的： 基于双生子的共患率，自闭症（孤独症）谱系障碍遗传度的估计值从37%到高于90%不等，以及最近的一个五国队列估计遗传度为80%。目前，15%的自闭症（孤独症）谱系障碍的案例似乎与一个已知的基因突变有关，在不同家庭中与此障碍有关的特定基因存在新生的复制数变异或新生的突变。然而，即使是与一个已知的基因突变有关的自闭症（孤独症）谱系障碍，它似乎也不是完全外显的［即并非所有具有相同基因异常的个体都会患上自闭症（孤独症）谱系障碍］。大多数案例的风险似乎是多基因的，可能有上百个基因位点起了相对较小的作用。由于在基因研究中涉及的有色人种社区有限，因此尚不清楚这些发现是否适用于所有种族 / 民族群体。

与文化相关的诊断问题

社交互动、非言语交流和人际关系的规范存在文化差异，但是有自闭症（孤独症）谱系障碍的个体在其文化背景的规范下明显受损。文化影响对自闭行为的感知、某些行为对其他行为的显著性，以及对儿童行为和育儿实践的期待。对来自不同种族背景的儿童，自闭症（孤独症）谱系障碍的诊断在年龄上存在很大差异。大多数研究发现，受社会压抑的民族和种族的儿童的诊断会延迟，此外，非裔美国儿童比白人儿童更常被误诊为适应障碍或品行障碍。

与性和性别相关的诊断问题

自闭症（孤独症）谱系障碍在男性中的诊断率是女性的3～4倍，平均而言，女性的诊断年龄较晚。在临床样本中，女性往往更容易出现伴随的智力发育障碍（智力障碍）和癫痫，这表明没有伴随的智力损害或语言迟缓的女孩可能无法被识别，这可能是因为女孩有较轻的社交和交流困难。与患有自闭症（孤独症）谱系障碍的男性相比，尽管与男性有类似的社交理解困难，但女性可能有更好的交互性交谈，更可能分享兴趣以及整合语言和非语言行为，并根据情况改变自己的行为。试图隐藏或掩盖自闭行为（如通过模仿社交成功女性的着装、声音和方式）也可能使某些女性的诊断更加困难。平均而言，女性的重复行为可能不如男性明显，并且特殊兴趣可能更具有社会性（如歌手、演员）或"正常"的关注焦点（如马），但在强度上仍然不正常。据报道，相对于一般人群，自闭症（孤独症）谱系障碍的性别差异率有所增加，女性的差异高于男性。

与自杀想法或行为的相关性

与没有自闭症（孤独症）谱系障碍的个体相比，患有自闭症（孤独症）谱系障碍的个体自杀死亡的风险更大。与没有社交交流损害的儿童相比，有社交交流损害的自闭症（孤独症）谱系障碍儿童在16岁时有更高的自伤风险，伴有自杀意念、自杀想法和自杀计划。与年龄和性别匹配的对照者相比，患有自闭症（孤独症）谱系障碍的少年和青年的自杀企图风险增加，即使在调整了人口统计学因素和精神障碍的共病后也是如此。

自闭症(孤独症)谱系障碍的功能性后果

对有自闭症(孤独症)谱系障碍的幼儿而言,缺乏社交和交流能力可能妨碍学习,特别是通过社交互动或在有同伴的场所中的学习。在家里,坚持常规、厌恶改变以及比较敏感可能妨碍进食和睡眠,也会使得常规护理(如理发、牙齿护理)变得非常困难。适应技能通常低于测得的智商。计划、组织和应对改变方面的极端困难会对学业成绩造成负性影响,即使那些智力在平均水平以上的学生也是如此。在成人期,由于持续的机械性和难以适应新事物,这些个体可能很难变得独立。

许多患有自闭症(孤独症)谱系障碍的个体,即使没有智力发育障碍(智力障碍),成人心理社会功能(如独立生活和有酬就业等指标)也不佳。老年人的功能性后果尚不清楚,但社会接触变少和交流问题(如求助减少)可能会对老年人的健康造成不良影响。

同时发生的智力发育障碍(智力障碍)、癫痫、精神障碍和慢性躯体疾病可能与自闭症(孤独症)谱系障碍患者的过早死亡风险较高有关。自闭症(孤独症)患者的受伤和中毒死亡人数高于一般人群,自杀死亡人数也是如此。溺水也是自闭症(孤独症)谱系障碍儿童意外死亡的主要原因。

鉴别诊断

注意缺陷/多动障碍:注意的异常(过度关注或容易分神)在有自闭症(孤独症)谱系障碍的个体中很常见,多动症状也是如此。此外,一些患有注意缺陷/多动障碍的个体可能会表现出社交交流缺陷,如打断他人讲话、说话太大声以及不尊重个人空间。尽管可能很难将注意缺陷/多动障碍与自闭症(孤独症)谱系障碍区分开来,但注意缺陷/多动障碍的发育过程和缺乏受限的、重复的行为及不寻常的兴趣仍有助于区分这两种情况。当个体的注意困难或多动超出了在心智年龄相匹配的个体中典型所见时,应考虑同时诊断注意缺陷/多动障碍,并且注意缺陷/多动障碍是自闭症(孤独症)谱系障碍中最常见的共病之一。

不伴有自闭症(孤独症)谱系障碍的智力发育障碍(智力障碍):在非常年幼的儿童中,鉴别不伴有自闭症(孤独症)谱系障碍的智力发育障碍(智力智碍)和自闭症(孤独症)谱系障碍是困难的。有智力发育障碍(智力智碍)的个体如果没有发展出语言或符号语言的技能,对于鉴别诊断就提出了挑战,因为重复的行为经常出现在这样的个体中。在有智力发育障碍(智力智碍)的个体中,当社交交流和互动相对于个体的非言语技能(如精细的运动技能、非言语问题的解决能力)的发育水平显著受损时,作出自闭症(孤独症)谱系障碍的诊断是恰当的。相反,当社交交流技能和其他智力技能的水平没有显著受损时,作出智力发育障碍(智力障碍)的诊断更为恰当。

语言障碍与社交(语用)交流障碍:在一些形式的语言障碍中可能存在交流问题和一些继发的社交困难。然而,特定的语言障碍通常与异常的非言语交流无关,有语言障碍的个体也没有受限的、重复的行为、兴趣或活动模式。

当个体显示出社交交流和社交互动的缺陷但未显示出受限的、重复的行为、兴趣时，可能符合社交（语用）交流障碍的诊断标准，而不是自闭症（孤独症）谱系障碍。当个体的状况符合自闭症（孤独症）谱系障碍的诊断标准时，自闭症（孤独症）谱系障碍的诊断可以取代社交（语用）交流障碍的诊断，同时应该仔细询问既往或目前受限的、重复的行为模式。

选择性缄默症： 在选择性缄默症中，早期发育通常没有被干扰。个体通常在一些情境和环境下表现出恰当的交流技能。即使在儿童须保持安静的场所，个体的社交交互性也未受损，也没有受限的或重复的行为模式。

刻板运动障碍： 刻板运动是自闭症（孤独症）谱系障碍的诊断标志之一，因此，当重复的行为用自闭症（孤独症）谱系障碍来解释更合适时，就无须再额外给出刻板运动障碍的诊断。然而，当刻板运动引起自伤并成为治疗的焦点时，可以同时给出两种诊断。

雷特综合征： 社交互动的中断可能在雷特综合征的退行阶段(一般在 1 ～ 4 岁）被观察到，因此，相当大比例的患病年幼女孩可能存在符合自闭症（孤独症）谱系障碍诊断标准的表现。然而，在这个阶段之后，大多数有雷特综合征的个体的社交交流技能会有所改善，且自闭的特征不再是他们症状的主要方面。因此，只有符合所有诊断标准时，才能考虑自闭症（孤独症）谱系障碍的诊断。

与焦虑障碍相关的症状： 焦虑症状与自闭症（孤独症）谱系障碍的核心症状的重叠可能使自闭症（孤独症）谱系障碍中焦虑症状的分类具有挑战性。例如，社交退缩和重复行为是自闭症（孤独症）谱系障碍的核心症状，但也可能是焦虑的表现。自闭症（孤独症）谱系障碍中最常见的焦虑障碍是特定恐怖症（病例数高达 30%)，以及社交焦虑障碍和场所恐怖症（病例数高达 17%）。

强迫症： 重复行为是强迫症和自闭症（孤独症）谱系障碍的共同特征。在这两种情况下，重复行为都被认为是不恰当的或奇怪的。在强迫症中，侵入性想法通常与污染、组织、性或宗教主题有关。个体对这些侵入性想法的反应是进行强迫行为，以试图缓解焦虑。在自闭症（孤独症）谱系障碍中，重复行为通常指更刻板的运动行为，如拍手、手指颤抖或更复杂的行为（如坚持常规或不停地排列物体)。与强迫症的情况相反，自闭症（孤独症）谱系障碍中的重复行为可能被感知为令人愉快的和充实的。

精神分裂症： 儿童期起病的精神分裂症通常在一段时间的正常或接近正常的发育阶段之后出现。前驱期状态被描述为社交障碍、非典型的兴趣和信念的发生，这可能与自闭症（孤独症）谱系障碍中的社交缺陷和限制性的固定的兴趣相混淆。作为精神分裂症定义特征的幻觉和妄想不是自闭症（孤独症）谱系障碍的特征。然而，临床工作者必须考虑到有自闭症（孤独症）谱系障碍的个体在解释精神分裂症关键特征相关问题时会有具体化的倾向［如“在没人的时候你能听见声音吗？”“能（在收音机里)”］。自闭症（孤独症）谱系障碍和精神分裂症可以同时出现，应在两者都符合诊断标准时给出诊断。

人格障碍： 没有智力发育障碍（智力障碍）或明显语言损害的成人的一些与自闭症（孤独症）谱系障碍相关的行为可能被视为自恋型、分裂型或分裂样人格障碍的症状。特别是分裂型人格障碍，它可能与自闭症（孤独症）谱系障碍在不寻常的专注和感知体验、奇怪的思维和言语、受限的情感和社交焦虑、缺乏亲密的朋友，以及奇怪或古怪的行为方面相交叉。自闭症（孤独症）谱系障碍的早期发展过程（缺乏想象力的游戏、受限的或重复的行为、感觉敏感）最有助于人们将其与人格障碍区分开。

共病

自闭症（孤独症）谱系障碍常常与智力发育障碍（智力障碍）和语言障碍有关（即不能使用恰当的语法综合理解和构建句子）。在自闭症（孤独症）谱系障碍中，特定的学习困难（识字和识数方面的困难）很常见，发育性协调障碍也是这样。

自闭症（孤独症）谱系障碍可有与其共病的精神障碍。在有自闭症（孤独症）谱系障碍的个体中，约 70% 的个体可能有一种共病的其他精神障碍，约 40% 的个体可能有两种或多种共病的其他精神障碍。在与自闭症（孤独症）谱系障碍共病的障碍中，焦虑障碍、抑郁障碍和注意缺陷 / 多动障碍尤其常见。共病回避性 / 限制性摄食障碍也是自闭症（孤独症）谱系障碍相当常见的特征，并且可能持续存在极端和有限的食物偏好。

对那些不能讲话或有语言缺陷的个体，如果观察到他们有睡眠或进食的改变和挑衅性行为增加的体征，则应对他们进行焦虑或抑郁的评估，以及未确诊的躯体或牙科问题的潜在疼痛或不适的评估。与自闭症（孤独症）谱系障碍有关的躯体疾病通常包括癫痫和便秘。

注意缺陷 / 多动障碍

注意缺陷 / 多动障碍

诊断标准

A. 持续的注意缺陷和 / 或多动–冲动的模式，干扰了功能或发育，以下列 1 和 / 或 2 为特征：
   1. 注意缺陷：下列六项（或更多）的症状持续至少 6 个月，且达到了与发育水平不相符的程度，并直接对社会和学业 / 职业活动产生了不良影响：
      注：这些症状并不仅仅是对立行为、违拗、敌意、不能理解任务或指令的表现。年龄较大的青少年和成人（17 岁及以上）至少需要下列症状中的五项。
      a. 经常不能密切关注细节或在作业、工作或其他活动中犯粗心大意的错误（如忽视或遗漏细节、工作不精确）。
      b. 在任务或游戏中经常难以维持注意力（如在听课、对话或长时间的阅读中难以维持注意力）。

c. 当别人对其直接讲话时，经常看起来没有在听（如即使在没有任何明显干扰的情况下，也显得心不在焉）。

d. 经常不遵循指令以致无法完成作业、家务或工作（如可以开始做某事，但很快就不能集中注意力，容易分神）。

e. 经常难以组织任务和活动（如难以管理多条任务，难以把物品放得整整齐齐，工作凌乱、没头绪，不能有效地管理时间，不能遵守截止日期）。

f. 经常回避、厌恶或不情愿从事那些需要精神上持续努力的任务（如学校作业或家庭作业，对年龄较大的青少年和成人则为准备报告、完成表格或阅读冗长的文章）。

g. 经常丢失完成任务或活动所需的物品（如学校的资料、铅笔、书、钱包、钥匙、文件、眼镜、手机）。

h. 经常容易因外界的刺激分神（对于年龄较大的青少年和成人，可能是经常产生不相关的想法）。

i. 经常在日常活动中忘记事情（如做家务、外出办事，对年龄较大的青少年和成人则为回电话、付账单、约会）。

2. 多动和冲动：下列六项（或更多）的症状持续至少 6 个月，且达到了与发育水平不相符的程度，并直接对社会和学业 / 职业活动产生了不良影响：

注：这些症状并不仅仅是对立行为、违拗、敌意、不能理解任务或指令的表现。年龄较大的青少年和成人（17 岁及以上）至少需要符合下列症状中的五项。

a. 经常手脚动个不停或在座位上扭动。

b. 当被期待坐在座位上时却经常离座（如离教室、办公室或其他工作场所的座位，或在其他情况下需要保持原地的位置）。

c. 经常在不适当的场所跑来跑去或爬上爬下（注：对于青少年或成人，可以仅限于感到坐立不安）。

d. 经常无法安静地玩耍或从事休闲活动。

e. 经常“忙个不停”，好像“被发动机驱动着”似的（如在餐厅、会议中无法长时间保持不动或觉得不舒服，可能被他人认为坐立不安或难以跟上）。

f. 经常讲话过多。

g. 经常在别人的问题还没有讲完之前就把答案脱口而出（如接别人的话、不能等待按顺序交谈）。

h. 经常难以等待轮到自己（如当排队等待时）。

i. 经常打断或侵扰他人（如打断别人的对话、游戏或活动，没有询问或未经允许就开始使用他人的东西，对于青少年和成人可能是侵扰或未经允许就接管他人正在做的事情）。

B. 若干注意缺陷或多动–冲动的症状在 12 岁之前就已存在。

C. 若干注意缺陷或多动–冲动的症状存在于两个或更多的场所（如在家里、学校或工作中，与朋友或亲属互动中，在其他活动中）。

D. 有明确的证据显示这些症状干扰或降低了社交、学业或职业功能的质量。
E. 这些症状并不只发生在精神分裂症或其他精神病性障碍中，也不能用其他精神障碍（如心境障碍、焦虑障碍、分离障碍、人格障碍、物质中毒或戒断）来更好地解释。

标注是否是：

F90.2 组合表现：如果在过去的 6 个月内，同时符合诊断标准 A1（注意缺陷）和诊断标准 A2（多动-冲动）。

F90.0 主要表现为注意缺陷：如果在过去的 6 个月内，符合诊断标准 A1（注意缺陷），但不符合诊断标准 A2（多动-冲动）。

F90.1 主要表现为多动-冲动：如果在过去的 6 个月内，符合诊断标准 A2（多动-冲动），但不符合诊断标准 A1（注意缺陷）。

标注如果是：

部分缓解：先前符合全部诊断标准，但在过去的 6 个月内不符合全部诊断标准，且症状仍然导致社交、学业或职业功能方面的损害。

标注目前的严重程度：

轻度：如果有症状，也几乎没有超出诊断所需的症状，且症状导致社交或职业功能方面的轻微损害。

中度：症状或功能损害介于“轻度”和“重度”之间。

重度：存在非常多的超出诊断所需的症状，或存在若干特别严重的症状，或症状导致明显的社交或职业功能方面的损害。

诊断特征

注意缺陷 / 多动障碍（ADHD）的核心特征是持续的注意缺陷和 / 或多动-冲动模式干扰了功能或发育。ADHD 中的注意缺陷在行为上表现为游离于任务之外，不能按照指令行事或不能完成工作或家务，难以维持注意力，以及杂乱无章且并非由于违拗或缺乏理解力所致。多动是指在不恰当的时候出现过多的躯体运动（如孩子到处乱跑），或过于坐立不安、过度地轻敲或讲话过多。在成人中，多动可能表现为极度不安或使别人在他们的活动中精疲力竭。冲动是指没有事先考虑就匆忙行事且对于个体有较大的潜在的造成伤害的可能性（如没有观察就跑到大街上）。冲动可能反映了一种对即时奖励的欲望或做不到延迟满足。冲动行为可以表现为社交侵扰（如过多地打断别人）和 / 或没有考虑长期后果就作出重要的决定（如没有充分的信息就接受一份工作）。

ADHD 始于童年期。要求在 12 岁之前就已经出现若干症状，说明了在儿童期有大量临床表现的重要性。同时，由于难以确定精确的儿童期起病时间，所以并不需要标注更早的起病年龄。成人对儿童期症状的回忆通常不可靠，因此只能作为一种补充信息。如果在 12 岁之前没有任何症状，则无法诊断为 ADHD。当看似是 ADHD 的症状在 13 岁之后首次出现时，它们更有可能被用另一种精神障碍来解释，或者被认为代表物质使用对认知的影响。

该障碍的表现必须在一个以上的场所（如家庭和学校，或者家庭和工作场所）存在。诊断时需要向知情者咨询信息，以确认个体在不同场所的显著症状。症状通常因所在场所的情境不同而不同。当个体由于恰当的行为而频繁受到奖赏，处于密切的监督下，在一个新环境中，参与特别有趣的活动，有持续的外部刺激（如通过电子屏幕），或在一对一的情境中（如在临床工作者的办公室）互动时，可能很少出现该障碍的症状，甚至不出现。

相关特征

语言、运动或社交发育的迟缓并非 ADHD 所特有的，但经常共同发生。情绪失调或情绪冲动通常发生在患有 ADHD 的儿童和成人身上。患有 ADHD 的个体自我报告并被他人描述为易发怒、容易有挫败感和过度的情绪反应。

患有 ADHD 的个体即使没有特定的学习障碍，学业或工作表现也经常受损。他们可能在多个领域表现出神经认知缺陷，如在工作记忆、任务转换、反应时间、反应抑制、警觉性和计划 / 组织等方面，尽管这些症状不够明显，不足以作为诊断指标。

尽管 ADHD 与特定的躯体特征无关，但 ADHD 患者轻微躯体异常（如眼距过宽、高颚弓、耳廓低下）的发生率可能会升高。他们可能会出现轻微的运动迟缓和其他神经系统软性体征。[注意，显著的同时出现的笨拙和运动迟缓（如发育性协调障碍）应单独编码。]

患有已知病因的神经发育障碍（如脆性 X 综合征、22q11 缺失综合征）的儿童通常也可能有注意力不集中和冲动或多动的症状。如果他们的症状符合 ADHD 的全部诊断标准，应该诊断为 ADHD。

患病率

调查数据显示，全世界约有 7.2% 的儿童患有 ADHD。该障碍的跨国患病率范围很广，儿童和青少年的患病率在不同国家从 0.1% 到 10.2% 不等。特殊人群，如寄养儿童或教养场所的儿童等的患病率更高。一项跨国元分析显示，有 2.5% 的成人患有 ADHD。

发展与病程

许多父母在孩子学步时首次观察到孩子有过多的运动活动，但是在 4 岁之前症状很难与高度多变的正常行为相区分。ADHD 最常在小学阶段被诊断出来，此阶段注意缺陷变得更加显著，受损也更加严重。该障碍在青少年早期相对稳定，但是一些个体有加重的病程并伴有反社会行为。大多数有 ADHD 个体的躯体多动症状在青少年期和成人期变得不明显，但是坐立不安、注意缺陷、计划性差和冲动等会持续存在。在有 ADHD 的儿童中，相当多的个体在进入成人期后仍然存在相对的损害。

ADHD 在学龄期前主要表现为多动。注意缺陷在小学期间变得更加显著。在青少年期，多动的症状（如奔跑和攀爬）不太常见，可能主要表现为烦躁不安或一种紧张、不安或不耐烦的内在感觉。在成人期，患者仍有注意缺陷和坐立不安等症状，多动已经减少，但冲动仍然存在。

风险与预后因素

气质的：ADHD 与行为抑制的减少、努力地控制或约束、负性情绪和 / 或对新事物的追求增加有关。这些可能使一些儿童容易患 ADHD，但这些并不是该障碍所特有的。

环境的：极低的出生体重和早产会带来更大的罹患 ADHD 的风险，出生体重越低，风险越大。即使在控制了父母的精神病史和社会经济地位之后，孕期吸烟仍与 ADHD 有关。少数案例可能与对节食的反应相关。接触神经毒素（如铅）、感染（如脑炎）和在宫内接触酒精与随后的 ADHD 相关，但尚不清楚这些关联是否是因果关系。

遗传与生理的：ADHD 的遗传度约为 74%。大规模全基因组关联研究（GWAS）已经确定了许多富含进化受限基因组区域和功能丧失基因以及大脑表达调控区域周围的基因。ADHD 没有单一致病基因。

视力和听力损害、代谢异常和营养缺乏应被视为对 ADHD 症状的可能影响。ADHD 在特发性癫痫患者中容易出现。

病程影响因素：儿童早期的家庭互动模式不太可能引起 ADHD，但是可能影响其病程或在继发性品行问题的发生中起作用。

与文化相关的诊断问题

不同地域 ADHD 患病率的区别看起来主要应归因于诊断步骤和方法的不同，包括使用不同的诊断性访谈、是否需要功能损害以及如何定义功能损害的差异。患病率还受到不同社会背景对儿童和青少年行为规范和期待的文化差异，以及父母和教师对儿童行为解释的文化差异，包括性别差异的影响。在美国，非裔美国人和拉丁裔人群的临床确诊率往往低于非拉丁裔白人人群。由于显性或隐性的临床工作者的偏见，受社会压抑民族或种族群体中的 ADHD 症状常被误诊为对立或破坏性行为，从而导致 ADHD 的漏诊。非拉丁裔白人青年的较高患病率，可能也受到他们的父母对 ADHD 相关行为诊断要求较高的影响。知情者症状量表可能受到儿童和知情者所在文化背景的影响，这表明与文化相符的诊断实践与评估 ADHD 相关。

与性和性别相关的诊断问题

在普通人群中，男性 ADHD 患者比女性多，男女的患病比例在儿童中约为 2:1，在成人中约为 1.6:1。女性比男性更有可能表现出注意缺陷的症状。ADHD 症状严重程度的性别差异可能由两性之间不同的基因和认知倾向所致。

诊断标志物

没有诊断 ADHD 的生物标志物。尽管 ADHD 与慢波（4 ～ 7 Hz 的 θ 波）功率升高以及快波（14 ～ 30 Hz 的 β 波）功率降低有关；但后来的综述发现，患有 ADHD 的儿童或成人分别与对照组相比，θ 波和 β 波没有差异。

尽管一些神经影像学研究表明患有 ADHD 的儿童与对照组相比存在差异，但对所有神经影像学研究的元分析并未显示出 ADHD 个体与对照组之间存在差异。这可能由诊断标准、样本量、使用的任务和神经影像技术方面的差异所致。在这些问题得到解决之前，任何形式的神经影像学都不能用于诊断 ADHD。

与自杀想法或行为的相关性

ADHD 是儿童自杀意念和行为的风险因素。同样，在成人期，当共病情绪、行为或物质使用障碍时，即使在控制共病之后，ADHD 仍与自杀企图的风险增加有关。自杀想法在 ADHD 人群中也比在对照组中更常见。ADHD 预示着美国陆军士兵自杀想法的持续存在。

ADHD 的功能性后果

ADHD 与下降的学校表现和学业成就有关。学业缺陷、学校相关的问题以及同伴忽视通常与增多的注意缺陷症状有关，而被同伴排斥以及轻微的意外伤害则与显著的多动或冲动症状有关。对需要付出持续努力的任务投入不充分或朝三暮四，常常被他人解释为懒惰、不负责任或无法合作。

有 ADHD 的年轻人工作稳定性差。有 ADHD 的成人则表现出更差的职业成绩、出勤率，更高的失业率以及较多的人际冲突。平均而言，与同龄人相比，有 ADHD 的个体接受的学校教育更少、职业成就更差且智力分数更低，尽管其中存在很大的变异性。在严重的情况下，该障碍有显著的损害，影响个体在社交、家庭和学术 / 职业中的适应能力。

有 ADHD 的个体的家庭关系可能是不和谐的和非良性互动的。与没有 ADHD 的同龄人相比，有 ADHD 的个体自尊心较低。他们的同伴关系因其被同伴排斥、忽视或戏弄而经常遭到破坏。

有 ADHD 的儿童比没有 ADHD 的儿童更有可能在青少年期出现品行障碍，以及在成人期出现反社会型人格障碍，因此也增加了物质使用障碍和入狱的可能性。有 ADHD 的儿童随后出现物质使用障碍的风险增加，尤其是在出现品行障碍或反社会型人格障碍时。

有 ADHD 的个体比同龄人更可能受伤。有 ADHD 的儿童和成人遭受创伤和随后发展为创伤后应激综合征的风险更高。交通事故和违章在有 ADHD 的驾驶者中更常见。有 ADHD 的个体的总体死亡率较高，主要由事故和伤害所致。患 ADHD 后出现肥胖和高血压的可能性会增加。

鉴别诊断

对立违抗障碍：有对立违抗障碍的个体会抵制需要自我投入的工作或学校的任务，因为他们抵制顺应他人的要求。他们的行为特征是消极、敌对和违拗。应将这些症状与有 ADHD 的个体因为维持脑力劳动有困难、忘记指示和冲动所致的对学校或需要耗费脑力的任务的反感相鉴别。使鉴别诊断复杂化的情况是一些有ADHD的个体可能发展出对此类任务的继发的对立态度以及贬低其重要性。

间歇性暴怒障碍：有ADHD和间歇性暴怒障碍的个体都有高水平的冲动行为。有间歇性暴怒障碍的个体对他人有严重的攻击性，但有ADHD的个体没有此特征。同时，有间歇性暴怒障碍的个体不会遇到在ADHD中所见的维持注意力的问题。此外，间歇性暴怒障碍罕见于儿童期。间歇性暴怒障碍可以在存在ADHD时进行诊断。

其他神经发育障碍：必须将ADHD患者出现的增多的躯体活动与以重复运动行为为特征的刻板运动障碍和一些自闭症（孤独症）谱系障碍相区别。在刻板运动障碍中，运动行为一般是固定的和重复的（如摆动身体、咬自己），但ADHD中的烦躁不安和坐立不安通常是泛化的，不以重复的刻板运动为特征。在抽动秽语综合征中，频繁的多种抽动可能被误认为是ADHD泛化的烦躁不安。可能需要通过延长观察时间来鉴别烦躁不安和多种抽动的发作。

特定学习障碍：有特定学习障碍的儿童可能因挫折、缺乏兴趣或神经认知过程（包括工作记忆和处理速度）的能力有限而看起来像存在注意缺陷方面的问题；而在使用不需要受损认知过程的技能时，他们的注意缺陷问题就会大大减少。

智力发育障碍（智力障碍）：在处于与他们智力能力不相符的学业场所时，有智力发育障碍（智力障碍）的儿童常表现出ADHD的症状。在这些案例中，症状在非学业任务中并不明显。对有智力发育障碍（智力障碍）的患者进行ADHD诊断时，需要有对其心智年龄来说过度的注意缺陷或多动症状。

自闭症（孤独症）谱系障碍：有ADHD的个体和有自闭症（孤独症）谱系障碍的个体都可能表现出注意缺陷、社交功能失调以及难以管理自身行为的情况。必须将在有ADHD的个体中所见的社交功能失调和被同伴排斥与在自闭症（孤独症）谱系障碍的个体中所见的社交脱离、隔离和对面部及声音的交流线索漠不关心相区分。有自闭症（孤独症）谱系障碍的儿童可能因无法忍受事件预期进程的改变而发脾气。作为对比，有ADHD的儿童可能会在一个重大转变中由于冲动或自我控制力差而行为不当或发脾气。

反应性依恋障碍：有反应性依恋障碍的儿童可能表现出社交脱抑制，但不是全部的ADHD症状群，同时表现出其他特征，如缺乏持久的关系，而这并非ADHD的特征。

焦虑障碍：ADHD和焦虑障碍有共同的注意缺陷症状。有ADHD的个体的注意力不集中是由于从事外部新鲜和刺激的活动或沉湎于令人愉快的活动。这一点不同于焦虑障碍中因担忧和沉思所致的注意缺陷。坐立不安也可见于焦虑障碍。但是，在ADHD中，坐立不安与担忧和沉思无关。

创伤后应激障碍：儿童的与创伤后应激障碍相关的注意力集中困难可能被误诊为ADHD。6岁以下的儿童通常表现为非特异性症状的创伤后应激障碍，如烦躁、易怒、心不在焉和注意力不集中，这些症状可能与ADHD类似。父母可能会低估孩子与创伤相关的症状，而老师和其他照料者通常不知道孩子经历了创伤性事件。对过去经历创伤性事件的综合评估可以排除创伤后应激障碍。

抑郁障碍：有抑郁障碍的个体可能表现出不能集中注意力的情况。但是，抑郁障碍的不能集中注意力只在抑郁发作期间才变得明显。

双相障碍：有双相障碍的个体可能有活动增多、不能集中注意力和冲动性增加的情况，但是这些都是阵发性的，而 ADHD 的这些症状是持续性的。此外，在双相障碍中，增加的冲动性或注意力不集中通常伴有情绪高涨、夸张和其他特异的双相特征。有 ADHD 的儿童可能在同一天内表现出明显的心境变化；这种不稳定性不同于躁狂或轻躁狂发作，心境变化须持续 4 天或更长时间才是双相障碍的临床指征，即使在儿童中也是如此。双相障碍罕见于青少年期前，即使有严重的易激惹和很显著的愤怒；但 ADHD 在表现出过度愤怒和易激惹的儿童和青少年中很常见。

破坏性心境失调障碍：破坏性心境失调障碍的特征是具有泛化的易激惹和不能耐受挫折，但是，冲动和注意力不集中不是其核心特征。然而，大多数有该障碍的儿童和青少年也可能有符合 ADHD 诊断标准的症状，这种应分别诊断。

物质使用障碍：如果 ADHD 症状的初始表现出现在物质滥用或频繁使用后，就很难鉴别 ADHD 和物质使用障碍。在物质使用不当之前，来自知情者或既往记录的明确的 ADHD 证据对于鉴别诊断至关重要。

人格障碍：在青少年和成人中，鉴别 ADHD 和边缘型、自恋型以及其他类型的人格障碍可能是困难的。一些人格障碍往往具有杂乱无章、社交侵扰、情绪失调和认知失调等特征。然而，ADHD 不存在害怕被遗弃、自残、极度犹豫不决或其他一些人格障碍具有的特点。想要作出鉴别诊断，需要借助更长时间的临床观察、知情者访谈或详细的病史来区分究竟是冲动、社交侵扰或不恰当的行为，还是自恋、攻击性或专横行为。

精神病性障碍：如果仅仅在精神病性障碍的过程中出现注意缺陷和多动症状，则不能诊断为 ADHD。

药物所致的 ADHD 症状：归因于药物使用［如支气管扩张药、异烟肼、神经阻滞剂（导致静坐不能）、甲状腺素替代药物］的注意缺陷、多动或冲动症状，应被诊断为其他特定的或未特定的其他（或未知）物质相关障碍。

神经认知障碍：虽然复杂注意力的损害可能是神经认知障碍中受影响的认知领域之一，但它必须代表从先前的表现水平下降，才能诊断为重度或轻度神经认知障碍。此外，重度或轻度神经认知障碍通常在成人期起病。相比之下，ADHD 的注意力不集中必须在 12 岁之前就已经存在，并不代表从先前的功能水平下降。

共病

尽管 ADHD 在男性中更为常见，但有 ADHD 的女性患有多种共病的比例较高，特别是对立违抗障碍、自闭症（孤独症）谱系障碍、人格障碍和物质使用障碍。在有对立违抗障碍的儿童中约有一半共病 ADHD，约四分之一的儿童主要表现为精力不集中。约四分之一有品行障碍的儿童或青少年共病 ADHD，具体取决于年龄和环境。大多数有破坏性心境失调障碍的儿童和青少年也有符合 ADHD 诊断标准的症状；有 ADHD 的儿童中有较少的比例存在符合破坏性心境失调障碍诊断标准的症状。焦虑障碍、重性抑郁障碍、强迫症和间歇性暴怒障碍在 ADHD 患者中的发生率略高于普通人群。虽然物质使用障碍在有 ADHD 的成人中相对常见，但是该障碍只出现在少数有 ADHD 的成人中。在成人中，反社会型和其他类型的人格障碍可能与 ADHD 共病。

ADHD 可能与其他神经发育障碍中不同的症状概貌共同出现，包括特定学习障碍、自闭症（孤独症）谱系障碍、智力发育障碍（智力障碍）、语言障碍、发育性协调障碍和抽动障碍。

ADHD 共病的睡眠障碍与日间的认知损害（如注意力不集中）有关。许多有 ADHD 的个体报告日间嗜睡，这可能符合嗜睡障碍的诊断标准。四分之一到二分之一的 ADHD 个体报告有睡眠困难；研究表明，ADHD 与失眠、昼夜节律睡眠-觉醒障碍、睡眠障碍的呼吸和不安腿综合征有关。

有 ADHD 的个体被发现患有多种躯体疾病的概率较高，特别是过敏和自身免疫性疾病以及癫痫。

其他特定的注意缺陷 / 多动障碍

F90.8

此类型适用于那些具备注意缺陷 / 多动障碍的典型症状，且引起有临床意义的痛苦，或导致社交、职业或其他重要功能方面的损害，但不符合注意缺陷 / 多动障碍或神经发育障碍诊断类别中任何一种障碍的全部诊断标准的情况。当临床工作者选择交流不符合任何一种特定的注意缺陷 / 多动障碍或神经发育障碍的诊断标准的特定原因时，可以使用其他特定的注意缺陷 / 多动障碍这一诊断。这种情况一般先记录“其他特定的注意缺陷 / 多动障碍”，接着记录其特定原因（如“伴有不充分的注意缺陷症状”）。

未特定的注意缺陷 / 多动障碍

F90.9

此类型适用于那些具备注意缺陷 / 多动障碍的典型症状，且引起有临床意义的痛苦，或导致社交、职业或其他重要功能方面的损害，但不符合注意缺陷 / 多动障碍或神经发育障碍诊断类别中任何一种障碍的全部诊断标准的情况。当临床工作者选择不标注不符合任何一种注意缺陷 / 多动障碍或神经发育障碍的诊断标准的特定原因及因信息不足而无法作出更特定的诊断时，可以使用未特定的注意缺陷 / 多动障碍这一诊断。

特定学习障碍

特定学习障碍

诊断标准

A. 有学习和使用学业技能的困难，存在下列症状中至少一项症状，且持续至少 6 个月，尽管针对这些困难采取了干预措施：
   1. 不准确或缓慢且费力地读字（如读单个单词时不正确或缓慢、犹豫、经常猜测单词，发音有困难）。
   2. 难以理解所阅读的内容（如可以准确地读出内容但不能理解其顺序、关系、推论或更深层次的意义）。
   3. 拼写方面有困难（如可能添加、省略或替换元音或辅音）。
   4. 书面表达方面有困难（如在句子中犯下多种语法或标点符号方面的错误，段落组织差，书面表达思路不清晰）。
   5. 难以掌握数字的意义、数字事实或计算有困难（如数字理解能力差，不能区分数字的大小和关系，用手指进行简单的数字计算而不是像同伴那样直接计算，在算术计算中迷失方向或转换步骤）。
   6. 数学推理方面有困难（如在应用数学概念、事实或步骤去解决数量问题时有较大的困难）。

B. 受影响的学业技能显著地、可量化地低于个体实际年龄所应达到的水平，这显著干扰了个体的学业或职业表现或日常生活，而且相关情况在标准化成绩测评和综合临床评估中得到了证实。对于 17 岁以上的个体，有记录的学习困难病史可以代替标准化测评。

C. 学习方面的困难开始于学龄期，但直到对受到影响的学业技能的要求超过个体的有限能力时（如在定时测试中被要求读或写长篇复杂的报告，出现特别沉重的学业负担），症状才完全表现出来。

D. 学习困难不能用智力发育障碍（智力障碍）、未校正的视觉或听觉的敏感性、其他精神或神经性障碍、心理社会的逆境、对学业指导的语言不精通或不充分的教育指导来更好地解释。

注：上述四项诊断标准基于个人病史（发育、躯体、家庭、教育）、学校报告和心理教育的临床综合结果。

编码备注：标注所有受损的学业领域和次级技能。当超过一个领域受损时，每一个都应根据下列标注单独编码。

标注如果是：

F81.0 伴阅读受损：

阅读的准确性。

阅读的速度或流畅性。

阅读理解力。

注：阅读障碍是一个替代术语，是指一种学习困难的模式，以难以精确地或流利地认字、较差的解码和较差的拼写能力为特征。如果阅读障碍被用来标注这一特别的困难模式，那么标注任何额外存在的困难（如阅读理解困难或数学推理困难）也非常重要。

F81.81 伴书面表达受损：

拼写的准确性。

语法和标点的准确性。

书面表达的清晰度或条理性。

F81.2 伴数学受损：

数字感。

算术事实的记忆力。

计算的准确性或流畅性。

数学推理的准确性。

注：计算障碍是一个替代术语，是一种以数字信息处理加工、学习计算事实、计算的准确性或流畅性困难为特征的困难模式。如果计算障碍被用来标注这一特别的困难模式，那么标注任何额外存在的困难（如数学推理困难或文字推理准确性困难）也非常重要。

标注目前的严重程度：

轻度：在一个或两个学业领域存在一些学习技能方面的困难，但困难非常轻微，当为个体提供适当的便利和支持性服务时，尤其是在学校期间，个体能够补偿或发挥相应功能。

中度：在一个或多个学业领域存在显著的学习技能方面的困难，在学校期间，如果没有间歇的强化和特殊的教育，个体不可能熟练地掌握有关技能。在学校、工作场所或家里的部分时间，个体需要借助一些适当的便利和支持性服务来准确和有效地完成相关活动。

重度：严重的学习技能方面的困难影响了个体数个学业领域，在学校期间的大部分时间内，如果没有持续的、强化的、个性化的、特殊的教育，个体不可能学会有关技能。即使在学校、工作场所或家里有很多适当的便利和支持性服务，个体可能仍然无法有效地完成所有活动。

记录步骤

特定学习障碍的每一个受损的学业领域和次级技能都应被记录下来。由于ICD编码的要求，阅读受损、书写表达受损、数学受损及与其相应的次级技能受损，都必须分别编码和记录。例如，阅读和数学受损，以及阅读速度和流畅性、阅读理解、准确或流畅的计算，准确的数学推理这些次级技能的受损应分别编码和记录为：F81.0 特定学习障碍（伴阅读受损、伴阅读速度和流畅性受损或伴阅读理解受损）；F81.2 特定学习障碍（伴数学受损、伴准确或流畅的计算受损或伴准确的数学推理受损）。

诊断特征

特定学习障碍是一种神经发育障碍，其生物学起源是与该障碍的行为体征相关的认知水平异常的基础。生物学起源包括遗传、表观遗传和环境因素的相互作用，这些因素会影响大脑有效而准确地感知或处理言语或非言语信息的能力。

特定学习障碍的第一个核心特征是存在持续的难以学习关键学业技能的困难（诊断标准 A），在正式的学校教育期间（即发育阶段）起病。关键的学业技能包括准确而流利地读单个词、阅读和综合理解、书面表达和拼写、算术计算和数学推理（解决数学问题）。相对于说话或走路，它们是伴随大脑成熟而出现的习得性发育标志，掌握学业技能（如阅读、拼写、书写、数学）必须要有明确的教和学的过程。特定学习障碍破坏了学习学业技能的正常模式，它不只是缺乏学习机会或指导不充分的后果。掌握这些关键的学业技能的困难也可能妨碍学习其他学业科目（如历史、科学、社会研究）。学习将字母与语言发音对应起来的困难——阅读印刷文字［通常被称为阅读障碍（特定学习障碍，伴阅读受损）］——是特定学习障碍最常见的表现之一。学习困难表现为一系列可观察到的、描述性的行为或症状（诊断标准 A1 ～ A6）。这些临床症状可以被观察到，可通过临床访谈的方法确定，或通过学校报告、评估量表或既往的教育或心理评估的描述来确定。学习困难是持续性的而不是一过性的。在儿童和青少年中，“持续”被定义为尽管在家里或学校有额外的帮助措施，但至少有 6 个月的学习进步受限（即没有证据表明个体正在赶上同龄人）。例如，即使为个体提供了语音学技术或单词识别策略上的指导，个体学习阅读单个词的困难仍不能完全或快速地减小，则表明个体有特定学习障碍。持续的学习困难的证据可以从累积的学校报告、儿童评估档案、基于课程的测评或临床访谈获得。在成人中，持续的困难是指在儿童期或青少年期表现出的持续识字或识数上的持续困难，如学校报告、评估的工作组合或既往评估的累积证据所示。

特定学习障碍的第二个核心特征是个体学业技能受影响的表现远低于年龄预期（诊断标准 B）。学习学业技能存在困难的一个重要临床指征是就年龄而言的低学业成绩，或只有通过更多的努力或支持才能维持平均水平的成绩。在儿童中，低学业技能会对学校表现（如学校报告和教师给的分数或评级）造成显著干扰。学习学业技能存在困难的另一个临床指征，特别在成人中，是对那些需要学业技能的活动的回避。同样，在成人期，低学业技能会干扰个体的职业表现或需要这些技能的日常活动（如自我报告或他人报告所示）。然而，这条标准也需要心理测评的证据，这些证据来自对个体实施的可靠的心理测评以及与文化相符的经过常模或标准校正的学业成绩测评。学业技能是连续分布的，因此并没有自然的界值可以用来区分个体有或没有特定学习障碍。因此，任何界定显著低下的学业成绩（如学业技能远低于年龄预期）的阈值在很大程度上都带有主观性。为了达到诊断的最大准确性，需要在某个学术领域的一个或多个标准化测评或分测评中有低的学业成绩。例如，比同龄人的平均值至少低 1.5 个标准差，转换成标准分数即为 78 分或更低。然而，精确的分数会因为使用的特定标准化测评而有所不同。基于临床判断，当学习困难是由来自临床评估、学业历史、学校报告或测评分数所提供的证据支持时，可能需要更加宽松的阈值（如比同龄人的平均值低 1.0 个标准差）。此外，标准化测评没有所有语言的版本，因此诊断在某种程度上要依据对现有测评分数的临床判断。

特定学习障碍的第三个核心特征是学习困难在大多数个体的就学早期就显而易见（诊断标准 C）。然而，有些个体的学习困难可能要到就学晚期才完全表现出来，那时学习需求增加并超出个体有限的能力。

特定学习障碍的第四个核心特征是学习困难被认为是“特定的”，有下述四个理由。

第一，它们不能归因于智力发育障碍（智力障碍）、全面发育迟缓、听觉或视觉障碍、神经性或运动障碍（诊断标准 D）。特定学习障碍会影响智力水平正常的个体的学习［通常采用 IQ 大于 70 分（允许测评误差 ±5 分）进行估计］。短语“未预期的学业成绩不良”经常用于定义特征性的特定学习障碍，它不是在智力发育障碍（智力障碍）或全面发育迟缓中表现出来的普遍的学习困难的一部分。

第二，学习困难不能归因于普遍的外在因素，如经济或环境的不利条件、长期的缺勤或个体所在的社区环境中缺少通常应该提供的教育。

第三，学习困难不能归因于神经性（如儿童卒中）或运动障碍，或者视觉或听觉障碍，这些障碍经常与学习学业技能的问题有关，但是通过存在的神经体征可以区分。

第四，学习困难可能局限于一个学业技能或领域（如阅读单个词、检索、计算数字）。

特定学习障碍也可能出现在那些在智力方面有“天赋”的个体中。在学习要求或评估步骤（如限时测试）对他们需要学习和完成的任务造成障碍之前，这些个体可能通过使用代偿策略、更多努力或支持去维持表面上看来足够的学业功能。在这些情况下，个体的成就分数相对于能力水平或其他领域的成就会低，而不是相对于总体成就平均值。

特定学习障碍需要进行综合评估。特定学习障碍只能在正式学校教育开始后才能作出诊断，儿童期、青少年期或成人期的任何时点均可诊断，只要有正式上学期间（即发育阶段）起病的证据即可。要诊断特定学习障碍，单一的数据源是不够的。特定学习障碍是基于对个体的医学、发育、教育和家族史等多方面综合评估而作出的临床诊断。学习困难的历史包括既往和当前的表现，学业、职业或社交功能的影响，既往或当前的学校报告，学业技能的工作档案，基于课程的评估，以及既往或当前对学业成绩的标准化测评分数。如果怀疑有智力、感觉、神经或运动障碍，则针对特定学习障碍的临床评估还应包括适用于这些障碍的方面。因此，综合评估将涉及具备特定学习障碍和心理 / 认知评估专业知识的专业人员。因为特定学习障碍通常持续到成人期，所以很少需要重新评估，除非学习困难发生显著变化（改善或加重）或要求达到特殊目的。

相关特征

特定学习障碍的症状（阅读、写作或数学方面的困难）经常同时出现。各种能力不均衡的情况很常见，如平均水平之上的绘画、设计和其他视空间能力，缓慢、费力和不准确的阅读，以及糟糕的综合理解和书面表达能力。在学龄前，特定学习障碍通常但并非总是先于注意力、语言或运动技能的迟缓，这些迟缓可能会持续存在并与特定学习障碍同时发生。

有特定学习障碍的个体通常（但并非总是）在认知加工的心理测评上表现不佳。但目前尚不清楚这些认知异常是学习困难的原因、相关因素还是后果。同样，虽然对与学习阅读单词困难有关的认知缺陷有据可查，对与学习数学技能困难有关的认知缺陷的理解正在迅速发展，但与特定学习障碍的其他表现有关的认知缺陷（如阅读理解、书面表达）尚属未知。

尽管个体的认知缺陷对每种特定学习障碍的症状都有特别的影响，但一些认知缺陷在不同的特定学习障碍亚型（如加工速度）中是共有的，并且可能导致特定学习障碍的并发症状。特定学习障碍症状的共发性和跨特定学习障碍亚型的共同认知缺陷，表明了共同的潜在生物学机制。

因此，有类似症状或测评分数的个体可能被发现有各种不同的认知缺陷，并且许多此类缺陷也可见于其他神经发育障碍［如注意缺陷/多动障碍、自闭症（孤独症）谱系障碍、交流障碍、发育性协调障碍］。

有该障碍的个体在认知加工和大脑结构及功能方面表现出有限的改变。群体水平上的遗传差异也很明显。但是，认知测评、神经影像或基因测试目前对诊断都没有帮助，并且诊断性评估不需要对认知加工缺陷的评估。

患病率

在巴西、北爱尔兰和美国的学龄儿童中，阅读、书写和数学等学术领域的特定学习障碍的患病率为 5% ～ 15%。成人中的患病率尚不清楚。

发展与病程

特定学习障碍的起病、识别和诊断通常发生在小学阶段，这个时期儿童需要学习阅读、拼写、书写和数学。然而，前驱症状（如语言迟缓或缺陷、押韵或数数困难、书写所需的精细运动技能困难）通常出现在正式入学前的儿童早期。

有特定学习障碍的个体的表现可能是行为上的（如不愿意参与学习、出现对立行为）。特定学习障碍是终身的，但病程和临床表现多变，部分依赖于环境对任务的要求、个体学习困难的范围和严重程度、个体的学习能力、共病以及可利用的支持系统和干预手段等各方面之间的相互作用。然而，在日常生活中存在的阅读流利性、综合理解力、拼写、书面表达和计算技能等方面的问题通常会持续到成人期。

特定学习障碍的症状表现随年龄增长而变化，因此个体可能有一系列持续或多变的学习困难贯穿一生。有特定学习障碍的成人似乎在交流、人际交往和社区、社会、公民生活领域的活动和参与方面受到限制和制约。

在学龄前儿童中，观察到的特定学习障碍的症状包括对语言语音游戏（如重复、押韵）不感兴趣，以及可能在学习儿歌方面有困难。有特定学习障碍的学龄前儿童会频繁地使用儿语、发音错误的单词，并且在记忆姓名、数字或星期几方面有困难。他们可能无法识别自己姓名中的字母并且在学习数数方面有困难。

有特定学习障碍的幼儿园阶段的儿童可能不能够识别和书写字母，不能书写自己的名字，或可能会持续使用超出发育典型时间段范围的自创拼写。

他们难以将口语单词分解成音节（如将“cowboy”分解成“cow”和“boy”），也难以识别押韵的单词（如 cat、bat、hat）。幼儿园阶段的儿童也难以将字母与其发音联系起来（如字母 b 发 /b/ 音），同时不能识别音素［如不知道一组单词（如 dog、man、car）中哪一个与“cat”的起始发音相同］。

特定学习障碍在小学阶段的儿童中通常表现为在学习字母-发音相对应（特别对说英语的儿童）、流畅单词解码、拼写或数学方面有明显的困难；朗读缓慢、不准确且费力，一些儿童很难理解口语或书面语数字所代表的大小。低年级（一～三年级）的儿童可能继续存在识别和使用音素的问题，不能阅读常见的单音节单词（如 mat 或 top），也不能识别常见的拼写不规则的单词（如 said、two）。他们可能会犯阅读错误，表现出连接发音和字母识别方面的问题（如把“big”当成“got”），同时难以将数字和字母排序。一至三年级的儿童还可能难以记忆数字或难以完成加减法的算术步骤，也可能抱怨阅读或算术很难并回避。有特定学习障碍的儿童在中年级（四～六年级）时会发错音或跳过长的多音节单词的部分字母（如把“animal”说成“aminal”，把“convertible”说成“conible”），以及混淆发音类似的单词（如把“volcano”说成“tornado”）。他们难以记住日期、姓名和电话号码，同时难以按时完成家庭作业或考试中的题目。中年级儿童的综合理解力可能很差，伴有或不伴有缓慢、费力且不准确的阅读，他们难以阅读小功能的单词（如 that、the、an、in）。他们的拼写和书面作业可能很糟糕。他们可能会正确说出一个单词的开头部分，然后随意猜测该单词的剩余部分（如把“clover”读成“clock”），同时他们可能害怕朗读或拒绝大声朗读。

相比之下，有特定学习障碍的青少年可能已经掌握了单词解码方法，但是他们的阅读仍然缓慢而费力，他们可能在阅读综合理解、书面表达（包括拼写）以及数学计算或解决数学问题等多方面存在明显的问题。在青少年时期及成人期，有特定学习障碍的个体可能会继续犯无数的拼写错误，以及阅读单个词和连贯文本缓慢、极其费力并难以完整读出多音节单词。他们可能常常需要重复阅读材料，以理解或获得主要观点，并难以从书面文字中获得推论。有特定学习障碍的青少年和成人会回避需要阅读或算术的活动（如阅读消遣、阅读指导）。有特定学习障碍的成人有持续的拼写问题，他们阅读慢且费力或难以从与工作相关的书面文件信息中作出重要的推论。他们可能会回避需要阅读或书写的休闲活动和与工作相关的活动，或者使用印刷品的替代品（如将文本转换成有声文件 / 将有声文件转换成文本的软件、有声读物、视听媒体）。

特定学习障碍另一种可能的临床表现是持续终身的有限的学习困难，如掌握不了基本的数字感（如不知道一对数字或点数哪个代表更大的数量），或者对单词辨识或拼写不熟练。回避或不愿意参与需要学业技能的活动，这些在儿童、青少年和成人中都很常见。阅读和数学能力较差的个体随着小学年级逐渐升高，更有可能报告社会情绪困扰（如悲伤、孤独）。

对有特定学习障碍的个体来说，严重的焦虑发作或焦虑障碍，包括躯体不适或惊恐发作在一生中都很常见，同时伴有受限的和广泛的学习困难的表现。

风险与预后因素

环境因素：社会经济条件（如社会经济地位低）和接触神经毒物会增加特定学习障碍或阅读和数学困难的风险。特定学习障碍或阅读和数学困难的风险包括产前或生命早期接触以下任何物质：空气污染、尼古丁、多溴二苯醚或多氯联苯（阻燃剂）、铅或锰。

遗传与生理的：特定学习障碍表现出家庭聚集性，特别当影响到阅读、数学和拼写时。与没有这些学习困难的个体相比，有这些学习困难的个体的一级亲属在阅读或数学方面出现特定学习障碍的相对风险要高得多（如分别高 4 ～ 8 倍和 5 ～ 10 倍）。值得注意的是，发病率因父母诊断状态的方法（客观测试或自我报告）不同而异。阅读困难（阅读障碍）的家族史和父母的读写技能可以预测后代的读写问题或特定学习障碍，表明遗传和环境因素共同起作用。

在字母和非字母语言里，阅读能力和阅读障碍都有高度遗传性，包括学习能力和障碍多数表现的高度遗传性（如遗传度估计值大于 0.6）。学习困难各种表现之间的协同变异性很高，这表明关系到某种表现的基因与关系到另一种表现的基因关联度非常高。

早产或极低的出生体重是特定学习障碍的风险因素。患有 1 型神经纤维瘤病的个体患特定学习障碍的风险很高，高达 75% 的患 1 型神经纤维瘤的个体表现出学习障碍。

病程影响因素：学龄前注意力不集中、内化和外化行为的显著问题预示着以后的阅读和数学困难（但不一定是特定学习障碍），以及有效的学业干预手段效果不佳。学龄前的语言障碍与后来的阅读障碍（如单词阅读、阅读综合理解）密切相关。言语、语言的迟缓或障碍，或认知加工（如音素的意识、工作记忆、快速连续命名）受损可以预测之后阅读和书面表达方面的特定学习障碍。此外，儿童期注意缺陷 / 多动障碍的诊断与成人期阅读和数学成绩不佳有关。与未共病注意缺陷 / 多动障碍的特定学习障碍相比，与注意缺陷 / 多动障碍共病可以预测更差的精神健康后果。系统的、密集的、个性化的指导或使用基于实证的干预方法，可以改善或缓解某些个体的学习困难或促进其他个体使用代偿策略，从而减轻其他不良结果。

与文化相关的诊断问题

特定学习障碍可以发生在不同语言和种族背景以及不同文化和社会经济背景

下，但是，根据口语和书面的符号系统以及文化和教育实践的性质，其表现可能各不相同。例如，阅读和数字相关工作的认知加工要求在不同的文字拼写体系中差异很大。在英语语言中，可观察到的学习困难的临床症状是阅读单个单词不准确且缓慢；在其他发音和字母间更加直接对应的字母语言（如西班牙语、德语）中及非字母语言（如汉语、日语）中，临床症状特征是阅读缓慢但准确。对英语初学者的评估应该包括阅读困难究竟是源于对英语不够熟练还是源于特定学习障碍。英语初学者患有特定学习障碍的风险因素包括特定学习障碍家族史、母语的语言迟缓、英语的学习困难和语音记忆缺陷未能赶上同龄人水平。如果怀疑有文化或语言的差异（如英语初学者受到英语水平有限的影响），评估时需要考虑个体对其第一语言（母语）以及第二语言（在这个例子中，是英语）掌握的熟练程度。重要的是，与在家和学校讲相同语言的同龄人相比，在家中和学校讲不同语言的孩子并非更容易出现语音缺陷。共病阅读困难可能因语言不同而异。评估中考虑的因素可能包括个体生活的语言和文化背景，以及个体在原始语言和文化背景下的教育和学习经历。难民儿童和移民儿童学习问题的风险因素包括教师的刻板印象和低期望、霸凌、民族和种族歧视、父母对教育方式和期望的误解、创伤和移民后的应激源。

与性和性别相关的诊断问题

特定学习障碍在男性中更常见（男女患病率范围为2:1 到 3:1），并且不能归因于确定偏差、定义或测评变异、语言、民族及种族背景、社会经济地位等因素。阅读障碍（特定学习障碍伴阅读受损）的性别差异可能一定程度上受加工速度的影响。

与自杀想法或行为的相关性

在美国公立学校 15 岁的青少年中，与具有正常阅读分数的青少年相比，阅读能力差与自杀想法和行为相关，即使在控制了社会人口学和精神病学变量的情况下也是如此。在一项针对加拿大成人的研究中，即使在调整了童年逆境、精神病史、物质使用史以及社会人口因素后，有特定学习障碍的个体终身自杀企图的发生率也高于没有特定学习障碍的个体。在有特定学习障碍的个体中，目睹父母长期家庭暴力和曾经有重性抑郁障碍病史与自杀行为风险增加有关。

特定学习障碍的功能性后果

特定学习障碍对终身都有负性的功能影响，包括学业成绩更低、高中辍学的比例更高、接受高等教育的比例更低、心理痛苦水平更高、精神健康总体情况更差、失业和不充分就业比例更高，以及收入更低。辍学和同时出现的抑郁症状会增加不良精神健康后果（包括自杀想法或行为）的风险，但高水平的社交或情感支持会带来更好的精神健康后果。

鉴别诊断

学业成绩的正常变化：特定学习障碍不同于由外在因素（如缺少教育机会、持续的指导不良、在第二语言环境中学习）所致的学业成绩的变化，因为即使有充分的教育机会，与同伴受到同样的指导且能够理解指导语言（哪怕它不同于个体的母语），特定学习障碍带来的问题仍然持续存在。

智力发育障碍（智力障碍）：特定学习障碍不同于与智力发育障碍（智力障碍）有关的一般性学习困难，因为特定学习障碍带来的问题出现在正常的智力功能水平中（即IQ至少为70±5）。如果存在智力发育障碍（智力障碍），只有当学习困难超出通常与智力发育障碍（智力障碍）相关的程度时才能诊断特定学习障碍。

由神经性或感觉障碍所致的学习困难：特定学习障碍不同于由神经性或感觉障碍（如儿童卒中、创伤性脑损伤、听觉损伤、视觉损伤）所致的学习困难，因为这些情况在神经检查中存在异常的发现。

神经认知障碍：特定学习障碍不同于与神经退行性认知障碍有关的学习问题，因为特定学习障碍中的特定学习困难的临床表现出现在发育阶段，有时仅在学习要求增加并超过个体有限的能力时才会明显表现出来（可能发生在成人期），同时这些困难并不表现为比先前的水平显著下降。

注意缺陷/多动障碍：特定学习障碍不同于与注意缺陷/多动障碍有关的学业表现不良，因为在注意缺陷/多动障碍中问题可能不一定体现在学习学业技能上有特定困难，更有可能体现在执行这些技能上有困难。然而，特定学习障碍和注意缺陷/多动障碍共同存在的情况比预期的频繁。如果同时符合这两种障碍的诊断标准，可以给予两种诊断。

精神病性障碍：特定学习障碍不同于与精神分裂症或其他精神病性障碍相关的认知加工困难，因为这些障碍在这些功能领域中会出现衰退（经常是快速的）。特定学习障碍中的阅读能力缺陷比与精神分裂症相关的一般认知损害更为严重。如果同时符合两种障碍的诊断标准，可以给予两种诊断。

共病

不同类型的特定学习障碍经常同时发生（如伴有数学受损和阅读受损的特定学习障碍），并且特定学习障碍经常与其他神经发育障碍［如注意缺陷/多动障碍、交流障碍、发育性协调障碍、自闭症（孤独症）谱系障碍］或其他精神障碍（如焦虑障碍和抑郁障碍）或行为问题同时发生。值得注意的是，对数学和阅读困难共病的估计因用于定义数学困难的测试的不同而异，这可能是因为相同的症状（如算术问题）可能与不同的认知缺陷（如语言技能或数字加工方面的缺陷）有关。这些共病并不一定排除特定学习障碍的诊断，但可能会使测试和鉴别诊断更加困难，因为每个共同存在的障碍都独立地干扰包括学习在内的各种日常生活活动的执行能力。因此，需要通过临床判断将这种损害归为学习困难。如果有指征表明另一种诊断能够解释特定学习障碍诊断标准A中所描述的学习关键学业技能的困难，那么就不应诊断为特定学习障碍。

运动障碍

发育性协调障碍

诊断标准 F82

A. 协调运动技能的获得和使用显著低于个体实际年龄和与技能学习及使用机会相符合的水平。其困难表现为动作笨拙（如跌倒或碰撞到物体）以及运动技能（如抓一个物体、使用剪刀或刀叉、写字、骑自行车或参加体育运动）表现得缓慢和不精确。

B. 诊断标准 A 中的运动技能缺陷显著地、持续地干扰了与实际年龄相应的日常生活活动（如自我照顾和自我维护），同时影响了学业 / 学校的成绩、就业前教育和职业活动、休闲、玩耍。

C. 症状发生于发育早期。

D. 运动技能的缺陷不能用智力发育障碍（智力障碍）或视觉损害来更好地解释，也并非由某种神经系统疾病（如脑瘫、肌营养不良症、退行性障碍）所致。

诊断特征

诊断发育性协调障碍需要借助临床上的综合病史（发育的和医学的）、体格检查、学校或工作单位的报告，以及心理测评学上可靠的并与文化相符的标准化测评进行个体评估。那些受损的需要运动协调性技能的表现（诊断标准 A）随着年龄而变化。虽然许多幼儿达到了典型的运动发育标志，但可能在达到运动发育标志时出现迟缓（如坐、爬、走方面）。他们也可能在发展技能（如跨越台阶、骑自行车、扣衬衫纽扣、完成智力游戏以及使用拉链等）方面出现迟缓，甚至即使获得了相关技能，运动的执行过程也可能比同伴显得笨拙、缓慢或不够精确。年龄更大的儿童和成人可能表现出各种活动方面［如组合智力玩具、搭建模型、玩球类游戏（特别在团队里）、书写、打字、驾驶或自我照顾］速度慢或不准确。

只有在运动技能的损害显著干扰了个体在家庭、社交、学校或社区生活中的表现和参与时，才能诊断发育性协调障碍（诊断标准 B）。这些活动的示例包括穿衣服、使用与年龄相符的用具而不狼狈地进餐、与他人一起进行体育比赛、课堂上使用特定工具（如直尺和剪刀），以及在学校参与团队训练活动。不仅完成这些动作的能力受损，而且执行过程的显著迟缓也很常见。书写的能力经常受到影响，继而书面表达的清晰度和 / 或速度受到影响，同时学业成绩（通过强调书面表达技能的运动成分将这种影响与特定的学习困难区分开）也受到影响。在成人中，教育和工作上的日常技能，特别是那些对速度和准确性有要求的技能，将由于协调性问题而受到影响。

诊断标准 C 表明发育性协调障碍症状的发生必须在发育早期。但是，通常在 5 岁前不诊断发育性协调障碍，因为在习得许多运动技能的年龄方面会有相当多的变化，或在儿童早期测评缺乏稳定性（如有些儿童随后会赶上平均水平），或引起运动迟缓的其他原因还没有完全表现出来。

诊断标准 D 具体说明了在协调性困难不能用视觉损害更好地解释或并非由某种神经系统疾病所致时，才能诊断发育性协调障碍。因此，诊断性评估中必须包括视觉功能检查和神经检查。如果存在智力发育障碍（智力障碍），则运动困难会超出与心智年龄相符的水平，但是，目前还没有特定的 IQ 划界分数或差异标准。

发育性协调障碍没有明确的亚型，但是个体可能主要在整体运动技能或包括书写技能在内的精细运动技能上受损。

其他用来描述发育性协调障碍的术语有儿童期运动障碍、特定运动功能发育障碍和笨拙儿童综合征。

相关特征

一些有发育性协调障碍的儿童常会有额外的（通常是被抑制的）运动活动，如无支撑肢体的舞蹈样运动或镜像运动。这些“溢出”的运动被认为是神经发育不成熟或神经系统软性体征的表现，而不是神经异常的表现。在目前的文献和临床实践中，它们在诊断中的作用尚不清楚，需要进一步评估。

患病率

5 ～ 11 岁儿童发育性协调障碍的患病率为 5% ～ 8%（在英国，1.8% 的 7 岁儿童被诊断为重度发育性协调障碍，3% 的儿童被诊断为可能的发育性协调障碍）；该障碍在加拿大、瑞典等地的患病率为 7% ～ 8%。患该障碍的人中，男性比女性更多，男性与女性的比例在 2:1 到 7:1 之间。

发展与病程

发育性协调障碍的病程是可变的，但至少在 1 年和 2 年的随访中是稳定的。该障碍在长期病程中可能会有所改善，但协调运动问题估计在 50% ～ 70% 的儿童中会持续到青少年期。该障碍起病于儿童早期。延迟出现的运动发育标志可能是初始迹象，或在儿童尝试抓住刀叉、扣衣服纽扣或玩球类游戏时首次被识别出来。在童年中期，当需要运动性排序和协同时，如在组合智力玩具、搭建模型、玩球和书写，以及整理随身物品时，个体会存在困难。成人早期，个体会在学习涉及复杂 / 自动运动技能的新任务上有持续的困难，包括驾驶和使用工具。不能快速地做笔记和书写会影响个体在工作中的表现。该障碍与其他障碍共同出现（参见该障碍的“共病”部分）对临床表现、病程和后果都会有额外的影响。

风险与预后因素

环境的：发育性协调障碍与早产、低出生体重和产前酒精接触有关。

遗传与生理的：在视觉－运动技能（包括视觉－运动感知和空间心智化）中发

现了潜在神经发育过程的损害。也可能涉及小脑功能失调，随着所需运动复杂性的增加，小脑功能失调会影响快速运动调整的能力。然而，发育性协调障碍的确切神经基础尚不清楚。由于发育性协调障碍可能与其他神经发育障碍［包括注意缺陷/多动障碍、特定学习障碍和自闭症（孤独症）谱系障碍］同时出现，因此，已提出了共同的遗传效应。然而，在双生子中，持续的共病仅见于严重案例。

病程影响因素：同时有注意缺陷/多动障碍和发育性协调障碍的个体比仅有注意缺陷/多动障碍但没有发育性协调障碍的个体表现出更多的损害。

与文化相关的诊断问题

发育性协调障碍可在不同文化、种族和社会经济环境中出现。同时，运动发育的文化差异（相对于美国常模的加速和延迟）也已被报道。这些似乎与照料的实践有关，这种实践与在发育过程中对独立流动性的期望、严重贫困儿童的流动性机会不足以及测量方法的差异有关。"日常生活活动"意味着文化差异，需要考虑个别儿童的生活环境以及儿童是否有适当的机会学习和练习这些技能。对一些中低收入国家儿童的研究发现，这些国家儿童发育性协调障碍的患病率较高，这可能反映了社会经济劣势对运动发育的影响。

发育性协调障碍的功能性后果

发育性协调障碍将导致日常生活活动的功能表现受损（诊断标准 B），这些损害会在有共同出现的疾病时增加。发育性协调障碍的后果包括团队游戏和运动的参与减少、自尊和自我价值感较低、情绪或行为问题、学业成绩受损、身体健康状况较差、身体活动减少和肥胖，以及与健康相关的生活质量较差。

鉴别诊断

由其他躯体疾病所致的运动损害：协调性问题可能与视觉功能损害和特定神经系统障碍（如脑瘫、进展性小脑病变、神经肌肉疾病）有关。在这些情况中进行神经系统检查将会有额外的发现。

智力发育障碍（智力障碍）：如果有智力发育障碍（智力障碍），则可能会有与智力发育障碍（智力障碍）相符的运动能力的受损。但是，如果运动困难超出了智力发育障碍（智力障碍）可以解释的程度，同时符合发育性协调障碍的诊断标准，应同时诊断发育性协调障碍。

注意缺陷/多动障碍：有注意缺陷/多动障碍的个体可能会跌倒、碰撞物体或撞翻东西。需要在不同情境中仔细观察以确认运动能力的缺乏应归因于注意力不集中和冲动，而不是发育性协调障碍。如果同时符合注意缺陷/多动障碍和发育性协调障碍的诊断标准，应同时给予这两种诊断。

自闭症（孤独症）谱系障碍：有自闭症（孤独症）谱系障碍的个体可能对参与需要复杂协调技能的任务（如球类运动）不感兴趣，这会影响测评表现和功能，但不反映核心的运动能力。发育性协调障碍与自闭症（孤独症）谱系障碍共病的情况很常见。如果同时符合两种诊断标准，应同时给予这两种诊断。

关节过度活动综合征：患有关节过度活动综合征的个体（在体格检查时可发现，常有疼痛主诉）可能会表现出与发育性协调障碍类似的症状。

共病

常常与发育性协调障碍共病的障碍包括交流障碍、特定学习障碍（特别是阅读和书写困难）、注意缺陷问题［包括注意缺陷 / 多动障碍（最常共病的障碍，约50% 的共患率）］、自闭症（孤独症）谱系障碍、破坏性和情绪性行为问题，以及关节过度活动综合征。可能存在不同的共病组合（如重度阅读障碍、精细运动问题和书写问题的组合，运动控制和运动计划损害组合）。其他障碍的存在并不排除发育性协调障碍，但是会使检查更加困难，并可能独立地干扰日常生活活动的执行，因此在将损害归因于运动技能时需要检查者进行判断。

刻板运动障碍

诊断标准 F98.4

A. 有重复的、看似被驱使的、明显漫无目的运动行为(如握手或挥手、摆动身体、撞头、咬自己、打自己的身体)。
B. 重复的运动行为干扰了社交、学业或其他活动，且可能导致自伤。
C. 症状发生于发育早期。
D. 重复的运动行为不能归因于某种物质的生理效应或神经系统疾病，也不能用其他神经发育障碍或精神障碍［如拔毛癖（拔毛障碍）、强迫症］来更好地解释。

标注如果是：

伴自伤行为（或如果不采取预防措施，则将导致伤害行为）。

无自伤行为。

标注如果是：

与已知的遗传疾病、其他躯体疾病、神经发育障碍或环境因素有关［如莱施–奈恩综合征、智力发育障碍（智力障碍）、子宫内酒精接触］。

编码备注：使用额外的编码来确认相关的遗传疾病、其他躯体疾病、神经发育障碍或环境因素。

标注目前的严重程度：

轻度：症状很容易被感觉刺激或分神抑制住。

中度：症状需要明确的防护措施和行为矫正。

重度：需要采取持续的监控和防护措施，以防止严重的伤害。

记录步骤

与已知的遗传疾病、其他躯体疾病、神经发育障碍或环境因素有关的刻板运动障碍，记录为“与疾病（或障碍或因素的名称）有关的刻板运动障碍”（如与莱施–奈恩综合征有关的刻板运动障碍）。

标注

无自伤的刻板运动的严重程度从很容易被感觉刺激或分散注意力抑制的轻度表现到明显干扰日常生活所有活动的持续运动不等。自伤行为的严重程度因不同维度而异，相关维度包括频率、对适应功能的影响和身体伤害的严重程度（如从用手打击身体造成轻度瘀伤或红斑，到手指撕裂或截肢，再到由撞头引起的视网膜脱落）。

诊断特征

刻板运动障碍的核心特征是有重复的、看似被驱使的，以及明显漫无目的的运动行为（诊断标准 A）。这些行为经常是头部、手或身体有节奏的，但没有明显适应性功能的运动。这类运动可能对或不对阻止它们的努力作出反应。对于正常发育的儿童，当注意力集中在他们身上，或儿童的注意力分散而无法进行重复动作时，他们通常可以停止重复动作。对于有神经发育障碍的儿童，他们的行为通常对此类努力的反应较少。在其他案例中，个体会作出自我约束行为（如坐在手上、用衣服缠住手臂、寻找防护设备）。

这种行为是多变的，每个个体表现出自身独特模式化的、“招牌式”的行为。无自伤的刻板运动的示例包括（但不限于）身体摇动、双侧的摆动或转动手部、在面前轻弹或挥动手指、挥舞或摆动手臂以及点头，嘴部伸展通常与上肢运动有关。刻板的自伤行为包括（但不限于）反复撞头、打耳光、戳眼睛，以及咬手、咬唇或咬身体的其他部位。戳眼睛尤其令人担忧，这在有视力损害的儿童中更常见。上述多种运动（如歪头、摆动躯干、在面前反复挥舞一小段绳子）可能组合出现。

刻板运动可能在一天中多次出现，持续几秒钟到数分钟或更长。频率可以从一天几次到发作间隔数周不等。具体行为根据情境而变化，一般当个体全神贯注于其他活动、激动、紧张、疲劳或无聊时出现。诊断标准 A 需要运动“看起来”是漫无目的的。但是，运动可能提供某些功能，如刻板运动可以减少外部压力源引发的焦虑。

诊断标准 B 要求刻板运动干扰了社交、学业或其他活动，同时在某些儿童中，可能导致自伤（或没有使用保护措施时会自伤）。应使用标注“伴自伤行为”或“无自伤行为”来表明存在或不存在自伤行为。刻板运动起病于发育早期（诊断标准 C）。诊断标准 D 要求刻板运动障碍中重复、刻板的行为不能归因于某种物质的生理效应或神经系统疾病，也不能用其他神经发育障碍或精神障碍来更好地解释。在 1 ～ 3 岁的儿童中，刻板运动的存在可能表明存在某种未被发现的神经发育问题。

患病率

简单刻板运动（如摆动）在年幼的正在发育的儿童中很常见（如在英国和美国，这一比例为 5% ～ 19%）。复杂刻板动作相对较少（发生率约为 3% ～ 4%）。在来自高收入国家的样本中，有 4% ～ 16% 的智力发育障碍（智力障碍）的个体存在刻板运动和自伤行为。有重度智力发育障碍（智力障碍）的个体患刻板运动障碍的风险更大。生活在专业寄宿机构中的有智力发育障碍（智力障碍）的个体，10% ～ 15% 可能有伴有自伤的刻板运动。重复和受限的行为和兴趣可能是有重度智力发育障碍（智力障碍）的儿童发生自伤、攻击和破坏性行为的风险标志物。

发展与病程

刻板运动通常开始于生命的前 3 年。简单刻板运动常见于婴儿期，并且可能涉及运动技能的习得。在发展出复杂刻板运动模式的儿童中，约 80% 的儿童在 24 个月前出现症状，12% 的儿童在 24 ～ 35 个月间出现，8% 的儿童在 36 个月或年龄更大时出现。在大多数正常发育的儿童中，刻板运动的严重程度和频率会随着时间的推移而减少。复杂刻板运动起病于婴儿期或更晚。在有智力发育障碍（智力障碍）的个体中，自伤的形式或模式可能改变，但刻板行为、自伤行为可能会持续多年。

风险与预后因素

环境的：社交孤立是自我刺激的一个风险因素，可能发展出伴有反复自伤行为的刻板运动。环境压力也可能促发刻板行为。恐惧可能改变个体的生理状态，从而导致刻板行为频率增加。

遗传与生理的：基于有刻板运动阳性家族史的个体的高频率发作，刻板运动障碍被认为在某种程度上具有遗传性。有刻板运动的儿童的壳核体积显著的减少表明与习惯性行为有关的独特的皮层－纹状体通路（即前运动回到后壳核环路）可能是复杂刻板运动的基础解剖部位。认知功能更低与刻板行为的风险更高以及干预的效果更差有关。刻板运动在有中度到重度 / 极重度智力发育障碍（智力障碍）的个体中更常见，这些个体因某种特定的综合征（如雷特综合征）或环境因素（如相对的刺激不足的环境）似乎有更高的刻板运动的风险。反复的自伤行为可能是神经遗传综合征中的一种行为表现。如在莱施－奈恩综合征中，如果没有被约束，既有刻板的肌张力失调运动，又有手指的自残、咬嘴唇和其他形式的自伤，同时，在雷特综合征和德朗热综合征（Cornelia de Lange syndrome）中，自伤可能是由手－口刻板运动所致的。刻板行为可能是由痛苦的躯体疾病（如中耳炎、牙齿问题、胃食管反流）所致的。

与文化相关的诊断问题

刻板的重复行为，伴或不伴自伤，在许多文化中都有不同的表现。对不寻常行为的文化态度可能导致延迟诊断。整体上的文化容忍度和对待刻板运动的态度不尽相同，必须加以考虑。

鉴别诊断

正常发育：简单刻板运动常见于婴儿期和儿童早期。摆动可能出现在睡梦到觉醒的过渡阶段，这种行为通常随年龄增长而缓解。复杂刻板运动在正常发育的儿童中不常见，并且可以通过分散注意力或感觉刺激来抑制。个体的日常常规活动很少受到影响，并且这些动作一般不会引起儿童的痛苦。在这些情况下，诊断刻板运动障碍是不恰当的。

自闭症（孤独症）谱系障碍：刻板运动可能是自闭症（孤独症）谱系障碍的一种症状表现，在评估重复运动和行为时应予以考虑。自闭症（孤独症）谱系障碍的社交交流和交互性表现的缺陷一般不会出现在刻板运动障碍中，因此社交互动、社交交流和机械的重复行为和兴趣是两者的区别特征。对有自闭症（孤独症）谱系障碍的个体，只有自伤或刻板运动严重到足以成为治疗焦点时，才能诊断刻板运动障碍。

抽动障碍：通常，刻板运动的起病年龄（3 岁之前）比抽动障碍的起病年龄更早，后者的平均起病年龄为 4 ～ 6 岁。与表现多变的抽动相比，刻板运动的表现在模式或形式上是一致且固定的。刻板运动可能涉及手臂、手或整个身体，而抽动常常涉及眼睛、面部、头和肩膀。与通常简短、快速、随机和波动的抽动症状相比，刻板运动更加固定、有节律且持续时间更长。刻板运动是自我协调的（儿童喜欢它们），而抽动通常是自我不协调的。抽动症状在位置和时间上起起伏伏，并且与先兆冲动（一种在许多抽动运动之前的躯体感觉）有独特的联系。抽动和刻板运动都可以通过分散注意力来减少。

强迫及相关障碍：刻板运动障碍通过缺少强迫思维以及重复行为的性质而区别于强迫症。有强迫症的个体感到被驱使，他们完成重复的行为是为了应对某种强迫思维或依据必须严格遵守的规则，而刻板运动障碍的行为似乎是被驱使的但看起来更像漫无目的的。拔毛癖（拔毛障碍）和抓痕（皮肤搔抓）障碍的特征是聚焦于躯体的重复行为（即拔毛发和搔抓皮肤），这些行为看似被驱使但不是漫无目的的，也不是模式化或有节律的。此外，拔毛癖和抓痕（皮肤搔抓）障碍的起病通常不是在发育早期，而是在青少年期或更晚。

其他神经系统和躯体疾病：诊断刻板运动需要排除习惯、造作、阵发性运动障碍和良性遗传性舞蹈病。需要通过神经系统病史和检查来评估、提示其他障碍的特征，如肌阵挛、肌张力失调、抽动和舞蹈病。与神经系统疾病有关的不自主运动可以通过体征和症状来辨别。如迟发性运动障碍中的重复刻板运动可以通过慢性神经阻滞剂的使用史、特征性的口腔或面部运动障碍、不规则的躯干或肢体运动来辨别。这些类型的运动不会导致自伤。刻板运动是多种神经遗传性疾病的常见表现，如莱施-奈恩综合征、雷特综合征、脆性 X 综合征、德朗热综合征和史密斯-马吉利综合征（Smith-Magenis syndrome）。对于与已知遗传或其他躯体疾病、神经发育障碍或环境因素有关的刻板运动障碍，应记录为与疾病名称（或障碍或因素的名称）有关的刻板运动障碍（如与莱施-奈恩综合征有关的刻板运动障碍）。

物质所致的重复性行为：刻板运动障碍的诊断不适用于与苯丙胺中毒或滥用有关的反复的皮肤搔抓或划痕。在这种案例中，应诊断由物质 / 药物所致的强迫及相关障碍。

功能性（转换）刻板运动：必须将刻板运动与功能性（转换）刻板运动区分开。突然发生、注意力不集中、模式改变并出现无法解释的改善或加重，以及共同存在的功能性神经症状障碍（转换障碍）的其他症状是一些有助于确定功能性（转换）刻板运动的典型特征。

共病

有慢性运动刻板的儿童的常见共病包括注意缺陷 / 多动障碍、运动协调问题、抽动障碍 / 抽动秽语综合征和焦虑障碍。

抽动障碍

诊断标准

注：抽动是突然的、快速的、反复的、非节律性的运动或发声。

抽动秽语综合征　　F95.2

A. 多种运动和一个或多个发声抽动在障碍的某段时间内出现，尽管不一定同时出现。

B. 抽动的频率可以有高有低，但这种情况自第一次抽动发生起持续超过 1 年。

C. 于 18 岁之前发生。

D. 这种障碍不能归因于某种物质（如可卡因）的生理效应或其他躯体疾病（如亨廷顿病、病毒后脑炎）。

持续性（慢性）运动或发声抽动障碍　　F95.1

A. 在病程中出现了单一或多种运动抽动或发声抽动，但运动和发声两者并非同时出现。

B. 抽动的频率可以有高有低，但这种情况自第一次抽动发生起持续至少 1 年。

C. 于 18 岁之前发生。

D. 这种障碍不能归因于某种物质（如可卡因）的生理效应或其他躯体疾病（如亨廷顿病、病毒后脑炎）。

E. 从不符合抽动秽语综合征的诊断标准。

标注如果是：

仅有运动抽动。

仅有发声抽动。

暂时性抽动障碍　　F95.0

A. 单一或多种运动和 / 或发声抽动。

B. 这种情况自第一次抽动发生起持续少于 1 年。

C. 于 18 岁之前发生。

D. 这种障碍不能归因于某种物质（如可卡因）的生理效应或其他躯体疾病（如亨廷顿病、病毒后脑炎）。
E. 从不符合抽动秽语综合征或持续性（慢性）运动或发声抽动障碍的诊断标准。

标注

只有持续性（慢性）运动或发声抽动障碍才需要“仅有运动抽动”或“仅有发声抽动”的标注。

诊断特征

抽动障碍包括五个诊断类别：抽动秽语综合征、持续性（慢性）运动或发声抽动障碍、暂时性抽动障碍、其他特定的抽动障碍和未特定的抽动障碍。任一抽动障碍的诊断都基于运动和 / 或发声抽动的存在（诊断标准 A），抽动症状的持续时间（诊断标准 B），起病年龄（诊断标准 C）以及没有任何已知的病因，如其他躯体疾病或物质使用（诊断标准 D）。抽动障碍的诊断是分级有序的 [即首先是抽动秽语综合征，其次是持续性（慢性）运动或发声抽动障碍，再次是暂时性抽动障碍，最后是其他特定的抽动障碍和未特定的抽动障碍]，这样，一旦诊断了某个等级水平的抽动障碍，就不能给予更低等级的诊断（诊断标准 E）。

抽动是突然的、快速的、反复的、非节律性的运动或发声。一些运动性抽动可能是在不同时长内发生的较慢的扭转或收紧运动。随着时间的变化，个体可能会有不同的抽动症状，但是在任何时点，抽动症状都会以其特征性的方式复发。尽管抽动可以包含几乎任何肌群的抽动或发声，但某些抽动症状，如眨眼或清嗓子，在不同患者群中都很常见。个体在抽动之前通常会出现局部的不适感（预感），并且大多数个体报告了对抽动的“冲动”。抽动常常被体验为不自主的运动，但有些抽动可以在不同的时长内被自动抑制。

对抽动的详细讨论可以作为抽动发作的一个促发因素。同样，观察另一个个体的手势或聆听另一个个体的声音可能会导致有抽动障碍的个体做出类似的手势或发出类似的声音，这可能会被其他个体误解为是有目的的。当个体与对抽动障碍没有充分了解的权威人物（如教师、主管、警察）互动时，这可能会尤其成问题。

抽动一般可以分为简单或复杂两类。简单运动抽动的特点是特定肌肉群的有限参与，通常持续时间比较短，包括眨眼、做鬼脸、耸肩或伸展四肢。简单发声抽动包括清嗓子、擤鼻子和发出由膈肌或咽喉肌收缩引起的鸟叫声、吼叫声或呼噜声。复杂运动抽动持续时间较长，通常是简单运动抽动的组合，如同时转头和耸肩。复杂运动抽动（如头部的姿势或躯干运动）可能看起来是有目的的。复杂运动抽动还可能包括模仿他人的动作（模仿动作）或性或禁忌手势（秽行症）。同样，复杂发声抽动具有语言意义（词语或部分词语），可能包括重复自己的声音或词语（言语重复）、重复最后听到的词语或短语（模仿言语），或者发出社会不能接受的词语，包括秽语或民族、种族或宗教上的诋毁语（秽语症）。重要的是，秽语症是突然的、尖锐地吼叫或发出呼噜声，以及缺少在人际互动中观察到的类似不恰当言语的韵律。

在五种抽动障碍中存在的运动和／或发声抽动各不相同（诊断标准 A）。对于抽动秽语综合征，运动抽动和发声抽动必须都存在（尽管不一定同时存在）。对于持续性（慢性）运动或发声抽动障碍，仅有运动抽动或仅有发声抽动存在。对于暂时性抽动障碍，可能存在运动抽动和／或发声抽动。对于其他特定的抽动障碍或未特定的抽动障碍，抽动或抽动样症状在表现或起病年龄上不典型，或有已知的病因。

最少 1 年持续时间的诊断标准（诊断标准 B）确保了诊断为抽动秽语综合征或持续性（慢性）运动或发声抽动障碍的个体已经有持续的症状。抽动的严重程度时轻时重，且一些个体可能有数周至数月无抽动症状的时期；然而，不论无抽动症状时期的长或短，自首次发生抽动起抽动症状超过 1 年的个体都被认为有持续性的症状。对于自首次发生抽动起抽动症状不足 1 年的有运动抽动和／或发声抽动的个体，可以考虑诊断为暂时性抽动障碍。抽动障碍的起病必须在 18 岁之前（诊断标准 C）。抽动障碍通常始于青春期前，平均起病年龄为 4 ～ 6 岁，且新发抽动障碍的发病率在青春晚期下降。成人期的新发抽动障碍极其罕见，且经常与接触毒品有关（如过度的可卡因使用），或是中枢神经系统损害的结果，或与功能性神经系统障碍相关。尽管首次发生抽动在青少年和成人中不常见，但青少年和成人就诊进行首次诊断性评估并在仔细评估时提供可追溯到儿童期的轻度抽动病史的情况并不罕见，即使在早期发育阶段有数月或数年的无抽动期。若首次发作的异常运动提示抽动发生在正常年龄范围之外，应评估其他运动障碍，包括功能性抽动样复杂运动或发声。

抽动不能归因于某种物质的生理效应或其他躯体疾病（诊断标准 D）。当有来自病史、体格检查和／或实验室结果的强有力的证据提示抽动障碍的某种合理的、最接近的，以及可能的病因时，应使用其他特定的抽动障碍的诊断。

既往符合抽动秽语综合征的诊断标准就否定了持续性（慢性）运动或发声抽动障碍的可能诊断（诊断标准 E）。类似地，持续性（慢性）运动或发声抽动障碍的既往诊断就否定了暂时性抽动障碍、其他特定的抽动障碍或未特定的抽动障碍的诊断（诊断标准 E）。

患病率

抽动在儿童期很常见，但在大多数案例中是短暂的。一项美国全国调查评估该障碍的临床确诊案例的患病率为 3/1000。非裔美国人和拉丁裔个体中确诊案例的比例较低，这可能与获得医疗服务上的差异相关。在加拿大，抽动秽语综合征的估计患病率为每 1000 名学龄儿童中有 3 ～ 9 人。在全球范围内，男性比女性更容易患该障碍，比例从 2:1 到 4:1 不等。流行病学研究表明，来自各大洲的儿童都存在抽动障碍，但确切的患病率受到研究方法差异的影响。

发展与病程

抽动的起病通常在 4 ～ 6 岁。眨眼是高度特征性的初始症状。严重程度的峰值发生在 10 ～ 12 岁，严重程度在青少年期下降。许多有抽动障碍的成人会经历症状的减轻。一小部分个体在成人期仍有持续重度或恶化的症状。

抽动症状在所有年龄组和生命不同阶段的表现都很类似。抽动的严重程度（频率和强度）有增有减，随着时间的推移，受影响的肌肉群和发声的性质也会发生变化。包括幼儿在内的许多个体报告，他们的抽动与抽动前的局部躯体感觉和先兆冲动有关。很难找到合适的词语来描述这些感觉和先兆冲动。与先兆冲动有关的抽动可能被体验为并非完全“不随意”，因为冲动和抽动可以被克制。个体也可能觉得需要重复或以特定的方式执行抽动，直到个体觉得抽动完成得“恰到好处”。在抽动或一系列抽动的表达后，个体通常会有一种解脱和紧张减轻的感觉。

出现共同发生的疾病的易患性随着个体经历不同的共同发生的疾病的风险年龄而变化。例如，有抽动障碍的青少年期前的儿童更可能同时患有注意缺陷/多动障碍、强迫症和分离焦虑障碍。有抽动障碍的青少年和成人更容易发生心境和焦虑障碍以及物质使用障碍。

风险与预后因素

环境的：在大脑发育的早期，一些环境风险因素已经被确定，包括父亲高龄以及产前和围产期不良事件（如胎儿生长受损，产妇产时发热，孕期母亲吸烟，严重的产妇心理社会压力，早产、臀位产和剖宫产）。

遗传与生理的：遗传因素会影响抽动症状的表达和严重程度。抽动障碍的遗传率估计为70%～85%，男性和女性之间的家族风险或遗传率没有差异。抽动秽语综合征的重要风险等位基因和有抽动障碍家庭中罕见的遗传变异已经被确定。常见的遗传变异也已被确定。它们以与疾病严重程度相关的分级方式在各种抽动障碍中存在。事实上，基于其现象学和遗传背景，抽动障碍可能存在于一个连续的发育谱系中。

持续性（慢性）运动或发声抽动障碍与强迫症、注意缺陷/多动障碍和其他神经发育障碍[包括自闭症（孤独症）谱系障碍]具有共同的遗传变异特征。此外，有抽动障碍的个体患自身免疫性疾病（如桥本甲状腺炎）的风险增加。越来越明显的是，免疫系统和神经炎症在至少一部分患病个体（如患有风湿性舞蹈病的个体）的抽动病理生物学中发挥着重要作用。然而，还需要做更多的工作来了解其他神经精神疾病（包括小儿急性发作神经精神综合征、与链球菌感染有关的小儿自身免疫性神经精神障碍）的生物行为基础和感染的潜在病因。

病程影响因素：抽动会由于焦虑、兴奋和疲惫而加重，而在平静、专注的活动中会减轻。例如，许多个体在从事需要集中注意力和运动控制的任务时通常很少抽动。有压力/令人兴奋的事件（如参加考试、参与令人兴奋的活动）经常会使抽动加重。

与文化相关的诊断问题

抽动障碍的临床特征、病程或病因似乎并没有因种族、民族和文化背景不同而异，但这些背景可能会影响在家庭和社区中对抽动障碍的感知和应对方式，从而影响寻求帮助和选择治疗的模式（如在专业服务机构就诊时的年龄）。例如，在韩国的样本中，与抽动障碍患者的倾向性社交距离（如一起工作或学习）比在美国的研究中更大。

与性和性别相关的诊断问题

男性比女性更常患抽动障碍，但是抽动种类、起病年龄或病程等没有性别差异。有持续抽动障碍的女性更可能经历焦虑和抑郁。

与自杀想法或行为的相关性

1969—2013 年在瑞典进行的一项匹配的病例队列研究表明，即使在控制了精神障碍共病后，与匹配的一般人群对照受试者相比，有抽动秽语综合征或持续性（慢性）运动或发声抽动障碍的个体自杀企图（优势比为 3.86）和自杀死亡的风险显著增加（优势比为 4.39）。青春晚期的持续抽动和先前的自杀企图是自杀死亡的最强预测因素。病例对照数据显示，约十分之一的有持续性（慢性）运动或发声抽动障碍的青少年有自杀想法和 / 或行为，特别是在愤怒 / 沮丧的情况下，并与焦虑 / 抑郁、社交问题或退缩、攻击性和内化性问题，以及抽动的严重程度和相关损伤有关。

抽动障碍的功能性后果

许多有轻度到中度抽动障碍的个体体验不到痛苦或功能上的损害，甚至觉知不到自己的抽动。有更加严重症状的个体一般在日常生活中有更多的损害，但即使个体有中度或严重的抽动障碍，他们可能仍然功能良好。与抽动本身相比，存在共同出现的疾病，如注意缺陷 / 多动障碍或强迫症，对功能的影响可能更大。更不常见的情况是，抽动会破坏日常活动的功能，导致社交隔离、人际冲突、同伴欺负、不能工作或上学、生活质量降低。通常，有抽动障碍的个体在积极尝试抑制抽动时难以将注意力集中在与工作相关的任务上。个体也可能经历显著的心理痛苦，甚至有自杀想法。抽动秽语综合征的罕见共病包括躯体损伤，如眼部损伤（由于击打自己的脸）、骨伤和神经系统损伤（如与强力的头部和颈部运动相关的椎间盘疾病）。

鉴别诊断

可能伴随其他躯体疾病的异常运动，包括其他运动障碍： 刻板运动被定义为不自主的、有节律的、重复的和可预测的运动，看似是有目的的，但没有明显的适应功能。刻板运动通常是自我安慰的或令人愉快的，并且可以通过分神而停止。示例包括重复挥手 / 转动、挥舞手臂和扭动手指。与抽动障碍相比，刻板运动障碍起病年龄更早，持续时间更长（几秒至数分钟），有重复和有节奏的形式和部位，缺乏先兆感觉或冲动，可通过分神（如听到名字或被触摸）而中止。舞蹈病表现为作出快速、随机、持续、突然、不规则、不可预测和非刻板性的动作，这些动作通常是双侧并且影响身体的所有部位（即面部、躯干和四肢）的。动作的时机、方向和分布随时都在变化，且运动通常在尝试自主动作时加重。肌张力障碍是主动肌和拮抗肌同时持续的痉挛导致躯体部位出现扭曲的姿势或运动。肌张力障碍的姿势通常由尝试自主运动而诱发，在睡眠时消失。

阵发性运动障碍： 阵发性运动障碍的特征是由自主运动或用力诱发的阵发性不自主肌张力障碍或舞蹈手足徐动症样运动，很少由正常的背景运动引起。

肌阵挛：肌阵挛的特征是突然单向且通常是非节律的运动。它可能因运动加重并可在睡眠期间出现。可通过快速、缺乏可抑制性和没有先兆感觉或冲动这几点来鉴别肌阵挛。

强迫及相关障碍：将强迫症中的强迫行为与复杂抽动鉴别开来可能很困难，尤其是因为它们经常同时发生在同一个个体身上。强迫症的强迫行为旨在预防或减少焦虑或痛苦，通常是为了应对强迫思维（如害怕污染）。相比之下，许多有抽动障碍的个体觉得需要以特定方式执行动作，在身体两侧同样进行一定次数或直到获得"恰到好处"的感觉。聚焦于躯体的重复性行为障碍（即持续性拔毛、搔抓皮肤、咬指甲）比抽动显得更加有目的性，也更加复杂。

功能性抽动障碍：当个体出现"抽动发作"并持续 15 分钟到数小时时，也应考虑功能性抽动障碍。

共病

许多躯体疾病和精神障碍可与抽动障碍共病，其中注意缺陷 / 多动障碍、破坏性行为和强迫及相关障碍最常见。有注意缺陷 / 多动障碍的儿童可能表现出破坏性行为、社交不成熟和学习困难，这些都可能妨碍学业进步和人际关系并导致比抽动障碍更大的损害。在抽动障碍中观察到的强迫症状往往起病年龄较早，并且通常以需要对称和精确和 / 或禁止或禁忌的想法为特征（如攻击性、性或宗教的强迫思维和相关强迫行为）。有抽动障碍的个体还可能患有其他运动障碍（如风湿性舞蹈病、刻板运动障碍）、其他神经发育障碍和精神障碍 [如自闭症（孤独症）谱系障碍和特定学习障碍]。如前所述，有抽动障碍的青少年和成人患心境、焦虑或物质使用障碍的风险增加。

其他特定的抽动障碍

F95.8

此类型适用于那些具备抽动障碍的典型症状，且引起有临床意义的痛苦，或导致社交、职业或其他重要功能方面的损害，但不符合抽动障碍或神经发育障碍诊断类别中任何一种障碍的全部诊断标准的情况。当临床工作者选择交流不符合任何一种特定的抽动障碍或神经发育障碍的诊断标准的特定原因时，可以使用其他特定的抽动障碍这一诊断。使用这一诊断时，通常先记录"其他特定的抽动障碍"，接着记录其特定原因（如"18 岁后发生"）。

未特定的抽动障碍

F95.9

此类型适用于那些具备抽动障碍的典型症状，且引起有临床意义的痛苦，或导致社交、职业或其他重要功能方面的损害，但不符合抽动障碍或神经发育障碍诊断类别中任何一种障碍的全部诊断标准的情况。当临床工作者选择不标注不符合任何一种抽动障碍或神经发育障碍的诊断标准的特定原因及包括因信息不足在内而无法作出更特定的诊断时，可以使用未特定的抽动障碍这一诊断。

其他神经发育障碍

其他特定的神经发育障碍

F88

此类型适用于那些具备神经发育障碍的典型症状，且引起有临床意义的痛苦，或导致社交、职业或其他重要功能方面的损害，但不符合神经发育障碍诊断类别中任何一种障碍的全部诊断标准的情况。当临床工作者选择交流不符合任何一种特定的神经发育障碍的诊断标准的特定原因时，可以使用其他特定的神经发育障碍这一诊断。使用这一诊断时，通常先记录“其他特定的神经发育障碍”，接着记录其特定原因（如“与产前酒精接触有关的神经发育障碍”）。

能够归类为“其他特定”这一情况的示例为：

与产前酒精接触有关的神经发育障碍：与产前酒精接触有关的神经发育障碍以胎儿在子宫内接触到酒精后所产生的一系列发育障碍为特征。

未特定的神经发育障碍

F89

此类型适用于那些具备神经发育障碍的典型症状，且引起有临床意义的痛苦，或导致社交、职业或其他重要功能方面的损害，但不符合神经发育障碍诊断类别中任何一种障碍的全部诊断标准的情况。当临床工作者选择不标注不符合任何一种神经发育障碍的诊断标准的特定原因及包括因信息不足在内而无法作出更特定的诊断（如在急诊室的环境下）时，可以使用未特定的神经发育障碍这一诊断。

精神分裂症谱系及其他精神病性障碍

精神分裂症谱系及其他精神病性障碍包括精神分裂症、其他精神病性障碍和分裂型人格障碍。可根据下列五个功能异常中的一个或多个来确定这些障碍：妄想、幻觉、思维（言语）紊乱、明显紊乱或异常的运动行为（包括紧张症）以及阴性症状。

定义精神病性障碍的关键特征

妄想

妄想是固定不变的信念，不会因与信念相冲突的证据而改变。妄想的内容可能包括各种主题（如被害的、关系的、躯体的、宗教的、夸大的）。被害妄想（如相信自己将要被他人、组织或其他群体伤害、羞辱等）是最常见的。关系妄想（如相信一定的姿势、评论、环境因素等是直接针对自己的）也是常见的。夸大妄想（如相信自己有超乎寻常的能力、财富或名声）和钟情妄想（如个体错误地相信另一个个体钟情于自己）也能见到。虚无妄想包括确信将要发生一个重大灾难，而躯体妄想是聚焦于有关健康和器官功能的先占观念。

妄想是古怪的、明显不真实的或不能被相同文化中的个体理解的，也不是来源于日常生活经验的。古怪妄想，如个体相信一个外部力量把他的内脏换成了他人的内脏，而没有留下任何伤疤。非古怪妄想，如相信有警察监视自己，尽管缺少确凿的证据。那些表现为失去思想或躯体控制的妄想也被认为是古怪的，包括相信自己的思想被一个外部力量删除了（撤走思想），被植入了别的思想（插入思想），自己的躯体或行动被外部力量控制了（控制妄想）。

妄想和信念有时很难区分，部分取决于当其真实性存在明确的或合理的相反证据时的相信程度。评估来自不同文化背景的个体的妄想可能很困难。一些宗教和超自然的信仰（如邪恶的眼神、通过诅咒引起疾病、灵魂的影响）在某些文化背景下可能被视为奇怪的想法，可能被视为妄想，但在其他文化背景下却被普遍接受。然而，过度的宗教信仰可能是许多精神病性障碍的表现特征。

经历过酷刑、政治暴力或歧视的个体可能会报告担心被误判为被害妄想症；这些可能代表对反复或创伤后症状的强烈恐惧。考虑到创伤的性质，仔细评估个体的恐惧是否合理有助于区分适当的恐惧和被害妄想。

幻觉

幻觉是当没有实际的外部刺激存在时，类似感觉的体验。这种感觉清晰又生动，具备正常感知的所有因素，并不受自主控制。幻觉可以发生在任何感觉形式上，在精神分裂症及相关障碍中，幻听是最常见的。幻听通常被体验为不同于自己想法的声音，不管这声音是否熟悉。幻觉必须出现在清醒的知觉状态下；那些在即将入睡（临睡前）或即将醒来（觉醒前）时出现的幻觉，被认为是正常的体验。在一定文化背景下，幻觉也可以是宗教体验的正常部分。

思维（言语）紊乱

思维紊乱（思维形式障碍）通常可从个体的言语中推断出来。个体可能会从一个话题跳转到另一个话题（思维脱轨或联想松弛），对问题的回答可能是不怎么相关或完全不相关的（接触性思维脱轨）。在极少数情况下，个体的言语可能严重紊乱，以至于完全无法理解，其语言组织毫无逻辑，类似感觉性失语（联想松弛或"词语杂拌"）。因为轻度的言语紊乱是常见的和非特异的，所以这一症状必须严重到一定程度才会影响有效沟通。如果测评人员与被试的文化背景不同，那么对症状损害严重程度的评估可能非常困难。如一些宗教团体使用的语义不清的言语（"言语含混"），另一些人则描述了恍惚的经历（个体身份被外部身份取代的恍惚状态）。这些现象的特点是言语紊乱。这些示例不具有精神病性障碍的体征，除非它们伴有其他明显的精神病性症状。在精神分裂症的前驱期和残留期个体可能会出现轻微的思维或言语障碍。

明显紊乱或异常的运动行为（包括紧张症）

明显紊乱或异常的运动行为可能表现为各种方式，从儿童式的"荒唐"到无法预测的激越。个体在任何目标导向的行为中都可能出现问题，导致日常生活的困难。

紧张症行为表现出对环境反应的显著减少。这包括对抗指令（违拗症），保持一个僵硬、不恰当或古怪的姿态，以及完全缺乏言语和运动反应（缄默症和木僵），也包括无明显诱因时无目的的过多的运动行为（紧张性兴奋）。其他表现包括刻板运动、凝视、扮鬼脸和学舌。尽管在历史上紧张症被认为与精神分裂症有关，但紧张症性症状是非特异的，并且可能存在于其他精神障碍（如双相或抑郁障碍伴紧张症）和躯体疾病（由其他躯体疾病所致的紧张症）中。

阴性症状

阴性症状占精神分裂症相当大的一部分，但在其他精神病性障碍中并不显著。精神分裂症存在两个显著的阴性症状：情感表达减少和意志减退。情感表达减少包括面部表情、目光接触、讲话语调（韵律）的减少，以及通常在言语时用作加强语气的手部、头部和面部动作的减少。意志减退是指积极的、自发的、有目的活动的减少。个体可能会坐很长时间，对参与工作或社交活动几乎没有兴趣。其他阴性症状包括语言贫乏、快感缺失和社交减少。语言贫乏主要表现为言语表达减少。快感缺失是指体验快乐的能力下降。有精神分裂症的个体仍然可以在当下享受愉快的活动并能回忆起它，但表现出从事愉快活动的频率降低。社交减少是指明显缺乏社交兴趣，可能与意志减退有关，但也可能是社交互动机会少的体现。

本章包括的障碍

本章是根据精神病理学的严重程度来组织的。临床工作者要先考虑那些并未达到精神病性障碍全部诊断标准的或只局限于一个精神病理学领域的状况。然后，要考虑有限时间的状况。最后，在进行精神分裂症谱系障碍的诊断时要排除其他可能引起精神病性症状的状况。

本章包括分裂型人格障碍，因为它被认为属于精神分裂症谱系，但对它的完整描述放在了“人格障碍”一章中。分裂型人格障碍的诊断包括广泛的社交和人际关系的缺陷、建立或维持亲密关系能力的降低、认知或感知扭曲和行为怪异。该障碍通常起病于成人早期，但在一些案例中，在儿童期和青少年期就开始出现明显的症状。在该障碍中，信念、思维和感知的异常低于精神病性障碍诊断的阈值。

妄想或紧张症都被定义为局限于一个精神病性领域的异常。妄想障碍表现为持续至少 1 个月的妄想，但没有其他精神病性症状。本章后面将对紧张症作出描述和进一步讨论。

短暂精神病性障碍的症状一般持续超过 1 天，并在 1 个月内缓解。

精神分裂症样障碍的特征、表现与精神分裂症相同，但病程持续时间（少于 6 个月）与精神分裂症不同，且不要求出现功能下降。

精神分裂症的症状一般持续至少 6 个月，包括至少 1 个月的活动期症状。在分裂情感性障碍中，心境发作和精神分裂症活动期症状同时出现，在没有显著心境症状的情况下，之前或之后存在至少 2 周的妄想或幻觉。

精神病性障碍可能由物质、药物、毒素和其他躯体疾病所致。在物质 / 药物所致的精神病性障碍中，精神病性症状被认为是滥用的毒品、药物和毒素接触的直接生理后果，并会在去除相应物质后停止。在由其他躯体疾病所致的精神病性障碍中，精神病性症状被认为是其他躯体疾病的直接生理后果。

紧张症可能发生在数种障碍中，包括神经发育障碍、精神病性障碍、双相障碍、抑郁障碍及其他精神障碍。本章包括与其他精神障碍有关的紧张症（紧张症标注）、由其他躯体疾病所致的紧张症和未特定的紧张症的诊断，且一并描述了这三种障碍的诊断标准。

其他特定和未特定的精神分裂症谱系及其他精神病性障碍，用于那些未能达到任何特定精神病性障碍诊断标准的精神病性表现和存在不充分或矛盾信息的精神病性症状的情况。

临床工作者版本的精神病性障碍的症状评估和相关临床表现

精神病性障碍是异质性的，其症状严重程度可以预测疾病的重要方面，如认知或神经生物学缺陷的程度。为进一步发展该领域，第三部分“评估量表”中包含了对疾病严重程度评估的详细框架，它能帮助制订治疗计划，判断预后情况，促进对病理生理机制的研究。第三部分“评估量表”中也包含了精神病性障碍主要症状严重程度维度的评估，包括幻觉、妄想、言语紊乱（除了物质 / 药物所致的精神病性障碍和由其他躯体疾病所致的精神病性障碍）、异常的精神运动行为和阴性症状，以及抑郁和躁狂的维度评估。精神病性障碍中心境症状的严重程度有预后的价值，可以指导治疗。所以，对所有精神病性障碍的抑郁和躁狂维度的评估可以提醒临床工作者心境的病理和恰当治疗的需要。第三部分“评估量表”中还包括了认知损害严重程度维度的评估。许多有精神病性障碍的个体存在可以预知功能状态的认知领域的损害范围。临床神经心理学评估有助于指导诊断和治疗，正式神经心理学评估前的简要评估可以提供足以用于诊断目的的有用信息。正式的神经心理学评估，应由在评估工具使用方面受过专业训练的人员操作和打分。当不能进行正式的神经心理学评估时，临床工作者需要使用可获得的最佳信息作出判断。对这些评估的进一步研究是必要的，以便决定其临床实用性。因此，第三部分所列量表应被看作促进这类研究的原型。

精神病性症状评估中的文化考量

可以通过访谈的方法、量表、已经对个体的文化调整或验证后的工具，以及文化概念化访谈来提高诊断的准确性和治疗计划的质量（参见第三部分“文化与精神障碍诊断”）。通过翻译或使用第二或第三语言评估精神病性障碍，必须避免将不熟悉的隐喻误解为妄想。

分裂型人格障碍

在“人格障碍”一章中可查阅到分裂型人格障碍的诊断标准和文本。由于该障碍被认为是精神分裂症谱系障碍的一部分，在 ICD-10 中被列为分裂型障碍，因此将其列在本章中，但详细内容参见本手册“人格障碍”一章。

妄想障碍

诊断标准 F22

A. 存在 1 个月或更长时间的一种（或多种）妄想。

B. 从未达到精神分裂症的诊断标准 A。

注：如果存在幻觉，也并不突出。并与妄想的主题有关（如被昆虫寄生的感觉与被昆虫寄生的妄想有关）。

C. 除了妄想本身及其后果的影响之外，患者的功能没有显著受损，行为没有明显离奇或古怪。

D. 如果出现了躁狂或重性抑郁发作，则相对于妄想的持续时间而言，这些发作是短暂的。

E. 该障碍不能归因于物质的生理效应或其他躯体疾病，也不能用其他精神障碍（如躯体变形障碍或强迫症）来更好地解释。

标注是否是：

钟情型：此亚型适用于妄想的主题是他人爱上自己的情况。

夸大型：此亚型适用于妄想的主题是个体确信自己拥有某种突出的才华（但没有被承认），具有洞察力或获得了一些重大发现的情况。

嫉妒型：此亚型适用于妄想的主题是个体认为自己的配偶或爱人对自己不忠诚的情况。

被害型：此亚型适用于妄想的主题涉及个体认为自己被合谋、欺骗、监视、追踪、下毒或下药、恶意诽谤、骚扰或阻碍自己追求长期目标的情况。

躯体型：此亚型适用于妄想的主题与躯体功能或感觉相关的情况。

混合型：此亚型适用于没有一个妄想主题占主要地位的情况。

未特定型：此亚型适用于主要地位的妄想信念无法明确确定或不能在特定亚型中被描述（如没有明显的被害或夸大因素的关系妄想）的情况。

标注如果是：

伴离奇的内容：如果妄想的内容是离奇的、不可理解的且并非源自普通生活经历（如个体认为陌生人切除了自己的内脏并用其他人的器官替代，并且没有留下任何伤口或疤痕），则认为妄想是离奇的。

标注如果是：

只能在障碍持续一年之后才使用以下病程标注：

初次发作，目前处于急性发作期：该障碍的首次表现符合明确的诊断症状和时间标准。急性发作期是指符合诊断标准的时期。

初次发作，目前处于部分缓解期：部分缓解期是指在前一次发作后得到改善，目前仅部分符合该障碍诊断标准的时期。

初次发作，目前处于完全缓解期：完全缓解期是指在前一次发作后，不存在特定症状的时期。

多次发作，目前处于急性发作期。

多次发作，目前处于部分缓解期。

多次发作，目前处于完全缓解期。

持续型：在大部分病程中，个体仍有符合诊断标准的症状，而阈下症状期对于整个病程而言是非常短暂的。

未特定型。

标注目前的严重程度：

严重程度通过对精神病主要症状（包括妄想、幻觉、言语紊乱、异常的精神运动行为和阴性症状）的定量评估来评定。这些症状中的每一个都可以根据目前的严重程度（过去 7 天中最严重的），从 0（不存在）到 4（存在且严重）在 5 级量表上进行评定。（参见本手册第三部分“评估量表”中“精神病症状严重程度维度的临床工作者评估”。）

注：诊断妄想障碍可以不使用严重程度的标注。

亚型

在钟情型中，妄想的主题是他人爱上了自己。个体所想的那个他人通常地位比个体本人高（如名人或工作中的上级），但也可以是完全陌生的人。个体常常努力去接触妄想的对象。在夸大型中，妄想的主题是个体具备伟大的天赋或自知力，或有非常重大的发现。不太常见的是，个体妄想的内容是自己与重要人物有特殊的关系或自己是重要人物（在这种情况下，妄想的对象被认为是替身）。夸大妄想可能有宗教的内容。在嫉妒型中，妄想的主题是伴侣不忠。这个信念是没有根据或在很少“证据”基础上的错误推论（如着装不整齐）。有这种妄想的个体通常会与配偶或情人对质，企图阻止想象中的不忠事件。在被害型中，妄想的主题涉及个体认为自己被算计、欺骗、监视、追踪、投毒、恶意中伤、骚扰或被阻碍追求长期目标。一些微小的线索可能被夸大成妄想系统的焦点。有被害妄想的个体常常会通过法律或立法行动来达成所愿。他们通常怨恨和愤怒，可能会对那些他认为伤害自己的个体诉诸暴力。在躯体型中，妄想的主题涉及躯体功能或感觉。躯体妄想可能有数种形式，最常见的是个体相信：自己散发臭味，有昆虫在自己皮肤上或皮肤内出没，体内有寄生虫，或一部分身体没有功能。

诊断特征

妄想障碍的核心特征是存在持续至少 1 个月的一个或多个妄想（诊断标准 A）。如果个体的症状表现符合精神分裂症的诊断标准 A，则不能诊断为妄想障碍（诊断标准 B）。除了妄想的直接影响，妄想障碍对个体的心理社会功能损害比其他精神病性障碍（如精神分裂症）较为局限，患者也没有明显的古怪或奇特行为（诊断标准 C）。如果心境发作与妄想同时出现，心境发作的总病程相对于妄想的总病程来说是短暂的（诊断标准 D）。妄想不能归因于物质（如可卡因）的生理效应或其他躯体疾病（如阿尔茨海默病），也不能用其他精神障碍（如躯体变形障碍或强迫症）来更好地解释（诊断标准 E）。

除了诊断标准中确定的妄想外，对认知、抑郁和躁狂症状的评估对于区分各种精神分裂症谱系及其他精神病性障碍来说是非常重要的。妄想是妄想障碍的必要条件，在妄想障碍中幻觉和阴性症状并不常见，紊乱也很少见。根据定义，紧张症和妄想的同时存在排除了妄想障碍，因为符合精神分裂症的诊断标准 A。一部分案例有显著的抑郁症状，但很少表现出认知损害和躁狂。

相关特征

妄想障碍的信念可能导致社交、婚姻或工作出现问题。有妄想障碍的个体也许有能力据实描述其他个体认为他们的想法是不合理的，但他们自己无法接受这个现实（如可能有“事实的自知力”，但没有真正的自知力）。很多个体发展出激惹或烦躁的心境，这通常被理解为是对妄想信念的反应。有被害型、嫉妒型和钟情型妄想的个体可能产生愤怒和暴力行为。个体可能采取投诉或对抗行为（如可能给政府发送几百封抗议信）。他们可能会有法律方面的麻烦，尤其是有嫉妒型和钟情型妄想的个体。

患病率

据估计，在芬兰的样本中，妄想障碍的终身患病率约为0.2%，最常见的亚型是被害型。嫉妒型妄想障碍在男性中可能比在女性中更常见，但在总的妄想障碍发病率或妄想的内容方面没有显著的性或性别差异。

发展与病程

平均而言，有妄想障碍的个体的整体功能比有精神分裂症的个体要好。尽管妄想障碍的诊断通常是稳定的，但部分个体会发展为精神分裂症。约三分之一的有妄想障碍的个体在症状持续 1 ～ 3 个月后被诊断为精神分裂症，如果妄想障碍持续时间超过 6 ～ 12 个月，则妄想障碍的诊断就不太可能改变。尽管这种障碍也可能出现在年轻人群中，但在老年人中更为普遍。

风险与预后因素

遗传与生理的：妄想障碍与精神分裂症和分裂型人格障碍都有显著的家族关系。

与文化相关的诊断问题

在评估可能存在的妄想障碍时，必须考虑个体的文化和宗教背景；事实上，一些在西方文化中不常见的传统信仰可能会被错误地贴上妄想的标签，因此必须仔细评估其背景。妄想的性质和内容在不同的文化群体之间也有所不同。

妄想障碍的功能性后果

与其他精神病性障碍相比，妄想障碍给个体带来的功能损害较为有限，尽管在一些案例中，职业功能不良和社交孤立的损害是显著的。当存在不良的心理社会功能时，妄想信念经常起到显著的作用。有妄想障碍的个体的常见特征是，当不讨论或执行他们的妄想信念时，其行为和表现看起来是正常的。与女性相比，有妄想障碍的男性通常存在更严重的症状和更差的功能性后果。

鉴别诊断

强迫及相关障碍：如果有强迫症、躯体变形障碍或囤集障碍的个体完全确信他的强迫及相关障碍的信念是真的，那么应诊断为强迫症、躯体变形障碍或囤集障碍，伴缺乏自知力 / 妄想信念，而不是妄想障碍。

谵妄、重度神经认知障碍、由其他躯体疾病所致的精神病性障碍：有这些障碍的个体可能表现出类似妄想障碍的症状。如单纯的被害妄想可能出现在重度神经认知障碍的背景下，此时应诊断为重度神经认知障碍伴行为紊乱。

物质 / 药物所致的精神病性障碍：物质 / 药物所致的精神病性障碍在横断面上可以与妄想障碍的症状相同，但可以通过物质使用与妄想信念起病和缓解的时间关系来区分两者。

精神分裂症和精神分裂症样障碍：妄想障碍与精神分裂症和精神分裂症样障碍的区别在于，妄想障碍没有精神分裂症活动期的其他特征性症状。此外，妄想的质量有助于区分精神分裂症和妄想障碍。在精神分裂症中，妄想表现出更明显的紊乱（妄想内在一致、合乎逻辑和系统化的程度），而在妄想障碍中，则表现出更坚定的信念（个体确信妄想真实性的程度）、更多的扩展（妄想涉及个体生活的各个领域的程度）和更大的压力（个体具有先占观念并关注所表达的妄想的程度）。

抑郁障碍、双相障碍和分裂情感性障碍：这些障碍可以通过心境紊乱和妄想的时间关系以及心境症状的严重程度与妄想障碍相区分。如果妄想只出现在心境发作时，则诊断为重性抑郁或双相障碍伴精神病性特征。符合心境发作全部标准的心境症状可以叠加在妄想障碍上。只有当心境发作的总病程比妄想障碍的总病程短暂时，才能诊断为妄想障碍。如果不是这样的话，则可以诊断为其他特定的或未特定的精神分裂症谱系及其他精神病性障碍伴其他特定的抑郁障碍、未特定的抑郁障碍、其他特定的双相及相关障碍，或未特定的双相及相关障碍。

短暂精神病性障碍

诊断标准　　F23

A. 存在以下一项（或多项）症状。其中至少一项必须是 1、2 或 3：
   1. 妄想。
   2. 幻觉。
   3. 言语紊乱（如经常离题或思维松弛）。
   4. 严重紊乱的或紧张症的行为。

   注：如果症状是文化认可的反应，则不包括在内。
B. 这种障碍发作的持续时间至少为 1 天但少于 1 个月，个体最终能完全恢复到起病前的功能水平。
C. 这种障碍不能用伴精神病性特征的重性抑郁障碍或双相障碍，或其他精神病性障碍（如精神分裂症或紧张症）来更好地解释，也不能归因于某种物质（如滥用的毒品、药物）的生理效应或其他躯体疾病。

标注如果是：

伴明显的应激源（短暂的反应性精神病）：如果出现的症状是对单独或同时发生的事件的反应，这些事件对个体文化中几乎任何处于类似情况下的个体都有明显的压力。

无明显的应激源：如果出现的症状不是对单独或同时发生的事件的反应，这些事件对个体文化中几乎任何处于类似情况下的个体都有明显的压力。

于围产期发生：如果是在怀孕期间或产后 4 周内发生。

标注如果是：

伴紧张症（其定义参见与其他精神障碍有关的紧张症的诊断标准，第 131 ～ 132 页）。

编码备注：使用额外的编码 F06.1“与短暂精神病性障碍有关的紧张症”表明存在共病的紧张症。

标注目前的严重程度：

严重程度通过对精神病主要症状（包括妄想、幻觉、言语紊乱、异常的精神运动行为和阴性症状）的定量评估来评定。这些症状中的每一个都可以根据目前的严重程度（过去 7 天中最严重的），从 0（不存在）到 4（存在且严重）在 5 级量表上进行评定。（参见本手册第三部分“评估量表”中“精神病症状严重程度维度的临床工作者评估”。）

注：诊断短暂精神病性障碍可以不使用严重程度的标注。

诊断特征

短暂精神病性障碍的核心特征是存在一种涉及下列至少一个阳性精神病性症状的紊乱：妄想、幻觉、言语紊乱（如频繁思维脱轨或联想松弛），或明显异常的精神运动行为，包括紧张症（诊断标准 A）。这种障碍的发作持续至少 1 天、少于 1 个月，个体最终完全恢复到起病前的功能水平（诊断标准 B）。这种障碍不能用伴精神病性特征的重性抑郁或双相障碍、分裂情感性障碍和精神分裂症来更好地解释，也不能归因于物质（如致幻剂）的生理效应或其他躯体疾病（如硬膜下血肿）（诊断标准 C）。除了在诊断标准中确定的四个症状外，对认知、抑郁和躁狂症状的评估对区分不同精神分裂症谱系及其他精神病性障碍来说是非常重要的。

相关特征

有短暂精神病性障碍的个体通常会经历情绪波动或严重混沌。他们可能有强烈情绪状态之间的快速转换。尽管这种紊乱是短暂的，但损害可能是严重的，所以需要采取监管措施来保证个体的营养和卫生需求得到满足，也保护个体免受不良判断、认知损害和基于妄想的行动的影响。这种障碍可能有增加自杀行为的风险，特别是在急性发作期。

患病率

在一些国家，短暂精神病性障碍可能占首发精神病性障碍案例的 2% ～ 7%。

发展与病程

短暂精神病性障碍可能出现在青少年期或成人早期，也可能出现在整个生命周期，平均起病年龄在 35 岁左右。根据定义，当起病后 1 个月内所有症状完全缓解，并且个体最终恢复到起病前的功能水平，才能诊断为短暂精神病性障碍。在一些个体中，精神病性症状的病程可以非常短暂（如数天）。

虽然根据定义，短暂精神病性障碍在 1 个月内达到完全缓解，但随后超过 50%

的个体会复发。尽管有复发的可能，但对于大多数个体来说，社会功能和症状的预后良好。

在诊断为DSM-Ⅳ短暂性精神病性障碍或ICD-10急性和短暂性精神病性障碍的案例中，不到一半的案例会改变诊断，改变为精神分裂症谱系障碍的较多，改变为情感障碍或其他精神病性障碍的较少。

与文化相关的诊断问题

将短暂精神病性障碍的症状与文化上认可的反应模式相区分是非常重要的。如在一些宗教仪式上，个体可能报告听到了声音，但这个声音通常不持续，而且个体所在社区的大部分成员不觉得这个声音异常。在广泛的文化背景下，失去亲人的个体听到、看到最近去世的亲人或与其灵魂互动，而没有明显的病理后遗症，是很常见的或可预期的。此外，当评估一个信念是否是妄想时，必须考虑文化和宗教背景。

鉴别诊断

其他躯体疾病：很多躯体疾病可能表现为短暂精神病性障碍的症状。如果有病史、体格检查或实验室检验的证据表明这种妄想或幻觉是一个特定的躯体疾病（如库欣综合征、脑肿瘤）的直接生理后果，则诊断为由其他躯体疾病所致的精神病性障碍或谵妄（参见本章后半部分的“由其他躯体疾病所致的精神病性障碍”）。

物质相关障碍：如果一种物质（如滥用的毒品、药物，接触的毒素）被认为在病因上与精神病性症状相关，则可以对物质/药物所致的精神病性障碍、物质所致的谵妄及物质中毒与短暂精神病性障碍作出鉴别（参见本章后半部分的“物质/药物所致的精神病性障碍”）。实验室检验，如尿液中毒品的筛查或血液中酒精的浓度以及物质使用的详细病史，可能有助于在这方面作出决定，特别是物质摄入和症状开始之间的时间关系以及正在使用的物质的性质。

抑郁和双相障碍：如果精神病性症状能用心境发作来更好地解释，则不能诊断为短暂精神病性障碍（如精神病性症状只出现在重度抑郁、躁狂或混合发作时）。

其他精神病性障碍：如果精神病性症状持续1个月或更长时间，则可以根据其在临床表现中的其他症状，诊断为精神分裂症样障碍、妄想障碍、抑郁障碍伴精神病性特征、双相障碍伴精神病性特征、其他特定的或未特定的精神分裂症谱系及其他精神病性障碍。如果经过药物治疗，精神病性症状在1个月内缓解，则对短暂精神病性障碍和精神分裂症样障碍的鉴别诊断是困难的。特别要注意，复发性障碍（如双相障碍、精神分裂症反复的急性加重）可能引起任何反复出现的精神病性发作。

做作性障碍和诈病：做作性障碍伴主要精神心理体征和症状的发作，可能看起来像短暂精神病性症状的表现，但在这样的案例中，有证据表明这些症状是故意产生的。当诈病涉及看起来是精神病性症状的表现时，通常有证据表明这种疾病是为了一个可以理解的目标而伪装的。

人格障碍：在一些有人格障碍的个体中，心理社会应激源可能促发短暂精神病性症状。这些症状通常是短暂的，不需要额外的诊断。如果精神病性症状持续至少 1 天，则可以额外给予短暂精神病性障碍的诊断。

精神分裂症样障碍

诊断标准 F20.81

A. 存在以下两项（或更多项）症状，每一项症状均在 1 个月中存在很长时间（如果经过有效治疗，则时间可以更短）。其中，至少有一项必须是 1、2 或 3：
   1. 妄想。
   2. 幻觉。
   3. 言语紊乱（如经常离题或思维松弛）。
   4. 严重紊乱的或紧张症的行为。
   5. 阴性症状（即情绪表达减少或意志减退）。

B. 这种障碍的发作持续至少 1 个月但少于 6 个月。当不等痊愈就必须作出诊断时，应将其定性为“暂时性的”。

C. 已经排除了分裂情感性障碍和抑郁或双相障碍伴精神病性特征，因为：（1）活动期症状中没有同时出现重性抑郁或躁狂发作；（2）如果在症状活动期出现了心境发作，它们只出现在障碍活动期和残留期病程中的小部分时间内。

D. 这种障碍不能归因于某种物质（如滥用的毒品、药物）的生理效应或其他躯体疾病。

标注如果是：

伴良好的预后特征：此标注需要至少存在下列两项特征：在日常行为或功能首次出现可觉察的变化的 4 周内，出现显著的精神病性症状；混沌或混乱；病前社交或职业功能良好；无情感迟钝或平淡。

无良好的预后特征：此标注适用于不存在两项或更多的上述特征。

标注如果是：

伴紧张症（其定义参见与其他精神障碍有关的紧张症的诊断标准，第 130 ～ 131 页）。

编码备注：使用额外的编码 F06.1“与精神分裂症样障碍有关的紧张症”表明存在共病的紧张症。

标注目前的严重程度：

严重程度通过对精神病主要症状（包括妄想、幻觉、言语紊乱、异常的精神运动行为和阴性症状）的定量评估来评定。这些症状中的每一个都可以根据目前的严重程度（过去 7 天中最严重的），从 0（不存在）到 4（存在且严重）在 5 级量表上进行评定。（参见本手册第三部分“评估量表”中“精神病症状严重程度维度的临床工作者评估”。）

注：诊断精神分裂症样障碍可以不使用严重程度的标注。

注：对于相关特征、发展与病程（年龄相关因素）、与文化相关的诊断问题、与性和性别相关的诊断问题、鉴别诊断和共病的额外信息，参见精神分裂症的相应部分。

诊断特征

精神分裂症样障碍的特征性症状与精神分裂症一样（诊断标准 A）。精神分裂症样障碍与精神分裂症的区别在于两者的病程不同：精神分裂症样障碍的总病程包括前驱期、活动期和残留期，至少 1 个月，少于 6 个月（诊断标准 B）。精神分裂症样障碍的病程介于短暂精神病性障碍（持续至少 1 天、少于 1 个月）和精神分裂症（持续至少 6 个月）之间。精神分裂症样障碍的诊断需要符合以下两个条件：（1）疾病发作持续 1 ～ 6 个月且个体已经康复；（2）个体有症状的阶段少于精神分裂症诊断所需的 6 个月病程且尚未康复。在这样的案例中，诊断应标注为“精神分裂症样障碍（临时）”。因为不确定个体是否能在 6 个月内康复。如果紊乱持续超过 6 个月，则诊断应改为精神分裂症。

精神分裂症样障碍的另一个显著特征是不需要社交和职业功能损害的诊断标准。尽管可能有潜在的功能损害，但这不是诊断精神分裂症样障碍的必要条件。

除了在诊断标准中确定的五个症状外，对认知、抑郁和躁狂症状的评估对区分不同精神分裂症谱系及其他精神病性障碍来说是非常重要的。

相关特征

像精神分裂症一样，目前还没有关于精神分裂症样障碍的实验室检验或心理测评。已经有多个脑区的神经影像学、神经病理学和神经生理学研究提示异常，但没有一种是诊断性的。

患病率

精神分裂症样障碍跨社会文化背景的发病率与在精神分裂症中观察到的类似。在美国和其他高收入国家，精神分裂症样障碍的发病率较低，可能只有精神分裂症的五分之一。在低收入国家，其发病率可能是高的，特别是标注为“伴良好的预后特征”的那一类。在这样的背景下，精神分裂症样障碍与精神分裂症一样常见。

发展与病程

精神分裂症样障碍的发展与精神分裂症类似。约三分之一最初被诊断为精神分裂症样障碍（临时）的个体在 6 个月内康复，他们的最终诊断为精神分裂症样障碍。剩下三分之二中的大部分个体最终被诊断为精神分裂症或分裂情感性障碍。

风险与预后因素

遗传与生理的：有精神分裂症样障碍的个体的亲属患精神分裂症的风险增加。

精神分裂症样障碍的功能性后果

大多数有精神分裂症样障碍的个体最终被诊断为精神分裂症或分裂情感性障碍，其功能性后果与这些障碍的后果类似。大多数个体经历了几方面的日常功能失调，如学校或工作、人际关系、自我照顾。那些从精神分裂症样障碍中康复的个体功能性后果较好。

鉴别诊断

其他精神障碍与躯体疾病：很多不同的精神障碍和躯体疾病可以表现出精神病性症状，在做精神分裂症样障碍的鉴别诊断时，必须予以考虑。这些包括：由其他躯体疾病或治疗所致的精神病性障碍，谵妄或重度神经认知障碍，物质 / 药物所致的精神病性障碍或谵妄，重性抑郁或双相障碍伴精神病性特征，分裂情感性障碍，其他特定的或未特定的双相及相关障碍，重性抑郁或双相障碍伴紧张症特征，精神分裂症，妄想障碍，其他特定的或未特定的精神分裂症谱系及其他精神病性障碍，分裂型、分裂样或偏执型人格障碍，自闭症（孤独症）谱系障碍，儿童期出现的障碍伴言语紊乱，注意缺陷 / 多动障碍，强迫症，创伤后应激障碍，创伤性脑损伤。

因为精神分裂症样障碍和精神分裂症的诊断标准主要是病程上的差异，所以精神分裂症鉴别诊断的讨论也适用于精神分裂症样障碍。

短暂精神病性障碍：精神分裂症样障碍与短暂精神病性障碍的病程不同，后者的病程少于 1 个月。

精神分裂症

诊断标准　　F20.9

A. 出现两项（或更多项）下列症状，每一项症状均在 1 个月中存在很长时间（如果经过有效治疗，则时间可以更短）。其中，至少有一项必须是 1、2 或 3：
   1. 妄想。
   2. 幻觉。
   3. 言语紊乱（如经常离题或思维松弛）。
   4. 明显紊乱的或紧张症的行为。
   5. 阴性症状（如情绪表达减少或意志减退）。

B. 自障碍发生以来的大部分时间内，个体一个或更多的重要领域的功能水平明显低于障碍发生前的水平，如在工作、人际关系或自我照顾方面（儿童期或青少年期起病的患者，未能达到人际关系、学业或职业功能预期的发展水平）。

C. 这种障碍的表现至少持续 6 个月。在这 6 个月中必须至少有 1 个月（如果经过有效治疗，则时间可以更短）符合诊断标准 A 的症状（即活动期症状），并且可能包括前驱症状或残留症状的时间。在前驱期或残留期，障碍的表现可能仅为阴性症状，或诊断标准 A 中列出的两个或更多的症状以轻微形式出现（如奇怪的信念、不寻常的知觉体验）。

D. 已排除分裂情感性障碍和抑郁或双相障碍伴精神病性特征，因为：（1）活动期症状中没有同时出现重性抑郁或躁狂发作；（2）如果在症状活动期出现了心境发作，它们只出现在障碍活动期和残留期的小部分时间内。

E. 这种障碍不能归因于某种物质（如滥用的毒品、药物）的生理效应或其他躯体疾病。

F. 若有自闭症（孤独症）谱系障碍或儿童期发生的交流障碍的病史，在作出精神分裂症的额外诊断时，要求除了精神分裂症的其他症状外，至少还应在1个月（如果经过有效治疗，则时间可以更短）内存在明显的妄想或幻觉。

标注如果是：

如果以下病程标注与诊断的病程标准不矛盾，则只能在障碍持续1年之后使用它们。

初次发作，目前处于急性发作期：该障碍的首次表现符合明确的诊断症状和时间标准。急性发作期是指符合诊断标准的时期。

初次发作，目前处于部分缓解期：部分缓解期是指在前一次发作后得到改善，目前只部分符合诊断标准的时期。

初次发作，目前处于完全缓解期：完全缓解期是指在前一次发作之后，不存在障碍的特定症状的时期。

多次发作，目前处于急性发作期：经过至少2次发作后，称为多次发作（如首次发作后缓解，接着至少又有1次复发）。

多次发作，目前处于部分缓解期。

多次发作，目前处于完全缓解期。

持续型：在大部分病程中，个体仍有符合诊断标准的症状，而阈下症状期对于整个病程而言是非常短暂的。

未特定型。

标注如果是：

伴紧张症（其定义参见与其他精神障碍有关的紧张症的诊断标准，第130～131页）。

编码备注：使用额外的编码F06.1“与精神分裂症有关的紧张症”表明存在共病的紧张症。

标注当前的严重程度：

严重程度通过对精神病主要症状（包括妄想、幻觉、言语紊乱、异常的精神运动行为和阴性症状）的定量评估来评定。这些症状中的每一个都可以根据目前的严重程度（过去7天中最严重的），从0（不存在）到4（存在且严重）在5级量表上进行评定。（参见本手册第三部分“评估量表”中“精神病症状严重程度维度的临床工作者评估”。）

注：诊断精神分裂症可以不使用严重程度的标注。

诊断特征

精神分裂症的特征性症状涉及认知、行为和情绪的功能失调，但没有任何单一症状是这种障碍的诊断性特征。精神分裂症的诊断要识别与职业或社交功能损害有关的一系列体征和症状。有这种障碍的个体在多数特征上变化显著，因为精神分裂症是一种异质性的临床综合征。

精神分裂症在至少 1 个月中有症状相当显著的一段时间，存在至少两个诊断标准 A 中的症状。这些症状中至少一个必须是明显存在的妄想（诊断标准 A1）、幻觉（诊断标准 A2）或言语紊乱（诊断标准 A3）。明显紊乱的或紧张症的行为（诊断标准 A4）和阴性症状（诊断标准 A5）也可能存在。在那些经过治疗，活动期症状在 1 个月内缓解的情况中，如果临床工作者估计缺少治疗的话症状会持续存在，那么仍然符合诊断标准 A。

精神分裂症涉及一个或更多主要功能方面的损害（诊断标准 B），如果障碍起病于儿童期或青少年期，则表现为未能达到预期的功能发育水平。将有精神分裂症的个体与其未患病的兄弟姐妹相比对诊断可能会有帮助。在这种障碍的病程中，功能失调会持续很长一段时间，而且不是任何单一特征的直接后果。意志减退（如追求目标导向行为的动力减少，诊断标准 A5）与在诊断标准 B 中描述的社交功能失调有关。在有精神分裂症的个体中，有强有力的证据表明认知损害（参见本节中“相关特征”部分）与功能损害有关。

这种障碍的一些体征必须持续至少 6 个月（诊断标准 C）。前驱期症状经常先于活动期，轻度或阈下形式的幻觉或妄想的残留症状可能在活动期后出现。个体可能表达各种不同寻常或奇怪的信念，但没有达到妄想的程度（如牵连观念或魔幻思维）；他们也可能有不寻常的感知体验（如能感受到看不见的人）；他们的言语通常能被理解，但是含糊不清；他们的行为可能是奇特的，但不是明显紊乱的（如在公共场所喃喃自语）。阴性症状在前驱期和残留期是常见的，并且可能是严重的。曾经社交积极的个体，可能从先前的惯例中退缩。这些行为经常是这种障碍的最初体征。

心境症状和完全的心境发作在精神分裂症中是常见的，并且可能与活动期症状并存。然而，不同于精神病性心境障碍，精神分裂症的诊断需要在缺少心境发作的情况下存在妄想或幻觉。此外，总体而言，心境发作应该只存在于精神分裂症活动期和残留期的一小部分时间中。

除了在诊断标准中确定的五个症状外，对认知、抑郁和躁狂症状的评估对区分不同精神分裂症谱系及其他精神病性障碍来说是非常重要的。

相关特征

有精神分裂症的个体可能表现出不恰当的情感（如在缺少合适的刺激下大笑）、烦躁心境（可表现为抑郁、焦虑或愤怒）、紊乱的睡眠模式（如白天睡觉和晚间活动）、缺少进食的兴趣或拒绝食物。他们可能出现人格解体、现实解体和对躯体的担忧，有时达到妄想的程度。在这些个体中，焦虑和恐惧是常见的。在精神分裂症中，认知缺陷是常见的，与职业和功能损害有关。认知缺陷包括陈述性记忆、工作记忆、语言功能和其他执行功能的下降，以及信息加工速度的减慢。有精神分裂症的个体的感觉加工速度和抑制能力也不正常，他们的注意力也有所下降。一些有精神分裂症的个体表现出社会认知缺陷，如推论他人企图的能力（心智理论）缺陷，注意一些不相关的事件或信号并解释为有意义的，也可能产生解释性妄想。这些损害在症状缓解时经常持续存在。

一些有精神病性症状的个体可能缺少对其疾病的自知力或觉知（如疾病感缺失）。这种缺少“自知力”的情况可能使个体不知道精神分裂症的症状，并且可能存在于该疾病的全部病程中。不能觉知该疾病，是精神分裂症的典型症状，而非应对策略。这与脑损伤后神经系统缺陷导致的缺少觉知是类似的，也就是疾病感缺失。这个症状是对治疗不依从的最常见预测，它预示了较高的复发率、强制治疗次数的增加、不良的心理社会功能、攻击性和不良的病程。

敌对和攻击可能与精神分裂症有关，尽管自发和随机的攻击是不常见的。攻击更常见于年轻男性，以及有暴力既往史、对治疗不依从、物质滥用和冲动的个体中。应该注意到，绝大多数有精神分裂症的个体不具有攻击性，与普通人群相比，他们经常是受害者。

目前对这种疾病没有放射学、实验室或神经测评方面的检查。在健康群体和有精神分裂症的群体中，存在多个大脑区域的明显差异，包括神经影像学、神经病理学和神经生理学研究等方面。在细胞结构上、白质的连接上，以及在不同区域灰质的体积上，如前额叶和颞叶皮层，也存在明显差异。已观察到随着年龄的增长，整体脑容积会减少。与健康个体相比，精神分裂症患者的脑容积随着年龄的增长减少更为明显。在眼动追踪和电生理指标上，有精神分裂症的个体与没有精神分裂症的个体的表现存在差异。

在有精神分裂症的个体中，神经系统的软性体征是常见的，包括运动协调、感觉整合和复杂运动的运动顺序方面的损害，左右混淆以及伴随运动的脱抑制。此外，有精神分裂症的个体也可能出现面部和肢体的轻微躯体异常。

患病率

精神分裂症的终身患病率约为 0.3% ～ 0.7%，在美国全国代表性调查的元分析中有 5 倍的差异。研究表明，根据移民和难民身份、城市化程度以及国家的经济状况和纬度，某些群体的精神分裂症患病率和发病率有所增加。值得注意的是，报告的精神分裂症患病率和发病率可能会受到某些群体更容易被误诊或过度诊断的影响。

性别比例因样本和人群而异：如男性的阴性症状和较长病程（与不良预后有关）的比例较高，然而，如果包括更多心境症状和短暂的病程（与较好的预后有关），则男女风险一致。一项基于一系列精神分裂症定义的大型全球研究发现，两性之间的患病率没有差异。

发展与病程

精神分裂症的精神病性特征通常出现于青春晚期到35岁之间，青少年期前起病是罕见的。起病的高峰期，男性出现在20岁初至25岁，女性在20岁末。起病可以是突然的或隐匿的，但大多数个体表现为缓慢和逐渐进展的临床上显著的各种体征和症状，特别是社交退缩、情绪变化和认知变化，从而导致角色功能恶化。一半个体的主诉是抑郁症状。预后受病程、疾病严重程度和性别的影响。对于男性，尤其是那些在治疗前长期有精神病性障碍且病前适应能力较低的男性，与女性相比，其阴性症状、认知损害更显著，功能性后果通常也更差。社会认知缺陷可能在疾病发展过程中表现出来，也可先于精神病性症状出现，并在成人期表现为稳定的损害，抗精神病性药物对此治疗无效。

精神分裂症的病程和预后是异质性的，在精神病性症状发生时，预后是不确定的。尽管大多数精神分裂症患者仍然容易出现精神病性症状加重的情况，并且症状和功能损害的慢性病程很常见，但许多个体会逐渐缓解甚至康复。根据对79项首发精神病性障碍纵向研究的元分析，随访超过1年，首发精神分裂症的综合缓解率（定性定义为轻度或无症状至少6个月）为56%，综合恢复率（定性定义为症状和功能改善超过2年）为30%。对50项广泛定义的精神分裂症（即精神分裂症、精神分裂症样障碍、分裂情感性障碍或妄想障碍）个体研究的不同元分析发现，符合康复标准的个体的中位数比例（至多是轻微症状以及社会和/或职业功能改善持续至少2年）为13.5%。患者晚年有减少精神病性体验的趋势。除了精神病性症状，认知损害和阴性症状病理是精神分裂症的核心特征，这些特征的病程与阳性精神病性症状的病程不同。认知功能在完全精神病性症状出现之前的发展过程中趋于下降，并且在较长时期内相对稳定。阴性症状，如果在发展过程中出现，随着时间的推移也往往是相对稳定的特征。精神病性症状发生后开始出现的阴性症状变化较大，可能反映了继发性病因。精神分裂症的诊断需要一定程度的慢性病程，而长期病程显示出许多个体对精神健康服务和生活支持的需求。虽然精神分裂症通常不是一种进行性神经退行性障碍，但生活挑战、生活方式的改变和持续的症状可能会导致更严重的慢性案例出现进行性功能失调。

儿童期的精神分裂症的核心特征也是一样的，但更难作出诊断。在儿童中，妄想和幻觉可能没有成人那么复杂，并且视幻觉更常见，应将其与正常的幻想游戏区分开。许多儿童期起病的障碍[如自闭症（孤独症）谱系障碍]会出现言语紊乱，行为紊乱也是如此（如注意缺陷/多动障碍）。在仔细考虑儿童期常见的其他障碍之前，不应把这些症状归因于精神分裂症。儿童期起病的案例与不良预后的成人案例类似，以逐渐起病和阴性症状为主。那些后来被诊断为精神分裂症的儿童，更可能经历非特异的情绪行为紊乱、精神病理学、智力和语言的改变以及轻微的运动迟缓。

晚发性病例（即40岁以后起病）以已婚女性居多。通常，晚发性病例的病程特点是精神病性症状占主导地位并保留情感和社会功能。这种晚发性病例仍然符合精神分裂症的诊断标准，但尚不清楚是否与生命中期之前（如55岁之前）诊断的精神分裂症是同一种疾病。

风险与预后因素

环境的： 出生季节与精神分裂症的发病率有关，夏天以及某些地区的晚冬和早春出生，与该疾病的缺陷类型有关。在城市环境中长大的儿童、难民、一些移民群体以及面临歧视的受社会压抑群体的精神分裂症及相关障碍的发病率可能更高。有证据表明，社会剥夺、社会逆境和社会经济因素可能与这种障碍的发病率增加有关。在精神分裂症及其他精神病性障碍的患者中，阳性和阴性症状的严重程度似乎与儿童期不良经历（如创伤和忽视）的多少有关。据报告，当一些民族和种族群体生活在同一民族或种族群体人口比例较低的地区时，他们的精神分裂症发病率较高。造成这种情况的原因目前并不完全清楚，但似乎与以下因素有关：（1）更严重的歧视或对歧视的恐惧；（2）对精神分裂症患者的社会支持较少，偏见较多；（3）更严重的社交隔离；（4）对精神分裂症高危个体所报告的感知体验和异常信念的正常化解释的可获得性和可用性减少。

遗传与生理的： 对精神分裂症的风险来说，遗传因素起了很重要的作用，尽管被诊断为精神分裂症的大多数个体并没有精神病性障碍的家族史。易患性是由常见和罕见的风险等位基因群决定的，每一个等位基因在总人群变异中只起很小的作用。迄今为止，已确定的风险等位基因也与其他精神障碍，包括双相障碍、抑郁和自闭症（孤独症）谱系障碍有关。

对于发育中的胎儿来说，怀孕和分娩并发症伴低氧，以及较大的父亲年龄，与精神分裂症的高风险有关。此外，其他产前和围产期问题，包括应激、感染、营养不良、母亲糖尿病和其他躯体疾病，也与精神分裂症有关。然而，绝大多数有这些风险因素的后代并不会发展出精神分裂症。

与文化相关的诊断问题

精神分裂症症状的形式和内容可能因文化而异，形式和内容包括：幻视和幻听的相对比例（如虽然幻听在世界范围内往往比幻视更常见，但幻视在某些地区的比例与其他地区相比，可能特别高），妄想的具体内容（如被害的、夸大的、躯体的）和幻觉（如命令的、辱骂的、宗教的），以及与它们相关的恐惧程度。进行精神分裂症诊断时，必须考虑文化和社会经济因素，特别是当个体和临床工作者不具有相同的文化和社会经济背景时。在一种文化背景下似乎是妄想的情况（如邪恶的眼神、通过诅咒引起疾病、灵魂的影响）可能在其他文化背景下普遍存在。在某些文化背景下，具有宗教内容的幻视或幻听（如听到上帝的声音）是宗教体验的正常部分。此外，如果个体与临床工作者之间有跨文化的叙事风格方面的语言差异，则评估言语紊乱可能是困难的。对情感的评估，需要临床工作者保持对不同文化下不同风格的情绪表达、目光接触和身体语言的差异的敏感性。如果评估用语不是被评估个体的母语，那么必须考虑言语贫乏与语言障碍不相关。在某些文化中，痛苦可能以幻觉或假性幻觉为表现形式，而在临床上看起来与真正的精神病性症状类似的某些超价观念，在其所在的亚文化群体中是正常的。将有心境障碍伴精神病性特征或其他精神障碍的个体误诊为精神分裂症，更可能发生在资源匮乏的民族和种族群体中（在美国，尤其是在非裔美国人中）。这可能是由临床偏见、种族主义或歧视导致信息质量有限和对症状的潜在错误解释所致的。

与性和性别相关的诊断问题

一些特征可以用来区分精神分裂症在女性和男性中的临床表现。女性起病较晚，有第二个中年的高峰期。女性的症状倾向于以情感为主和更多的精神病性症状，精神病性症状更可能在生命晚期加重。同时，女性有较低频率的阴性症状和紊乱。此外，女性的社交功能一般保留得较好。然而，上述规律常有例外。

在雌激素水平下降的经前阶段，精神病性症状可能会加重，因此，女性精神分裂症患者在经前和经期的精神障碍住院率有所增加。更年期导致的雌激素水平降低可能是与中年女性第二个起病高峰期相关的另一因素。类似地，当雌激素水平升高时，如在孕期，精神病性症状似乎会有所改善，而当雌激素水平急剧下降时，如产后，精神病性症状会再次加重。

与自杀想法或行为的相关性

有精神分裂症的个体，约 5% ～ 6% 死于自杀，约 20% 有 1 次以上的自杀企图，有自杀意念的比例更高。自杀行为有时是对伤害自己或他人的命令性幻觉的反应。无论是男性还是女性，自杀风险在整个生命周期都较高，共病物质使用障碍的年轻男性的自杀风险尤其高。其他风险因素包括抑郁症状、绝望、失业、精神病发作或出院后的阶段、因精神疾病住院的次数、对疾病起病的接近程度以及疾病起病时的较大年龄。一项纵向研究的系统回顾和元分析发现，与在首发精神病性症状期间没有抑郁症状的个体相比，有抑郁症状的个体在首发精神病性症状后的随访期间自杀行为的概率更高。对大量精神分裂症与自杀行为关联研究的元分析发现，酒精、烟草和药物滥用，抑郁，住院次数，共病躯体疾病，抑郁和自杀行为的家族史，增加了有精神分裂症个体自杀企图的风险。自杀的风险因素包括男性、年龄较小、智商较高、自杀企图史、绝望和对治疗的依从性差。

精神分裂症的功能性后果

精神分裂症与显著的社会和职业的功能失调有关。在有精神分裂症的个体中，阅读能力缺陷比所预测的与该障碍相关的一般认知损害更为严重。这种缺陷可以概念化为继发性或获得性阅读障碍，是精神分裂症中观察到的学业损害的基础。学业进展和维持就业常常被意志减退或该障碍的其他表现所影响，即便认知功能足以应付相应任务。与父母相比，大多数有精神分裂症的个体从事较低水平的工作；特别是有精神分裂症的男性，他们大多数不结婚或家庭外的社会接触非常有限。

鉴别诊断

重性抑郁障碍或双相障碍伴精神病性特征或紧张症：精神分裂症与重性抑郁或双相障碍伴精神病性特征或紧张症之间的区别，取决于出现心境紊乱与精神病性症状的时间关系，以及抑郁或躁狂症状的严重程度。如果妄想或幻觉只出现在重性抑郁或躁狂发作时，则诊断为抑郁障碍或双相障碍伴精神病性特征。

分裂情感性障碍：诊断分裂情感性障碍，需要重性抑郁或躁狂发作与精神分裂症的活动期症状同时出现，心境症状还要存在于活动期的大多数时间内。

精神分裂症样障碍与短暂精神病性障碍：正如在诊断标准 C 中所定义的，精神分裂症需要至少 6 个月的病程，而与精神分裂症相比，这些障碍的病程较短。精神分裂症样障碍的病程是少于 6 个月，而短暂精神病性障碍的病程是超过 1 天并少于 1 个月。

妄想障碍：妄想障碍可以通过缺少精神分裂症的其他特征性症状（如妄想、显著的幻听或幻视、言语紊乱、明显紊乱的或紧张症的行为、阴性症状）来与精神分裂症相区分。

分裂型人格障碍：分裂型人格障碍可以通过与持续的人格特征有关的阈下症状来与精神分裂症相区分。

强迫及相关障碍伴差的自知力或伴缺乏自知力：当个体完全确信自己的强迫信念，如躯体变形障碍中对外表缺陷的强迫信念或囤积障碍中对丢弃物品的灾难性后果的强迫信念是真实的时，则适用标注“伴缺乏自知力 / 妄想信念”。这些障碍与精神分裂症的区别在于，它们缺乏精神分裂症中必需的精神病性特征（幻觉、言语紊乱、行为紊乱或紧张症行为、阴性症状)。精神分裂症与这些障碍的另一个重要的区别是，后者的特征性表现为存在显著的强迫思维或先占观念以及冲动（或重复）行为。

创伤后应激障碍：创伤后应激障碍可能包括具有幻觉性质的闪回，以及可能达到偏执程度的过度警觉。但是，作出创伤后应激障碍的诊断需要创伤性事件，以及与对创伤性事件的重新体验和反应相关的特征性症状。

自闭症（孤独症）谱系障碍或交流障碍：这些障碍可能也有类似精神病性发作的症状，但是它们分别可以通过伴重复和受限的行为的社交互动的缺陷、其他认知和交流缺陷来与精神分裂症相区分。有自闭症（孤独症）谱系障碍或交流障碍的个体必须完全符合精神分裂症的诊断标准，并且至少在 1 个月的时间内存在显著的幻觉或妄想，才能诊断共病的精神分裂症。

与精神病性发作有关的其他精神障碍：只有当精神病性症状的发作是持续的，并且不能归因于物质或其他躯体疾病的生理效应时，才能诊断为精神分裂症。有谵妄、重度或轻度神经认知障碍的个体，也可能表现出精神病性症状，但这些症状与这些障碍的认知改变的发生存在时间上的关系。

物质 / 药物所致的精神病性障碍：有物质 / 药物所致的精神病性障碍的个体也可能表现出精神分裂症诊断标准 A 中的特征性症状，但该障碍通常可以通过物质使用与起病的时间关系，以及在没有物质使用时精神病性症状的缓解情况来与精神分裂症相区分。

共病

精神分裂症与物质相关障碍的共病率较高。一半以上有精神分裂症的个体存在烟草使用障碍以及规律性吸烟的情况。精神分裂症与焦虑障碍的共病也逐渐被人们认识。与普通人群相比，有精神分裂症的个体的强迫症和惊恐障碍的发病率较高。分裂型人格障碍或偏执型人格障碍有时可能先于精神分裂症起病。

因为伴随的躯体疾病，有精神分裂症的个体的寿命往往缩短。与普通人群相比，有精神分裂症的个体更容易出现体重增加、糖尿病、代谢综合征、心血管和肺部疾病。较少进行健康维护（如肿瘤筛查、锻炼）会增加患慢性病的风险，其他因素，包括用药、生活方式、吸烟和节食，也可能起作用。精神病性症状和躯体疾病共享的易患因素也可以解释精神分裂症的一些共病躯体疾病。

分裂情感性障碍

诊断标准

A. 在一个不间断的障碍周期中有主要心境发作（重性抑郁或躁狂），同时存在符合精神分裂症诊断标准 A 的症状。

注：重性抑郁发作必须包括诊断标准 A1：抑郁心境。

B. 在这种障碍的全部病程中，在缺少主要心境发作（抑郁或躁狂）的情况下，存在持续 2 周或更长时间的妄想或幻觉。

C. 在此障碍整个活动期和残留期的大部分时间内，症状符合主要心境发作的诊断标准。

D. 这种障碍不能归因于某种物质（如滥用的毒品、药物）的生理效应或其他躯体疾病。

标注是否是：

F25.0 双相型：此亚型适用于如果一部分临床表现是躁狂发作，重性抑郁发作也可能出现的情况。

F25.1 抑郁型：此亚型适用于如果一部分临床表现仅有重性抑郁发作的情况。

标注如果是：

伴紧张症（其定义参见与其他精神障碍有关的紧张症的诊断标准，第 130 ～ 131 页）。

编码备注：使用额外的编码 F06.1“与分裂情感性障碍有关的紧张症”表明存在共病的紧张症。

标注如果是：

如果以下病程标注与诊断的病程标准不矛盾，则只能在障碍持续 1 年之后使用它们。

初次发作，目前处于急性发作期：该障碍的首次表现符合明确的诊断症状和时间标准。急性发作期是指符合诊断标准的时期。

初次发作，目前处于部分缓解期：部分缓解期是指在前一次发作后得到改善，目前只部分符合诊断标准的时期。

初次发作，目前处于完全缓解期：完全缓解期是指在前一次发作后，不存在障碍的特定症状的时期。

多次发作，目前处于急性发作期：经过至少 2 次发作后，称为多次发作（如首次发作后缓解，接着至少又有 1 次复发）。

多次发作，目前处于部分缓解期。

多次发作，目前处于完全缓解期。

持续型：在大部分病程中，个体仍有符合诊断标准的症状，而阈下症状期对于整个病程而言是非常短暂的。

未特定型。

标注目前的严重程度：

严重程度通过对精神病主要症状（包括妄想、幻觉、言语紊乱、异常的精神运动行为和阴性症状）的定量评估来评定。这些症状中的每一个都可以根据目前的严重程度（过去 7 天中最严重的），从 0（不存在）到 4（存在且严重）在 5 级量表上进行评定。（参见本手册第三部分“评估量表”中“精神病症状严重程度维度的临床工作者评估”。）

注：诊断分裂情感性障碍可以不使用严重程度的标注。

诊断特征

分裂情感性障碍的诊断基于不间断的疾病病程的评估，在此过程中，个体继续表现出精神病性疾病的活动期或残留期的症状。通常在精神病性疾病期间作出分裂情感性障碍的诊断，但这并非必然。在病程的某一个时间点，必须符合精神分裂症的诊断标准 A，但不需要符合精神分裂症的诊断标准 B（社交功能失调）、C（症状至少持续 6 个月）和 F[排除儿童期发生的自闭症（孤独症）谱系障碍或其他交流障碍]。除了符合精神分裂症的诊断标准 A，还存在主要心境发作（重性抑郁或躁狂）（诊断标准 A）。由于在精神分裂症中失去兴趣或快乐是常见的，因此重性抑郁发作必须包括广泛的抑郁心境（如只存在显著的兴趣或快乐减少是不够的）才符合分裂情感性障碍的诊断标准 A。抑郁和躁狂的发作存在于该障碍整个病程的大部分时间内（如符合诊断标准 A 之后）（诊断标准 C）。在整个病程的某一时间点，在缺少主要心境发作（抑郁或躁狂）的情况下，至少存在 2 周的妄想或幻觉（诊断标准 B），这可以用来区分分裂情感性障碍与抑郁或双相障碍伴精神病性特征。该症状不能归因于物质或其他躯体疾病的生理效应（诊断标准 D）。

分裂情感性障碍的诊断标准 C 表明，符合主要心境发作的心境症状必须存在于该疾病的活动期和残留期的大部分时间内。评估诊断标准 C 需要评估精神病性疾病整个病程的心境症状。如果心境症状只存在于相对较短的时间内，那么诊断为精神分裂症，而不是分裂情感性障碍。当判断个体的临床表现是否符合诊断标准 C 时，临床工作者应该回顾精神病性障碍的整个病程（包括活动期和残留期的症状），以决定什么时候是显著的心境症状（没有治疗或需要使用抗抑郁药和 / 或心境稳定剂治疗）伴精神病性症状。做这个判断需要充足的病史信息和临床判断能力。如果个体存在4年精神分裂症的活动期和残留期症状，又有抑郁和躁狂发作，但加起来不到精神病性疾病 4 年病史中的 1 年，则不符合诊断标准 C。

除了在诊断标准中确定的五个症状外，对认知、抑郁和躁狂症状的评估对区分不同精神分裂症谱系及其他精神病性障碍来说是非常重要的。

相关特征

有分裂情感性障碍的个体的职业和社交功能经常受损，但这并不是决定性的标准（相对于精神分裂症来说）。有限的社会接触和自我照顾的困难，与分裂情感性障碍有关，但与精神分裂症相比，分裂情感性障碍的阴性症状没有那么严重和持续。疾病感缺失（如自知力不良）在分裂情感性障碍中也比较常见，但与精神分裂症相比，自知力的缺陷没有那么严重和泛化。如果有分裂情感性障碍的个体在符合精神分裂症诊断标准 A 的症状缓解后，继续存在心境症状，那么会增加之后发生重性抑郁障碍或双相障碍的风险，也可能有伴随的酒精和其他与物质相关障碍。

目前尚没有帮助诊断分裂情感性障碍的测评或生物学方法。神经心理学测试通常显示出执行功能、语言记忆和加工速度等领域的认知缺陷，这些缺陷可能不如精神分裂症那么明显。分裂情感性障碍通常以脑成像中灰质体积减小为特征，这与精神分裂症大致相同。

患病率

分裂情感性障碍的患病率约为精神分裂症的三分之一。在芬兰的样本中，分裂情感性障碍的终身患病率约为 0.3%，当使用 DSM-Ⅳ的诊断标准时，女性的患病率高于男性。由于 DSM-5 的诊断标准 C（即满足在该障碍的整个活动期和残留期的大部分时间内，症状符合主要心境发作的诊断标准）的要求更严格，因此，当使用 DSM-5 的诊断标准时，预计该患病率会更低。

发展与病程

分裂情感性障碍通常的起病年龄是成人早期，尽管该障碍也可能发生在青少年期和生命晚期的任何时间。许多一开始被诊断为其他精神病性障碍的个体，当心境发作的模式变得更明显时，最终被诊断为分裂情感性障碍；然而，其他个体可能在发现独立的精神病性症状之前被诊断患有心境障碍。

相反，随着时间的推移，有些个体的诊断会从分裂情感性障碍转变为心境障碍或精神分裂症。在 DSM- Ⅳ的诊断标准下，从分裂情感性障碍到精神分裂症的诊断变化比到心境障碍的诊断变化更常见，并且随着分裂情感性障碍的诊断标准 C 变得更加严格，预计在 DSM-5 下这种差异会更加明显，与 DSM- Ⅳ的定义相比，DSM-5 要求障碍的大部分时间存在心境症状，而 DSM- Ⅳ的定义只要求“显著”的部分存在心境症状。分裂情感性障碍的预后略好于精神分裂症的预后，但比心境障碍的预后差。

分裂情感性障碍可能会以不同的时间模式出现。下面是典型的模式：在显著的重性抑郁发作之前，个体可能有 2 个月的明显的听幻觉和被害妄想。之后，精神病性症状和重性抑郁发作共同存在 4 个月。接着，个体完全从重性抑郁发作中康复，但是精神病性症状会再持续 1 个月，直至消失。在该障碍的病程中，个体的症状可以同时符合重性抑郁发作和精神分裂症的诊断标准 A，并且在同一个障碍期，抑郁发作的前后都存在幻听和妄想。整个病程持续约 7 个月，最初 2 个月精神病性症状单独存在，接下来的 4 个月抑郁和精神病性症状同时存在，最后 1 个月精神病性症状单独存在。在这个示例中，抑郁发作在精神病性障碍的总持续时间的大部分时间里都存在，因此该表现符合分裂情感性障碍的诊断标准。

心境症状和精神病性症状之间的时间关系在整个生命周期中是有变化的。抑郁或躁狂症状可以出现在精神病性症状出现之前、急性精神病发作中、残留期，以及在精神病性症状消失后。例如，在精神分裂症的前驱期，个体可能表现出显著的心境症状。这个模式不一定预示存在分裂情感性障碍，因为分裂情感性障碍需要精神病性症状和心境症状同时存在才能诊断。那些症状明显符合分裂情感性障碍的个体，在后续追踪时，可能只表现为残留的精神病性症状（如阈下的精神病性症状和 / 或显著的阴性症状），那么诊断可能变成精神分裂症，因为相对心境症状来说，精神病性障碍的总病程变得更显著。分裂情感性障碍、双相型，可能在年轻人中更常见；而分裂情感性障碍、抑郁型，可能在年长的个体中更常见。

风险与预后因素

遗传与生理的：有精神分裂症个体的一级亲属的分裂情感性障碍的风险会增加。一级亲属有双相障碍或分裂情感性障碍的个体，分裂情感性障碍的风险也可能增加。被称为精神分裂症、双相障碍和重性抑郁障碍的多基因风险评分的分子遗传复合特征在分裂情感性障碍中可能升高。

与文化相关的诊断问题

在诊断分裂情感性障碍时，必须考虑文化和社会经济因素，特别是当个体与临床工作者的文化和经济背景不一样时。在一种文化中，看起来像妄想的情况（如邪恶的眼神、通过诅咒引起疾病、灵魂的影响）在另一种文化中可能是常见现象。有文献证据表明，症状符合分裂情感性障碍诊断标准的非裔美国人和西班牙裔人群更有可能被诊断为精神分裂症。为了减轻临床工作者偏见的影响，必须注意确保对精神病性症状和心境症状的综合评估。

与自杀想法或行为的相关性

精神分裂症和分裂情感性障碍的终身自杀风险是 5%，抑郁症状的存在与更高的自杀风险有关。有证据表明，在有精神分裂症和分裂情感性障碍的人群中，北美人群的自杀率比欧洲、南美和印度的都高。

分裂情感性障碍的功能性后果

分裂情感性障碍与整体功能失调（包括社交和职业领域）有关，但功能失调不是诊断标准（就像精神分裂症一样），被诊断有分裂情感性障碍的个体在功能失调方面存在很大差异。

鉴别诊断

其他精神障碍与躯体疾病：很多不同的精神障碍和躯体疾病都可能表现出精神病性症状和心境症状，在做分裂情感性障碍的鉴别诊断时必须加以考虑。这些障碍包括：谵妄，重度神经认知障碍，物质/药物所致的精神病性障碍或神经认知障碍，双相障碍伴精神病性特征，重性抑郁障碍伴精神病性特征，抑郁或双相障碍伴紧张症特征，分裂型、分裂样或偏执型人格障碍，短暂精神病性障碍，精神分裂症样障碍，精神分裂症，妄想障碍，其他特定的和未特定的精神分裂症谱系及其他精神病性障碍。

由其他躯体疾病所致的精神病性障碍：其他躯体疾病和物质使用可能同时表现为精神病性症状和心境症状的组合，所以需要排除由其他躯体疾病所致的精神病性障碍。

精神分裂症、抑郁与双相障碍：区分分裂情感性障碍与精神分裂症以及抑郁和双相障碍伴精神病性特征经常很难。诊断标准 C 是用来区分分裂情感性障碍与精神分裂症的，诊断标准 B 是用来区分分裂情感性障碍与抑郁或双相障碍伴精神病性特征的。更具体地说，由于在缺少主要心境发作时，存在 2 周或更长时间显著的妄想或幻觉，因此分裂情感性障碍可以与抑郁或双相障碍伴精神病性特征相区分。作为对比，在抑郁或双相障碍伴精神病性特征中，精神病性特征主要出现在心境发作时。因为心境症状相对精神病性症状的比例可能随着时间而改变，所以分裂情感性障碍可能转变为其他障碍，或其他障碍可能转变为分裂情感性障碍（例如，若在持续性精神病性障碍的前 6 个月中，有持续 4 个月严重和显著的重性抑郁发作，则可以诊断为分裂情感性障碍；接下来如果活动期的精神病性症状或显著的残留症状持续数年，而没有再次出现其他心境发作，则诊断需要改为精神分裂症）。随着时间的推移，更清楚地了解心境症状与精神病性症状的相对比例以及它们是否同时发生，可能需要来自病历和知情人的额外信息。

共病

许多被诊断为患分裂情感性障碍的个体，也被诊断为患其他精神障碍，特别是物质使用障碍和焦虑障碍。类似地，包括代谢综合征在内的躯体疾病在有分裂情感性障碍的个体中发病率高于一般人群的基本发病率，并导致预期寿命缩短。

物质/药物所致的精神病性障碍

诊断标准

A. 存在下列症状的一项或两项：

1. 妄想。

2. 幻觉。

B. 存在病史、体格检查的证据或 1 和 2 的实验室发现：

1. 诊断标准 A 的症状出现在物质中毒或戒断的过程中或不久后，或者接触或停止某种药物之后。
2. 所涉及的物质 / 药物能够引起诊断标准 A 的症状。

C. 这种障碍不能用一种非物质 / 药物所致的精神病性障碍来更好地解释。独立的精神病性障碍的证据如下：

症状的发作是在开始使用物质 / 药物之前；在急性戒断或重度中毒结束之后，症状仍持续相当长时间（如约 1 个月），或有其他证据（如反复的与非物质 / 药物相关的发作病史）表明存在一种独立的、非物质 / 药物所致的精神病性障碍。

D. 这种障碍并非仅仅出现于谵妄时。

E. 这种障碍引起有临床意义的痛苦，或导致社交、职业或其他重要功能方面的损害。

注：仅当诊断标准 A 的症状在临床表现中非常明显且已经严重到足以引起临床关注时，才应该作出该诊断，而不是"物质中毒"或"物质戒断"的诊断。

编码备注：下表中列出了 ICD-10-CM 中特定的物质 / 药物所致的精神病性障碍的编码。注意 ICD-10-CM 的编码基于是否存在共病同一类物质的物质使用障碍。在任何情况下，都不需要给予额外的物质使用障碍的单独诊断。如果一个轻度的物质使用障碍共病物质所致的精神病性障碍，则第四位的数字为"1"，而且临床工作者应该在物质所致的精神病性障碍之前记录"轻度（物质）使用障碍"（如"轻度的可卡因使用障碍伴可卡因所致的精神病性障碍"）。如果中度或重度的物质使用障碍共病物质所致的精神病性障碍，则第四位的数字为"2"，临床工作者应该根据共病物质使用障碍的严重程度来记录"中度（物质）使用障碍"或"重度（物质）使用障碍"。如果没有共病物质使用障碍（如仅一次高剂量物质使用后），则第四位的数字为"9"，并且临床工作者应该仅记录物质所致的精神病性障碍。

项目	ICD-10-CM		
	伴轻度使用障碍	伴中度或重度使用障碍	无使用障碍
酒精	F10.159	F10.259	F10.959
大麻	F12.159	F12.259	F12.959
苯环己哌啶	F16.159	F16.259	F16.959
其他致幻剂	F16.159	F16.259	F16.959
吸入剂	F18.159	F18.259	F18.959
镇静剂、催眠药或抗焦虑药	F13.159	F13.259	F13.959
苯丙胺类物质（或其他兴奋剂）	F15.159	F15.259	F15.959
可卡因	F14.159	F14.259	F14.959
其他（或未知）物质	F19.159	F19.259	F19.959

标注（参见"物质相关及成瘾障碍"一章中的表 1，它标明了"于中毒期间发生"和 / 或"于戒断期间发生"是否适用于某一特定的物质类别；或说明了"于使用药物后发生"）：

于中毒期间发生：如果物质中毒和在中毒过程中产生的症状都符合诊断标准。

于戒断期间发生：如果物质戒断和在戒断过程中或不久后产生的症状都符合诊断标准。

于使用药物后发生：如果在开始用药、用药情况发生改变或停药期间出现症状。

标注目前的严重程度：

严重程度通过对精神病主要症状（包括妄想、幻觉、言语紊乱、异常的精神运动行为和阴性症状）的定量评估来评定。这些症状中的每一个都可以根据其当前的严重程度（过去 7 天中最严重的），从 0（不存在）到 4（存在而且严重）在 5 级量表上进行评定。（参见本手册第三部分“评估量表”中的“精神病症状严重程度维度的临床工作者评估”。）

注：诊断物质 / 药物所致的精神病性障碍可以不使用严重程度的标注。

记录步骤

物质 / 药物所致的精神病性障碍的名称由假设能导致妄想或幻觉的特定物质（如可卡因、地塞米松）开始。诊断编码从诊断标准部分的表格中选择，该表格基于物质类别和是否存在共病的物质使用障碍。对于不属于任何类别的物质（如地塞米松），应使用“其他（或未知）物质”编码；如果一种物质被判断为致病因素，但具体物质类别未知，也应使用相同的编码。

当记录障碍名称时，共病的“物质使用障碍”（若有）应列在前面，接着记录“伴”字，后面记录“物质所致的精神病性障碍”的名称，再接着记录发生的标注（即于中毒期间发生、于戒断期间发生）。例如，在有重度可卡因使用障碍的个体中毒时出现妄想的情况下，其诊断为 F14.259“重度可卡因使用障碍伴可卡因所致的精神病性障碍，于中毒期间发生”。不再给予单独的共病的重度可卡因使用障碍的诊断。如果物质所致的精神病性障碍出现在没有共病的物质使用障碍时（如仅一次高剂量物质使用后），则无须记录共病的物质使用障碍（如 F16.959 苯环己哌啶所致的精神病性障碍，于中毒期间发生）。当一种以上的物质被判断在精神病性症状的发展过程中起到重要作用时，应分别列出（如 F12.259 重度大麻使用障碍伴大麻所致的精神病性障碍，于中毒期间发生；F16.159 轻度苯环己哌啶使用障碍伴苯环己哌啶所致的精神病性障碍，于中毒期间发生）。

诊断特征

物质 / 药物所致的精神病性障碍的核心特征是存在显著的妄想和 / 或幻觉（诊断标准 A），这些症状被认为是由物质 / 药物（如滥用的毒品、药物或毒素接触）的生理效应所致的（诊断标准 B）。个体意识到的由物质 / 药物所致的幻觉不包括在内，而应诊断为物质中毒或物质戒断附加标注“伴知觉紊乱”（适用于酒精戒断，大麻中毒，镇静剂、催眠药或抗焦虑药戒断和兴奋剂中毒）。

物质 / 药物所致的精神病性障碍可以通过其起病、病程和其他因素来与独立的精神病性障碍相区分。对于滥用的毒品，必须有来自病史、体格检查或实验室发现的物质使用、中毒或戒断的证据。物质/药物所致的精神病性障碍可以出现在接触或戒断药物期间或之后不久，或在物质中毒或戒断后，但可以持续数周，而独立的精神病性障碍可以先于物质或药物使用之前出现，或出现在持续的禁戒期。一旦开始，那么只要物质/药物持续使用，精神病性症状就可能持续。此外，也要考虑存在独立的精神病性障碍的不典型特征（不典型的起病年龄或病程）。如35岁之后才出现妄想，又没有已知的独立的精神病性障碍的病史，则提示物质/药物所致的精神病性障碍的可能性。即使有独立的精神病性障碍的既往史，也不能排除物质/药物所致的精神病性障碍的可能性。支持独立的精神病性障碍的精神病性症状的因素包括在物质中毒或急性物质戒断结束后，或在药物使用停止后，较长一段时间（如1个月或更多）存在持续的精神病性症状，或有反复的独立的精神病性障碍的病史。即使是对患有物质中毒或戒断的个体，也要考虑精神病性症状的其他病因，因为物质使用的问题在非物质/药物所致的精神病性障碍的个体中也是常见的。

除了诊断标准中确定的两个症状（即妄想和幻觉）外，对认知、抑郁和躁狂症状的评估对于区分各种精神分裂症谱系及其他精神病性障碍来说是非常重要的。

相关特征

精神病性障碍可以出现在与下列物质中毒有关的情况下：酒精，大麻，致幻剂（包括苯环己哌啶和相关物质），吸入剂，镇静剂、催眠药和抗焦虑药，兴奋剂（包括可卡因），其他（或未知）物质。精神病性障碍可以出现在与下列物质戒断有关的情况下：酒精，镇静剂、催眠药和抗焦虑药，其他（或未知）物质。

一些药物也能引起精神病性症状，包括：麻醉药和镇痛药、抗胆碱能药物、抗癫痫药物、抗组胺药物、抗高血压药和心血管性疾病药物、抗生素、抗帕金森药物、化疗药物（如环孢霉素、丙卡巴肼）、皮质类固醇、胃肠道药物、肌肉松弛剂、非甾体类抗炎药物、其他非处方药（如去氧肾上腺素、伪麻黄碱）、抗抑郁药和戒酒硫。能诱发精神病性症状的毒素包括：抗胆碱酯酶、有机磷杀虫剂、沙林和其他神经毒气、一氧化碳、二氧化碳、挥发性物质（如燃料或油漆）。

患病率

普通人群的物质/药物所致的精神病性障碍的患病率是未知的。在不同场所，第一次精神病性发作的个体中有7%～25%所患的是物质/药物所致的精神病性障碍。

发展与病程

精神病性症状的发生因物质而异，如吸入大剂量的可卡因可能在数分钟内就产生精神病性症状，数天或数周的大剂量的酒精或镇静剂的使用也能产生精神病性症状。酒精所致的精神病性障碍伴幻觉通常只出现在有中度到重度酒精使用障碍并且存在长期的大剂量酒精摄入的个体中，幻觉通常是幻听。

苯丙胺类物质和可卡因所致的精神病性障碍具有类似的临床特征。个体在使用苯丙胺或类似的拟交感神经活性药物后，可能很快就会产生被害妄想。虫子在皮肤里或皮肤下爬行的幻觉（蚁走感）会导致搔抓和广泛的皮肤抓痕。大麻所致的精神病性障碍可能在大剂量的大麻使用不久后发生，通常涉及被害妄想、明显的焦虑、情绪的不稳定和人格解体。这种障碍通常在 1 天内缓解，但在一些案例中可能会持续更长时间。

物质 / 药物所致的精神病性障碍有时当物质 / 药物停用后症状可能持续，因此在开始时难以区分它与独立的精神病性障碍。苯丙胺、苯环己哌啶和可卡因等物质会引起短暂的精神病性症状，有时持续数周或更长时间，尽管这些物质已经停止使用，并且用了神经阻滞剂治疗。在生命晚期，相对于滥用的物质来说，治疗躯体疾病的多种药物，以及接触帕金森综合征、心血管疾病和其他躯体疾病的药物，更可能与处方药所致的精神病性障碍有关。

丹麦一项登记研究的数据显示，在该研究对物质所致的精神病性障碍的案例进行的 20 多年的纵向追踪中，约 32% 物质所致的精神病性障碍患者后来被诊断为精神分裂症谱系障碍（26%）或双相障碍（8%），大麻所致的精神病性障碍的发生率最高（44%）。

诊断标志物

对那些能测量血液浓度的物质来说［如血液酒精浓度、其他可以计量的血液浓度（如地高辛）］，存在与中毒一致的血液浓度可以增加诊断的准确性。

物质 / 药物所致的精神病性障碍的功能性后果

有物质 / 药物所致的精神病性障碍的个体通常是严重失能的，在急诊室经常可以观察到这样的后果，因为当这种情况发生时，个体经常被带到急诊室。然而，这种失能通常是自限性的，当物质使用停止时可以缓解。

鉴别诊断

物质中毒或物质戒断：兴奋剂、大麻、阿片类哌替啶或苯环己哌啶中毒的个体，或者酒精或镇静剂戒断的个体，可能经历知觉改变，并且他们能够意识到这是毒品的效应。如果对这些体验的现实检验能力是现实感保持完整（如个体意识到这些知觉是物质所致的并且既不相信也不会采取行动），那么不能诊断为物质 / 药物所致的精神病性障碍，而应诊断为物质中毒或物质戒断伴知觉紊乱（如可卡因中毒伴知觉紊乱）。“闪回”的幻觉出现在停止使用致幻剂长时间后，应诊断为致幻剂持续性感知障碍。如果物质 / 药物所致的精神病性症状只出现在谵妄时，如在严重的酒精戒断中，那么该精神病性症状被认为与谵妄的特征有关，不给予额外诊断。在重度或轻度神经认知障碍背景下的妄想应诊断为重度或轻度神经认知障碍伴行为紊乱。

独立的精神病性障碍：物质 / 药物所致的精神病性障碍与独立的精神病性障碍，如精神分裂症、分裂情感性障碍、妄想障碍、短暂精神病性障碍、其他特定的精神分裂症谱系及其他精神病性障碍，或未特定的精神分裂症谱系及其他精神病性障碍，是通过相应物质是否被认为在病因上与这些症状相关来区分的。

由其他躯体疾病所致的精神病性障碍：由治疗精神或躯体疾病的处方药引起的物质/药物所致的精神病性障碍，必须当个体使用这些药物时起病（或在戒断中，如果有与该药物有关的戒断综合征）才能诊断。因为有躯体疾病的个体经常使用治疗相应疾病的药物，那么临床工作者必须考虑精神病性症状是该躯体疾病的生理后果，而不是药物引起的可能性，即考虑诊断为由其他躯体疾病所致的精神病性障碍。病史经常能够提供作出这种判断的证据。有时，需要在治疗躯体疾病的过程中做些改变（如改变药物或停药）以判断药物是否是病因。如果临床工作者认为该障碍归因于躯体疾病和物质/药物使用，则可给予两种诊断（如由其他躯体疾病所致的精神病性障碍和物质/药物所致的精神病性障碍）。

其他特定或未特定的精神分裂症谱系及其他精神病性障碍：物质/药物所致的精神病性障碍诊断中包括的精神病性症状限于妄想或幻觉。其他物质引起的精神病性症状（如紊乱或紧张症的行为、紊乱的言语、联想松弛或不合理的内容）应归类为其他特定的或未特定的精神分裂症谱系及其他精神病性障碍。

由其他躯体疾病所致的精神病性障碍

诊断标准

A. 存在显著的幻觉或妄想。
B. 存在病史、体格检查的证据或实验室发现表明这种障碍是其他躯体疾病的直接的病理生理性后果。
C. 这种障碍不能用其他精神障碍来更好地解释。
D. 这种障碍并非仅仅出现于谵妄时。
E. 这种障碍引起有临床意义的痛苦，或导致社交、职业或其他重要功能方面的损害。

标注是否是：

编码需基于主要症状：

F06.2 伴妄想：如果主要症状为妄想。

F06.0 伴幻觉：如果主要症状为幻觉。

编码备注：将其他躯体疾病的名称包含在此精神障碍的名称之内（如 F06.2 由恶性肺肿瘤所致的精神病性障碍，伴妄想）。在由其他躯体疾病所致的精神病性障碍之前，其他躯体疾病应该被编码和单独列出（如 C34.90 恶性肺肿瘤；F06.2 由恶性肺肿瘤所致的精神病性障碍，伴妄想）。

标注目前的严重程度：

严重程度通过对精神病主要症状（包括妄想、幻觉、言语紊乱、异常的精神运动行为和阴性症状）的定量评估来评定。这些症状中的每一个都可以根据目前的严重程度（过去 7 天中最严重的），从 0（不存在）到 4（存在且严重）在 5 级量表上进行评定。（参见本手册第三部分“评估量表”中“精神病症状严重程度维度的临床工作者评估”。)

注：诊断由其他躯体疾病所致的精神病性障碍可以不使用严重程度的标注。

标注

除了在诊断标准中确定的症状外，对认知、抑郁和躁狂症状的评估对区分不同精神分裂症谱系及其他精神病性障碍来说是非常重要的。

诊断特征

由其他躯体疾病所致的精神病性障碍的核心特征是存在显著的妄想或幻觉，这些症状被认为应归因于其他躯体疾病的生理效应，并且不能用其他精神障碍来更好地解释（例如，这些症状不是对一个严重的躯体疾病的心理反应，如果是这种情况，应诊断为短暂精神病性障碍，伴显著应激源）。

幻觉可以以任何感觉方式出现（如视觉、嗅觉、味觉、触觉、听觉），但是一定的病因学因素可以触发特定的幻觉现象。嗅幻觉经常提示颞叶癫痫。基于病因和环境因素，幻觉可能从简单无组织到高度复杂和有组织。如果个体对幻觉有现实感，并能理解该幻觉是来自躯体疾病，那么就不能诊断为由其他躯体疾病所致的精神病性障碍。妄想可以有不同的主题，包括躯体的、夸大的、宗教的以及最常见的被害妄想。然而，总的来说，妄想与特定的躯体疾病之间的关系看起来没有幻觉与特定的躯体疾病之间的关系明确。

尽管没有绝对可靠的准则来确定精神病性障碍是否在病因学上可归因于其他躯体疾病，但有三个因素可以提供一些指导：生物学的可能性、时间性和典型性。第一个需要考虑的因素是必须确定存在可能通过假定的生理机制（如严重的全身性感染、卟啉症、红斑狼疮、颞叶癫痫）引起精神病性症状的躯体疾病（生物学合理性）。第二个需要考虑的因素是躯体疾病的起病、加重或缓解与精神病性障碍之间是否存在时间相关性（时间性）。第三个需要考虑的因素是精神病性症状的躯体病因对于独立的精神病性障碍而言是不典型的（如非典型的起病年龄或存在视幻觉或嗅幻觉）（典型性）。此外，还需要考虑和排除躯体疾病的生理效应之外的精神病性症状的病因（如物质/药物所致的精神病性障碍、作为躯体疾病治疗的副作用出现的精神病性症状）。

躯体疾病起病或加重的时间相关性提供了最大的诊断确定性，即妄想或幻觉可归因于该躯体疾病。额外因素可能包括对基础的躯体疾病的同时治疗，如对自身免疫性疾病的类固醇治疗，这对于精神病性障碍可能是一个独立的风险。

由其他躯体疾病所致的精神病性障碍的诊断取决于每个患者的临床疾病，并且诊断测试因疾病不同有所不同。各种不同的躯体疾病都可能引起精神病性症状。这些包括神经系统疾病（如肿瘤、脑血管性疾病、亨廷顿病、帕金森病、多发性硬化症、癫痫、听觉或视觉神经受损或损伤、耳聋、偏头痛、中枢神经系统感染）、内分泌疾病（如甲状腺功能亢进和减退、甲状旁腺功能亢进和减退、肾上腺皮质功能亢进和减退）、代谢性疾病（如缺氧、高碳酸血症、低血糖）、维生素 B_{12} 缺乏、体液或电解质失衡、肝脏或肾脏疾病，以及自身免疫性疾病伴中枢神经系统受累［如系统性红斑狼疮、N-甲基-D-天冬氨酸（NMDA）受体自身免疫性脑炎］。有关的体格检查、实验室检查结果和患病率或起病模式反映了病因性躯体疾病。

患病率

因为有各种不同的基础的躯体病因，所以很难统计由其他躯体疾病所致的精神病性障碍的患病率。在瑞典和芬兰的研究中，终身患病率约为 0.21% ～ 0.54%。当按照年龄对患病率结果进行分层时，芬兰 65 岁以上人群的患病率比年轻人高，为 0.74%。根据基础的躯体疾病，精神病性症状的比例不同，与精神病性症状最有关的疾病包括：未经治疗的内分泌和代谢性疾病、自身免疫疾病（如系统性红斑狼疮、NMDA 受体自身免疫性脑炎）或颞叶癫痫。归因于癫痫的精神病性症状可以进一步分为发作期、发作后和发作间的精神病性症状，其中，最常见的是发作后的精神病性症状，在癫痫患者中占 2% ～ 7.8%。在年长的个体中，女性患病率较高，尽管额外的性或性别相关特征并不明显，这种变化也随着基础躯体疾病的性或性别分布而变化。约有 60% 的新发精神病性症状的老年人有精神病性症状的躯体疾病病因。

发展与病程

由其他躯体疾病所致的精神病性障碍可能是一个简单的过渡状态，也可能有复发性，随基础躯体疾病的加重和缓解而循环。基础躯体疾病的治疗经常会使精神病性症状有所缓解，但并非总是如此，精神病性症状（如由局部脑损伤所致的精神病性症状）也可能在躯体疾病治疗后持续很长一段时间。在慢性疾病背景下，如在多发性硬化症或慢性癫痫发作期间，精神病性症状也可能有长期的病程。

不同年龄起病的由其他躯体疾病所致的精神病性障碍的临床表现没有显著差异。然而，年长人群的发病率较高，这可能是由于随着年龄的增加，疾病的负担增加，以及有害暴露和年龄相关过程（如动脉粥样硬化）的累积影响。基础躯体疾病的性质很可能随着生命周期变化而变化，年轻人群更容易受癫痫、脑外伤、自身免疫性疾病影响，以及受早期到中年的肿瘤疾病影响，老年人群更容易受神经退行性疾病（如阿尔茨海默病）、卒中、缺氧和多系统共病影响。随着年龄的增长，基础因素（先前存在的认知损害以及视力和听力损害）可能导致更大的精神病性障碍的风险，这可能是由于它们使个体体验精神病性障碍的阈值降低了。

风险与预后因素

病程影响因素：基础躯体疾病的确诊和治疗对病程的影响最大。尽管先前存在的中枢神经系统损伤（如头部外伤、脑血管性疾病）可能导致更加不良的病程后果。

与自杀想法或行为的相关性

由其他躯体疾病所致的精神病性障碍的自杀风险尚不明确，尽管癫痫和多发性硬化症等一些疾病与自杀率增加有关，有这些疾病的个体在有精神病性障碍时自杀率可能会进一步增加。

由其他躯体疾病所致的精神病性障碍的功能性后果

在由其他躯体疾病所致的精神病性障碍的背景下，功能性失能通常比较严重，但会随躯体疾病的类型而变化，随躯体疾病的成功治疗而改善。

鉴别诊断

谵妄与重度或轻度神经认知障碍：幻觉和妄想经常出现在谵妄时，然而，如果妄想和/或幻觉只出现在谵妄时，则不能额外诊断为由其他躯体疾病所致的精神病性障碍。另一方面，如果妄想或幻觉被判断为导致神经认知障碍的病理过程的生理后果，则除了诊断为重度或轻度神经认知障碍外，还可以诊断为由其他躯体疾病所致的精神病性障碍（如由路易体病所致的精神病性障碍伴妄想）。

物质/药物所致的精神病性障碍：如果有最近或持续的物质使用的证据（包括有精神活性作用的药物）、可导致精神病性症状的物质/药物的戒断或接触毒素[如酒精戒断、麦角酸二乙酰胺（LSD）中毒]，则应考虑物质/药物所致的精神病性障碍。基于所使用物质的性质、持续时间或剂量，如果症状出现在物质中毒或戒断的过程中或不久后（如4周内）或药物使用后，可能特别提示为物质/药物所致的精神病性障碍。如果临床工作者认为这种障碍是由躯体疾病和物质使用两者引起的，则应给予两种诊断（如由其他躯体疾病所致的精神病性障碍和物质/药物所致的精神病性障碍）。

精神病性障碍：由其他躯体疾病所致的精神病性障碍必须与并非由躯体疾病所致的精神病性障碍（如精神分裂症、妄想障碍、分裂情感性障碍）、重性抑郁或双相障碍伴精神病性特征相区分。在精神病性障碍和抑郁或双相障碍伴精神病性特征中，没有特定的和直接的与躯体疾病有关的致病性生理机制。晚期起病以及缺少精神分裂症或妄想障碍的个人史或家族史，则提示需要全面的评估，以排除由其他躯体疾病所致的精神病性障碍。那些涉及特别复杂句子的听幻觉更可能是精神分裂症而不是由其他躯体疾病所致的精神病性障碍的特征。虽然某些症状表明存在躯体疾病或毒性病因[如幻视或幻嗅、梦幻般的妄想（个体作为未参与的观察者）]，但没有特征性体征或症状可以给予临床工作者任何明确的诊断指向。幻视在精神分裂症或双相障碍中是常见的，而幻嗅（如难闻的气味）也与精神分裂症的诊断相符。因此，临床工作者在判断精神病理学是精神障碍的病因还是躯体疾病的病因时，不应过分重视某一种特定的幻觉。

共病

在80岁以上的个体中，由其他躯体疾病所致的精神病性障碍与同时出现的重度神经认知障碍（痴呆）有关。阿尔茨海默病通常伴有精神病性症状，而精神病性症状是路易体病的一个定义特征。

紧张症

紧张症可以出现在几类障碍的背景下：神经发育障碍、精神病性障碍、双相障碍、抑郁障碍和其他躯体疾病（如脑叶酸缺乏症、罕见的自身免疫性疾病和副肿瘤性疾病）。本手册不认为紧张症是一个独立的类别，但是承认：(a) 紧张症与其他精神障碍有关（如神经发育障碍、精神病性障碍、双相障碍、抑郁障碍或其他精神障碍），(b) 由其他躯体疾病所致的紧张症，(c) 未特定的紧张症。

紧张症的定义是在诊断标准中存在与其他精神障碍有关的紧张症和由其他躯体疾病所致的紧张症的诊断标准中的十二种精神运动性特征中的三项或更多。紧张症的核心特征是有显著的精神运动性紊乱，可能涉及运动活动的减少，在体格检查或访谈中参与度降低，或有过度的和特殊的运动活动。紧张症的临床表现令人困惑，因为精神运动性紊乱的范围可以从显著的无反应到显著的激越。运动的静止可以是非常严重的（木僵）或中度的（僵住和蜡样屈曲）。类似地，参与度的降低可以是非常严重的（缄默）或中度的（违拗）。过度和特殊的运动行为可以是复杂的（如刻板运动）或简单的（激越），以及可能包括模仿言语和模仿动作。在极端案例中，同一个体可能在运动活动的减少和增加之间来回变化。该诊断看似相反的临床特征、多变的诊断表现，以及对罕见的严重体征（如蜡样屈曲）的过分强调，导致人们对紧张症认识不足或识辨率下降。在紧张症严重阶段，个体可能需要仔细监管，以免自伤或伤害他人。潜在的风险包括营养不良、精疲力竭、血栓栓塞、压疮、肌肉收缩、高热和自我损伤等。

与其他精神障碍有关的紧张症（紧张症标注）

F06.1

A. 临床表现主要包括三项（或更多）下列症状：

1. 木僵（即无精神运动性活动，无主动与环境联系）。
2. 僵住（即被动地产生对抗重力的姿势）。
3. 蜡样屈曲（即对检查者摆放的姿势仅有轻微、均匀的阻力）。
4. 缄默［即没有或几乎没有言语反应（如果有失语症，除外此项）］。
5. 违拗（即对指令或外部刺激抗拒或没有反应）。
6. 作态（即自发地、主动地维持对抗重力的姿势）。
7. 装相（即奇怪地、矫揉造作地模仿正常的行为）。
8. 刻板运动（即进行重复的、异常频繁的、非目标导向的运动）。
9. 不受外界刺激影响的激越。

10. 扮鬼脸。

11. 模仿言语（即模仿他人的言语）。

12. 模仿动作（即模仿他人的动作）。

编码备注： 记录该障碍时，需指出相关的精神障碍的名称（如 F06.1 与重性抑郁障碍有关的紧张症），应先编码有关的精神障碍（即神经发育障碍、短暂精神病性障碍、精神分裂症样障碍、精神分裂症、分裂情感性障碍、双相障碍、重性抑郁障碍或其他精神障碍）（如 F25.1 分裂情感性障碍，抑郁型；F06.1 与分裂情感性障碍有关的紧张症）。

诊断特征

当在神经发育障碍、精神病性障碍、双相障碍、抑郁障碍或其他精神障碍的病程中达到紧张症的诊断标准时，可以使用与其他精神障碍有关的紧张症的诊断（紧张症的标注）。当临床表现是特征性的显著精神运动性紊乱，以及涉及诊断标准 A 中所列的十二项诊断特征中的至少三项时，适用紧张症的标注。紧张症通常在住院患者中诊断，在有精神分裂症的个体中患病率可高达 35%，但大多数紧张症案例涉及抑郁或双相障碍。临床样本的元分析显示，约 9% 的患者患有紧张症。在神经发育障碍、精神病性障碍、双相障碍、抑郁障碍或其他精神障碍中使用紧张症的标注前，需要排除各种其他的躯体疾病，这些疾病包括但不限于由于感染、代谢所致的躯体疾病或神经系统疾病（参见“由其他躯体疾病所致的紧张症”）。紧张症也可以是药物的副作用（参见“药物所致的运动障碍及其他药物不良反应”一章）。因为并发症的严重性，需要特别注意归因于 G21.0 神经阻滞剂恶性综合征的紧张症的可能性。

与文化相关的诊断问题

紧张症和心境障碍之间的相关性已在广泛的文化背景中被发现。

由其他躯体疾病所致的紧张症

诊断标准　　F06.1

A. 临床表现主要包括三项（或更多）下列症状：

1. 木僵（即无精神运动性活动，无主动与环境联系）。
2. 僵住（即被动地产生对抗重力的姿势）。
3. 蜡样屈曲（即对检查者摆放的姿势仅有轻微、均匀的阻力）。
4. 缄默 [即没有或几乎没有言语反应（如果有失语症，除外此项）]。
5. 违拗（即对指令或外部刺激抗拒或没有反应）。
6. 作态（即自发地、主动地维持对抗重力的姿势）。
7. 装相（即奇怪地、矫揉造作地模仿正常的行为）。

8. 刻板运动（即进行重复的、异常频繁的、非目标导向的运动）。
9. 不受外界刺激影响的激越。
10. 扮鬼脸。
11. 模仿言语（即模仿他人的言语）。
12. 模仿动作（即模仿他人的动作）。

B. 存在病史、体格检查的证据或实验室发现表明该障碍是其他躯体疾病的直接病理生理性后果。
C. 这种障碍不能用其他精神障碍（如躁狂发作）来更好地解释。
D. 这种障碍并非仅仅出现于谵妄时。
E. 这种障碍引起有临床意义的痛苦，或导致社交、职业或其他重要功能方面的损害。

编码备注：应将其他躯体疾病的名称包含在此精神障碍的名称之内（如 F06.1 由肝性脑病所致的紧张症）。在诊断由其他躯体疾病所致的紧张症之前，其他躯体疾病应该被编码和单独列出（如 K76.82 肝性脑病；F06.1 由肝性脑病所致的紧张症）。

诊断特征

由其他躯体疾病所致的紧张症的核心特征是紧张症被归因于其他躯体疾病的生理效应。当存在诊断标准 A 的十二项临床特征中的至少三项时，诊断为紧张症。必须有来自病史、体格检查或实验室发现的证据表明，紧张症归因于其他躯体疾病（诊断标准 B）。如果紧张症能用其他精神障碍（如躁狂发作）来更好地解释（诊断标准 C），或紧张症只出现在谵妄时（诊断标准 D），则不能作出此诊断。

相关特征

不同的躯体疾病均可能引起紧张症，特别是神经系统疾病（如肿瘤、脑外伤、脑血管性疾病、脑炎）和代谢性疾病（如高钙血症、肝性脑病、高胱氨酸尿症、糖尿病酮症酸中毒）。有关的体格检查结果、实验室发现、患病率和起病模式反映了病因上的躯体疾病。

鉴别诊断

如果紧张症仅出现在谵妄时或神经阻滞剂恶性综合征中，则不需要额外给予由其他躯体疾病所致的紧张症的诊断。然而，即使不能额外诊断紧张症，研究表明，紧张症症状出现在相当大比例的谵妄案例中。如果个体正在同时服用神经阻滞剂，则应考虑药物所致的运动障碍（如异常的姿态可能是由神经阻滞剂所致的急性肌张力障碍引起的）或神经阻滞剂恶性综合征（如可能存在紧张症样的特征，伴有关的生命体征和 / 或实验室结果异常）。紧张症的症状可能存在于下列五种精神病性障碍中的任何一种中：短暂精神病性障碍、精神分裂症样障碍、精神分裂症、分裂情感性障碍和物质 / 药物所致的精神病性障碍。紧张症的症状也可能存在于一些神经发育障碍、所有双相障碍和抑郁障碍及其他精神障碍中。

未特定的紧张症

此类型适用于那些具备紧张症的典型症状，且引起有临床意义的痛苦，或导致社交、职业或其他重要功能方面的损害，但引起紧张症的基础精神障碍的性质或其他躯体疾病目前尚不清楚，不符合紧张症的全部诊断标准或因信息不足而无法作出更特定的诊断（如在急诊室的环境下）的情况。

编码备注：涉及神经和肌肉骨骼系统的其他症状首先编码 R29.818，接着编码 F06.1 未特定的紧张症。

其他特定的精神分裂症谱系及其他精神病性障碍

F28

此类型适用于那些具备精神分裂症谱系及其他精神病性障碍的典型症状，且引起有临床意义的痛苦，或导致社交、职业或其他重要功能方面的损害，但不符合精神分裂症谱系及其他精神病性障碍诊断类别中任何一种障碍的全部诊断标准的情况。当临床工作者选择交流不符合任何一种特定的精神分裂症谱系及其他精神病性障碍的诊断标准的特定原因时可以使用其他特定的精神分裂症谱系及其他精神病性障碍这一诊断。使用这一诊断时，通常先记录“其他特定的精神分裂症谱系及其他精神病性障碍”，接着记录其特定原因（如“持续性听幻觉”）。

能够归类为“其他特定”这一情况的示例为：

1. 持续性听幻觉：出现于缺少任何其他特征的情况下。

2. 妄想伴显著的重叠性心境发作：在妄想症状相当显著的一段时间内，存在持续性妄想伴重叠性心境发作（诊断标准规定在妄想障碍中如只有短暂的心境障碍，则不符合此诊断）。

3. 轻微精神病综合征：此综合征的特点是存在精神病样症状，但低于完全的精神病性障碍的阈值（如这些症状不那么严重、比较短暂，且自知力相对保留）。

4. 在与有显著妄想的个体的关系背景下的妄想症状：在一段关系的背景下，来自患有精神病性障碍个体的妄想素材成为其他人持有相同妄想的内容，而这些人可能没有符合精神病性障碍诊断标准的其他症状。

未特定的精神分裂症谱系及其他精神病性障碍

F29

此类型适用于那些具备精神分裂症谱系及其他精神病性障碍的典型症状，且引起有临床意义的痛苦，或导致社交、职业或其他重要功能方面的损害，但不符合精神分裂症谱系及其他精神病性障碍诊断类别中任何一种障碍的全部诊断标准的情况。当临床工作者选择不标注不符合任何一种精神分裂症谱系及其他精神病性障碍的诊断标准的特定原因及包括因信息不足在内而无法作出更特定的诊断（如在急诊室的环境下）时，可以使用未特定的精神分裂症谱系及其他精神病性障碍这一诊断。

双相及相关障碍

本手册将双相及相关障碍放在精神分裂症谱系及其他精神病性障碍与抑郁障碍这两章之间，是因为认识到基于症状学、家族史和遗传学，双相及相关障碍是这两个诊断类别之间的桥梁。本章包括双相Ⅰ型障碍、双相Ⅱ型障碍、环性心境障碍、物质/药物所致的双相及相关障碍、由其他躯体疾病所致的双相及相关障碍、其他特定的双相及相关障碍、未特定的双相及相关障碍、未特定的心境障碍。

双相Ⅰ型障碍的诊断标准代表了对典型躁狂–抑郁障碍或19世纪所描述的情感性精神病的现代理解，与传统描述的区别在于，它既不一定是精神病，也不要求个体一生必须经历1次重性抑郁发作。然而，绝大多数症状完全符合躁狂发作诊断标准的个体在生命历程中也经历了重性抑郁发作。

双相Ⅱ型障碍的诊断要求个体一生中至少经历过1次重性抑郁发作和1次轻躁狂发作（但没有躁狂病史）。双相Ⅱ型障碍不再被认为比双相Ⅰ型障碍更轻，这主要是因为双相Ⅱ型障碍存在抑郁负担，同时双相Ⅱ型障碍患者的心境不稳定通常伴有职业或社会功能的严重损害。

环性心境障碍的诊断要求成人经历轻躁狂和抑郁的周期至少2年（儿童须经历至少1年），但从未达到躁狂、轻躁狂或重性抑郁发作的诊断标准。

多种滥用的物质、一些处方药和数种躯体疾病可能与躁狂样表现有关。这主要体现在物质/药物所致的双相及相关障碍以及由其他躯体疾病所致的双相及相关障碍的诊断中。

有些个体虽经历了双相样表现，但其症状并不符合双相Ⅰ型障碍、双相Ⅱ型障碍、环性心境障碍的诊断标准，则这些个体适于其他特定的双相及相关障碍的诊断。实际上，涉及较短病程轻躁狂的特定诊断标准被列在本手册第三部分，以鼓励进一步研究双相障碍的症状和病程的表现。

双相Ⅰ型障碍

诊断标准

诊断双相Ⅰ型障碍，需要符合躁狂发作的诊断标准。躁狂发作可能出现在轻躁狂发作或重性抑郁发作之前或之后。

躁狂发作

A. 一段明显的时期内有异常且持续的心境高涨、膨胀或易激惹，以及异常且持续增多的活动或能量。此情况持续至少1周，而且几乎每一天的大部分时间都存在此情况（或如果有必要住院治疗，则持续时间可任意）。

B. 在心境紊乱、能量或活动增加的时期存在三项（或更多）以下症状（如果心境仅仅是易激惹，则至少存在四项），与通常的行为相比，表现出明显的改变并达到显著的程度。
   1. 自尊心膨胀或夸大。
   2. 睡眠的需求减少（如仅 3 小时睡眠就精神饱满）。
   3. 比平时更健谈或有持续讲话的压力感。
   4. 意念飘忽或主观感受到思维奔逸。
   5. 有自我报告或被观察到的注意力不集中（即注意力太容易被不重要或无关的外界刺激所吸引）。
   6. 目标导向活动增加（无论是在社交、工作、学校还是在性活动方面）或出现精神运动性激越（即无目的非目标导向的活动）。
   7. 过度地参与那些很可能产生痛苦后果的高风险活动（如无节制的购物、轻率的性行为、愚蠢的商业投资）。

C. 这种心境紊乱严重到足以导致显著的社交或职业功能损害，或必须住院以防止伤害自己或他人，或存在精神病性特征。

D. 这种发作不能归因于某种物质（如滥用的毒品、药物）的生理效应或其他躯体疾病。

   注：在抗抑郁治疗（如药物治疗、电休克治疗）期间出现完整的躁狂发作，但是持续存在的全部症状超过了治疗的生理效应，这是躁狂发作的充分证据，因此可诊断为双相 I 型障碍。

注：诊断标准 A ～ D 构成了躁狂发作。诊断为双相 I 型障碍需要个体一生中至少有 1 次躁狂发作。

轻躁狂发作

A. 一段明显的时期内有异常且持续的心境高涨、膨胀或易激惹，以及异常且持续增多的活动或能量。此情况至少连续 4 天，而且几乎每一天的大部分时间存在此情况。

B. 在心境紊乱、能量和活动增加的时期持续存在三项（或更多）以下症状（如果心境仅仅是易激惹，则至少存在四项）。与通常的行为相比，表现出明显的改变并达到显著的程度：
   1. 自尊心膨胀或夸大。
   2. 睡眠的需求减少（如仅 3 小时睡眠就精神饱满）。
   3. 比平时更健谈或有持续讲话的压力感。
   4. 意念飘忽或主观感受到思维奔逸。
   5. 有自我报告或被观察到的注意力不集中（即注意力太容易被不重要或无关的外界刺激所吸引）。
   6. 目标导向活动增加（无论是在社交、工作、学校还是在性活动方面）或出现精神运动性激越。

7. 过度地参与那些很可能产生痛苦后果的高风险活动（如无节制的购物、轻率的性行为、愚蠢的商业投资）。

C. 这种发作伴有明确的功能改变，这些改变在没有症状时不是个体的特征。

D. 心境紊乱和功能改变能够被其他人观察到。

E. 这种发作没有严重到引起社交或职业功能方面的显著损害或需要住院。如果存在精神病性特征，那么根据定义，则为躁狂发作。

F. 这种发作不能归因于某种物质（如滥用的毒品、药物）的生理效应或其他躯体疾病。

注：由抗抑郁治疗（如药物治疗、电休克治疗）引起完整的轻躁狂发作，持续存在的全部症状超过了治疗的生理效应，这是轻躁狂发作的充分证据。然而，需要注意的是，通过一项或两项症状（特别是使用抗抑郁药物后增加的易激惹、急躁或激越）不足以作出轻躁狂发作的诊断，也并不一定表明个体有双相的素质。

注：诊断标准 A ～ F 构成了轻躁狂发作，轻躁狂发作虽然常见于双相 I 型障碍，但对于双相 I 型障碍的诊断而言并不必要。

重性抑郁发作

A. 五项（或更多）下列症状出现在同一个 2 周的时期内，代表着以往功能出现了改变，至少其中一项是 1. 抑郁心境或 2. 丧失兴趣或愉悦感。

注：不包括明显由其他躯体疾病所致的症状。

1. 几乎每天大部分时间都存在抑郁心境，既可以是主观的报告（如感到悲伤、空虚、无望），也可以是他人的观察（如表现为流泪）（注：儿童和青少年可能表现为心境易激惹）。
2. 每天或几乎每天的大部分时间内，对于所有或几乎所有活动的兴趣或愉悦感都明显减少（既可以是主观陈述，也可以是他人观察所见）。
3. 在未节食的情况下体重明显减轻或体重增加（如 1 个月内体重变化超过原体重的 5%），或几乎每天食欲都减退或增加（注：儿童则可表现为未能达到体重增加的预期）。
4. 几乎每天都失眠或睡眠过多。
5. 几乎每天都精神运动性激越或迟滞（他人能够观察到，而不仅仅是主观体验到的坐立不安或变得迟钝）。
6. 几乎每天都疲劳或能量不足。
7. 几乎每天都感到自己毫无价值，或过分地、不适当地感到内疚（可以达到妄想程度），而且并不仅仅是因为患病而自责或内疚。
8. 几乎每天都存在思考能力减退、注意力不能集中或犹豫不决的情况（既可以是主观的陈述，也可以是他人观察所见）。
9. 反复出现死亡的想法（而不仅仅是恐惧死亡），反复出现没有具体计划的自杀想法、特定的自杀计划或自杀企图。

B. 这些症状引起有临床意义的痛苦，或导致社交、职业或其他重要功能方面的损害。

C. 这些症状不能归因于某种物质的生理效应或其他躯体疾病。

注：诊断标准 A ～ C 构成了重性抑郁发作。重性抑郁发作虽然常见于双相 I 型障碍，但对于双相 I 型障碍的诊断而言并不必要。

注：对于重大丧失（如丧痛、经济破产、自然灾害带来的损失、严重的躯体疾病或失能）的反应，可能包括诊断标准 A 所列出的症状，如强烈的悲伤、对于损失的反刍思维、失眠、食欲缺乏和体重减轻，这些症状可能类似于抑郁发作的症状。尽管此类症状对于丧失来说是可以理解的或被认为是恰当的，但除了对于重大丧失的正常反应之外，也应该仔细考虑是否额外存在重性抑郁发作的可能。作出这一临床判断，无疑需要根据个人史和在丧失的背景下表达痛苦的文化常模综合进行衡量。[①]

双相 I 型障碍

A. 至少符合 1 次躁狂发作的诊断标准（上述躁狂发作 A ～ D 的诊断标准）。

B. 至少 1 次躁狂发作的出现不能用分裂情感性障碍来更好地解释，也不能叠加于精神分裂症、精神分裂症样障碍、妄想障碍或其他特定的或未特定的精神分裂症谱系及其他精神病性障碍。

编码与记录步骤

双相 I 型障碍的诊断编码基于目前或最近一次发作的类型、目前严重程度的状态、是否存在精神病性特征以及缓解状态。只有目前符合躁狂或重性抑郁发作的全部诊断标准时，才标明目前的严重程度和精神病性特征。如果目前不符合躁狂、轻躁狂或重性抑郁发作的全部诊断标准，则仅作出缓解标注。编码如下：

双相 I 型障碍	目前或最近一次为躁狂发作	目前或最近一次为轻躁狂发作 *	目前或最近一次为抑郁发作	目前或最近一次为未特定的发作 **
轻度（170 页）	F31.11	NA	F31.31	NA
中度（170 页）	F31.12	NA	F31.32	NA
重度（170 页）	F31.13	NA	F31.4	NA
伴精神病性特征 ***（168 页）	F31.2	NA	F31.5	NA
部分缓解（170 页）	F31.73	F31.71	F31.75	NA
完全缓解（170 页）	F31.74	F31.72	F31.76	NA
未特定的	F31.9	F31.9	F31.9	NA

* 严重程度标注和精神病性标注不适用；对于未处于缓解状态的案例编码 F31.0。

** 严重程度标注、精神病性标注和缓解标注不适用，编码 F31.9。

*** 如果存在精神病性特征，编码“伴精神病性特征”的标注，而不考虑发作的严重程度。

---

① 在区分悲痛反应和重性抑郁发作时，下列考虑会有所帮助：悲痛反应的主要影响是空虚和丧失感。重性抑郁发作是持续的抑郁心境和无力预见幸福或快乐。悲痛反应中的烦躁情绪可能随着天数或周数的增加而减弱，并且呈波浪式出现，所谓一阵阵的悲痛。这种波浪式的悲痛往往与想起逝者或提示逝者有关。重性抑郁发作的抑郁心境更加持久，并且不与某些特定的想法或关注点相关联。悲痛反应的痛苦可能伴随着正性的情绪或幽默，这与以广泛的不快乐和不幸为特点的重性抑郁发作不同。与悲痛反应相关的思考内容通常以思念逝者和回忆逝者为主，而不是在重性抑郁发作中所见的自责或悲观的反刍。悲痛反应中通常保留了自尊，然而在重性抑郁发作中，无价值感或自我厌恶感则是普遍的。如果悲痛反应中存在自我贬低性思维，通常涉及感知到对不起逝者（如没有足够频繁地探望、没有告诉逝者对他或她的爱有多深）。如果痛失亲人的个体想到死亡和垂死，这种想法通常聚焦于逝者和为了跟逝者“一起死”；然而在重性抑郁发作中，这种想法则聚焦于想结束自己的生命，因为认为自己毫无价值、不值得活着或无力应对抑郁带来的痛苦。

记录诊断名称时，应按以下顺序排列术语：双相Ⅰ型障碍、目前发作的类型（如果双相Ⅰ型障碍部分或完全缓解，则记录最近一次发作）、严重程度标注/精神病性标注/缓解标注，接着是适用于目前发作（如果双相Ⅰ型障碍部分缓解或完全缓解，则记录最近一次发作）的没有编码的下述标注，需要几个就用几个。注："伴快速循环"和"伴季节性模式"的标注描述了心境发作的模式。

标注如果是：

伴焦虑痛苦（第165页）。

伴混合特征（第165～166页）。

伴快速循环（第166页）。

伴忧郁特征（第167页）。

伴非典型特征（第167～168页）。

伴心境协调性精神病性特征（第168页，适用于躁狂发作和/或重性抑郁发作）。

伴心境不协调性精神病性特征（第168页，适用于躁狂发作和/或重性抑郁发作）。

伴紧张症（第168页），编码备注：使用额外的编码F06.1。

于围产期发生（第168～169页）。

伴季节性模式（第169～170页）。

诊断特征

双相Ⅰ型障碍的特征是存在反复心境发作（躁狂、抑郁和轻躁狂）的临床病程，但至少有1次躁狂发作是诊断双相Ⅰ型障碍所必需的。躁狂发作的核心特征是存在一个明确的时段，持续至少1周，几乎每一天，在一天的大部分时间里（如果有必要住院治疗，则可以是任何时长）有明显异常且持续的心境高涨、膨胀或易激惹，持续性的活动增多或能量旺盛，并伴随诊断标准B中的至少三项额外症状。如果心境是易激惹而不是高涨或膨胀，则必须存在至少四项诊断标准B中的症状。

躁狂发作期的心境通常可描述为欣快、过度愉悦、高涨或"感到站在世界之巅"。在一些案例中，心境富于感染力，很容易被视为过度，其特征可能是对人际关系、性关系或职业互动表现出无节制的、随意的热情。例如，个体可能自发地在公共场合与陌生人开始范围广泛的谈话。通常个体的主要心境是易激惹而不是高涨，尤其当个体的愿望被拒绝或是个体使用物质后。心境可能在短时间内发生快速变化，这被称为易变性（即在欣快、心情烦闷和易激惹之间变化）。在儿童中，快乐、愚蠢和"疯癫"在许多社交情境中是正常的；然而，如果这些症状反复发生，与情境不符，而且超出了儿童发育阶段所应有的状态，则它们可能满足诊断标准A的心境异常高涨的心境要求。儿童的快乐或愚蠢要符合诊断标准A，必须比儿童的基线水平有明显增加，并伴随着持续增加的活动或能量水平，对于那些非常了解儿童的人而言，这些症状对儿童来说显然是不寻常的。儿童的症状若要符合躁狂发作的标准，还必须符合躁狂的诊断标准B，并且还必须体现出儿童与基线水平相比的变化。

在躁狂发作期间，个体可能同时从事多种重叠的新项目。个体或许对新项目知之甚少就开始启动，而且似乎没有任何事情是个体无法做到的。活动水平或能量水平的提升可能会在一天中的不寻常的时间表现出来，如在个体正常睡眠时。

在躁狂发作期间，个体通常表现出膨胀的自尊心，从不加评判的自信到显著的夸大，而且可能达到妄想的程度（诊断标准B1）。尽管缺乏任何特定的经验或才华，个体也可能从事复杂的任务，如写一本小说或宣传一个不切实际的发明。夸大妄想（如与一位名人有特殊关系）是常见的。在儿童中，如高估自己的能力并相信自己最擅长某种运动或自己是班级里最聪明的；如果尽管有确切的相反证据，儿童依然存在这种信念或依然去尝试明显危险的举动，甚至有偏离正常行为的改变，那么就符合夸大的诊断标准。

躁狂发作最常见的特征之一是睡眠需求减少（诊断标准B2）。睡眠需求减少与失眠不同，失眠是指个体想睡觉或感到需要睡觉但不能入睡。睡眠需求减少是指个体可能睡得很少，就算睡着了也比平常早醒数小时，但个体却感到休息好了，充满能量。当睡眠紊乱严重时，个体可能数天都不睡觉也不感到疲乏。睡眠需求减少通常预示了躁狂发作的起病。

躁狂发作时，个体可能会说话快速、紧迫、大声、难以被打断（诊断标准B3）。个体可能会持续谈话，不顾及他人的交流欲望，往往采取一种侵袭性的方式或不考虑谈话内容的相关性。讲话有时特征性地表现为说笑话、使用双关语、开不相干的玩笑，而且伴有戏剧性的举止、歌唱和过度的手势。讲话大声和强势通常比传播的内容显得更重要。如果个体的心境是更易激惹而不是膨胀，则个体说话时可能有明显的抱怨情绪，特别在他人试图打断个体时，他可能会进行敌意的评论或愤怒的长篇攻击性演说。诊断标准A和B的症状也可能伴有相反的症状（即抑郁）（参见“伴混合特征”的标注）。

躁狂发作时，个体通常思维奔逸，思维比语言表达的速度更快（诊断标准B4）。频繁的思维奔逸表现为持续而加速的语流，以及在不同话题之间快速转换。当思维奔逸状况严重时，讲话可能变得缺乏组织性和逻辑性，这会令个体感到非常痛苦。有时，个体会出现想法塞满脑子以至于难以表达的情况。

注意力不集中（诊断标准B5）表现为没有能力抑制不重要的外部刺激（如访谈者的穿着、背景噪声或交谈、房间的装饰），这通常令躁狂的个体无法理性对话，也无法遵从指令。

目标导向的活动增加（诊断标准B6）通常由过度计划和参与多种活动组成，包括性的、职业的、政治的或宗教的活动。性驱力、性幻想和性行为增加是常见的。躁狂发作的个体通常表现为社交性提升（如联络老朋友、打电话或用其他方式联系一般朋友甚至陌生人），而不顾及这些互动行为是否显得具有侵扰性、专横和要求过多。个体通常表现出精神运动性激越或坐立不安（即漫无目的地活动），走来走去或同时进行多重对话。一些个体可能就不同的主题给朋友、公众人物或媒体发过多的普通信件、电子邮件或短信等。

活动增加的诊断标准在儿童中很难确定。如果儿童同时开始多项任务，启动复杂的和不切实际的项目计划，发展出先前没有的且与其发育阶段不符的性方面的先占观念（不是由性虐待或暴露于色情资料所致的），那么根据临床判断，这可能符合诊断标准B。有必要确定该行为是否代表了偏离儿童基线水平的改变，以及在诊断所需要的时间段内，是否出现在每一天的大部分时间里，几乎每一天，且在时间上与躁狂的其他症状有关。

心境膨胀、过分乐观、夸大以及判断力差经常导致个体卷入鲁莽的活动，如疯狂购物、捐赠财产、危险驾驶、愚蠢的商业投资，以及与个体通常行为不一致的性滥交，即使这些活动可能带来灾难性的后果（诊断标准B7）。个体可能因购买很多不需要的物品而入不敷出，且在一些案例中个体还将这些物品赠予他人。轻率的性行为可能包括不忠行为或无选择地与陌生人发生一夜情，通常不顾及性疾病传播或人际关系后果等风险。

躁狂发作必须导致社交或职业功能方面的显著损害（如经济损失、失业、学业失败、离婚），或需要住院治疗，以避免对自身或他人造成伤害（如因躁狂、兴奋、自伤行为而导致的躯体衰竭或体温过高）。根据定义，在躁狂发作期间存在精神病性特征也符合诊断标准C。

那些归因于物质滥用的直接生理效应（如可卡因或苯丙胺中毒）、药物或治疗（如类固醇、左旋多巴、抗抑郁药、兴奋剂）的副作用或其他躯体疾病引起的躁狂症状或综合征，不能作为诊断双相Ⅰ型障碍的依据。然而，如果在治疗（如药物治疗、电休克治疗、光疗）期间出现完全的躁狂发作，并且持续时间超过了诱导物的生理效应（即药物已完全排出体外或电休克治疗的效应预计已完全消失），则可作为诊断双相Ⅰ型障碍的躁狂发作的充足证据（诊断标准D）。需要注意的是，根据一项或两项症状（特别是使用抗抑郁药后易激惹增多、急躁或激越）不足以作出躁狂或轻躁狂发作的诊断，也不能判断个体有双相障碍的素质。轻躁狂发作或重性抑郁发作通常发生在躁狂发作之前或之后，尽管它们对于双相Ⅰ型障碍的诊断不是必需的，轻躁狂发作诊断特征的完整描述参见“双相Ⅱ型障碍”的文本，而重性抑郁发作的特征会在“重性抑郁障碍”的文本中予以描述。

相关特征

在躁狂发作期间，个体通常感知不到自己生病了或需要治疗，而且强烈拒绝治疗。个体可能改变自己的衣着、打扮，或令个人外貌趋于性感或过分艳丽。一些个体会感知到自己的嗅觉、听觉或视觉变得更加敏感。伴随躁狂发作的个体可能会有赌博和反社会行为。躁狂发作时，心境可能非常快速地转化为愤怒或抑郁，一些个体或许会变得有敌意，并以武力威胁他人，且当产生妄想时，个体可能进行躯体攻击或自杀。躁狂发作的严重后果（如强制性入院治疗、司法困境、严重的财务问题）通常由糟糕的判断力、自知力丧失和活动过度所致。约35%的躁狂发作的个体会出现抑郁症状（参见“伴混合特征”的标注，第165～166页），混合特征与较差的后果和增加的自杀企图有关。双相Ⅰ型障碍还与生活质量和幸福感的显著下降有关。

与诊断有关的典型特征包括情感高涨、抑郁、环性心境、焦虑和易激惹的气质，睡眠和昼夜节律紊乱，对犒赏敏感和富有创造力。有双相障碍的个体的一级亲属患此障碍的风险约增加10倍。

患病率

在美国具有全国代表性的成人样本中，DSM-5双相Ⅰ型障碍的12个月患病率为1.5%，男性（1.6%）和女性（1.5%）之间没有太大差异。与非西班牙裔白人相比，美洲原住民的双相Ⅰ型障碍的患病率似乎更高，而非裔美国人、西班牙裔和亚裔/太平洋裔美国人则更低。在11个国家，DSM-Ⅳ双相Ⅰ型障碍12个月的患病率在0～0.6%之间变动，高收入国家的患病率高于低收入和中等收入国家的患病率，但日本比较特殊，患病率较低（0.01%）。男性与女性终身患病率之比约为1.1:1。

发展与病程

各项研究显示双相Ⅰ型障碍的起病高峰年龄为20～30岁，但起病贯穿整个生命周期。在美国，DSM-5双相Ⅰ型障碍的平均起病年龄为22岁，女性（21.5岁）略小于男性（23.0岁）。在六个国际机构的比较中，DSM-Ⅳ-TR双相Ⅰ型障碍起病的中位年龄为24.3岁。在儿童中应用此诊断时需要特别慎重。由于同样年龄段的儿童可能处于不同的发育阶段，很难在任何给定的时间点精确地定义什么是“正常的”或“预期的”。因此，在确定特定行为是“正常”的还是躁狂发作的表现时，应根据每个儿童的基线来判断。尽管首次起病的年龄可能为60多岁或70多岁，但在中年晚期或晚年出现躁狂症状（如性的或社交的脱抑制）时应考虑个体的躯体疾病（如额颞叶神经认知障碍）以及物质使用或戒断。

在有1次躁狂发作经历的个体中，超过90%的个体会有反复的心境发作。约60%的躁狂发作出现在重性抑郁发作不久前。对在过去12个月内发生多次（4次或更多）心境发作（重性抑郁、躁狂或轻躁狂）的双相Ⅰ型障碍患者，可给予“伴快速循环”的标注，这是与较差后果有关的常见变体。约半数被诊断有双相障碍的个体表现出占主导地位的极性（复发倾向于抑郁或躁狂），一项关于双相Ⅰ型障碍的国际研究发现，31.3%的双相Ⅰ型障碍以躁狂占主导地位，21.4%以抑郁占主导地位，47.3%以无极性占主导地位。

双相Ⅰ型障碍的病程是高度异质性的。研究人员已经注意到一些发作期间的模式（如具有精神病性特征的躁狂发作可能与随后的躁狂发作中的具有精神病性特征有关）。首次发作的极性往往与未来发作中占主导地位的极性和临床特征有关（如抑郁起病与更密集的抑郁发作和自杀行为有关）。躁狂发作中混合特征的存在与较差的预后、较差的锂治疗反应和自杀行为有关。

风险与预后因素

环境的：童年逆境（包括早期情绪创伤、父母的精神病理问题和家庭冲突）是双相障碍的已知风险因素，似乎易导致双相障碍的早期发作。童年逆境也与较差的预后和较差的临床表现有关，可能包括躯体或精神疾病的共病、自杀和相关的精神病性特征。最近的生活压力和其他负性生活事件可能增加被诊断有双相障碍的个体的抑郁复发风险，而躁狂复发似乎与实现目标的生活事件（如结婚、完成学位）特别相关。大麻和其他物质的使用与被诊断有双相障碍的个体的躁狂症状加重以及一般人群中躁狂症状的首次发作有关。有一些证据表明，与普通人群相比，双相障碍患者的结婚率较低，并且双相障碍的诊断往往与先前的而不是现在的婚姻有关。

遗传与生理的：遗传过程强烈影响双相障碍的易患性，在一些双生子研究中，双相障碍的遗传率约为90%。一般人群患双相障碍的风险约为1%，而有双相障碍个体的一级亲属的患病风险为5%～10%。然而，单合子一致性率显著低于100%（40%～70%），这表明仅靠基因无法解释很多风险。遗传的机制不是孟德尔式（Mendelian）的，它涉及小效应的多个基因（或更复杂的遗传机制）、彼此互动、环境和随机因素。新的遗传发现表明，躁狂和抑郁倾向是分别遗传的，双相障碍与精神分裂症有共同的遗传起源。

与文化相关的诊断问题

在不同文化背景下双相Ⅰ型障碍的症状往往是一致的，但症状表达和解释方面存在一些差异。如来自不同文化背景的双相Ⅰ型障碍伴精神病性特征的个体的思维奔逸或妄想类型（如夸大、被害、性、宗教或躯体）的患病率可能有所不同。文化因素可能会影响障碍的患病率。如具有以犒赏为导向的文化价值观，重视个体追求犒赏的国家的双相障碍患病率相对较高。在美国，双相障碍患者的起病年龄比欧洲更早，并且更有可能有精神障碍的家族史。

文化也影响临床工作者对双相障碍的诊断实践。与美国的非拉丁裔白人相比，有双相Ⅰ型障碍的非裔美国人被误诊为精神分裂症的风险更高。可能的原因包括对心境症状的认识不足、临床工作者与就诊者之间的文化差异和语言误解（如将文化不理解误解为妄想）、由于延迟接受服务而导致的更明显的精神病性症状，以及基于较短临床评估的诊断。这些因素可能导致对精神分裂症的歧视性误诊，特别是在有心境障碍但表现为精神病性特征的非裔美国人中。

与性和性别相关的诊断问题

女性更容易经历快速循环和混合状态，且共病模式不同于男性，女性会有更高的终身进食障碍的患病率。有双相Ⅰ型或Ⅱ型障碍的女性比男性更容易出现抑郁症状。与男性相比，有双相Ⅰ型或Ⅱ型障碍的女性患酒精使用障碍的终身风险也更高，并且比一般人群中的女性患酒精使用障碍的可能性更大。

一些有双相障碍的女性在经前期会出现心境症状加重的情况，这与更严重的疾病病程有关。许多有双相障碍的女性也会报告在围绝经期雌激素水平下降时出现严重的情绪紊乱。有双相障碍的孕妇心境发作的风险似乎没有增加，但那些因怀孕停止用药的个体除外。相比之下，强有力且一致的证据表明，有双相Ⅰ型障碍的女性在产后期间发生心境发作（抑郁和躁狂）的风险增加。标注“于围产期发生”适用于在怀孕期间或分娩后4周内开始的心境发作。“产后精神病性障碍”通常类似于伴有精神病性症状的躁狂或混合心境发作，并且与双相Ⅰ型障碍密切相关。

与自杀想法或行为的相关性

据估计，双相障碍患者的终身自杀风险比普通人群高20～30倍。估计有5%～6%的双相障碍患者死于自杀。虽然有双相障碍的女性的自杀企图较高，但致命的自杀在男性中更为常见。有自杀企图的既往史和过去一年中处于抑郁天数的百分比，与自杀企图或自杀死亡的高风险有关。近半数症状符合双相障碍诊断标准的个体有酒精使用障碍，而同时患有这两种障碍的个体自杀企图和自杀死亡的风险更大。

双相Ⅰ型障碍的功能性后果

虽然很多有双相障碍的个体在发作间歇期能恢复到功能完全正常的水平，但约30%的个体在工作角色功能上显示出严重受损。功能的恢复显著滞后于症状的恢复，特别是在职业功能恢复方面，即使拥有与普通人群相同的教育程度，也可能导致更低的社会经济地位。认知损害会在整个生命周期中持续存在，即使在心境正常期间也是如此，并可能导致职业和人际关系困难。较高水平的自我感知的偏见与较低的功能水平有关。

鉴别诊断

重性抑郁障碍：有将双相Ⅰ型障碍误诊为单相抑郁的风险，因为双相Ⅰ型障碍的表现中存在严重的抑郁：（1）双相障碍的首次发作通常是抑郁；（2）在双相Ⅰ型障碍的长期病程中，抑郁症状是最常见的症状；（3）个体通常寻求帮助的问题是抑郁症状。当个体出现重性抑郁发作时，积极探查是否有躁狂或轻躁狂的病史非常重要。在目前为抑郁发作的个体中，可能表明诊断为双相Ⅰ型障碍而不是重性抑郁障碍的因素包括有双相障碍的家族史，20岁出头就起病，过去多次发作，存在精神病性症状，有抗抑郁治疗无反应史或在抗抑郁治疗（如药物治疗、电休克治疗）期间出现躁狂发作。

其他双相障碍：双相Ⅱ型障碍、环性心境障碍和其他特定的双相及相关障碍与双相Ⅰ型障碍类似，因为它们都包括轻躁狂症状的时期，但与双相Ⅰ型障碍的区别在于它们没有任何躁狂发作。

广泛性焦虑障碍、惊恐障碍、创伤后应激障碍或其他焦虑障碍：需要详细的症状史来鉴别广泛性焦虑障碍与双相障碍，如焦虑的思维反刍可能被误认为是思维奔逸（反之亦然），而减轻焦虑的努力可能被认为是冲动行为。类似地，要将创伤后应激障碍的症状与双相障碍相鉴别。在作出这种鉴别诊断时，评估个体所描述症状的阵发性（典型的双相Ⅰ型障碍是阵发性的）以及考虑症状的触发因素是有帮助的。

由其他躯体疾病所致的双相及相关障碍：如果根据病史、实验室检查结果或体格检查可以判断躁狂发作是其他躯体疾病（如库欣综合征、多发性硬化症）的直接生理后果，那么应诊断为由其他躯体疾病所致的双相及相关障碍，而不是双相Ⅰ型障碍。

物质/药物所致的双相及相关障碍：物质/药物所致的双相及相关障碍与双相

Ⅰ型障碍的区别在于物质（如兴奋剂、苯环己哌啶）/ 药物（如类固醇）是否被判断为在病因学上与躁狂发作相关。因为有躁狂发作史的个体在发作期会有过度使用物质的倾向，所以判断物质使用是否是原发性躁狂发作的后果，或躁狂样发作是否由物质使用所致非常重要。在一些案例中，明确的诊断可能需要确定一旦个体不再使用某种物质，躁狂症状是否仍然存在。注意，在使用抗抑郁药治疗的情境下如果出现躁狂发作，但超过了药物的生理效应，持续在完全综合征的水平上，则需诊断为双相Ⅰ型障碍而不是物质 / 药物所致的双相及相关障碍。

分裂情感性障碍：分裂情感性障碍的特征性表现为在躁狂和重性抑郁发作时，同时存在精神分裂症的活动期症状，以及在没有躁狂或重性抑郁发作时，同时存在至少 2 周的妄想或幻觉。如果精神病性症状仅发生在躁狂和重性抑郁发作时，则应诊断为双相Ⅰ型障碍伴精神病性特征。

注意缺陷 / 多动障碍：注意缺陷 / 多动障碍的特征是存在注意力不集中、多动和冲动的持续症状，这可能类似于躁狂发作的症状（如注意力不集中、活动增加、有冲动行为），并在 12 岁之前起病。相比之下，双相Ⅰ型障碍的躁狂症状发生在明确的发作中，通常起病于青春晚期或成人早期。

破坏性心境失调障碍：对于有严重易激惹状况的个体，特别是儿童和青少年，必须注意将双相Ⅰ型障碍的诊断仅应用于有明显躁狂或轻躁狂发作的个体——即有病程所需的明确时间段，在此期间易激惹的状况明显不同于个体的基线，并伴随着躁狂的其他特征性症状（如夸大、睡眠需求减少、言语急促、参与可能导致痛苦后果的活动）的发生。当儿童的易激惹是持续的，特别是严重的时，更适合诊断为破坏性心境失调障碍。事实上，评估儿童为躁狂的前提是其核心症状必须明确偏离该儿童的典型行为。

人格障碍：人格障碍（如边缘型人格障碍）与双相Ⅰ型障碍有显著的症状上的重叠，因为心境易变和冲动在这两种障碍中都很常见。为了作出双相Ⅰ型障碍的诊断，心境易变和冲动的症状必须代表明确的疾病发作，或者这些症状与个体的基线相比必须有显著的增加，这样才能给予额外的双相Ⅰ型障碍的诊断。

共病

双相Ⅰ型障碍与其他精神障碍共病的情况很常见，大多数个体有三种或更多障碍的病史。最常见的双相Ⅰ型障碍的共病障碍是焦虑障碍、酒精使用障碍、其他物质使用障碍和注意缺陷 / 多动障碍。社会文化因素影响双相障碍共病的模式。例如，在文化上禁止使用酒精或其他物质的国家可能具有较低的共病物质使用障碍的患病率。双相Ⅰ型障碍经常与边缘型、分裂型和反社会型人格障碍有关。尽管双相Ⅰ型障碍与边缘型人格障碍之间关系的基础性质尚不清楚，但两者之间的大量共病可能反映了现象学的相似性（即将边缘型人格障碍的极端情绪误诊为双相Ⅰ型障碍）、边缘型人格特质对双相Ⅰ型障碍易患性的影响，以及儿童早期逆境对双相Ⅰ型障碍和边缘型人格障碍发展的影响。

有双相Ⅰ型障碍的个体也有较高的、严重的、同时出现的和未经治疗的躯体疾病发生率，这在很大程度上解释了双相障碍患者的预期寿命缩短。共病出现在多个器官系统中，心血管疾病、自身免疫性疾病、阻塞性睡眠呼吸暂停、代谢综合征和偏头痛在双相障碍患者中比在普通人群中更常见。共病超重/肥胖症是双相障碍患者需要特别关注的问题，这与不良的治疗后果有关。

双相 II 型障碍

诊断标准 F31.81

诊断为双相 II 型障碍，必须符合下列目前或过去的轻躁狂发作的诊断标准，以及目前或过去的重性抑郁发作的诊断标准。

轻躁狂发作

A. 一段明显的时期内有异常且持续的心境高涨、膨胀或易激惹，以及异常且持续增多的活动或能量。此情况至少连续 4 天，而且几乎每一天的大部分时间存在此情况。

B. 在心境紊乱、能量和活动增加的时期，持续存在三项（或更多）以下症状（如果心境仅仅是易激惹，则至少存在四项），与通常的行为相比，表现出明显的改变并达到显著的程度：

1. 自尊心膨胀或夸大。
2. 睡眠的需求减少（如仅 3 小时睡眠就精神饱满）。
3. 比平时更健谈或有持续讲话的压力感。
4. 意念飘忽或主观感受到思维奔逸。
5. 有自我报告或被观察到的注意力不集中（即注意力太容易被不重要或无关的外界刺激所吸引）。
6. 目标导向活动增加（无论是在社交、工作、学校还是在性活动方面）或出现精神运动性激越。
7. 过度地参与那些很可能产生痛苦后果的高风险活动（如无节制的购物、轻率的性行为、愚蠢的商业投资）。

C. 这种发作伴有明确的功能改变，这些改变在没有症状时不是个体的特征。

D. 心境紊乱和功能改变能够被其他人观察到。

E. 这种发作没有严重到引起社交或职业功能方面的显著损害或需要住院。如果存在精神病性特征，那么根据定义，则为躁狂发作。

F. 这种发作不能归因于某种物质（如滥用的毒品、药物）的生理效应或其他躯体疾病。

注：由抗抑郁治疗（如药物治疗、电休克治疗）引起完整的轻躁狂发作，持续存在的全部症状超过了治疗的生理效应，这是轻躁狂发作的充分证据。然而，需要注意的是，通过一项或两项症状（特别是使用抗抑郁药物后增加的易激惹、急躁或激越）不足以作出轻躁狂发作的诊断，也并不一定表明个体有双相的素质。

重性抑郁发作

A. 五项（或更多）下列症状出现在同一个 2 周的时期内，代表着以往功能出现了改变，至少其中一项是 1. 抑郁心境或 2. 丧失兴趣或愉悦感。

注：不包括明显由其他躯体疾病所致的症状。

1. 几乎每天大部分时间都存在抑郁心境，既可以是主观的报告（如感到悲伤、空虚、无望），也可以是他人的观察（如表现为流泪）（注：儿童和青少年可能表现为心境易激惹）。
2. 每天或几乎每天的大部分时间内，对于所有或几乎所有活动的兴趣或愉悦感都明显减少（既可以是主观陈述，也可以是他人观察所见）。
3. 在未节食的情况下体重明显减轻或体重增加（如 1 个月内体重变化超过原体重的 5%），或几乎每天食欲都减退或增加（注：儿童则可表现为未能达到体重增加的预期）。
4. 几乎每天都失眠或睡眠过多。
5. 几乎每天都精神运动性激越或迟滞（他人能够观察到，而不仅仅是主观体验到的坐立不安或变得迟钝）。
6. 几乎每天都疲劳或能量不足。
7. 几乎每天都感到自己毫无价值，或过分地、不适当地感到内疚（可以达到妄想程度），而且并不仅仅是因为患病而自责或内疚。
8. 几乎每天都存在思考能力减退、注意力不能集中或犹豫不决的情况（既可以是主观的陈述，也可以是他人观察所见）。
9. 反复出现死亡的想法（而不仅仅是恐惧死亡），反复出现没有具体计划的自杀想法、特定的自杀计划或自杀企图。

B. 这些症状引起有临床意义的痛苦，或导致社交、职业或其他重要功能方面的损害。

C. 这些症状不能归因于某种物质的生理效应或其他躯体疾病。

注：诊断标准 A ～ C 构成了重性抑郁发作。

注：对于重大丧失（如丧痛、经济破产、自然灾害带来的损失、严重的躯体疾病或失能）的反应，可能包括诊断标准 A 所列出的症状，如强烈的悲伤、对于损失的反刍思维、失眠、食欲缺乏和体重减轻，这些症状可能类似于抑郁发作的症状。尽管此类症状对于丧失来说是可以理解的或被认为是恰当的，但除了对于重大丧失的正常反应之外，也应该仔细考虑是否额外存在重性抑郁发作的可能。作出这一临床判断，无疑需要根据个人史和在丧失的背景下表达痛苦的文化常模综合进行衡量。[①]

---

① 在区分悲痛反应和重性抑郁发作时，下列考虑会有所帮助：悲痛反应的主要影响是空虚和丧失感。重性抑郁发作是持续的抑郁心境和无力预见幸福或快乐。悲痛反应中的烦躁情绪可能随着天数或周数的增加而减弱，并且呈波浪式出现，所谓一阵阵的悲痛。这种波浪式的悲痛往往与想起逝者或提示逝者有关。重性抑郁发作的抑郁心境更加持久，并且不与这些特定的想法或关注点相关联。悲痛反应的痛苦可能伴随着正性的情绪或幽默，这与以广泛的不快乐和不幸为特点的重性抑郁发作不同。与悲痛反应相关的思考内容通常以思念逝者和回忆逝者为主，而不是在重性抑郁发作中所见的自责或悲观的反刍。悲痛反应中通常保留了自尊，然而在重性抑郁发作中，无价值感或自我厌恶感则是普遍的。如果悲痛反应中存在自我贬低性思维，通常涉及意识到对不起逝者（如没有足够频繁地探望、没有告诉逝者对他或她的爱有多深）。如果痛失亲人的个体想到死亡和垂死，这种想法通常聚焦于逝者和为了跟逝者"一起死"；然而在重性抑郁发作中，这种想法则聚焦于想结束自己的生命，因为认为自己毫无价值、不值得活着或无力应对抑郁带来的痛苦。

双相 II 型障碍

A. 至少 1 次符合轻躁狂发作的诊断标准（上述“轻躁狂发作”A～F 的诊断标准）和至少 1 次符合重性抑郁发作的诊断标准（上述“重性抑郁发作”A～C 的诊断标准）。

B. 从未有过躁狂发作。

C. 至少 1 次的轻躁狂发作和至少 1 次的重性抑郁发作不能更好地用分裂情感性障碍来解释，也不能叠加于精神分裂症、精神分裂症样障碍、妄想障碍或其他特定的或未特定的精神分裂症谱系及其他精神病性障碍。

D. 抑郁症状或抑郁期和轻躁狂期频繁交替所致的不可预测性引起有临床意义的痛苦，或导致社交、职业或其他重要功能方面的损害。

编码与记录步骤

双相 II 型障碍只有一个诊断编码：F31.81，无法编码目前的严重程度。存在精神病性特征、病程和其他标注等状态时，应进行书面注明（如 F31.81 双相 II 型障碍，目前为抑郁发作，中度严重程度，伴混合特征；F31.81 双相 II 型障碍，最近一次为抑郁发作，部分缓解）。

标注目前或最近一次发作：

轻躁狂。

抑郁。

如果目前发作为轻躁狂（如果双相 II 型障碍部分或完全缓解，则记录最近一次发作）：

记录诊断名称时，应按以下顺序排列术语：双相 II 障碍、目前或最近一次发作为轻躁狂、部分缓解 / 完全缓解（如果目前不符合轻躁狂发作的全部诊断标准）（本手册第 170 页），再加上以下任何适用的轻躁狂发作标注。注：“伴快速循环”和“伴季节性模式”的标注描述了心境发作的模式。

标注如果是：

伴焦虑痛苦（第 165 页）

伴混合特征（第 165～166 页）

伴快速循环（第 166 页）

于围产期发生（第 168～169 页）

伴季节性模式（第 169～170 页）

如果目前发作为抑郁（如果双相 II 型障碍部分或完全缓解，则记录最近一次发作）：

记录诊断名称时，应按以下顺序排列术语：双相 II 型障碍、目前或最近一次发作为抑郁、轻度 / 中度 / 重度（如果目前符合重性抑郁发作的全部诊断标准）、部分缓解 / 完全缓解（如果目前未达到重性抑郁发作的全部诊断标准）（本手册第 170 页），再加上以下任何适用的重性抑郁发作标注。注：“伴快速循环”和“伴季节性模式”的标注描述了心境发作的模式。

标注如果是：

伴焦虑痛苦（第 165 页）。

伴混合特征（第 165 ～ 166 页）。

伴快速循环（第 166 页）。

伴忧郁特征（第 167 页）。

伴非典型特征（第 167 ～ 168 页）。

伴心境协调性精神病性特征（第 168 页）。

伴心境不协调性精神病性特征（第 168 页）。

伴紧张症（第 168 页），编码备注：使用额外的编码 F06.1。

于围产期发生（第 168 ～ 169 页）。

伴季节性模式（第 169 ～ 170 页）。

标注其病程，如果目前不符合心境发作的全部诊断标准：

部分缓解（第 170 页）。

完全缓解（第 170 页）。

标注其严重程度，如果目前符合重性抑郁发作的全部诊断标准：

轻度（第 170 页）。

中度（第 170 页）。

重度（第 170 页）。

诊断特征

双相Ⅱ型障碍的特征是反复出现心境发作的临床病程，由 1 次或多次重性抑郁发作（“重性抑郁发作”诊断标准 A ～ C）和至少 1 次轻躁狂发作（“轻躁狂发作”诊断标准 A ～ F）组成。诊断为重性抑郁发作需要在几乎每天的大部分时间里有一段时期的抑郁情绪，或作为替代，兴趣或愉悦感显著减少，持续至少 2 周。情绪低落或失去兴趣必须伴随着几乎每天都会出现的额外症状（如睡眠紊乱、精神运动性激越或迟滞），至少有五种症状。轻躁狂发作的诊断要求至少连续 4 天在几乎每天的大部分时间内出现显著的异常且持续的心境高涨、膨胀或易激惹，以及异常且持续的活动或能量增加，伴随三项（如果心境仅仅是易激惹，则为四项）额外症状（如膨胀的自尊心、睡眠的需求减少、注意力不集中），持续存在并代表显著偏离通常的行为和功能。根据定义，精神病性症状不会出现在轻躁狂发作中，并且似乎在双相Ⅱ型障碍的重性抑郁发作中比在双相Ⅰ型障碍中更不常见。在疾病的病程中出现躁狂发作则排除了双相Ⅱ型障碍的诊断（“双相Ⅱ型障碍”的诊断标准 B）。此外，若要将抑郁和轻躁狂发作计入双相Ⅱ型障碍的诊断，至少 1 次抑郁发作和至少一种轻躁狂发作不能归因于某种物质的生理效应（即药物、毒品滥用或毒素接触）或其他躯体疾病。注意，在抗抑郁治疗期间出现轻躁狂发作并在治疗的生理效应之外以完全综合征水平持续至少 4 天不被认为是物质所致的，则计入双相Ⅱ型障碍的诊断。此外，至少 1 次轻躁狂发作和至少 1 次重性抑郁发作不能用分裂情感性障碍的诊断来解释，也不与精神分裂症、精神分裂症样障碍、妄想障碍或其他特定的或未特定的精神分裂症谱系及其他精神病性障碍相重叠（双相Ⅱ型障碍的诊断标准 C）。抑郁发作或不可预测的心境变化模式必须导致临床上显著的痛苦或社交、职业或其他重要功能领域的损害（双相Ⅱ型障碍的诊断标准 D）。与双相Ⅰ型障碍相比，在双相Ⅱ型障碍中，反复的重性抑郁发作通常更频繁且持续时间更长。

有双相Ⅱ型障碍的个体通常在重性抑郁发作期间就诊。开始时他们通常不抱怨其轻躁狂症状，因为他们要么不能识别轻躁狂的症状，要么认为轻躁狂的表现正是自己想要的。根据定义，轻躁狂发作不会造成显著损害。损害是由重性抑郁发作或不可预测的心境变化、波动的持续性模式、不可靠的人际或职业功能所致的。有双相Ⅱ型障碍的个体可能不会认为轻躁狂发作是病理性的或不利的，尽管他人可能会对个体不规律的行为感到困扰。来自其他知情者（如亲密朋友或亲属）的临床信息通常有助于进行双相Ⅱ型障碍的诊断。

轻躁狂发作不应与重性抑郁发作缓解后持续数天的正常情绪、能量或活动恢复相混淆。尽管躁狂和轻躁狂发作两者在持续时间和严重程度上存在显著差异，但双相Ⅱ型障碍仍然不是双相Ⅰ型障碍的“轻度形式”。与双相Ⅰ型障碍相比，有双相Ⅱ型障碍的个体更具有慢性特征，平均而言，病程中他们有更多时间处于抑郁周期，可能是严重的和 / 或导致失能的。

尽管重性抑郁发作的诊断要求在双相Ⅱ型障碍情况下和重性抑郁障碍情况下是相同的，但发作的某些临床特征会暗示可能的鉴别诊断。例如，在双相Ⅱ型障碍和重性抑郁障碍的重性抑郁发作中，失眠和嗜睡共存的情况并不少见；然而，在有双相Ⅱ型障碍的女性中，失眠和嗜睡都更容易出现。同样，非典型抑郁症状（嗜睡、食欲增加）在这两种障碍中都很常见，但在双相Ⅱ型障碍中更常见。

与轻躁狂发作同时出现的抑郁症状或与抑郁发作同时出现的轻躁狂症状，常见于有双相Ⅱ型障碍的个体，并且在女性中更多，特别是轻躁狂伴混合特征。有轻躁狂伴混合特征的个体可能不会将他们的症状称为轻躁狂，而是体验为抑郁伴能量增加或易激惹。

相关特征

双相Ⅱ型障碍患者的共同特征是具有冲动性，可能导致自杀企图和物质使用障碍。

一些有双相Ⅱ型障碍的个体在轻躁狂发作期间创造力可能会提高。然而，这种关系可能是非线性的；即更高的终身创造性成就与较轻的双相障碍有关，未被该障碍影响的家族成员可能具有更高的创造力。在轻躁狂发作期间个体对高创造力的依恋可能会导致对寻求治疗犹豫不决或放弃对治疗的坚持。

患病率

美国双相Ⅱ型障碍的 12 个月患病率为 0.8%。国际上 12 个月的患病率为 0.3%。

儿童双相Ⅱ型障碍的患病率很难确定。在美国和非美国社区样本中，DSM-Ⅳ的双相Ⅰ型障碍、双相Ⅱ型障碍以及未特定的双相障碍的组合患病率为1.8%，12岁或12岁以上的年轻人的患病率更高（共2.7%）。

发展与病程

尽管双相Ⅱ型障碍可始于青春晚期，贯穿成人期，然而平均起病年龄在25岁左右，稍晚于双相Ⅰ型障碍，但早于重性抑郁障碍。起病年龄不能确切地区分双相Ⅰ型障碍和双相Ⅱ型障碍。该疾病通常始于抑郁发作，直到出现轻躁狂发作，才能被诊断为双相Ⅱ型障碍。最初被诊断为重性抑郁发作的个体，约12%是这种情况。焦虑障碍、物质使用障碍或进食障碍可能也会在这一诊断之前出现，这使得诊断过程变得更为复杂。许多个体在被首次识别出患轻躁狂发作之前，经历了若干次重性抑郁发作，通常在疾病起病和双相障碍的诊断之间存在超过10年的时间。

双相Ⅱ型障碍是一种高度复发性障碍，超过50%的个体在首次发作后1年内经历了又一次的发作。与双相Ⅰ型障碍的患者相比，双相Ⅱ型障碍患者的心境也有更多的季节性变化。

双相Ⅱ型障碍终身发作（包括轻躁狂发作和重性抑郁发作）的次数比重性抑郁障碍或双相Ⅰ型障碍要多。然而，与有双相Ⅱ型障碍的个体相比，有双相Ⅰ型障碍的个体实际上更可能经历轻躁狂症状。在双相Ⅱ型障碍的病程中，心境发作的间隔期倾向于随着个体年龄的增长而缩短。虽然轻躁狂发作可作为确定双相Ⅱ型障碍的特征，但抑郁发作似乎更为持久和更容易导致失能。尽管抑郁占主导地位，但一旦出现轻躁狂发作，则诊断为双相Ⅱ型障碍，而且永远不能变回为重性抑郁障碍。

约有5%～15%患双相Ⅱ型障碍的个体在先前12个月中有多次（4次或更多）心境发作（轻躁狂或重性抑郁）。如果出现这种模式，可使用“伴快速循环”的标注。快速循环在女性中更为常见，如果出现，可能反映了双相障碍的整体加重。

从抑郁发作向躁狂或轻躁狂发作的转变（伴或不伴混合特征）可能自然地发生，也可能在抑郁治疗期间发生。约有5%～15%患双相Ⅱ型障碍的个体最终会发展为躁狂发作，诊断也将变成双相Ⅰ型障碍，无论随后的病程如何。

为儿童做诊断通常是一种挑战，特别是那些易激惹且高度觉醒的非阵发性发作（即缺少心境改变的明确界限）的儿童。青少年期非阵发性的易激惹与成人期的焦虑障碍和重性抑郁障碍的风险升高有关，而与双相障碍无关。与有双相障碍的青年相比，持续易激惹的青年有更低的双相障碍的家族患病率。诊断轻躁狂发作时，儿童的症状必须超过特定环境和文化中与儿童发育阶段相符的预期。与双相Ⅰ型障碍相比，有双相Ⅱ型障碍的青年轻躁狂发作的时间更少，并且最初的表现通常是抑郁发作，这一点与成人类似。与在成人期起病的双相Ⅱ型障碍相比，在儿童期或青少年期起病的双相Ⅱ型障碍与更严重的终身病程有关。

在年龄超过60岁的人中，首次起病的双相Ⅱ型障碍3年发病率是0.34%，然而，用晚发病或早发病来区分60岁以上有双相Ⅱ型障碍的个体似乎没有任何临床实用性。与重性抑郁障碍背景下的抑郁发作相比，双相Ⅱ型障碍的抑郁发作期间同时出现轻躁狂症状更为常见，这可能有助于区分双相Ⅱ型障碍老年患者与重性抑郁障碍患者。在任何双相障碍的后期表现中，考虑躯体因素都是非常重要的，包括可能的新症状的躯体和神经病学病因。

风险与预后因素

遗传与生理的：相对于有双相Ⅰ型障碍或重性抑郁障碍的个体，有双相Ⅱ型障碍个体的亲属患双相Ⅱ型障碍的风险最高。约三分之一双相Ⅱ型障碍患者报告有双相障碍的家族史。可能有遗传因素影响双相障碍的起病年龄。还有证据表明，双相Ⅱ型障碍可能具有至少一部分不同于双相Ⅰ型障碍和精神分裂症的遗传结构。

病程影响因素：快速循环模式与更差的预后有关。年龄更小且抑郁症状更轻的有双相Ⅱ型障碍的个体更可能恢复先前的社交功能，这表明长病程对康复存在负性影响。即使考虑了双相障碍的诊断类型（Ⅰ型或Ⅱ型）和目前的抑郁症状以及精神疾病共病，受过更多教育，患病时间更短和已婚状态仍与有双相障碍的个体的功能恢复独立相关。

与性和性别相关的诊断问题

双相Ⅰ型障碍的男女比例相当，而在双相Ⅱ型障碍中性别差异的研究结果则不一致，因样本的类型（即疾病登记、社区或临床）和原籍国家的不同而异。在普通人群中几乎没有证据表明双相障碍存在性别差异，然而一些临床样本提示，双相Ⅱ型障碍在女性中更普遍，这可能反映了在寻求治疗或其他因素方面的性别差异。

然而，疾病和共病模式似乎因性别而异，女性比男性更倾向于报告轻躁狂伴混合抑郁特征和快速循环的病程。分娩可能是轻躁狂的特定触发因素，可出现在非临床人口的 10% ～ 20% 的女性中，并且最常见于产后早期阶段。将轻躁狂与通常伴随儿童出生而带来的心境高涨和睡眠减少相鉴别，或许具有挑战性。产后轻躁狂可能预示着抑郁的起病，它出现在约半数经历产后“心境高涨”的女性中。围绝经期也可能是双相Ⅱ型障碍心境不稳定的时期。在数个临床变量中没有发现主要的性别差异，包括抑郁发作的概率、起病年龄、起病极性、症状和疾病的严重程度。

与自杀想法或行为的相关性

三分之一有双相Ⅱ型障碍的个体报告一生中有自杀企图的病史。双相Ⅱ型障碍和双相Ⅰ型障碍自杀企图的风险和发生率似乎类似。总体而言，双相Ⅱ型障碍和双相Ⅰ型障碍患者的自杀企图率和自杀死亡率似乎大致相同，尽管总体而言，他们的企图自杀率和自杀死亡率均显著高于普通人群。就自杀企图风险而言，抑郁发作的时间与双相Ⅱ型障碍和双相Ⅰ型障碍的诊断更显著相关。然而，自杀企图的致死性，定义为较低的自杀企图与自杀死亡的比例，与双相Ⅰ型障碍患者相比，双相Ⅱ型障碍患者的更高。遗传标志物与双相障碍患者的自杀行为风险增加之间可能存在相关性，其中双相Ⅱ型障碍先证者的一级亲属的自杀风险是双相Ⅰ型障碍先证者的一级亲属的 6.5 倍。

双相Ⅱ型障碍的功能性后果

尽管许多有双相Ⅱ型障碍的个体在心境发作间期能够完全恢复功能水平，但至少 15% 的个体持续存在发作间期的功能失调，20% 的个体没有发作间期的恢复，而直接转入另一次心境发作。在双相Ⅱ型障碍中，功能恢复，特别是职业功能的恢复显著滞后于此障碍的症状恢复，这导致了尽管与普通人群的教育水平相当，但有双相Ⅱ型障碍个体的社会经济地位较低。在认知测评中，有双相Ⅱ型障碍个体的成绩比健康个体更差。与双相Ⅱ型障碍有关的认知损害可能导致职业困难。在有双相障碍的个体中，长期失业与更多的抑郁发作、更大的年龄、目前更高的惊恐障碍发生率和终身的酒精使用障碍史有关。

鉴别诊断

重性抑郁障碍：重性抑郁障碍的特征是既没有躁狂发作也没有轻躁狂发作。鉴于某些躁狂症状或轻躁狂症状的存在（如症状比轻躁狂发作所需的症状更少或持续时间更短）可能仍然与重性抑郁障碍的诊断相符，因此确定症状是否符合轻躁狂发作的诊断标准非常重要，以确定是否更适合作出双相Ⅱ型障碍的诊断。抑郁发作在大多数双相Ⅱ型障碍患者的整个病程中占主导地位，这往往导致疾病发作和双相Ⅱ型障碍诊断之间存在长达 10 年的延后。由于重性抑郁障碍和双相Ⅱ型障碍的重性抑郁发作的诊断标准相同，因此只能通过至少 1 次先前的轻躁狂发作来区分双相Ⅱ型障碍和重性抑郁障碍。

环性心境障碍：在环性心境障碍中，有大量周期性轻躁狂症状，但不符合轻躁狂发作的症状或持续时间标准，以及大量周期性抑郁症状，但不符合重性抑郁发作的症状或持续时间标准。双相Ⅱ型障碍与环性心境障碍的区别在于前者存在一次或多次轻躁狂发作和一次或多次重性抑郁发作。

精神分裂症：精神分裂症的特征是可能伴有重性抑郁发作的活动期精神病性症状。如果没有与活动期症状同时发生的重性抑郁发作，则可以诊断为精神分裂症。如果它们同时发生，但重性抑郁发作仅在少数时间内出现，则可诊断为精神分裂症。如果精神病性症状仅在重性抑郁发作期间出现，则诊断为双相Ⅱ型障碍伴精神病性特征。

分裂情感性障碍：分裂情感性障碍的特征是抑郁症状与精神分裂症的活动期症状同时出现，并且在没有重性抑郁发作的情况下发生至少 2 周的妄想或幻觉。如果精神病性症状仅在重性抑郁发作期间出现，则诊断为双相Ⅱ型障碍伴精神病性特征。

由其他躯体疾病所致的双相及相关障碍：如果根据病史、实验室检查结果或体格检查判断出轻躁狂发作由其他躯体疾病（如库欣综合征、多发性硬化症）的直接生理后果所致，应诊断为由其他躯体疾病所致的双相及相关障碍，而不是双相Ⅱ型障碍。

物质 / 药物所致的双相及相关障碍：物质 / 药物所致的双相及相关障碍与双相

Ⅱ障碍的区别在于物质（如兴奋剂、苯环己哌啶）或药物（如类固醇）被判断为与轻躁狂和重性抑郁发作的病因相关。因为轻躁狂发作的个体在发作期间有过度使用物质的倾向，所以确定物质使用是原发性轻躁狂发作的后果，还是轻躁狂样发作是由物质使用引起非常重要。在一些案例中，明确的诊断可能需要确定一旦个体不再使用相应物质，轻躁狂症状或抑郁症状是否仍然存在。注意，若在使用抗抑郁药物治疗的情况下出现轻躁狂发作，但在药物的生理效应之外持续处于完全综合征水平，需要诊断为双相Ⅱ型障碍，而不是物质/药物所致的双相及相关障碍。

注意缺陷/多动障碍：注意缺陷/多动障碍可能被误诊为双相Ⅱ型障碍，特别是在青少年和儿童中。注意缺陷/多动障碍的许多症状，如言语快速、注意力不集中和睡眠需求减少与轻躁狂症状相似。如果临床工作者能够澄清症状是否代表了一次明确的发作，以及是否存在诊断双相Ⅱ型障碍所需的超过基线水平的显著增加，那么有关注意缺陷/多动障碍和双相障碍症状的重复考虑就可以避免。

人格障碍：适用于注意缺陷/多动障碍的常规方法也可用于评估有人格障碍（如边缘型人格障碍）的个体，因为心境易变和冲动在人格障碍和双相Ⅱ型障碍中都比较常见。症状必须代表一次明确的发作，并且必须存在诊断双相Ⅱ型障碍所需的超过基线水平的显著增加。在未治疗的心境发作期间，不应作出人格障碍的诊断，除非个体终身病史支持人格障碍的存在。

其他双相障碍：可以通过仔细判断是否有任何既往躁狂发作来鉴别双相Ⅱ型障碍与双相Ⅰ型障碍，可以通过确认是否存在完全综合征的轻躁狂和抑郁症状来鉴别双相Ⅱ型障碍与其他特定的和未特定的双相及相关障碍。

共病

双相Ⅱ型障碍较常与一种或多种共病的精神障碍有关，焦虑障碍最常见。约60%有双相Ⅱ型障碍的个体有三种或更多种共病的精神障碍；75%有焦虑障碍，最常见的是社交焦虑障碍（38%）、特定恐怖症（36%）和广泛性焦虑障碍（30%）。双相Ⅰ型障碍和双相Ⅱ型障碍共病焦虑障碍的终身患病率没有差异，但与更严重的病程有关。与双相Ⅰ型障碍相比，有双相Ⅱ型障碍的儿童和青少年共病焦虑障碍的比例更高，且焦虑障碍通常比双相障碍出现得更早。

与普通人群相比，焦虑障碍和物质使用障碍在有双相Ⅱ型障碍的个体中比例更高。应该指出的是，共病的焦虑障碍和物质使用障碍似乎并不遵循真正独立于双相Ⅱ型障碍的病程，而是与心境状态密切相关。例如，焦虑障碍往往与抑郁症状最相关，物质使用障碍与轻躁狂症状中度相关。

双相Ⅰ型障碍和双相Ⅱ型障碍患者的物质使用障碍的患病率似乎类似，最常见的是酒精使用障碍（42%）和大麻使用障碍（20%）。社会文化因素会影响双相Ⅱ型障碍的共病模式。例如，在文化上禁止使用酒精或其他物质的国家可能具有较低的双相Ⅱ型障碍与物质使用障碍共病率。

与双相Ⅰ型障碍患者相比，双相Ⅱ型障碍患者共病创伤后应激障碍的发生率似乎较低。

约 14% 有双相Ⅱ型障碍的个体一生中至少有一种进食障碍，暴食障碍比神经性贪食和神经性厌食更常见。

经前期综合征和经前期烦躁障碍在有双相障碍的女性中是常见的，尤其是在有双相Ⅱ型障碍的女性中。有经前综合征和 / 或经前期烦躁障碍的女性的双相心境症状和易变性可能更严重。

有双相Ⅱ型障碍的个体还可能存在共病的躯体疾病（如心血管疾病、偏头痛和自身免疫性疾病），这可能会使病程和预后变得非常复杂。

环性心境障碍

诊断标准　　F34.0

A. 至少 2 年（儿童和青少年至少 1 年）的时间内有多次轻躁狂症状，但未符合轻躁狂发作的诊断标准，且有多次抑郁症状，但未符合重性抑郁发作的诊断标准。
B. 在上述的 2 年（儿童和青少年为 1 年）时间内，至少有一半的时间存在诊断标准 A 的症状，且个体无症状的时间每次从未超过 2 个月。
C. 从未符合重性抑郁、躁狂或轻躁狂发作的诊断标准。
D. 诊断标准 A 的症状不能用分裂情感性障碍、精神分裂症、精神分裂症样障碍、妄想障碍或其他特定的或未特定的精神分裂症谱系及其他精神病性障碍来更好地解释。
E. 这些症状不能归因于某种物质（如滥用的毒品、药物）的生理效应或其他躯体疾病（如甲状腺功能亢进）。
F. 这些症状引起有临床意义的痛苦，或导致社交、职业或其他重要功能方面的损害。

标注如果是：

伴焦虑痛苦（第 165 页）

诊断特征

环性心境障碍的核心特征是慢性、波动的心境紊乱，包括大量周期性的轻躁狂症状和抑郁症状（诊断标准 A）。轻躁狂症状在数量、严重程度、广泛性和 / 或病程方面都不符合轻躁狂发作的全部诊断标准，抑郁症状在数量、严重程度、广泛性和 / 或病程方面都不符合重性抑郁发作的全部诊断标准。在初始 2 年内（儿童或青少年为 1 年），症状必须是持续的（有症状的天数多于无症状的天数），且任何无症状的间歇期不超过 2 个月（诊断标准 B）。只有在从未符合重性抑郁发作、躁狂作或轻躁狂发作的诊断标准时，才能诊断环性心境障碍（诊断标准 C）。

如果有环性心境障碍的个体随后（即在成人起病 2 年后，儿童或青少年起病 1 年后）经历重性抑郁、躁狂或轻躁狂发作，则诊断分别改为重性抑郁障碍、双相Ⅰ型障碍，或其他特定的或未特定的双相及相关障碍（进一步分类为无先前重性抑郁发作的轻躁狂发作），先前环性心境障碍的诊断则停止使用。

如果心境转移模式可以用分裂情感性障碍、精神分裂症、精神分裂症样障碍、妄想障碍，或其他特定的或未特定的精神分裂症谱系及其他精神病性障碍来更好地解释（诊断标准 D），则不能诊断为环性心境障碍，在这种案例中，心境症状被认为是与精神病性障碍有关的特征。这种心境紊乱不能归因于物质（如滥用的毒品、药物）或其他躯体疾病（如甲状腺功能亢进）的生理效应（诊断标准 E）。虽然一些个体可能在轻躁狂发作期内功能尚好，但经过该障碍的漫长病程后，个体必须有临床显著的痛苦，或社交、职业或其他重要领域功能的损害（诊断标准 F）。重复的、通常不可预测的心境变化的长期模式可能导致损害，这归因于症状本身的负性影响，以及不可预测和不一致模式对人际功能和角色表现（即家庭、职业角色）的负性影响。

患病率

在美国和欧洲，环性心境障碍的终身患病率约为 0.4% ～ 2.5%。心境障碍门诊中的患病率为 3% ～ 5%。在普通人群中，环性心境障碍在男性和女性中都比较常见。在临床场所，有环性心境障碍的女性比男性更可能寻求治疗。

发展与病程

环性心境障碍通常开始于青少年期或成人早期，并且时常被认为反映了患本章其他障碍的气质倾向。绝大多数有环性心境障碍的年轻个体在 10 岁之前会发生心境症状。环性心境障碍通常起病隐匿而且病程持久。15% ～ 50% 有环性心境障碍的个体后续有发展为双相Ⅰ型障碍或双相Ⅱ型障碍的风险，年轻个体的诊断转换率高于成人。在诊断环性心境障碍之前，应将成人晚期发生的持久而波动的轻躁狂和抑郁症状与由其他躯体疾病所致的双相及相关障碍和由其他躯体疾病（如多发性硬化症）所致的抑郁障碍相鉴别。

风险与预后因素

遗传与生理的：与普通人群相比，在有环性心境障碍个体的一级亲属中，重性抑郁障碍、双相Ⅰ型障碍、双相Ⅱ型障碍更常见，物质相关障碍的家族风险或许也有所上升。与普通人群相比，在有双相Ⅰ型障碍个体的一级亲属中，环性心境障碍更常见。

鉴别诊断

由其他躯体疾病所致的双相及相关障碍：当心境紊乱被认为是一种特定的、通常为慢性的躯体疾病（如甲状腺功能亢进）的生理效应时，可以诊断为由其他躯体疾病所致的双相及相关障碍。该决定基于病史、体格检查或实验室发现。如果轻躁狂和抑郁症状被认为不是这种躯体疾病的生理后果，那么原发性精神障碍（即环性心境障碍）和该躯体疾病都应被编码。例如，如果心境症状被认为是一种慢性躯体疾病的心理（而不是生理的）后果，或者在轻躁狂和抑郁症状与躯体疾病之间不存在病因学上的相关性，则为这种情况。

物质/药物所致的双相及相关障碍与物质/药物所致的抑郁障碍：物质/药物所致的双相及相关障碍和物质/药物所致的抑郁障碍可以通过判断一种物质或药物（特别是兴奋剂）是否与心境紊乱之间存在病因学上的相关性来与环性心境障碍相鉴别。在这些障碍中，那些表现为类似环性心境障碍的频繁的心境转移，通常随着物质/药物使用的中止而终结。

双相Ⅰ型障碍伴快速循环与双相Ⅱ型障碍伴快速循环：频繁而显著的心境转移这一特征使得这两种障碍类似于环性心境障碍。根据定义，环性心境障碍从未符合重性抑郁、躁狂或轻躁狂发作的诊断标准，而标注“伴快速循环”的双相Ⅰ型障碍和双相Ⅱ型障碍需要存在完全的心境发作。

边缘型人格障碍：边缘型人格障碍与反复的、短暂的、明显的心境转移有关，在这些方面它与环性心境障碍比较类似。在这两种情况下都可能发生潜在的自伤行为，但一般会在与环性心境障碍相关的其他轻躁狂症状的背景下发生。边缘型人格障碍的心境不稳定发生在焦虑、易激惹和悲伤的情况下，而欣快感和/或能量增加并不是边缘型人格障碍的特征。如果同时符合这两种障碍的诊断标准，则可以同时作出边缘型人格障碍和环性心境障碍的诊断。

共病

物质相关障碍和睡眠障碍（即入睡和维持睡眠困难）的症状可能出现在有环性心境障碍的个体中。在精神科门诊接受治疗的有环性心境障碍的儿童共病其他精神障碍的概率高于有破坏性行为、注意缺陷/多动障碍的儿童，并且情况与有双相Ⅰ型障碍或双相Ⅱ型障碍的儿童类似。

物质/药物所致的双相及相关障碍

诊断标准

A. 存在一种显著的和持续性的心境紊乱，在临床表现中占主导地位，其特征是心境高涨、膨胀或易激惹，活动或能量异常增加。

B. 存在病史、体格检查的证据或 1 和 2 的实验室发现：

  1. 诊断标准 A 中的症状是在物质中毒或戒断后，或在药物接触或戒断后出现的。
  2. 涉及的物质/药物能够使个体产生诊断标准 A 的症状。

C. 这种心境紊乱不能用一种非物质/药物所致的双相及相关障碍来更好地解释。独立的双相及相关障碍的证据如下：

症状的发作是在开始使用物质/药物之前，在急性戒断或重度中毒结束之后，症状仍持续相当长的时间（如约 1 个月），或有其他证据（如反复的与非物质/药物相关的发作病史）表明存在一种独立的、非物质/药物所致的双相及相关障碍。

D. 这种障碍并非仅仅出现于谵妄时。

E. 这种障碍引起有临床意义的痛苦，或导致社交、职业或其他重要功能方面的损害。

注：仅当诊断标准 A 的症状在临床表现中非常明显且已经严重到足以引起临床关注时，才应该作出该诊断，而不应作出“物质中毒”或“物质戒断”的诊断。

编码备注：下表中列出了 ICD-10-CM 中特定的物质 / 药物所致的双相及相关障碍的编码。注意 ICD-10-CM 的编码基于是否存在共病同一类物质的物质使用障碍。在任何情况下，都不需要给予额外的物质使用障碍的单独诊断。如果轻度的物质使用障碍共病该物质所致的双相及相关障碍，则第四位的数字为“1”，而且临床工作者应该在物质所致的双相及相关障碍之前记录“轻度（物质）使用障碍”（如“轻度的可卡因使用障碍伴可卡因所致的双相及相关障碍”）。如果中度或重度的物质使用障碍共病该物质所致的双相及相关障碍，则第四位的数字为“2”，并且临床工作者应该根据共病物质使用障碍的严重程度来记录“中度（物质）使用障碍”或“重度（物质）使用障碍”。如果没有共病物质使用障碍（如仅 1 次高剂量物质使用后），则第四位的数字为“9”，并且临床工作者应该仅记录物质所致的双相及相关障碍。

项目	ICD-10-CM		
	伴轻度使用障碍	伴中度或重度使用障碍	无使用障碍
酒精	F10.14	F10.24	F10.94
苯环己哌啶	F16.14	F16.24	F16.94
其他致幻剂	F16.14	F16.24	F16.94
镇静剂、催眠药或抗焦虑药	F13.14	F13.24	F13.94
苯丙胺类物质（或其他兴奋剂）	F15.14	F15.24	F15.94
可卡因	F14.14	F14.24	F14.94
其他（或未知）物质	F19.14	F19.24	F19.94

标注（参见“物质相关及成瘾障碍”一章中的表 1，它标明了“于中毒期间发生”和 / 或“于戒断期间发生”是否适用于某一特定的物质类别；或说明了“于使用药物后发生”）：

于中毒期间发生：如果物质中毒和在中毒过程中产生的症状都符合诊断标准。

于戒断期间发生：如果物质戒断和在戒断过程中或不久后产生的症状都符合诊断标准。

于使用药物后发生：如果在开始用药、用药情况发生改变或停药期间出现症状。

记录步骤

物质 / 药物所致的双相及相关障碍的名称由假设能导致双相心境症状的特定物质（如可卡因、地塞米松）开始。诊断编码从诊断标准部分的表格中选择，该表格基于物质类别和是否存在共病的物质使用障碍。对于不属于任何类别的物质（如地塞米松），应使用“其他（或未知）物质”编码；如果一种物质被判断为致病因素，但具体物质类别未知，也应使用该编码。

当记录障碍名称时，共病的“物质使用障碍”（若有）应列在前面，然后记录“伴”这个字，后面记录“物质所致的双相及相关障碍”的名称，接着记录发生的标注（如于中毒期间发生、于戒断期间发生）。例如，有重度可卡因使用障碍的个体若在中毒时出现易激惹的症状，则其诊断为“F14.24 重度可卡因使用障碍伴可卡因所致的双相及相关障碍，于中毒期间发生”，不再给予单独的共病的重度可卡因使用障碍的诊断。如果物质所致的双相及相关障碍出现在没有共病的物质使用障碍时（如仅 1 次高剂量物质使用后），则无须记录共病物质使用障碍（如 F15.94 苯丙胺所致的双相及相关障碍，于中毒期间发生）。当一种以上的物质被判断在双相心境症状的发展过程中起到重要作用时，应分别列出（如 F15.24 重度哌甲酯使用障碍伴哌甲酯所致的双相及相关障碍，于中毒期间发生；F19.94 地塞米松所致的双相及相关障碍，于中毒期间发生）。

诊断特征

物质 / 药物所致的双相及相关障碍的核心特征是在临床表现中存在占主导地位的显著的持续的心境障碍，其特征是心境高涨、膨胀或易激惹，以及活动或能量异常增加（诊断标准 A）；这些症状被认为由某种物质（如滥用的毒品、药物或接触的毒素）的效应所致（诊断标准 B）。

若要符合诊断标准，需要有临床病史、体格检查或实验室检查的结果证明在物质中毒或戒断期间或不久后，或在接触或停止药物后，出现异常升高、膨胀或易激惹的心境以及增加的活动或能量（诊断标准 B1），并且所涉及的物质 / 药物应能够使个体产生异常升高、膨胀或易激惹的心境以及增加的活动或能量（诊断标准 B2）。此外，这种异常升高、膨胀或易激惹的心境以及活动或能量的增加不能用一种非物质 / 药物所致的双相及相关障碍来更好地解释。

独立的双相及相关障碍的证据包括，观察到在开始使用物质 / 药物之前出现心境异常升高、膨胀或易激惹以及活动或能力增加的情况，症状在急性戒断停止或在严重中毒后持续很长时间（即通常超过 1 个月），或有其他证据（如反复的非物质所致的躁狂发作病史）表明存在独立的非物质 / 药物所致的双相及相关障碍（诊断标准 C）。当症状仅在谵妄过程中出现时，不应诊断为物质 / 药物所致的双相及相关障碍（诊断标准 D）。最后，物质 / 药物所致的症状应在社会、职业或其他重要功能领域引起临床上显著的痛苦或损害（诊断标准 E）。只有当诊断标准 A 中的症状在临床表现中占主导地位且严重到需要独立的临床关注时，才应作出物质 / 药物所致的双相及相关障碍的诊断而不是物质中毒或物质戒断的诊断。

诊断物质 / 药物所致的双相及相关障碍的典型例外是，在使用抗抑郁药或其他治疗方式之后出现轻躁狂或躁狂，且症状持续超出该药物的生理效应。轻躁狂或躁狂的持续存在被认为是真正的双相障碍的指标，而不是物质 / 药物所致的双相及相关障碍的指标。类似地，明显由电休克治疗引起的躁狂或轻躁狂发作，若持续时间超出了该治疗的生理效应，则应被诊断为双相障碍，而不是物质 / 药物所致的双相及相关障碍。此外，物质 / 药物所致的双相症状和相关症状可能表明先前未诊断为双相障碍的个体存在基础的双相素质。

一些抗抑郁药和其他精神活性药物的副作用表现（如急躁、激越）可能类似于躁狂/轻躁狂的主要症状，但它们完全不同于双相症状，也不足以诊断双相障碍。即躁狂/轻躁狂的诊断标准中的症状有其特异性（简单的激越不同于过度地参与有目的的活动），有这些症状且存在诊断所需的足够的症状数量（不仅是一两种症状）时，才能作出双相障碍的诊断。特别需要注意的是，在没有完全的躁狂或轻躁狂症状的情况下，不应将抗抑郁治疗期间出现的一种或两种非特异性症状（易激惹、急躁或激越）作为双相障碍的诊断依据。

相关特征

那些通常被认为与物质/药物所致的双相及相关障碍有关的物质/药物，既包括兴奋剂类药物，也包括苯环己哌啶和类固醇；然而，随着新化合物的不断合成（如所谓的浴盐），许多潜在的物质陆续出现。

患病率

关于物质/药物所致的躁狂或双相障碍患病率的流行病学数据比较有限。物质所致的双相障碍的患病率取决于物质的可获得性和社会中物质使用的水平，如在文化上禁止饮酒或使用其他物质的国家物质相关障碍的患病率可能较低。

发展与病程

苯环己哌啶所致的躁狂的初始表现可能是伴有情感特征的谵妄，然后逐渐演变成非典型的躁狂或混合躁狂状态。这种状态会在摄入或吸入物质/药物后迅速发生，通常在数小时或最多数天内发生。兴奋剂所致的躁狂或轻躁狂的反应一般在 1 次或几次摄入或注射兴奋剂后数分钟到 1 小时内出现，发作期很短，一般 1 ～ 2 天就会结束。随着皮质类固醇和一些免疫抑制剂的使用，躁狂（或混合或抑郁状态）通常出现在摄入物质/药物数天后，且剂量越高越倾向于产生双相症状。

诊断标志物

可通过血液或尿液里的标志物来确定使用的物质，以帮助作出诊断。

鉴别诊断

物质/药物所致的双相及相关障碍应与其他双相障碍、物质中毒、物质戒断、物质所致的谵妄和药物的副作用相鉴别。出现于抗抑郁治疗（如药物治疗、电休克治疗）期间的完整的躁狂发作，若在完全综合征水平上持续超出该治疗所引起的生理效应，可作为诊断双相 I 型障碍的充分证据。出现于抗抑郁治疗（如药物治疗、电休克治疗）期间的完整的轻躁狂发作，若在完全综合征水平上持续超出该治疗所引起的生理效应，且先前有重性抑郁发作，可作为诊断双相 II 型障碍的充分证据。

物质中毒和物质戒断：在物质中毒（如兴奋剂中毒）或物质戒断（如大麻戒断）中可能会出现欣快、易激惹和能量增加的情况。物质特异性中毒或物质特异性戒断的诊断通常足以对症状表现进行分类。无论是在中毒期间发生还是在戒断期间发生，当欣快或易激惹的心境或能量增加的症状在临床表现中占主导地位且严重到足以引起临床关注时，应诊断为物质/药物所致的双相及相关障碍，而不是物质中毒或物质戒断。

共病

共病与非法物质（如在非法兴奋剂或苯环己哌啶的案例中）的使用或处方兴奋剂的使用有关。共病也与作为医学适应证而使用的类固醇或免疫抑制剂相关。在那些摄入苯环己哌啶、处方类固醇药物或其他免疫抑制剂的个体中，谵妄可以先于躁狂症状出现或两者同时出现。

由其他躯体疾病所致的双相及相关障碍

诊断标准

A. 存在一种显著且持续的心境紊乱，在临床表现中占主导地位，其特征是异常的心境高涨、膨胀或易激惹，以及异常的活动或能量增多。

B. 存在病史、体格检查的证据或实验室发现表明该障碍由其他躯体疾病的直接病理生理效应所致。

C. 这种障碍不能用其他精神障碍来更好地解释。

D. 这种障碍并非仅仅出现于谵妄时。

E. 这种障碍引起有临床意义的痛苦，或导致社交、职业或其他重要功能方面的损害，或必须住院治疗以防止伤害自己或他人或存在精神病性特征。

编码备注：ICD-10-CM 中的编码取决于其标注（如下）。

标注如果是：

F06.33 伴躁狂特征：不符合躁狂或轻躁狂发作的全部诊断标准。

F06.33 伴躁狂或轻躁狂样发作：符合躁狂发作的诊断标准 D 以外的或轻躁狂发作的诊断标准 F 以外的全部诊断标准。

F06.34 伴混合特征：目前还存在抑郁症状，但抑郁症状在临床表现中不占主导地位。

编码备注：在编码时，应将其他躯体疾病的名称列在此精神障碍的名称之内（如 F06.33 由甲状腺功能亢进所致的双相及相关障碍，伴躁狂特征）。在由其他躯体疾病所致的双相及相关障碍之前，相应躯体疾病应该被编码和单独列出（如 E05.90 甲状腺功能亢进；F06.33 由甲状腺功能亢进所致的双相及相关障碍，伴躁狂特征）。

诊断特征

由其他躯体疾病所致的双相及相关障碍的核心特征是存在不正常的、显著的、持续的升高、膨胀或易激惹的心境周期，出现不同寻常的活动或能量的增多（诊断标准 A），这些都归因于其他躯体疾病（诊断标准 B）。在大多数案例中，躁狂或轻躁狂的表现可能在躯体疾病刚出现时就显现出来（即在 1 个月内）；然而，也有例外，慢性躯体疾病可能加重或复发，这预示着躁狂或轻躁狂的出现。当躁狂或轻躁狂发作明确先于躯体疾病时，就不应诊断为由其他躯体疾病所致的双相及相关障碍，恰当的诊断应是双相障碍（除非在特殊的状况下，所有先前的躁狂或轻躁狂发作——或仅有一种发作出现时，先前的躁狂或轻躁狂发作——与摄入物质/药物有关）。由其他躯体疾病所致的双相及相关障碍不应在谵妄时诊断（诊断标准 D）。由其他躯体疾病所致的双相及相关障碍的躁狂或轻躁狂发作必须引起显著的临床痛苦或社交、职业或其他重要领域的功能损害才可以得出诊断（诊断标准 E）。

相关特征

被认为能够引发躁狂的躯体疾病的列表无法穷尽，临床工作者的判断是这一诊断的核心要素。人们了解最多的可导致双相障碍的躁狂或轻躁狂症状的躯体疾病是库欣综合征、多发性硬化症，以及卒中和创伤性脑损伤。N-甲基-D-天冬氨酸（NMDA）受体的抗体与躁狂或混合心境和精神病性症状有关。在这种案例中，致病的躯体疾病是抗 N-甲基-D-天冬氨酸受体脑炎。

发展与病程

由其他躯体疾病所致的双相及相关障碍通常是急性或亚急性起病，在有关的躯体疾病起病后的前数周或 1 个月内发作。然而，情况也并不总是这样，因为有关的躯体疾病的加重或晚期复发也可能先于躁狂或轻躁狂症状的出现。在这些情况下，临床工作者必须根据时间上的顺序以及因果关系的可能性，对躯体疾病是否是致病原因作出临床判断。最后，该疾病在躯体疾病缓解之前或之后也可能缓解，特别是在对躁狂、轻躁狂症状进行治疗有效的情况下。

与文化相关的诊断问题

有证据表明，文化差异在很大程度上与躯体疾病有关（如基于饮食、遗传因素和其他环境因素，多发性硬化症和卒中的发病率全球都不同）。

与性和性别相关的诊断问题

性别差异与相关的躯体疾病有关（如系统性红斑狼疮更多见于女性，卒中在某种程度上更多见于中年男性）。

诊断标志物

诊断标志物与相关的躯体疾病有关（如血液或尿液中的类固醇水平可帮助进行库欣综合征的诊断，这一病症可与躁狂或抑郁综合征有关；实验室化验可确诊多发性硬化症）。

由其他躯体疾病所致的双相及相关障碍的功能性后果

双相障碍的功能性后果可能会加重与躯体疾病有关的损害，也可能由于对医疗的干扰而引发更差的后果。

鉴别诊断

谵妄与重度或轻度神经认知障碍：如果心境紊乱仅发生在谵妄过程中，则不需要额外诊断由其他躯体疾病所致的双相及相关障碍。但是，如果心境紊乱的病因被认为是神经认知障碍的病理过程的生理后果，并且如果易激惹或心境高涨症状是临床表现的显著部分，那么除了诊断重度或轻度神经认知障碍外，还应诊断由其他躯体疾病所致的双相及相关障碍。

紧张症与急性焦虑症状：应将由其他躯体疾病所致的双相及相关障碍与来自兴奋紧张症症状的躁狂和与急性焦虑症状相关的激越区分开。

药物所致的抑郁或躁狂症状：一个重要的鉴别诊断观察是，个体可能使用能够诱发抑郁或躁狂症状的药物（如类固醇或α-干扰素）来治疗其他躯体疾病。在这样的案例中，使用所有可获得的证据进行临床判断是最好的方式，应从两种致病因素中区分出最可能的和/或最重要的（即判断与躯体疾病有关，还是与物质/药物所致的综合征有关）。相关的躯体疾病的鉴别诊断是相关的，但已超出本手册的范围。

共病

由其他躯体疾病所致的双相及相关障碍的共病与在病因学上相关的躯体疾病有关。在有库欣综合征的个体中，谵妄可先于躁狂症状出现或与躁狂症状同时出现。

其他特定的双相及相关障碍

诊断标准 F31.89

此类型适用于那些具备双相及相关障碍的典型症状，且引起有临床意义的痛苦，或导致社交、职业或其他重要功能方面的损害，但不符合双相及相关障碍诊断类别中任何一种障碍的全部诊断标准的情况。当临床工作者选择交流不符合任何一种特定的双相及相关障碍的诊断标准的特定原因时，可使用其他特定的双相及相关障碍这一诊断。使用时，应先记录“其他特定的双相及相关障碍”，接着记录其特定原因（如“短暂环性心境障碍”）。

能够归入“其他特定”这一情况的示例如下：

1. 短暂轻躁狂发作（2～3天）及重性抑郁发作：在个体一生的病史中，有1次或多次重性抑郁发作，但从未符合躁狂或轻躁狂发作的全部诊断标准；且有2次或更多次短暂轻躁狂发作，它符合轻躁狂发作的全部症状标准但只持续2～3天。轻躁狂的发作在时间上与重性抑郁发作不重合，因此该情况不符合重性抑郁发作伴混合特征这一诊断标准。

2. 轻躁狂发作（伴症状不足）及重性抑郁发作： 在个体一生的病史中，有 1 次或多次重性抑郁发作，但从未符合躁狂或轻躁狂发作的全部诊断标准；且有 1 次或多次轻躁狂发作，但不符合轻躁狂发作的全部诊断标准（即至少有连续 4 天的心境高涨及一个或两个轻躁狂发作的其他症状，或易激惹的心境及两个或三个轻躁狂发作的其他症状）。轻躁狂症状的发作在时间上与重性抑郁发作不重合，因此该情况不符合重性抑郁发作伴混合特征这一诊断标准。

3. 无先前重性抑郁发作的轻躁狂发作： 1 次或多次轻躁狂发作，但不符合重性抑郁发作或躁狂发作的全部诊断标准。

4. 短暂环性心境障碍（少于 24 个月）： 有多次不符合轻躁狂发作诊断标准的轻躁狂症状发作，多次不符合重性抑郁发作诊断标准的抑郁症状发作，它们的持续时间少于 24 个月（儿童或青少年少于 12 个月）。个体从未符合重性抑郁、躁狂或轻躁狂发作的全部诊断标准，且从未符合任何精神病性障碍的诊断标准。在这种障碍的病程中，轻躁狂症状或抑郁症状在大部分时间里存在，个体无症状的时间每次不超过 2 个月，且这些症状导致显著的临床痛苦或损害。

5. 精神分裂症、精神分裂症样障碍、妄想障碍或其他特定和未特定的精神分裂症谱系及其他精神病性障碍叠加的躁狂发作。注： 对作为分裂情感性障碍一部分的躁狂发作不需要给予其他特定的双相及相关障碍的额外诊断。

未特定的双相及相关障碍

F31.9

此类型适用于那些具备双相及相关障碍的典型症状，且引起有临床意义的痛苦，或导致社交、职业或其他重要功能方面的损害，但不符合双相及相关障碍诊断类别中任何一种障碍的全部诊断标准的情况。当临床工作者选择不标注不符合任何一种双相及相关障碍的诊断标准的特定原因及包括因信息不足在内而无法作出更特定的诊断（如在急诊室的环境下）时，可使用未特定的双相及相关障碍这一诊断。

未特定的心境障碍

F39

此类型适用于那些具备心境障碍的典型症状，且引起有临床意义的痛苦，或导致社交、职业或其他重要功能方面的损害，但在评估时不符合双相障碍或抑郁障碍诊断类别中任何一种障碍的全部诊断标准，并且难以在未特定的双相及相关障碍和未特定的抑郁障碍（如急性激越）之间进行选择的情况。

双相及相关障碍的标注

标注如果是：

伴焦虑痛苦：在目前双相Ⅰ型障碍的躁狂、轻躁狂或重性抑郁发作（如果双相Ⅰ型障碍处于部分或完全缓解阶段，则为最近一次发作）的大部分时间内，或目前双相Ⅱ型障碍的轻躁狂或重性抑郁发作（如果双相Ⅱ型障碍处于部分或完全缓解阶段，则为最近一次发作）的大部分时间内，或在环性心境障碍的大多数有症状的日子里，至少存在以下两种症状：

1. 感到激动或紧张。
2. 感到异常坐立不安。
3. 因担心而难以集中注意力。
4. 因可能发生的可怕的事情而恐惧。
5. 感觉个人可能失去自我控制。

标注目前的严重程度：

轻度：两种症状。

中度：三种症状。

中-重度：四种或五种症状。

重度：四种或五种症状，伴运动性激越。

注：在初级保健和专业精神卫生场所，焦虑痛苦被注意到是双相障碍和重性抑郁障碍的突出特征。高水平的焦虑与更高的自杀风险、更长的患病时间和更大的治疗无效的可能性相关。因此，准确地标注焦虑痛苦的存在和严重程度，在临床上对于制订治疗计划和监控治疗反应是有用的。

伴混合特征：混合特征的标注适用于目前双相Ⅰ型障碍的躁狂、轻躁狂或重性抑郁发作（如果双相Ⅰ型障碍处于部分或完全缓解阶段，则适用于最近一次发作），或目前双相Ⅱ型障碍的轻躁狂或重性抑郁发作（如果双相Ⅱ型障碍处于部分或完全缓解阶段，则适用于最近一次发作）。

躁狂或轻躁狂发作伴混合特征：

A. 符合躁狂或轻躁狂发作的全部诊断标准，在目前或最近一次躁狂或轻躁狂发作的大多数日子里，存在下列症状中的至少三项：
   1. 突出的烦躁或抑郁的心境，可以是主观报告（如感觉悲伤或空虚），也可以是他人的观察（如表现为流泪）。
   2. 对所有或几乎所有活动的兴趣或愉悦感减少（通过主观的陈述或他人的观察）。
   3. 几乎每天都表现出精神运动性迟滞（可被他人观察到，而不仅是主观体验到的变得迟钝）。
   4. 感到疲劳或能量不足。
   5. 感到自己毫无价值，或过度地、不适当地感到内疚（不仅是因为患病而自责或内疚）。

6. 反复出现死亡的想法（而不仅是恐惧死亡），反复出现没有特定计划的自杀想法、特定的自杀计划或自杀企图。

B. 混合症状能够被他人观察到，并且与个体平常的行为不同。

C. 由于躁狂的显著损害和临床的严重性，如果个体的症状同时符合躁狂和抑郁发作的全部诊断标准，则应诊断为躁狂发作伴混合特征。

D. 混合症状不能归因于某种物质（如滥用的毒品、药物）的生理效应。

抑郁发作伴混合特征：

A. 符合重性抑郁发作的全部诊断标准，在目前或最近一次抑郁发作的大多数日子里，存在下列躁狂 / 轻躁狂症状中的至少三项：

1. 心境高涨、膨胀。
2. 自尊心膨胀或夸大。
3. 比平时更健谈或有持续讲话的压力感。
4. 意念飘忽或主观感受到思维奔逸。
5. 能量增加或目标导向的活动增多［社交、工作（或上学）或性活动］。
6. 增加或过度地参与那些很可能产生痛苦后果的高风险活动（如无节制的购物、轻率的性行为或愚蠢的商业投资）。
7. 睡眠的需求减少（与失眠相反，尽管睡眠比平时少，仍精神饱满）。

B. 混合症状能够被他人观察到，并且与个体平常的行为不同。

C. 如果个体的症状同时符合躁狂和抑郁发作的全部诊断标准，则应诊断为躁狂发作伴混合特征。

D. 混合症状不能归因于某种物质（如滥用的毒品、药物）的生理效应。

注：与重性抑郁发作相关的混合特征，已被发现是发展成双相Ⅰ型障碍或双相Ⅱ型障碍的显著风险因素。因此，注明“伴混合特征”在临床上对于制订治疗计划和监控治疗反应是有用的。

伴快速循环：在先前的 12 个月内，在双相Ⅰ型障碍中有符合躁狂、轻躁狂或重性抑郁发作诊断标准或在双相Ⅱ型障碍中有符合轻躁狂或重性抑郁发作诊断标准的至少 4 次心境发作。

注：发作是指被至少 2 个月的部分或完全缓解期间隔，或转换到相反极性的发作（如从抑郁发作转到躁狂发作）。

注：快速循环的双相障碍的基本特征是，在先前的 12 个月内出现至少 4 次心境发作。这些发作可以呈现出任何的组合和顺序。这些发作必须符合重性抑郁、躁狂或轻躁狂发作的病程或症状数量方面的诊断标准，必须被一段时间的完全缓解期间隔或转换到相反的极性。躁狂和轻躁狂发作被视为同一极性。除了出现得更频繁，这些发作在快速循环模式和非快速循环模式中并没有区别。作出快速循环模式的心境发作的诊断应排除由物质（如可卡因、皮质类固醇）或其他躯体疾病直接导致的发作。

伴忧郁特征：

A. 在目前重性抑郁发作最严重的障碍期内（或如果双相Ⅰ型障碍或双相Ⅱ型障碍目前处于部分或完全缓解阶段，则为最近一次重性抑郁发作），存在下列两种情况之一：

1. 对全部或几乎全部的活动失去愉悦感。
2. 对通常能令人愉快的刺激缺乏反应（当好事发生时也不会感觉明显的好，即使是暂时的）。

B. 存在下列三项（或更多）症状：

1. 以明显的极度沮丧、绝望和 / 或郁闷或所谓空虚的心境为特征的不同性质的抑郁心境。
2. 抑郁通常在早晨加重。
3. 早醒（即比通常提前至少 2 小时睡醒）。
4. 出现明显的精神运动性激越或迟滞。
5. 出现明显的厌食或体重减轻。
6. 出现过度或不适当的内疚。

注：如果这些特征存在于发作的最严重阶段，则适用“伴忧郁特征”的标注。几乎完全丧失快乐的能力而不仅是减少。评估心境缺乏反应的准则是：即使是非常渴望的事件也不会与心境的明显变开朗有关；心境完全不再开朗，或只是部分开朗（如每次仅有数分钟能够达到正常状态的 20% ～ 40%）。作为“伴忧郁特征”标注的特征，心境的“独特性质”与非忧郁性抑郁发作期间的情绪存在质的不同。仅仅被描述为更严重、更持久或没有原因就存在的抑郁心境，不能被考虑为质的不同。“伴忧郁特征”的个体几乎总是存在精神运动的改变，并且可以被他人观察到。

在同一个体的多个发作期中，忧郁特征仅表现为轻微的重复倾向。与门诊患者相比，住院患者更容易出现这种特征；与重度重性抑郁发作相比，轻度重性抑郁发作伴忧郁特征的可能性更小；并且伴忧郁特征更可能发生于伴精神病性特征的患者中。

伴非典型特征：在目前重性抑郁发作的多数日子里（如果双相Ⅰ型障碍或双相Ⅱ型障碍目前处于部分或完全缓解阶段，则为最近一次重性抑郁发作期间），此标注适用于下列特征占主导地位时。

A. 存在心境反应能力（即面对实际发生的或潜在发生的正性事件，心境会变得开朗）。

B. 有下列两项（或更多）特征：

1. 明显的体重增加或食欲增加；
2. 睡眠过多；
3. 灌铅样麻痹（即上肢或下肢有沉重的、灌铅样感觉）；
4. 对人际排斥敏感的长期模式（不限于心境紊乱发作期）导致社交或职业功能明显受损。

C. 在同一次发作中，不符合“伴忧郁特征”或“伴紧张症”的诊断标准。

注：“非典型抑郁”具有历史意义（即非典型抑郁与常见的更典型的激越、“内源性”抑郁的表现形成鲜明对比，这种表现在门诊患者中很少被诊断为抑郁障碍，并且几乎从未在青少年或年轻人中被诊断出来），如今，该名称并不意味着其可能暗示

的不常见或不寻常的临床表现。

心境反应是指当出现正性事件（如子女来访、受到他人表扬）时，个体有能力高兴起来。如果外部环境保持良好，心境会变得正常（不悲伤），并且可以持续相当长的时间。食欲增加可以表现为明显的食物摄入量增加或体重增加。睡眠增加可以包括较长时间的夜间睡眠和日间打盹，每天至少有总计 10 个小时的睡眠（或比不抑郁的时候至少多睡 2 小时）。灌铅样麻痹被定义为感觉沉重、有灌铅样或负重感，这种感觉通常出现在上肢或下肢。这种感觉 1 天至少存在 1 个小时，但经常一次就持续数小时。与其他非典型特征不同的是，对主观人际排斥的病理性敏感是一种早年出现并几乎贯穿整个成年期的特质。对排斥的敏感性在个体抑郁或不抑郁时都有，尽管它可能会在抑郁期加重。

伴精神病性特征：妄想或幻觉可出现在双相 I 型障碍目前的躁狂或重性抑郁发作（或如果双相 I 型障碍目前处于部分或完全缓解阶段，则为最近一次躁狂或重性抑郁发作）或双相 II 型障碍目前的重性抑郁发作（如果双相 II 型障碍目前处于部分或完全缓解阶段，则为最近一次重性抑郁发作）的任何时间内。如果存在精神病性特征，则须标注心境协调性或心境不协调性。

适用于目前或最近一次为躁狂发作时（在双相 I 型障碍中）：

伴心境协调性精神病性特征：在躁狂发作期，所有的妄想和幻觉的内容均与夸大、不会受伤害等典型的躁狂主题相符，但也会包括怀疑或偏执的主题，尤其是关于他人怀疑患者的能力、成就等。

伴心境不协调性精神病性特征：妄想和幻觉的内容不涉及上文所述的躁狂主题，或其内容是心境协调性和心境不协调性主题的混合型。

适用于目前或最近一次为重性抑郁发作时（在双相 I 型障碍或双相 II 型障碍中）：

伴心境协调性精神病性特征：所有妄想和幻觉的内容与典型的抑郁主题一致，即个人不足、内疚、疾病、死亡、虚无主义或应受的惩罚。

伴心境不协调性精神病性特征：妄想和幻觉的内容不涉及典型的个人不足、内疚、疾病、死亡、虚无主义或应受的惩罚等抑郁主题，或其内容是心境协调性和心境不协调性主题的混合型。

伴紧张症：如果紧张症的特征在大部分发作期里存在，则"伴紧张症"的标注适用于双相 I 型障碍中目前的躁狂或重性抑郁发作（如果双相 I 型障碍目前处于部分或完全缓解阶段，则适用于最近一次躁狂或重性抑郁发作）或双相 II 型障碍中目前的重性抑郁发作（如果双相 II 型障碍目前处于部分或完全缓解阶段，则适用于最近一次重性抑郁发作）。参见"精神分裂症谱系及其他精神病性障碍"一章中与精神障碍相关的紧张症的诊断标准。

于围产期发生：如果心境症状发生在孕期或产后 4 周内，则此标注适用于双相 I 型障碍目前的躁狂、轻躁狂或重性抑郁发作（如果双相 I 型障碍目前处于部分或完全缓解阶段，则适用于最近一次躁狂或重性抑郁发作）或双相 II 型障碍目前的轻躁狂或重性抑郁发作（如果双相 II 型障碍目前处于部分或完全缓解阶段，则适用于最近一次轻躁狂或重性抑郁发作）。

注：心境发作可能起病于孕期或产后。50% 的“产后”重性抑郁发作实际上始于产前。因此，这些发作被统称为围产期发生。

在怀孕和生产之间，大约 9% 的女性会经历一次重性抑郁发作。从生产到产后 12 个月之间，重性抑郁发作患病率的最佳估算值略低于 7%。

围产期发生的心境发作可以伴有或没有精神病性特征：杀婴现象（一种罕见的情况）最常伴随着产后精神病发作出现，其特征性表现是通过命令性幻觉杀死婴儿或妄想婴儿着魔了，但精神病性症状也可发生于无此特定幻觉或妄想的重度产后心境发作期间。

伴精神病性特征的产后心境发作：重性抑郁或躁狂发生于 1/500 ～ 1/1000 的分娩，更常见于初产妇。先前有产后精神病性心境发作史的女性，产后伴精神病性特征发作的风险尤其增加，先前有抑郁或双相障碍（尤其是双相 I 型障碍）病史的女性和有双相障碍家族史的女性，产后伴精神病性特征发作的风险也会升高。

一旦女性有产后伴精神病性特征的发作，每次后续分娩的复发风险为 30% ～ 50%。应将产后伴精神病性特征发作与产后发生的谵妄相鉴别，后者以觉知或注意力的波动为特征。

还应将于围产期发生的抑郁障碍与更常见的“产后忧郁”或俗称的“婴儿忧郁”相鉴别。产后忧郁被认为不是一种精神障碍，其特征是心境的突然改变（如在没有抑郁障碍的情况下突然开始流泪），不会导致功能障碍，并且很可能由产后发生的生理变化所致。它是暂时的，且具有自限性，通常会迅速（1 周内）改善而不需要治疗。产后忧郁的其他症状包括睡眠障碍，甚至分娩后不久就会出现混沌。

围产期女性患由甲状腺异常及其他可能导致抑郁症状的躯体疾病所致的抑郁障碍的风险可能更高。如果判断抑郁症状由与围产期相关的其他躯体疾病所致，则应诊断为由其他躯体疾病所致的抑郁障碍，而不是重性抑郁发作，于围产期发生。

伴季节性模式：此标注适用于心境发作的终身模式，其基本特征是至少有一种发作（即躁狂、轻躁狂或抑郁）是规律性的季节模式，其他类型的发作可以不符合这一模式。如个体有季节性发作的躁狂，但其抑郁可以不在一年的特定时间中规律地出现。

A. 在双相 I 型障碍或双相 II 型障碍中，躁狂、轻躁狂或重性抑郁发作的起病与一年中的特定时间（如秋季或冬季）存在规律性的时间关系。

注：不包括那些受与季节相关的心理社会应激源明显影响的案例（如每年冬天都常规性失业）。

B. 完全缓解（或从重性抑郁到躁狂或轻躁狂的转变，反之亦然）也发生于一年中的特定时间（如抑郁在春季消失）。

C. 在过去的 2 年中，个体的躁狂、轻躁狂或重性抑郁发作证明了上述时间上的季节性关系，且在 2 年的周期内没有非季节性的极性发作出现。

D. 在个体的一生中，季节性的躁狂、轻躁狂或抑郁（如上所述）的出现显著超过了任何非季节性的躁狂、轻躁狂或抑郁。

注：“伴季节性模式”的标注适用于双相Ⅰ型障碍和双相Ⅱ型障碍的重性抑郁发作模式、双相Ⅰ型障碍的躁狂发作和轻躁狂发作模式，以及双相Ⅱ型障碍的轻躁狂发作模式。其基本特征是在一年中的特定时间出现重性抑郁、躁狂或轻躁狂发作的起病和缓解。在大多数情况下，季节性重性抑郁发作始于秋季或冬季，并在春季得到缓解。不太可能会出现反复的夏季抑郁发作。这种发作的起病和缓解的模式必须至少在2年内发生，在此期间没有发生任何非季节性发作。此外，季节性抑郁、躁狂或轻躁狂发作的数量必须远远超过个体一生中的任何非季节性抑郁、躁狂或轻躁狂发作。

此标注不适用于那些可以用与季节相关的心理社会应激源（如季节性失业或学校的时间表）来更好地解释的情况。目前尚不清楚重性抑郁发作的季节性模式更可能发生在反复发作的重性抑郁障碍中还是双相障碍中。然而，在双相障碍谱系中，重性抑郁发作的季节性模式更多地出现在双相Ⅱ型障碍中而不是双相Ⅰ型障碍中。在一些个体中，躁狂或轻躁狂发作的出现也可能与一个特定的季节有关，躁狂或轻躁狂发作的高峰季节是从春季到夏季的这一段时期。

冬季型的季节性模式的患病率似乎因不同的纬度、年龄和性别而异。高纬度地区个体的患病率会增加，年龄也是季节性的一个强大的预测指标，年轻人冬季抑郁发作的风险较高。

标注如果是:

部分缓解：存在最近一次躁狂、轻躁狂或重性抑郁发作的症状，但目前不符合全部诊断标准，或在这样的一次发作结束后，有持续时间少于2个月的无任何躁狂、轻躁狂或重性抑郁障碍发作的明显症状。

完全缓解：过去的2个月内没有任何明显的该障碍的体征或症状。

标注目前躁狂发作的严重程度:

严重程度是基于诊断标准症状的数目、症状的严重程度和功能损害的程度而定的。

轻度：达到躁狂发作的最低症状标准。

中度：非常显著的活动增加或判断力损害。

重度：为了防止造成对自己或他人的身体伤害，几乎需要持续的监管。

标注目前重性抑郁发作的严重程度:

严重程度是基于诊断标准症状的数目、症状的严重程度和功能损害的程度而定的。

轻度：存在非常少的超出诊断所需的症状数量，症状的强度引起痛苦但可以控制，症状的强度导致社交或职业功能方面的轻微损害。

中度：症状的数量、强度和/或功能损害介于“轻度”和“重度”之间。

重度：症状的数量远超出诊断所需，症状的强度引起显著的痛苦且难以控制，症状明显干扰了个体的社交和职业功能。

抑郁障碍

抑郁障碍包括破坏性心境失调障碍、重性抑郁障碍（包括重性抑郁发作）、持续性抑郁障碍（恶劣心境）、经前期烦躁障碍、物质 / 药物所致的抑郁障碍、由其他躯体疾病所致的抑郁障碍，其他特定的抑郁障碍和未特定的抑郁障碍。所有这些障碍的共同特征是存在悲哀、空虚或易激惹的心境，并伴随显著影响到个体功能的相关变化（如重性抑郁障碍和持续性抑郁障碍的躯体和认知改变）。这些障碍之间的差异是病程、时间或假设的病因。

为了解决美国以及越来越多的国际上对儿童潜在的双相障碍的过度诊断和治疗，一种新的诊断——破坏性心境失调障碍，是指儿童表现出持续的易激惹和频繁发作的极端行为失控——被添加到年龄不超过 12 岁的儿童抑郁障碍中。将其放入本章是基于这一发现：当具有这种症状模式的儿童成长到青少年期和成人期时，通常会发展成单相抑郁障碍或焦虑障碍，而不是双相障碍。

重性抑郁障碍代表了这组障碍的典型障碍。它的特征性表现为存在明确的至少 2 周的发作（大多数发作持续时间更久），涉及情感、认知和自主神经功能的明显变化，以及发作间的缓解。尽管该障碍在大多数案例中是反复发作的，但可以基于单次发作作出诊断。需要仔细区分正常的悲伤和哀痛与重性抑郁发作。丧痛经常导致巨大的痛苦，但一般不导致重性抑郁障碍的发作。与不伴有重性抑郁障碍的丧痛相比，当重性抑郁障碍和丧痛同时出现时，抑郁症状和功能损害通常更严重，预后更差。与丧痛相关的重性抑郁发作往往会发生在易患抑郁障碍的人群中。

一种更为慢性的抑郁形式是持续性抑郁障碍，当成人的心境紊乱持续至少 2 年，儿童持续至少 1 年时，可给予该诊断。该诊断在 DSM-5 中是新出现的诊断，它包含了 DSM-Ⅳ中的慢性重性抑郁障碍和恶劣心境障碍两个类别。

在仔细而科学地回顾证据后，我们将经前期烦躁障碍从 DSM-Ⅳ的附录（“需进一步研究的诊断标准和轴”）转移到 DSM-5 的第二部分。对该疾病近 20 年的额外研究确定了它是一种特异的和对治疗有反应的抑郁障碍，该障碍始于排卵后的某个时间，在月经来潮后的头几天内缓解，对功能产生显著影响。

很多物质滥用、一些处方药物和数种躯体疾病可能与抑郁样表现有关。这些情况被诊断为物质 / 药物所致的抑郁障碍和由其他躯体疾病所致的抑郁障碍。

破坏性心境失调障碍

诊断标准 F34.81

A. 严重的、反复发作的脾气爆发，表现在言语（如言语暴力）和/或行为（如对他人或财产的躯体性攻击）方面，其强度或持续时间与具体情况或所受的挑衅完全不成比例。

B. 脾气爆发与个体的发育水平不一致。

C. 脾气爆发平均每周发生3次及以上。

D. 在几乎每天和一天中的大部分时间里，脾气爆发之间的心境是持续性的易激惹或愤怒，且可被他人（如父母、老师、同伴）观察到。

E. 诊断标准A～D的症状已经持续存在12个月或更长时间。在这段时间里，个体从未连续3个月或更长时间没有诊断标准A～D的所有症状。

F. 诊断标准A和D存在于下列三种场景的至少两种（即在家、在学校、与同伴在一起）中，且至少在其中一种场景中是严重的。

G. 6岁前或18岁后不应首次作出诊断。

H. 根据病史或观察，诊断标准A～E的症状出现在10岁前。

I. 从来没有一个明显的超过1天的持续时期，在此期间，除了持续时间以外，符合躁狂或轻躁狂发作的全部症状标准。

注：与发育阶段相符的心境高涨，如遇到或预测到一个非常积极的事件发生，不应被视为躁狂或轻躁狂的症状。

J. 这些行为不能只出现在重性抑郁障碍的发作期，且不能用其他精神障碍[如自闭症（孤独症）谱系障碍、创伤后应激障碍、分离焦虑障碍、持续性抑郁障碍]来更好地解释。

注：此诊断不能与对立违抗障碍、间歇性暴怒障碍或双相障碍共存，但可与其他精神障碍并存，包括重性抑郁障碍、注意缺陷/多动障碍、品行障碍和物质使用障碍。如果个体的症状同时符合破坏性心境失调障碍和对立违抗障碍的诊断标准，则应只诊断为破坏性心境失调障碍。如果个体曾有过躁狂或轻躁狂发作，则不能诊断为破坏性心境失调障碍。

K. 这些症状不能归因于某种物质的生理效应，或其他躯体疾病或神经系统疾病。

诊断特征

破坏性心境失调障碍的核心特征是存在慢性的、严重的、持续的易激惹。这种严重的易激惹有两种显著的临床表现。第一种表现是频繁地发脾气。发脾气通常是对挫折的反应，可能是言语的或行为的（后者体现为对财产、自我或他人的攻击）。这些情况的发生必须是频繁的（一般每周3次或以上）（诊断标准C），至少持续1年，至少在两个不同的场所（诊断标准E和F），如在家里和学校，而且必须与个体的发育水平不一致（诊断标准 B）。严重易激惹的第二种表现是在重度发脾气的期间，存在慢性、持续性的易激惹或发怒的心境。儿童所特有的易激惹或发怒的心境必须存在于一天中的大部分时间，几乎每一天都如此，而且能被所处环境中的其他人观察到（诊断标准 D）。

应仔细地将破坏性心境失调障碍的临床表现与其他相关疾病，尤其是儿童双相障碍的表现进行区分。事实上，将破坏性心境失调障碍加入 DSM-5，是为了解决那些表现为慢性、持续性易激惹特征的儿童的恰当诊断和治疗问题，他们不同于典型的（即阵发性的）有双相障碍的儿童。

一些研究者认为，严重的、非阵发性的易激惹是儿童双相障碍的特征性表现，尽管 DSM-Ⅳ和 DSM-5 都规定儿童和成人具备明确的躁狂或轻躁狂发作，才能诊断双相Ⅰ型障碍。在 20 世纪晚期，一些研究者认为严重的、非阵发性的易激惹是儿童躁狂的表现，这与临床工作者将儿童患者诊断为双相障碍的概率激增有关。这一急剧增长的概率似乎可以归因于临床工作者将至少两种临床表现（如儿童身上典型的、阵发性的躁狂表现和非阵发性、严重易激惹的表现）合并到了同一类别中，一并贴上了双相障碍的标签。在 DSM-5 中，术语*双相障碍*明确用于双相症状的阵发性表现。DSM-Ⅳ不包括用于表现出非常严重的、非阵发性的易激惹等典型症状的年轻个体的诊断，而 DSM-5 包括了破坏性心境失调障碍，为此类表现提供了一个不同的类别。

患病率

破坏性心境失调障碍对在儿童精神卫生门诊就诊的儿童来说非常常见。在社区中该障碍的患病率尚不明确。在一项针对巴西 11 岁儿童的队列研究中使用破坏性心境失调障碍的特定模块，结果显示患病率为 2.5%。

尽管临床样本报告该障碍的患者以男性为主，但人口样本中尚未报告与此一致的患病率的性别差异。如在病历回顾中，在土耳其诊所就诊的具有破坏性心境失调障碍特征的儿童中，多达 80% 是男孩。数据表明，该诊断可能在年龄较小的年龄组中更为常见（如在美国 6 岁儿童的社区样本中患病率为 8.2%）。

发展与病程

破坏性心境失调障碍的起病必须在 10 岁以前，且发育年龄在 6 岁以下的儿童不适用该诊断。该障碍的表现是否只出现在这样的年龄限定范围内，尚不清楚。因为破坏性心境失调障碍的症状可能随着儿童的成熟而改变，因此该诊断的使用仅限于与已确定有效性的年龄段类似的年龄组（6 ～ 18 岁）。美国的一项大型研究显示，生活在以郊区为主地区的约半数有破坏性心境失调障碍的儿童在 1 年后继续存在符合诊断标准的症状，尽管那些症状不再符合诊断阈值的儿童通常会持续存在有临床损害的易激惹。从严重的、非阵发性的易激惹转变为双相障碍的概率很低。有破坏性心境失调障碍的儿童在成人期发展为单相抑郁障碍和 / 或焦虑障碍的风险增加。

风险与预后因素

气质的：有慢性易激惹症状的儿童通常有复杂的精神障碍病史。在这些儿童中，相对广泛的慢性易激惹的病史是常见的，通常在符合该障碍的全部诊断标准之前表现出来。作出这些诊断之前个体的临床表现可能已经符合了对立违抗障碍的诊断标准。相对较早起病的很多有破坏性心境失调障碍的儿童的症状可能也符合注意缺陷/多动障碍和焦虑障碍的诊断标准。有一些儿童的症状可能也符合重性抑郁障碍的诊断标准。

环境的：与破坏性的家庭生活有关的因素，如心理虐待或忽视、父母有精神障碍、父母受教育有限，以及单亲家庭、早期创伤、父母去世、父母丧痛、离婚和营养不良（如维生素缺乏）与破坏性心境失调障碍的核心行为有关。

遗传与生理的：数据表明，抑郁障碍的家族史可能是破坏性心境失调障碍的风险因素。与此一致，与双生子有关的数据表明，早期易激惹与后来的单相抑郁障碍和焦虑障碍之间的关联可能部分是由基因介导的。

与患有儿童双相障碍或其他精神障碍的儿童相比，有破坏性心境失调障碍的儿童在信息处理缺陷方面呈现出共性和差异。例如，有双相障碍的儿童和有破坏性心境失调障碍的儿童都存在面部情绪识别的缺陷，以及受干扰的决策能力和认知控制。然而，重要的是，相同的行为缺陷可能与不同模式的神经功能失调有关。也有一些障碍特异性的功能失调的证据，如在评估为应对情感刺激而进行注意力分配的任务中，慢性易激惹儿童显示出独特的功能失调体征。

与文化相关的诊断问题

关于破坏性心境失调障碍的文化相关数据有限。然而，社会文化因素会影响该障碍的核心心理特征的表现，包括冲动、情绪、犒赏、威胁和行为失调，尤其是在以严重社会混乱为特征的场所中，如冲突后的地区或长期受种族主义和歧视影响的社区。区分破坏性心境失调障碍与对逆境的适应性反应很重要，对逆境的适应性反应依赖于情境，并且是暂时的。

与性和性别相关的诊断问题

双生子研究中有一些证据表明，虽然易激惹在两性中都有很强的遗传成分，但男孩和女孩的模式不同。对于男孩来说，遗传因素似乎解释了为何整个童年时期易激惹表型的变异越来越大。虽然遗传因素在学龄期女孩易激惹表型变异中占很大比例，但在青少年期和青年期这种情况会减少，环境影响会发挥更大的作用。这种易激惹的遗传风险如何转化为破坏性心境失调障碍的风险和预后尚不清楚。

破坏性心境失调障碍的功能性后果

那些在破坏性心境失调障碍中所见的慢性的、严重的易激惹，既与儿童的家庭及同伴关系的严重被破坏有关，又与学校表现有关。由于极低的挫折耐受性，这样的儿童往往难以在学业上取得成功，他们经常无法参与健康儿童热衷的活动，他们的家庭生活受到情绪爆发和易激惹的严重破坏，而且他们难以建立和维持友谊。通常，有双相障碍的儿童与有破坏性心境失调障碍的儿童功能失调的水平相当。这两种障碍造成患病个体及其家庭生活的严重破坏。在破坏性心境失调障碍和儿童双相障碍中，攻击性和精神障碍的住院治疗都很常见。

鉴别诊断

由于慢性易激惹儿童和青少年往往具有复杂的病史，所以在作出破坏性心境失调障碍诊断时必须充分考虑是否存在多种其他综合征。除了需要考虑许多其他疾病之外，尤其需要进行仔细评估，以区分破坏性心境失调障碍与双相障碍和对立违抗障碍。

双相障碍：区分儿童破坏性心境失调障碍和双相障碍的核心特征涉及核心症状的纵向病程。就像在成人中一样，在儿童中，双相Ⅰ型障碍与双相Ⅱ型障碍表现为阵发性疾病，伴明确的心境紊乱的发作期，这不同于有破坏性心境失调障碍的儿童的典型表现。在躁狂发作期间发生的心境紊乱明显不同于儿童的正常心境。此外，在躁狂发作期间，心境变化必然伴随有关的认知、行为和躯体症状的发生或加重（如注意力分散，目标导向的活动增加），这在一定程度上也明显不同于儿童正常的基线。因此，在躁狂发作期间，父母［以及儿童（取决于发育水平）］应该能够区分儿童的心境和行为与往常显著不同的时间段。作为对比，破坏性心境失调障碍的易激惹是持续的，并且会持续数月。虽然它可能在一定程度上时好时坏，但严重的易激惹是破坏性心境失调障碍儿童的特征。因此，双相障碍是阵发性的疾病，而破坏性心境失调障碍则不是。事实上，破坏性心境失调障碍的诊断不能用于曾经经历过全程的轻躁狂或躁狂发作（易激惹或欣快）的儿童，也不能用于经历躁狂或轻躁狂发作持续超过 1 天的儿童。另一个鉴别双相障碍和破坏性心境失调障碍的重要方法是判断是否存在心境症状和夸大的提升或膨胀。这些是躁狂的常见表现，而不是破坏性心境失调障碍的特征性表现。

对立违抗障碍：对立违抗障碍的症状通常出现在有破坏性心境失调障碍的儿童中，而破坏性心境失调障碍的心境症状则相对很少出现在有对立违抗障碍的儿童中。对于症状符合对立违抗障碍诊断标准的儿童，诊断破坏性心境失调障碍的关键是判断是否存在严重的、频繁的和反复的发脾气情况以及发脾气之间持续的心境破坏。此外，破坏性心境失调障碍的诊断还需要在至少一种场所（即在家、在学校、与同伴在一起）存在重度的功能损害，而且在第二种场所中，存在轻度到中度的功能损害。因此，绝大多数症状符合破坏性心境失调障碍诊断标准的儿童，也符合对立违抗障碍的诊断标准，反之则不然。因为在有对立违抗障碍的儿童中，只有约 15% 的儿童符合破坏性心境失调障碍的诊断标准。即使儿童的症状同时符合这两种障碍的诊断标准，也应只给予破坏性心境失调障碍的诊断。破坏性心境失调障碍中显著的心境症状及在追踪研究中发现的该障碍发展成抑郁障碍及焦虑障碍的高风险，都证明了把破坏性心境失调障碍安排在 DSM-5 的“抑郁障碍”这一章中是合理的（对立违抗障碍则被安排在“破坏性、冲动控制及品行障碍”一章）。比起对立违抗障碍，破坏性心境失调障碍反映了个体更显著的心境成分。尽管如此，除了心境问题，还要注意到破坏性心境失调障碍也有行为问题的高风险。

注意缺陷/多动障碍、重性抑郁障碍、焦虑障碍与自闭症（孤独症）谱系障碍：与被诊断为双相障碍或对立违抗障碍的儿童不同——即使症状符合该障碍的诊断标准，也不能诊断为破坏性心境失调障碍；症状符合破坏性心境失调障碍诊断标准的儿童可同时被诊断为注意缺陷/多动障碍、重性抑郁障碍和/或焦虑障碍。然而，当儿童仅在重性抑郁障碍发作时或持续性抑郁障碍（恶劣心境）状态下出现易激惹特征时，应被诊断为重性抑郁障碍或持续性抑郁障碍，而非破坏性心境失调障碍。有破坏性心境失调障碍的儿童的症状可能也符合焦虑障碍的诊断标准，因此可以同时作出这两个诊断，但如果易激惹特征只在焦虑障碍加重的背景下出现，就应给予相关的焦虑障碍的诊断，而非破坏性心境失调障碍的诊断。此外，当有自闭症（孤独症）谱系障碍的儿童的例行程序被打扰时，他们经常表现为发脾气。在这种情况下，发脾气是继发于自闭症（孤独症）谱系障碍，因此不应诊断为破坏性心境失调障碍。

间歇性暴怒障碍：有间歇性暴怒障碍的儿童常有严重的发脾气的表现，很像有破坏性心境失调障碍的儿童。然而，不同于破坏性心境失调障碍，间歇性暴怒障碍在爆发的间歇期不需要有持续的心境易激惹或愤怒。此外，若仅在症状出现3个月后，至少每周发生2次，涉及言语攻击或躯体攻击，但不会导致财产损失或对动物或其他个体造成身体伤害，即可诊断为间歇性暴怒障碍；而破坏性心境失调障碍需要症状持续12个月才能作出诊断。因此，对同一个儿童，不应同时给予间歇性暴怒障碍和破坏性心境失调障碍这两个诊断。对有发脾气和间歇性发作、持续性易激惹情况的儿童，应该只给予破坏性心境失调障碍的诊断。

共病

破坏性心境失调障碍的共病率很高。很少发现症状仅仅符合破坏性心境失调障碍诊断标准的个体。破坏性心境失调障碍与其他DSM定义的综合征的共病概率高于与许多其他儿童的精神障碍共病的概率；破坏性心境失调障碍与对立违抗障碍有最高的重叠率。破坏性心境失调障碍不仅共病发生率高，而且共病的范围很广。通常有此障碍的儿童具有广泛的破坏性行为，以及心境、焦虑甚至自闭症（孤独症）谱系障碍的症状和诊断。然而，有破坏性心境失调障碍的儿童不应有符合双相障碍诊断标准的症状，因为若在这种情况下，应只诊断为双相障碍。如果儿童的症状符合对立违抗障碍或间歇性暴怒障碍的诊断标准，同时也符合破坏性心境失调障碍的诊断标准，就应只给予破坏性心境失调障碍的诊断。如之前指出的那样，如果症状只出现在诱发焦虑的情境下，如有自闭症（孤独症）谱系障碍或强迫症的儿童的例行程序被打扰时，或在重性抑郁发作的情境下，则不能诊断为破坏性心境失调障碍。

重性抑郁障碍

诊断标准

A. 五项（或更多）下列症状出现在同一个2周的时期内，代表着以往功能出现了改变，至少其中一项是 1. 抑郁心境或 2. 丧失兴趣或愉悦感。

注：不包括明显由其他躯体疾病所致的症状。

1. 几乎每天大部分时间都存在抑郁心境，既可以是主观的报告（如感到悲伤、空虚、无望），也可以是他人的观察（如表现为流泪）（注：儿童和青少年可能表现为心境易激惹）。
2. 每天或几乎每天的大部分时间内，对于所有或几乎所有活动的兴趣或愉悦感都明显减少（既可以是主观陈述，也可以是他人观察所见）。
3. 在未节食的情况下体重明显减轻或体重增加（如一个月内体重变化超过原体重的 5%），或几乎每天食欲都减退或增加（注：儿童则可表现为未能达到体重增加的预期）。
4. 几乎每天都失眠或睡眠过多。
5. 几乎每天都精神运动性激越或迟滞（他人能够观察到，而不仅仅是主观体验到的坐立不安或变得迟钝）。
6. 几乎每天都疲劳或能量不足。
7. 几乎每天都感到自己毫无价值，或过分地、不适当地感到内疚（可以达到妄想程度），而且并不仅仅是因为患病而自责或内疚。
8. 几乎每天都存在思考能力减退、注意力不能集中或犹豫不决的情况（既可以是主观的陈述，也可以是他人的观察）。
9. 反复出现死亡的想法（而不仅仅是恐惧死亡），反复出现没有特定计划的自杀想法、特定的自杀计划或自杀企图。

B. 这些症状引起有临床意义的痛苦，或导致社交、职业或其他重要功能方面的损害。

C. 这些症状不能归因于某种物质的生理效应或其他躯体疾病。

注：诊断标准 A ～ C 构成了重性抑郁发作。

注：对于重大丧失（如丧痛、经济破产、自然灾害带来的损失、严重的躯体疾病或失能）的反应，可能包括诊断标准 A 所列出的症状，如强烈的悲伤、对于损失的反刍思维、失眠、食欲缺乏和体重减轻，这些症状可能类似于抑郁发作。尽管此类症状对于丧失来说是可以理解的或被认为是恰当的，但除了对于重大丧失的正常反应之外，也应该仔细考虑是否额外存在重性抑郁发作的可能。作出这一临床判断，无疑需要根据个人史和在丧失的背景下表达痛苦的文化常模综合进行衡量。①

D. 这种重性抑郁发作的出现不能用分裂情感性障碍来更好地解释，并且不叠加于

---

① 在区分悲痛反应和重性抑郁发作时，下列考虑会有所帮助：悲痛反应的主要影响是空虚和丧失感。重性抑郁发作是持续的抑郁心境和无力预见幸福或快乐。悲痛反应中的烦躁情绪可能随着天数或周数的增加而减弱，并且呈波浪式出现，所谓一阵阵的悲痛。这种波浪式的悲痛往往与想起逝者或提示逝者有关。重性抑郁发作的抑郁心境更加持久，并且不与某些特定的想法或关注点相关联。悲痛反应的痛苦可能伴随着正性的情绪或幽默，这与以广泛的不快乐和不幸为特点的重性抑郁发作不同。与悲痛反应相关的思考内容通常以思念逝者和回忆逝者为主，而不是在重性抑郁发作中所见的自责或悲观的反刍。悲痛反应中通常保留了自尊，然而在重性抑郁发作中，无价值感或自我厌恶感则是普遍的。如果悲痛反应中存在自我贬低性思维，则通常涉及感知到对不起逝者（如没有足够频繁地探望，没有告诉逝者对他或她的爱有多深）。如果痛失亲人的个体想到死亡和垂死，这种想法通常聚焦于逝者和为了跟逝者“一起死”；然而在重性抑郁发作中，这种想法则聚焦于想结束自己的生命，因为自认毫无价值、不值得活着或无力应对抑郁带来的痛苦。

精神分裂症、精神分裂症样障碍、妄想障碍或其他特定的或未特定的精神分裂症谱系及其他精神病性障碍。

E. 从未出现过躁狂发作或轻躁狂发作。

注：若所有躁狂样或轻躁狂样发作都由物质所致，或可归因于其他躯体疾病的生理效应，则此排除条款不适用。

编码与记录步骤：重性抑郁障碍的诊断编码基于单次发作或反复发作、目前的严重程度、是否存在精神病性特征，以及缓解状态。只有在目前符合重性抑郁发作的全部诊断标准时才要标明目前的严重程度和精神病性特征。只有在目前不符合重性抑郁发作的全部诊断标准时，才要进行缓解的标注。编码如下：

严重程度 / 病程标注	单次发作	反复发作 *
轻度（第 207 页）	F32.0	F33.0
中度（第 207 页）	F32.1	F33.1
重度（第 207 页）	F32.2	F33.2
伴精神病性特征 **（第 205 页）	F32.3	F33.3
部分缓解（第 207 页）	F32.4	F33.41
完全缓解（第 207 页）	F32.5	F33.42
未特定的	F32.9	F33.9

* 若为反复发作，则发作的间隔期必须至少有连续的 2 个月，且间隔期达不到重性抑郁发作的诊断标准。标注的定义可在括号内提示的页码找到。

** 如果存在精神病性特征，则编码时加“伴精神病性特征”的标注，而不考虑发作的严重程度。

记录诊断的名称时，应按以下顺序排列术语：重性抑郁障碍、单次或反复发作、严重程度标注 / 精神病性标注 / 缓解标注，接着记录下述适用于目前发作的没有编码的标注，需要几个就用几个（如果重性抑郁障碍处于部分缓解或完全缓解阶段，则记录最近一次发作）。注：“伴季节性模式”的标注描述了反复的重性抑郁发作模式。

标注如果是：

伴焦虑痛苦（第 203 页）。

伴混合特征（第 203 ～ 204 页）。

伴忧郁特征（第 204 页）。

伴非典型特征（第 204 ～ 205 页）。

伴心境协调性精神病性特征（第 205 页）。

伴心境不协调性精神病性特征（第 205 页）。

伴紧张症（第 205 页），**编码备注：**使用额外的编码 F06.1。

于围产期发生（第 205 ～ 206 页）。

伴季节性模式（适用于反复的重性抑郁发作模式）（第 206 ～ 207 页）。

诊断特征

重性抑郁障碍的定义是在没有躁狂或轻躁狂发作史的情况下出现至少 1 次重性

抑郁发作。重性抑郁障碍的核心特征是持续至少 2 周，在此期间，几乎每天的大部分时间存在抑郁心境，或对所有或几乎所有活动丧失兴趣或愉悦感（诊断标准 A）。个体还必须在同一个 2 周内经历至少四种额外症状，包括食欲或体重、睡眠和精神运动性活动的变化，能量减少，无价值感或内疚感，思考、集中注意力或做决定困难，有自杀想法、自杀意念、自杀企图或对自杀行为的特定计划。为了诊断重性抑郁障碍，症状必须是新出现的或与个体发作前的状态相比明显加重的。此外，这些症状必须几乎每天都出现，至少连续 2 周，除了必须有反复出现的自杀想法和自杀意念外，还需要只出现 1 次的企图自杀或制订具体计划。发作必须伴随临床显著的痛苦，或社交、职业或其他重要功能领域的损害。一些轻度发作的个体，功能上可能看起来是正常的，但明显需要更多的努力去完成相关活动。患者的主诉往往是失眠或疲劳，而不是抑郁心境或丧失兴趣，因此，若未能探查伴随的抑郁症状则可能导致漏诊。疲劳和睡眠紊乱在大部分案例中存在，精神运动性紊乱（如存在妄想或近乎妄想的内疚）则较少见，若出现则说明整体病情更为严重。

有重性抑郁障碍的个体对自己心境的描述通常是抑郁、悲伤、无望、泄气或“情绪低落”（诊断标准 A1）。在一些案例中，个体一开始不承认悲伤，但接着此心境可能通过访谈被诱发出来（如指出个体看上去似乎要哭了）。一些抱怨“无聊”的个体往往缺乏感受或感到焦虑，他人可以从个体的面部表情或细微举止中发现其抑郁心境的存在。一些个体抱怨躯体不适（如躯体疼痛、痛苦），而不是抱怨悲伤的感受。很多个体报告或表现出易激惹性增加（如持久的怒气，倾向于对一些事情以愤怒爆发来回应或对他人多加指责，在小事上有夸大的挫折感）。在儿童和青少年身上，可能发生易激惹或不稳定的心境，而不是悲伤或沮丧的心境。应注意将这种表现与受挫时的易激惹模式相鉴别。

在一定程度上，有重性抑郁障碍的个体几乎总是表现出兴趣或愉悦的丧失。个体可能报告自己对爱好兴趣减退，“不再在意”或在先前能带给自己快乐的运动中感受不到快乐了（诊断标准 A2）。家庭成员经常会看到个体出现社交退缩或对愉悦的业余爱好忽略的情况（如先前热衷于高尔夫运动，现在不再打了，一个曾经喜欢踢足球的孩子找理由不再去踢球了）。在一些个体中，性的兴趣或欲望明显低于以往水平。

食欲发生变化，包括食欲减退或增加两个方面。一些有重性抑郁障碍的个体报告自己不得不强迫自己进食。另一些个体则可能吃得更多，并且渴望特定的食物（如甜食或其他碳水化合物）。当食欲严重改变（不论往哪个方向），可能就会出现明显的体重减轻或增加的情况，在儿童身上则可能表现为体重达不到预期标准（诊断标准 A3）。

睡眠紊乱可能表现为睡眠困难或睡眠过多（诊断标准 A4）。当存在失眠时，通常是中间段失眠（即夜里醒来，然后难以入睡），或终末段失眠（即醒得太早且无法再次入睡）。起始段失眠（即入睡困难）也可能发生。过度睡眠（嗜睡）的个体或是在夜里睡眠时间延长，或是白天睡眠时间增加。有时个体寻求帮助的原因是睡眠紊乱。

精神运动性改变包括激越（如静坐不能，来回踱步，搓手，拉扯或摩擦皮肤、衣服或其他东西）或迟滞（如说话、思考或身体活动变得缓慢，回答问题之前停顿拉长，说话音量降低、音调改变、数量减少、内容范围变窄或沉默无语）（诊断标准 A5）。精神运动性激越或迟滞必须足够严重，以至于能被他人观察到，而不仅仅是主观感受。表现出精神运动紊乱（即精神运动性激越或迟滞）的个体很可能有其他的病史。

在有重性抑郁障碍的个体中，精力不足、倦怠和疲劳是常见的（诊断标准 A6）。个体可能报告有持续的疲劳感，但并未经历强体力活动，甚至特别小的任务看似都需要大量的努力。同时，个体完成任务的效率可能降低。如个体可能抱怨早晨的洗漱和着装都令人精疲力竭，要花费平时两倍的时间。无论是在急性发作期还是在不完全缓解期，这种症状都解释了重性抑郁障碍导致的大部分损害。

与重性抑郁发作有关的无价值感或内疚感，包括对自我价值不现实的负性评价，或对过去小失败的内疚性先占观念或思维反刍（诊断标准 A7）。这样的个体经常误读中性或琐碎的日常事件，把它们当成个体缺点的证据，同时在感受上夸大对不顺利事件应承担的责任。无价值感或内疚感可能达到妄想的程度（如确信自己应为全球性贫困负责）。由于抑郁而责备自己生病或无法履行职业和人际关系的职责是常见的，除非有妄想，否则这些表现尚不能充分满足这一诊断标准。

很多个体报告思考、集中注意力或做很小的决定都存在能力受损的情况（诊断标准 A8）。他们通常表现为注意力容易分散或记忆困难，对那些需要认知投入的工作往往难以胜任。在儿童中，成绩的急转直下可能反映出注意力的下降。老人则主要抱怨记忆困难，可能被误解为出现早期痴呆的体征（“假性痴呆”）。当重性抑郁发作被成功治疗后，记忆问题通常也会完全缓解。然而，在一些个体中，尤其是在老年人中，有时重性抑郁发作可能是不可逆的痴呆的最初表现。

在有重性抑郁障碍的个体中，死亡想法、自杀意念或自杀企图是常见的（诊断标准 A9）。他们通常存在从希望早上醒不来的消极愿望或相信如果自己死了他人会过得更好，到短暂而反复地想到采取自杀行为，再到一个特定的自杀计划之间变化。有更严重自杀倾向的个体可能已经安排好后事（如更新遗嘱、解决债务），获取了需要的材料（如一根绳子或一把枪），选择了地点和时间来完成自杀行动。自杀动机可能包括个体不愿再面对他们认为不能克服的障碍，强烈地希望结束他们认为无休止且痛苦的情绪状态，无法预见生活中还有任何快乐，或希望自己不要成为他人的负担。比起否认有进一步的自杀计划，解决这样的想法是更有意义的降低自杀风险的方法。

与重性抑郁发作相关的损害的程度各不相同，但即使在较轻的情况下，也必须存在临床上显著的痛苦或导致社会、职业或其他重要领域的功能损害（诊断标准 B）。如果损害严重，个体可能会失去社交或职业功能。在极端情况下，个体可能无法进行最低限度的自我照顾（如自己进食和穿衣）或保持最低限度的个人卫生。

个体的症状报告可能会因难以集中注意力、记忆力受损，或倾向于否认、低估或解释症状而受到影响。来自其他知情人的信息非常有助于澄清目前或之前的重性抑郁发作的过程，同时有助于评估是否有任何躁狂或轻躁狂发作。由于重性抑郁发作可能逐渐开始，因此对目前发作最严重部分的临床信息进行检查最有可能发现症状的存在。

在共病其他躯体疾病（如癌症、卒中、心肌梗死、糖尿病、怀孕）的个体中进行重性抑郁发作症状的评估尤其困难。因为重性抑郁发作的一些诊断标准的体征和症状与其他躯体疾病的症状（如未经治疗的糖尿病患者的体重减轻，癌症个体的疲劳感，怀孕个体早期的嗜睡，怀孕个体后期或产后的失眠）相同。这些症状也适用于重性抑郁障碍的诊断，除非它们可以明确而完全地归因于其他躯体疾病。在这样的案例中，烦躁、快感缺失、内疚或无价值感、注意力受损或犹豫不决，以及有自杀想法等非自主性症状都应被评估并给予特别关注。修改后的重性抑郁发作的定义只包括这些非自主性症状，它们看起来与全部诊断标准所确定的个体几近一致。

相关特征

重性抑郁障碍与高死亡率有关，其中大部分是由自杀造成的；然而，这并非高死亡率的唯一原因。例如，进入医疗养老院的抑郁症患者在进入医疗养老院后第一年中死亡的可能性明显增加。个体频繁出现流泪、易激惹、郁闷、强迫性思维反刍、焦虑、恐惧、过度担忧身体健康，以及对疼痛的主诉（如头疼，关节、腹部或其他疼痛）。在儿童中则可能表现为产生分离焦虑。

尽管大量文献描述了重性抑郁障碍与神经解剖学、神经内分泌学、神经生理学的关联，但仍没有实验室检查能提供具有充分敏感性和特异性的成果作为该障碍的诊断工具。直到最近，下丘脑-垂体-肾上腺轴的过度活动一直是被最广泛研究的与重性抑郁发作有关的异常，它似乎与忧郁特征（一种特别严重的抑郁类型）、精神病性特征以及最终自杀的风险有关。分子生物学的研究也发现了外围因素，包括神经营养因子和促炎性细胞因子的遗传变异。此外，体积和功能性核磁共振成像研究为患有重性抑郁障碍的成人支持情绪处理、寻求奖励和情绪调节的特定神经系统的异常提供了证据。

患病率

在美国，重性抑郁障碍的 12 个月患病率约为 7%，患病率在不同年龄群体之间有显著区别，如 18 ～ 29 岁个体的患病率比 60 岁及以上个体的患病率高 3 倍。重性抑郁障碍流行病学中最具可重复性的发现是女性患病率较高，这种影响在青少年期达到顶峰，然后趋于稳定。女性的患病率约是男性的 2 倍，尤其是在初潮和更年期之间。与男性相比，有重性抑郁障碍的女性报告了更多以睡眠过多、食欲增加和灌铅样麻痹为特征的非典型抑郁症状。

系统性回顾表明，重性抑郁障碍的 12 个月和时点患病率在全球不同地理区域相差 8 ～ 9 倍。在美国，2005—2015 年，患病率有所上升，与老年群体相比，年轻个体的患病率增加得更快。在按种族群体分层后，非西班牙裔白人在调整人口特征后的患病率显著增加，而在非西班牙裔黑人或西班牙裔中未观察到抑郁障碍患病率的显著变化。

发展与病程

重性抑郁障碍可能在任何年龄起病，但青少年期起病的概率明显较高。在美国，发病率似乎在20多岁达到顶峰；然而，晚年首次起病的情况也并不少见。

重性抑郁障碍的病程变化很大，如一些个体很少经历缓解（2个月及以上无症状，或只有一两种症状，不超过轻度），而其他一些个体则在发作期间的很多年很少有症状或没有症状。重性抑郁障碍的病程可能反映了与贫困、种族主义和与边缘化相关的社会结构逆境。

将在慢性抑郁症的加重期来寻求治疗的个体与近期出现症状的个体区分开十分重要。慢性的抑郁症状显著增加了基础的人格障碍、焦虑障碍和物质使用障碍的可能性，并且降低了通过治疗使症状完全缓解的可能性。因此，请个体描述抑郁症状，以确定至少最近2个月完全没有抑郁症状的情况是很有用的。若抑郁症状在多数日子里出现，则可能需要额外进行持续性抑郁障碍的诊断。

40%的重性抑郁障碍患者在重性抑郁发作后3个月内康复，80%的重性抑郁障碍患者在1年内康复。新近起病是短期内康复可能性的重要决定因素，很多只抑郁了数月的个体可以期待自发性康复。与低的康复率有关的特征除了目前的发作持续时间外，还包括精神病性特征、显著的焦虑、人格障碍和症状严重程度。

随着缓解期的延长，复发风险越来越低。之前严重发作的个体、较年轻的个体和已经经历过多次发作的个体的复发风险更高。在缓解期，即使只存在轻度抑郁症状，也强烈预示着复发的可能。

很多双相障碍是从一次或多次抑郁发作开始的，很大一部分个体开始时表现为重性抑郁障碍，经过一段时间后，被证明其实是双相障碍。这更可能发生在青少年期起病、有精神病性特征和有双相障碍家族史的个体中。“伴混合特征”的标注也预示着未来被诊断为躁狂或轻躁狂的风险会增加。重性抑郁障碍，特别是伴精神病性特征的重性抑郁障碍，也可能转化为精神分裂症，这比精神分裂症转化成重性抑郁障碍的概率高很多。

个体目前的年龄对重性抑郁障碍的病程和治疗反应没有明显影响。然而，一些症状差异的确存在，如嗜睡和食欲旺盛更多出现在年轻个体中，忧郁症状，尤其是精神运动性紊乱在年长个体中更为普遍。早年起病的抑郁个体更可能有家族史，而且更可能涉及人格障碍。有重性抑郁障碍的个体的病程一般不随年龄增长而变化。康复的平均时间不会随着多次发作而改变，并且处于发作期的可能性一般不随时间变化而增加或减少。

风险与预后因素

气质的：负性情感（神经质）是已确立的重性抑郁障碍起病的风险因素，高水平的负性情感似乎令个体在应对生活应激性事件时更可能发展成抑郁发作。

环境的：童年负性经历，尤其是不同类型的多种经历是导致重性抑郁障碍的较大的风险因素。女性可能更容易有包括性虐待在内的不良童年经历的风险，这可能导致该群体中抑郁的患病率增加。心理健康的其他社会决定因素，如低收入、有限的正规教育、种族主义和其他形式的歧视，都与重性抑郁障碍的高风险有关。应激性生活事件往往被看作重性抑郁发作的促发因素，但临近起病前，负性生活事件的有无似乎对预后或治疗选择并无指导作用。在病因学上，女性在整个生命周期中受到抑郁障碍主要风险因素（包括人际创伤）的影响尤为严重。

遗传与生理的：有重性抑郁障碍的个体的一级亲属得重性抑郁障碍的风险比一般人群高 2 ～ 4 倍。他们早期起病和反复发作的相对风险更高。重性抑郁障碍的遗传度约为 40%，神经质的人格特质在遗传方面占较高比例。

女性也可能面临与特定生殖生命阶段相关的抑郁障碍的风险，包括在经前期、产后和围绝经期。

病程影响因素：基本上所有主要的非心境障碍（即焦虑障碍、物质使用障碍、创伤及应激相关障碍、喂食及进食相关障碍以及强迫及相关障碍）都会加大个体发展成抑郁障碍的风险。从其他障碍发展来的重性抑郁障碍通常更难治疗。其中，最常见的是物质使用障碍、焦虑障碍和边缘型人格障碍，而且临床的抑郁症状可能掩盖并延误对它们的识别。然而，抑郁症状持续的临床改善可能有赖于基础疾病的恰当治疗。慢性或致残的躯体疾病也会增加重性抑郁障碍的风险。抑郁发作经常使糖尿病、病态肥胖、心血管疾病等常见病复杂化，并且比起躯体健康的个体，这类个体的抑郁发作更可能转化为慢性。

与文化相关的诊断问题

尽管抑郁障碍的患病率、病程和症状存在很大的跨文化差异，但可以在不同的文化背景下识别出类似重性抑郁障碍的综合征。通常，与跨文化背景下的抑郁有关的症状（未列在 DSM 标准中）包括社会孤立或孤独、愤怒、哭泣和弥漫性疼痛。在有重性抑郁障碍的个体中，广泛的其他躯体不适很常见，并且因文化背景而异。了解这些症状的意义需要探索它们在当地社会背景中的意义。

重性抑郁障碍的症状可能被漏诊或漏报，可能导致误诊，包括在一些面临歧视的民族和种族群体中被过度诊断为精神分裂症谱系障碍。在一个社会中，收入不平等程度越高，重性抑郁障碍的患病率越高。在美国，与非拉丁裔白人相比，非裔美国人和加勒比黑人的重性抑郁障碍的慢性化程度似乎更高，这可能是由于种族主义、歧视、更大的社会结构逆境以及缺乏获得高质量医疗服务的影响。

与性和性别相关的诊断问题

在重性抑郁障碍的治疗反应或功能性后果方面，性别之间没有明显差异。有一些证据表明症状和病程存在性和性别差异。女性往往会出现更多的食欲和睡眠紊乱，包括食欲旺盛和嗜睡等非典型特征，并且更容易出现人际关系敏感和胃肠道症状。然而，有抑郁障碍的男性可能比有抑郁障碍的女性更有可能报告不适应的自我应对和更频繁、更紧张的问题解决策略，包括滥用酒精或其他药物、冒险和冲动控制不良。

与自杀想法或行为的相关性

在过去的 20 多年里，美国经年龄调整后的自杀率从每 100000 人中的 10.5 人增加到 14.0 人。较早的文献回顾表明，有抑郁障碍的个体的自杀风险比经年龄和性别调整的普通人群高出 17 倍。中年和晚年自杀企图的可能性会降低，尽管自杀死亡的风险不会降低。在重性抑郁发作期间，任何时候都存在自杀行为的可能性。描述最一致的风险因素是过去的自杀企图或威胁自杀的既往史，但应记住，大多数自杀死亡的个体之前并没有非致命的自杀企图。快感缺失与自杀意念强烈有关。与自杀死亡风险增加相关的其他特征包括单身、独居、与社会脱节、早年生活逆境、使用枪支等致命方法、睡眠紊乱、认知和决策缺陷，以及显著的无望感。女性企图自杀的比例高于男性，而男性则更有可能完成自杀。然而，有抑郁障碍的男性和女性之间的自杀率差异小于整个人群。共病，包括攻击性冲动特质、边缘型人格障碍、物质使用障碍、焦虑障碍、其他躯体疾病和功能损害会增加有重性抑郁障碍的个体未来自杀行为的风险。

重性抑郁障碍的功能性后果

重性抑郁障碍的很多功能性后果源于个体症状，损害可能很轻微，以至于许多与患者打交道的人察觉不到其抑郁症状。然而，损害也可能导致完全的失能，从而导致个体无法进行基本的自理，或导致缄默症或紧张症。在一般医疗场所，有重性抑郁障碍的个体有更多疼痛和躯体疾病，他们在躯体、社会和角色功能上表现出更严重的减退。与男性相比，有抑郁障碍的女性在她们的人际关系中报告了更大的功能损害。

鉴别诊断

躁狂发作伴易激惹心境或混合特征：重性抑郁发作伴显著易激惹心境，可能难以与躁狂发作伴易激惹心境或混合特征相区分。分辨时需要仔细地进行临床评估，要判断是否存在足够的躁狂症状，是否满足阈值标准（即如果心境为躁狂，则为三个；如果心境是易激惹但并非躁狂，则为四个）。

双相Ⅰ型障碍、双相Ⅱ型障碍或其他特定的双相及相关障碍：重性抑郁发作伴随着躁狂或轻躁狂发作史排除了重性抑郁障碍的诊断。有轻躁狂发作史但没有躁狂发作史的重性抑郁发作应诊断为双相Ⅱ型障碍，而有躁狂发作史（有或没有轻躁狂发作）的重性抑郁发作应诊断为双相Ⅰ型障碍。另一方面，有轻躁狂病史但不符合轻躁狂发作诊断标准的重性抑郁发作可能被诊断为其他特定的双相及相关障碍或重性抑郁障碍，具体需要临床工作者判断更符合哪一种障碍的诊断标准。例如，由于阈下轻躁狂症状的临床意义，该表现可能最好被考虑为其他特定的双相及相关障碍，或者最好被考虑为在发作之间伴有一些阈下轻躁狂症状的重性抑郁障碍。

由其他躯体疾病所致的抑郁障碍：诊断由其他躯体疾病所致的抑郁障碍需要存在病因性躯体疾病。如果重性抑郁样发作都归因于特定躯体疾病（如多发性硬化症、卒中、甲状腺功能减退）的直接病理生理后果，则不能诊断为重性抑郁障碍。

物质/药物所致的抑郁障碍：可以通过确定某一物质（如滥用的毒品、药物、毒素）在病因学上与心境紊乱相关来区分物质/药物所致的抑郁障碍与重性抑郁障碍。如只出现在可卡因戒断情况下的抑郁心境应诊断为可卡因所致的抑郁障碍。

持续性抑郁障碍：持续性抑郁障碍的特点是抑郁心境在多数日子里出现，这种情况至少持续 2 年。如果同时符合重性抑郁障碍和持续性抑郁障碍的诊断标准，则可同时作出这两种诊断。

经前期烦躁障碍：经前期烦躁障碍的特征是烦躁心境在月经开始前的最后 1 周出现，在月经开始后的数天内开始改善，在月经后的 1 周内变得轻微或不存在。相比之下，重性抑郁障碍的发作在时间上与月经周期没有关联。

破坏性心境失调障碍：破坏性心境失调障碍的特征是在言语和 / 或行为上表现出严重的、反复发作的脾气爆发，并伴有持续或不稳定的心境，几乎每天和每天的大部分时间脾气爆发之间的心境是持续的易激惹和愤怒。相反，在重性抑郁障碍中，烦躁仅限于重性抑郁发作期间。

叠加在精神分裂症、妄想障碍、精神分裂症样障碍或其他特定的或未特定的精神分裂症谱系及其他精神病性障碍上的重性抑郁发作：在精神分裂症、妄想障碍、精神分裂症样障碍或其他特定的或未特定的精神分裂症谱系及其他精神病性障碍期间可能会出现抑郁症状。最常见的是，抑郁症状可能被认为是这些障碍的相关特征，不值得进行额外诊断。然而，当抑郁症状符合重性抑郁发作的全部诊断标准时，除了给予精神病性障碍的诊断外，还可以给予其他特定的抑郁障碍的诊断。

分裂情感性障碍：分裂情感性障碍与伴精神病性特征的重性抑郁障碍不同，分裂情感性障碍要求在没有重性抑郁发作的情况下至少存在 2 周妄想或幻觉。

注意缺陷 / 多动障碍：注意力分散及较低的挫折耐受性既可以发生在注意缺陷 / 多动障碍中，也可以发生在重性抑郁障碍中；如果同时符合这两种障碍的诊断标准，则除了重性抑郁障碍外，也要诊断注意缺陷 / 多动障碍。然而，临床工作者必须小心，不要对有注意缺陷 / 多动障碍的儿童过度诊断重性抑郁障碍，他们的心境紊乱的特征性表现为易激惹，而不是悲伤或兴趣丧失。

适应障碍伴抑郁心境：可以通过适应障碍不符合重性抑郁发作的全部诊断标准这一事实，来区分应对社会心理应激源时所发生的重性抑郁发作与适应障碍伴抑郁心境。

丧痛：丧痛是所爱之人死去而感到丧失的经历。它通常可能会引发强烈的悲伤反应，并且可能涉及许多与重性抑郁发作的症状重叠的特征，如悲伤、睡眠困难和注意力不集中。在丧痛中，悲伤的主要影响是空虚和失落感，而在重性抑郁发作中则主要是持续的抑郁心境和体验快乐的能力下降。此外，悲伤的烦躁心境可能会在数天到数周内降低强度，这种波浪式的悲伤可能与想起逝者或提示逝者有关，而重性抑郁发作中的抑郁心境更为持久，并且不与这些特定的想法或先占观念相关联。需要注意的是，在脆弱的个体（如过去有重性抑郁障碍病史的个体）中，丧痛不仅会引发悲伤反应，还会诱发抑郁发作或使现有发作加重。

延长哀伤障碍：延长哀伤障碍是一种持续的、普遍的丧痛反应，患有该障碍的个体通常在亲近的人死亡后会出现超过 12 个月的临床上显著的痛苦或功能损害。诊断延长哀伤障碍，个体不仅要有对死者的强烈的思念、渴望或先占观念，而且要有其他症状，如情感痛苦 (如愤怒、怨恨、悲伤)，情感体验显著减少，感觉生活毫无意义，难以重新融入社会，或由于显著的人际关系损失而感到正在进行的活动被评判。作为对比，重度抑郁障碍中有更加普遍的抑郁心境，它并一定与丧失相关。应该强调的是，如果同时符合这两种障碍的诊断标准，则应同时诊断为延长哀伤障碍和重性抑郁障碍。

痛苦：阶段性的痛苦是人类体验中固有的部分。这些阶段不应被诊断为重性抑郁发作，除非符合严重程度的诊断标准（如九种症状中至少存在五种）、持续时间（如一天中的绝大部分时间，至少2周中的几乎每天），并且存在显著的临床痛苦或损害。对于表现为抑郁心境伴显著的临床损害，但没有达到持续时间或严重程度的诊断标准的情况，应诊断为其他特定的抑郁障碍。

共病

经常与重性抑郁障碍共病的其他障碍有物质相关障碍、惊恐障碍、广泛性焦虑障碍、创伤后应激障碍、强迫症、神经性厌食、神经性贪食和边缘型人格障碍。

有重性抑郁障碍的女性比有重性抑郁障碍的男性更可能报告共病焦虑障碍、神经性贪食和躯体形式障碍（躯体症状及相关障碍），男性更有可能报告共病酒精及物质滥用。

持续性抑郁障碍

诊断标准 F34.1

此障碍由DSM-Ⅳ所定义的慢性重性抑郁障碍与恶劣心境障碍合并而来。

A. 至少在2年内的多数日子里，一天中的大部分时间出现抑郁心境，既可以是主观的体验，也可以是他人观察所见。

注：儿童和青少年的心境可能表现为易激惹，且持续至少1年。

B. 处于抑郁状态时，存在下列两项（或更多）症状：

1. 食欲缺乏或暴饮暴食。
2. 失眠或嗜睡。
3. 能量降低或疲劳。
4. 自尊心低。
5. 注意力不集中或犹豫不决。
6. 感到无望。

C. 在2年（儿童或青少年为1年）的时间内，个体没有诊断标准A和B所描述的症状的时间从未超过2个月。

D. 重性抑郁障碍的诊断标准可能连续存在2年。

E. 从未有过躁狂或轻躁狂发作。

F. 这种障碍不能用一种持续性的分裂情感性障碍、精神分裂症、妄想障碍、其他特定的或未特定的精神分裂症谱系及其他精神病性障碍来更好地解释。

G. 这些症状不能归因于某种物质（如滥用的毒品、药物）的生理效应或其他躯体疾病（如甲状腺功能减退）。

H. 这些症状引起有临床意义的痛苦，或导致社交、职业或其他重要功能方面的损害。

注：如果在抑郁情绪的2年期间的任何时候都能达到重性抑郁发作的诊断标准，

那么除了诊断持续性抑郁障碍及相关的标注之外，还应单独诊断重性抑郁（如伴间歇性重性抑郁发作，目前为发作状态）。

标注如果是：

伴焦虑痛苦（第 203 页）。

伴非典型特征（第 204 ～ 205 页）。

标注如果是：

部分缓解（第 207 页）。

完全缓解（第 207 页）。

标注如果是：

早发：若在 21 岁前起病。

晚发：若在 21 岁或之后起病。

标注如果是（在持续性抑郁障碍的最近的 2 年内）：

伴纯粹的恶劣心境综合征：在过去至少 2 年内，不符合重性抑郁发作的全部诊断标准。

伴持续性重性抑郁发作：在过去 2 年内，始终符合重性抑郁发作的诊断标准。

伴间歇性重性抑郁发作，目前为发作状态：目前符合重性抑郁发作的诊断标准，但在过去至少 2 年内，至少有 8 周达不到重性抑郁发作的诊断标准。

伴间歇性重性抑郁发作，目前为未发作状态：目前达不到重性抑郁发作的诊断标准，但在过去至少 2 年内，至少有 1 次或多次重性抑郁发作。

标注目前的严重程度：

轻度（第 207 页）。

中度（第 207 页）。

重度（第 207 页）。

诊断特征

持续性抑郁障碍的核心特征是存在一种抑郁心境，发生于一天中大部分时间，至少 2 年中的多数日子里，儿童和青少年为至少 1 年（诊断标准 A）。该障碍是 DSM-Ⅳ定义的慢性重性抑郁障碍和恶劣心境障碍的合并。重性抑郁发作可能发生在持续性抑郁障碍之前，也可能发生在持续性抑郁障碍期间。症状符合重性抑郁障碍诊断标准 2 年的个体，应既被诊断为持续性抑郁障碍，又被诊断为重性抑郁障碍。

有持续性抑郁障碍的个体将他们的心境描述为悲伤或“情绪低落”。抑郁心境期间，诊断标准 B 的六种症状至少存在两种。由于这些症状已成为个体日常体验的一部分，尤其在早期起病的案例中（如“我一直就是这样”），因此除非个体被直接提示，否则他们可能不报告这些症状。在 2 年间（儿童和青少年在 1 年间），没有任何症状的间歇期不长于 2 个月（诊断标准 C）。

患病率

持续性抑郁障碍有效地将DSM-Ⅳ中的恶劣心境障碍与慢性重性抑郁障碍综合起来。在美国，恶劣心境障碍的12个月患病率约为0.5%，慢性重性抑郁障碍的12个月患病率约为1.5%，在这些诊断中，女性的患病率分别约为男性的1.5倍和2倍。根据使用可对比的确定程序的研究，高收入国家DSM-Ⅳ恶劣心境障碍的终身和12个月患病率估计值可能高于低收入和中等收入国家。然而，无论在哪里，该障碍都与自杀风险升高和失能程度有关。

发展与病程

持续性抑郁障碍通常早期（如在儿童期、青少年期或成人早期）和隐袭性起病，而且根据定义，是一种慢性病程。边缘型人格障碍是持续性抑郁障碍的一个特别强大的风险因素。随着时间的推移，在有持续性抑郁障碍和边缘型人格障碍的个体中，各自对应特征的协方差表明有一种共同机制在起作用。早发（如在21岁之前）持续性抑郁障碍的个体更可能共病人格障碍和物质使用障碍。

当持续性抑郁障碍的症状达到重性抑郁发作的水平后，可能随后返回较低的水平。然而，与重性抑郁障碍中的抑郁症状相比，持续性抑郁障碍中的抑郁症状在某个特定时期内获得完全缓解的可能性更小。

风险与预后因素

气质的：预示不良的长期后果的因素包括较高水平的负性情感（神经质）、更严重的症状、不良的整体功能，以及存在焦虑障碍或品行障碍。

环境的：儿童期的风险因素包括丧失父母或与父母分离，以及童年期的逆境。

遗传与生理的：DSM-Ⅳ的恶劣心境障碍与慢性重性抑郁障碍之间在疾病发展、病程或家族史方面并无明显差异。有关这两种障碍的早期发现可能都适用于持续性抑郁障碍。因此，与有非慢性重性抑郁障碍的个体相比，有持续性抑郁障碍的个体的一级亲属罹患持续性抑郁障碍的比例更高，而且总的来说，罹患抑郁障碍的比例也更高。

许多脑部区域（如前额叶皮层、前扣带回、杏仁核、海马回）都与持续性抑郁障碍有关。有持续性抑郁障碍的个体也可能存在多导睡眠图的异常。

与文化相关的诊断问题

对慢性抑郁症状的感知异常或耐受性可能因文化而异，这会影响症状探查和治疗的可接受性。如一些社会群体或年龄组可能认为长期存在的抑郁症状是对逆境的正常反应。

与自杀想法或行为的相关性

无论持续性抑郁障碍发生在高收入国家、中等收入国家还是低收入国家，该障碍都与自杀风险升高和失能程度有关。

持续性抑郁障碍的功能性后果

持续性抑郁障碍对社会和职业功能的影响程度可能差异很大，但其影响可能与重性抑郁障碍一样大或更大。

鉴别诊断

重性抑郁障碍：如果个体在多数日子里存在抑郁心境，并存在两种及以上符合持续性抑郁障碍诊断标准的症状，持续 2 年或更长时间，就应诊断为持续性抑郁障碍。如果在周期内的任何时候，症状达到过重性抑郁发作的诊断标准，就应额外诊断重性抑郁障碍。还应通过为持续性抑郁障碍的诊断指定适当的病程标注来注明在此期间共存的重性抑郁发作，例如，如果个体的症状目前符合重性抑郁发作的全部诊断标准，并且在过去 2 年中至少有 8 周时间症状低于完全重性抑郁发作的阈值，则应标注“伴间歇性重性抑郁发作，目前为发作状态”；如果个体目前不符合重性抑郁发作的全部诊断标准，但至少在过去 2 年内曾发生过 1 次或多次重性抑郁发作，则应标注“伴间歇性重性抑郁发作，目前为未发作状态”。如果重性抑郁发作已持续至少 2 年并且仍然存在，则应标注“伴持续性重性抑郁发作”。如果个体在过去 2 年中没有经历过重性抑郁发作，则应标注“伴纯粹的恶劣心境综合征”。

其他特定的抑郁障碍：因为重性抑郁发作的诊断标准（即对活动的兴趣或愉悦感显著降低，精神运动性激越或迟滞，反复出现自杀想法、自杀意念、自杀企图或计划）包括持续性抑郁障碍症状列表中不存在的症状（即抑郁心境和六项诊断标准 B 症状中的两项），非常有限数量的个体将有持续超过 2 年但不符合持续性抑郁障碍诊断标准的抑郁症状。如果在目前发作期间的某个时间点符合重性抑郁发作的全部诊断标准，则适用重性抑郁障碍的诊断。否则，应给予其他特定的抑郁障碍或未特定的抑郁障碍的诊断。

双相Ⅰ型障碍与双相Ⅱ型障碍：躁狂或轻躁狂发作的病史排除了持续性抑郁障碍的诊断。若有躁狂发作史（伴或不伴有轻躁狂发作），则应诊断为双相Ⅰ型障碍。若有轻躁狂发作史（在符合重性抑郁发作诊断标准的持续性抑郁表现的个体中没有任何躁狂发作史）则应诊断为双相Ⅱ型障碍。其他特定的双相障碍适用于有轻躁狂发作史以及从未达到重性抑郁发作的全部诊断标准的持续性抑郁表现的个体。

环性心境障碍：环性心境障碍的诊断排除了持续性抑郁障碍的诊断。因此，如果在多数日子里，一天中的大部分时间存在抑郁心境，持续至少 2 年，（1）有许多不符合轻躁狂发作诊断标准的轻躁狂症状期，（2）没有 1 次无症状期超过 2 个月，（3）从未符合重性抑郁、躁狂或轻躁狂发作的诊断标准，则诊断结果将是环性心境障碍，而不是持续性抑郁障碍。

精神病性障碍：抑郁症状经常是与慢性精神病性障碍（如分裂情感性障碍、精神分裂症、妄想障碍）有关的症状。如果症状只发生在精神病性障碍（包括残留期）的病程中，就不需要额外给予持续性抑郁障碍的诊断。

由其他躯体疾病所致的抑郁障碍或双相及相关障碍：应将持续性抑郁障碍与由

其他躯体疾病所致的抑郁障碍或双相及相关障碍区分开。如果基于病史、体格检查或实验室结果可以确定心境紊乱能够归因于一种特定的、通常为慢性的躯体疾病（如多发性硬化症）的直接病理生理影响，就应诊断为由其他躯体疾病所致的抑郁障碍或双相及相关障碍。如果确定抑郁症状不能归因于其他躯体疾病的病理生理影响，那么就应诊断为原发的精神障碍（如持续性抑郁障碍），而躯体疾病则记录为同时发生的躯体疾病（如糖尿病）。

物质 / 药物所致的抑郁障碍或双相及相关障碍： 若能确定一种物质（如滥用的毒品、药物、毒素）与心境紊乱存在病因学上的相关性，那么就可以区分物质 / 药物所致的抑郁障碍或双相及相关障碍与持续性抑郁障碍。

人格障碍： 人格障碍的特征是存在一种持久的内在体验和行为模式，明显偏离个体文化的预期，从青少年期或成人早期开始。人格障碍通常与持续性抑郁障碍同时发生。如果同时符合持续性抑郁障碍和人格障碍的诊断标准，则应同时给予这两种诊断。

共病

与有重性抑郁障碍的个体相比，有持续性抑郁障碍的个体共病其他精神障碍（特别是焦虑障碍、物质使用障碍和人格障碍）的风险通常更大。早发持续性抑郁障碍与 DSM-5 中的 B 组和 C 组人格障碍高度有关。

经前期烦躁障碍

诊断标准　　F32.81

A. 在大多数的月经周期中，在月经开始前的最后 1 周必须至少出现五种症状，症状在月经开始后的数天内开始改善，并且在月经结束后的 1 周内变得轻微或不存在。

B. 必须存在下列一种（或多种）症状：
   1. 出现明显的情绪不稳定的情况（如心境波动、突然感到悲伤或流泪，或对拒绝的敏感性增强）。
   2. 出现明显的易激惹或愤怒或人际冲突增多的情况。
   3. 有明显的抑郁心境、无望感，或自我贬低的想法。
   4. 有明显的焦虑、紧张和 / 或感到烦躁，或有站在悬崖边的感觉。

C. 必须另外存在下列一种（或多种）症状，结合诊断标准 B 的症状累计符合五种症状。
   1. 对日常活动（如工作、上学、交友、爱好）的兴趣下降。
   2. 主观感觉注意力难以集中。
   3. 嗜睡、易疲劳或能量明显不足。
   4. 出现明显的食欲改变、暴饮暴食或对特定食物有渴求的情况。
   5. 睡眠过多或失眠。
   6. 感到被压垮或失去控制。

7. 出现躯体症状，如乳房疼痛和肿胀、关节或肌肉疼痛、感觉“肿胀”或体重增加。

注：在过去 1 年绝大多数的月经周期中，必须符合诊断标准 A ～ C 的症状。

D. 这些症状引起有临床意义的显著痛苦，或干扰了工作、学习、日常的社交活动或与他人的关系（如回避社交活动，在工作、学校或家庭中的生产力或效率下降）。

E. 这种障碍不仅仅是其他障碍症状的加重，如重性抑郁障碍、惊恐障碍、持续性抑郁障碍或某种人格障碍（尽管它可以与这些障碍中的任何一种同时发生）。

F. 诊断标准 A 应该在至少两个症状周期中，通过前瞻性的日常评估予以确认。（注：在确认之前可以作出临时诊断）。

G. 这些症状不能归因于某种物质（如滥用的毒品、药物）的生理效应或其他躯体疾病（如甲状腺功能亢进）。

记录步骤

如果症状不能通过对至少两个症状周期的前瞻性的日常评估予以确认，则应在诊断的名称后备注“临时”（即“经前期烦躁障碍，临时”）。

诊断特征

经前期烦躁障碍的核心特征是表现出心境不稳定、易激惹、烦躁不安和焦虑症状，在月经周期的经前期反复发作，在月经来潮前后或在来潮之后不久减轻。这些症状可能伴随行为和躯体症状。症状必须在过去 1 年发生于大多数的月经周期中，而且对工作或社交功能产生负性影响。症状的强度和 / 或表现可能与社会和文化背景特征、宗教信仰、社会容忍度、对女性生殖周期的态度以及更普遍的女性性别角色问题密切相关。

通常，症状在月经来潮前后达到顶峰。虽然症状延续到月经的最初几天的状况并不少见，但在月经来潮后的卵泡期个体必然有一个无症状阶段。该障碍的核心症状不仅包括心境和焦虑症状，通常也包括行为和躯体症状。然而，如果缺少心境和 / 或焦虑症状，仅仅有躯体和 / 或行为症状，则不足以作出诊断。症状的严重程度（不是持续时间）可能与其他精神障碍有关，如重性抑郁发作或广泛性焦虑障碍。为了确认临时诊断，需要对至少两个症状周期的前瞻性症状进行日常评估。

症状必须在月经前 1 周引起临床上显著的痛苦和 / 或导致显著的社交或职业功能损害。

相关特征

在月经周期的黄体期后期，个体可能会出现妄想和幻觉，但这种情况很少见。

患病率

德国的一项大型研究显示，社区中经前期烦躁障碍的 12 个月患病率约为 5.8%。另一项关注 2 个月经周期的患病率的研究发现，在美国有 1.3% 的经期女性患有这种障碍。基于回顾性报告的估计值通常高于对症状进行前瞻性日常评估的估计值。然而，基于 1 ～ 2 个月症状的日常记录而评估的患病率可能欠缺代表性，因为症状最严重的个体可能无法坚持评估过程。对于症状符合诊断标准、出现功能损害且没有同时发生精神障碍的女性使用两个连续月经周期的前瞻性评估，美国的经前期烦躁障碍最严格的患病率估计为 1.3%。青少年期女孩经前期烦躁障碍的患病率可能高于成年女性。

发展与病程

经前期烦躁障碍可以起病于月经初潮后的任何时间。在德国 40 个月的随访期内，新案例的发生率为 2.5%（95% 的置信区间 =1.7 ～ 3.7）。经前期烦躁障碍的症状会在绝经后停止，然而周期性激素替代治疗可能重新引发症状。

风险与预后因素

环境的：与经前期烦躁障碍表现有关的环境因素包括应激、人际关系创伤史、季节变化和女性性行为的社会文化方面，特别是女性的性别角色。

遗传与生理的：目前还没有专门研究经前期烦躁障碍的遗传度。然而，对于经前期烦躁症状，估计遗传度为 30% ～ 80%，尽管尚不清楚这些症状本身是可遗传的，还是仅与其他可遗传因素或特质相关。

与文化相关的诊断问题

在美国、欧洲、尼日利亚、巴西和亚洲的个体中观察到经前期烦躁障碍，患病率范围很广。然而，与大多数精神障碍一样，症状的频率、强度和表现，感知后果，求助模式以及管理可能会受到社会和文化因素的显著影响，如性虐待或家庭暴力史、有限的社会支持以及对月经态度的文化差异。

诊断标志物

如前所述，经前期烦躁障碍的诊断需要通过 2 个月的前瞻性日常评估来确认。多种测评方法，包括“问题严重程度的日常评估”，以及“经前期心境症状的视觉模拟量表”，已经通过了有效性检验，并普遍用于经前期烦躁障碍的临床试验。“经前期紧张综合征评估量表”有自我报告和观察者报告两个版本，两者都已通过了有效性检验，并广泛用于测量女性经前期烦躁障碍的严重程度。

与自杀想法或行为的相关性

有些人认为经前期是自杀的危险时期。

经前期烦躁障碍的功能性后果

有经前期烦躁障碍的个体的社会功能的损害可能表现为与亲密伴侣关系的不和谐以及与儿童、其他家庭成员或朋友的关系问题，这些问题仅与经前期烦躁障碍有关（即相对于慢性人际关系问题而言）。有经前期烦躁障碍的个体的工作和与健康相关的生活质量受损也很突出。有证据表明，经前期烦躁障碍可能与功能损害和与健康相关的生活质量受损有关，这与在重性抑郁障碍和持续性抑郁障碍中观察到的情况相似。

鉴别诊断

经前期综合征：经前期综合征不同于经前期烦躁障碍，经前期综合征不需要至少五种症状，也不需要与心境相关的症状，通常认为它不如经前期烦躁障碍严重。经前期综合征可能比经前期烦躁障碍更常见。它的估计患病率约为20%。当个体在月经周期的经前期具有症状表现，存在躯体或行为症状，但没有所需的情感症状时，可能符合经前期综合征的诊断标准，而不是经前期烦躁障碍的诊断标准。

痛经：痛经是一种疼痛的月经综合征，及以情感变化为特征的综合征。而且，痛经症状起始于月经来潮，然而根据定义，经前期烦躁障碍的症状起始于月经来潮之前，尽管也可能延续到月经期前数天。

双相障碍、重性抑郁障碍和持续性抑郁障碍：很多患有（自然发生的或物质/药物所致的）双相障碍、重性抑郁障碍或持续性抑郁障碍的女性相信自己患有经前期烦躁障碍。然而，当她们记录症状时，会认识到自己其实不符合经前期烦躁障碍的诊断标准。因为月经来潮构成了容易记忆的事件，她们可能报告症状仅仅发生在经前期或在经前期出现了症状的加重。这是需要通过前瞻性日常评估对症状进行确认的理由之一。如果临床工作者仅仅依赖回顾性的症状，那么鉴别诊断的过程就会变得比较困难，因为经前期烦躁障碍和其他障碍的症状之间有很多重叠。在鉴别经前期烦躁障碍与重性抑郁发作、持续性抑郁障碍、双相障碍和边缘型人格障碍时，临床工作者发现症状的重叠尤其显著。

激素治疗的使用：一些有中度到重度经前期症状的女性可能正在使用激素进行治疗，包括激素类避孕药。如果症状发生在外源性激素使用之后，那么症状可能由激素使用所致，而并不是经前期烦躁障碍的基础状况。如果女性停止使用激素，且症状就此消失，则符合物质/药物所致的抑郁障碍。

其他躯体疾病：患有慢性躯体疾病的女性可能会出现经前期烦躁的症状。与任何类型的抑郁障碍一样，在进行经前期烦躁障碍的诊断时应排除可以更好地解释症状的躯体疾病，如甲状腺功能减退和贫血。

共病

重性抑郁发作是经前期烦躁障碍患者最常报告的既往障碍。在经前期，很多躯体疾病（如偏头痛、哮喘、过敏症、癫痫）或其他精神障碍（如抑郁障碍、双相障碍、焦虑障碍、神经性贪食、物质使用障碍）可能加重；然而，如果在月经后的间隔期间并无症状消失阶段，则不能诊断为经前期烦躁障碍。相应状况可以解释为目前的精神障碍或躯体疾病在经前期的加重。即使个体的其他精神障碍或躯体疾病只在经前期加重，也不应给予经前期烦躁障碍的诊断，但是如果症状和功能水平的改变是经前期烦躁障碍的特征性表现，并且明显有别于其他现患障碍的症状，则可以额外给予经前期烦躁障碍的诊断。

物质/药物所致的抑郁障碍

诊断标准

A. 一种显著的和持续性的心境紊乱在临床表现中占主导地位，其特征是存在抑郁心境或对所有或几乎所有活动的兴趣或愉悦感明显减少。

B. 存在病史、体格检查的证据或1和2的实验室发现：

1. 诊断标准A中的症状是在物质中毒或戒断后，或在药物接触或戒断后出现的。
2. 涉及的物质/药物能够产生诊断标准A的症状。

C. 这种心境紊乱不能用一种非物质/药物所致的抑郁障碍来更好地解释。独立的抑郁障碍的证据如下：

症状的发作是在开始使用物质/药物之前；在急性戒断或重度中毒结束之后，症状仍持续相当长的时间（如约1个月）；有其他证据（如反复的与非物质/药物相关的发作病史）表明存在一种独立的、非物质/药物所致的抑郁障碍。

D. 这种障碍并非仅仅出现于谵妄时。

E. 这种障碍引起有临床意义的痛苦，或导致社交、职业或其他重要功能方面的损害。

注：仅当诊断标准A的症状在临床表现中非常明显且已经严重到足以引起临床关注时，才应该作出该诊断，而不是物质中毒或物质戒断的诊断。

编码备注：下表中列出了ICD-10-CM中特定的物质/药物所致的抑郁障碍的编码。注意ICD-10-CM的编码基于是否存在共病同一类物质的物质使用障碍。在任何情况下，都不需要给予额外的物质使用障碍的单独诊断。如果一个轻度的物质使用障碍共病物质所致的抑郁障碍，则第四位的数字为“1”，而且临床工作者应该在物质所致的抑郁障碍之前记录“轻度（物质）使用障碍”（如“轻度的可卡因使用障碍伴可卡因所致的抑郁障碍”）。如果有中度或重度的物质使用障碍共病物质所致的抑郁障碍，则第四位的数字为“2”，临床工作者应该根据共病物质使用障碍的严重程度来记录“中度（物质）使用障碍”或“重度（物质）使用障碍”。如果没有共病物质使用障碍（如仅1次高剂量物质使用后），则第四位的数字为“9”，并且临床工作者应该仅记录物质所致的抑郁障碍。

项目	ICD-10-CM		
	伴轻度使用障碍	伴中度或重度使用障碍	无使用障碍
酒精	F10.14	F10.24	F10.94
苯环己哌啶	F16.14	F16.24	F16.94
其他致幻剂	F16.14	F16.24	F16.94
吸入剂	F18.14	F18.24	F18.94
阿片类物质	F11.14	F11.24	F11.94
镇静剂、催眠药或抗焦虑药	F13.14	F13.24	F13.94
苯丙胺类物质（或其他兴奋剂）	F15.14	F15.24	F15.94
可卡因	F14.14	F14.24	F14.94
其他（或未知）物质	F19.14	F19.24	F19.94

标注（参见“物质相关及成瘾障碍”一章中的表1，它标明了“于中毒期间发生”和/或“于戒断期间发生”是否适用于某一特定的物质类别；或说明了“与使用药物后发生”）：

于中毒期间发生：如果物质中毒和在中毒过程中产生的症状都符合诊断标准。

于戒断期间发生：如果物质戒断和在戒断过程中或不久后产生的症状都符合诊断标准。

于使用药物后发生：如果在用药起始阶段、用药情况发生改变或停药期间出现症状。

记录步骤

物质/药物所致的抑郁障碍的名称由假设能导致抑郁症状的特定物质（如可卡因、地塞米松）开始。诊断编码从诊断标准部分的表格中选择，该表格基于物质类别和是否存在共病的物质使用障碍。对于不属于任何类别的物质（如地塞米松），应使用“其他（或未知）物质”编码；如果一种物质被判断为致病因素，但具体物质类别未知，也应使用此编码。

当记录障碍名称时，共病的物质使用障碍（若有）应列在前面，然后记录“伴”这个字，后面记录物质所致的抑郁障碍的名称，接着记录发生的标注（即于中毒期间发生、于戒断期间发生）。例如，有重度可卡因使用障碍的个体若在戒断期间出现症状，则其诊断为F14.24重度可卡因使用障碍伴可卡因所致的抑郁障碍，于戒断期间发生。不再给予单独的共病的重度可卡因使用障碍的诊断。如果物质所致的抑郁障碍出现在没有共病的物质使用障碍时（如仅1次高剂量物质使用后），则无须记录共病的物质使用障碍（如F16.94苯环己哌啶所致的抑郁障碍，于中毒期间发生）。当一种以上的物质被判断在抑郁心境症状的发展过程中起重要作用时，应将它们分别列出（如F15.24重度哌甲酯使用障碍伴哌甲酯所致的抑郁障碍，于戒断期间发生；F19.94地塞米松所致的抑郁障碍，于中毒期间发生）。

诊断特征

物质/药物所致的抑郁障碍的核心特征是存在在临床表现中占主导地位的显著和持续的心境紊乱，即存在抑郁心境或对所有或几乎所有活动的兴趣或愉悦感显著降低（诊断标准A），而这些症状由某种物质（如滥用的毒品、药物或接触的毒素）的直接生理影响所致（诊断标准B）。为了符合诊断标准，抑郁症状必须在物质中毒或戒断期间或之后不久出现，或在药物接触或戒断后不久出现，临床病史、体格检查或实验室检查结果能证明（诊断标准B1），并且所涉及的物质/药物应能够使个体产生抑郁症状（诊断标准B2）。此外，抑郁症状不能用非物质/药物所致的抑郁障碍来更好地解释。

独立抑郁障碍的证据包括观察到抑郁症状出现在开始使用物质/药物之前，抑郁症状在急性戒断或严重中毒停止后持续很长时间，或者有其他证据（如反复的非物质所致的抑郁发作病史）表明存在独立的非物质/药物所致的抑郁障碍（诊断标准C）。当症状仅在谵妄过程中出现时，不应给予物质/药物所致的抑郁障碍的诊断（诊断标准D）。最后，物质/药物所致的抑郁障碍应在社交、职业或其他重要功能领域引起临床上显著的痛苦或损害（诊断标准E）。只有当诊断标准A中的症状在临床表现中占主导地位，并且当症状严重到需要独立的临床关注时，才应给予物质/药物所致的抑郁障碍的诊断，而不是物质中毒或物质戒断的诊断。

最有可能导致物质/药物所致的抑郁障碍的两类物质是抑制剂（如酒精、苯二氮䓬类药物和其他镇静剂、催眠药或抗焦虑药）和兴奋剂（如苯丙胺类物质和可卡因）。一些药物［如类固醇、抗高血压药物（如可乐定、胍乙啶、甲基多巴和利血平）、干扰素、左旋多巴］特别容易引起物质/药物所致的抑郁障碍。有不同程度的证据显示，与物质/药物所致的抑郁障碍有关的物质包括抗生素、抗病毒药物（依非韦伦）、心血管药物（β受体阻滞剂和钙通道阻滞剂）、维甲酸衍生物（异维甲酸）、抗抑郁药、抗惊厥药、抗偏头痛药（曲坦类）、抗精神病性药物、激素类药物（皮质类固醇、口服避孕药、促性腺激素释放激素激动剂、他莫昔芬）、化疗药物和戒烟药（伐尼克兰）。随着新化合物的合成，这个名单可能会增加。

明确的临床病史和仔细判断对于确定滥用的物质或药物是否真正与诱发的抑郁症状相关，或者这些症状是否应被理解为独立的抑郁障碍是必须的。如果个体目前有高剂量的相关药物滥用或药物治疗，并且过去没有独立的抑郁发作病史，则最有可能诊断为物质/药物所致的抑郁障碍。例如，对没有重性抑郁障碍病史的个体在大量使用相关滥用的物质的情况下，或在开始使用α-甲基多巴（一种抗高血压药物）的最初数周内发生的抑郁发作，应给予物质/药物所致的抑郁障碍的诊断。在一些案例中，一种先前确诊的疾病（如重性抑郁障碍，反复发作）可能在个体使用能引起抑郁症状的药物（如大量使用酒精和/或兴奋剂、左旋多巴、口服避孕药）时重新出现。在这样的案例中，临床工作者必须判断药物是否是引起此特定情况的原因。

物质/药物所致的抑郁障碍与独立的抑郁障碍的区别在于起病或病程，或与物质/药物使用有关的其他因素。必须有来自病史、体格检查或实验室发现的滥用的物质/药物的证据，确定在抑郁障碍起病之前存在物质使用、戒断或中毒的情况，并且相应物质/药物能够使个体产生抑郁症状。与某些物质的中毒和戒断状态相关的神经化学变化可能相对持久，因此在停止使用物质后，强烈的抑郁症状会持续更长的时间，并且仍然符合物质/药物所致的抑郁障碍的诊断标准。

患病率

据报道，在患有相关物质使用障碍的个体中，酒精和兴奋剂所致的抑郁发作的终身患病率为40%或更高。然而，在具有全国代表性的美国成人群体中，在没有终身非物质所致的抑郁障碍病史的情况下，物质/药物所致的抑郁障碍的终身患病率仅为0.26%。这些数据表明，必须特别注意探寻和解决酒精和兴奋剂使用障碍患者的物质所致的状况。

发展与病程

如果存在与物质有关的戒断综合征，与物质使用（如酒精、苯丙胺类物质和/或可卡因，或其他躯体疾病的处方药）有关的抑郁障碍必须在个体使用物质时或戒断时起病。最常见的是，抑郁障碍在物质使用的最早数周或1个月内起病。当停止使用物质后，抑郁症状通常在数天到数周内缓解，具体时间因具体物质/药物的半衰期和是否存在戒断综合征而不同。如果超过特定物质/药物的预期戒断时间4周后症状仍持续存在，则应考虑其他引起抑郁心境症状的原因。

有几项前瞻性对照试验检验了抑郁症状与使用处方药的相关性，但大多数关于该主题的报告都涉及进入治疗的回顾性系列研究或大型横断面研究的参与者。研究人员对酒精和非法毒品所致的抑郁障碍的病程开展了更多研究，并且大多数研究结果支持这样的论点，即物质所致的状况很可能在停止使用相应物质后相对较短的时间内消失。同样重要的是，有迹象表明，在接受物质使用障碍治疗后有明显残留抑郁症状的个体更有可能再次使用物质。

风险与预后因素

物质所致的抑郁障碍的风险因素包括反社会型人格障碍、精神分裂症和双相障碍病史，过去12个月内有应激性生活事件史、既往毒品所致的抑郁障碍病史，以及物质使用障碍的家族史。此外，与酒精和其他滥用的毒品有关的神经化学变化通常会导致戒断期间的抑郁和焦虑症状，从而影响持续的物质使用，并降低物质使用障碍缓解的可能性。与贫困、种族主义和边缘化有关的社会结构逆境可能会使物质所致的抑郁障碍的病程加重。

与性和性别相关的诊断问题

患有物质使用障碍的男性和女性发展为物质所致的抑郁障碍的风险似乎类似。

诊断标志物

血液或尿液中疑似物质的实验室化验在识别物质所致的抑郁障碍方面价值有限，因为当个体来评估时，血液和尿液中的疑似物质通常是阴性的，这反映了物质所致的抑郁障碍在滥用的毒品或药物停止使用后可持续长达4周的事实。因此，阳性测试值仅意味着个体最近对某种物质有过接触，但并不能确定可能有物质所致的抑郁障碍相关的病程或其他特征。与大多数精神障碍一样，诊断物质/药物所致的抑郁障碍的最重要数据来自详细的临床病史和精神状况检查。

与自杀想法或行为的相关性

与对照组相比，可能患有酒精使用障碍的个体经历抑郁发作时自杀企图的风险更高，无论是物质所致的还是独立于物质的。

鉴别诊断

物质中毒和戒断：抑郁症状通常出现在物质中毒和物质戒断过程中。当心境症状足够严重，以至于需要引起独立的临床关注时，应给予物质所致的抑郁障碍的诊断，而不是物质中毒或戒断的诊断。如烦躁不安的心境是可卡因戒断的特征。仅当诊断标准 A 中的心境紊乱在临床表现中占主导地位并且严重到足以成为单独关注和治疗的焦点时，才应作出“物质所致的抑郁障碍，于戒断期间发生”的诊断，而不是可卡因戒断。

独立的抑郁障碍：物质 / 药物所致的抑郁障碍与独立的抑郁障碍的区别在于，即使某种物质的摄入量足够高，可能在病因学上与症状相关，但如果抑郁障碍的出现时间不是正在使用物质或药物时，也应诊断为独立的抑郁障碍。

由其他躯体疾病所致的抑郁障碍：因为有躯体疾病的个体经常服用药物，所以临床工作者必须考虑到这一可能性：心境症状是这些躯体疾病的生理后果，而不是由药物所致，在这种情况下应诊断为由其他躯体疾病所致的抑郁障碍。病史常常是帮助判断的首要基础，有时需要通过改变对躯体疾病的治疗（如换药或停药）来判断药物是否是致病原因。如果临床工作者确定功能紊乱是其他躯体疾病和物质使用或戒断联合导致的，那么就要给予两种诊断（即由其他躯体疾病所致的抑郁障碍和物质 / 药物所致的抑郁障碍）。当没有充分证据能够确定抑郁症状是否与物质（包括药物）摄取或戒断有关，是否与其他躯体疾病有关，或是否是独立的（如既非物质使用所致，也非其他躯体疾病所致）时，应诊断为其他特定的抑郁障碍或未特定的抑郁障碍。

共病

在一项使用 DSM-Ⅳ的研究中，将患有独立的重性抑郁障碍且无共病物质使用障碍的个体与患有物质 / 药物所致的抑郁障碍的个体进行比较发现，患有物质 / 药物所致的抑郁障碍的个体与任何 DSM-Ⅳ精神障碍的共病率都较高，他们更有可能患有特定的障碍，如烟草使用障碍、赌博障碍和反社会型人格障碍，并且不太可能患有持续性抑郁障碍；与患有重性抑郁障碍共病物质使用障碍的个体相比，患有物质 / 药物所致的抑郁障碍的个体更可能患有酒精或其他物质使用障碍，但是他们不太可能患有持续性抑郁障碍。

由其他躯体疾病所致的抑郁障碍

诊断标准

A. 一种显著且持续的心境紊乱，在临床表现中占主导地位，其特征是存在抑郁心境或对所有或几乎所有活动的兴趣或愉悦感显著降低。

B. 存在病史、体格检查的证据或实验室发现表明该障碍是其他躯体疾病的直接的病理生理性后果。

C. 这种障碍不能用其他精神障碍来更好地解释（如适应障碍伴抑郁心境，其应激源是一种严重的躯体疾病）。

D. 这种障碍并非仅仅出现于谵妄时。

E. 这种障碍引起有临床意义的痛苦，或导致社交、职业或其他重要功能方面的损害。

编码备注：ICD-10-CM 中的编码取决于其标注（如下）。

标注如果是:

F06.31 伴抑郁特征：达不到一次重性抑郁发作的全部诊断标准。

F06.32 伴重性抑郁样发作：符合重性抑郁发作除诊断标准 C 外的其他诊断标准。

F06.34 伴混合特征：目前还存在躁狂或轻躁狂的症状，但这些症状在临床表现中不占主导地位。

编码备注：应将其他躯体疾病的名称包含在此精神障碍的名称之内（如 F06.31 由甲状腺功能减退所致的抑郁障碍，伴抑郁特征）。在由其他躯体疾病所致的抑郁障碍之前，其他躯体疾病应该被编码和单独列出（如 E03.9 甲状腺功能减退；F06.31 由甲状腺功能减退所致的抑郁障碍，伴抑郁特征）。

诊断特征

由其他躯体疾病所致的抑郁障碍的核心特征是存在在临床表现中占主导地位的显著而持久的抑郁心境，或对所有或几乎所有活动的兴趣或愉悦感明显减少（诊断标准 A），而且这被认为是由其他躯体疾病的生理效应所致的（诊断标准 B）。判断心境紊乱是否由其他躯体疾病所致，临床工作者应先确认个体是否存在其他躯体疾病，接着确认在病因学上，心境紊乱是否通过一种生理机制与该躯体疾病相关。临床工作者需要对多种因素进行仔细而综合的评估才能作出判断。尽管没有永远正确的指导原则可以帮助临床工作者判断心境紊乱与某种躯体疾病之间的病因上的关系，但仍有以下一些指导原则可以考虑：第一，躯体疾病的发生、加重和缓解与心境紊乱之间是否存在时间上的相关性。第二，是否存在独立的抑郁障碍的非典型特征（如非典型的起病年龄或病程或缺少家族史）。来自文献的证据表明，某种躯体疾病与心境症状的发展有直接的相关性，这在特定情况的评估中是有用的。

相关特征

病因（即基于最好的临床证据，与躯体疾病是因果关系）是由其他躯体疾病所致的抑郁障碍的关键变量。可引起重性抑郁的躯体疾病的名单永远不会完备，而诊断的关键因素就是临床工作者的最佳判断。

抑郁障碍与脑血管意外（CVA）、亨廷顿病、帕金森病和创伤性脑损伤（TBI）有明确的相关性，同时存在与神经解剖学上的联系。与抑郁障碍最密切相关的神经内分泌疾病包括库欣综合征和甲状腺功能减退。自身免疫性疾病（如系统性红斑狼疮），以及某些维生素（如维生素 B_{12}）缺乏也与抑郁障碍有关。还有许多其他疾病被认为与抑郁障碍有关，如多发性硬化症。然而，文献对因果关系的支持在某些情况下比在其他疾病下更大。目前，有证据支持影响某些大脑区域的局灶性病变（脑血管意外、创伤性脑损伤、肿瘤）、帕金森病、亨廷顿病、甲状腺功能减退、库欣综合征和胰腺癌的患者抑郁症状的直接病理生理机制。

患病率

患病率的性别差异在一定程度上取决于与其相关的躯体疾病的性别差异（如系统性红斑狼疮在女性中更为常见；与女性相比，卒中在中年男性中更常见）。

发展与病程

最大的案例系列报告显示，卒中以后，抑郁急性起病经常出现在脑血管意外的数天内。然而在另外一些案例中，抑郁则在脑血管意外的数周到数月后才发生。在这个最大的案例系列报告中，卒中后重性抑郁发作的持续时间一般是 9 ～ 11 个月。在帕金森病和亨廷顿病中，抑郁通常发生于与这些疾病相关的主要运动和认知损害之前。在亨廷顿病中，这种情况更明显，抑郁被认为是最先出现的神经精神疾病症状。有些可观察到的证据表明，随着亨廷顿病所致的神经认知障碍的进展，抑郁则较为少见。在一些患有静态脑损伤和其他中枢神经系统疾病的个体中，心境症状可能在病程中是阵发性的（即反复出现的）。在库欣综合征和甲状腺功能减退中，抑郁可能是该疾病的早期表现。在胰腺癌中，抑郁通常先于其他特征出现。

风险与预后因素

脑血管意外发生后（事件发生后 1 天至 1 周内），重性抑郁障碍急性发作的风险似乎与病变位置密切相关，卒中数天后的那些个体的抑郁与左额叶卒中相关的风险最大，与右额叶卒中相关的风险最小。在卒中后 2 ～ 6 个月内发生的抑郁状态中，未观察到额叶区域与偏侧化的关联，这可能表明存在重性抑郁障碍、适应障碍或意志消沉的后期抑郁症状。在帕金森病患者中，起病年龄早、运动症状负担更大以及疾病持续时间更长与抑郁有关。创伤性脑损伤后抑郁的风险与女性、先前的抑郁障碍、损伤后的早期精神障碍症状、脑容积降低和失业有关。

与性和性别相关的诊断问题

在发生心血管疾病，尤其是卒中后，女性患抑郁症的风险可能更高。

诊断标志物

诊断标志物与那些与躯体疾病相关的标志物有关（如血液或尿液中的类固醇水平可帮助诊断与躁狂或抑郁综合征有关的库欣综合征）。

与自杀想法或行为的相关性

没有流行病学研究提供的依据用以区分由其他躯体疾病所致的重性抑郁发作引起的自杀风险与一般的重性抑郁发作引起的自杀风险。与由其他躯体疾病所致的抑郁发作有关的自杀案例报告是存在的。自杀与严重的躯体疾病之间存在明确的关系，特别是在疾病起病或诊断后不久。因此可以谨慎地推测：与躯体疾病有关的重性抑郁发作所致的自杀风险并不低于其他形式的重性抑郁发作所致的自杀风险，甚至可能更高。

鉴别诊断

并非由其他躯体疾病所致的抑郁障碍：判断伴随躯体疾病的抑郁障碍是否由该躯体疾病所致取决于：（1）在躯体疾病起病之前是否有过抑郁发作；（2）有关的躯体疾病是否有潜在地促发或引起抑郁障碍的可能性；（3）抑郁症状的病程是否始于该躯体疾病发生或加重后不久，特别是抑郁症状的缓解是否发生在该躯体疾病被有效治疗或缓解后不久。

药物所致的抑郁障碍：特别需要注意的是：个体可能使用会引起抑郁或躁狂症状的药物（如类固醇或α-干扰素）来治疗一些躯体疾病。在这些案例中，基于所有能得到的证据进行临床判断是最好的方式，以确定两种病因中最可能和/或最重要的因素（如与躯体疾病有关，或物质所致的综合征）。

谵妄与重度或轻度神经认知障碍：如果抑郁障碍仅发生在谵妄过程中，则不给予由其他躯体疾病所致的抑郁障碍的额外诊断。然而，如果抑郁障碍被判断为神经认知障碍的病理过程的生理后果，并且如果抑郁症状是临床表现的重要组成部分，则除了诊断为重度或轻度神经认知障碍外，还可以作出由其他躯体疾病所致的抑郁障碍的诊断。

适应障碍：将抑郁发作与适应障碍区分开很重要，因为躯体疾病的起病本身是一种生活应激源，可能带来适应障碍或重性抑郁发作。重要的鉴别因素是：在精神状态检查中，个体报告或证实的抑郁症状的广泛性、数量和性质。有关的躯体疾病的鉴别诊断与本手册相关，但远超本手册所述范围。

意志消沉：意志消沉是对慢性躯体疾病的常见反应。它的特点是主观无能、无助、无望和想放弃。它通常伴随着心境低落和疲劳等抑郁症状。意志消沉通常不存在由其他躯体疾病所致的抑郁障碍中的快感缺乏，意志消沉的个体通常会在以前认为有意义的活动中找到愉悦感，并能够体验快乐的时刻。

共病

由其他躯体疾病所致的抑郁障碍的共病与那些在病因上相关的躯体疾病有关。已经发现，在伴有不同躯体疾病（如库欣病）的个体中，谵妄经常在抑郁症状之前出现或伴随抑郁症状出现。不论病因，焦虑症状通常是指广泛性的焦虑症状，在抑郁障碍中比较常见。

其他特定的抑郁障碍

F32.89

此类型适用于那些具备抑郁障碍的典型症状，且引起有临床意义的痛苦，或导致社交、职业或其他重要功能方面的损害，但不符合抑郁障碍诊断类别中任何一种障碍的全部诊断标准，且不符合适应障碍伴抑郁心境或适应障碍伴混合性焦虑和抑郁心境的诊断标准的情况。当临床工作者选择交流不符合任何一种特定的抑郁障碍的诊断标准的特定原因时，可使用其他特定的抑郁障碍这一诊断。使用这一诊断时，应先记录“其他特定的抑郁障碍”，接着记录其特定原因（如“短暂性抑郁发作”）。

能够归类为“其他特定”情况的示例如下：

1. 反复发作的短期抑郁：在至少连续的 12 个月内，至少每月 1 次并持续 2 ～ 13 天（与月经周期无关），同时存在抑郁心境和至少四种其他的抑郁症状，个体的临床表现从不符合任何其他抑郁障碍或双相障碍的诊断标准，且目前不符合任何精神病性障碍活动期或残留期的诊断标准。

2. 短暂性抑郁发作（4 ～ 13 天）：存在抑郁情绪和重性抑郁发作的其他八种症状中的至少四种，伴有明显的临床痛苦或损害，持续 4 天以上，但少于 14 天，个体的临床表现从不符合任何其他抑郁障碍或双相障碍的诊断标准，且目前不符合任何精神病性障碍活动期或残留期的诊断标准，也不符合反复发作的短期抑郁的诊断标准。

3. 症状不足的抑郁发作：存在抑郁情绪和重性抑郁发作的其他八种症状中的至少一种，伴有明显的临床痛苦或损害，至少持续 2 周，个体的临床表现从不符合任何其他抑郁障碍或双相障碍的诊断标准，且目前不符合任何精神病性障碍活动期或残留期的诊断标准，也不符合混合性焦虑和抑郁障碍的症状标准。

4. 重性抑郁发作叠加精神分裂症、精神分裂症样障碍、妄想障碍或其他特定和未特定的精神分裂症谱系及其他精神病性障碍。注：作为分裂情感性障碍一部分的重性抑郁发作不需要额外诊断为其他特定的抑郁障碍。

未特定的抑郁障碍

F32.A

此类型适用于那些具备抑郁障碍的典型症状，且引起有临床意义的痛苦，或导致社交、职业或其他重要功能方面的损害，但不符合抑郁障碍诊断类别中任何一种障碍的全部诊断标准，且不符合适应障碍伴抑郁心境或适应障碍伴混合性焦虑和抑郁心境的诊断标准的情况。当临床工作者选择不标注不符合任何一种抑郁障碍的诊断标准的特定原因及包括因信息不足在内而无法作出更特定的诊断（如在急诊室的环境下）时，可使用特定的抑郁障碍这一诊断。

未特定的心境障碍

F39

此类型适用于那些具备心境障碍的典型症状，且引起有临床意义的痛苦，或导致社交、职业或其他重要功能方面的损害，但在评估时不符合双相障碍或抑郁障碍诊断类别中任何一种障碍的全部诊断标准，并且难以在未特定的双相及相关障碍和未特定的抑郁障碍（如急性激越）之间进行选择的情况。

抑郁障碍的标注

标注如果是：

伴焦虑痛苦：在目前为重性抑郁发作（如果重性抑郁障碍目前处于部分或完全缓解阶段，则为最近一次重性抑郁发作）或目前为持续性抑郁障碍的大部分日子里存在下列症状中的至少两个，则被定义为焦虑痛苦：

1. 感到激动或紧张。
2. 感到异常的坐立不安。
3. 因担心而难以集中注意力。
4. 因可能发生的可怕事情而恐惧。
5. 感觉个人可能失去自我控制。

标注目前的严重程度：

轻度：两种症状。

中度：三种症状。

中-重度：四种或五种症状。

重度：四种或五种症状，伴运动性激越。

注：在初级保健和专业精神卫生场所中，焦虑痛苦被注意到是双相障碍和重性抑郁障碍的突出特征。高焦虑程度与更高的自杀风险、更长的疾病病程和治疗无效的可能性相关。因此，准确地标注焦虑痛苦的存在和严重程度，在临床上对于制订治疗计划和监控治疗反应是有用的。

伴混合特征：

A. 在重性抑郁发作的大部分日子里（如果重性抑郁障碍目前处于部分或完全缓解阶段，则为最近一次重性抑郁发作）存在下列至少三个躁狂 / 轻躁狂症状：

1. 心境高涨、膨胀。
2. 自尊心膨胀或夸大。
3. 比平时更健谈或有持续讲话的压力感。
4. 意念飘忽或主观感受到思维奔逸。
5. 能量增加或目标导向的活动（社交、工作 / 上学，或性活动）增多。

6. 增加或过度地参与那些很可能带来痛苦后果的活动（如无节制的购物、轻率的性行为、愚蠢的商业投资）。
7. 睡眠的需求减少（与失眠相反，尽管睡眠比平时少，仍精神饱满）。

B. 混合症状能够被他人观察到，而且代表着个体平常行为的改变。

C. 如果症状符合躁狂或轻躁狂的全部诊断标准，则应诊断为双相Ⅰ型障碍或双相Ⅱ型障碍。

D. 混合症状不能归因于某种物质（如滥用的毒品、药物）的生理效应。

注：与重性抑郁发作相关的混合特征已被发现是发展成双相Ⅰ型障碍或双相Ⅱ型障碍的一个明显风险因素。因此，加上“伴混合特征”的标注，在临床上对于制订治疗计划和监控治疗反应是有用的。

伴忧郁特征：

A. 在目前重性抑郁发作最严重的时期内（如果重性抑郁障碍目前处于部分或完全缓解阶段，则为最近一次重性抑郁发作）存在下列情况之一：
1. 对全部或几乎全部的活动失去愉悦感。
2. 对通常能令人愉快的刺激缺乏反应（当好事发生时也不会感觉明显得好，即使是暂时的）。

B. 存在下列三项（或更多）症状：
1. 有以明显的极度沮丧、绝望和/或郁闷或所谓空虚的心境为特征的不同性质的抑郁心境。
2. 抑郁通常在早晨加重。
3. 早醒（即比通常睡醒时间至少提前2小时）。
4. 出现明显的精神运动性激越或迟滞。
5. 有明显的厌食或体重减轻的情况。
6. 出现过度或不适当的内疚。

注：如果这些特征存在于发作的最严重阶段，则适用“伴忧郁特征”的标注。几乎完全丧失快乐的能力，而不仅仅是减少。评估心境缺乏反应性的准则是：即使是非常渴望的事件也不会与心境的明显变开朗有关。心境完全不再开朗，或只是部分开朗(如每次仅有数分钟能够达到正常状态的20%～40%)。作为“伴忧郁特征”标注的特征，心境的“独特性质”与非忧郁性抑郁发作期间的情绪存在质的不同。仅仅被描述为更严重、更持久或没有原因就存在的抑郁心境，不能被考虑为质的不同。“伴忧郁特征”的个体几乎总是存在精神运动的改变，且可以被他人观察到。

在同一个体的多个发作期中，忧郁特征仅表现为轻微的重复倾向。与门诊患者相比，住院患者更容易出现这种特征；与重度重性抑郁发作相比，轻度重性抑郁发作出现这种特征的可能性更小；并且这种特征更可能出现在伴精神病性特征的患者中。

伴非典型特征：在目前为重性抑郁发作（如果重性抑郁障碍目前处于部分或完全缓解阶段，则为最近一次重性抑郁发作）或目前为持续性抑郁障碍的多数日子里，下列特征占主导地位时适用此标注。

A. 存在心境反应能力（即面对实际发生的或潜在发生的正性事件，心境会变得开朗）。

B. 有下列两项（或更多）特征：

1. 明显的体重增加或食欲增加。
2. 睡眠过多。
3. 灌铅样麻痹（即上肢或下肢有沉重的、灌铅样感觉）。
4. 对人际排斥敏感的长期模式（不限于心境紊乱发作期）导致社交或职业功能明显受损。

C. 在同一次发作中，不符合“伴忧郁特征”或“伴紧张症”的诊断标准。

注：“非典型抑郁”具有历史意义（即非典型抑郁与常见的更典型的激越、“内源性”抑郁的表现形成鲜明对比，这种表现在门诊患者中很少被诊断为抑郁障碍，并且几乎从未在青少年或年轻人中被诊断出来），如今，该名称并不意味着其可能暗示的不常见或不寻常的临床表现。

心境反应是指当出现正性事件（如子女来访、被他人表扬）时，个体有能力高兴起来。如果外部环境保持良好，心境会变得正常（不悲伤），并且可以持续相当长的时间。食欲增加可以表现为明显的食物摄入量增加或体重增加。睡眠增加包括较长时间的夜间睡眠和日间打盹，表现为每天至少有总计 10 个小时的睡眠（或比不抑郁的时候至少多睡 2 小时）。灌铅样麻痹被定义为感觉沉重、灌铅样或负重感，通常出现在上肢或下肢。这种感觉 1 天至少存在 1 个小时，但经常一次就持续数小时。不像其他的非典型特征，对主观人际排斥的病理性敏感是一种早年出现并几乎贯穿整个成年期的特质。对排斥的敏感性在个体抑郁或不抑郁时都有，尽管它可能会在抑郁期加重。

伴精神病性特征：妄想和 / 或幻觉可出现在目前的重性抑郁发作（如果重性抑郁障碍目前处于部分或完全缓解阶段，则为最近一次重性抑郁发作）的任何时间内。如果存在精神病性特征，则须标注心境协调性或心境不协调性。

伴心境协调性精神病性特征：所有妄想和幻觉的内容与典型的抑郁主题一致，即个人不足、内疚、疾病、死亡、虚无主义或应受的惩罚。

伴心境不协调性精神病性特征：妄想和幻觉的内容不涉及典型的个人不足、内疚、疾病、死亡、虚无主义或应受的惩罚等抑郁主题，或其内容是心境协调性和心境不协调性主题的混合型。

伴紧张症：如果紧张症的特征在大部分发作期里存在，则“伴紧张症”的标注适用于目前的重性抑郁发作（如果重性抑郁障碍目前处于部分或完全缓解阶段，则为最近一次重性抑郁发作）。参见“精神分裂症谱系及其他精神病性障碍”一章中与精神障碍相关的紧张症的诊断标准。

于围产期发生：如果心境症状发生在孕期期间或产后 4 周内，则此标注适用于目前的重性抑郁发作（如果重性抑郁障碍目前处于部分或完全缓解阶段，则为最近一次重性抑郁发作）。

注：心境发作可以起病于孕期期间或产后。50% 的“产后”重性抑郁发作实际上始于产前。因此，这些发作被统称为于围产期发生。

在受孕和生产之间，大约 9% 的女性会经历一次重性抑郁发作。从生产到产后 12 个月之间，重性抑郁发作患病率的最佳估算值略低于 7%。

围产期发生的心境发作可能伴有或不伴有精神病性特征。杀婴现象（一种罕见的情况）最常伴随着产后精神病发作，其特征性表现是通过命令性幻觉杀死婴儿或妄想婴儿着魔了，但精神障碍的症状也可发生于无此特定幻觉或妄想的重度产后心境发作时。

伴精神病性特征的产后心境发作（重性抑郁或躁狂）的发生率为 1/500 ～ 1/1000，更常见于初产妇。对于先前有产后精神病性心境发作史的女性，产后伴精神病性特征发作的风险尤其增加，对于先前有抑郁障碍或双相障碍（尤其是双相Ⅰ型障碍）病史的女性和有双相障碍家族史的女性，风险也会升高。

一旦女性有产后伴精神病性特征的发作，每次后续分娩的复发风险为 30% ～ 50%。应将产后伴精神病性特征的发作与产后发生的谵妄相鉴别，后者以觉知或注意力的波动为特征。

还应将于围产期发生的抑郁障碍与更常见的“产后忧郁”或俗称的“婴儿忧郁”相鉴别。产后忧郁不被认为是一种精神障碍，其特征是心境的突然改变（如在没有抑郁障碍的情况下突然开始流泪），不会导致功能障碍，并且很可能由产后发生的生理变化所致。它是暂时的且具有自限性，通常会迅速（1 周内）改善而不需要治疗。产后忧郁的其他症状包括睡眠障碍，甚至分娩后不久就会出现混沌。

围产期女性患由甲状腺异常及其他可能导致抑郁症状的躯体疾病所致的抑郁障碍的风险可能更高。如果确定抑郁症状由与围产期相关的其他躯体疾病所致，则应诊断为由其他躯体疾病所致的抑郁障碍，而不是重性抑郁发作，于围产期发生。

伴季节性模式：此标注适用于反复发作的重性抑郁障碍。

A. 重性抑郁障碍中重性抑郁发作的起病与一年中的特定时间（如秋季或冬季）存在规律性的关系。

注：不包括那些明显受与季节性相关的心理社会应激源影响的案例（如每年冬天都常规性失业）。

B. 完全缓解也发生于一年中的特定时间（如抑郁在春季消失）。

C. 在过去的 2 年中，两次重性抑郁发作的出现时间能够证明其与季节的相关性，并且在同一时期内没有非季节性的重性抑郁发作。

D. 在个体的一生中，季节性的重性抑郁发作（如上所述）显著多于非季节性的重性抑郁发作。

注：“伴季节性模式”的标注适用于反复发作的重性抑郁障碍中的重性抑郁发作模式。其必要特征是重性抑郁发作的发生和缓解发生于一年中的特定时间。在大多数情况中，发作始于秋季或冬季，于春季缓解。少数情况下会出现反复的夏季抑郁发作。这种发生和缓解的模式必须发生在至少 2 年的时间内，在此期间没有任何非季节性的发作。此外，在个体的一生中，季节性的重性抑郁发作明显多于非

季节性的重性抑郁发作。

此标注不适用于那些可以用与季节性相关的心理社会应激源（如季节性失业或学校的时间表）来更好地解释的情况。以季节性模式出现的重性抑郁发作经常具备的特征有：能量减少、睡眠增加、暴食、体重增加和渴求碳水化合物。

冬季型的季节性模式的患病率似乎随着纬度、年龄和性别不同而不同。高纬度地区的患病率会增加，年龄也是季节性模式的一个强大的预测指标，年轻人冬季抑郁发作的风险较高。

标注如果是：

部分缓解：存在上一次重性抑郁发作的症状，但目前不符合全部诊断标准，或在一次发作结束之后，存在持续时间少于 2 个月的没有重性抑郁发作的任何明显症状的情况。

完全缓解：在过去 2 个月内没有任何明显的该障碍的体征或症状。

标注目前的严重程度：

严重程度基于符合诊断标准症状的数目、症状的严重程度和功能损害的程度。

轻度：存在非常少的（若有）超出诊断所需的症状数量，症状的强度引起痛苦但可以控制，症状导致社交或职业功能方面的轻微损害。

中度：症状的数量、强度和 / 或功能损害介于“轻度”和“重度”之间。

重度：症状的数量远远超出诊断所需，症状的强度引起显著的痛苦且难以控制，症状明显干扰了个体的社交和职业功能。

焦虑障碍

焦虑障碍包括具有过度恐惧和焦虑以及相关行为紊乱特征的障碍。恐惧是对真实的或感知的即刻的威胁的情绪反应，而焦虑是对未来威胁的预期。显然，这两种状态有重叠，但也有所不同，恐惧经常与战斗或逃跑所需的自主唤醒激增、对即时危险的想法和逃跑行为有关；而焦虑则更经常地与肌肉紧张和警惕未来危险以及谨慎或回避行为有关。有时恐惧或焦虑的水平能通过广泛的回避行为来降低。惊恐发作在焦虑障碍中特征鲜明，是恐惧反应的一种特殊类型。惊恐发作不局限于焦虑障碍，也出现在其他精神障碍中。

各种焦虑障碍在引发恐惧、焦虑或回避行为的物体或情境类型，以及相关认知方面有所不同。因此，虽然不同焦虑障碍倾向于彼此高度地共病，但可以通过仔细地检查恐惧或回避的情境类型和有关想法或信念的内容来区分它们。

与发育正常的恐惧或焦虑不同，焦虑障碍表现为过度或持续超出发育上恰当的时期。不同于通常由压力导致的一过性的恐惧或焦虑，焦虑障碍更为持久（如通常持续6个月或更长时间），然而，持续时间只是一般性指标，它具备一定的弹性，有时在儿童身上持续时间更短（如在分离焦虑障碍和选择性缄默症中）。因为有焦虑障碍的个体往往高估自己恐惧或回避的情境，所以有关的恐惧或焦虑是否过度或不成比例，应由临床工作者给予判断，判断时需将与文化相关的背景因素考虑在内。许多焦虑障碍是在儿童期出现的，如果得不到治疗，就可能会延续下去。焦虑障碍更频繁地出现在女孩身上（女孩与男孩的患病比例约为2:1）。只有当症状不能归因于物质 / 药物所致的生理影响或其他躯体疾病时，或不能用其他精神障碍更好地解释时，每一种焦虑障碍才能被诊断。

本章内容根据发育年龄来排列，障碍则根据典型的起病年龄排序。有分离焦虑障碍的个体对与依恋对象的分离会感到恐惧或紧张，达到与其发育水平不符的程度。他们持续地因担心依恋对象会受到伤害、发生事故导致失去依恋对象或不得不与其分离，以及不愿意离开依恋对象而恐惧或焦虑；此外，他们还存在做噩梦和痛苦的躯体症状。虽然症状通常从儿童期开始出现，但在没有儿童分离焦虑障碍病史的情况下，这些表现也可能贯穿整个成人期。

选择性缄默症的特征是经常在被期待发言的社交场合（如学校）无法发言，即使个体在其他情境下能够发言。无法开口发言会引起学业或职业成就上的显著不良后果，或会干扰正常的社交交流。

有特定恐怖症的个体对特定的物体、情境感到恐惧、焦虑或会选择回避。与其他焦虑障碍一样，特定的认知并非这种障碍的特点。恐惧、焦虑或回避几乎总是立即被恐怖情境所诱发，达到持续的、与真实风险不成比例的程度。存在各种类型的特定恐怖症：动物型、自然环境型、血液–注射–损伤型、情境型，以及其他情况。

在社交焦虑障碍中，个体对社交互动和那些涉及可能被审视的情境感到恐惧、焦虑或会选择回避。这些情境包括社交互动（如会见不熟悉的人）、个体可能要在众目睽睽下吃喝，以及个体要在其他人面前表演。个体对这些情境的认知是在其中可能被他人负性评价、被为难、被羞辱、被拒绝或冒犯他人。

在惊恐障碍中，个体体验了反复的不可预期的惊恐发作，而且持续担忧或担心将经历更多次的惊恐发作，或因为惊恐发作而以适应不良的方式改变自己的行为（如回避体育锻炼或不熟悉的地方）。惊恐发作是强烈的恐惧或不舒服的感觉的突发性潮涌，在数分钟内达到高峰，伴随躯体的和/或认知的症状。有限症状的惊恐发作少于四种症状。惊恐发作可能是意料中的，如对通常恐惧的物体或情境的反应；也可能是意料之外的，意味着惊恐发作的发生并无明显的原因。惊恐发作可作为评估一组障碍的严重程度、病程及共病的标志物与预后因素，这组障碍包括但不限于焦虑障碍、物质使用障碍、抑郁障碍和精神病性障碍。因此，"伴惊恐发作"的标注可用于在任何焦虑障碍以及其他精神障碍（如抑郁障碍、创伤后应激障碍）背景下发生的惊恐发作。

患有场所恐怖症的个体在许多不同的情境下都会感到恐惧和焦虑，作出该诊断需要存在以下两个或两个以上的症状：使用公共交通工具，待在开放空间，待在密闭空间，站着排队或在人群中，独自离家外出到其他情境中。倘若发生惊恐样症状或其他令人失能或局促不安的状况，则个体恐惧这些情境是因为觉得逃走会很困难或可能得不到帮助。这些情境几乎总能导致恐惧或焦虑，个体通常选择回避或需要同伴在场。

广泛性焦虑障碍的关键性特征是对于各种情境（包括工作和学业表现）的持久、过度、难以控制的焦虑。此外，个体还会体验到躯体症状，包括坐立不安或感觉紧张或急切，容易疲乏，难以集中注意力或头脑一片空白，易激惹，肌肉紧张，以及睡眠紊乱。

物质/药物所致的焦虑障碍涉及由物质中毒、戒断或某种药物治疗所致的焦虑。在其他躯体疾病所致的焦虑障碍中，焦虑症状是其他躯体疾病的生理后果。

障碍特异量表可用来更好地确定每种焦虑障碍的严重程度，而且可用来把握严重程度随时间推移而产生的变化。为了便于使用，尤其是针对有一种以上焦虑障碍的个体，这些量表已被改良，在测量各种焦虑障碍时可使用相同的格式（但侧重点不同），而且有与每种障碍相关的行为症状、认知症状和躯体症状的等级评估。

与没有焦虑障碍的个体相比，有焦虑障碍的个体更有可能产生自杀想法、自杀企图和自杀行为。惊恐障碍、广泛性焦虑障碍和特定恐怖症已被确定为与从自杀想法转变为自杀企图最密切相关的焦虑障碍。

分离焦虑障碍

诊断标准　　F93.0

A. 个体与其依恋对象分离时，会产生与其发育阶段不相称的、过度的恐惧或焦虑，至少符合以下表现中的三种：
   1. 当预期或经历与家庭或与主要依恋对象分离时，产生反复的、过度的痛苦。
   2. 持续和过度地担心会失去主要依恋对象，或担心他们可能受到伤害（如疾病、受伤、灾难或死亡）。
   3. 持续和过度地担心会经历导致与主要依恋对象分离的不幸事件（如走失、被绑架、事故、生病）。
   4. 因恐惧分离，持续表现出不愿出门或拒绝出门、离开家、去上学、去工作或去其他地方。
   5. 对没有主要依恋对象的陪伴，独自一人在家中或其他环境中表现出持续和过度的恐惧或不情愿。
   6. 持续地不愿或拒绝在家以外的地方睡觉或在主要依恋对象不在身边时睡觉。
   7. 反复做涉及分离主题的噩梦。
   8. 当与或预期与主要依恋对象分离时，反复地抱怨躯体性症状（如头疼、胃疼、恶心、呕吐）。

B. 这种恐惧、焦虑或回避是持续性的，儿童和青少年至少持续 4 周，成人通常持续 6 个月或更长时间。

C. 这种障碍引起有临床意义的痛苦，或导致社交、学业、职业或其他重要功能方面的损害。

D. 这种障碍不能用其他精神障碍［如自闭症（孤独症）谱系障碍中因不愿过度改变而导致拒绝离家，精神病性障碍中与分离有关的妄想或幻觉，场所恐怖症中因没有一个信任的同伴陪伴而拒绝出门，广泛性焦虑障碍中担心疾病或其他伤害会降临到重要的人身上，疾病焦虑障碍中的担心患病］来更好地解释。

诊断特征

分离焦虑障碍的核心特征是对离家或与依恋对象分离存在过度的恐惧或焦虑，考虑到个体的发育水平，这种焦虑超出了预期（诊断标准 A）。有分离焦虑障碍的个体的症状符合以下标准中的至少三项：预计将离开家或与主要依恋对象分离时，或当这些情况真实发生时，个体会经历反复发作的极端痛苦（诊断标准 A1）。当与依恋对象分离时，个体担心其健康或死亡，而且个体需要了解依恋对象的行踪，想与其保持联系（诊断标准 A2）。个体担心一些不良事件会发生在自己身上，如走失、被绑架或出现意外，因为这将令他们不能再与重要的依恋对象团聚（诊断标准 A3）。有分离焦虑障碍的个体不愿意或拒绝单独外出，因为他们恐惧分离（诊断标准 A4）。他们持续地极度恐惧或不愿意在家或其他环境中单独待着，或在没有重要依恋对象陪伴的情况下独处。有分离焦虑障碍的儿童可能无法单独待在一个房间或单独走入一个房间，他们可能会展示出“黏性的”行为，在房子里待在父母身边或“像影子”一样跟着父母，或者在去另一个房间时需要有人陪伴（诊断标准 A5）。他们持久地不愿意或拒绝在身边没有一个主要依恋对象陪伴时睡觉，或在家以外的地方睡觉（诊断标准 A6）。有该障碍的儿童通常在睡觉时间方面存在困难，他们可能坚持要有人待在他们身边，直到他们入睡为止。晚上他们可能会跑到父母床上（或重要他人的床上，如兄弟姐妹）。有该障碍的儿童可能不愿意或拒绝参加露营、睡在朋友家或出去办事。有该障碍的成人每当独自行动时可能会感到不舒服（如在远离家乡或依恋对象的酒店房间里睡觉）。他们可能反复做表达个体分离焦虑内容的噩梦（如火灾、谋杀或其他破坏自己家庭的灾难）（诊断标准 A7）。当与或预期与主要依恋对象分离时，儿童身上经常会出现躯体症状（如头疼、腹部不适、恶心、呕吐）（诊断标准 A8）。心血管症状（如心悸、头昏眼花和感到晕眩）很少发生在较小的儿童身上，但可能发生在青少年和成人身上。

在分离焦虑障碍中，上述症状在儿童和 18 岁以下青少年身上会持续至少 4 周，在成人身上通常会持续 6 个月或更长时间（诊断标准 B）。然而，成人的病程标准的使用应作为一般的指南，允许一定程度的弹性。该障碍必须导致临床显著的痛苦，或导致社交、学业、职业或其他重要领域功能受损（诊断标准 C）。

相关特征

当与主要依恋对象分离时，有分离焦虑障碍的儿童和成人可能会出现社交退缩、冷淡、悲伤或难以集中注意力于工作或玩耍的情况。基于他们的年龄，个体可能恐惧动物、怪物、黑暗、抢劫犯、窃贼、绑架者、汽车意外事故、飞机旅行和被感觉到能给家庭或他们自己带来危险的其他情境。一些有分离焦虑障碍的个体离开家就会想家并且非常不舒服。有分离焦虑障碍的儿童可能拒绝上学，进而造成学业困难和社会隔离。当对预期中的分离感到特别沮丧时，儿童可能会表现出愤怒或偶尔攻击那些强迫其分离的人。当独处时，尤其在晚上或黑暗中，有分离焦虑障碍的儿童可能报告不寻常的感性体验（如看到有人向房间偷窥，恐惧有生物接近他们，感到有眼睛盯着他们）。有该障碍的儿童可能被描述为苛求的、侵犯性的，而且需要得到持续的关注；而有该障碍的成人可能显得过分依赖他人，如果已成为父母，他们可能表现得过度保护他人（如子女）。有该障碍的成人可能会整天给他们的主要依恋对象发短信或打电话，并反复检查他们的下落。个体过度的需求通常会变成家庭成员挫折的来源，进而引起家庭内部的怨恨和冲突。

患病率

儿童分离焦虑障碍的 6 ～ 12 个月患病率估计约为 4%。在幼儿的社区样本中，分离焦虑障碍在女孩和男孩中的患病率似乎相同；然而，学龄期女孩的患病率似乎高于学龄期男孩。在美国的青少年中，分离焦虑障碍的 12 个月患病率为 1.6%。从儿童期到青少年期再到成人期，分离焦虑障碍的患病率呈现下降趋势。在儿童的临床样本中，该障碍在男孩和女孩中同样常见，而在社区样本中，该障碍在女孩中更常见。来自儿童的报告往往比父母对儿童症状的报告有更高的分离焦虑障碍的发生率。

对于美国成人来说，分离焦虑障碍的 12 个月患病率从 0.9% 到 1.9% 不等。在有分离焦虑障碍的成人中，女性在临床和社区研究中的患病率往往较高。在 18 个国家中，该障碍的成人 12 个月平均患病率为 1.0%，患病率的范围为 0.1% ～ 2.7%（如罗马尼亚为 0.3%，哥伦比亚为 2.7%）；在总样本中，女性的患病率高于男性（女性为 1.3%，男性为 0.8%）。

发展与病程

与依恋对象分离焦虑加剧是早期正常发育的一部分，可能标志着安全依恋关系的发展（如 1 岁左右，婴儿可能因遇到陌生人而感到焦虑）。分离焦虑障碍的起病可能早在学龄前期，也可能在儿童期和青少年期的任何时间。在 18 个国家中，成人（18 岁及以上）报告的起病年龄中位数在高收入和中高收入国家处于青少年期后期，在低收入和中低收入国家处于 20 多岁中期。大多数成人会报告其贯穿一生的波动病程，也可能会报告他们儿童时期的一些症状。

分离焦虑障碍通常存在加重和缓解的时期。在一些案例中，针对分离而产生的焦虑，以及避免与家庭或核心家庭分离的情况（如外出上大学、离开依恋对象）可能持续贯穿成人期。然而，绝大部分有分离焦虑障碍的儿童可免于终身损害性的焦虑障碍。

分离焦虑障碍的表现随着年龄的不同而变化。较小的儿童更不愿上学或完全回避学校，他们可能不会表达担心或对父母、家庭或他们自己的威胁的特定恐惧，而且只有当面临分离时他们才会体验到这种焦虑。随着年龄的增长，儿童的担心会不断出现，他们通常担心特定的危险（如意外、绑架、抢劫、死亡）或模糊地担心不能与依恋对象团聚。对于成人，分离焦虑障碍可能会限制他们应对环境变化（如搬迁、结婚）的能力。有该障碍的成人通常会过度担心他们的后代、配偶、父母和宠物，当与其分开时，他们会有明显的不适。由于需要经常检查其他重要人物的去向，他们有可能会体验到工作或社交显著受到干扰。

风险与预后因素

环境的：分离焦虑障碍通常发生于遭受生活应激之后，尤其是丧失（如亲人或宠物的死亡、个体或亲人的患病、转学、父母离异、搬到新社区、移民、涉及与依恋对象分离的灾难）。在童年时期被霸凌已被证明是分离焦虑障碍发展的风险因素。在年轻人中，生活应激还包括离开父母家、恋爱和成为父母。父母的过度保护和侵扰史可能与儿童期和成人期的分离焦虑障碍均有关。

遗传与生理的：儿童分离焦虑障碍可能具有遗传性。在 6 岁双生子的社区样本中，遗传度被评估为73%，女孩的遗传度更高。有分离焦虑障碍的儿童对富含二氧化碳的空气呼吸刺激表现出非常强的敏感性。分离焦虑障碍似乎也在家庭中聚集。

与文化相关的诊断问题

人们对分离的容忍程度随着文化的不同而不同，因此在一些文化中，父母和子女会减少分离的需求和机会以避免分离。例如，在不同的国家和文化背景中，对于后代应在什么年龄离开父母家存在巨大的差异。青少年对分离焦虑症状的自我报告各不相同。将分离焦虑障碍与一些文化社区中高度重视家庭成员之间的强烈相互依赖进行区分是非常重要的。

与自杀想法或行为的相关性

儿童和青少年的分离焦虑障碍可能与自杀风险增加有关，尽管这种关联并非特定于分离焦虑障碍，而且在有明显共病的其他焦虑障碍中也发现了这种关联。一项大型双生子研究表明，童年期被霸凌是青年期自杀想法的风险因素。

分离焦虑障碍的功能性后果

有分离焦虑障碍的个体经常限制自身离家或离开依恋对象的独立活动（如儿童回避上学、不去参加露营、难以独自入睡，青少年不愿离家去上大学，成人不愿离开父母的家、没有依恋对象的陪伴就不会长途旅行、不离家工作）。成人的症状通常会使他们失能，并影响他们生活的多个领域。例如，有分离焦虑障碍的成人可能会故意重新安排他们的工作时间表和其他活动，因为他们担心可能与亲密依恋对象分离；他们可能经常对生活中受到的限制表达挫败感，因为他们需要与他们的关键依恋对象保持接近或至少是虚拟的联系（如整天反复发短信或打电话给他们）。与来自低收入和中低收入国家的个体相比，来自高收入和中高收入国家的个体报告的损害更多。

鉴别诊断

广泛性焦虑障碍：应将分离焦虑障碍与广泛性焦虑障碍相区分，在分离焦虑障碍中占主导地位的担心是与依恋对象的分离或想象的分离，即使还有其他担心，也不会过度。

惊恐障碍：在分离焦虑障碍中，与亲密依恋对象分离的威胁可能导致极端焦虑和惊恐发作。相对于惊恐障碍中的惊恐发作不可预期地发生，并且通常伴随着对死亡或"发疯"的恐惧，分离焦虑障碍中的惊恐发作发生在与依恋对象或安全和有保障场所的分离或预期分离时，或者发生在个体担心不幸的事情会降临到亲密依恋对象身上时。

场所恐怖症：与有场所恐怖症的个体不同，有分离焦虑障碍的个体并不会因担心在某种情境下被困住或失能而焦虑，如在出现惊恐样症状或其他失能症状时感知难以逃脱的情境；相反，他们恐惧远离与主要依恋对象相关的安全场所。

品行障碍：回避上学（逃学）在品行障碍中很常见，但对分离的焦虑并不是逃课的原因，而且有品行障碍的儿童或青少年通常远离家，而不是不愿离开家。

社交焦虑障碍：拒绝上学可能归因于社交焦虑障碍。在这样的案例中，回避上学是因为恐惧被他人负性评价，而不是担心与依恋对象分离。

创伤后应激障碍：在创伤性事件（如重大灾难）后恐惧与所爱的人分开是常见的，尤其是对在创伤性事件中曾与所爱之人分离过的个体。创伤后应激障碍的核心症状是与创伤性事件本身有关的记忆的侵入和回避，而在分离焦虑障碍中，则是担心依恋对象的健康和回避与依恋对象的分离。

疾病焦虑障碍：分离焦虑障碍涉及对亲密依恋对象的健康和幸福的担心。相比之下，有疾病焦虑障碍的个体担心自己可能罹患特定的躯体疾病，而不是担心与亲密的依恋对象分离。

延长哀伤障碍：对死者强烈的思念或渴望、强烈的悲伤和情感痛苦，以及沉湎于关注死者或死亡的环境，这是延长哀伤障碍中预期的反应。而分离焦虑障碍则以恐惧与关键依恋对象的分离为核心。

抑郁障碍与双相障碍：这些障碍可能也存在不情愿离家的状况，但主要关注点不是担心或恐惧不幸事件会降临到依恋对象身上，而是参与外界活动的动机较低。然而，有分离焦虑障碍的个体可能在分离或预期分离时变得抑郁。

对立违抗障碍：有分离焦虑障碍的儿童和青少年在被迫与依恋对象分离的情境下可能会表现出对立。只有当存在持久的对立行为，且无关乎与依恋对象的分离预期或事实上的分离时，才应考虑为对立违抗障碍。

精神病性障碍：不同于精神病性障碍中的幻觉，可能发生在分离焦虑障碍中的不寻常的感知体验通常是基于某种实际刺激的错觉，仅仅发生在特定情境下（如夜间），而当一个依恋对象出现时，情况就会逆转。

人格障碍：依赖型人格障碍的特征是不加选择地依赖他人，而分离焦虑障碍涉及希望关键依恋对象在附近以及对其安全的关注。边缘型人格障碍的特点是恐惧被所爱的人抛弃，身份、自我导向、人际功能和冲动性方面的问题构成了该障碍的核心特征，而它们并非分离焦虑障碍的核心特征。

共病

在儿童身上，分离焦虑障碍、广泛性焦虑障碍和特定恐怖症共病的概率较高。在成人中，常见的与分离焦虑障碍共病的障碍包括特定恐怖症、创伤后应激障碍、惊恐障碍、广泛性焦虑障碍、社交焦虑障碍、场所恐怖症、强迫症、延长哀伤障碍和人格障碍。在人格障碍中，依赖型人格障碍、回避型人格障碍和强迫型（C组）人格障碍可能与分离焦虑障碍共病。抑郁障碍和双相障碍在成人中也可能与分离焦虑障碍共病。

选择性缄默症

诊断标准 F94.0

A. 在被期待讲话的特定社交情境（如在学校）中持续地不能讲话，尽管在其他情境中能够讲话。
B. 这种障碍妨碍了教育或职业成就或社交交流。
C. 这种障碍的持续时间至少 1 个月（不限于入学的第 1 个月）。
D. 这种无法讲话不能归因于缺少社交情境下所需的口语知识或舒适度。
E. 这种障碍不能用一种交流障碍来更好地解释（如儿童期起病的言语流畅障碍），且不能仅仅出现在自闭症（孤独症）谱系障碍、精神分裂症或其他精神病性障碍的病程中。

诊断特征

在社交互动中遇见其他个体时，有选择性缄默症的儿童无法开始讲话，或当别人对其说话时无法给予回应，缺乏言语发生在与其他儿童或成人的社交互动中。有选择性缄默症的儿童在家里面对一级亲属时能够说话，但通常在亲近的朋友或二级亲属面前（如面对祖父母或同辈堂 / 表亲时）无法开口。该障碍的标志是存在高度的社交焦虑。有选择性缄默症的儿童经常拒绝在学校发言，造成学业或教育方面受损，教师们通常发现很难评估这些个体的技能情况，如阅读技能。缺乏言语可能妨碍社交交流，虽然有该障碍的儿童有时使用无言的、非语言性的方式（如咕哝、指点、书写）来交流，他们在不需要言语的场合（如学校游戏中不使用语言的部分）可能愿意、渴望进行或参与社交活动。

相关特征

选择性缄默症的相关特征包括过度的害羞、恐惧或社交窘迫、社交隔离和退缩、依赖、强迫性特质、消极主义、发脾气或轻度的对立行为。有该障碍的儿童通常具备正常的语言技能，即使偶尔存在有关的交流障碍，也并非与某种特定的交流障碍有关联。通常，当这些障碍出现时，焦虑也会出现。在临床环境中，有选择性缄默症的儿童几乎总是被给予其他焦虑障碍的额外诊断，最常见的是社交焦虑障碍。

患病率

选择性缄默症是相对罕见的障碍，尚未被包含在儿童障碍患病率的流行病学研究的诊断类别中。根据样本的设置和年龄，在美国、欧洲和以色列使用各种临床或学校样本的时点患病率为 0.03% ～ 1.9%。对社区和寻求治疗样本的研究表明，选择性缄默症的性别分布是均等的，尽管也有证据表明，选择性缄默症在女孩中比男孩中更常见。选择性缄默症的患病率似乎不因种族 / 民族而异，但需要使用非母语交流的个体（如移民家庭的孩子）患该障碍的风险更大。与青少年和成人相比，这种障碍更容易出现在幼儿身上。

发展与病程

选择性缄默症通常起病于 5 岁前，但是该障碍可能到入学后才引起临床关注，因为校园里有更多的社交互动和表现任务，如大声朗读。该障碍持续的时间各不相同，尽管临床报告显示，许多个体随着成长不再患有选择性缄默症，但是该障碍的纵向病程尚不清楚。在大多数案例中，选择性缄默症可能会消失，但社交焦虑障碍的症状经常持续。

风险与预后因素

气质的：选择性缄默症的气质性风险因素尚未被很好地确定。负性情感（神经质）或行为抑制可能有一定的作用，而其父母的害羞、社交隔离和社交焦虑的病史也可能起作用。有选择性缄默症的儿童与其他同伴相比可能有轻微的感受性语言困难，尽管感受性语言能力尚在正常范围内。

环境的：父母的社交抑制可能成为儿童的社交无语和选择性缄默的样板。此外，有选择性缄默症的儿童的父母比起有其他焦虑障碍或没有障碍儿童的父母，往往有过度保护或控制性更强的特点。

遗传与生理的：由于选择性缄默症和社交焦虑障碍显著重叠，在两者中有共同的遗传因素。还有证据表明，选择性缄默症患者在发声过程中听觉传出神经活动异常增加，这可能导致他们对自己的声音产生特殊的感觉，从而导致沉默寡言。

与文化相关的诊断问题

当家庭移民到使用不同语言的国家时，由于当地人讲的语言与自己的语言不同，儿童可能因为缺少这门语言的知识而拒绝使用新语言讲话。此类儿童不符合诊断条件，因为此类案例被明确排除在选择性缄默症的诊断之外。

选择性缄默症的功能性后果

选择性缄默症可能造成社交受损，因为儿童太过焦虑而无法参与和其他儿童的社交互动。随着有选择性缄默症的儿童趋于成熟，他们可能面临越来越多的社交隔离。在学校环境中，这些儿童可能有学业受损，因为他们无法就学业或个人需求与教师进行沟通（如不能理解学校的作业，无法请求使用洗手间）。这些儿童在学业和社交功能方面可能严重受损，包括由于同伴嘲笑导致的受损。在某些情况下，选择性缄默可能被作为在社交互动中降低焦虑的代偿性策略。

鉴别诊断

移民儿童学习第二语言的沉默期：必须将选择性缄默症与幼儿习得新语言的典型“沉默期”区分开来。如果能理解新语言，但在两种语言中，在数个不熟悉的场所中，并在很长一段时间内都拒绝说话，则可能需要诊断为选择性缄默症。

交流障碍：应将选择性缄默症与言语紊乱相鉴别，后者可以用交流障碍［如语言障碍、语音障碍（先前的音韵障碍）、儿童期起病的言语流畅障碍（口吃）或社交（语用）交流障碍］来更好地解释。不像选择性缄默症，这些障碍的言语紊乱不是仅限于一种特定的社交情境。

神经发育障碍、精神分裂症与其他精神病性障碍：有自闭症（孤独症）谱系障碍、精神分裂症或其他精神病性障碍或严重的智力发育障碍（智力障碍）的个体可能有社交交流的问题，他们往往不能在社交场所恰当地讲话。作为对比，只有当儿童有确定的在一些社交场所（如通常在家里）讲话的能力，但又不讲话时，才应被诊断为选择性缄默症。

社交焦虑障碍：在社交焦虑障碍中的社交焦虑和社交回避可能与选择性缄默症有关，在这些案例中，应给予两种诊断。

共病

最常见的与选择性缄默症共病的障碍是其他焦虑障碍，首先是社交焦虑障碍，其次是分离焦虑障碍和特定恐怖症。在临床环境中，选择性缄默症和自闭症（孤独症）谱系障碍也被认为是经常同时发生的障碍。在相当少数患有选择性缄默症的儿童中可以观察到对立行为，尽管这种对立行为可能仅限于需要说话的情境。交流发育延迟或障碍可能也会出现在某些有选择性缄默症的儿童身上。

特定恐怖症

诊断标准

A. 对于特定的物体或情境（如飞行、高处、动物、接受注射、看见血液）产生显著的恐惧或焦虑。

   注：儿童的恐惧或焦虑也可能表现为哭闹、发脾气、僵住或依恋他人。

B. 恐怖的事物或情境几乎总是能够立即促发个体的恐惧或焦虑。

C. 个体会主动地回避恐怖的事物或情境，或是忍受强烈的恐惧或焦虑。

D. 这种恐惧或焦虑与特定事物或情境所引起的实际危险以及所处的社会文化环境不相称。

E. 这种恐惧、焦虑或回避通常持续至少 6 个月。

F. 这种恐惧、焦虑或回避引起有临床意义的痛苦，或导致社交、职业或其他重要功能方面的损害。

G. 这种障碍不能用其他精神障碍的症状（如在场所恐怖症中对与惊恐样症状或其他失能症状有关的情境的恐惧、焦虑或回避，在强迫症中对与强迫思维有关的事物或情境的恐惧、焦虑或回避，在创伤后应激障碍中对创伤性事件提示物的恐惧、焦虑或回避，在分离焦虑障碍中对离开家或依恋对象的恐惧、焦虑或回避，在社交焦虑障碍中对社交场所的恐惧、焦虑或回避）来更好地解释。

标注如果是：

根据恐惧刺激源编码：

F40.218 动物型（如蜘蛛、昆虫、狗）。

F40.228 自然环境型（如高处、暴风雨、水）。

F40.23x 血液-注射-损伤型（如针头、侵入性医疗操作）。

编码备注：选择特别的 ICD-10-CM 编码如下。F40.230 恐惧血液；F40.231 恐惧注射和输液；F40.232 恐惧其他医疗服务；F40.233 恐惧受伤。

F40.248 情境型（如飞机、电梯、其他封闭空间）。

F40.298 其他（如可能导致哽噎或呕吐的情况，儿童则可能表现为对巨响或化妆人物的恐惧）。

编码备注：当存在一种以上的恐惧刺激源时，需要列出所有适合的 ICD-10-CM 编码（如恐惧蛇和飞行，其编码分别为 F40.218 特定恐怖症，动物型和 F40.248 特定恐怖症，情境型）。

标注

对于个体来说，有多个特定恐怖症是常见的。有特定恐怖症的个体平均恐惧三种物体或情境，约 75% 有特定恐怖症的个体恐惧超过一种情境或物体。在这样的案例中，需要给予多个特定恐怖症的诊断，每一个诊断都需要单独的诊断编码以反应特定的恐怖症刺激源。例如，如果一个个体恐惧雷阵雨和飞行，则需要给予这两个诊断：特定恐怖症，自然环境型；特定恐怖症，情境型。

诊断特征

该障碍的关键特征是当存在特定的被命名为恐怖症刺激源的情境或物体时，个体会感到恐惧或焦虑（诊断标准 A）。恐惧的物体或情境的类别用标注来表示。许多个体恐惧的物体或情境超过一种类别或一种恐怖症刺激源。诊断特定的恐怖症时，个体的反应不能等同于那些常常出现在人群中的正常的、一过性的恐惧。如需符合诊断标准，这种恐惧或焦虑必须是强烈的或严重的（即“显著的”）（诊断标准 A）。个体体验到的恐惧的程度随着与所恐惧的物体或情境的距离的变化有所变化，并且可能在预期或实际存在所恐惧物体或情境的情况下产生。此外，恐惧或焦虑也可能表现为完全的或部分的惊恐发作症状（如预期的惊恐发作）。特定恐怖症的另一个特征是，个体几乎每次只要与恐怖症刺激源产生联系，就会产生恐惧或焦虑（诊断标准 B）。因此，如果个体遭遇相应物体或情境时只是偶尔变得焦虑（如在 5 次飞机飞行中，只有 1 次变得焦虑），则不能被诊断为特定恐怖症。然而，根据遭遇恐怖性物体或情境的不同情况，个体所表达的恐惧或焦虑的程度可能有所变化（从预期的焦虑到完全的惊恐发作），这是因为背景因素（如其他人的在场、接触的时长，以及其他威胁性因素）不同，如在飞行中遭遇湍流会对恐惧飞行的个体产生影响。通常，儿童与成人表达恐惧和焦虑的方式不同。此外，恐惧或焦虑都发生在刚一遇到恐怖性物体或情境时（即是立即的而不是延迟的）。

在特定恐怖症中，个体积极地回避某些物体或情境，如果他不能回避或决定不回避，则该物体或情境会诱发强烈的恐惧或焦虑（诊断标准 C）。积极回避意味着个体有目的地避免或减少与恐怖性物体、情境接触（如由于恐高，平时会选择走隧道而不是过桥；由于恐惧蜘蛛，就避免进入黑暗的房间；避免在那些恐怖性刺激经常出现的地方工作）。回避行为通常很明显（如恐惧血的个体拒绝看医生），但有时也不那么明显。许多有特定恐怖症的个体受该障碍影响很多年，曾为了尽可能回避恐怖性物体或情境而改变生活环境（如被诊断为“特定恐怖症，动物型”的个体搬到一个能避开所恐惧的动物的区域），因此他们在日常生活中不再经历恐惧或焦虑。在这样的案例中，当个体缺乏明显的焦虑或惊恐时，其回避行为或持续拒绝参与那些可能导致个体暴露于恐怖性物体或情境的活动的行为（如由于恐惧飞行而反复拒绝与工作相关的旅行邀请），有助于临床确认和诊断。

在特定恐怖症中，恐惧或焦虑与物体、情境所带来的实际危险不成比例，或比应该出现的情绪更为强烈（诊断标准 D）。虽然有特定恐怖症的个体通常意识到自己的反应过于不成比例，但仍倾向于高估他们所恐惧的物体或情境带来的危险，因此是否“不成比例”应由临床工作者予以判断。个体的社会文化背景也应该被考虑在内。如恐惧黑暗在存在持续暴力的背景中是合理的，在有食用昆虫的饮食习惯的背景下，过于恐惧昆虫则显得不成比例。恐惧、焦虑或回避通常持续 6 个月或以上（诊断标准 E），这一点可帮助临床工作将该障碍与人群中尤其是儿童中常见的一过性恐惧区分开。必须导致临床显著的痛苦，或社交、职业或其他重要领域功能的受损，才能给予特定恐怖症的诊断（诊断标准 F）。

相关特征

当有特定恐怖症的个体在预期或正在暴露于一种恐怖性物体或情境时，通常会体验生理觉醒的增强。然而，不同个体对所恐惧的物体或情境的生理反应各不相同。有情境型、自然环境型、动物型特定恐怖症的个体可能会表现出交感神经系统的觉醒；有血液-注射-损伤型特定恐怖症的个体经常表现出血管迷走神经性晕厥或近似晕厥的反应，其标志是开始时心跳短时加速、血压上升，随后心跳减慢、血压下降。此外，特定恐怖症最常与杏仁核、前扣带回、丘脑和脑岛的异常活动相关。

患病率

在美国，特定恐怖症在 12 个月内社区患病率约为 8% ～ 12%。欧洲国家的患病率与美国相差不大（如约为 6%），但亚洲、非洲和拉丁美洲国家的患病率普遍较低（2% ～ 4%）。不同国家儿童的患病率平均约为 5%，范围为 3% ～ 9%，美国 13 ～ 17 岁青少年的患病率约为 16%。老年人的患病率估计值较低（约为 3% ～ 5%），这可能反映了严重程度降低到了亚临床水平。在不同亚型中，女性比男性更容易受到影响，比例约为 2:1。

发展与病程

特定恐怖症有时发生于创伤性事件（如被动物攻击或受困于电梯间）之后，观察到他人经历创伤性事件（如看到某人溺毙）之后，在令人恐惧的情况下不可预期的惊恐发作（如坐地铁时不可预期的惊恐发作）或受到信息传播影响（如一次飞机失事的广泛的媒体报道）之后。然而，许多有特定恐怖症的个体无法回忆起他们恐怖症起病的特定原因，特定恐怖症通常在儿童早期就发展起来，绝大部分个体在 10 岁以前开始。该障碍起病的中位年龄为 7 ～ 11 岁，平均年龄约为 10 岁。情境型特定恐怖症通常比自然环境型、动物型或血液–注射–损伤型特定恐怖症起病年龄更晚。儿童和青少年期的特定恐怖症可能在同期加重或减轻，然而那些持续到成人期的特定恐怖症绝大多数都不会缓解。

当儿童被诊断为特定恐怖症时，应考虑到两个问题：第一，儿童通过哭泣、发怒、惊呆或依赖来表达他们的恐惧和焦虑。第二，儿童通常不能理解回避的概念。因此，临床工作者应从父母、教师或较了解儿童的其他人那里获取额外的信息。在儿童身上常能见到过度的恐惧，但往往是一过性的，而且只会导致轻微受损，因而被认为是与发育阶段相适应的，在这样的情况下不能诊断为特定恐怖症。当在儿童中考虑特定恐怖症的诊断时，重要的是评估受损程度和恐惧、焦虑或回避的病程，以及相对于儿童的特定发育阶段是否具有典型性。

虽然特定恐怖症的患病率在老年人中较低，但它仍然是人们晚年较为普遍经历的障碍之一。当诊断老年人是否患有特定恐怖症时，应考虑到以下几个问题：第一，老年人更可能罹患自然环境型特定恐怖症以及跌倒恐怖症；第二，特定恐怖症（像所有焦虑障碍一样）在老年人身上倾向于与躯体疾病同时发生，包括冠心病、慢性阻塞性肺疾病和帕金森病；第三，老年人更可能将其焦虑症状归因于躯体疾病；第四，老年人更可能以非典型的方式表达焦虑（如同时包含焦虑和抑郁的症状），因而更可能被诊断为未特定的焦虑障碍。此外，老年人的特定恐怖症与生活质量的降低有关，也可能是重度神经认知障碍的风险因素。

尽管大多数特定恐怖症始发于儿童期和青少年期，但特定恐怖症可能发生在任何年龄，通常作为一个创伤性经历的后果出现。如不管在任何年龄，对窒息的恐怖几乎总是发生在经历过窒息事件之后。

风险与预后因素

气质的：特定恐怖症的气质风险因素，如负性情感（神经质）或行为抑制，也是其他焦虑障碍的风险因素。

环境的：特定恐怖症的环境风险因素，如父母养育中的过度保护、失去父母和亲子分离，以及躯体的和性的虐待，往往也预示着其他焦虑障碍。如前所述，在特定恐怖症发生之前，有时（但并非总是）存在与所恐惧的物体或情境遭遇的负性或创伤性经历。

遗传与生理的：可能存在对一定类别的特定恐怖症的遗传易感性（如某个体的一级亲属患有动物型特定恐怖症，则相比其他类型的特定恐怖症，该个体显然更可能罹患相同类型的特定恐怖症）。双生子研究检查了个体恐惧和恐怖症亚型的遗传度，表明动物型恐怖症的遗传度约为32%，血液–注射–损伤型恐怖症的遗传度约为33%，情境型恐怖症的遗传度约为25%。

与文化相关的诊断问题

在美国，与非拉丁裔白人和非裔美国人相比，亚裔和拉丁裔后代的特定恐怖症患病率较低。特定恐怖症亚型的患病率因国家而异。

与性和性别相关的诊断问题

动物型、自然环境型和情境型恐怖症主要发生在女性中，而血液–注射–损伤型恐怖症在女性和男性中的发生率几乎相同。儿童期特定恐怖症的起病平均年龄在男女之间没有差异。

与自杀想法或行为的相关性

美国全国调查数据显示，特定恐怖症与自杀想法和自杀企图有关。特定恐怖症也与从自杀意念到自杀企图的转变有关。德国一项为期10年的大型前瞻性研究发现，对于社区中14～24岁的个体，30%的首次自杀企图可归因于特定恐怖症。

特定恐怖症的功能性后果

在心理社交功能受损和生活质量下降方面，有特定恐怖症的个体表现出与有其他焦虑障碍的个体和有酒精及物质使用障碍的个体相似的模式，这同时也表现在职业和人际关系功能受损方面。在老年人中，受损可能在履行照料他人的责任和参加志愿活动中被观察到。在老年人中，恐惧跌倒也可能导致行动的减缓和躯体及社交功能的减弱，并且可能令其获得正式或非正式的家庭支持。特定恐怖症导致的痛苦或损害往往随着所恐惧的物体或情境的数量增加而加重。因此，比起只恐惧一种物体或情境的个体，恐惧四种物体或情境的个体可能在职业和社会角色中会有更多的受损和更低的生活质量。即使存在躯体疾病，有血液–注射–损伤型特定恐怖症的个体也经常拒绝获得医疗服务。此外，恐惧呕吐和窒息可能导致食物摄入量的显著减少。

鉴别诊断

场所恐怖症：情境型特定恐怖症在临床表现上可能与场所恐怖症相似，两者在所恐惧的情境方面有重叠的部分（如飞行、密闭空间、电梯）。如果个体恐惧的只是场所恐怖情境中的一种，那么可给予情境型特定恐怖症的诊断。如果恐惧两种或更多的场所恐怖情境，则更适合诊断为场所恐怖症。例如，若个体恐惧飞机和电梯（与“公共交通工具”场所恐怖的情境相重叠），但并不恐惧其他场所恐怖情境，可诊断为情境型特定恐怖症；反之，恐惧飞机、电梯和人群的个体（与两种场所恐怖情境相重叠，“使用公共交通工具”及“排队和处于人群中”）将被诊断为场所恐怖症。场所恐怖症的诊断标准B（个体恐惧或回避情境，是因为认为当发生惊恐样症状或其他失能、局促不安的症状时难以逃离或无法获得帮助），可以帮助鉴别场所恐怖症与特定恐怖症。如果恐惧这些情境是由于其他原因，如恐惧被物体或情境直接伤害（如恐惧飞机失事、害怕动物咬人），可能更适合诊断为某种特定恐怖症。

社交焦虑障碍：如果恐惧某些情境是因为担心被负性评价，则应诊断为社交焦虑障碍而不是特定恐怖症。

分离焦虑障碍：如果恐惧某种情境是因为害怕与主要照料者或依恋对象分离，则应诊断为分离焦虑障碍而不是特定恐怖症。

惊恐障碍：有特定恐怖症的个体可能在面对所恐惧的情境或物体时经历惊恐发作。如果惊恐发作仅仅作为对特定物体或情境的反应出现，则应诊断为特定恐怖症；反之，如果个体也会经历不可预期的惊恐发作（即不是对特定恐怖的物体或情境的反应），则应诊断为惊恐障碍。

强迫症：如果个体主要的对某种物体或情境的恐惧是强迫思维的后果[由于对被血液病原体（即 HIV）感染的强迫思维而害怕血液，由于存在伤害到他人的强迫性影像而恐惧驾驶]，并且如果符合强迫症的其他诊断标准，则应诊断为强迫症。

与创伤和应激源相关的障碍：如果恐怖症出现于一次创伤性事件之后，则应诊断为创伤后应激障碍。然而，创伤性事件可能发生在创伤后应激障碍和特定恐怖症之前，在这种情况下，只有当症状不符合创伤后应激障碍的所有诊断标准时，才考虑诊断为特定恐怖症。

进食障碍：如果回避行为仅局限于对食物和与食物相关的线索的回避，则不给予特定恐怖症的诊断，对这种案例，应考虑诊断为神经性厌食或神经性贪食。

精神分裂症谱系与其他精神病性障碍：当恐惧和回避是由妄想所致时（像在精神分裂症或其他精神分裂症谱系和其他精神病性障碍中那样），则不能诊断为特定恐怖症。

共病

在缺少其他精神病理学的情况下，特定恐怖症在医疗临床场所中是罕见的，而常见于非医疗的精神卫生场所。特定恐怖症通常与一系列其他障碍有关。由于起病较早，特定恐怖症在时间上通常是原发性障碍。有特定恐怖症的个体存在发生其他障碍的风险，包括其他焦虑障碍、抑郁障碍、双相障碍、物质相关障碍、躯体症状及相关障碍以及人格障碍（特别是依赖型人格障碍）。

社交焦虑障碍

诊断标准 F40.10

A. 个体由于面对可能被他人审视的一种或多种社交情境而产生显著的恐惧或焦虑，如社交互动（对话、会见陌生人）、被观看（吃、喝的时候），以及在他人面前表演（演讲时）。

注：在儿童中，这种焦虑必须出现在有同伴的场所，而不仅仅是与成人互动时。

B. 个体恐惧自己的言行或呈现的焦虑症状会导致负性的评价（即被羞辱或尴尬，导致被拒绝或冒犯他人）。

C. 社交情境几乎总是能够促发恐惧或焦虑。

注：在儿童中，恐惧或焦虑也可能表现为哭闹、发脾气、僵住、依恋他人、畏缩或不敢在社交情境中讲话。

D. 个体会回避社交情境，或忍受强烈的恐惧或焦虑。

E. 这种恐惧或焦虑与社交情境和社会文化环境所造成的实际威胁不相称。

F. 这种恐惧、焦虑或回避通常持续至少6个月。

G. 这种恐惧、焦虑或回避引起有临床意义的痛苦，或导致社交、职业或其他重要功能方面的损害。

H. 这种恐惧、焦虑或回避不能归因于某种物质（如滥用的毒品、药物）的生理效应或其他躯体疾病。

I. 这种恐惧、焦虑或回避不能用其他精神障碍［如惊恐障碍、躯体变形障碍或自闭症（孤独症）谱系障碍］的症状来更好地解释。

J. 如果存在其他躯体疾病（如帕金森病、肥胖症、烧伤或外伤造成的畸形），则这种恐惧、焦虑或回避明显是与其不相关的或过度的。

标注如果是：

仅限于表演状态：如果这种恐惧仅仅出现于在公共场所演讲或表演时。

标注

只具有表演型社交焦虑障碍的个体恐惧表演，通常对其职业生涯（如音乐家、舞蹈家、表演家、运动员），或是经常需要公共演讲的角色功能构成严重的损害。表演恐惧也表现在那些需要经常进行公共演示的工作、学习或学术场所。只具有表演型社交焦虑障碍的个体不恐惧或不回避非表演型的社交情境。

诊断特征

社交焦虑障碍的核心特征是对个体可能会受到他人审视的社交情境产生明显或强烈的恐惧或焦虑。在儿童中，这种恐惧或焦虑必须发生在同伴环境中或不仅在与成人互动时（诊断标准A）。当接触此类社交情境时，个体恐惧自己将被给予负性评价。个体担心自己会被评价为焦虑、脆弱、疯狂、愚蠢、乏味、令人生畏、肮脏或不讨人喜欢。个体恐惧自己会以某种方式行动或表现出焦虑症状，如脸红、发抖、流汗、结巴或呆滞，这些将被他人给予负性评价（诊断标准B）。一些个体担心冒犯他人或因此导致被他人拒绝。恐惧冒犯他人——如注视他人或表现出焦虑症状——可能是来自以集体主义为导向的文化的个体的主要恐惧。恐惧手抖的个体可能会避免在公共场所喝酒、吃东西、书写或伸手指物；恐惧流汗的个体可能会避免握手或吃辛辣的食物；恐惧脸红的个体可能会避免当众表演、处在强烈的灯光下或讨论亲密的话题。一些个体恐惧和避免当他人在场时在公共卫生间小便（即膀胱害羞症或害羞膀胱综合征）。

在社交焦虑障碍中，社交情境几乎总能激起恐惧或焦虑（诊断标准 C）。因此，若个体只是偶尔在社交场合变得焦虑，不能诊断为社交焦虑障碍。然而，恐惧、焦虑的程度和类型可能随着情境的不同而变化（如预期焦虑、惊恐发作）。预期焦虑有时可能出现在某些情境到来之前（如在参与一个社交事件数周之前的每一天都焦虑，提前数天来反复练习一份演讲稿）。在儿童中，恐惧或焦虑可能通过在社交场所的哭喊、发怒、惊吓、依赖或退缩来表达。个体通常会回避令自己恐惧的社交情境，或是带着强烈的恐惧或焦虑去忍受这些情境（诊断标准 D）。回避行为可能很严重（如不参加聚会、拒绝上学），也可能很轻微（如过度准备演讲内容、转移注意力到他人身上、减少目光接触）。

在社交焦虑障碍中，恐惧或焦虑被认为与负性评价的实际风险或负性评估的后果不成比例（诊断标准 E）。有时焦虑可能未被判断为过度，因为它与实际风险有关（如被他人霸凌或折磨）。然而，有社交焦虑障碍的个体经常高估社交情境的消极后果，因此须由临床工作者来判断个体的反应是否不成比例。临床工作者在作出判断时还应考虑个体的社会文化背景。例如，在特定的文化中，在社交情境下那些看似是社交焦虑的行为可能被认为是恰当的（如可能被视作尊重他人的标志）。

该障碍的病程通常为至少 6 个月（诊断标准 F）。这一病程的阈值可以帮助区分该障碍与那些常见的短暂的社交恐惧，特别是在儿童中和社区中。恐惧、焦虑和回避应显著干扰个体正常的日常活动、职业或学业功能、社会活动或关系，或必须导致临床显著的痛苦（诊断标准 G）。如果在常规工作或学习中并不经常需要当众讲话，而且个体对此也未产生显著的痛苦，那么，恐惧当众讲话的个体就不应被诊断为社交焦虑障碍。然而，如果个体由于社交焦虑症状而回避或放弃他真正想要的工作或想接受的教育，则符合诊断标准 G。

相关特征

有社交焦虑障碍的个体可能不够坚定、自信或过于顺从，也可能对谈话的控制力很强，后者较少见。他们可能显示出过分僵硬的身体动作或目光接触不够，声音也过分微弱。这些个体可能害羞或退缩，而且在会谈中不那么开放，对自己谈论得很少。他们可能倾向于寻找不需要社交接触的工作，而有表演型社交焦虑障碍的个体则并非这种情况。他们可能在家里待更长的时间。有社交焦虑障碍的男性或许会延迟结婚和制订拥有家庭的计划，内心想要外出工作的女性可能会过着正好相反的生活，即一辈子都不工作。在社交焦虑障碍中，使用物质自行治疗的情况（如参加聚会前饮酒）很普遍。老年人的社交焦虑障碍表现可能还包括躯体疾病症状的加重，如颤抖加剧或心动过速。脸红是社交焦虑障碍标志性的躯体反应。

患病率

美国的社交焦虑障碍在 12 个月内的患病率估计约为 7%。世界上许多使用相同诊断体系的国家在 12 个月内的患病率估计较低，集中在 0.5% ～ 2.0%；欧洲的中位患病率为 2.3%。美国和东亚国家的患病率似乎正在增加。青少年（13 ～ 17 岁）的 12 个月患病率约是成人的一半。65 岁后 12 个月的患病率下降。北美、欧洲和澳大利亚老年人 12 个月的患病率为 2% ～ 5%。通常在普通人群中，有社交焦虑障碍的女性比男性更多（优势比范围为 1.5 ～ 2.2），而且在青少年和成人早期，该障碍患病率的性别差异更为明显。在临床样本中，不同性别的患病率相等或男性略高，而且据推测，在解释男性患者有更多的求助行为时，性别角色和社会期待发挥了显著作用。与非西班牙裔白人相比，亚裔、拉丁裔、非裔美国人和加勒比黑人后代的患病率较低。

发展与病程

在美国，社交焦虑障碍的中位起病年龄为 13 岁，且 75% 的个体起病于 8 ～ 15 岁。在美国和欧洲的研究中，有时这一障碍起于儿童期的社交抑制或害羞。起病也可能出现在儿童早期。社交焦虑障碍的起病可能在经历应激性或羞辱性的事件（如被霸凌、当众演讲时呕吐）后出现，或者也可能隐袭地缓慢地发生。该障碍成人期首次起病相对罕见，更可能发生在一次应激性或羞辱性事件后，或在生活改变，需要个体担当新的社会角色（如与来自不同社会阶层的人结婚，得到一次工作晋升机会）之后。社交焦虑障碍可能在恐惧约会的个体结婚后减轻，在离婚后重新出现。在就诊的个体中，该障碍似乎特别持久。

与幼儿相比，青少年的恐惧和回避模式更为宽泛，包括约会。老年人表达低水平的社交焦虑但包括广泛的情境，而年轻人表达高水平的社交焦虑且针对特定的情境。在老年人中，社交焦虑可能要考虑由于感觉功能（听力、视觉）降低所致的失能，或因自己的表现（如帕金森病的颤抖症状）而尴尬，或由躯体疾病所致的功能障碍、失禁或认知损害（如忘记别人的名字）。由于以下数个因素，在老年人中发现社交焦虑障碍是困难的，包括聚焦于躯体症状、共病的躯体疾病、有限的自知力、社会环境或角色的改变，这些可能掩盖社交功能的损害，或是让老年人在描述心理痛苦时沉默寡言。社交焦虑障碍的缓解率在不同个体中有很大的差异，代表不同的发展轨迹（短的、波动的和慢性的）。

风险与预后因素

气质的：使个体易患社交焦虑障碍的基础特质包括行为抑制和对负性评价的恐惧，以及回避伤害。与社交焦虑障碍持续有关的人格特质是高负性情感（神经质）和低外向性。

环境的：有证据表明，负性的社会经历，尤其是同伴受害，与社交焦虑障碍的发展有关，尽管其因果关系尚不清楚。儿童期受虐待和逆境是社交焦虑障碍的风险因素。在美国的非裔美国人和加勒比黑人中，日常形式的种族歧视和种族主义与社交焦虑障碍有关。

遗传与生理的：像行为抑制等容易导致个体罹患社交焦虑障碍的特质受到强烈

的遗传影响。遗传影响取决于基因-环境的互动，即高行为抑制的儿童更易受环境的影响，如受有社交焦虑障碍父母的影响。社交焦虑障碍是可遗传的。一级亲属罹患社交焦虑障碍和那些涉及特定障碍(如恐惧负性评价)和非特定的遗传因素［如负性情感（神经质）］交互影响的其他障碍的概率是普通人的 2 ～ 6 倍。研究发现，儿童社交焦虑障碍的遗传因素比成人社交焦虑障碍的遗传因素更高，社交焦虑症状比社交焦虑障碍的临床诊断率更高。

与文化相关的诊断问题

在美国各民族和种族人群中，引发社交焦虑障碍症状的社交情境的性质和类型相似，包括对表演 / 公开演讲、社交互动和被观察的恐惧。美国非拉丁裔白人报告社交焦虑障碍的起病年龄比拉丁裔更早，但后者描述了与该障碍相关的更大的家庭、工作和人际关系领域的损害。在拉丁裔和非拉丁裔白人群体中，移民的身份、状态与较低的社交焦虑障碍患病率有关。对人恐怖症（Taijin Kyofusho）（如在日本和韩国）以经常担心自己的社交评价为特征，达到了社交焦虑障碍的诊断标准，与个体恐惧“可能令其他人不舒服”有关（如我的目光使别人烦恼，因而他们看别处或回避我），有时这种恐惧会达到妄想的程度。对人恐怖症的其他表现也可能符合躯体变形障碍或妄想障碍的诊断标准。

与性和性别相关的诊断问题

社交焦虑障碍在起病的年龄方面没有性别差异。有社交焦虑障碍的女性会报告更多的社交恐惧和共病的抑郁障碍及其他焦虑障碍；而男性可能更恐惧约会，同时有对立违抗障碍、品行障碍或反社会型人格障碍，以及使用酒精和毒品以缓解该障碍的症状。膀胱害羞症更常见于男性。

与自杀想法或行为的相关性

据报道，在美国的青少年中，社交焦虑障碍会增加拉丁裔白人但不会增加非拉丁裔白人主动自杀想法和自杀企图的风险，且不受重性抑郁障碍和家庭收入的影响。

社交焦虑障碍的功能性后果

社交焦虑障碍与较高的辍学率和健康水平、雇佣率、工作绩效、社会经济地位和生活质量的下降有关。社交焦虑障碍也与独身、不婚或离异、无子女有关，特别是在男性中；而女性更有可能失业。社交焦虑障碍也与友谊质量呈负相关，因此有社交焦虑障碍的个体报告的友谊比没有社交焦虑障碍的个体更不亲密，支持性也更少。在老年人中，可能在履行照料他人的责任和参与志愿活动方面存在损害。社交焦虑障碍也会妨碍休闲活动。尽管与社交焦虑障碍有关的痛苦和社交损害较为广泛，但在高收入群体中，有此障碍的个体只有半数曾经寻求治疗，而且他们通常在经历这些症状 15 ～ 20 年后才寻求治疗。无法就业是持续存在社交焦虑障碍的显著的预测因素。

鉴别诊断

正常的害羞：害羞（即社交沉默）是常见的人格特质，本身并不是病理性的。在某些社会，害羞甚至被给予积极的评价。然而，当社交、职业和其他重要功能领域受到显著的负性影响时，就应考虑为社交焦虑障碍，而当症状符合社交焦虑障碍的全部诊断标准时，就应给予此诊断。美国只有很少一部分（12%）自认为害羞的个体的症状符合社交焦虑障碍的诊断标准。

场所恐怖症：有场所恐怖症的个体恐惧和回避社交情境（如看电影），因为他们担心一旦发生失能或惊恐样症状，可能难以逃离或无法及时获得救助。而有社交焦虑障碍的个体更恐惧被他人评价。而且，当有社交焦虑障碍的个体被单独留下时，可能会感到平静，而在场所恐怖症中，情况通常不是这样的。

惊恐障碍：有社交焦虑障碍的个体可能会出现惊恐障碍，但这里的惊恐障碍总是由社交情境诱发，不会“突如其来”地出现。与惊恐发作本身相比，社交焦虑障碍患者更可能因恐惧惊恐发作引起的负性评价而感到痛苦。

广泛性焦虑障碍：在广泛性焦虑障碍中，社交担心很普遍，但担心更多地聚焦于持续的关系的本质，而不是恐惧负性评价。有广泛性焦虑障碍的个体，特别是儿童，可能极端地担心他们社交表现的质量，但这些担心在非社交表现中也存在，而且当个体没有被他人负性评价时仍然持续存在。在有社交焦虑障碍的个体中，担心则聚焦于社交表现和他人评价。

分离焦虑障碍：有分离焦虑障碍的个体可能回避社交环境（包括拒绝上学），由于担心与依恋对象分离，儿童需要父母中的一位在场，且这种情况与其发育阶段并不匹配。有分离焦虑障碍的个体在依恋对象在场的社交环境中或在家里通常感觉舒服，而有社交焦虑障碍的个体，当社交情境发生在家里或依恋对象在场时，可能也会感觉不舒服。

特定恐怖症：有特定恐怖症的个体可能恐惧尴尬或被羞辱（如抽血时因晕倒而尴尬），但他们一般不会恐惧其他社交情境下的负性评价。

选择性缄默症：有选择性缄默症的个体可能由于恐惧负性评价而无法说话，但他们在不需要发言的社交情境下（如非言语性游戏中）并不恐惧负性评价。

重性抑郁障碍：有重性抑郁障碍的个体可能担心被他人负性评价，因为他们感到自己很糟糕或不值得被喜欢。相比之下，有社交焦虑障碍的个体担心的是他们特定的社交行为或躯体症状被他人负性评价。

躯体变形障碍：有躯体变形障碍的个体存在一个或多个感受到的缺点或缺陷的先占观念，是不会被他人观察到的或微不足道的躯体外表方面的缺点或缺陷，这种先占观念通常会导致个体产生社交焦虑和回避。如果个体的社交恐惧和回避仅仅是由关于外表的信念所致的，就不能给予额外的社交焦虑障碍的诊断。

妄想障碍：有妄想障碍的个体可能发生非古怪的妄想和/或与妄想主题相关的幻觉，聚焦于被他人拒绝或冒犯他人。虽然关于社交情境的信念的自知力不同，但许多有社交焦虑障碍的个体拥有良好的自知力，他们知道实际社交情境可能导致的威胁与自己感受到的威胁不成比例。

自闭症（孤独症）谱系障碍： 社交焦虑和社交交流缺陷是自闭症（孤独症）谱系障碍的标志。有社交焦虑障碍的个体通常有与年龄相匹配的足够的社交关系和社交交流能力，尽管首次与不熟悉的同伴或成人互动时，他们可能显示出这些领域的功能受损。

人格障碍： 考虑到通常于儿童期起病，持续并贯穿成人期，社交焦虑障碍可能类似人格障碍。最明显的是与回避型人格障碍重叠。有回避型人格障碍的个体比有社交焦虑障碍的个体有更广泛的回避模式和更高的损害率。此外，有回避型人格障碍的个体具有强烈而普遍的负性自我概念，一种拒绝的观点等同于对自我无价值的整体评价，并且从童年早期就开始感觉不适合社交。与其他人格障碍相比，社交焦虑障碍通常更多地与回避型人格障碍共病；与其他焦虑障碍相比，回避型人格障碍更多地与社交焦虑障碍共病。

其他精神障碍： 社交恐惧和不适可能作为精神分裂症的一部分症状而发生，但往往也存在精神病性症状的其他证据。针对有进食障碍的个体，在诊断为社交焦虑障碍之前，确定对关于进食障碍症状或行为（如清除和呕吐）的负性评价是否是社交焦虑障碍的唯一诱因很重要。同样，强迫症也可能与社交焦虑有关，但只有当社交恐惧和回避独立于强迫思维和行为而存在时，才能额外诊断为社交焦虑障碍。

其他躯体疾病： 躯体疾病可能导致令人尴尬的症状（如帕金森病的颤抖）。当对由其他躯体疾病所致的负性评价的恐惧显得过度时，则应考虑诊断为社交焦虑障碍。

对立违抗障碍： 应将由于对抗权威人物而拒绝说话与由于恐惧负性评价所致的无法言谈相区别。

共病

社交焦虑障碍通常与其他焦虑障碍、重性抑郁障碍、物质使用障碍共病，而且，社交焦虑障碍的起病一般先于其他障碍，特定恐怖症和分离焦虑障碍除外。社交焦虑障碍病程中的慢性社交隔离可能导致重性抑郁障碍。在老年人中，社交焦虑障碍与抑郁共病的概率较高。物质可能被用于社交恐惧的自我药物治疗，但物质中毒或戒断的症状，如颤抖，也可能成为（进一步的）社交恐惧的来源。社交焦虑障碍经常与躯体变形障碍共病，而更广泛形式的社交焦虑障碍通常与回避型人格障碍共病。在儿童中，社交焦虑障碍与高功能自闭症（孤独症）谱系障碍和选择性缄默症共病是常见的。

惊恐障碍

诊断标准 F41.0

A. 反复出现不可预期的惊恐发作。一次惊恐发作是突然发生的强烈的恐惧或不适感，并在数分钟内达到高峰，发作期间出现下列四项或以上症状：

注：这种突然发生的惊恐可以出现在平静状态或焦虑状态中。

1. 心悸、心慌或心率加速。
2. 出汗。
3. 震颤或发抖。
4. 气短或窒息感。
5. 哽噎感。
6. 胸痛或胸部不适。
7. 恶心或腹部不适。
8. 感到头昏、脚步不稳、头重脚轻或昏厥。
9. 发冷或发热感。
10. 感觉异常（麻木或针刺感）。
11. 现实解体（感觉不真实）或人格解体（感觉脱离了自己）。
12. 恐惧失去控制或“发疯”。
13. 濒死感。

注：可能观察到与特定文化有关的症状（如耳鸣、颈部酸痛、头疼、无法控制的尖叫或哭喊），此类症状不可作为诊断所需的四种症状之一。

B. 至少在 1 次发作之后，出现下列症状中的一项或两项，且持续 1 个月（或更长）时间：
   1. 持续地担忧或担心再次的惊恐发作或其后果（如失去控制、心脏病发作、“发疯”）。
   2. 在与惊恐发作相关的行为方面出现显著的不良改变 [如设计某些行为以回避惊恐发作，（如回避锻炼或不熟悉的情境）]。

C. 这种障碍不能归因于某种物质（如滥用的毒品、药物）的生理效应或其他躯体疾病（如甲状腺功能亢进、心肺疾病）。

D. 这种障碍不能用其他精神障碍的症状 [如对恐惧的社交情境的反应（如在社交焦虑障碍中），对具体的恐怖的事物或情境的反应（如在特定恐怖症中），对强迫思维的反应（如在强迫症中），对创伤性事件提示物的反应（如在创伤后应激障碍中），对与依恋对象分离的反应（如在分离焦虑障碍中）] 来更好地解释。

诊断特征

惊恐障碍是指复发性的不可预期的惊恐发作（诊断标准 A）。（有关惊恐发作的症状和病程的详细说明参见“惊恐发作的标注”中的“特征”部分）。惊恐发作是突然汹涌而来的强烈的恐惧或不适，在数分钟内达到顶峰，而且在此期间，十三项躯体和认知症状列表中有四项或更多症状出现。术语复发性实际上意味着超过 1 次不可预期的惊恐发作。术语不可预期的是指惊恐发作时并无明显的线索或激发事件，即发作得令人意想不到，如当个体非常放松时或刚睡醒时（夜间惊恐发作）。作为对比，预期的惊恐发作是指发作时有明显的线索或激发点，如出现通常导致惊恐发作的情境。惊恐发作是不可预期的还是可预期的，需要由临床工作者来判断，要仔细询问惊恐发作之前或导致惊恐发作的系列事件，以及个体对惊恐发作是否有明显原因的自我判断。判断惊恐发作是预期的还是不可预期的会受到文化解释的影响（参见该障碍的“与文化相关的诊断问题”部分）。在美国和欧洲，约半数有惊恐障碍的个体既有预期的惊恐发作，又有不可预期的惊恐发作。因此，预期的惊恐发作的存在不能排除惊恐障碍的诊断。

不同个体惊恐发作的频率和严重程度各有不同。关于频率，存在中度频率的发作（如每周 1 次），持续数月；或是更频繁的短暂发作（如每天），但间隔数周或数月无任何发作；或低频率的发作（如每月 2 次），持续数年。在惊恐发作的症状、人口统计特征、与其他障碍共病的情况、家族史和生物学数据方面，惊恐发作频率低的人群与发作频率高的人群并无差别。关于严重程度，有惊恐障碍的个体可能既有完全症状（症状不少于四种）发作，也有有限症状（症状少于四种）发作，一次惊恐发作的症状数量和类型通常不同于下一次惊恐发作。然而，当存在超过一次的不可预期的完全症状的惊恐发作时，才能诊断为惊恐障碍。

夜间惊恐发作（即在惊恐发作状态下从睡眠中醒来）不同于完全从睡眠中醒来后的惊恐发作。在美国，据估计，约四分之一到三分之一的惊恐障碍患者至少会发生 1 次夜间惊恐发作，其中大多数个体也有日间惊恐发作。日间和夜间都有惊恐发作的个体总体上倾向于患有更严重的惊恐障碍。

对于惊恐发作或其后果的担心，通常涉及：躯体方面的担心，如担心惊恐发作意味着存在威胁生命的疾病（如心脏病、癫痫）；社交方面的担心，如对由于他人看到自己的惊恐症状而导致负性评价的担心；精神功能方面的担心，如对“疯狂”或失控的担心（诊断标准 B）。报告恐惧在惊恐发作中死亡的个体往往有更严重的惊恐障碍的表现（如涉及更多惊恐发作的症状）。行为上适应不良的改变代表了个体减轻或避免惊恐发作或发作后果的尝试，包括避免重体力活动、重组日常生活，以确保当惊恐发作时能够获得帮助；限制日常活动，以及避免场所恐怖情境（如离家、使用公共交通工具或购物）。如果存在场所恐怖症的症状，可给予额外的场所恐怖症的诊断。

相关特征

除了担心惊恐发作及其后果之外，许多有惊恐障碍的个体报告有持续的或间歇性的焦虑感，这些焦虑感更广泛地与担心身体健康和精神健康有关。如有惊恐障碍的个体经常预判轻度的躯体症状或药物治疗的副作用将引发灾难性的后果（如认为他们可能会得心脏病，或头疼意味着存在脑肿瘤）。此类个体通常相对地更无法忍受药物治疗的副作用。此外，对于完成日常任务或承受日常应激源的能力的广泛性担心会导致个体选择通过过度使用物质（如酒精、处方药或毒品）来控制惊恐发作或惊恐发作的极端行为（如由于担心躯体症状可能诱发惊恐发作而严格限制食物摄入或回避特定的食物或药物）。

患病率

在美国和数个欧洲国家的普通人群中，有惊恐障碍的成人和青少年的 12 个月患病率约为 2% ～ 3%。该障碍的全球终身患病率估计为 1.7%，世界精神健康调查的预测终身风险为 2.7%。在美国，相比于非拉丁裔白人，拉丁美洲人、非裔美国人、加勒比黑人和亚裔美国人报告惊恐障碍的比例明显较低。美洲印第安人惊恐障碍的患病率估计为 2.6% ～ 4.1%。亚洲、非洲和拉丁美洲国家惊恐障碍的患病率报告更低，为 0.1% ～ 0.8%。女性比男性更多地受到惊恐障碍的影响，比例约为 2:1。惊恐障碍的性别差异始于青少年期，在 14 岁以前已经可以观察到。虽然在儿童中也有惊恐发作，但 14 岁以前惊恐障碍的总患病率较低（< 0.4%）。惊恐障碍的患病率呈现出在青少年期缓慢上升、在成人期达到顶峰的特点。惊恐障碍的患病率在老年人中有所降低（55 岁以上个体的患病率为 1.2%，64 岁以上个体的患病率为 0.7%），这可能说明其严重程度降低到了亚临床水平。

发展与病程

美国惊恐障碍的中位起病年龄为 20 ～ 24 岁，跨国的中位起病年龄是 32 岁。该障碍的平均起病年龄为 34.7 岁。少数案例始于儿童期，55 岁后起病较少见，但也有可能发生。如果该障碍未经治疗，通常病程是慢性的，但会加重或减轻。一些个体可能有阵发性的发作，在发作之间伴多年的症状缓解，也有些个体可能有持续的严重症状。荷兰的一项纵向研究显示，约四分之一的惊恐障碍患者在最初的 2 年随访期内出现症状复发的情况，只有少数个体在数年内完全缓解且无后续复发。惊恐障碍的病程经常由于一系列其他障碍而变得错综复杂，特别是其他焦虑障碍、抑郁障碍和物质使用障碍（参见该障碍的“共病”部分）。据报道，与非拉丁裔白人成人相比，非裔美国成人具有更加慢性化的惊恐障碍病程，这可能由种族主义和歧视、精神障碍所致的偏见以及获得适当护理的机会有限所致。

虽然惊恐障碍在儿童期很少见，但是首次出现“令人恐惧的发作”往往可以追溯到儿童期。与成人一样，青少年的惊恐障碍也往往有慢性的病程，且通常与其他焦虑障碍、抑郁障碍和双相障碍共病。迄今为止，尚未发现青少年与成人的临床表现有差异。然而，与年轻的成人相比，青少年可能更少为额外的惊恐发作而担心。在老年人中，惊恐障碍的患病率更低，这似乎可归因于与年龄有关的自主神经系统反应的“减弱”。许多有“惊恐感受”的老年人被观察到有一种有限症状的惊恐发作与广泛性焦虑的“混合”。老年人也倾向于将他们的惊恐发作归因于某些应激性情境，如医疗程序或社交环境。老年人可能会回顾性地支持惊恐发作的解释（这将排除惊恐障碍的诊断），即使当时的发作实际上可能是不可预期的（因此有资格作为惊恐障碍诊断的基础）。这种现象可能导致不可预期的惊恐发作在老年人中报告不足。因此，需要对老年患者仔细问诊，以评估在压力情境之前是否预期到了惊恐发作，以防忽略不可预期的惊恐发作和惊恐障碍的诊断。

儿童中惊恐障碍的低患病率可能与症状报告的难度有关，但鉴于儿童能够报告与分离、恐怖物体或恐怖情境有关的强烈的恐惧或惊恐，这似乎又不太可能。青少年可能比成人更不愿意公开讨论惊恐发作。因此，临床工作者应该意识到不可预期的惊恐发作也会出现在青少年期，就像会出现在成人期一样，而且当青少年报告阵发性的强烈的恐惧或痛苦时，需特别注意这种可能性。

风险与预后因素

气质的：负性情感（神经质）（即倾向于体验负性情绪）、对焦虑敏感（即倾向于认为焦虑症状是有害的）、行为抑制和回避伤害是惊恐发作起病的风险因素。"令人恐惧的发作"（那些不符合惊恐发作的全部诊断标准的有限症状的发作）的病史可能是后来惊恐发作和惊恐障碍的风险因素，尤其是当第一次惊恐发作经历被评估为负性时。虽然儿童期的分离焦虑，特别是严重的情况，可能在后来的惊恐障碍之前发生，但它仍然不被考虑为一个持续的风险因素。

环境的：大多数个体报告在他们首次惊恐发作之前的数月内存在可确认的应激源［如人际上的应激源和与躯体健康有关的压力的应激源（如毒品或处方药的负性体验、疾病或家庭成员的死亡）］。此外，更多的慢性生活压力与更明显的惊恐障碍严重程度有关。10%～60%有惊恐障碍的个体具有创伤史、应激性的生活经历和童年逆境，这些与更严重的惊恐发作病理有关。父母的过度保护和情绪温暖度低也是惊恐障碍的风险因素。经济资源很少的个体更有可能出现符合惊恐障碍诊断标准的症状。吸烟是惊恐发作和惊恐障碍的风险因素。

遗传与生理的：目前认为多种基因可能导致人们容易患上惊恐障碍。然而，具体哪些基因、基因产物或功能与遗传区域有关尚不清楚。有焦虑障碍、抑郁障碍和双相障碍的个体的后代罹患惊恐障碍的风险升高。

有惊恐障碍的个体对富含二氧化碳的空气呼吸刺激表现出很强的敏感性。呼吸障碍（如哮喘）的既往史、共病和家族史与惊恐障碍有关。

与文化相关的诊断问题

对精神和躯体症状的恐惧程度因文化背景而异，这可能影响惊恐发作和惊恐障碍的患病率。此外，文化期待也会影响预期的或不可预期的惊恐发作的分类。如一个越南人在走入有风的环境之后出现惊恐发作［trúng gió（与风相关的）发作］，他可能将惊恐发作归因于"暴露于风"，这是文化综合征的后果，联结起了这两种体验，导致该惊恐发作的分类是预期的。各种与惊恐障碍有关的其他文化综合征，包括拉丁裔美国人中的Ataque de nervios（神经质发作），柬埔寨人中的Khyâl发作（被风攻击）和"丧失灵魂"（soul loss）。神经质发作可能包含颤抖、不可控制的尖叫或哭喊、攻击性或自杀行为、人格解体或现实解体，这些可能比数分钟的典型的惊恐发作经历更长的时间。神经质发作的一些临床表现符合除惊恐发作外的障碍（如功能性神经症状障碍）的诊断标准。这些文化综合征影响惊恐发作的症状和频率，包括个体对不可预期性的归因，因为痛苦的文化概念可能产生对某些情境的恐惧，从人际争执（与神经发作有关）到发作类型（与khyâl发作有关），再到大气层的风（与trúng gió发作有关）。对文化归因细节的澄清可能有助于鉴别不可预期的惊恐发作和可预期的惊恐发作。有关痛苦的文化概念的更多信息参见第三部分“文化与精神障碍诊断”一章。

对惊恐发作及其后果的特定担心可能在不同民族、种族和文化背景中有所不同（在不同年龄群体和不同性别间也有不同）。在考虑到人口学因素的影响之后，在美国的亚裔美国人、西班牙裔美国人和非裔美国人中，惊恐障碍与种族歧视和种族主义的报道有关。对于惊恐障碍，美国非拉丁裔白人社区样本的功能性受损明显少于非裔美国人。在非拉丁裔加勒比黑人中，客观定义的严重性的比例较高，而在非裔美国人和加勒比黑人中，总体上报告的惊恐障碍比例都更低，这表明在非裔美国人社区样本中，惊恐障碍诊断标准可能仅在程度严重和有损害时才被认可。惊恐障碍的精神健康服务使用率在不同民族和种族群体中有所不同。

与性和性别相关的诊断问题

女性惊恐障碍的患病率比男性高出近 2 倍。与男性相比，成年女性惊恐障碍的复发也更频繁，这表明女性的病程更加不稳定。在青少年中也发现了该障碍临床病程的性别差异。与男性相比，惊恐障碍对女性健康及相关生活质量的影响更大，这可能归因于某些女性的焦虑敏感性更高或在女性中该障碍更多地与场所恐怖症和抑郁障碍共病。一些证据表明，性二态性、*MAOA*-uVNTR 等位基因的高表达可能是有惊恐障碍女性的特异性风险因素。

诊断标志物

惊恐障碍患者对威胁性刺激表现出注意偏向。与健康对照组相比，具有完全不同作用机制的药物，如乳酸钠、咖啡因、异丙肾上腺素、育亨宾、二氧化碳和胆囊收缩素，更易引起有惊恐障碍个体的惊恐发作。人们对惊恐障碍与引起惊恐发作的敏感性因素之间的关系非常感兴趣。虽然没有数据表明诊断实用性，但对呼吸刺激敏感性的数据反映了惊恐障碍和相关障碍（如分离焦虑障碍）的一定程度的特异性。有惊恐障碍的个体可能会出现长期较高的过度换气和叹息率。然而，这些实验室发现都不被认为是惊恐障碍的诊断标准。

与自杀想法或行为的相关性

在过去的 12 个月中，即使考虑到共病、儿童期虐待史和其他自杀风险因素，惊恐发作和惊恐障碍的诊断也与过去 12 个月自杀行为和自杀想法的高发生率有关。约 25% 的初级保健机构中有惊恐障碍患者报告有自杀想法。惊恐障碍可能会使未来自杀行为的风险增加，但不会增加死亡的风险。

惊恐症状的流行病学调查数据显示，惊恐障碍的认知症状（如现实解体）可能与自杀想法有关，而躯体症状（如头晕、恶心）可能与自杀行为有关。

惊恐障碍的功能性后果

惊恐障碍与高水平的社交、职业和躯体残疾，以及高额的经济支出有关。在焦虑障碍中，惊恐障碍导致的就医次数最多，在伴有场所恐怖症时后果最严重。有惊恐障碍的个体在上班或上学过程中可能经常由于就医和去急诊室而缺勤，这可能导致个体被解雇或辍学。在老年人中，惊恐障碍可能使个体在履行照料他人的责任和参与志愿活动方面出现功能受损，惊恐障碍和与健康相关的生活质量降低及接受急诊科服务增加有关。与有限症状的惊恐发作相比，完全症状的惊恐发作通常与更严重的疾病状态（如更高的医疗使用率、更严重的失能、更差的生活质量）有关。

鉴别诊断

只有有限症状的惊恐发作：如果从未体验过完全症状（不可预期的）的惊恐发作，则不能诊断为惊恐障碍。如果只有有限的症状、不可预期的惊恐发作，应诊断为其他特定的焦虑障碍或未特定的焦虑障碍。

由其他躯体疾病所致的焦虑障碍：如果确定惊恐发作是其他躯体疾病的直接生理后果，则不能诊断为惊恐障碍。可能导致惊恐发作的躯体疾病包括：甲状腺功能亢进、甲状旁腺功能亢进、嗜铬细胞瘤、前庭功能失调、癫痫和心肺疾病［如心律失常、室上性心动过速、哮喘、慢性阻塞性肺疾病（COPD）］。恰当的实验室检查（如检查血清钙浓度以确定甲状旁腺功能亢进；用 Holter 动态心电监测仪监测心律失常）或体格检查（如检查心脏疾病）可能有助于确定其他躯体疾病的病因学角色。例如，45 岁后起病或惊恐发作期间出现非典型症状（如眩晕、意识丧失、膀胱或肠道失控、口齿不清、失忆）提示存在其他躯体疾病或某种物质可能会引起惊恐症状。

物质 / 药物所致的焦虑障碍：如果确定惊恐发作是一种物质的直接生理后果，则不能诊断为惊恐障碍。中枢神经系统兴奋剂（如可卡因、苯丙胺、咖啡因）或大麻的中毒，或中枢神经系统抑制剂（如酒精、巴比妥类药物）的戒断可能诱发惊恐发作。

然而，如果惊恐发作在物质使用范围之外（如在中毒或戒断已经结束很久之后）持续发生，可考虑诊断为惊恐障碍。此外，在某些个体中，惊恐障碍可能先于物质使用出现，且与物质使用的加剧有关，特别是出于自我药物治疗的目的，这种情况下应详尽考虑个体的病史，以确定个体在过度的物质使用之前是否有惊恐发作。如果是上述这种情况，则应考虑除了物质使用障碍的诊断之外，再加上惊恐障碍的诊断。某些特征，如在 45 岁之后起病或惊恐发作期间存在非典型症状（如眩晕、意识丧失、膀胱或肠道失控、口齿不清、失忆）提示存在其他躯体疾病或某种物质可能是惊恐症状的诱因。

其他以惊恐发作为相关特征的精神障碍（如其他焦虑障碍和精神病性障碍）：若惊恐发作作为其他焦虑障碍的一种症状是可以预期的（如在社交焦虑障碍中被社交情境所激发，在特定恐怖症或场所恐怖症中被所恐怖的物体或情境所激发，在广泛性焦虑障碍中被担心所激发，在分离焦虑障碍中被离家或离开依恋对象所激发），则不符合惊恐障碍的诊断标准（注：有时一次不可预期的惊恐发作与其他焦虑障碍的起病有关，然后惊恐发作变得可以预期，而惊恐障碍的特征是反复出现不可预期的惊恐发作）。如果只在对特定的激发物进行反应时才出现惊恐发作，那么只能诊断为相应的焦虑障碍。然而，如果个体也体验了不可预期的惊恐发作，并由于这些发作而表现出持续的关注和担心，或表现出行为的改变，则应考虑额外的惊恐障碍的诊断。

共病

惊恐障碍较少发生在缺少其他精神病理学因素的临床环境中。在普通人群中，80% 惊恐障碍患者终身患有共病的精神障碍。在有其他障碍的个体中惊恐障碍的患病率有所升高，特别是其他焦虑障碍（尤其是场所恐怖症）、重性抑郁障碍、双相Ⅰ型和双相Ⅱ型障碍，可能还有轻度的酒精使用障碍。虽然惊恐障碍偶尔比共病的障碍起病更早，但起病在共病障碍之后，通常可被视为共病障碍严重程度的标志。

已报告的重性抑郁障碍与惊恐障碍共病的终身患病率的变化范围较大，从 10% 到 65% 不等。约三分之一有这两种障碍的个体，抑郁发生在惊恐障碍起病之前。其余三分之二，抑郁与惊恐障碍同时发生或在惊恐障碍起病之后发生。一部分有惊恐障碍的个体发展出某种物质相关障碍，表示他们企图用酒精或药物来治疗焦虑。惊恐障碍与其他焦虑障碍和疾病焦虑障碍共病的情况也很常见。

惊恐障碍显著地与数种一般性躯体症状和疾病共病，包括但不局限于头晕、心律失常、甲状腺功能亢进、哮喘、慢性阻塞性肺疾病以及肠易激综合征。然而，惊恐障碍和这些疾病之间的关系本质（如原因和结果）尚不清楚。虽然二尖瓣脱垂和甲状腺疾病在有惊恐障碍的人群中比在普通人群中更常见，但二者患病率的增加并不一致。

惊恐发作的标注

注：症状的呈现是为了确认一次惊恐发作。然而，惊恐发作不是精神障碍，也不能被编码。惊恐发作可出现于任何一种焦虑障碍中，也可出现于其他精神障碍（如抑郁障碍、创伤后应激障碍、物质使用障碍）中，以及某些躯体疾病（如心脏的、呼吸系统的、前庭的、胃肠道的疾病）中。当惊恐发作被确认后，应该被记录为标注（如“创伤后应激障碍伴惊恐发作”）。对于惊恐障碍而言，惊恐发作被包含在其诊断标准中，因此惊恐发作不能被作为标注。

这种突然发生的强烈的恐惧或不适感，在数分钟内达到高峰，在此期间至少出现下列四项或以上症状：

注：这种突然发生的惊恐可以出现在平静状态或焦虑状态中。

1. 心悸、心慌或心率加速。
2. 出汗。
3. 震颤或发抖。
4. 气短或窒息感。
5. 哽噎感。
6. 胸痛或胸部不适。

7. 恶心或腹部不适。
8. 感到头昏、脚步不稳、头重脚轻或昏厥。
9. 发冷或发热感。
10. 感觉异常（麻木或针刺感）。
11. 现实解体（感觉不真实）或人格解体（感觉脱离了自己）。
12. 恐惧失去控制或“发疯”。
13. 濒死感。

注：可能观察到与特定文化有关的症状（如耳鸣、颈部酸痛、头疼、无法控制的尖叫或哭喊），此类症状不可作为诊断所需的四种症状之一。

诊断特征

惊恐发作的特征是强烈的恐惧或不适感在数分钟内突然达到顶峰，其间出现十三种躯体和认知症状中的四种或更多。这十三种症状中的十一种是躯体方面的（如心悸、出汗），另外两种是认知方面的（即恐惧失去控制或“发疯”、濒死感）。“恐惧发疯”是惊恐发作个体的惯用语，不能作为轻蔑用语或诊断术语。术语在数分钟内意味着到达紧张顶峰的时间只有数分钟。惊恐发作既可以出现在平静状态，也可以出现在焦虑状态，而对到达紧张顶峰的时间评估应独立于任何之前的焦虑评估。即要将惊恐发作开始的时间点定在不适感突然提升时，而不是焦虑感开始时。同样，惊恐发作既可以恢复到一种焦虑状态，也可以恢复到一种平静状态，还可能再次达到顶峰。惊恐发作可以与持续的焦虑相区别，惊恐发作达到紧张顶峰的时间仅为数分钟，而且它是确定的，通常也更为严重。符合其他所有诊断标准但少于四种躯体和 / 或认知症状的发作，被定义为有限症状的发作。

惊恐发作有两种类型：可预期的和不可预期的。可预期的惊恐发作有明显的诱因或激发事件，如惊恐发作通常出现的情境。不可预期的惊恐发作无明显的诱因或激发事件，如当时很放松或刚睡醒（夜间惊恐发作）。惊恐发作是可预期的还是不可预期的，应由临床工作者进行判断，临床工作者须仔细询问惊恐发作之前发生的事件的次序，而且要了解个体自己是否认为发作有明显的原因。惊恐发作可出现在任何精神障碍（如焦虑障碍、抑郁障碍、双相障碍、进食障碍、强迫及相关障碍、人格障碍、精神病性障碍、物质使用障碍）中和一些躯体疾病（如心血管、呼吸、前庭、肠胃道疾病）中，绝大部分表现从未达到惊恐障碍的诊断标准。诊断惊恐障碍需要有反复出现的不可预期的惊恐发作。

相关特征

一种类型的不可预期的惊恐发作是夜间惊恐发作（即在惊恐的状态中从睡眠中醒来），不同于完全清醒后的惊恐发作。

患病率

在普通人群中，西班牙和美国 12 个月惊恐发作的成人患病率估计为 9.5% ～

11.2%。非裔美国人、亚裔美国人和拉丁裔美国人的12个月患病率估计没有显著差异。约8.5%的美洲印第安人报告了惊恐发作的终身病史。美国全国范围内惊恐发作的终身患病率为13.2%。女性比男性更容易受到惊恐发作的影响，这种性别差异对于惊恐障碍更为明显。惊恐发作可能发生在儿童身上，但在青少年期之前相对罕见，青少年期患病率会升高。老年期患病率会下降，这可能反映了严重程度降低到亚临床水平。

发展与病程

在美国，成人惊恐发作的平均起病年龄约为22～23岁。然而，惊恐发作的病程可能受到任何同时出现的精神障碍的病程和应激性生活事件的影响。在青少年期前惊恐发作不常见，且不可预期的惊恐发作很罕见。与成人相比，青少年可能更不愿意公开讨论惊恐发作，尽管他们有时会表现出阵发性的强烈的恐惧或不适。老年人惊恐发作的患病率更低，这可能是因为相对于年轻人，他们情绪状态的自主神经系统反应较弱。老年人或许不倾向于使用“恐惧”这个词，他们可能更愿意用“不适”来描述惊恐发作。有“惊恐感受”的老年人可能混合了有限症状的发作和广泛性焦虑。此外，老年人倾向于将惊恐发作归因于应激性的特定情境（如医疗程序、社交环境），且可能回顾性地支持惊恐发作的解释，即使当时是不可预期的。这可能导致老年人对不可预期的惊恐发作的确认不足。

风险与预后因素

气质的：负性情感（神经质）（即倾向于体验负性情绪）、焦虑敏感（即倾向于认为焦虑症状是有害的）、行为抑制和回避伤害是惊恐发作起病的风险因素。“令人恐惧的发作”（那些不符合惊恐发作诊断标准的有限症状的发作）的病史可能是后来惊恐发作的风险因素。

环境的：吸烟是惊恐发作的风险因素。大多数个体报告在他们首次惊恐发作之前的数月内存在可确认的应激源［如人际上的应激源和与躯体健康相关的应激源（如毒品或处方药的负性体验、疾病或家庭成员的死亡）］。与父母分离、过度保护的育儿方式以及父母的拒绝是惊恐发作的风险因素。

遗传与生理的：有慢性阻塞性肺疾病的个体报告对疾病的控制能力较低，并且对不可预期的呼吸困难发作的后果有负性信念，他们更有可能出现惊恐症状。

与文化相关的诊断问题

文化解释可能对判断惊恐发作是否为预期的有影响。文化特异性症状（如耳鸣、颈部酸痛、头痛和不可控制的尖叫或哭喊）可能被观察到；然而，此类症状不应作为诊断所需要的四种症状之一。十三种症状中，每种症状的发生频率都随着不同的文化而有所变化（如非裔美国人感觉异常的概率更高，一些亚裔群体的眩晕概率更高，非拉丁裔白人的颤抖概率较高）。痛苦的文化概念也影响惊恐发作的跨文化表现，导致不同文化群体出现不同的症状表现，包括khyâl发作，一种柬埔寨文化综合征，包含晕眩、耳鸣和颈部酸痛；以及trúng gió发作，一种与头痛有关的越南文化综合征。文化解释模型可以提高特定惊恐症状的显著性。如柬埔寨关于 khyâl 在体内异常循环的传统观点与某些症状（如颈部酸痛）的危险性有关，这可能引发灾难性的认知和惊恐发作。Ataque de nervios（神经质发作）的临床表现是拉丁裔美国人的文化综合征，可能包括颤抖、不可控制的尖叫或哭喊、攻击性或自杀行为、人格解体或现实解体，且这些症状或许持续时间更长，不仅仅是数分钟。Ataque de nervios（神经质发作）的一些临床表现符合其他障碍（如其他特定的分离障碍）而非惊恐发作的诊断标准。文化期待可能影响惊恐发作的分类（到底是预期的还是不可预期的），因为文化综合征可能导致对特定情境的恐惧，从人际争执［与 Ataque de nervios（神经质发作）有关］到发作类型（与 khyâl 发作有关），再到大气层中的风（与 trúng gió 发作有关）。对文化归因细节的澄清可能有助于区别是可预期的惊恐发作还是不可预期的惊恐发作。有关痛苦的文化概念的更多信息，参见第三部分“文化与精神障碍诊断”一章。

与性和性别相关的诊断问题

惊恐发作在女性中比在男性中更常见。在报告惊恐发作的个体中，女性比男性更有可能存在呼吸急促和恶心的症状，但不太可能存在出汗的症状。

诊断标志物

有惊恐障碍的个体自然发生惊恐发作的生理记录显示，突然潮涌式的唤起，通常是心率，在数分钟内达到峰值，又在数分钟内消失，而这些个体中有一部分在惊恐发作之前存在循环呼吸系统不稳定的情况。惊恐发作的特征是心率和潮气量增加以及 PCO_2 下降。

与自杀想法或行为的相关性

即使考虑到共病和其他自杀风险因素，惊恐发作也与更高的自杀企图和自杀想法相关。

惊恐发作的功能性后果

在同时发生精神障碍（包括焦虑障碍、抑郁障碍、双相障碍、物质使用障碍、精神病性障碍和人格障碍）的背景下，惊恐发作与症状的严重性、高的共病率以及不良的治疗反应有关。特别是反复的惊恐发作与许多精神障碍诊断的概率增加有关。此外，更严重的惊恐发作与发生惊恐障碍和各种其他精神健康状况的可能性更大，以及精神障碍和功能损害的持续存在有关。此外，与有限症状的惊恐发作相比，完全症状的惊恐发作通常与更严重的疾病状态（如更高的医疗使用率、更严重的失能、更差的生活质量）有关。

鉴别诊断

其他阵发性发作（如愤怒发作）：如果发作期间未包括突然的潮涌式的强烈的恐惧或不适等核心特征，而是出现其他情绪状态（如愤怒、忧伤），则不能诊断为惊恐发作。

由其他躯体疾病所致的焦虑障碍：可以导致或可能被误诊为惊恐发作的躯体疾病包括：甲状腺功能亢进、甲状旁腺功能亢进、嗜铬细胞瘤、前庭功能失调、癫痫、心肺疾病（如心律失常、室上性心动过速、哮喘、慢性阻塞性肺疾病）。恰当的实验室检查（如检查血清钙浓度以确定甲状旁腺功能亢进，用 Holter 动态心电监测仪监测心律失常）或体格检查（如检查心脏疾病）可能有助于确定其他躯体疾病的病因学角色。

物质 / 药物所致的焦虑障碍：中枢神经系统兴奋剂（如可卡因、苯丙胺、咖啡因）或大麻的中毒，或中枢神经系统抑制剂（如酒精、巴比妥类药物）的戒断可能促发惊恐发作。详细的病史可以帮助确定个体是否在过度使用物质之前已有惊恐发作。一些特征，如 45 岁之后起病，或在惊恐发作期间存在非典型的症状（如眩晕、意识丧失、膀胱或肠道失控、口齿不清或失忆）意味着存在躯体疾病或物质可能导致了这种惊恐发作的症状。

惊恐障碍：诊断惊恐障碍需要反复的、不可预期的惊恐发作，但仅有这一点还不足以诊断为惊恐障碍（即必须符合惊恐障碍的全部诊断标准）。

共病

惊恐发作与增加的各种共病的精神障碍，包括焦虑障碍、抑郁障碍、双相障碍、冲动控制障碍和物质使用障碍有关。惊恐发作与后期发生焦虑障碍、抑郁障碍、双相障碍、酒精使用障碍和可能的其他障碍的增加有关。

场所恐怖症

诊断标准　　F40.00

A. 对下列五种情境中的两种或两种以上感到显著的恐惧或焦虑：
   1. 乘坐公共交通工具（如汽车、公共汽车、火车、轮船或飞机）。
   2. 处于开放的空间（如停车场、集市或桥梁）。
   3. 处于密闭的空间（如商店、剧院或电影院）。
   4. 排队或处于人群中。
   5. 独自离家。

B. 个体恐惧或回避这些情境是因为想到一旦出现惊恐样症状或其他失能或窘迫的症状（如老年人恐惧摔倒、恐惧失禁）时难以逃离或得不到帮助。

C. 场所恐怖情境几乎总能促发恐惧或焦虑。

D. 个体总是主动回避场所恐怖情境，处在这些情境中时需要人陪伴或需要忍受强烈的恐惧或焦虑。

E. 这种恐惧或焦虑与场所恐怖情境和社会文化环境所造成的实际危险不相称。

F. 这种恐惧、焦虑或回避通常持续至少 6 个月。

G. 这种恐惧、焦虑或回避引起有临床意义的痛苦，或导致社交、职业或其他重要功能方面的损害。

H. 如果存在其他躯体疾病（如炎症性肠病、帕金森病），则这种恐惧、焦虑或回避是明显过度的。

I. 这种恐惧、焦虑或回避不能用其他精神障碍的症状［如情境型特定恐怖症的症状，对社交情境的恐惧、焦虑或回避（如在社交焦虑障碍中），对强迫思维的恐惧、焦虑或回避（如在强迫症中），对躯体外貌的感知缺陷或瑕疵的恐惧、焦虑或回避（如在躯体变形障碍中），对创伤性事件提示物的恐惧、焦虑或回避（如在创伤后应激障碍中），对分离的恐惧、焦虑或回避（如在分离焦虑障碍中）］来更好地解释。

注：无论是否存在惊恐障碍，都可以诊断为场所恐怖症。如果个体的表现符合惊恐障碍和场所恐怖症的诊断标准，则可同时给予这两个诊断。

诊断特征

场所恐怖症的核心特征是由于接触或预期接触不同情境而被激发显著的或强烈的恐惧或焦虑（诊断标准 A）。诊断需要对以下五种情境中至少两种情境感到显著的恐惧或焦虑：（1）使用公共交通工具，如汽车、公共汽车、火车、轮船或飞机；（2）在开放的空间（如停车场、集市或桥梁）；（3）在密闭的空间，如商店、剧院或电影院；（4）排队或处在拥挤的人群中；（5）独自离家。每种情境的示例并不全面，其他情境也可能激发恐惧或焦虑。当经历由此类情境激发的恐惧或焦虑时，个体通常认为将发生某些可怕的事情（诊断标准 B）。个体往往相信一旦惊恐样症状或其他失能、尴尬的症状发生，可能很难从现场逃离（如“没法离开这儿”）或可能无法获得帮助（如“没人帮助我”）。“惊恐样症状”是指惊恐发作诊断标准中十三种症状的任意种类，如眩晕、晕倒和恐惧死亡。“其他失能、尴尬的症状”包括如呕吐和肠炎症状，而在老年人中，还有恐惧跌倒的感受，在儿童中还有恐惧迷失方向和走丢的感受。

体验到的恐惧程度或许随着个体与所恐惧情境的距离变化而变化，可能发生在对场所环境的预期中，也可能发生在真实处于该环境的时刻。恐惧或焦虑也可能表现为完全或有限症状的惊恐发作（即 1 次预期的惊恐发作）。个体几乎每次在与所恐惧的情境接触时都会出现恐惧或焦虑（诊断标准 C）。因此，当个体在场所恐怖的情境下只是偶然变得焦虑时（如当排队时，5 次中只有 1 次会变得焦虑），则不能诊断为场所恐怖症。个体会主动回避这些情境，处在这些情境时需要同伴的存在，或如果个体无法回避或决定不回避时，这些情境会诱发强烈的恐惧或焦虑（诊断标准 D）。主动回避意味着个体当下的行为是为了有意阻止或减少与场所恐怖情境的接触。回避可以是行为方面的（如改变日常安排，就近选择工作以避免乘坐交通工具，购买外卖食品以避免进入商店或超市），也可是认知方面的（如故意分散注意力以通过场所恐怖情境）。回避可能变得非常严重，以至于个体完全被困在家中。通常，当个体有同伴、朋友或医疗专业人员陪伴时，能更好地面对场所恐惧情境。此外，个体可能会采用安全行为（如在乘坐公共交通工具或看电影时坐在出口附近）来更好地忍受这种情境。

在场所恐怖症中，恐惧、焦虑或回避超出了场所恐怖情境所造成的实际危险的正常影响，也与社会文化环境不成比例（诊断标准 E）。需要鉴别不成比例的临床上显著的场所恐怖性恐惧与合理的恐惧（如在恶劣的暴风雨天气离家）或的确存在危险的情境（如在一个高犯罪率的区域走在停车场或乘坐公共交通工具），这一点非常重要。这主要有下述几方面的原因：第一，有时难以在跨文化或不同的社会文化背景下判断造成回避的原因（如世界特定区域的传统穆斯林女性避免独自离家，这是与社会文化相适应的，因此这种回避就不能表示存在场所恐怖症）。第二，老年人可能将他们的害怕过度归因于与年龄相关的问题，而似乎不会认为他们的恐惧与实际风险不成比例。第三，有场所恐怖症的个体会高估与惊恐样或其他躯体症状相关的危险。只有当恐惧、焦虑或回避持续存在（诊断标准 F），且导致临床显著的痛苦，或社交、职业或其他重要领域功能受损时（诊断标准 G），才应诊断为场所恐怖症。病程“通常持续至少 6 个月”是为了排除有短暂性、一过性问题的个体。

相关特征

最严重时，场所恐怖症可以令个体完全被困在家中，不能离开家，甚至连最基本的需要都要依赖他人的服务或帮助。意志消沉和抑郁症状以及滥用酒精和镇静药物，作为不恰当的自我药物治疗策略，在场所恐怖症中非常常见。

患病率

每年约有 1% ～ 1.7% 的青少年和成人出现符合场所恐怖症诊断标准的症状。女性患场所恐怖症的概率约是男性的 2 倍。场所恐怖症可能发生在儿童期，发生率在青少年晚期和成人早期达到顶峰。研究表明，在美国居住的 65 岁以上老年人 12 个月患病率为 0.4%；欧洲和北美 55 岁以上个体的患病率是 0.5%。在各个国家中，约 0.2% ～ 0.8% 的成人在过去 12 个月内被诊断为不伴有惊恐障碍的场所恐怖症。

发展与病程

有场所恐怖症的个体报告惊恐发作或惊恐障碍先于场所恐怖症发作，在社区样本中比例为 30%，在临床样本中比例超过 50%。

在所有有场所恐怖症的个体中，三分之二的个体在 35 岁之前首次起病，该障碍的平均起病年龄为 21 岁，尽管在没有先前的惊恐发作或惊恐障碍的情况下，场所恐怖症起病的年龄为 25 ～ 29 岁。场所恐怖症首次起病于儿童期较罕见。青春晚期和成人早期存在显著的起病风险，有迹象表明，该障碍的第二个起病高峰期在 40 岁以后。约有 10% 的老年人患有场所恐怖症，他们首次发作发生在 65 岁以后。

场所恐怖症的病程通常是持续的和慢性的。除非对场所恐怖症予以治疗，否则完全缓解的情况较罕见（10%）。同时有惊恐障碍和场所恐怖症的个体，如果场所恐怖症起病年龄较早（＜ 20 岁），则在缓解一段时间后更有可能出现症状复发的情况。越严重的场所恐怖症完全缓解的概率越低，而复发和转为慢性的概率升高。在症状获得缓解的场所恐怖症患者中，约有36%的个体最终会复发。许多其他障碍，特别是其他焦虑障碍、抑郁障碍、物质使用障碍和人格障碍，可能令场所恐怖症的病程变得更为复杂。场所恐怖症的长期病程和后果与继发的重性抑郁障碍、持续性抑郁障碍和物质使用障碍的风险显著升高有关。

场所恐怖症的临床特征在生命周期各个阶段中保持相对稳定，尽管诱发恐惧、焦虑或回避的场所恐怖情境的类型以及认知类型可能发生变化。如对于儿童，独自离家在外是最常见的场所恐惧情境；而对于老年人，在商场、排队以及在开放的空间则是最容易引起恐惧的情境。同样，认知经常与走失（在儿童中）、经历惊恐样症状（在成人中）和跌倒（在老年人中）有关。

儿童中场所恐怖症较低的患病率可能反映出症状报告方面的难度，因此对幼儿进行评估时可能需要从多种渠道获得信息，包括询问其父母或教师。青少年，特别是男性，可能比成人更不愿意公开讨论场所恐怖相关的恐惧和回避，然而，场所恐怖症可能发生在成人期之前，应该在儿童和青少年中作出评估。对于老年人，共病的躯体症状障碍和运动障碍（如感觉要摔倒），通常被个体报告为恐惧和回避的原因。在这些情况下，需要仔细评估恐惧和回避是否与实际的相关风险不成比例。

风险与预后因素

气质的：行为抑制和负性情感（神经质）、对焦虑敏感（倾向于相信焦虑症状是有害的）和焦虑特质与场所恐怖症密切相关，也与绝大部分的焦虑障碍（特定恐怖症、社交焦虑障碍、惊恐障碍、广泛性焦虑障碍）相关。对焦虑敏感也是场所恐怖症患者的特征。

环境的：儿童期负性事件（如分离、父母死亡）和其他应激性事件（如被攻击或打劫）与场所恐怖症的起病有关。而且，有场所恐怖症的个体常将家庭氛围和抚养孩子的行为描述为以家庭温暖减少和过度保护增加为特征。

遗传与生理的：场所恐怖症的遗传度为61%。在各种恐怖症中，场所恐怖症与代表恐怖症倾向性的遗传因素有最强烈、最特定的关联。焦虑障碍的家族史与场所恐怖症起病的年龄较早有关，而惊恐障碍的家族史尤其与场所恐怖症有关。

与性和性别相关的诊断问题

与男性相比，有场所恐怖症的女性有不同模式的共病障碍。与精神障碍患病率的性别差异一致，有场所恐怖症的男性有更高的共病物质使用障碍的概率。

与自杀想法或行为的相关性

约15%有场所恐怖症的个体报告过自杀想法或自杀行为。对于惊恐障碍患者，场所恐怖症的症状可能是自杀想法的风险因素。

场所恐怖症的功能性后果

与大多数其他焦虑障碍一样，在角色功能、工作绩效和失能天数方面，场所恐怖症与相当程度的损害和失能有关。场所恐怖症的严重程度是决定失能程度的最强因素，无论是否存在共病的惊恐障碍、惊恐发作和其他共病的状况。有场所恐怖症的个体可能完全被困在家中或无法工作。同时有惊恐障碍和场所恐怖症的个体，其场所恐怖症起病时间较早（＜ 20 岁），结婚的可能性较小。

鉴别诊断

特定恐怖症，情境型：鉴别场所恐怖症与情境型特定恐怖症，在一些案例中很有挑战性，因为这两种障碍有数种相同的特征性症状和诊断标准。如果恐惧、焦虑或回避仅局限于场所恐怖情境中的一种，则应诊断为特定恐怖症，情境型，而不是场所恐怖症。当对场所恐怖情境中的两种或更多情境产生恐惧或焦虑时，才更有可能给予场所恐怖症的诊断，而不是特定恐怖症，情境型。额外的鉴别特征包括个体的认知内容。因此，如果恐惧的理由不是惊恐样症状或其他失能、尴尬的症状，而是某种情境［如恐惧被情境本身直接伤害（如恐惧飞行的个体害怕飞机失事）］，那么诊断为特定恐怖症更为合适。

分离焦虑障碍：鉴别分离焦虑障碍与场所恐怖症的最佳方法是检查个体的认知。在分离焦虑障碍中，个体的症状跟与重要的他人及家庭环境（即父母或其他依恋对象）分开有关；而在场所恐怖症中，个体恐惧的焦点是场所恐惧情境中的惊恐样症状或其他失能、尴尬的症状。

社交焦虑障碍：将场所恐怖症与社交焦虑障碍区分开，应主要基于那些促发恐惧、焦虑或回避的情境以及个体的认知。在社交焦虑障碍中，焦点是害怕负性评价。

惊恐障碍：当症状符合惊恐障碍的诊断标准时，如果与惊恐发作有关的回避行为没有延伸到对两种或更多场所恐怖情境的回避，则不应诊断为场所恐怖症。

急性应激障碍或创伤后应激障碍：通过检查恐惧、焦虑或回避是否局限于提示个体创伤性事件的情境，可以将急性应激障碍或创伤后应激障碍与场所恐怖症区分开来。如果恐惧、焦虑或回避行为局限于创伤提示物，并且回避行为没有延伸到两种或更多的场所恐怖情境，则不能诊断为场所恐怖症。

重性抑郁障碍：在重性抑郁障碍中，个体可能避免离家，这是由于情感淡漠、精力不足、低自尊和快感缺失。如果回避行为与恐惧惊恐样症状或其他失能、尴尬的症状不相关，则不应诊断为场所恐怖症。

与其他躯体疾病相关的回避：有特定躯体疾病的个体可能回避某些情境，因为现实中担心失能（如有短暂性脑缺血发作的个体担心昏厥）或尴尬［如有克罗恩病（Crohn's disease）的个体担心腹泻］。只有当恐惧或回避明显超出与这些躯体疾病有关的情况时，才能诊断为场所恐怖症。

共病

约 90% 有场所恐怖症的个体也有其他精神障碍。最常见的额外诊断是其他焦虑障碍（如特定恐怖症、惊恐障碍、社交焦虑障碍）、抑郁障碍（如重性抑郁障碍）、创伤后应激障碍和酒精使用障碍。其他焦虑障碍（如分离焦虑障碍、特定恐怖症、惊恐障碍）的起病通常先于场所恐怖症，而抑郁障碍和物质使用障碍通常继发于场所恐怖症。在一些个体中，物质使用障碍先于场所恐怖症起病。与单独患有场所恐怖症的个体相比，同时患有场所恐怖症和重性抑郁障碍的个体更有可能具有难治的场所恐怖症的病程。

广泛性焦虑障碍

诊断标准 F41.1

A. 在至少6个月的多数日子里，对于诸多事件或活动（如工作或学校表现）表现出过分的焦虑和担心（预期焦虑）。

B 个体难以控制这种担心。

C. 这种焦虑和担心与下列六种症状中的三种或三种以上有关（在过去6个月中，至少一些症状在多数日子里存在）：

注：儿童只需一种。

1. 坐立不安或感到激动或紧张。
2. 容易疲倦。
3. 注意力难以集中或头脑一片空白。
4. 易激惹。
5. 肌肉紧张。
6. 睡眠紊乱（难以入睡或保持睡眠状态，或休息不充分、睡眠质量不佳）。

D. 这种焦虑、担心或躯体症状引起有临床意义的痛苦，或导致社交、职业或其他重要功能方面的损害。

E. 这种障碍不能归因于某种物质（如滥用的毒品、药物）的生理效应或其他躯体疾病（如甲状腺功能亢进）。

F. 这种障碍不能用其他精神障碍的症状（如惊恐障碍中对发生惊恐发作的焦虑和担心，社交焦虑障碍中对负性评价的焦虑和担心，强迫症中对污染或其他强迫思维的焦虑和担心，分离焦虑障碍中对与依恋对象分离的焦虑和担心，创伤后应激障碍中对创伤性事件提示物的焦虑和担心，神经性厌食中对体重增加的焦虑和担心，躯体症状障碍中对躯体不适的焦虑和担心，躯体变形障碍中对感知的外貌瑕疵的焦虑和担心，疾病焦虑障碍中对感到有严重疾病的焦虑和担心，精神分裂症或妄想障碍中对妄想信念的内容的焦虑和担心）来更好地解释。

诊断特征

广泛性焦虑障碍的核心特征是对于诸多事件或活动产生过度的焦虑和担心（焦虑性期待）。焦虑和担心的强度、持续时间或频率都与预期事件的实际可能性或影响不成比例。个体发觉很难控制自己担心的情绪，难以令担心不打搅注意力，无法专注于手头的任务。有广泛性焦虑障碍的成人经常担心日常的生活情况，如可能的工作责任、自己的健康状况、财务账目、家庭成员的健康，他们也担心不幸的事情会发生在孩子身上，或担心一些很小的事情（如做家务或约会迟到）。有广泛性焦虑障碍的儿童倾向于过分担心自己的能力或表现的质量。在该障碍的病程中，担心的焦点会在不同主题之间迁移。

用来鉴别广泛性焦虑障碍与非病理性焦虑的数个特征为：第一，与广泛性焦虑障碍有关的担心是过度的，且通常显著干扰个体的心理社会功能，但日常生活性的担心不会过度且更可控，当更为紧急的事情出现时，个体可以暂时放下这种担心。第二，与广泛性焦虑障碍有关的担心更广泛、更明显、更令人痛苦、病程更长，在没有促发因素的前提下频繁发生。个体对生活状况（如财务情况、孩子的安全、工作业绩）的焦虑越广泛，其症状就越可能符合广泛性焦虑障碍的诊断标准。第三，日常的担心伴有躯体症状（如坐立不安、感觉紧张或烦躁不安）的可能性较小。有广泛性焦虑障碍的个体会报告由于持续的焦虑和相关的社交、职业或其他重要功能领域受损所致的主观痛苦。

除了焦虑和担心外，广泛性焦虑障碍还需具备下列额外症状中的至少三种：坐立不安或感觉紧张或烦躁、易疲劳、注意力难以集中或思维出现空白、易激惹、肌肉紧张、睡眠紊乱。在儿童身上，只需具备一种额外症状即可。

相关特征

广泛性焦虑障碍与肌肉紧张有关，可能出现震颤、抽搐、感觉颤抖、肌肉疼痛或酸痛。许多有广泛性焦虑障碍的个体也经历过躯体症状（如出汗、恶心、腹泻）和过度的惊跳反应。自主神经过度觉醒的症状（如心跳加快、呼吸急促、眩晕）在广泛性焦虑障碍中不如在其他焦虑障碍（如惊恐障碍）中明显。那些与应激有关的其他疾病（如肠易激综合征、头痛）频繁伴随着广泛性焦虑障碍发生。

患病率

美国普通社区青少年 12 个月广泛性焦虑障碍的患病率为 0.9%，成人为 2.9%。全世界该障碍 12 个月的患病率为 1.3%，范围为 0.2% ～ 4.3%。美国该障碍的终身患病风险为 9.0%。成年女性经历广泛性焦虑障碍的概率可能是成年男性的 2 倍。在美国、以色列和欧洲国家，老年人（包括 75 岁及以上的个体）12 个月的患病率为 2.8% ～ 3.1%。

欧洲人后裔比亚洲人和非洲人后裔更容易出现符合广泛性焦虑障碍诊断标准的症状。此外，来自高收入国家的个体比来自低收入和中等收入国家的个体更有可能报告他们一生中经历过符合广泛性焦虑障碍诊断标准的症状。

发展与病程

许多有广泛性焦虑障碍的个体报告他们在整个生命中都感到焦虑和紧张。在北美，广泛性焦虑障碍的平均起病年龄为 35 岁，该障碍很少在青少年期之前起病。然而，该障碍起病年龄分布范围很广，低收入国家的患者往往起病年龄较大。过度担心和焦虑的症状可能发生在生命早期，但后来表现为焦虑的气质。广泛性焦虑障碍的症状往往是慢性的，在一生中有加重或减轻的情况，很多个体的症状经常在该障碍的临床症状和亚临床症状的形式之间波动。该障碍的病程在低收入国家更持久，但其损害在高收入国家往往更高。该障碍的完全缓解率非常低。

越早符合广泛性焦虑障碍诊断标准症状的个体，往往会有越多的共病和受损。有广泛焦虑障碍的年轻人比有广泛焦虑障碍的老年人经历的症状严重程度更高。

广泛性焦虑障碍的临床表现在一生中相对稳定。在不同年龄群体该障碍最主要的差异是个体担心的内容不同。个体担心的内容往往与其年龄有关。

有广泛性焦虑障碍的儿童和青少年，经常为自己在学校或运动会上的成绩或能力而担心和焦虑，即使他人并未评价他们的成绩。他们可能存在对准时的过度在意。他们也可能经常担心发生灾难性事件，如地震或核战争。有该障碍的儿童可能过度遵守纪律，是完美主义者，对自己不确定，倾向于对不完美表现过度不满而一再返工。他们经常过分热衷于寻求确认和被赞同，对自己的表现和其他担心之事需要反复确认。

慢性躯体疾病的出现可能成为老年人过度担心的严重问题。那些体弱的老年人可能因为担心安全（特别是跌倒）而限制自己的活动。

风险与预后因素

气质的：行为抑制、负性情感（神经质）、回避伤害、奖励依赖和对威胁的注意偏向与广泛性焦虑障碍相关。

环境的：童年逆境和不当的养育方式（如过度保护、过度控制、回避的强化）与广泛性焦虑障碍有关。

遗传与生理的：患广泛性焦虑障碍的风险有三分之一是遗传性的，这些遗传因素与负性情感（神经质）风险重叠，与其他焦虑和心境障碍，特别是重性抑郁障碍共享。

与文化相关的诊断问题

广泛性焦虑障碍在表现上存在相当多的文化差异。如在一些文化背景中躯体症状在障碍表现中占主导地位，而在另外一些文化背景中认知症状往往占主导地位。随着时间推移，随着更多症状被报告，初始表现的这一差异比后期表现更为明显。尚无信息显示过度担心的倾向是否与文化背景相关，尽管担心的主题可能有文化特异性。重要的是，当评估对有关特定情境的担心是否过度时，需要考虑社会和文化背景。在美国，较高的患病率与暴露于种族主义和种族歧视有关，对于一些族裔群体而言，与在美国出生有关。

与性和性别相关的诊断问题

在临床场所，女性比男性更多地被诊断为广泛性焦虑障碍（表现为患有该障碍的个体中约 55% ～ 60% 为女性）。流行病学研究中，约三分之二患有该障碍的个体是女性。经历广泛性焦虑障碍的女性似乎与男性拥有相同的症状，但是表现为不同的共病模式，该障碍在患病率上也体现出性别差异。女性的共病在很大程度上限于焦虑障碍和单相抑郁，而男性似乎更多地共病物质使用障碍。

与自杀想法或行为的相关性

广泛性焦虑障碍与自杀想法和行为的增加有关，即使在对共病和应激性生活事件进行调整后也是如此。心理尸检研究表明，广泛性焦虑障碍是自杀者所患障碍中最常见的焦虑障碍。在过去一年中发生的阈下和阈上的广泛性焦虑障碍都可能与自杀想法有关。

广泛性焦虑障碍的功能性后果

不论在家庭中还是在工作中，过度担心会损害个体快速、高效处理事务的能力。担心会耗时、耗力；与肌肉紧张有关的症状、紧张或焦躁不安的感受、倦怠、难以集中注意力以及睡眠紊乱都会加重损害。重要的是，过度担心可能损害个体培养其孩子自信心的能力。

广泛性焦虑障碍与显著的失能和痛苦有关，它独立于共病的障碍，绝大多数有该障碍的非住院成人表现出中度到重度失能。在美国人群中，每年广泛性焦虑障碍个体失能的总天数达到 1.1 亿天。广泛性焦虑障碍还与工作绩效下降、医疗资源使用增加和冠心病发病率增加有关。

鉴别诊断

由其他躯体疾病所致的焦虑障碍：如果根据病史、实验室检验或体格检查，可判断个体的焦虑和担心是其他特定的躯体疾病（如嗜铬细胞瘤、甲状腺功能亢进）的生理效应，则应诊断为由其他躯体疾病所致的焦虑障碍。

物质 / 药物所致的焦虑障碍：可通过判定一种物质或药物（如滥用的药物、接触的毒素）与焦虑在病因学上是否相关来区分物质 / 药物所致的焦虑障碍与广泛性焦虑障碍。例如，若只在饮用大量咖啡后才产生严重的焦虑，就应诊断为咖啡因所致的焦虑障碍。

社交焦虑障碍：有社交焦虑障碍的个体通常有预期焦虑，他们在意即将到来的社交情境，因为那时他们必须表演或被他人评价。然而，无论是否被评价，有广泛性焦虑障碍的个体都会担心。

分离焦虑障碍：有分离焦虑障碍的个体会过度担心与依恋对象分离。有广泛性焦虑障碍的个体可能担心分离，但也存在其他过度担心的问题。

惊恐障碍：由广泛性焦虑障碍的担心引发的惊恐发作不符合惊恐障碍的诊断标准。然而，如果个体也经历了不可预期的惊恐发作，且由于惊恐发作而表现出持续的担忧和担心或行为改变，则应考虑给予惊恐障碍的额外诊断。

疾病焦虑障碍与躯体症状障碍：有广泛性焦虑障碍的个体往往担心多个事件、情境或活动，其中只有一个可能涉及他们的健康。如果个体唯一的恐惧是自己的疾病，那么应诊断为疾病焦虑障碍断。关注躯体症状是躯体症状障碍的特征。

强迫症：以下特征可以将有广泛性焦虑障碍个体的过度担心与强迫症的强迫思维相区分：在广泛性焦虑障碍中，担心的焦点是即将到来的问题，个体存在对未来事件的非正常的过度的担心；而在强迫症中，强迫思维是不恰当的观念，体现为侵入性的或不想要的想法、冲动或画面。

创伤后应激障碍与适应障碍：在创伤后应激障碍中存在不同程度的焦虑。如果焦虑和担心可以用创伤后应激障碍的症状来更好地解释，则不能诊断为广泛性焦虑障碍。适应障碍中也可能存在焦虑，但只有当不符合任何其他障碍（包括广泛性焦虑障碍）的诊断标准时，才能使用该诊断。而且，在适应障碍中，焦虑的产生是对可确定的应激源的反应，焦虑障碍在应激源产生后的 3 个月内起病，在应激源或其后果终结后，持续不超过 6 个月。

抑郁障碍、双相障碍与精神病性障碍：尽管广泛性焦虑和担心是抑郁障碍、双相障碍和精神病性障碍常见的有关特征，但是，如果焦虑和担心严重到足以引起临床关注，则可以同时诊断为广泛性焦虑障碍。

共病

症状符合广泛性焦虑障碍诊断标准的个体可能已经或目前符合其他焦虑障碍和单相抑郁障碍的诊断标准。尽管独立的路径是可能的，但是在这些共病的模式下，负性情感（神经质）或情绪的易变性与这些障碍共享的气质、遗传和环境风险因素有关。广泛性焦虑障碍与物质使用障碍、品行障碍、精神病性障碍、神经发育障碍和神经认知障碍共病的情况较少见。

物质 / 药物所致的焦虑障碍

诊断标准

A. 惊恐发作或焦虑在临床表现中占主导地位。

B. 存在病史、体格检查的证据或 1 和 2 的实验室发现：

  1. 诊断标准 A 中的症状是在物质中毒或戒断后或在药物接触或戒断后出现的。
  2. 涉及的物质 / 药物能够使个体产生诊断标准 A 的症状。

C. 这种障碍不能用一种非物质 / 药物所致的焦虑障碍来更好地解释。独立的焦虑障碍的证据包括：

  症状的发作是在开始使用物质 / 药物之前；在急性戒断或重度中毒结束之后，症状仍持续相当长的时间（如约 1 个月）；有其他证据（如反复的与非物质 / 药物相关的发作病史）表明存在一种独立的、非物质 / 药物所致的焦虑障碍。

D. 这种障碍并非仅仅出现于谵妄时。

E. 这种障碍引起有临床意义的痛苦，或导致社交、职业或其他重要功能方面的损害。

注：仅当诊断标准 A 的症状在临床表现中非常明显且已经严重到足以引起临床关注时，才应该作出该诊断，而不是“物质中毒”或“物质戒断”的诊断。

编码备注：下表中列出了 ICD-10-CM 中特定的物质 / 药物所致的焦虑障碍的编码。注意 ICD-10-CM 的编码基于是否存在共病同一类物质的物质使用障碍。在任何情况下，都不需要给予额外的物质使用障碍的单独诊断。如果一个轻度的物质使用障碍共病物质所致的焦虑障碍，则第四位数字为“1”，而且临床工作者应该在物质所致的焦虑障碍之前记录“轻度（物质）使用障碍”（如“轻度的可卡因使用障碍伴可卡因所致的焦虑障碍”）。如果有中度或重度的物质使用障碍共病物质所致的焦虑障碍，则第四位数字为“2”，临床工作者应该根据共病物质使用障碍的严重程度来记录“中度（物质）使用障碍”或“重度（物质）使用障碍”。如果没有共病物质使用障碍（如仅 1 次高剂量物质使用后），则第四位的数字为“9”，并且临床工作者应该仅记录物质所致的焦虑障碍。

项目	ICD-10-CM		
	伴轻度使用障碍	伴中度或重度使用障碍	无使用障碍
酒精	F10.180	F10.280	F10.980
咖啡因	NA	NA	F15.980
大麻	F12.180	F12.280	F12.980
苯环己哌啶	F16.180	F16.280	F16.980
其他致幻剂	F16.180	F16.280	F16.980
吸入剂	F18.180	F18.280	F18.980
阿片类物质	F11.188	F11.288	F11.988
镇静剂、催眠药或抗焦虑药	F13.180	F13.280	F13.980
苯丙胺类物质（或其他兴奋剂）	F15.180	F15.280	F15.980
可卡因	F14.180	F14.280	F14.980
其他（或未知）物质	F19.180	F19.280	F19.980

标注（参见“物质相关及成瘾障碍”一章中的表 1，它标明了“于中毒期间发生”和／或“于戒断期间发生”是否适用于某一特定的物质类别；或说明了“于使用药物后发生”）：

于中毒期间发生：如果物质中毒和在中毒过程中产生的症状都符合诊断标准。

于戒断期间发生：如果物质戒断和在戒断过程中或不久后产生的症状都符合诊断标准。

于使用药物后发生：如果在用药起始阶段、用药情况发生改变或停药期间出现症状。

记录步骤

物质／药物所致的焦虑障碍的名称由假设能导致焦虑症状的特定物质／药物（如可卡因、沙丁胺醇）开始。诊断编码从诊断标准部分的表格中选择，该表格基于物质类别和是否存在共病的物质使用障碍。对于不属于任何类别的物质（如沙丁胺醇），应使用“其他（或未知）物质”编码；如果一种物质被判断为致病因素，但具体物质类别未知，也应使用该编码。

当记录障碍名称时，共病的物质使用障碍（若有）应列在前面，然后记录“伴”这个字，后面记录物质／药物所致的焦虑障碍的名称（包含特定病因的物质／药物的名称），接着记录发生的标注（即于中毒期间发生、于戒断期间发生、于使用药物后发生）。例如，有重度劳拉西泮使用障碍的个体在戒断期间若出现焦虑症状，则应诊断为“F13.280 重度劳拉西泮使用障碍伴劳拉西泮所致的焦虑障碍，于戒断期间发生”，不再给予单独的共病的重度劳拉西泮使用障碍的诊断。如果物质所致的焦虑障碍出现在没有共病物质使用障碍时（如仅 1 次高剂量物质使用后），则无须记录共病物质使用障碍（如 F16.980 裸盖菇素所致的焦虑障碍，于中毒期间发生）。当一种以上的物质被判断在焦虑症状的发展过程中起到重要作用时，应分别列出（如 F15.280 重度哌甲酯使用障碍伴哌甲酯所致的焦虑障碍，于中毒期间发生；F19.980 沙丁胺醇所致的焦虑障碍，于使用药物后发生）。

诊断特征

物质 / 药物所致的焦虑障碍的核心特征是惊恐或焦虑的显著症状（诊断标准 A）被认为是由物质 / 药物（如滥用的毒品、药物或接触的毒素）的效应所致的。惊恐或焦虑的症状必须在物质中毒、戒断期间或不久后，或者接触或停止药物后发生，且相应物质 / 药物必须能够使个体产生惊恐或焦虑的症状（诊断标准 B2）。由某种精神障碍或其他躯体疾病的处方药治疗所致的物质 / 药物所致的焦虑障碍必须在个体接受药物治疗时（或如果停药与该药物有关，则在停药期间）起病。当治疗终止时，惊恐或焦虑症状通常在数天到数周或 1 个月内改善或减轻（由物质 / 药物的半衰期和戒断症状是否存在而定）。如果惊恐或焦虑症状的起病先于物质 / 药物中毒或戒断，或者如果症状从严重中毒或戒断时开始，持续相当长的时间（即通常超过 1 个月），则不应诊断为物质 / 药物所致的焦虑障碍。如果惊恐或焦虑症状持续相当长的时间，应考虑是否存在导致该症状的其他原因。

只有当诊断标准 A 的症状在临床表现中占主导地位，且严重到需要给予独立的临床关注时，才应诊断为物质 / 药物所致的焦虑障碍，而不是物质中毒或物质戒断。

相关特征

惊恐或焦虑的出现可能与以下种类的物质中毒有关：酒精、咖啡因、大麻、苯环己哌啶、其他致幻剂、吸入剂、兴奋剂（包括可卡因）以及其他（或未知）物质。惊恐或焦虑的出现可能与以下种类的物质戒断有关：酒精、阿片类物质、镇静剂、催眠药和抗焦虑药、兴奋剂（包括可卡因）以及其他（或未知）物质。一些能够诱发焦虑症状的药物包括麻醉剂和镇痛剂、拟交感神经药物、其他支气管扩张药物、抗胆碱能药物、胰岛素、甲状腺制剂、口服避孕药、抗组胺药物、抗帕金森病药物、皮质类固醇、抗高血压药物、心血管药物、抗癫痫药物、碳酸锂、抗精神病性药物和抗抑郁药物。重金属和毒素［如有机磷杀虫剂、神经毒气、一氧化碳、二氧化碳、挥发性物质（如汽油和油漆）］也可能引起惊恐或焦虑症状。

患病率

物质 / 药物所致的焦虑障碍的患病率尚不清楚。普通人群的数据显示该障碍可能较罕见，在美国该障碍 12 个月的患病率约为 0.002%。然而，在临床人群中患病率可能较高。

诊断标志物

实验室评估（如尿液毒理学）可用于测量物质中毒，它可作为物质 / 药物所致的焦虑障碍评估的一部分。

鉴别诊断

物质中毒与物质戒断：焦虑症状通常发生在物质中毒和物质戒断中。特定物质的中毒或特定物质的戒断的诊断通常足以将症状表现分类。当惊恐或焦虑的症状在临床表现中占主导地位，且严重到需要独立的临床关注时，应诊断为物质 / 药物所致的焦虑障碍，于中毒期间发生或于戒断期间发生，而不应诊断物质中毒或物质戒断。如惊恐或焦虑的症状是酒精戒断的特征性症状。

独立的焦虑障碍（并非由物质 / 药物所致）：与物质 / 药物使用同时发生的独立的焦虑障碍与物质 / 药物所致的焦虑障碍的区别在于，即使物质 / 药物的服用量可能足以与焦虑症状有病因学关系，但焦虑症状是在物质 / 药物使用期间以外的时间被观察到的（即在物质 / 药物使用开始之前或在物质中毒、物质戒断或药物使用后持续相当长的时间），则需要诊断为独立的焦虑障碍。

谵妄：如果惊恐或焦虑症状仅出现在谵妄时，则应考虑与谵妄有关的特征，而不再给予额外的诊断。

由其他躯体疾病所致的焦虑障碍：如果惊恐或焦虑症状可归因于其他躯体疾病的生理后果（即并非治疗躯体疾病所使用的药物所致），则应诊断为由其他躯体疾病所致的焦虑障碍。病史通常能够为该诊断提供依据。有时，可能需要改变其他躯体疾病的治疗方法（如更换或终止药物），以确定药物本身是否是致病原因（若是，则症状可以用物质 / 药物所致的焦虑障碍来更好地解释）。如果该障碍归因于其他躯体疾病和物质使用这两种原因，那么可同时给予两种诊断（即由其他躯体疾病所致的焦虑障碍和物质 / 药物所致的焦虑障碍）。当没有充足证据可以确定惊恐或焦虑症状是物质 / 药物所致的还是原发性的（即既不能归因于物质，也不能归因于其他躯体疾病）时，则应诊断为其他特定的或未特定的焦虑障碍。

由其他躯体疾病所致的焦虑障碍

诊断标准　　F06.4

A. 惊恐发作或焦虑在临床表现中占主导地位。

B. 存在病史、体格检查的证据或实验室发现表明，该障碍是其他躯体疾病的直接病理生理性后果。

C. 这种障碍不能用其他精神障碍来更好地解释。

D. 这种障碍并非仅仅出现于谵妄时。

E. 这种障碍引起有临床意义的痛苦，或导致社交、职业或其他重要功能方面的损害。

编码备注： 应将其他躯体疾病的名称包含在此精神障碍的名称之内（如 F06.1 由嗜铬细胞瘤所致的焦虑障碍）。在诊断由其他躯体疾病所致的焦虑障碍之前，其他躯体疾病应该被编码和单独列出（如 D35.00 嗜铬细胞瘤；F06.4 由嗜铬细胞瘤所致的焦虑障碍）。

诊断特征

由其他躯体疾病所致的焦虑障碍的核心特征是临床显著的惊恐或焦虑被认为能够用其他躯体疾病的生理效应来更好地解释。症状可能包括显著的惊恐发作或焦虑症状（诊断标准 A）。症状能够用有关的躯体疾病来更好地解释，这必须基于来自病史、体格检查或实验室检验的证据（诊断标准 B）。此外，必须判断症状不能用其他精神障碍来更好地解释，特别是适应障碍伴焦虑；在这种情况下，个体的应激源就是躯体疾病（诊断标准 C）。在这些案例中，有适应障碍的个体对于有关的躯体疾病的意义或后果感到特别痛苦。作为对比，当焦虑由其他躯体疾病所致时，通常存在构成焦虑的显著的躯体症状（如呼吸急促）。如果焦虑症状仅出现在谵妄时，则不能给予该诊断（诊断标准 D）。惊恐发作或焦虑症状必须引起有临床意义的痛苦，或导致社交、职业或其他重要功能方面的损害（诊断标准 E）。

在确定焦虑症状是否归因于其他躯体疾病时，临床工作者必须先确定躯体疾病的存在。此外，在特定的个体中，给予症状最佳的解释和判断之前，必须确认焦虑症状在病因学上通过某种生理机制与相应躯体疾病相关。临床工作者需要对多种因素进行仔细而综合的评估，以便作出准确的判断。临床工作者通常应该考虑下述数种临床表现：（1）焦虑症状与该躯体疾病的起病、加重或缓解存在明确的时间上的相关性；（2）存在一些对独立的焦虑障碍而言非典型的特征（如非典型的起病年龄或病程）；（3）在文献中，有已知的可导致焦虑的生理机制的证据（如甲状腺功能亢进）。此外，该障碍不能用独立的焦虑障碍，物质 / 药物所致的焦虑障碍或其他精神障碍（如适应障碍）来更好地解释。

已知有许多躯体疾病将焦虑作为其症状表现，如内分泌疾病（如甲状腺功能亢进、嗜铬细胞瘤、低血糖和肾上腺皮质功能亢进）、心血管性疾病 [如充血性心力衰竭、肺栓塞、心律失常（如房颤）]、呼吸系统疾病（如慢性阻塞性肺疾病、哮喘、肺炎）、代谢性障碍（如维生素 B_{12} 缺乏、卟啉症），以及神经系统疾病（如肿瘤、前庭功能失调、脑炎、癫痫）。

患病率

由其他躯体疾病所致的焦虑障碍的患病率尚不清楚。在患有各种不同的躯体疾病（包括哮喘、高血压、胃溃疡、关节炎）的个体中，焦虑障碍的患病率相对较高。然而，升高的患病率也可能由其他因素所致，而并非由躯体疾病所致。

发展与病程

由其他躯体疾病所致的焦虑障碍的发展与病程通常跟随着基础躯体疾病的病程

变化而变化。该诊断并不包括那些在慢性躯体疾病背景下发生的原发性焦虑障碍。这一点对于老年人来说是重要的，老年人可能经历了慢性躯体疾病，然后发展出继发于慢性躯体疾病的独立的焦虑障碍。

诊断标志物

需要实验室评估和／或体格检查来确定有关的躯体疾病的诊断。

鉴别诊断

谵妄与重度或轻度神经认知障碍：如果焦虑障碍仅发生在谵妄时，则不能给予由其他躯体疾病所致的焦虑障碍的诊断。然而，如果焦虑障碍的病因被认为是神经认知障碍的病理过程的生理性后果，且焦虑是该临床表现的显著部分，那么除了给予重度或轻度神经认知障碍诊断以外，还应给予由其他躯体疾病所致的焦虑障碍的诊断。

混合性症状表现（如心境和焦虑）：如果表现为不同类型症状的混合，那么可基于临床表现中哪些症状占主导地位来确定由其他躯体疾病所致的特定的精神障碍。

物质／药物所致的焦虑障碍：如果有证据表明存在近期或长期的物质使用（包括有精神活性效应的药物）、某种物质的戒断或接触某种毒素，应诊断为物质／药物所致的焦虑障碍。已知某些药物（如皮质类固醇、雌激素、甲氧氯普胺）能够引起焦虑，在接触或使用这些药物的情况下，相应药物是最可能的病因，尽管难以区分焦虑归因于药物还是躯体疾病本身。当考虑诊断为与毒品或与非处方药有关的物质所致的焦虑障碍时，进行尿液、血液的毒品筛查或其他恰当的实验室评估会有所帮助。基于使用的物质的类型、持续时间或数量，那些在物质中毒或戒断期间或不久后，或药物使用后出现的症状尤其表明是物质／药物所致的焦虑障碍。如果该障碍与其他躯体疾病和物质使用这两者都有关，则应给予两种诊断（即由其他躯体疾病所致的焦虑障碍和物质／药物所致的焦虑障碍）。某些特征，如 45 岁以后起病或在惊恐发作时表现出非典型症状（如眩晕、意识丧失、膀胱或肠道失控、言语不清、失忆）提示存在其他躯体疾病或某种物质引起惊恐发作症状的可能性。

焦虑障碍（并非由已知的躯体疾病所致）：应将由其他躯体疾病所致的焦虑障碍与其他焦虑障碍（特别是惊恐障碍和广泛性焦虑障碍）相区分。在其他焦虑障碍中，没有特定的、直接的、可证明的、与其他躯体疾病有关的致病的生理机制。如果起病晚，症状非典型，缺乏焦虑障碍的个人史和家族史，则需要全面评估以排除由其他躯体疾病所致的焦虑障碍的诊断。焦虑障碍可以使某些躯体疾病（如心血管疾病）加重或增加个体患病的风险，在这样的案例中，不应诊断为由其他躯体疾病所致的焦虑障碍。

疾病焦虑障碍：应将由其他躯体疾病所致的焦虑障碍与疾病焦虑障碍相区分。疾病焦虑障碍的特征是担心疾病、担心疼痛，且有躯体的先占观念。在疾病焦虑障碍中，个体可能有也可能没有被确诊的躯体疾病。尽管同时有疾病焦虑障碍和已确诊的躯体疾病的个体可能经历对躯体疾病的焦虑，但该躯体疾病在生理上与焦虑症状并不相关。

适应障碍：应将由其他躯体疾病所致的焦虑障碍与伴随焦虑或伴随焦虑、抑郁心境的适应障碍相区分。当个体对被诊断患有躯体疾病或必须管理躯体疾病的压力出现适应不良的反应时，可以诊断为适应障碍。与作为其他躯体疾病的生理后果的焦虑或心境症状相比，在适应障碍中，个体对应激的反应通常是担心躯体疾病的意义或后果。在适应障碍中，焦虑症状通常与如何应对一般躯体疾病带来的应激有关，而在由其他躯体疾病所致的焦虑障碍中，个体更可能有显著的躯体症状，且专注于疾病本身的应激以外的问题。

其他特定的焦虑障碍

F41.8

此类型适用于那些具备焦虑障碍的典型症状，且引起有临床意义的痛苦，或导致社交、职业或其他重要功能方面的损害，但不符合焦虑障碍诊断类别中任何一种障碍的全部诊断标准，且不符合适应障碍伴焦虑或适应障碍伴混合性焦虑和抑郁心境的诊断标准的情况。当临床工作者选择交流不符合任何一种特定的焦虑障碍的诊断标准的特定原因时，可使用其他特定的焦虑障碍这一诊断。使用这一诊断时，可先记录“其他特定的焦虑障碍”，接着记录其特定原因（如“少于诊断所需天数的广泛性焦虑障碍”）。

能够归类为“其他特定”情况的示例如下：

1. 有限症状的发作。

2. 少于诊断所需天数的广泛性焦虑障碍。

3. Khyâl 发作（被风攻击）：参见本手册第三部分“文化与精神障碍诊断”。

4.Ataque de nervios（神经质发作）：参见本手册第三部分“文化与精神障碍诊断”。

未特定的焦虑障碍

F41.9

此类型适用于那些具备焦虑障碍的典型症状，且引起有临床意义的痛苦，或导致社交、职业或其他重要功能方面的损害，但不符合焦虑障碍诊断类别中任何一种障碍的全部诊断标准，且不符合适应障碍伴焦虑或适应障碍伴混合性焦虑和抑郁心境的诊断标准的情况。当临床工作者选择不标注不符合任何一种焦虑障碍的诊断标准的特定原因及包括因信息不足在内而无法作出更特定的诊断（如在急诊室的环境下）时，可使用未特定的焦虑障碍这一诊断。

强迫及相关障碍

强迫及相关障碍包括强迫症、躯体变形障碍、囤积障碍、拔毛癖（拔毛障碍）、抓痕（皮肤搔抓）障碍、物质/药物所致的强迫及相关障碍、由其他躯体疾病所致的强迫及相关障碍、其他特定的强迫及相关障碍［如咬指甲、咬嘴唇、咀嚼脸颊、强迫性嫉妒、嗅觉牵涉障碍（嗅觉牵涉综合征）］，以及未特定的强迫及相关障碍。

强迫症以存在强迫思维和/或强迫行为为特征。强迫思维是反复的和持续的想法、冲动、画面，它被感受为侵入性的和不需要的；强迫行为是重复的行为或精神活动，个体感到受驱使而对强迫思维作出反应，或必须非常机械地遵守规则。一些其他的强迫及相关障碍也是以先占观念以及作为对先占观念反应的重复行为或精神活动为特征的。其他强迫及相关障碍的特征主要是反复发生的聚焦于躯体的重复性行为（如拔毛、皮肤搔抓）和反复试图减少或停止这些行为。

DSM-5 中加入"强迫及相关障碍"一章内容，反映了越来越多的证据表明这些障碍在一系列诊断验证方面彼此相关，以及将这些障碍归于同一章具有临床实用性。鼓励临床工作者应该在有第一自然段中所列障碍之一的个体中筛选其他障碍，并且应该觉知这些障碍有重叠的部分。同时，这些障碍在诊断有效因素和治疗方法上存在重要的差异。此外，焦虑障碍与某些强迫及相关障碍（如强迫症）之间存在密切的关联，所以 DSM-5 在章节排序时将强迫及相关障碍放在了焦虑障碍之后。

强迫及相关障碍不同于正常发育的先占观念和仪式，它过度或持续地超出了与发育阶段相适应的程度。区别亚临床症状和临床障碍，需要评估许多因素，包括个体的痛苦水平和功能受损的程度。

本章从强迫症开始，然后是躯体变形障碍和囤积障碍，这两种障碍的特征是认知症状分别表现为感受到躯体外貌上的缺陷或瑕疵，或感知到积攒物品的需求。之后，本章描述了拔毛癖（拔毛障碍）和抓痕（皮肤搔抓）障碍，这两种障碍的特征是存在反复发作的聚焦于躯体的重复性行为。最后，本章介绍了物质/药物所致的强迫及相关障碍、由其他躯体疾病所致的强迫及相关障碍、其他特定的强迫及相关障碍和未特定的强迫及相关障碍。

虽然在不同的个体中，强迫思维和行为的特定内容不同，但强迫症的某些症状维度存在共性，包括：清洁（被污染的强迫思维和清洁的强迫行为）、对称性（对称性的强迫思维和重复性、次序性、计数的强迫行为）、被禁止或禁忌的想法（如攻击性的、性的和宗教的强迫思维及相关的强迫行为）和伤害（如害怕自己或他人被伤害以及相关的核查性强迫行为）。当有强迫症的个体有抽动障碍的现病史或既往史时，应使用与抽动相关的标注。

躯体变形障碍的特征是有一种或多种感受到的躯体外貌的缺点或瑕疵的先占观念，这些缺点不能被他人观察到或非常轻微；以及由于对外貌的过分关注，个体会产生反复性的行为（如检查镜子中的自己、过度修饰、皮肤搔抓或反复寻求确认）或精神活动（如比较自己与他人的外貌）。关注外貌的先占观念不能用有进食障碍的个体关注躯体肥胖或体重来更好地解释。肌肉变形障碍是躯体变形障碍的一种类型，其特征是觉得自己体格太小或肌肉不够发达。

囤积障碍的特征是持续地难以丢弃物品或与所有物分离，而不管它们的实际价值，这一行为的原因是感受到强烈的积攒物品的需求，以及与丢弃它们有关的痛苦。囤积障碍不同于正常的收藏。如囤积障碍的症状会导致大量物品的集聚，使正在使用的居住区域都被塞满，变得混乱不堪，以至于其原来的用途被显著地破坏。过度获取是绝大多数但不是全部有囤积障碍个体的特征，具体表现为过度地收集、购买或偷窃那些并不需要或无处安放的物品。

拔毛癖（拔毛障碍）的特征是反复拔掉自己的毛发，导致脱发，以及反复企图减少或停止拔毛。抓痕（皮肤搔抓）障碍的特征是反复搔抓皮肤，导致皮肤受到损害，以及反复企图减少或停止搔抓皮肤。聚焦于躯体的重复性行为是这两种障碍的特征，重复性行为并非被强迫思维或先占观念所激发；然而，个体在重复性行为出现之前或同时可以有不同的情绪状态，如焦虑或厌烦感。重复性行为出现之前也可能有升高的紧张感，或在毛发被拔出、皮肤被搔抓后有满足、快乐和放松的感受。当这样做时，有这些障碍的个体可以不同程度地觉察到自己的行为，一些个体表现出对该行为更多的关注（之前紧张，之后放松），而另一些个体的行为则更为自动化（看上去没有完全觉知该行为的发生）。

物质 / 药物所致的强迫及相关障碍包括在物质中毒或戒断，或在接触或停止药物后发展出的强迫及相关障碍的特征性症状。由其他躯体疾病所致的强迫及相关障碍所涉及的强迫及相关障碍的特征性症状是某种躯体疾病直接的病理生理后果。

其他特定的强迫及相关障碍［如咬指甲、咬嘴唇、咀嚼脸颊、强迫性嫉妒、嗅觉牵涉障碍（嗅觉牵涉综合征）］和未特定的强迫及相关障碍由那些导致临床显著痛苦或损害，但因为非典型的临床表现或非特定的病因，不符合任何一种特定的强迫及相关障碍的诊断标准的症状所组成。这些类别也可用来描述未列入本手册第二部分的其他特定的综合征，以用于没有充足的信息来诊断那些作为其他强迫及相关障碍的临床表现的情况。

那些有认知成分的强迫及相关障碍（强迫症、躯体变形障碍和囤积障碍），包括用于指示个体对与障碍相关信念的自知力程度的标注，范围从“伴良好或一般的自知力”到“伴差的自知力”再到“伴缺乏自知力 / 妄想信念”。对于那些使用强迫及相关障碍的“伴缺乏自知力 / 妄想信念”标注的个体，也不应额外诊断为精神病性障碍，除非他们的妄想信念涉及超出他们的强迫及相关障碍的特征性范围的内容（如有躯体变形障碍的个体确信自己的食物被下毒）。

强迫症

诊断标准 F42.2

A. 存在强迫思维、强迫行为，或两者皆有。

强迫思维被定义为以下 1 和 2：

1. 在该障碍的某些时间段内，感受到反复的、持续性的、侵入性的和不必要的想法、冲动或画面，大多数个体会产生显著的焦虑或痛苦。
2. 个体试图忽略或压抑此类想法、冲动或影像，或用其他一些想法或行为来中和它们（如通过某种强迫行为）。

强迫行为被定义为以下 1 和 2：

1. 作为对强迫思维或必须严格执行的规则的反应，个体感到被迫执行重复行为（如洗手、排序、核对）或精神活动（如祈祷、计数、反复默诵字词）。
2. 这些行为或精神活动的目的是防止或减少焦虑或痛苦，或防止某些可怕的事件或情境；然而，这些行为或精神活动用来中和或预防，是不现实的或者明显是过度的。

注：幼儿可能不能明确地表达这些重复行为或精神活动的目的。

B. 强迫思维或强迫行为是耗时的（如每天消耗 1 小时以上）或引起有临床意义的痛苦，或导致社交、职业或其他重要功能方面的损害。

C. 此强迫症状不能归因于某种物质（如滥用的毒品、药物）的生理效应或其他躯体疾病。

D. 这种障碍不能用其他精神障碍的症状 [如广泛性焦虑障碍中的过度担心，躯体变形障碍中的外貌先占观念，囤积障碍中的难以丢弃或放弃物品，拔毛癖（拔毛障碍）中的拔毛发，抓痕（皮肤搔抓）障碍中的皮肤搔抓，刻板运动障碍中的刻板行为，进食障碍中的仪式化进食行为，物质相关及成瘾障碍中的物质或赌博的先占观念，疾病焦虑障碍中的患有某种疾病的先占观念，性欲倒错障碍中的性冲动或性幻想，破坏性、冲动控制及品行障碍中的冲动，重性抑郁障碍中的内疚性思维反刍，精神分裂症谱系及其他精神病性障碍中的思维插入或妄想性的先占观念，自闭症谱系障碍中的重复性行为模式] 来更好地解释。

标注如果是:

伴良好或一般的自知力：个体认识到强迫症的信念肯定或很可能不是真的，或者它们可以是或可以不是真的。

伴差的自知力：个体认为强迫症的信念可能是真的。

伴缺乏自知力 / 妄想信念：个体完全确信强迫症的信念是真的。

标注如果是:

抽动相关的：个体目前有或过去有抽动障碍的病史。

标注

不同的有强迫症（OCD）的个体对于涉及他们症状的信念的自知力的准确程度有所不同。许多个体有好的或良好的自知力（如个体相信如果不检查火炉 30 遍，房子肯定不会或很可能不会，或可能会也可能不会被烧毁）。一些个体的自知力很差（如个体相信如果不检查火炉 30 遍，这房子很可能会被烧毁），少数个体（4%或更少）缺乏自知力 / 妄想信念（如个体确信如果不检查火炉 30 遍，这房子肯定会被烧毁）。在该障碍的病程中，同一个体的自知力可能随时间变化有所变化。差的自知力与不良的长期预后有关。

多达 30% 有强迫症的个体终身患有抽动障碍。这一点在儿童期起病的有强迫症的男性中最为常见。这些患者在强迫症的症状主题、共病、病程、家族遗传模式方面与没有抽动障碍病史的个体有所不同。

诊断特征

强迫症的特征性症状是存在强迫思维或强迫行为或两者皆有（诊断标准 A）。强迫思维是反复和持续的想法（如有关污染）、冲动（如刺伤他人）和画面（如有关暴力或恐怖的场景）。重要的是，强迫思维是不愉快的、非自愿的、侵入性的、不需要的，而且在绝大多数个体身上导致显著的痛苦或焦虑。个体企图忽略或压抑这些强迫思维（如避免激发或抑制想法），或用其他想法、行动（如执行一个强迫行为）来中和它们。强迫行为（或仪式）是反复的行为（如清洗、检查）或精神活动（如数数、反复默诵），个体感到被强迫思维驱使，或认为必须机械地遵守规则，因而不得不去执行。大多数有强迫症的个体既有强迫思维又有强迫行为。强迫思维和强迫行为通常在主题上是相关的（如与洗涤仪式相关的被污染的强迫思维、与重复检查相关的伤害的强迫思维）。有强迫症的个体经常报告他们执行强迫行为以减少被强迫思维所激发的痛苦，或防止所恐惧的事件发生（如生病）。然而，这些强迫行为与所恐惧的事件并无现实的关联（如对称地摆放物品以防止伤害所爱的人），或这些强迫行为是明显过度地做一件事（如每天淋浴数小时）。尽管一些个体在这样做之后感到焦虑或痛苦暂时有所缓解，但强迫行为并非为了获得快乐。

强迫思维和强迫行为的特定内容在不同个体之间有所不同。然而，常见的强迫思维和强迫行为的某些主题或维度包括：清洗（被污染的强迫思维和清洁的强迫行为）、对称性（对称性的强迫思维和重复、排列以及数数的强迫行为）、被禁止或禁忌的想法（如侵入性的、性的或宗教性的强迫思维和相关的强迫行为）、伤害（如害怕伤害自己或他人和反复检查的强迫行为）。一些个体难以丢弃物品和囤积物品，这是典型的强迫思维和强迫行为的后果（害怕伤害他人）；应将这种强迫行为与囤积障碍中的主要囤积行为区分开，这将在本章后面进行讨论。这些主题可以出现在不同的文化中，它们在有该障碍的成人的病程中是相对稳定的，可能与不同的神经基质有关。重要的是，个体经常有超过一个维度的症状。

诊断标准 B 强调强迫思维和强迫行为必须是耗时的（如每天超过 1 小时）或引起显著的临床痛苦或损害，才能诊断为强迫症。诊断标准有助于将该障碍与普通人群中常见的偶然的侵入性思维或重复行为（如锁门后的复查）相区分。强迫思维和强迫行为的频率和严重程度在不同的有强迫症的个体中有所不同（如一些个体有轻到中度的症状，每天花费 1 ～ 3 个小时实施强迫思维或强迫行为，而其他个体几乎有持续的、可能导致失能的侵入性想法或强迫行为）。

相关特征

在强迫症中，感觉现象被定义为强迫行为之前的躯体体验（如躯体感觉、正确的感觉和未完成的感受）。多达 60% 的强迫症患者报告有这些现象。

当有强迫症的个体面临那些激发强迫思维和强迫行为的情境时，会体验到一系列的情感反应。如许多个体体验到显著的焦虑，可能包括反复的惊恐发作，其他个体报告有强烈的厌恶感。当实施强迫行为时，一些个体报告有“未完成的”痛苦感或不适感，直到事情看上去、感觉上或听起来“恰到好处”。

有该障碍的个体通常回避那些能够激发强迫思维和强迫行为的人群、场所和事物。如担心污染的个体可能回避公共情境（如餐厅、公共卫生间），以减少接触害怕的污染源，有担心伤害的侵入性想法的个体可能回避社交互动。

许多有强迫症的个体有功能失调的信念。这些信念可能包括膨胀的责任感和高估威胁的倾向、完美主义和难以容忍不确定性、高估想法的重要性（如相信有被禁止的想法如同实施这些想法一样糟糕），以及控制这些想法的需要。然而，这些信念并不特定于强迫症。家人或朋友参与强迫性仪式，称为适应，会加剧或维持症状，并且是治疗的重要目标，尤其是在儿童中。

患病率

强迫症在美国 12 个月的患病率为 1.2%，与国际患病率（包括加拿大、波多黎各、德国、韩国和新西兰等，1.1% ～ 1.8%）接近。在成人期，女性受强迫症的影响略高于男性；在儿童期，男性更易受影响。

发展与病程

在美国，强迫症的平均起病年龄是 19.5 岁，25% 的患者在 14 岁起病。35 岁后起病并不常见，但是仍有发生。男性起病年龄比女性早，约 25% 的男性在 10 岁前起病。症状的开始通常是渐进的，然而也有急性起病的案例。

如果强迫症不经治疗，其病程通常是慢性的，伴有症状的加重或缓解。一些个体有阵发性的病程，少数个体有逐渐恶化的病程。若不经治疗，成人的缓解率较低（如 40 年后再评估的缓解率为 20%）。儿童期或青少年期起病的个体可能发展为终身的强迫症。然而，40% 儿童期或青少年期起病的个体可能到成人早期有所缓解。强迫症的病程通常因同时发生的其他障碍而变得复杂（参见该障碍的“共病”部分）。

儿童期的强迫行为比强迫思维更容易诊断，因为强迫行为可以被观察到。然而，许多儿童既有强迫思维又有强迫行为（和大多数成人一样）。成人的症状模式在病程中较为稳定，而儿童则变化较多。将儿童和青少年的案例与成人进行比较时，发现强迫思维和强迫行为的内容有一些差异。这些差异可能反映了与不同发育阶段相适应的内容，如在青少年中，性和宗教的强迫思维比在儿童中多；在儿童和青少年中，有关伤害［如恐惧灾难性事件（如自身或所爱之人的死亡或生病）］的强迫思维比在成人中多。

风险与预后因素

气质的：更多的内化性症状、更高程度的负性情绪，以及儿童期的行为抑制是可能的气质性风险因素。

环境的：不同的环境因素可能会增加强迫症的风险。其中包括不良的围产期事件、早产、孕妇在怀孕期间使用烟草、儿童期的躯体和性虐待，以及其他应激性或创伤性事件。一些儿童可能突然出现强迫症状，这与不同的环境因素有关，包括各种感染和感染后自身免疫综合征。

遗传与生理的：有一级成人亲属患强迫症的个体的强迫症发生率约是没有一级亲属患强迫症个体的 2 倍；若一级亲属的强迫症为儿童期或青少年期起病，则个体强迫症发生率增加 10 倍。家庭遗传部分是由于遗传因素的影响（如同卵双生子有 0.57 的同病率，异卵双生子有 0.22 的同病率）。双生子研究表明，叠加的遗传效应占强迫症状变异的 40% 左右，眶额叶皮质、前扣带回皮质和纹状体的功能失调最为明显；额边缘、额顶和小脑网络的改变也有报道。

与文化相关的诊断问题

强迫症是全球性障碍。强迫症的性别分布、起病年龄和共病在不同文化中存在显著的相似性，而且，在全球有相似的症状结构，涉及清洗、对称、囤积、禁忌的想法或恐惧伤害。然而，症状表现存在地区差异，而且文化因素也可能决定强迫思维和强迫行为的内容。例如，在某些宗教和文化团体中，与性内容有关的强迫思维的报告频率可能较低；在城市暴力发生率较高的环境中，与暴力和攻击有关的强迫思维可能更常见。强迫症症状的原因在不同文化中有所不同，包括躯体、社会、精神和超自然几个方面，这些可能会强化特定的强迫行为和寻求帮助的选择。

与性和性别相关的诊断问题

男性的强迫症起病年龄比女性要早，通常在儿童期，并且更有可能共病抽动障碍；女性在青少年期起病的情况更常见。在成人中，强迫症在女性中比在男性中略常见。该障碍在症状维度模式方面的性别差异已被报道，如女性症状往往体现在清洁方面，男性可能往往体现在被禁止的想法和对称性方面。强迫症的起病或加重，以及可能妨碍母婴关系的症状［如攻击性的强迫思维（如伤害婴儿的侵入性暴力思维导致对婴儿的回避）］在围产期已有报告。一些女性还报告经前期强迫症的症状会加重。

与自杀想法或行为的相关性

对来自多个国家的强迫症临床样本中自杀意念和自杀企图的系统文献综述显

示，强迫症患者终身自杀企图的平均概率为14.2%，终身自杀意念的平均概率为44.1%，当前自杀意念的平均概率为25.9%。更高自杀风险的预测因素是强迫症的严重程度、不可接受的想法的症状维度、共病的抑郁和焦虑症状的严重程度，以及过去的自杀史。另一个对48项研究的国际系统综述显示，自杀意念/自杀企图与强迫症之间存在中度到高度的关联。

对来自巴西的582名强迫症门诊患者进行的横断面研究发现，36%的个体报告了一生中存在自杀想法，20%的个体制订了自杀计划，11%的个体已经企图自杀，并且10%的个体目前存在自杀想法。强迫症的性/宗教维度以及共病的物质使用障碍与自杀想法和自杀计划有关；冲动控制障碍与目前的自杀想法、自杀计划和自杀企图有关，终身共病重性抑郁障碍和创伤后应激障碍（PTSD）与自杀行为的各个方面均有关。

在一项使用瑞典国家登记数据的研究中，涉及36788名强迫症患者和匹配的普通人群对照受试者，强迫症患者有更高的自杀死亡风险（OR = 9.8）和自杀企图风险（OR = 5.5），即使在调整了精神障碍共病后，这两种风险仍然很大。共病人格障碍或物质使用障碍增加了自杀风险；女性的较高的父母受教育水平和共病焦虑障碍是保护性因素。

强迫症的功能性后果

强迫症与生活质量降低有关，也与高水平的社会和职业功能受损有关。受损可以出现在许多不同的生活领域，且与症状的严重程度有关。受损可能是由花费在强迫思维和强迫行为上的时间所致的。回避那些能够激发强迫思维或强迫行为的情境也可能导致严重的功能损害。此外，特定的症状可能制造特定的问题。如关于伤害的强迫思维可能使个体与家庭和朋友的关系受损，其后果是回避这些关系。关于对称性的强迫思维可能使学校作业或工作任务不能及时完成，因为任务总是不能“恰到好处”，进而导致学业失败或失业。同时，也可能出现与健康有关的后果，如担心被污染的个体可能回避医生办公室和医院（因为害怕接触细菌）或出现皮肤问题（由于过度清洗而导致皮肤受损）。有时，该障碍的症状会干扰它自己的治疗（如当个体认为药物被污染时）。如果该障碍发生于儿童期或青少年期，个体可能经历发育困难。例如，青少年可能回避与同龄人交往；年轻人离家独居时可能会遇到困难，结果可能是家庭之外的重要关系很少，缺乏自主性和经济独立性。此外，由于强迫思维（如因为害怕污染，家庭成员不能带回访客），一些有强迫症的个体试图将规则和限制施加给家庭成员，这可能导致家庭功能失调。

鉴别诊断

焦虑障碍：反复的想法、回避的行为、重复要求确认，也可能出现在焦虑障碍中。然而，广泛性焦虑障碍中反复的想法（即担心）通常是有关现实生活的担心，而强迫症的强迫思维通常不涉及现实生活的担心，可能包括古怪的、非理性的或看似神奇的内容，而且个体经常存在强迫行为，这些行为通常与强迫思维有关。

与有强迫症的个体一样，有特定恐怖症的个体也可能出现对特定物体或情境的恐惧反应。然而，在特定恐怖症中，个体所害怕的物体通常非常具体，也不存在仪式。在社交焦虑障碍中，个体所害怕的内容局限于社交互动或表演的情境，而回避或寻求确认的行为则聚焦于减少这种尴尬的感觉。

重性抑郁障碍：应将强迫症与重性抑郁障碍的思维反刍区分开。后者的想法通常与心境一致，且不一定体验为侵入性或痛苦感；此外，思维反刍不会像强迫症中典型的表现那样与强迫行为有关。

其他强迫及相关障碍：在躯体变形障碍中，强迫思维和强迫行为局限于担心躯体外貌；在拔毛癖（拔毛障碍）中，强迫行为局限于在缺少强迫思维的情况下拔毛；囤积障碍的症状局限于持续地难以丢弃物品或与物品分离，以及与丢弃物品有关的显著痛苦和过度地积攒物品。然而，个体如果有典型的强迫症的强迫思维（如担心不完整或伤害），而且这些强迫思维导致了强迫性的囤积行为（如收集一个系列的所有物品以获得完整感，或因为旧报纸可能包括避免伤害的信息而无法丢弃），则应给予强迫症的诊断。

进食障碍：应将强迫症与神经性厌食相区分。在强迫症中，强迫思维和强迫行为不局限于关注体重和食物。

抽动（抽动障碍）与刻板运动：抽动是突然、快速、反复、无节律的动作或发声（如眨眼睛、清喉咙）。刻板运动是重复的、似乎受到驱使的、非功能性的动作（如撞头、摇摆身体、咬自己）。抽动和刻板运动通常没有强迫行为那么复杂，而且不是为了中和强迫思维。然而，鉴别复杂的抽动和强迫行为可能有难度。强迫行为之前通常有强迫思维，而抽动之前通常有先兆性的感觉冲动。若个体既有强迫症的症状又有抽动障碍的症状，则应给予两种诊断。

精神病性障碍：一些有强迫症的个体的自知力很差，甚至有妄想性的强迫信念。然而，他们有强迫思维和强迫行为（使其区别于妄想障碍），而且没有精神分裂症或分裂情感性障碍的其他特征（如幻觉或言语紊乱）。对于强迫症症状需要使用标注“伴缺乏自知力/妄想信念”的个体，这些症状不应被诊断为精神病性障碍。

其他强迫样行为：某些行为有时被描述为“强迫性的”，包括性行为（如在性欲倒错中）、赌博（如在赌博障碍中）和物质使用（如在酒精使用障碍中）。然而，这些行为不同于强迫症的强迫行为，个体通常能从这些行为中获得快乐，他们抗拒这些行为仅仅是由于其有害的后果。

强迫型人格障碍：尽管强迫型人格障碍与强迫症有相似的名称，然而两者的临床表现大不相同。强迫型人格障碍的特征不是感受到侵入性的想法、冲动或画面，或是对这些侵入性想法的重复行为；而是涉及一种持久而广泛的过度追求完美和机械地控制的不良适应模式。如果个体同时表现出强迫症和强迫型人格障碍的症状，则应给予两种诊断。

共病

有强迫症的个体通常存在其他的精神病理学表现。在美国，有该障碍的许多成人有焦虑障碍的终身诊断（76%，如惊恐障碍、社交焦虑障碍、广泛性焦虑障碍、特定恐怖症），或抑郁障碍或双相障碍［63%；有任何一种抑郁障碍或双相障碍，其中最常见的是重性抑郁障碍（41%）］。在强迫症患者中，冲动控制障碍（56%）或物质使用障碍（39%）的终身诊断也是常见的。强迫症起病通常比绝大部分共病的焦虑障碍（分离焦虑障碍除外）和创伤后应激障碍要晚，但通常先于抑郁障碍。在一项针对在美国接受DSM-Ⅳ强迫症初始评估的214例寻求治疗的成人研究中，在纵向随访后，23%～32%的个体被发现共病强迫型人格障碍。

多达30%有强迫症的个体患有终身的抽动障碍。共病抽动障碍多见于儿童期起病的有强迫症的男性。这些个体在强迫症的症状、共病、病程和家庭遗传模式方面似乎都不同于那些没有抽动障碍病史的个体。在儿童身上也可能看到强迫症、抽动障碍和注意缺陷/多动障碍的三联征。

数种强迫及相关障碍，包括躯体变形障碍、拔毛癖（拔毛障碍）和抓痕（皮肤搔抓）障碍，在有强迫症的个体中比在没有强迫症的个体中更常见。

在有特定的其他障碍的个体中，强迫症的预期患病率远远高于普通人群；当这些障碍中的一种被诊断时，也应对个体进行强迫症方面的评估。如在有精神分裂症或分裂情感性障碍的个体中，强迫症的患病率约为12%。在双相障碍、进食障碍（如神经性贪食和神经性厌食）、躯体变形障碍和抽动秽语综合征患者中，强迫症的患病率也有所升高。

躯体变形障碍

诊断标准 F45.22

A. 具有一个或多个感知到的或他人看来微小或观察不到的外貌方面的缺陷或瑕疵的先占观念。

B. 在这种障碍病程的某些时间段内，作为对关注外貌的反应，个体表现出重复的行为（如照镜子、过度修饰、皮肤搔抓、寻求肯定）或精神活动（如对比自己和他人的外貌）。

C. 这种先占观念引起有临床意义的痛苦，或导致社交、职业或其他重要功能方面的损害。

D. 外貌先占观念不能用符合进食障碍诊断标准的个体对身体脂肪和体重的关注来更好地解释。

标注如果是：

伴肌肉变形：个体具有认为自己的体格太小或肌肉不够发达的先占观念。即使个体有对身体其他部位的先占观念，经常出现这种情况，也应使用此标注。

标注如果是：

表明关于躯体变形障碍的信念的自知力程度（如“我看起来很丑”或“我看起

来是畸形的”）。

伴良好或一般的自知力：个体认识到躯体变形障碍的信念肯定或很可能不是真的，或者它们可以是或可以不是真的。

伴差的自知力：个体认为躯体变形障碍的信念可能是真的。

伴缺乏自知力 / 妄想信念：个体完全确信躯体变形障碍的信念是真的。

标注

肌肉变形是躯体变形障碍的一种形式，几乎仅出现在男性和青少年期的男孩身上，由一些先占观念组成，如自己的身材矮小或不够瘦或肌肉不够发达。有这种形式障碍的个体实际上体格看上去很正常，甚至肌肉很发达。他们也可能有其他躯体部位的先占观念，如皮肤或毛发。大多数（但不是全部）个体会过度节食、锻炼和 / 或举重，这有时会导致躯体损害。一些个体使用有潜在危险的合成代谢雄激素类固醇和其他物质，试图使躯体变得更强壮，肌肉更发达。

不同的有躯体变形障碍的个体对其躯体变形障碍的信念的自知力程度各不相同（如“我看起来很丑”“我看起来是畸形的”）。有关躯体变形障碍信念的自知力可以从“良好或一般的自知力”到“缺乏自知力 / 妄想信念”（妄想信念即完全确信个体对于自己外貌的观点是准确的、不失真的）。一般来说，躯体变形障碍患者的自知力都是差的；三分之一或更多个体存在目前缺乏自知力 / 妄想性的躯体变形障碍的信念。有妄想性躯体变形障碍的个体在某些方面（如自杀想法或自杀行为）往往具有更高的发病率，但这似乎由他们往往有更严重的躯体变形障碍的症状所致。

诊断特征

有躯体变形障碍（先前被命名为“畸形恐怖症”）的个体有自己在躯体外貌上存在一种或多种缺陷或瑕疵的先占观念，他们相信自己看上去是丑陋的、没有吸引力的、不正常或畸形的（诊断标准 A）。他们感受到的缺陷通常不能被他人观察到，或在他人看来是很轻微的。个体的担心的程度有所变化，从看上去没有吸引力或不标准到丑陋或像怪物。先占观念可聚焦于一个或多个躯体部位，最多见于皮肤（如感受到痤疮、伤疤、细纹、皱褶、苍白）、毛发（如稀疏的毛发或身体、面部过多的毛发）或鼻子（如大小或形状）。然而，任何躯体部位（如眼睛、牙齿、体重、腹部、乳房、腿、面部大小和形状、嘴唇、下巴、眉毛、生殖器等）都可能成为担心的焦点。一些个体会因他们感受到的躯体部位的不对称而担心。这些先占观念是侵入性的、不想要的、耗时的（平均每天花费 3 ～ 8 个小时），通常难以抗拒或控制。

作为对先占观念的反应，个体会产生过多的重复行为或精神活动（如对比）（诊断标准 B）。个体感到自己被驱使着执行这些行为，个体是不愉快的，以及可能产生焦虑和烦躁。这些行为通常是耗时且难以抗拒或控制的。常见的行为有：与他人对比外貌；对着镜子或其他反射性的平面反复检查自己所认为的瑕疵或是直接检查它们；过度“梳妆”；过度修饰（如梳头、造型、剃须、去除毛发或拔毛）；

寻求对感知到的缺陷外观的保证；触碰不满意的部位，以检查它们；过度进行体育锻炼或举重；求助于整容手术。一些个体会过度晒黑（如使“苍白的”皮肤变黑或减少可见的痤疮）、反复更换衣物（如为了掩饰自己感受到的瑕疵），或强迫性购物（如购买美容产品）。强迫性的皮肤搔抓（试图改善感受到的皮肤瑕疵）可能导致皮肤受损、感染或血管破裂。掩饰（即隐藏或掩盖）认为的缺陷是有躯体变形障碍个体非常常见的行为，可能涉及重复性行为（如反复化妆、调整帽子或衣服、重新排列头发以覆盖额头或眼睛）。这种先占观念必须引起有临床意义的痛苦，或导致社交、职业或其他重要功能方面的损害（诊断标准 C），通常两者都存在。应将躯体变形障碍与进食障碍相鉴别。代理躯体变形障碍是躯体变形障碍的一种形式，即个体有认为他人，通常是重要的他人（如配偶或伴侣，有时是父母、孩子、兄弟姐妹或陌生人）的外貌存在缺陷的先占观念。

相关特征

许多有躯体变形障碍的个体有牵连观念或关系妄想，认为其他人会因为他们的长相而特别注意他们或嘲笑他们。躯体变形障碍与高水平的社交焦虑和社交回避、抑郁心境、负性情感（神经质）、排斥敏感性和完美主义有关，也与低外向性和低自尊有关。躯体变形障碍也与敌对情绪和攻击性行为升高有关。许多个体因自己的外貌而感到羞愧，他们过度在意自己的外表，并且不愿意将自己的担心告诉他人。大多数这样的个体会进行整容治疗，试图改善他们所认为的瑕疵。皮肤治疗和手术最为常见，而他们可能接受任何类型的手术（如牙科手术、电解除毛治疗等）。个体偶尔会自己为自己做手术。有躯体变形障碍的个体似乎对这类手术反应不良，有时情况会变得更糟。一些个体会因对整容效果不满意而起诉临床医师（如外科医生）或对其实施暴力。

躯体变形障碍与情绪识别、注意力和执行功能的异常、信息处理偏差，以及信息和社交情境解释的不准确性有关，如患有这种障碍的个体倾向于对面部表情和模棱两可的场景进行负性和威胁性的解释。躯体变形障碍的特征还在于个体的视觉加工出现异常，偏向于分析和编码细节，而非视觉刺激物的整体或结构方面。

患病率

在一项全国性的流行病学研究中，美国成人的躯体变形障碍时点患病率为 2.4%（女性为 2.5%，男性为 2.2%）。美国以外（如德国）的类似研究表明，躯体变形障碍的时点患病率为 1.7% ～ 2.9%，其性别分布与美国相似。在全球范围内，皮肤科患者的时点患病率为 11% ～ 13%，普通整容手术患者为 13% ～ 15%，隆鼻手术患者为 20%，成人颌骨矫正手术患者为 11%，成人口腔正畸 / 美容牙科患者为 5% ～ 10%。在青少年和大学生中，女孩 / 年轻女性的时点患病率高于男孩 / 年轻男性。

发展与病程

该障碍起病的平均年龄为 16 ～ 17 岁，起病的中位年龄为 15 岁，最常见的起病年龄为 12 ～ 13 岁。三分之二有该障碍的个体在 18 岁之前起病。有亚临床症状的个体的症状一般开始于 12 岁或 13 岁。亚临床症状通常会逐渐演变成躯体变形障碍，尽管一些个体的该障碍会突然起病。虽然在接受循证治疗后，该障碍可能得到改善，但它通常是慢性的。在儿童 / 青少年和成人中，该障碍的临床特征似乎非常相似。躯体变形障碍也会出现在老年人中，但人们对于这个年龄组的障碍表现知之甚少。在有躯体变形障碍的个体中，18 岁前起病的个体比那些成年起病的个体有更多的共病，起病呈现渐进的特征（非急性起病）。

风险与预后因素

环境的：躯体变形障碍与儿童期忽视、虐待和创伤的高发生率有关，也与被取笑的发生率增加有关。

遗传与生理的：有强迫症（OCD）的个体的一级亲属的躯体变形障碍患病率有所升高。在青少年和年轻成人的双生子研究中，躯体变形障碍症状的遗传度估计为 37% ～ 49%，女性可能更高。强迫症和躯体变形障碍症状之间存在共享的遗传易患性，同时也存在特定的遗传影响。

与文化相关的诊断问题

国际上均已经报道了躯体变形障碍。该障碍的某些特征是跨文化的，如性别比例、受到关注的躯体部位、重复行为的类型，以及相关的痛苦和损害的程度。其他特征可能会有所不同［如在某些以集体主义为焦点的文化背景下（如在日本，对躯体变形的担心可能会强调由于认为的畸形而产生冒犯他人的恐惧）］。

不同的文化标准可能与特定的躯体形象问题有关，如日本的眼睑畸形和西方国家的肌肉畸形。日本传统诊断系统中包括的对人恐怖症（Taijin kyofusho）具有类似于躯体变形障碍的亚型：身体畸形恐怖症（shubo-kyofu）。有关痛苦的文化概念的更多信息，参见本手册“文化与精神障碍诊断”一章。

与性和性别相关的诊断问题

肌肉变形障碍几乎只发生在男性身上，男性更有可能患有共病的物质使用障碍，而女性更有可能患有共病的进食障碍。就大多数临床特征而言，女性和男性的相同点似乎多于不同点——相同点如不满意的躯体部位，重复的行为类型，症状的严重程度，自杀、共病、疾病病程以及接受针对躯体变形障碍的整容手术。然而，男性与女性之间也存在一些差异。如男性似乎有更多的生殖器、身材（认为自己体格太小或肌肉不够发达）和稀疏的头发方面的先占观念；而女性更有可能具有体重（通常认为自己体重过重）、乳房 / 胸部、臀部、腿部、髋部和过多的躯体 / 面部毛发的先占观念。

与自杀想法或行为的相关性

在对 17 项研究的系统综述和元分析中，研究者检查了数个国家中个体的自杀想法和行为，与健康对照受试者和被诊断患有进食障碍、强迫症或任何焦虑障碍的个体相比，有躯体变形障碍的个体经历自杀想法（合并 OR=3.87）的可能性高 4 倍，自杀企图（合并 OR=2.57）的可能性高 2.6 倍。在德国进行的两项针对普通人群的研究发现，与没有躯体变形障碍的个体相比，有该障碍的个体自杀想法的发生率更高——19%:3%，31.0%:3.5%；自杀行为更多——7%:1%，22.2%:2.1%。

躯体变形障碍的严重程度加强了躯体变形障碍与自杀想法和自杀行为的关联。躯体变形障碍与自杀想法和自杀行为增加之间的关联独立于共病，但某些共病可能会进一步加强这种关联。很大一部分有躯体变形障碍的个体将其自杀想法或自杀企图主要归因于他们对外貌的担忧。

有躯体变形障碍的个体有许多人口统计学和临床风险因素，这些因素更普遍地预测自杀死亡，如高概率的自杀想法和自杀企图，失业，感知到的虐待，低自尊、高共病率的重性抑郁障碍、进食障碍、物质使用障碍。

躯体变形障碍的功能性后果

由于对外貌的担忧，几乎所有有躯体变形障碍的个体都经历了心理社交功能的损害。损害程度从中度（如回避一些社交情境）到极端和失能（如完全困在家中而不能外出）不等。

一般而言，躯体变形障碍患者的心理社交功能和生活质量都非常糟糕。更严重的躯体变形障碍的症状与更差的功能和生活质量有关。绝大部分个体经历了工作、学业或角色功能（如作为父母或照顾者）的损害，这些损害通常很严重（如不良表现、旷课或旷工、无法工作）。在有躯体变形障碍的年轻个体中，约有 20% 的个体报告辍学（主要因为他们的躯体变形障碍的症状）。很大比例的有躯体变形障碍的成人和青少年接受过精神科的住院治疗。

鉴别诊断

正常地担心外貌和显而易见的躯体缺陷：躯体变形障碍有别于正常地担心外貌，其特征为存在与外貌相关的过度的先占观念和重复行为，这些行为通常是耗时的、难以抗拒或难以控制的，且会导致临床的显著痛苦或功能损害。那些有显而易见（并非微不足道）的躯体缺陷的个体往往不会被诊断为躯体变形障碍。然而，皮肤搔抓作为躯体变形障碍的一个症状，可导致显著的皮肤损害和伤痕，这种情况应诊断为躯体变形障碍。

进食障碍：在有进食障碍的个体中，对肥胖或超重的担心被认为是进食障碍特定的症状，而非躯体变形障碍的症状。然而，对于体重的担心也可能发生在躯体变形障碍中。进食障碍和躯体变形障碍可以共病，如果同时出现这两种障碍的症状，应给予两种诊断。

其他强迫及相关障碍：躯体变形障碍的先占观念和重复行为不同于强迫症中的强迫思维和强迫行为，前者仅聚焦于躯体外貌。这两种障碍也有其他区别，如有躯体变形障碍的个体的自知力更差，抑郁更频繁，自杀意念的发生率更高。当皮肤搔抓的目的是改善个体所认为的皮肤缺陷时，应被诊断为躯体变形障碍，而非抓痕（皮肤搔抓）障碍。当去除毛发（揪、拔或采取其他去除方式）是为了改善个体所认为的面部、头部或躯体毛发的外观缺陷时，应诊断为躯体变形障碍，而非拔毛癖（拔毛障碍）。

疾病焦虑障碍：有躯体变形障碍的个体没有患有或获得严重疾病的先占观念，并且在临床样本中，也没有特别升高的躯体化水平。

重性抑郁障碍：躯体变形障碍中突出的对外貌的先占观念及过度的重复行为，有助于鉴别躯体变形障碍与重性抑郁障碍。然而，重性抑郁障碍和抑郁症状也常见于有躯体变形障碍的个体。如果符合躯体变形障碍的诊断标准，抑郁的个体也应被诊断为躯体变形障碍。

焦虑障碍：在躯体变形障碍中常见社交焦虑障碍和回避。然而，不同于社交焦虑障碍、场所恐怖症和回避型人格障碍，躯体变形障碍涉及显著的与外貌有关的先占观念（它们可以是妄想性的）和重复行为，并且躯体变形障碍中的社交焦虑与回避可能是由于个体对所感受到的外貌缺陷的担心和相信或恐惧他人由于自己的躯体特征而认为自己很丑陋，嘲笑或拒绝自己。与广泛性焦虑障碍不同，躯体变形障碍的焦虑和担心聚焦于个体所感受到的外貌瑕疵。

精神病性障碍：许多有躯体变形障碍的个体有妄想性的外貌信念（如完全确信自己感受到的躯体缺陷的观点是准确的），这种情况应诊断为躯体变形障碍，伴缺乏自知力/妄想信念，而非妄想障碍。与外貌有关的观念或关系妄想在躯体变形障碍中很常见（即认为其他人会因个体的外貌而以负性的方式特别注意到他或她）。然而，不同于精神分裂症或分裂情感性障碍，躯体变形障碍涉及显著的外貌先占观念和相关的重复行为，但没有紊乱的行为和其他精神病性症状（除了外貌信念，这可能是妄想性的）。对于强迫及相关障碍的症状需要被标注“伴缺乏自知力/妄想信念”的个体，这些症状不应被诊断为精神病性障碍。

其他障碍与症状：如果先占观念局限于有性别烦躁的个体感到不舒服或试图去除自己的第一或第二性特征，则不应被诊断为躯体变形障碍。如果先占观念局限于有嗅觉牵涉障碍（嗅觉牵涉综合征）的个体相信自己会散发出恶臭或令人不快的体味，也不应诊断为躯体变形障碍，这是DSM-5中其他特定的强迫及相关障碍的一个示例。躯体完整性烦躁（包括在ICD-11中，但不包括在DSM-5中）涉及成为截肢者的持续渴望，以修正个体对自己躯体应该如何构建的感觉与实际的解剖结构之间的不匹配。与躯体变形障碍相反，存在躯体完整性烦躁的个体并不觉得需要截去的肢体丑陋或有任何缺陷，只是认为它不应该在那里。恐缩症（Koro）是一种与文化有关的障碍，常流行于东南亚地区，表现为担心阴茎（女性担心阴唇、乳头或乳房）收缩或缩回并会消失在腹腔内，通常伴随着终将导致死亡的信念。恐缩症与躯体变形障碍在数个方面有所不同，包括聚焦于死亡而不是感受到的丑陋的先占观念。变形担忧（并非DSM-5中的障碍）是一个非常宽泛的概念，它类似于但又不等同于躯体变形障碍，它涉及的症状反映了个体对轻微或想象的外貌瑕疵的过度担忧。

共病

重性抑郁障碍是躯体变形障碍最常见的共病障碍，通常在躯体变形障碍之后起病。躯体变形障碍共病社交焦虑障碍、强迫症和物质相关障碍（包括在躯体变形障碍的肌肉变形形式中使用合成代谢-雄激素类固醇）也很常见。

囤积障碍

诊断标准 F42.3

A. 持续地难以丢弃或放弃物品，不管它们的实际价值如何。
B. 这种困难是由于感知到积攒物品的需要及与丢弃它们有关的痛苦。
C. 难以丢弃物品导致了物品的堆积，导致使用中的生活空间变得拥挤和杂乱，且显著地影响了其正常用途。如果生活空间不杂乱，则仅仅是因为第三方的干预（如其他家庭成员、清洁工、权威人士）。
D. 这种囤积引起有临床意义的痛苦，或导致社交、职业或其他重要功能（包括为自己和他人保持一个安全的环境）方面的损害。
E. 这种囤积不能归因于其他躯体疾病［如脑损伤、脑血管性疾病、普拉德-威利综合征（Prader-Willi syndrome）］。
F. 这种囤积不能用其他精神障碍的症状［如强迫症中的强迫思维、重性抑郁障碍中的能量减少、精神分裂症或其他精神病性障碍中的妄想、重度神经认知障碍中的认知缺陷、自闭症（孤独症）谱系障碍中的兴趣受限］来更好地解释。

标注如果是：

伴过度收集：如果难以丢弃物品，且伴有过度收集不需要的物品或没有可用空间来储存。

标注如果是：

伴良好或一般的自知力：个体意识到与囤积相关的信念和行为（与难以丢弃物品、杂物或过度收集有关）是有问题的。

伴差的自知力：尽管存在相反的证据，个体仍几乎确信与囤积相关的信念和行为（与难以丢弃物品、杂物或过度收集有关）没有问题。

伴缺乏自知力 / 妄想信念：尽管存在相反的证据，个体仍完全确信与囤积有关的信念和行为（与难以丢弃物品、杂物或过度收集有关）没有问题。

标注

伴过度收集。约 80% ～ 90% 有囤积障碍的个体有过度的收集的表现。最常见的收集形式是过度购物，其次是收集免费物品（如传单、被他人丢弃的物品）。偷窃在囤积障碍中则不太常见。在首次评估时，一些个体可能否认过度收集，但在治疗过程中会逐渐承认。有囤积障碍的个体如果没有能力去收集物品或被阻止去收集物品，他们通常会感到痛苦。

诊断特征

囤积障碍的核心特征是持续地难以丢弃物品或与所有物分离，不管它们的实际价值如何（诊断标准 A）。术语*持续地*表明一种长期存在的困难，而不是短暂的可能导致过度杂乱的生活情境（如继承财产）。在诊断标准 A 中，难以丢弃物品是指任何形式的丢弃，包括扔掉、卖掉、馈赠或循环再利用。造成这些困难的主要原因是个体认为这些物品有用，或认为物品具有美学价值，或对所有物有强烈的情感依附。一些个体认为他们对所有物的命运负有责任，往往不遗余力地避免浪费。恐惧丢失重要的信息在囤积障碍中也很常见。在囤积障碍中虽然任何物品都可能被收集，但最常见的是报纸、杂志、旧衣物、袋子、书、信件和文件。物品的性质并不局限于其他人认为没有用或价值有限的财产。许多个体也会收集或保存大量有价值的物品，却经常将它们与其他不太有价值的物品混在一起。

有囤积障碍的个体会有目的地收集物品，当面临丢弃这些物品时个体会感到痛苦（如焦虑、挫败感、后悔、悲伤和内疚）（诊断标准 B）。这一诊断标准强调收集物品是有目的的。它将囤积障碍与其他形式的精神病理学状况区分开来，后者的特征性表现为被动地堆积物品，或在物品被移除时并不痛苦。

个体积累大量物品，将空间堆得很满，令使用中的生活区域变得杂乱无章，以至于它们的预期用途不能实现（诊断标准 C）。如个体可能无法在厨房烹饪，无法在床上睡觉或无法坐在椅子上。即使空间能够被使用，也存在非常大的困难。术语*杂乱无章*是指大量通常不相关或相关度不高的物品堆在一起，采用的是没有条理的方式，且所处空间（如桌面、地面、走廊）原本有其他用途。诊断标准 C 强调家中“正在使用的”生活空间，而不是外围空间（如车库、阁楼或地下室），有时，没有囤积障碍的个体也会在家里的外围空间杂乱堆物。然而，有囤积障碍的个体的物品通常会超出正在使用的生活空间，可能会侵占和损害其他空间的使用（如车辆、院子、工作场所以及朋友和亲戚的房屋）。在一些案例中，生活空间可能并不杂乱，这是由于第三方的干预（如其他家庭成员、清洁人员、当地政府）。那些被迫清洁房屋的个体仍然表现出符合囤积障碍诊断标准的症状，因为没有杂乱无章是因为第三方的干预。囤积障碍不同于正常的收藏行为，后者是安排有序的和选择性的，即使在一些案例中，后者收集物品的实际数量可能与有囤积障碍的个体收集的数量相似。正常的收藏不会产生囤积障碍所特有的杂乱无章、痛苦或损害。

症状（即难以丢弃和／或杂乱无章）必须引起有临床意义的痛苦，或导致社交、职业或其他重要功能方面的损害（包括为自己和他人保持一个安全的环境）（诊断标准 D）。在一些案例中，尤其在自知力较差时，个体可能不报告痛苦，只有个体周围的人才能观察到其功能损害，然而，第三方任何有关丢弃或清理物品的企图都会导致个体强烈的痛苦。

相关特征

囤积障碍的其他常见特征包括犹豫不决、完美主义、回避、拖延、难以计划和组织任务，以及注意力易分散。一些有囤积障碍的个体生活在不卫生的环境中，这可能是空间严重混乱和 / 或规划和组织困难的后果。囤积动物可以定义为饲养大量动物，却不能给动物提供最低标准的营养、卫生、兽医照顾，使动物的生存状态恶化（包括生病、挨饿或死亡），环境也随之恶化（如严重拥挤、极度不卫生的环境）。囤积动物可能是囤积障碍的特殊表现。绝大多数囤积动物的个体也会囤积无生命的物品。囤积动物与囤积物品最显著的区别是卫生条件恶劣的程度，囤积动物的个体的自知力往往更差。

患病率

美国全国范围内目前尚无有代表性的囤积障碍患病率的研究。美国和欧洲社区调查评估临床显著的囤积时点患病率约为 1.5% ～ 6%。对高收入国家的十二项研究进行的元分析发现囤积障碍的患病率为 2.5%，但未发现性别差异。作为对比，临床样本中有囤积障碍的女性更多。在荷兰的一项基于人群的研究中，与年轻个体（30 ～ 40 岁）相比，老年个体（65 岁以上）的囤积症状几乎高出 3 倍以上。

发展与病程

囤积障碍似乎始于生命早期，一直延续至生命晚期。囤积症状约于 15 ～ 19 岁首次出现，20 多岁中期开始干扰个体的日常功能，30 多岁中期引起临床显著的痛苦和损害。临床研究的参与者通常为 50 多岁。由此可见，囤积的严重程度随着每十年的生命进程而提升，尤其是在 30 岁以后。一旦症状开始，囤积的病程通常是慢性的，很少有个体报告加重或减轻的病程。

在儿童中，病理性囤积很容易跟与发育阶段相适应的节约和收集行为相区分。因为儿童和青少年通常不控制他们的生活环境和丢弃行为，进行诊断时应考虑第三方的干预（如父母要求保持空间的可用以减少阻碍）。

风险与预后因素

气质的：犹豫不决是有囤积障碍的个体及其一级亲属的显著特征。

环境的：有囤积障碍的个体经常回顾性地报告在该障碍起病之前或病情加重之前存在应激性和创伤性的生活事件。

遗传与生理的：囤积障碍是家族性的，约 50% 有囤积障碍的个体报告其亲属也有囤积行为。双生子研究表明囤积行为中约有 50% 的变异性，可归因于叠加的遗传因素，其余归因于非共享的环境因素。

与文化相关的诊断问题

大多数在西方工业化国家和城市社区展开的研究都已经完成，但是来自低收入和中等收入国家的可用数据显示，囤积在不同文化中具有较为一致的临床特征，包括临床表现的严重程度以及有关的认知和行为的相似性。在高度重视节俭和储存财产的文化背景下，痛苦和功能损害的存在应该是囤积障碍诊断的基础。

与性和性别相关的诊断问题

囤积障碍的关键特征（即难以丢弃、大量地混乱堆积）在男性和女性之间通常是类似的，但女性似乎比男性显示出更过度的收藏，特别是过度购物。

囤积障碍的功能性后果

杂乱无章损害了基本的活动，如在房间里走动、烹饪、清洁、个人卫生甚至睡觉。用具可能被损坏，各种设施（如水、电）可能会断开，因为进行修理可能会有一定困难。个体的生活质量通常受到相当的损害。在严重的案例中，囤积可能使个体遭遇火灾、摔倒（特别是老年人）、糟糕的卫生条件，以及其他健康风险。囤积障碍与职业损害、不良的躯体健康状况和较高的社会服务使用率相关。有此障碍的个体的家庭关系经常比较紧张，与邻居和地方政府的冲突也很常见，很大一部分有严重囤积障碍的个体曾涉及被强制驱逐的法律程序，而且一些个体有过被驱逐的历史。

鉴别诊断

其他躯体疾病：如果症状是其他躯体疾病的直接后果，则不能诊断为囤积障碍（诊断标准 E），其他躯体疾病如创伤性脑损伤、治疗肿瘤或控制癫痫发作的外科切除术、脑血管性疾病、中枢神经系统感染（如单纯疱疹脑炎）或神经遗传性疾病［如普拉德-威利综合征（Prader-Willi syndrome）］。前腹内侧前额叶和扣带回皮质的损害明显与过度收集物品有关。在这些个体中，囤积行为在脑损伤发生前并不存在，在脑损伤发生后的短期内出现。其中一些个体看起来对他们收集的物品并无兴趣，可以轻易丢弃它们，或当他人丢弃它们时也并不在意；而另外一些个体则不愿意丢弃任何物品。

神经发育障碍：若收集物品是神经发育障碍［如自闭症（孤独症）谱系障碍或智力发育障碍（智力障碍）］的直接后果，则不能诊断为囤积障碍。

精神分裂症谱系及其他精神病性障碍：如果收集物品是精神分裂症谱系及其他精神病性障碍的妄想或阴性症状的直接后果，则不能诊断为囤积障碍。

重性抑郁发作：如果收集物品是重性抑郁发作期间精神运动迟滞、疲倦或能量丧失的直接后果，则不能诊断为囤积障碍。

强迫症：如果症状是典型的强迫思维或强迫行为（如强迫症中恐惧污染、伤害、不完整感）的直接后果，则不能诊断为囤积障碍。不完整感（如遗失个人身份或不得不记录和保留所有生活经历）是与这种形式的囤积有关的最常见的强迫症症状，收集物品也可能是持续性地回避繁复仪式的后果（如不丢弃物品是为了避免无休止的清洗或检查仪式）。

在强迫症中，这种行为一般都是不需要的，会带来显著痛苦，而且个体并未从中获得快乐或报偿。在强迫症中通常不存在过度收集，如果存在过度收集，也是由于特定的强迫思维而收集物品（如需要购买偶尔被触摸的物品是为了避免污染他人），而并非真正渴望拥有这些物品。在强迫症的背景下，有囤积行为的个体也可能囤积古怪的物品，如垃圾、粪便、尿液、手脚指甲、毛发、用过的尿布或腐烂的食物。在囤积障碍中，对这类物品的收集非常罕见。

当严重的囤积障碍与强迫症的其他典型症状同时出现但又独立于这些症状时，应给予囤积障碍和强迫症两种诊断。

神经认知障碍：如果收集物品是某种退行性疾病（如与额颞叶变性或与阿尔茨海默病有关的神经认知障碍）的直接后果，则不能诊断为囤积障碍。通常，囤积障碍的起病是渐进的，且随着神经认知障碍的起病而发生。囤积行为可能伴有自我忽视和家庭极度肮脏，伴有其他神经精神疾病症状，如脱抑制、赌博、仪式化/刻板运动、抽动和自伤行为。

共病

约 75% 有囤积障碍的个体共病心境或焦虑障碍。最常见的共病是重性抑郁障碍（30% ～ 50%）、社交焦虑障碍和广泛性焦虑障碍。约 20% 有囤积障碍的个体也有符合强迫症诊断标准的症状。这些共病通常是会诊的主要原因，因为个体不太可能自发报告囤积症状，且在常规的临床访谈中，这些囤积症状通常不会被询问。

拔毛癖（拔毛障碍）

诊断标准 F63.3

A. 反复拔自己的毛发而导致脱发。

B. 重复性地试图减少或停止拔毛发。

C. 拔毛发引起有临床意义的痛苦，或导致社交、职业或其他重要功能方面的损害。

D. 拔毛发或脱发不能归因于其他躯体疾病（如皮肤病）。

E. 拔毛发不能用其他精神障碍的症状（如躯体变形障碍中的试图改进感知到的外貌缺陷或瑕疵）来更好地解释。

诊断特征

拔毛癖（拔毛障碍）的核心特征是反复拔掉自己的毛发（诊断标准 A）。拔毛发可能发生于人体毛发生长的任何部位，最常见的是头皮、眉毛、眼睑，较罕见的是腋窝、面部、阴部和肛周区域。拔毛发的位置可能随时间而变化。拔毛发可能在一天内多次短暂发作，也可能发生得并不频繁但持续很长时间（如数小时），而且这样的拔毛发行为可能持续数月或数年。诊断标准 A 要求拔毛发带来脱发问题，尽管有该障碍的个体可能采取广泛分布的方式拔毛发（即从一个部位的各处拔掉单独的毛发），因而毛发缺失并不明显。此外，个体可能试图用另一种方式来隐藏或掩饰毛发缺失（如通过化妆、使用围巾或假发）。有拔毛癖（拔毛障碍）的个体多次尝试减少或停止拔毛发（诊断标准 B）。诊断标准 C 表明拔毛发引起有临床意义的痛苦，或导致社交、职业或其他重要功能方面的损害。术语痛苦包括拔毛发个体感受到的负性情感，如感到失控、尴尬和羞耻。值得注意的是，显著的损害可能发生在数个不同的功能领域（如社交、职业、学业和休闲），部分是因为对工作、学校或其他公众情境的回避。

相关特征

拔毛发可能伴随一系列涉及毛发的不同行为或仪式。因此，有拔毛癖（拔毛障碍）的个体可能针对特定种类的毛发（如特定质地或颜色的毛发）采取行动，可能试图用特定的方式拔毛发（如连根拔除），或者在拔出以后，通过视觉、触觉或用口腔来处理毛发（如将毛发卷在手指间、在牙齿间拉扯发丝、把毛发咬断或吞咽下去）。

个体在拔毛发之前或伴随拔毛发可能有各种情绪状态，可能被焦虑感或厌倦感所激发，之前可能有增加的紧张感（或是在拔毛发之前的瞬间，或是在企图抵抗拔毛发的冲动时）；当毛发被拔出时，个体可能会感到满足、愉悦或放松。拔毛发行为可能涉及不同程度的意识觉知，一些个体显示出对拔毛发的更多关注（之前紧张，之后放松），而其他个体则展示出更多的自动行为（拔毛行为在看似没有充分觉知的情况下出现）。许多个体报告了上述两种行为混合的方式。一些个体经历了头皮上“痒痒的”或刺痛的感觉，而他们觉得拔毛发行为可以缓解这种感觉。通常拔毛发并不伴有疼痛感。

在拔毛癖（拔毛障碍）中毛发缺失的形式非常不同，斑秃和某些区域头发稀疏是常见的。当涉及头皮时，个体倾向于拔除头顶或额头的毛发。可能存在一种几乎全秃的模式，仅仅留下围绕头皮外部一圈的范围狭窄的毛发，特别是在颈部有所保留［削发式拔毛癖（拔毛障碍）］。在个别案例中可能出现眉毛和睫毛完全缺失的情况。

拔毛发行为通常不会发生在他人在场时，亲近的家庭成员除外。一些个体有去拔他人毛发的冲动，有时他们会试图寻找机会偷偷摸摸地去拔他人的毛发。一些个体可能拔宠物、玩具和其他纤维性材料（如毛衣或毛毯）的毛。一些个体向他人否认自己的拔毛发行为。绝大部分有拔毛癖（拔毛障碍）的个体也有一种或更多其他聚焦于躯体的重复性行为，包括皮肤搔抓、啃指甲和咬嘴唇。

患病率

在普通人群中，来自不具有代表性的美国样本的数据表明，成人和青少年拔毛癖（拔毛障碍）的 12 个月患病率估计为 1% ～ 2%。在自我确定或临床样本中，女性比男性更容易受到影响，患病比例约为 10:1 或更大；但在社区样本中，性别比例可能更接近 2:1。在有拔毛癖（拔毛障碍）的儿童中，男性和女性的患病率更均等。一项针对 10000 多名年龄为 18 ～ 69 岁的成人（代表美国的普通人群）的在线调查发现，1.7% 的个体被认为目前患有拔毛癖（拔毛障碍），并且性别方面没有显著差异（男性 1.8%，女性 1.7%）。

发展与病程

拔毛发行为也可见于婴幼儿，但在早期发展中这一行为通常会消失。在拔毛癖（拔毛障碍）中，最常见的拔毛发行为的起病时间与青少年期的开始时间相一致，或紧随青少年期而发生。拔毛的部位可能随时间的推移而变化。拔毛癖（拔毛障碍）的病程通常是慢性的，若不经治疗，该障碍就会时好时坏。女性的症状可能会在经前期加重，但在孕期并不稳定。对于一些个体而言，症状可能每次发作数周、数月或数年。少数个体在起病后的数年内症状缓解而不复发。

风险与预后因素

遗传与生理的：有证据表明，拔毛癖（拔毛障碍）具有遗传的易患性。与普通人群相比，该障碍在有强迫症的个体和他们的一级亲属中更为常见。

与文化相关的诊断问题

尽管缺少来自非西方地区的数据，拔毛癖（拔毛障碍）似乎具有跨文化和种族的相似表现。

诊断标志物

大多数有拔毛癖（拔毛障碍）的个体承认自己的拔毛发行为，因此，该障碍很少需要皮肤病理学的诊断。皮肤活检和皮肤镜检（或毛发镜检）能够将该障碍与其他原因的秃头相鉴别。在拔毛癖（拔毛障碍）中，皮肤镜检揭示了不同的特征，包括毛发密度降低、毫毛较短以及不同长度的断发。

拔毛癖（拔毛障碍）的功能性后果

拔毛癖（拔毛障碍）与痛苦有关，也与社交和职业损害有关，可能对毛发生长和质量造成不可逆转的损害。拔毛癖（拔毛障碍）造成的罕见的躯体后果包括手指紫癜、肌肉骨骼损伤（如腕管综合征，背部、肩部、颈部疼痛）、睑缘炎、牙齿损伤（如咬毛发导致牙齿磨损或断裂）。毛发吞咽（食毛癖）可能形成毛粪石，随后带来贫血症、腹痛、呕血、恶心和呕吐、肠梗阻甚至肠穿孔。

鉴别诊断

正常的毛发移除 / 处理：当毛发移除仅仅是为了美容时（即改善个体的外貌），就不应诊断为拔毛癖（拔毛障碍）。许多个体把毛发拧成一束来把玩，但这种行为通常不能诊断为拔毛癖（拔毛障碍）。一些个体可能会咬毛发而不是拔毛发，这也不能诊断为拔毛癖（拔毛障碍）。

其他强迫及相关障碍：有强迫症和对称担忧的个体可能会拔毛发，作为他们对称仪式的一部分，而有躯体变形障碍的个体也可能移除他们觉得丑陋、不对称、不正常的毛发。这些案例都不能诊断为拔毛癖（拔毛障碍）。

刻板运动障碍：刻板运动障碍有时可能涉及拔毛发行为。例如，有智力发育障碍（智力障碍）或自闭症（孤独症）谱系障碍的儿童在感到挫败或生气时，有时在兴奋时，可能会进行刻板的撞头、咬伤手或手臂以及拔毛发。如果这种行为具有损害，则诊断为刻板运动障碍［与智力发育障碍（智力障碍）或自闭症（孤独症）谱系障碍共病］，而不是拔毛癖（拔毛障碍）。

精神病性障碍：有精神病性障碍的个体可能由于妄想或幻觉而移除毛发。这样的案例不能诊断为拔毛癖（拔毛障碍）。

其他躯体疾病：如果毛发缺失归因于其他躯体疾病（如皮肤炎症或其他皮肤病），则不能诊断为拔毛癖（拔毛障碍）。当毛发缺失的个体否认拔毛发时，应考虑非瘢痕性（非疤痕性）秃头症（如斑秃、雄性激素类脱发、静止期脱发）或瘢痕性（疤痕性）秃头症（如慢性盘状红斑狼疮、扁平毛发苔藓、中央离心瘢痕性脱发、假性斑秃、脱发性毛囊炎、分割性毛囊炎、颈部瘢痕性痤疮等）的其他原因。皮肤活检或皮肤镜检可用于鉴别有拔毛癖（拔毛障碍）的个体和有这些皮肤病的个体。

物质相关障碍：拔毛发症状可能因特定的物质而加重（如兴奋剂），但物质很少成为持续性拔毛发的主要原因。

共病

拔毛癖（拔毛障碍）经常伴有其他精神障碍，最常见的是重性抑郁障碍和抓痕（皮肤搔抓）障碍。除了拔毛发或皮肤搔抓以外，聚焦于躯体的重复性症状（如咬指甲）也发生在大部分有拔毛癖（拔毛障碍）的个体中，他们可能需要额外的其他特定的强迫及相关障碍的诊断（如其他聚焦于躯体的重复行为障碍）。

抓痕（皮肤搔抓）障碍

诊断标准 F42.4

A. 反复皮肤搔抓而导致皮肤病变。
B. 重复性地试图减少或停止皮肤搔抓。
C. 皮肤搔抓引起有临床意义的痛苦，或导致社交、职业或其他重要功能方面的损害。
D. 皮肤搔抓不能归因于某种物质（如可卡因）的生理效应或其他躯体疾病（如疥疮）。
E. 皮肤搔抓不能用其他精神障碍的症状（如精神病性障碍中的妄想或触幻觉、躯体变形障碍中的试图改进感知到的外貌方面的缺陷或瑕疵、刻板运动障碍中的刻板行为、非自杀性自伤中的自伤意图）来更好地解释。

诊断特征

抓痕（皮肤搔抓）障碍的基本特征是反复搔抓自己的皮肤（诊断标准 A）。最常见的搔抓部位是脸、胳膊和手，但许多个体会搔抓躯体的多个部位。个体可能搔抓健康的皮肤，搔抓微小的不正常的皮肤，搔抓皮肤上病变的部位（如粉刺或老茧），或搔抓皮肤上先前搔抓留下的伤疤。绝大多数个体用指甲搔抓，也有不少个体使用镊子、针或其他物品。除了皮肤搔抓以外，可能还会有皮肤刮擦、挤压、切开和咬啮的情况。有抓痕（皮肤搔抓）障碍的个体通常花费大量的时间在搔抓行为上，有时每天数小时，而且这种皮肤搔抓可能持续数月或数年。诊断标准 A 要求皮肤搔抓导致皮肤损伤，尽管有该障碍的个体通常企图隐瞒或掩饰这样的损伤（如使用化妆品或衣物）。有抓痕（皮肤搔抓）障碍的个体反复尝试减少或停止皮肤搔抓（诊断标准 B）。

诊断标准 C 表明皮肤搔抓引起有临床意义的痛苦，或导致社交、职业或其他重要功能方面的损害。术语*痛苦*包括有此障碍的个体感受到的负性情感，如感到失控、尴尬和羞耻。显著的损害可能发生在数个不同的功能领域（如社交、职业、学业和休闲），部分损害是因为对社交情境的回避。

相关特征

皮肤搔抓可能伴随一系列与皮肤或伤疤有关的不同的行为或仪式。因此，个体可能专门针对特定种类的伤疤搔抓，而且他们可能检查、玩弄或咀嚼、吞咽抓下的皮肤组织。皮肤搔抓之前或伴随皮肤搔抓个体可能有各种情绪状态，可能被焦虑感或厌倦感所激发，之前（或是在皮肤搔抓之前的瞬间，或是在企图抵抗皮肤搔抓的冲动时）可能有增加的紧张感；当皮肤或伤疤被搔抓时，个体可能会感到满足、愉悦或放松。一些个体报告搔抓是对微小的不正常皮肤的反应或是为了缓解不舒服的躯体感受。伴随皮肤搔抓，个体通常不会报告有疼痛产生。一些个体表现出对搔抓行为的更多关注（之前紧张，之后放松），而其他个体则展示出更多的自动行为（搔抓皮肤之前并无紧张感，也并无完全的觉知），许多个体报告上述两种行为混合的方式。皮肤搔抓通常不会发生在他人在场时，亲近的家庭成员除外。一些个体报告他们会搔抓他人的皮肤。

患病率

一项针对 10000 多名年龄为 18 ～ 69 岁、年龄和性别与美国人群相匹配的成人的在线调查发现，2.1% 的个体被确定目前患有抓痕（皮肤搔抓）障碍，而 3.1% 的个体报告终身患有抓痕（皮肤搔抓）障碍。在社区样本中，四分之三或更多的有该障碍的个体是女性。

发展与病程

尽管有抓痕（皮肤搔抓）障碍的个体出现在不同的年龄段，然而皮肤搔抓起病最常在青少年期，通常与青少年期的开始时间相一致，或紧随青少年期而发生。该障碍通常从某种皮肤疾病（如痤疮）开始。皮肤搔抓的部位可能随着时间而变化。该障碍的病程通常是慢性的，若不经治疗，会时好时坏。对于一些个体，该障碍可能每次在数周、数月或数年内反复发生。

风险与预后因素

遗传与生理的：有证据表明抓痕（皮肤搔抓）障碍具有遗传易患性。与普通人群相比，抓痕（皮肤搔抓）障碍在有强迫症的个体和他们的一级亲属中更常见。

与文化相关的诊断问题

关于跨文化的抓痕（皮肤搔抓）障碍的患病率和临床特征的数据有限。然而，在美国和其他国家的个体研究中，该障碍的临床特征似乎相似。

诊断标志物

大多数有抓痕（皮肤搔抓）障碍的个体承认自己的皮肤搔抓行为，因此，该障碍很少需要皮肤病理学的诊断。然而，该障碍可能具有组织病理学的特征性表现。

抓痕（皮肤搔抓）障碍的功能性后果

抓痕（皮肤搔抓）障碍与社交和职业损害有关。绝大部分有该障碍的个体每天要花费至少1小时用于搔抓皮肤、思考搔抓皮肤以及抵抗搔抓皮肤的冲动。许多有该障碍的个体报告回避社交或娱乐活动，同时也回避外出到公众场合。大部分有该障碍的个体也报告搔抓皮肤对工作的干扰，至少每天或每周受到干扰。相当一部分有该障碍的学生报告由于皮肤搔抓而导致旷课、难以履行学业任务、学习困难等。皮肤搔抓的躯体并发症包括组织损伤、疤痕、感染，有时可能是致命的。罕见的由于慢性皮肤搔抓所致的腕关节滑膜炎已经被报告。搔抓皮肤通常还会导致显著的组织损伤和疤痕。个体通常需要使用抗生素来治疗感染，偶尔还需要进行外科手术。

鉴别诊断

精神病性障碍：皮肤搔抓在精神病性障碍中可能作为对妄想（即寄生虫病）或幻触（即蚁走感）的反应而出现。这类案例不应诊断为抓痕（皮肤搔抓）障碍。

其他强迫及相关障碍：在有强迫症的个体中，作为对污染的强迫思维的反应，过度清洗的强迫行为可能导致皮肤损伤。搔抓皮肤也可能发生在有躯体变形障碍的个体中，他们搔抓皮肤仅仅是因为对外貌的担忧。这些个体不应被诊断为抓痕（皮肤搔抓）障碍。在其他特定的强迫及相关障碍中，其他聚焦于躯体的重复行为障碍要除外那些符合抓痕（皮肤搔抓）障碍诊断标准的个体。

神经发育障碍：刻板运动障碍的特征是存在重复的自伤行为，起病于早期发育阶段，如神经遗传性疾病普拉德-威利综合征患者可能在早期发生皮肤搔抓，而他们的症状则符合刻板运动障碍。虽然抽动秽语综合征中的抽动可能导致自伤，但是抓痕（皮肤搔抓）障碍中的行为并不是抽动样的。

假性皮炎：假性皮炎（也称“做作性皮炎”）是皮肤病学中使用的术语，指的是医学上无法解释的、可能是自我诱导的皮肤病变，个体否认在其中的任何作用。如果有证据表明个体对皮肤病变有欺骗性陈述，则可以诊断为诈病（如果皮肤搔抓是由外部激励引起的）或做作性障碍（如果皮肤搔抓发生在没有明显的外部奖励的情况下)。在没有欺骗的情况下，如果反复尝试减少或停止搔抓皮肤，则可以诊断为抓痕(皮肤搔抓)障碍。

其他障碍：如果皮肤搔抓主要归因于故意的、以非自杀性为特征的自伤，则不能诊断为抓痕(皮肤搔抓)障碍。

其他躯体疾病：如果皮肤搔抓主要归因于其他躯体疾病，则不能诊断为抓痕(皮肤搔抓)障碍。如疥疮是一种皮肤病，通常会带来严重的瘙痒和刮痕。然而，抓痕(皮肤搔抓)障碍可能被基础的某种皮肤疾病促发或加重。如痤疮可能导致刮擦和抓痕，也可能与共病的抓痕(皮肤搔抓)障碍有关(称为搔抓型痤疮)。要想鉴别这两种临床状况(伴刮擦和抓痕的痤疮与伴共病的抓痕障碍)，需要评估个体皮肤搔抓的程度，即是否已独立于基础的皮肤疾病而存在。

物质 / 药物所致的障碍：皮肤搔抓的症状也可能由特定物质(如可卡因)所致，在这种情况下，不应诊断为抓痕(皮肤搔抓)障碍。如果此类皮肤搔抓引起显著的临床痛苦，则应考虑物质 / 药物所致的强迫及相关障碍的诊断。

共病

搔抓(皮肤搔抓)障碍通常伴随其他精神障碍出现，这些障碍包括强迫症、拔毛癖(拔毛障碍)以及重性抑郁障碍。共病抑郁障碍似乎在女性中更为常见。除了皮肤搔抓和拔毛发外，重复的聚焦于躯体的症状(如咬指甲)也发生在许多有抓痕(皮肤搔抓)障碍的个体中，应给予额外的其他特定的强迫及相关障碍的诊断(即其他聚焦于躯体的重复行为障碍)。

物质 / 药物所致的强迫及相关障碍

诊断标准

A. 强迫思维、强迫行为、皮肤搔抓、拔毛发，及其他聚焦于躯体的重复性行为或其他强迫及相关障碍的特征性症状在临床表现中占主导地位。

B. 存在病史、体格检查的证据或 1 和 2 的实验室发现：

  1. 诊断标准 A 的症状是在物质中毒或戒断后，或在药物接触或戒断后出现的。
  2. 涉及的物质 / 药物能够使个体产生诊断标准 A 的症状。

C. 这种障碍不能用一种非物质 / 药物所致的强迫及相关障碍来更好地解释。独立的强迫及相关障碍的证据如下：

  症状的发作是在开始使用物质 / 药物之前；在急性戒断或重度中毒结束之后，症状仍持续相当长的时间(如约 1 个月)；有其他证据(如反复的与非物质 / 药物相关发作的病史)表明存在一种独立的、非物质 / 药物所致的强迫及相关障碍。

D. 这种障碍并非仅仅出现于谵妄时。

E. 这种障碍引起有临床意义的痛苦，或导致社交、职业或其他重要功能方面的损害。

注：仅当诊断标准 A 的症状在临床表现中非常明显且已经严重到足以引起临床关

注时，除了诊断“物质中毒”或“物质戒断”以外，还应该作出该诊断。

编码备注：下表中列出了ICD-10-CM中特定的物质/药物所致的强迫及相关障碍的编码。注意：ICD-10-CM的编码基于是否存在共病同一类物质的物质使用障碍。在任何情况下，都不需要给予额外的物质使用障碍的单独诊断。如果一个轻度的物质使用障碍共病物质所致的强迫及相关障碍，则第四位的数字为“1”，而且临床工作者应该在物质所致的强迫及相关障碍之前记录“轻度（物质）使用障碍”（如“轻度的可卡因使用障碍伴可卡因所致的强迫及相关障碍”）。如果中度或重度的物质使用障碍共病物质所致的强迫及相关障碍，则第四位的数字为“2”，临床工作者应该根据共病物质使用障碍的严重程度来记录“中度（物质）使用障碍”或“重度（物质）使用障碍”。如果没有共病物质使用障碍（如仅1次高剂量物质使用后），则第四位的数字为“9”，并且临床工作者应该仅记录物质所致的强迫及相关障碍。

项目	ICD-10-CM		
	伴轻度使用障碍	伴中度或重度使用障碍	无使用障碍
苯丙胺类物质（或其他兴奋剂）	F15.188	F15.288	F15.988
可卡因	F14.188	F14.288	F14.988
其他（或未知）物质	F19.188	F19.288	F19.988

标注（参见“物质相关及成瘾障碍”一章中的表1，它标明了“于中毒期间发生”和/或“于戒断期间发生”是否适用于某一特定的物质类别；或说明了“于使用药物后发生”）：

于中毒期间发生：如果物质中毒和在中毒过程中产生的症状都符合诊断标准。

于戒断期间发生：如果物质戒断和在戒断过程中或不久后产生的症状都符合诊断标准。

于使用药物后发生：如果在用药起始阶段、用药情况发生改变或停药期间出现症状。

记录步骤

物质/药物所致的强迫及相关障碍的名称由假设能导致强迫及相关症状的特定物质（如可卡因）开始。诊断编码从诊断标准部分的表格中选择，该表格基于物质类别和是否存在共病的物质使用障碍。对于不属于任何类别的物质（如罗匹尼罗），应使用“其他（或未知）物质”编码；如果一种物质被判断为致病因素，但具体物质类别未知，也应使用此编码。

当记录障碍名称时，共病的物质使用障碍（若有）应列在前面，然后记录“伴”这个字，后面记录物质所致的强迫及相关障碍的名称（包含特定病因的物质/药物的名称），接着记录发生的标注（即于中毒期间发生、于戒断期间发生、于使用药物后发生）。例如，有重度可卡因使用障碍的个体若在中毒期间出现反复的皮肤搔抓行为，则应诊断为F14.288重度可卡因使用障碍伴可卡因所致的强迫及相关障碍，于中毒期间发生，不再给予单独的重度可卡因使用障碍的诊断。如果物质所致的强迫及相关障碍出现在没有共病的物质使用障碍时（如仅 1 次高剂量物质使用后），则无须记录共病的物质使用障碍（如 F15.988 苯丙胺所致的强迫及相关障碍，于中毒期间发生）。当一种以上的物质被判断在强迫及相关障碍的发展过程中起到重要作用时，应分别列出。

诊断特征

物质 / 药物所致的强迫及相关障碍的核心特征是强迫及相关障碍的主要症状被判断可归因于某种物质（如滥用的毒品、药物）的效应（诊断标准 A）。强迫及相关障碍的症状必须在物质中毒或戒断的过程中或不久后，或在接触或停止使用药物或毒素后出现，而且该物质 / 药物必须能够使个体产生这些症状（诊断标准 B）。由某种精神障碍或一般躯体疾病的处方药治疗所致的物质 / 药物所致的强迫及相关障碍必须在个体接受药物治疗时起病。一旦停止治疗，该强迫及相关障碍的症状通常会在数天到数周内逐渐改善或缓解（取决于该物质 / 药物的半衰期和戒断的存在）。如果强迫及相关障碍的起病先于物质中毒 / 药物使用，或是症状持续相当长的一段时间，通常从严重中毒或戒断算起，长于 1 个月，则不应诊断为物质 / 药物所致的强迫及相关障碍。只有当诊断标准 A 的症状在临床表现中占主导地位，且严重到需要独立的临床关注时，才应给予物质 / 药物所致的强迫及相关障碍的诊断，而不是物质中毒或物质戒断的诊断。

相关特征

强迫思维、强迫行为、拔毛发、皮肤搔抓或其他聚焦于躯体的重复行为的发生可能与兴奋剂（包括可卡因）和其他（或未知）物质中毒有关。重金属和毒素也可能引起强迫及相关障碍的症状。

患病率

在美国普通人群中，可获得的极为有限的数据说明，物质 / 药物所致的强迫及相关障碍非常罕见。

鉴别诊断

物质中毒与物质戒断：强迫及相关障碍的症状可能发生在物质中毒和物质戒断的背景下。特定物质中毒或特定物质戒断的诊断通常足以对症状表现进行分类。当确定强迫及相关障碍的症状超过物质中毒或物质戒断有关的常见症状，且严重到足以引起独立的临床关注时，应给予“物质 / 药物所致的强迫及相关障碍，于中毒期间发生”或“物质 / 药物所致的强迫及相关障碍，于戒断期间发生”的诊断，而不是物质中毒或物质戒断的诊断。

强迫及相关障碍（并非由某种物质所致）：物质 / 药物所致的强迫及相关障碍与原发性强迫及相关障碍不同，可根据其起病、病程和与物质 / 药物相关的其他因素加以区分。对于毒品滥用，必须有来自病史、体格检查或实验室有关毒品使用或中毒的发现。物质 / 药物所致的强迫及相关障碍只与中毒有关，而原发性强迫及相关障碍可能先于物质 / 药物的使用。与原发性强迫及相关障碍相比，非典型特征的存在，如非典型的症状起病年龄，可能提示某种物质 / 药物所致的病因。如果在物质中毒结束后，症状仍持续相当长的一段时间（约 1 个月或更长），或个体有某种强迫及相关障碍的病史，可诊断为原发性强迫及相关障碍。

由其他躯体疾病所致的强迫及相关障碍：如果强迫及相关障碍的症状归因于其他躯体疾病（而不是由服用治疗其他躯体疾病的药物所致），则应诊断为由其他躯体疾病所致的强迫及相关障碍。病史通常可提供判断的依据。有时，可能需要其他躯体疾病在治疗上的改变（如药物替代或停止）来帮助确定药物是否为致病原因（在这种情况下，症状可以用物质 / 药物所致的强迫及相关障碍来更好地解释）。如果该障碍归因于其他躯体疾病和物质使用两者，可能需要同时给予这两种诊断（即由其他躯体疾病所致的强迫及相关障碍和物质 / 药物所致的强迫及相关障碍）。当缺乏充足的证据，无法确定症状是归因于物质 / 药物、其他躯体疾病，还是原发性时（既不归因于物质 / 药物，也不归因于其他躯体疾病），则诊断为其他特定的或未特定的强迫及相关障碍。

谵妄：如果强迫及相关障碍的症状仅仅发生在谵妄时，则应该考虑它们是谵妄的有关特征，而不需要给出额外的诊断。

由其他躯体疾病所致的强迫及相关障碍

诊断标准 F06.8

A. 强迫思维、强迫行为、对外貌的先占观念、囤积行为、皮肤搔抓、拔毛发、其他聚焦于躯体的重复性行为或其他强迫及相关障碍的特征性症状在临床表现中占主导地位。

B. 存在病史、体格检查的证据或实验室发现表明该障碍是其他躯体疾病的直接病理生理性后果。

C. 这种障碍不能用其他精神障碍来更好地解释。

D. 这种障碍并非仅仅出现于谵妄时。

E. 这种障碍引起有临床意义的痛苦，或导致社交、职业或其他重要功能方面的损害。

标注如果是：

伴强迫症样症状：如果主要临床表现为强迫症样症状。

伴外貌先占观念：如果主要临床表现为有感知到的外貌方面的缺陷或瑕疵的先占观念。

伴囤积症状：如果主要临床表现为囤积。

伴拔毛症状：如果主要临床表现为拔毛发。

伴皮肤搔抓症状：如果主要临床表现为皮肤搔抓。

编码备注：应将其他躯体疾病的名称包含在此精神障碍的名称之内（如 F06.8 由

脑梗死所致的强迫及相关障碍）。在诊断由其他躯体疾病所致的强迫及相关障碍之前，其他躯体疾病应该被编码和单独列出（如 I69.398 脑梗死；F06.8 由脑梗死所致的强迫及相关障碍）。

诊断特征

由其他躯体疾病所致的强迫及相关障碍的核心特征是存在临床意义的强迫及相关症状，这些症状能够用其他躯体疾病的直接病理生理后果来更好地解释。症状可能包括显著的强迫思维、强迫行为、对外貌的先占观念、囤积行为、拔毛发、皮肤搔抓或其他聚焦于躯体的重复性行为（诊断标准 A）。判断这些症状是否能用有关的躯体疾病来更好地解释，必须基于病史、体格检查或实验室发现的证据（诊断标准 B）。此外，必须确定该症状不能用其他精神障碍来更好地解释（诊断标准 C）。如果强迫及相关障碍的症状只发生在谵妄时，则不能给予这种诊断（诊断标准 D）。强迫及相关障碍的症状必须引起有临床意义的痛苦，或导致社交、职业或其他重要功能方面的损害（诊断标准 E）。

确定强迫及相关障碍的症状是否归因于其他躯体疾病，必须先确定在强迫及相关障碍的症状出现时存在一种相关的躯体疾病，而且，强迫及相关障碍的症状在病因上通过病理生理机制与该躯体疾病相关。尽管没有绝对可靠的指导原则来帮助确定强迫及相关障碍与躯体疾病之间存在病因学上的关联，然而可为诊断提供指导的考虑包括：躯体疾病与强迫及相关障碍的症状在发生、加重或缓解之间存在明确的时间上的关联；与原发性强迫及相关障碍相比，存在非典型的特征（如非典型的起病年龄或病程）；文献证据显示已知的生理机制（如由脑梗死所致的纹状体损害）导致了强迫及相关障碍的症状。此外，该障碍不能用原发性强迫及相关障碍、物质 / 药物所致的强迫及相关障碍或其他精神障碍来更好地解释。

关于强迫及相关障碍是否可以归因于 A 组链球菌感染的问题引起了极大的关注。西德纳姆舞蹈病（Sydenham′s chorea）是风湿热在神经系统的表现，而风湿热是由 A 组链球菌感染所致的。西德纳姆舞蹈病的特征性表现为存在运动和非运动表现的组合。非运动特征包括强迫思维、强迫行为、注意缺陷和情绪不稳定。有西德纳姆舞蹈病的个体可能表现出急性风湿热的非神经精神疾病特征（如心肌炎和关节炎），也可能使个体表现出强迫症样症状，这样的个体应被诊断为由其他躯体疾病所致的强迫及相关障碍。

与链球菌感染有关的儿童自身免疫性神经精神障碍（PANDAS）已被确定为另一种感染后自身免疫性疾病，其特征是在 A 组链球菌感染后，突然发生强迫思维、强迫行为和 / 或抽动，并伴有不同的急性神经精神疾病的症状，但没有舞蹈病、心肌炎或关节炎。然而，鉴于此类急性起病的症状可能是由一系列其他感染或伤害引起的，因此使用术语*儿童急性起病的神经精神综合征*（PANS）。该综合征的特征是突然地、戏剧性地发生强迫症状或严重的限制性食物摄入症状，以及一系列额外的神经精神症状。该综合征的评估指南是可获得的。

相关特征

目前已知许多其他躯体疾病可能使个体表现出强迫及相关症状。示例包括导致纹状体损害的障碍，如脑梗死或亨廷顿舞蹈病。

发展与病程

由其他躯体疾病所致的强迫及相关障碍通常跟随着基础疾病的病程而发展。

诊断标志物

实验室评估和／或体格检查是必需的，以确定其他躯体疾病的诊断。

鉴别诊断

谵妄：如果该障碍仅出现在谵妄时，则不能给予额外的由其他躯体疾病所致的强迫及相关障碍的诊断。然而，如果认为强迫症状的病因是那些引起痴呆的病理学过程的生理后果，并且强迫症状是临床表现的重要部分，则除了给予重度神经认知障碍（痴呆）的诊断外，还应给予由其他躯体疾病所致的强迫及相关障碍的诊断。

由其他躯体疾病所致的混合症状表现（如心境和强迫及相关症状）：如果临床表现包括不同类型症状的混合，则由其他躯体疾病所致的特定的精神障碍的诊断需要根据临床表现中占主导地位的症状来确定。

物质／药物所致的强迫及相关障碍：如果存在最近或长期物质使用（包括有精神活性效应的药物）、物质戒断或接触毒素的证据，则应考虑物质／药物所致的强迫及相关障碍。当诊断与滥用的毒品相关的物质／药物所致的强迫及相关障碍时，尿液或血液的毒品筛查或其他恰当的实验室检查会有所帮助。在物质中毒或戒断期间或不久后（4 周内）或在药物使用后出现的症状，特别提示了某种物质／药物所致的强迫及相关障碍，具体情况需要根据所使用物质的类型、使用时长或数量而定。

强迫及相关障碍（原发性）：应将由其他躯体疾病所致的强迫及相关障碍与原发性强迫及相关障碍相区分。在原发性强迫及相关障碍中，无法证明存在特定的、直接的、与躯体疾病有关的致病性生理机制。急性发生的症状，晚期起病或非典型症状提示需要进行全面的评估，以排除由其他躯体疾病所致的强迫及相关障碍的诊断。

疾病焦虑障碍：疾病焦虑障碍的特征是存在患有或获得某种严重疾病的先占观念。在疾病焦虑障碍的案例中，个体可能有也可能没有已确诊的躯体疾病。

其他精神障碍的有关特征：强迫及相关障碍的症状可以是其他精神障碍（如精神分裂症、神经性厌食）的有关特征。

其他特定的强迫及相关障碍或未特定的强迫及相关障碍：如果不清楚强迫及相关障碍的症状是原发性的、物质／药物所致的，还是由其他躯体疾病所致的，则可给予这些诊断。

其他特定的强迫及相关障碍

F42.8

此类型适用于那些具备强迫及相关障碍的典型症状，且引起有临床意义的痛苦，或导致社交、职业或其他重要功能方面的损害，但不符合强迫及相关障碍诊断类别中任何一种障碍的全部诊断标准的情况。当临床工作者选择交流不符合任何一种特定的强迫及相关障碍的诊断标准的特定原因时，可使用其他特定的强迫及相关障碍的诊断。使用该诊断时，应先记录“其他特定的强迫及相关障碍”，然后记录其特定原因（如“强迫性嫉妒”）。

能够归类为“其他特定”情况的示例如下：

1. 伴实际缺陷的躯体变形样障碍：这种障碍类似于躯体变形障碍，除了外貌方面的缺陷或瑕疵能够被他人明显地观察到（即它们比“轻微的”更加容易被注意到）。在此类案例中，对这些瑕疵的先占观念明显是过度的，且导致显著的损害或痛苦。

2. 无重复行为的躯体变形样障碍：其表现符合躯体变形障碍的诊断标准，除了个体没有基于对外貌担心的重复行为或精神活动。

3. 其他聚焦于躯体的重复行为障碍：其特征是存在反复的聚焦于躯体的重复性行为，而不是拔毛发、皮肤搔抓以及如咬指甲、咬嘴唇、咀嚼脸颊，伴随着反复试图减少或停止这些行为的努力，这些症状引起有临床意义的痛苦，或导致社交、职业或其他重要功能方面的损害。

4. 强迫性嫉妒：其特征为有非妄想性的感知到配偶不忠的先占观念。作为对关注不忠的反应，此先占观念可能导致重复行为或精神活动；它们引起有临床意义的痛苦，或导致社交、职业或其他重要功能方面的损害，且不能用其他精神障碍（如妄想障碍、嫉妒型或偏执型人格障碍）来更好地解释。

5. 嗅觉牵涉障碍（嗅觉牵涉综合征）：其特征是个体持续地具有一种先占观念，即认为自己散发出难闻或令人厌恶的体味，而这种体味实际上是别人注意不到的或只是轻微注意到的。作为对这种先占观念的反应，个体经常进行重复和过度的行为，如反复检查体味、过度淋浴或寻求安慰，以及过度试图掩盖感知到的气味。这些症状引起有临床意义的痛苦，或导致社交、职业或其他重要功能方面的损害。在传统日本精神医学中，这种障碍被称为jikoshu-kyofu，是对人恐怖症（Taijin kyofusho）的变异型（参见本手册第三部分“文化与精神障碍诊断”）。

6. Shubo-kyofu：是对人恐怖症（Taijin kyofusho）的变异型（参见本手册第三部分“文化与精神障碍诊断”），类似于以过度恐惧躯体变形为特征的躯体变形障碍。

7. 恐缩症（Koro）：dhat 综合征（参见本手册第三部分“文化与精神障碍诊断”），突发性地强烈地为男性的阴茎（或女性的外阴和乳头）会缩回到体内而焦虑，且可能会导致死亡。

未特定的强迫及相关障碍

F42.9

此类型适用于那些具备强迫及相关障碍的典型症状，且引起有临床意义的痛苦，或导致社交、职业或其他重要功能方面的损害，但不符合强迫及相关障碍诊断类别中任何一种障碍的全部诊断标准的情况。当临床工作者选择不标注不符合强迫及相关障碍中任何一种障碍的全部诊断标准的特定原因及包括因信息不足在内而无法作出更特定的诊断（如在急诊室的环境下）时，可使用未特定的强迫及相关障碍的诊断。

创伤及应激相关障碍

创伤及应激相关障碍包括那些接触了被详细地列在诊断标准中的创伤性或应激性事件的障碍。这些障碍包括反应性依恋障碍、脱抑制性社会参与障碍、创伤后应激障碍、急性应激障碍、适应障碍和延长哀伤障碍。本章的设置反映了以上这些障碍与焦虑障碍、强迫及相关障碍和分离障碍等邻近章节中的障碍关系密切。

不同个体接触创伤性或应激性事件之后的心理痛苦有相当大的差异。在一些案例中，在焦虑或恐惧的背景下，相关症状很容易被理解。然而，许多个体接触创伤性或应激性事件后所表现出的并非基于焦虑或恐惧的症状，突出的临床表现是快感缺失、烦躁症状、外化的愤怒和攻击性症状或分离性症状。由于在接触创伤性或应激性事件之后临床痛苦的表现各不相同，上述障碍被合并列入一个类别：创伤及应激相关障碍。而且，包括上述症状的一些组合的临床表现是常见的（伴有或不伴有基于焦虑或恐惧的症状）。这样异质性的临床表现在适应障碍中也早已被认识到。社会忽视，即童年期缺乏足够的照料，是反应性依恋障碍和脱抑制性社会参与障碍这两种诊断所必需的条件。尽管这两种障碍具有共同的病因，但前者表现为内化的症状，伴有抑郁症状和退缩行为，后者则表现为明显的脱抑制和外化行为。人们早已认识到，尽管哀伤、绝望和普遍的烦躁不安可能是所爱之人死亡后正常哀伤过程的一部分，但这种情绪的表达有时在持续时间和 / 或强度上异常过度。本章介绍了延长哀伤障碍的诊断，以满足这一临床关注。

反应性依恋障碍

诊断标准 F94.1

A. 儿童存在对成人照料者持续的抑制性的情感退缩行为模式，表现为以下两种情况：
  1. 当痛苦时，儿童很少或最低限度地寻求安慰。
  2. 当痛苦时，儿童对安慰很少有反应或反应程度很低。

B. 儿童存在持续性的社交和情绪障碍，至少有下列两项特征：
  1. 对他人很少有社交和情绪反应。
  2. 有限的正性情感。
  3. 即使在与成人照料者非威胁性的互动过程中，原因不明的易激惹、悲伤、恐惧的发作也非常明显。

C. 儿童经历了一种极度不充足的照料模式，至少存在下列一种情况：

1. 以持续地缺乏由成人照料者提供的安慰、激励和喜爱等基本情绪需求为形式的社会忽视或剥夺。
2. 反复变换主要照料者（如在频繁变换的寄养服务中），从而限制了形成稳定依恋的机会。
3. 成长在不寻常的环境（如儿童多、照料者少的机构）中，严重限制了形成选择性依恋的机会。

D. 诊断标准 C 的照料模式被认为是诊断标准 A 的障碍行为的原因（如诊断标准 A 的障碍始于诊断标准 C 的致病性照料模式）。
E. 这种障碍不符合自闭症（孤独症）谱系障碍的诊断标准。
F. 这种障碍在 5 岁前是明显的。
G. 儿童的发育年龄至少为 9 个月。

标注如果是：

持续性：此障碍已存在 12 个月以上。

标注目前的严重程度：

当儿童表现出此障碍的全部症状，且每一种症状表现都在相对高的水平上时，反应性依恋障碍需被标注为重度。

诊断特征

反应性依恋障碍的特征性表现为存在显著的紊乱和与发育阶段不符的依恋行为，儿童很少或极少有倾向性地转向一个依恋对象以寻求安慰、支持、保护和抚育。该障碍的核心特征是儿童与假定的成人照料者之间缺乏依恋或依恋总体不足。有反应性依恋障碍的儿童被认为具有形成选择性依恋的能力。然而，因为早年发育时期的机会有限，他们未能表现出选择性依恋的行为，即当感觉痛苦时，他们没有表现出持续的从照料者那里获取安慰、支持、抚育或保护的努力。而且，当感觉痛苦时，有该障碍的儿童对照料者的安慰性努力无法作出超过最低限度的反应。因此，该障碍与缺乏预期地寻求安慰和对安慰行为的反应有关。因而，有该障碍的儿童在与照料者的常规互动中表现出正性情感表达减少或缺失。此外，他们的情感调节能力也是受损的，他们会表现出难以解释的恐惧、悲伤或易激惹等负性情绪的发作。反应性依恋障碍不应在那些发育上还不能形成选择性依恋的儿童中诊断，因此，作出此诊断的前提是儿童的发育年龄必须至少为 9 个月。多种信息来源可增强诊断性评估，支持症状在不同的背景下都很明显。

相关特征

因为与社会忽视有病因学上的相关性，所以反应性依恋障碍经常与发育迟缓，特别是认知和语言方面的迟缓同时出现。该障碍的其他有关特征包括刻板和其他被严重忽视的体征（如营养不良或照料欠佳的体征）。

患病率

反应性依恋障碍的患病率尚不清楚，但在临床环境中相对罕见。已发现被寄养或由收养机构养育前就遭受严重忽视的幼儿可能会患该障碍。然而，即使在被严重忽视的儿童中，该障碍也不常见，出现的概率低于 10%。

发展与病程

在被诊断有反应性依恋障碍的儿童中，通常在生命的最初数月，甚至在该障碍被诊断之前，就存在社会忽视的现象。在 9 个月到 5 岁之间，该障碍的临床特征表现出相似的形式，即在这个年龄范围的儿童没有或仅有最低限度的依恋行为，同时有与情感有关的明显的异常行为，尽管认知和运动能力可能影响这些行为的表达。正常的照料环境有助于进行补救和症状恢复；然而，在没有增强照料的情况下，该障碍的体征可能会持续至少数年。青少年早期反应性依恋障碍的持续体征可能与社会功能问题有关。目前对于年龄较大的儿童的反应性依恋障碍的临床表现知之甚少，在 5 岁以上儿童中进行诊断时需要慎重。

风险与预后因素

环境的：严重的社会忽视是反应性依恋障碍诊断所需的，也是该障碍唯一已知的风险因素。然而，绝大多数遭受严重忽视的儿童并没有发展出该障碍。有该障碍的儿童的预后看起来是基于严重忽视后照料环境的质量。

与文化相关的诊断问题

关于来自世界各地不同文化背景的幼儿的反应性依恋障碍的信息有限。对依恋行为和照料实践的文化期望可能会影响这些行为模式和表现在不同场所的发展和关注。在依恋未被研究过的文化背景中，给予反应性依恋障碍的诊断需要谨慎。反应性依恋障碍的症状可能在依恋对象遭受广泛创伤的情境（如战争环境）下更为常见；在重新安置期间，移民和难民儿童的依恋方式也可能有所不同。养育照料实践的差异可能会影响反应性依恋障碍的风险。

反应性依恋障碍的功能性后果

反应性依恋障碍严重损害了幼儿与成人或同伴之间人际交往的能力，并与童年早期多个领域的功能损害有关。

鉴别诊断

自闭症（孤独症）谱系障碍：有反应性依恋障碍的年幼儿童表现出异常的社会行为，但这些也是自闭症（孤独症）谱系障碍的关键特征。具体地说，有这两种障碍中任何一种的年幼儿童都会表现出正性情绪表达的迟钝、认知和语言上的迟缓以及社交互动的损害。因此，必须将反应性依恋障碍与自闭症（孤独症）谱系障碍相区分。可以基于忽视、局限的兴趣或仪式行为的差异性病史、社交交流的特定缺陷，以及选择性依恋行为来鉴别这两种障碍。有反应性依恋障碍的儿童有严重的社会忽视史，尽管并不是总能获得他们经历的确切的详细病史，特别是在初始评估时。有自闭症（孤独症）谱系障碍的儿童很少有社会忽视的病史。自闭症（孤独症）谱系障碍中典型的兴趣局限和重复性行为并非反应性依恋障碍的特征。这些临床特征表现为：过度地遵循仪式和常规，兴趣局限、固定，以及不寻常的感觉反应。然而，非常重要的是有这两种障碍的儿童都可能表现出刻板行为（如摇晃、拍手等）。有这两种障碍的儿童都可能表现出一定的智力功能，只有患自闭症（孤独症）谱系障碍的儿童表现出社交交流行为上的选择性损害，如有目的的交流（即对故意的、目标导向的、为了影响接受者行为的交流）损害。有反应性依恋障碍的儿童表现出的社交交流功能与他们总体的智力功能相符。有自闭症（孤独症）谱系障碍的儿童通常表现出与他们的发育水平相适应的依恋行为。作为对比，有反应性依恋障碍的儿童即使有依恋行为，也是罕见的或缺乏一致性的。结构性观察可以帮助区分这两种障碍。

智力发育障碍（智力障碍）：发育迟缓经常伴随着反应性依恋障碍，但不应将发育迟缓与反应性依恋障碍相混淆。有智力发育障碍（智力障碍）的儿童会表现出与他们的认知水平相匹配的社会和情绪技能，而不会表现出有反应性依恋障碍儿童的那种明显的正性情感减少和情绪调节困难。此外，在那些达到 7 ～ 9 个月认知年龄的发育迟缓的儿童中，无论实际年龄如何，他们都会表现出选择性依恋。作为对比，有反应性依恋障碍的儿童即使已经达到 9 个月的发育年龄，但仍缺乏选择性依恋。

抑郁障碍：年幼儿童的抑郁也与正性情感的减少有关。然而，支持患抑郁障碍的儿童有依恋方面的损害的证据有限，即被诊断为抑郁障碍的年幼儿童仍然会寻求并响应来自照料者的抚慰。

共病

与忽视有关的状况，包括认知延迟、语言延迟和刻板动作，经常与反应性依恋障碍同时出现。躯体疾病，如严重的营养不良，可能是伴随该障碍的体征。内化性症状也可能与反应性依恋障碍并存。有研究人员已经提出了反应性依恋障碍与外化性行为问题或注意缺陷 / 多动障碍之间的关系，但尚未明确确定。

脱抑制性社会参与障碍

诊断标准　　F94.2

A. 儿童存在主动地与陌生成人接近和互动的行为模式，至少表现出以下两种情况：
  1. 在与陌生成人接近和互动时几乎不怎么会含蓄。
  2. 有自来熟的言语或肢体行为（与文化背景认可的和适龄的社交界限不一致）。
  3. 即使在陌生的场所，冒险离开之后，也很少有或几乎不会有向成人照料者知会的行为。

4. 愿意与一个陌生成人一起离开，对此几乎不会犹豫或会毫不犹豫。

B. 诊断标准 A 的行为不局限于冲动（如在注意缺陷 / 多动障碍中），还包括社交脱抑制行为。

C. 儿童经历了一种极度不充足的照料模式，至少存在下列一种情况：
   1. 以持续地缺乏由成人照料者提供的安慰、激励和喜爱等基本情绪需求为形式的社会忽视或剥夺。
   2. 反复变换主要照料者（如在频繁变换的寄养服务中），从而限制了形成稳定依恋的机会。
   3. 成长在不寻常的环境（如儿童多、照料者少的机构）中，严重限制了形成选择性依恋的机会。

D. 诊断标准 C 的照料模式被认为是诊断标准 A 的障碍行为的原因（如诊断标准 A 的障碍始于诊断标准 C 的致病性照料模式）。

E. 儿童的发育年龄至少为 9 个月。

标注如果是：

持续性：此障碍已存在 12 个月以上。

标注目前的严重程度：

当儿童表现出此障碍的全部症状，且每一种症状表现都在相对高的水平上时，脱抑制性社会参与障碍须被标注为重度。

诊断特征

脱抑制性社会参与障碍的核心特征是存在一种文化上不恰当的、与相对陌生的人过度熟悉的行为模式（诊断标准 A）。这种过度熟悉的行为违背了所处文化中的社会性界限。脱抑制性社会参与障碍的诊断不能在那些发育上还不能形成选择性依恋的儿童中诊断。因此，作出此诊断的前提是儿童的发育年龄必须至少为 9 个月。

相关特征

因为与社会忽视存在相同的病因学上的关联，脱抑制性社会参与障碍常与发育延迟，特别是认知和语言延迟、刻板动作以及其他严重忽视的体征（如营养不良或照料欠佳）同时存在。然而，该障碍的体征即使在其他忽视的体征不存在时也经常持续存在。因此，有该障碍的儿童不存在目前忽视的体征也很常见。而且，该状况还可能会出现在那些没有依恋障碍体征的儿童中。因此，脱抑制性社会参与障碍可见于有忽视病史的儿童，他们缺少依恋或经历了对照料者的依恋从紊乱型到安全型的过程。

患病率

脱抑制性社会参与障碍的全球患病率尚不清楚。然而，该障碍似乎是罕见的，即使在那些经历了严重的早期剥夺的儿童中也只有少数人患此障碍。在英国的低收入社区人口中，该障碍的患病率达 2%。

发展与病程

在被诊断有脱抑制性社会参与障碍的儿童中，通常在他们生命的最初数月中，甚至在该障碍被诊断之前，就存在社会忽视的现象。正如在有机构照料史的儿童中进行的研究所示，如果忽视在早期出现，且该障碍的体征也已经出现，那么该障碍的临床特征会适度稳定一段时间，特别是在忽视的状况持续的情况下。

从生命的第二年到青少年期，甚至到成人早期，在机构环境中长大的个体都有脱抑制性社会参与障碍的体征。从儿童早期到老年期，该障碍的表现存在一些差异。在很多文化中，在最年幼时，儿童与陌生人的互动会显得含蓄，即使他们在机构和寄养环境中长大。然而，对具有机构照料史的儿童进行的研究表明，有该障碍的儿童在被接触时不会表现出含蓄，他们会毫不犹豫地与陌生的成人接触，甚至陪伴他们。在英国或美国的机构环境中长大的学龄前儿童的言语和社会性的侵入性表现最为突出，经常伴有寻求关注的行为；在多个国家的机构环境中长大的学龄前儿童表现出与陌生人进行躯体接触的模式。与陌生人接触时言语和躯体上的过度熟悉会持续到童年中期，有时还会伴有不真诚的情绪表达。在青少年期，不加区分的行为会延伸到同伴关系中。与健康的青少年相比，有该障碍的青少年有着更多“表面”的同伴关系和更多的同伴冲突。有该障碍的成人的表现似乎相似，但可能包括过度的自我表露和对陌生人意识的降低。

风险与预后因素

气质的：美国来自国际被收养者研究的一些证据表明，低的奖励敏感性和抑制控制的降低都与不加区别的社会行为有关。

环境的：严重的社会忽视是脱抑制性社会参与障碍诊断所必需的。这是因为研究发现忽视和该障碍的特征之间有很强的关联。该障碍还涉及其他因素，如多重安置失败、母亲的边缘型人格障碍，以及异常的照料行为和照料质量低下。所有这些都导致了照料标准的降低。尽管如此，大多数被严重忽视的儿童不会发展出该障碍。在仅在 2 岁后才经历社会忽视的儿童中尚未发现该障碍。在严重忽视后，该障碍的预后只与照料环境的质量有轻微的相关性。在许多案例中，即使儿童的照料环境显著改善，该障碍仍然会持续。

遗传与生理的：各种神经生物学因素与该障碍的症状有关，但有关这些因素的性质及其与该障碍的特异性联系的发现仍处于初步阶段。

病程影响因素：照料质量的提升似乎可以缓和脱抑制性社会参与障碍的进程，至少在幼儿中是这样的。然而，即使之后被安置在正常的照料环境中，一些个体从青少年期到成年期仍会表现出持续的该障碍的体征。

与文化相关的诊断问题

目前，关于脱抑制性社会参与障碍的跨文化信息有限。对儿童社交行为的文化期望可能会影响他们对陌生人的脱抑制程度。缺乏含蓄是脱抑制性社会参与障碍的特征，这应该超过文化上可接受的规范。

脱抑制性社会参与障碍的功能性后果

脱抑制性社会参与障碍显著损害了儿童与成人和同伴之间的人际关系。患者的一般社会功能和社会能力都可能受到损害，同时同伴冲突和受害的风险也会增加。

鉴别诊断

注意缺陷/多动障碍：可以将有脱抑制性社会参与障碍的儿童与有注意缺陷/多动障碍伴社交冲动的儿童区分开，因为前者没有注意力或多动方面的问题。

共病

与忽视有关的状况，包括认知延迟、语言延迟和刻板动作，可能与脱抑制性社会参与障碍同时存在。自闭症（孤独症）谱系障碍也可能与脱抑制性社会参与障碍同时存在。在幼儿期和童年中期，脱抑制性社会参与障碍通常与注意缺陷/多动障碍和外化性障碍同时存在，有人提出这种同时存在与认知抑制控制中的常见损害相关。

创伤后应激障碍

诊断标准　　F43.10

6 岁以上个体的创伤后应激障碍

注：下述诊断标准适用于成人、青少年和 6 岁以上儿童。对于 6 岁及 6 岁以下儿童，参见后文中相应的诊断标准。

A. 以下述一种（或多种）方式接触实际的或被威胁的死亡、严重的创伤或性暴力：
   1. 直接经历创伤性事件。
   2. 亲眼看见发生在他人身上的创伤性事件。
   3. 获悉亲密的家庭成员或亲密的朋友身上发生了创伤性事件。注：在家庭成员或朋友的实际的或被威胁死亡的案例中，创伤性事件必须是暴力的或意外的。
   4. 反复或极端地接触创伤性事件令人厌恶的细节（如急救员收集人体遗骸、警察反复接触虐待儿童的细节）。

   注：诊断标准 A4 不适用于通过电视、电影、电子媒体或图片的接触，除非这种接触与工作相关。

B. 在创伤性事件发生后，存在以下一个（或多个）与创伤性事件有关的侵入性症状：
   1. 有反复的、非自愿的和侵入性的对创伤性事件的痛苦记忆。注：6 岁以上儿童可能出现反复玩表达创伤性事件的主题或某方面的游戏的情况。
   2. 反复做内容和/或情感与创伤性事件相关的痛苦的梦。注：儿童可能做可怕的不能识别内容的梦。
   3. 出现分离性反应（如闪回），即个体的感觉或举动好像创伤性事件重复出现

（这种反应可能连续出现，最极端的表现是对目前的环境完全丧失觉知）。

注：特定创伤性事件的重演可能出现在儿童的游戏中。

4. 当接触象征性的或类似创伤性事件某方面的内在或外在的线索时，产生强烈或持久的心理痛苦。
5. 对象征性的或类似创伤性事件某方面的内在或外在线索产生显著的生理反应。

C. 创伤性事件后，开始持续地回避与创伤性事件有关的刺激源，具有以下一项或两项证据：
1. 回避或尽量回避关于创伤性事件或与其高度有关的痛苦记忆、思想或感觉。
2. 回避或尽量回避能够唤起创伤性事件或与其高度有关的痛苦记忆、思想或感觉的外部提示物（人、地点、对话、活动、物体、情境）。

D. 与创伤性事件有关的认知和心境方面的负性改变在创伤性事件发生后开始或加重，具有以下两项（或更多）证据：
1. 无法记住创伤性事件的某个重要方面（通常是由于分离性遗忘症，而不是如脑损伤、酒精、毒品等其他因素）。
2. 对自己、他人或世界产生持续性放大的负性信念和预期（如“我很坏”“没有人可以信任”“世界是绝对危险的”“我的整个神经系统永久性地毁坏了”）。
3. 由于对创伤性事件的原因或结果存在持续性的认知歪曲，导致个体责备自己或他人。
4. 处于持续性的负性情绪状态（如担忧、恐惧、愤怒、内疚、羞愧）。
5. 显著地减少对重要活动的兴趣或参与。
6. 产生与他人分离或疏远的感觉。
7. 持续地不能体验到正性情绪（如不能体验快乐、满足或爱的感觉）。

E. 与创伤性事件有关的警觉和反应性的显著改变在创伤性事件发生后开始出现或加重，具有以下两项（或更多）证据：
1. 易激惹的行为和愤怒的爆发（在很少或没有挑衅的情况下），通常表现为对人或物体的言语攻击或躯体攻击。
2. 不计后果或自我毁灭的行为。
3. 过度警觉。
4. 过度的惊跳反应。
5. 注意力问题。
6. 睡眠障碍（如难以入睡、难以保持睡眠或睡眠不安稳）。

F. 这种障碍的持续时间（诊断标准 B、C、D、E）超过 1 个月。

G. 这种障碍引起有临床意义的痛苦，或导致社交、职业或其他重要功能方面的损害。

H. 这种障碍不能归因于某种物质（如药物、酒精）的生理效应或其他躯体疾病。

标注是否是：

伴分离症状：个体的症状符合创伤后应激障碍的诊断标准。此外，作为对应激源的反应，个体经历了持续或反复的下列症状之一：

1. **人格解体**：持续地或反复地体验到从自己的精神过程或躯体中脱离，似乎自己是一个旁观者（如感觉自己在梦中、有自我或身体的非现实感或感觉时间过得非常慢）；
2. **现实解体**：持续地或反复地体验到环境的不真实感（如个体感觉周围的世界是不真实的、梦幻般的、遥远的或扭曲的）。

注：使用这一亚型，其分离症状不能归因于某种物质的生理效应（如酒精中毒时的一过性黑矇）或其他躯体疾病（如复杂部分性癫痫发作）。

标注如果是：

伴延迟性表达：如果直到事件后至少 6 个月才符合全部诊断标准（尽管有一些症状的发生和表达可能是立即的）。

6 岁及 6 岁以下儿童的创伤后应激障碍

A. 6 岁及 6 岁以下儿童，以下述一种（或多种）方式接触实际的或被威胁的死亡、严重的创伤或性暴力：
   1. 直接经历创伤性事件。
   2. 亲眼看见发生在他人（特别是主要照料者）身上的创伤性事件。
   3. 知道父母或其他照料者的身上发生了创伤性事件。

B. 在创伤性事件发生后，存在以下一个（或多个）与创伤性事件有关的侵入性症状：
   1. 有反复的、非自愿的和侵入性的对创伤性事件的痛苦记忆。
      注：自发的和侵入性的记忆看起来不一定很痛苦，也可以表现为游戏重演。
   2. 反复做内容和 / 或情感与创伤性事件相关的痛苦的梦。
      注：很可能无法确定可怕的内容与创伤性事件相关。
   3. 出现分离性反应（如闪回），即个体的感觉或举动好像创伤性事件重复出现（这种反应可能连续出现，最极端的表现是对目前的环境完全丧失觉知）。这种特定的创伤重演可能出现在游戏中。
   4. 当接触象征性的或类似创伤性事件某方面的内在或外在的线索时，产生强烈或持久的心理痛苦。
   5. 出现对创伤性事件提示物的显著的生理反应。

C. 存在一个（或更多）代表持续地回避与创伤性事件有关的刺激源或与创伤性事件有关的认知和心境方面的负性改变的下列症状，且此症状在创伤性事件发生后开始或加重：

   持续地回避刺激源
   1. 回避或尽量回避能够唤起对创伤性事件回忆的活动、地点或具体的提示物。
   2. 回避或尽量回避能够唤起对创伤性事件回忆的人、对话或人际关系的情境。

   认知上的负性改变
   3. 负性情绪状态（如恐惧、内疚、悲痛、羞愧、困惑）出现的频率显著增加。

4. 显著地减少对重要活动（包括玩耍）的兴趣和参与。
5. 出现社交退缩行为。
6. 持续地减少正性情绪的表达。

D. 与创伤性事件有关的警觉和反应性的改变在创伤性事件发生后开始出现或加重，具有以下两项（或更多）证据：
1. 易激惹的行为和愤怒的爆发（在很少或没有挑衅的情况下），通常表现为对人或物体的言语攻击或躯体攻击（包括大发雷霆）。
2. 过度警觉。
3. 过度的惊跳反应。
4. 注意力问题。
5. 睡眠障碍（如难以入睡、难以保持睡眠或睡眠不安稳）。

E. 这种障碍的持续时间超过 1 个月。

F. 这种障碍引起有临床意义的痛苦，或导致与父母、同胞、同伴或其他照料者的关系或学校行为方面的损害。

G. 这种障碍不能归因于某种物质（如药物、酒精）的生理效应或其他躯体疾病。

标注是否是:

伴分离症状：个体的症状符合创伤后应激障碍的诊断标准，且个体持续地或反复地体验下列两种症状之一：

1. **人格解体：**持续地或反复地体验到从自己的精神过程或躯体中脱离，似乎自己是一个旁观者（如感觉自己在梦中、有自我或身体的非现实感或感觉时间过得非常慢）；
2. **现实解体：**持续地或反复地体验到环境的不真实感（如个体感觉周围的世界是不真实的、梦幻般的、遥远的或扭曲的）。

注：使用这一亚型，其分离症状不能归因于某种物质的生理效应（如黑矇）或其他躯体疾病（如复杂部分性癫痫发作）。

标注如果是:

伴延迟性表达：如果直到事件后至少 6 个月才符合全部诊断标准（尽管有一些症状的发生和发作可能是立即的）。

诊断特征

创伤后应激障碍（PTSD）的核心特征是在接触一个或多个创伤性事件之后发展出典型症状。不同个体的 PTSD 的临床表现存在差异。在一些个体中，基于恐惧的再体验、情绪和行为症状占主导地位；在一些个体中，快感缺失或烦躁的心境状态和负性认知可能最显著；在一些个体中，唤醒和反应性－外化性症状很显著；在一些个体中，分离症状占主导地位；还有些个体表现出这些症状模式的组合。

以下讨论的 PTSD 的特定标准是指针对成人的特定标准；鉴于不同年龄段适用

标准的差异，6 岁或 6 岁以下儿童诊断标准的条目可能会有所不同。

诊断标准 A 中的创伤性事件都以某种方式涉及实际或被威胁的死亡、严重伤害或性暴力，但个体接触它们的方式有所不同，个体可能直接经历创伤性事件（诊断标准 A1），亲自看见发生在他人身上的创伤性事件（诊断标准 A2），获悉该创伤性事件发生在家庭成员或亲密朋友身上（诊断标准 A3），或在履职过程中通过接触事件的细节间接地接触创伤性事件（诊断标准 A4）。当应激源是人际的和故意的时（如酷刑、性暴力），该障碍可能特别严重或持久。

诊断标准 A 中直接经历的创伤性事件包括但不限于：战士或普通人接触战争、立即的或现实的躯体攻击（其中威胁被视为迫切和现实的，如躯体攻击、抢劫、行凶抢劫、儿童躯体虐待）、被绑架、被作为人质、恐怖袭击、酷刑、作为战俘被囚禁、自然或人为的灾难以及严重的交通事故。

性创伤包括但不限于实际的或被威胁的性暴力或胁迫 [如强迫性性行为、酒精 / 毒品协助下的非自愿的性行为、其他不想要的性接触、其他不涉及接触的不想要的性经历（如被迫观看色情作品、被暴露于露阴者展示生殖器的情况下、成为不想要的性摄影或录像的受害者或这些照片或录像被传播）]。

当存在严重伤害或性暴力的可信威胁时，被霸凌的经历可能达到了诊断标准 A1 的要求。对于儿童，性暴力事件可能包括那些没有躯体暴力或损伤的、与发育不匹配的性经历。

威胁生命的疾病或失能的躯体疾病不一定被考虑为创伤性事件。可以作为创伤性事件的情况包括危及生命的医疗紧急情况（如急性心肌梗死，过敏性休克）或治疗中的特定事件，这些事件（如在手术中醒来、严重烧伤伤口清创术，紧急心脏电复律）能够引起灾难性的恐惧、疼痛、无助感或立即的死亡。

目击事件（诊断标准 A2）包括但不限于：看到威胁性或严重的伤害、非自然死亡、由暴力攻击所致的他人的躯体虐待或性虐待、家庭暴力、事故、战争或灾难。例如，父母目睹孩子发生严重危及生命的事件（如潜水事故）或目睹孩子在患病或治疗期间发生医疗灾难（如危及生命的大出血）。

听说某个事件的间接接触（诊断标准 A3），只限于那些影响到近亲或亲密朋友的经历，这些经历是暴力的或事故（如不包括由自然原因所致的死亡）。这些事件包括谋杀、暴力性个体攻击、搏斗、恐怖袭击、性暴力、自杀以及严重事故或伤害。

专业人员在其履职期间接触到战争、强奸、种族灭绝或对他人造成的虐待暴力的异常影响也可能导致 PTSD，因此被认为是达到了创伤的程度（诊断标准 A4）。示例包括接触严重伤害或死亡的急救人员以及收集遗体的军队人员。间接接触也包括通过照片、录像、口头报告或书面报告接触（如审查犯罪报告或访谈犯罪受害者的警察、无人机操作员、报道创伤性事件的新闻媒体成员以及暴露于患者创伤经历细节的心理治疗师所进行的接触）。

接触多种创伤性事件是常见的，可具有多种形式。有些个体在不同的时间经历不同类型的创伤性事件（如童年时期的性暴力和成人期的自然灾难）。有些个体在不同的时间经历相同类型的创伤性事件或在较长时间内被同一个体施加一系列的创伤性事件（如儿童性侵犯或躯体攻击、亲密伴侣的躯体或性侵犯）。在较长的危险时期内，如被派遣或生活在冲突地区，有些个体可能会经历许多相同或不同的创伤性事件。当评估一生中经历过多次创伤性事件的个体的PTSD的症状时，确定是否存在特定的、个体认为最严重的明确例子是有帮助的，因为PTSD诊断标准B和诊断标准C的症状的表现特指创伤性事件（如对创伤性事件反复的、非自愿和侵入性的痛苦回忆）。但是，如果个体很难识别出最严重的例子，则将整个接触视为符合诊断标准A是合适的。此外，一些明确的事件可能包括数种创伤性事件的类型（如身处大规模伤亡事件的个体遭受重大伤害、目击他人受伤，以及得知一名家庭成员在事件中丧生）。

创伤性事件可以通过不同的方式被重新经历。个体通常会有反复的、非自愿的、对事件的侵入性记忆（诊断标准B1）。PTSD中的侵入性记忆与抑郁中思维反刍的区别在于，前者仅适用于非自愿的和侵入性的痛苦记忆，强调对事件的反复回忆，通常包括侵入性的、生动的、感觉的和情绪的成分，内容是令人痛苦的而不仅仅是反刍性的。常见的再体验症状是出现痛苦的梦境，重放事件本身或重放有代表性的或与创伤性事件涉及的重大威胁主题相关的内容（诊断标准B2）。个体可能经历一种持续几秒钟并且很少持续较长时间的分离状态，在此期间，创伤性事件的成分似乎被重新经历，个体的举止好像创伤性事件就发生在当下（诊断标准B3）。这样的事件是连续发生的，可以从在不丧失现实定向的状态下，部分创伤性事件以短暂的视觉或其他感觉侵入，到部分丧失对目前环境的觉知，再到完全丧失对目前环境的觉知。这些发作被称为“闪回”，通常是短暂的，但可以与持久的痛苦和高度唤醒有关。对于幼儿，与创伤性事件相关的重演可能出现在游戏中或在分离状态下以行为表现出来。强烈的心理痛苦（诊断标准B4）或生理反应（诊断标准B5）经常出现在个体接触到类似于或象征创伤性事件的某个方面的激发事件或躯体反应时（如飓风之后有风的天气、看到某个与肇事者相似的人）。激发的线索可以是躯体感觉（如脑损伤幸存者的眩晕、有过创伤的儿童的快速心跳），特别是对那些有高度躯体化表现的个体。

与创伤性事件有关的刺激持续地被回避。个体经常作出特别的努力以回避关于创伤性事件的想法、记忆或感觉［如利用分心或抑制技术（包括物质使用），去回避内在的提示物（诊断标准C1）］，并回避能够唤起对创伤性事件回忆的活动、对话、物品、情境或人（诊断标准C2）。

与创伤性事件有关的认知或心境方面的负性改变在接触创伤性事件后开始或加重。这些负性改变可以有不同的形式，包括不能记住创伤性事件的关键和情绪的痛苦部分。这样的记忆丧失通常归因于分离性遗忘，而不能归因于脑损伤或酒精或毒品使用所致的记忆损伤（诊断标准D1）。有PTSD的个体经常报告创伤性事件已经不可挽回地改变了他们的生活和世界观。其特征是个体对自己、他人、世界或未来生活中重要方面存在持续的和夸大的负性信念和期望（如“坏事总会发生在我身上”“世界是危险的，我永远无法得到充分的保护”“我再也不能相信任何人”“我的生活被永久地毁掉了”“我失去了未来幸福的任何机会”“我的生命将被缩短”）（诊断标准 D2）。有 PTSD 的个体可能对创伤性事件的原因有持续的错误认知，导致他们责备自己或他人（如“我叔叔虐待我，都是我自己的错”）（诊断标准 D3）。接触创伤性事件后，持续的负性心境状态（如害怕、烦躁、恐惧、愤怒、内疚、羞愧）开始出现或加重（诊断标准 D4）。个体可能体验到对曾经喜欢的活动的兴趣或参与性显著减少（诊断标准 D5），个体可能会与他人分离或疏远（诊断标准 D6），或持续地不能感受到正性情绪（如幸福、快乐、满足或与亲密、温柔和性有关的情绪）（诊断标准 D7）。

接触创伤性事件后，警觉和反应性的负性改变也开始出现或加重。有 PTSD 的个体可能表现出易激惹或愤怒的行为，在很少或没有挑衅的情况下，表现出攻击性的言语或躯体行为（如对人喊叫、打架、毁坏物品）（诊断标准 E1）。他们也可能自愿从事危险的不计后果的或自我毁灭性的行为，这表明他们无视自己或他人的安全，并可能直接导致严重的躯体伤害或死亡（诊断标准 E2），示例包括但不限于危险驾驶（如酒后驾驶以及危险的高速驾驶）、过度使用酒精或毒品、实施危险的性行为（如与艾滋病毒状况未知的伴侣进行无保护的性行为、性伴侣数量众多）或自我导向的暴力行为（包括自杀行为）。诊断标准 E2 不包括：个体（如战斗情境下的武装部队成员或紧急情境下的急救人员）必须从事危险情境作为其工作的一部分的工作的情况，个体采取合理的安全预防措施以降低风险的情况，或个体采取可能不理智、不健康的或经济上有害但没有直接、立即的严重躯体伤害或死亡风险行为的情况（如病态赌博、不良的财务决策、暴饮暴食、不健康的生活方式）。PTSD 以对潜在威胁的高度警觉为特征，潜在的威胁可能与创伤性经历相关（如在机动车事故之后，对汽车或卡车可能造成的威胁特别敏感），也可能与创伤性事件无关（如害怕心脏病发作）（诊断标准 E3）。有 PTSD 的个体可能对未预期的刺激反应强烈，对巨大的声响或未预期的举动表现出强烈的惊跳反应或神经过敏（如对电话铃声的惊跳反应）（诊断标准 E4）。惊跳反应是非自主的和反射性的（自动的、瞬时的），并且引起夸张的惊跳反应的刺激根本不需要与创伤性事件相关。惊跳反应与诊断标准 B5 中的提示生理唤醒反应不同，后者至少需要有一定程度的意识评估，即产生生理反应的刺激与创伤有关。注意困难，包括难以记住日常事件（如忘记自己的电话号码）或难以参与需要集中注意力的任务（如持续一段时间的对话），这些都是经常被 PTSD 患者报告的症状（诊断标准 E5）。在 PTSD 患者中入睡与维持睡眠的问题是常见的，这可能与噩梦和担心安全有关，或与那些泛化的干扰充足睡眠的增高的觉醒水平有关（诊断标准 E6）。

PTSD 的诊断要求诊断标准 B、C、D 和 E 中的症状持续时间超过 1 个月（诊断标准 F）。对于目前 PTSD 的诊断，至少在过去的 1 个月中，必须满足诊断标准 B、C、D 和 E。对于终身 PTSD 的诊断，必须有一段持续超过 1 个月的时间，在此期间，有 1 个月同时符合诊断标准 B、C、D 和 E。

PTSD 患者的一个重要亚群经历了持续的分离症状，即人格解体（个体与自己的身体分离）或现实解体（个体与周围世界分离）。这可以通过使用“伴分离症状”的标注来表示。

相关特征

PTSD 患者可能会发生发育上的倒退，如年幼儿童可能丧失语言能力。他们可能存在假性幻听，如感知上体验到自己的想法被一个或多个不同的声音说出来，也可能存在偏执观念。在长期的、反复的和严重的创伤性事件（如儿童虐待、酷刑）之后，个体可能还会额外体验到调节情绪或维持稳定的人际关系方面的困难，或体验到分离症状。当创伤性事件涉及与个体有密切关系的人的暴力性死亡时，个体可能会出现延长哀伤障碍和 PTSD 的症状。

患病率

使用 DSM-Ⅳ诊断标准，美国成人的 PTSD 全国终身患病率的估计值是 6.8%。使用 DSM-Ⅳ诊断标准，美国青少年的 PTSD 终身患病率是 5.0% ～ 8.1%，过去 6 个月的青少年患病率是 4.9%。虽然目前没有使用 DSM-5 确定的全面的基于人群的数据，但研究结果已经逐渐开始出现。在两项美国国家流行病学研究中，DSM-5 PTSD 的终身患病率估计范围是 6.1% ～ 8.3%，两项研究中美国全国 12 个月的 DSM-5 患病率估计是 4.7%。在 24 个国家中世界精神卫生调查得出的国家终身 DSM-Ⅳ PTSD 患病率估计值在不同国家、按收入划分的国家组别和 WHO 区域之间差异很大，但总体上为 3.9%。在世界范围内受冲突影响的人群中，在对各个研究的年龄差异进行校正后，PTSD 伴功能损害的时点患病率是 11%。

PTSD 的患病率在退伍军人和其他接触创伤风险较多的职业（如警察、消防员、急救医务人员）中较高。最高的患病率（接触者的 1/3 到 1/2 以上）见于下列事件的幸存者：强奸、参战和被囚禁、以种族或政治为动机的拘禁或种族灭绝。PTSD 的患病率可能在发育过程中的不同阶段存在差异：儿童和青少年，包括学龄前儿童，在接触严重创伤性事件之后通常表现出较低的患病率，然而，这可能是先前的诊断标准没有充分考虑发育状况所致。根据 DSM-Ⅳ的数据，种族差异显示，与白人相比，美国拉丁裔、非裔美国人和美洲印第安人的 PTSD 发生率更高。产生这些患病率差异的潜在原因包括易患因素或促发因素的差异，如暴露于过去的逆境、种族主义和歧视，以及治疗资源的可用性或质量、社会支持、社会经济地位、其他有助于康复的社会资源的差异，这些因素与民族和种族背景混杂在一起。

发展与病程

PTSD 可能出现在 1 岁之后的任何年龄。虽然在符合全部诊断标准前可能会有数月，甚至数年的延迟，但症状通常在创伤后的前 3 个月内开始。有许多证据表明，DSM-Ⅳ所述的“延迟起病”，现在被称为“延迟表达”，因为人们认识到这些症状通常立即就出现，只是在符合全部标准方面有所延迟。

紧随着创伤之后，个体对创伤的初始反应经常符合急性应激障碍的诊断标准。

PTSD的症状和相对占主导的症状随着时间的变化而不同。症状持续时间也有差异，约半数成人可以在3个月内完全康复，而有些个体的症状会持续超过12个月，有的个体会超过50年。作为对原始创伤提示物、不断的生活压力或新经历的创伤性事件的反应，症状会复发和加重。

在整个发育过程中，再体验的临床表现会有变化。临床表现的发展变化导致在6岁及6岁以下儿童和年龄较大的个体中要使用不同的诊断标准。儿童可能会报告开始出现可怕的梦，梦的内容则不具有创伤性事件的特异性。6岁及6岁以下儿童可能会因严重的情感虐待（如被遗弃的威胁）而患上PTSD，他们会感知到这可能是危及生命的。在治疗危及生命的疾病（如癌症、实体器官移植）期间，儿童对治疗严重程度和强度的体验可能会增加出现创伤后应激症状的风险；对威胁的自我评估也可能增加青少年出现创伤后应激症状的风险。在6岁之前，儿童更可能通过直接或象征性地与创伤有关的游戏来表达再体验的症状（参见6岁及6岁以下儿童的PTSD诊断标准）。在接触或再体验时，他们可能不表现出恐惧的反应。父母可能报告幼儿出现广泛的情绪或行为改变。儿童可能会在游戏或讲故事中聚焦于想象中的干预。除了回避，儿童可能有对提示物的先占观念。因为儿童在表达想法或识别情感方面的局限性，心境或认知上的负性改变主要涉及情绪的改变。儿童可能会经历并存的创伤（如躯体虐待、目击家庭暴力），在漫长的过程中可能无法识别症状的发作。在幼儿中，回避行为可能与有限的玩耍或探索行为有关；在学龄期儿童中，回避行为可能与减少参与新活动有关；在青少年中，回避行为可能与不愿意追求与发育有关的机会（如约会、驾驶）有关。年龄大一些的儿童和青少年可能认为自己是懦弱的。青少年可能会有一种改变的信念，使他们不愿意参与社交并与同伴疏远，以及失去对未来的憧憬。儿童和青少年的易激惹或攻击行为会妨碍他们的同伴关系和在校行为。鲁莽可能导致对自己或他人的意外伤害、寻求刺激或高风险行为。在年长的个体中，该障碍与负性的健康感知、初级保健的使用和自杀想法有关。此外，健康状况衰退、认知功能恶化以及社会隔离可能加重PTSD的症状。

风险与预后因素

PTSD的风险因素可以通过多种方式起作用，包括使个体容易遭受创伤或遭受创伤性事件时产生极端情绪反应。风险（和保护性）因素通常分为创伤前因素、创伤中因素和创伤后因素。

创伤前因素

气质的：高风险因素包括6岁前儿童的情绪问题（如外化性或焦虑症状）以及先前的精神障碍（如惊恐障碍、抑郁障碍、PTSD或强迫症）。病前人格的个体差异可能会影响对创伤的反应轨迹和治疗结果。与负性情绪反应相关的人格特质（如抑郁心境和焦虑）是PTSD发展的风险因素。这些特质可能在标准人格量表的负性情感（神经质）测评中被发现。病前特质性冲动往往与PTSD的外化性表现和外化谱系共病（包括物质使用障碍或攻击性行为）有关。

环境的：如在美国平民和退伍军人中记录的那样，这些风险因素包括较低的社会经济地位、较低的教育水平、先前接触的创伤（特别是在儿童期）、儿童期的不幸（如经济窘迫、家庭功能失调、父母离异或死亡）、低智商、民族歧视和种族主义、精神障碍家族史。接触创伤之前的社会支持是保护性因素。

遗传与生理的：在双生子研究和分子研究中，接触创伤后发生 PTSD 的风险已被证明是中度遗传的。来自大型多民族队列的全基因组关联数据支持 PTSD 的遗传性，并证明了三个强大的全基因组显著基因位点，这些基因位点因地理起源而异。PTSD 的易感性也可能受到表观遗传因素的影响。来自美国退伍军人的全基因组关联数据确定了欧洲裔美国人中与侵入性再体验 PTSD 症状有关的八个重要区域，来自英国的数据也支持这些关联性。

创伤中因素

环境的：包括创伤的严重程度（量）、感知到生命受威胁、个体伤害、人际暴力（特别是由照料者所致的创伤或儿童目击了对照料者的威胁），以及军事人员的作为施暴者、目击大屠杀或杀敌。在创伤中出现并持续到创伤后的分离、恐惧、惊恐和其他围创伤性反应是风险因素。

创伤后因素

气质的：包括负性评估、不恰当的应对策略和急性应激障碍的发生。

环境的：包括后续反复接触令人不快的提示物，随之而来的不幸生活事件、经济或其他与创伤相关的损失。创伤后的经历，如被迫迁移和高水平的日常应激源，可能会导致不同文化背景下PTSD的不同条件风险。在非裔美国人和拉丁裔成人中，暴露于种族和民族歧视与更慢性的病程有关。社会支持（对儿童来说是稳定的家庭）对于调节创伤后的后果来说是保护性因素。

与文化相关的诊断问题

不同的人口、文化和职业群体对创伤性事件的接触程度不同，在接触程度相似的情况下，患 PTSD 的相对风险也可能因文化、民族和种族而异。接触创伤类型的差异（如大屠杀）、创伤性事件对障碍严重程度的影响（如在大屠杀之后不能进行丧葬仪式）、持续的社会文化环境（如居住在冲突后未受惩罚的施虐者中）、暴露于种族和民族歧视，以及其他文化因素（如移民中跨文化的压力），可能会影响不同文化群体 PTSD 发病的风险和严重程度。一些社区暴露于普遍和持续的创伤性环境中，而不是孤立的诊断标准 A 中的事件。在这些社区中，单个创伤性事件对 PTSD 发展的预测能力可能会降低。在强调社会形象（如维护家庭“面子”）的文化中，公开诽谤或羞辱可能会加大诊断标准 A 中事件的影响。有些文化可能将 PTSD 综合征归因于负性的超自然体验。

在成人和儿童中，PTSD 的症状或症状群的临床表现可能有文化差异。在许多非西方人群中，回避现象较少，而躯体症状（如头晕、呼吸急促、发热感）更为常见。跨文化差异的其他症状包括令人痛苦的梦境、与头部受伤无关的遗忘以及不计后果但非自杀的行为。负性心境，尤其是愤怒，在PTSD患者中很常见，令人痛苦的梦和睡眠瘫痪也是如此。在不同的文化中躯体症状都很常见，儿童和成人都有，尤其是在性创伤之后。与儿童PTSD相关的跨文化症状包括侵入性想法、活动参与减少、无法体验正性情绪、易激惹、攻击性和过度警觉。在跨文化的PTSD儿童中，令人痛苦的梦境、闪回、接触创伤线索后的心理痛苦，以及回避回忆和想法的努力很普遍。

在某些文化背景下，以对自己的负性信念或对他人来说可能夸大的精神归因来应对创伤性事件可能是正常的。如责备自己可能与南亚和东亚的因果报应的观念，西非的命运或“破坏的医药法”以及控制点和自我观念的文化差异相一致。

在世界各地的许多人群中，存在着类似于PTSD的痛苦的文化概念，其特征是存在由恐惧或创伤性经历而导致的心理痛苦的各种表现形式。因此，痛苦的文化概念会影响PTSD的表达及其共病障碍的范围（参见本手册第三部分的“文化与精神障碍诊断”）。

与性和性别相关的诊断问题

在整个生命周期中，PTSD在女性中比在男性中更为普遍。根据两项基于美国人群的大型研究，使用DSM-5的诊断标准，女性PTSD的终身患病率为8.0%～11.0%，男性为4.1%～5.4%。女性患PTSD的风险增加的部分原因可能是她们更容易遭受儿童期性虐待、性侵犯和其他形式的人际暴力，这些暴力行为是患PTSD的高风险因素。普通人群中的女性也比男性经历PTSD的病程更长。可能导致女性患病率较高的其他因素包括创伤的情绪、认知过程中的性别差异，以及生殖激素的影响。当比较男性和女性对特定应激源的反应时，PTSD风险的性别差异仍然存在。男性和女性PTSD的症状特征和因素结构相似。

与自杀想法或行为的相关性

童年虐待或性创伤等创伤性事件增加了平民和退伍军人的自杀风险。PTSD与自杀想法、自杀企图和自杀死亡有关。PTSD的存在与从自杀想法转变为自杀计划或企图的可能性增加有关，并且PTSD的这种影响独立于心境障碍增加自杀行为可能性的风险而存在。在青少年中，即使调整了共病的影响，PTSD与自杀想法或自杀行为之间也存在显著的关联。

创伤后应激障碍的功能性后果

PTSD与社交、职业和躯体的功能严重受损、生活质量降低，以及躯体健康问题有关。损害的功能涉及社会、人际、发育、教育、躯体健康和职业领域。在社区和退伍军人样本中，PTSD与不良的社会和家庭关系、旷工、低收入以及低水平的教育和职业成就有关。

鉴别诊断

适应障碍：在适应障碍中，应激源可以是任何严重程度或类型，而不局限于

PTSD 诊断标准 A 所需要的接触实际的或被威胁的死亡、严重伤害或性暴力。当对应激源的反应符合 PTSD 的诊断标准 A，但不符合 PTSD 的其他诊断标准（或其他精神障碍的诊断标准）时，应诊断为适应障碍。当 PTSD 的症状模式作为对那些不符合 PTSD 诊断标准 A 的应激源（如配偶离开、被解雇）的反应出现时，也应诊断为适应障碍。

其他创伤后障碍与疾病：并非所有出现在那些接触极端应激源的个体中的精神病理都必然归因于 PTSD。该诊断需要接触的创伤先于相关症状的发生或加重。如果对极端应激源的症状反应模式符合其他精神障碍的诊断标准，则应该用这些诊断替代 PTSD，或者除了给予 PTSD 的诊断外，还应额外给予这些诊断。如果症状能用 PTSD 来更好地解释（如惊恐障碍的症状仅出现在接触创伤提示物后），那么其他诊断和疾病应被除外。

急性应激障碍：急性应激障碍与 PTSD 是有区别的，因为急性应激障碍的症状模式被局限在接触创伤性事件后的 3 天到 1 个月内。

强迫症与焦虑障碍：在强迫症中存在反复的侵入性想法，但这些符合强迫思维的定义。此外，在强迫症中，侵入性想法并不与所经历的创伤性事件相关，且常有强迫行为存在，通常不会出现 PTSD 或急性应激障碍的其他症状。惊恐障碍的唤醒和分离症状，或广泛性焦虑障碍的回避、易激惹和焦虑都与特定的创伤性事件无关。分离性焦虑障碍的症状则明确地与离开家或家人有关，而非与创伤性事件有关。

重性抑郁障碍：个体在患重性抑郁障碍之前可能有也可能没有创伤性事件，如果症状符合 PTSD 的全部诊断标准，则应给予 PTSD 的诊断。具体而言，重性抑郁障碍不包括 PTSD 诊断标准 B 或 C 中的任何症状，也不包括 PTSD 诊断标准 D 或 E 的多数症状。然而，如果症状也符合 PTSD 的全部诊断标准，则可以给予两种诊断。

注意缺陷 / 多动障碍：注意缺陷 / 多动障碍和 PTSD 都可能包括注意力、专注力和学习方面的问题。注意缺陷 / 多动障碍的注意力、专注力和学习方面的问题必须在 12 岁之前出现，而 PTSD 的症状是在接触诊断标准 A 中的创伤性事件之后出现的。在 PTSD 中，个体注意力和专注力的破坏可归因于对危险的警觉和对创伤提示物的过度的惊跳反应。

人格障碍：在接触创伤性事件之后发生的人际关系困难或该困难的显著加重，可能提示患有 PTSD 而非人格障碍，在人格障碍中，这些困难与任何创伤性接触无关。

分离障碍：个体在患分离性遗忘症、分离性身份障碍和人格解体 / 现实解体障碍之前可能有也可能没有创伤性事件接触史，可能有也可能没有同时出现的 PTSD 的症状。然而，当符合 PTSD 的全部诊断标准时，应给予 PTSD 伴分离症状的亚型诊断。

功能性神经症状障碍（转换障碍）：在创伤后痛苦的背景下新出现的躯体症状可能提示为 PTSD，而非功能性神经症状障碍。

精神病性障碍：应将 PTSD 中的闪回与那些在精神分裂症、短暂精神病性障碍和其他精神病性障碍、抑郁和双相障碍伴精神病性特征、谵妄、物质 / 药物所致的障碍和由躯体疾病所致的精神病性障碍中可能出现的错觉、幻觉和其他感知障碍相区分。PTSD 的闪回与这些其他感知障碍的区别在于它与创伤性经历直接相关，并且在没有其他精神病性特征或物质所致的特征的情况下发生。

创伤性脑损伤：某些类型的创伤性事件增加了 PTSD 和创伤性脑损伤（TBI）的风险，因为它们可能导致头部受伤（如军事战斗、炸弹爆炸、儿童躯体虐待、亲密伴侣暴力、暴力犯罪、机动车或其他事故）。在这种案例中，有 PTSD 的个体也可能患有创伤性脑损伤，有创伤性脑损伤的个体也可能患有 PTSD。若有 PTSD 的个体也患有创伤性脑损伤，可能会出现持续的脑震荡后症状（如头痛、头晕、对光或声音敏感、易激惹、注意缺陷）。然而，此类症状也可能发生在非脑损伤的人群（包括 PTSD 患者）中。因为 PTSD 的症状和与创伤性脑损伤相关的神经认知症状可能重叠，所以可以基于两者临床表现中存在的独特症状，在 PTSD 和归因于创伤性脑损伤的神经认知障碍症状之间进行鉴别诊断。尽管再体验和回避是 PTSD 的特征，而不是创伤性脑损伤的特征，但持续的失定向和混沌对创伤性脑损伤（神经认知作用）来说更具特异性。与创伤性事件有关的创伤性脑损伤的记忆问题通常归因于与损伤相关的无法编码信息，而与 PTSD 相关的记忆问题通常反映了分离性遗忘症。睡眠困难在两种障碍中均常见。

共病

与没有 PTSD 的个体相比，有 PTSD 的个体更可能存在符合至少一种其他精神障碍（如抑郁障碍、双相障碍、焦虑障碍或物质使用障碍）诊断标准的症状。PTSD 还与重度神经认知障碍的风险增加有关。在一项基于美国的研究中，女性在轻度创伤性脑损伤后更有可能患上 PTSD。尽管在大多数有 PTSD 的幼儿中至少有一种其他诊断，但幼儿的共病模式却与成人不同，他们以共病对立违抗障碍和分离焦虑障碍为主。

急性应激障碍

诊断标准　　F43.0

A. 以下述一种（或多种）方式接触实际的或被威胁的死亡、严重的创伤或性暴力：
   1. 直接经历创伤性事件。
   2. 亲眼看见发生在他人身上的创伤性事件。
   3. 获悉亲密的家庭成员或亲密的朋友身上发生了创伤性事件。注：在家庭成员或朋友的实际的或被威胁死亡的案例中，事件必须是暴力的或意外的。
   4. 反复或极端地接触创伤性事件令人厌恶的细节（如急救员收集人体遗骸、警察反复接触虐待儿童的细节）。

注：诊断标准 A4 不适用于通过电视、电影、其他电子媒体或图片的接触，除非这种接触与工作相关。

B. 在侵入性症状、负性心境、分离症状、回避症状和唤起症状这五个类别的任何类别中，存在下列九个（或更多）症状，这些症状在创伤性事件发生后开始出现或加重：

侵入性症状

1. 产生对创伤性事件反复的、非自愿的和侵入性的痛苦记忆。注：在儿童中，可能出现反复玩表达创伤性事件的主题或某方面的游戏。
2. 反复做内容和/或情感与创伤性事件相关的痛苦的梦。注：儿童可能做可怕的不能识别内容的梦。
3. 出现分离性反应（如闪回），即个体的感觉或举动好像创伤性事件重复出现（这种反应可能连续出现，最极端的表现是对目前的环境完全丧失觉知）。注：在儿童中，特定创伤的重演可能出现在游戏中。
4. 作为对象征性的或类似创伤性事件某方面的内在或外在线索的反应，产生强烈或持久的心理痛苦或显著的生理反应。

负性心境

5. 持续地不能体验到正性的情绪（如不能体验到快乐、满足或爱的感觉）。

分离症状

6. 对周围环境或自己的真实感的改变（如从旁观者的角度来观察自己、处于恍惚之中、感觉时间过得非常慢）。
7. 不能想起创伤性事件的某个重要方面（通常由于分离性遗忘症，而不是脑损伤、酒精、毒品等其他因素）。

回避症状

8. 尽量回避关于创伤性事件或与其高度有关的痛苦记忆、思想或感觉。
9. 尽量回避能够唤起创伤性事件或与其高度有关的痛苦记忆、思想或感觉的外部提示物（如人、地点、对话、活动、物体、情境）。

唤起症状

10. 睡眠障碍（如难以入睡或难以保持睡眠或睡眠不安稳）。
11. 易激惹的行为和愤怒的爆发（在很少或没有挑衅的情况下），通常表现为对人或物体的言语攻击或躯体攻击。
12. 过度警觉。
13. 注意力问题。
14. 过度的惊跳反应。

C. 这种障碍的持续时间（诊断标准B的症状）为创伤后的3天至1个月。

注：症状通常于创伤后立即出现，但符合障碍的诊断标准需持续至少3天，不超过1个月。

D. 这种障碍引起有临床意义的痛苦，或导致社交、职业或其他重要功能的损害。

E. 这种障碍不能归因于某种物质（如药物或酒精）的生理效应或其他躯体疾病（如轻度的创伤性脑损伤），且不能用“短暂精神病性障碍”来更好地解释。

诊断特征

急性应激障碍的核心特征是在接触一个或多个创伤性事件（诊断标准 A）之后的 3 天到 1 个月之间发展出特征性的症状，这些创伤性事件与 PTSD 诊断标准 A 中所述的类型相同（更多信息参见 PTSD 的“诊断特征”）。

急性应激障碍的临床表现有个体差异，但通常涉及焦虑反应，它包括一些形式的对创伤性事件的再体验或反应。临床表现可能包括侵入性症状、负性心境、分离症状、回避症状和唤醒症状（诊断标准 B1 ～ B14）。一些个体虽然也会对创伤提示物表现出典型的、强烈的情绪或生理上的反应，但占主导地位的是分离症状或脱离症状。另一些个体可能会有强烈的、以易激惹或可能的攻击反应为特征的愤怒反应。

侵入性症状（诊断标准 B1 ～ B4）与 PTSD 诊断标准 B1 ～ B5 中的描述相同。对于这些症状的讨论，参见 PTSD 的“诊断特征”。需注意，急性应激障碍诊断标准 B4 包括 PTSD 的诊断标准 B4 和 B5。有急性应激障碍的个体可能会持续地无法感受到正性的情绪（如幸福、快乐、满足或与亲密、温柔、性行为有关的情绪），但可能会经历负性情绪，如恐惧、悲伤、愤怒、内疚或羞耻（诊断标准 B5）。觉知的改变可能包括人格解体、脱离自身的感觉（如从房间的另一边看到自己）或现实解体、对所处环境的扭曲看法（如感知东西在慢速移动、看东西恍惚、对通常能够理解的事件没有觉知）（诊断标准 B6）。一些个体也会报告无法想起原本已经理解的创伤性事件的重要方面。这些症状归因于分离性遗忘，而非脑损伤、酒精或毒品的使用（诊断标准 B7）。持续回避与创伤有关的刺激。个体通常会故意回避想法、记忆或感受［如通过使用分散注意力或抑制技术（包括物质使用）来回避内部提示物］（诊断标准 B8），并回避能唤起创伤回忆的活动、对话、物体、情境或人（诊断标准 B9）。

有急性应激障碍的个体经常遇到入睡和维持睡眠的问题，这可能与噩梦和安全的担心或那些泛化的、干扰充足睡眠的、升高的觉醒水平有关（诊断标准 B10）。有急性应激障碍的个体可能表现出易激惹的行为，在很少或没有挑衅的情况下表现出攻击性言语或躯体行为（如对人大喊大叫、打架、破坏物体）（诊断标准 B11）。急性应激障碍通常以对潜在威胁的高度警觉为特征，包括那些与创伤性经历相关的威胁（如在机动车事故后，对轿车或卡车可能带来的潜在威胁非常敏感）和那些与创伤性事件无关的威胁（如害怕心脏病发作）（诊断标准 B12）。注意力问题（诊断标准 B13），包括难以记住熟悉的事实（如忘记自己的电话号码）或日常事件（如最近阅读的部分书籍或报纸）或难以参与需要集中注意力的任务（如持续一段时间的对话）。

有急性应激障碍的个体对未预期的刺激反应强烈，对巨大的噪声（如电话铃声）或未预期的举动表现出强烈的惊跳反应或神经过敏（诊断标准 B14）。惊跳反应是非自主的和反射性的（自动的、瞬时的），并且引起夸张惊跳反应的刺激可能与创伤性事件无关（诊断标准 B14）。

在创伤性事件之后，完整的症状必须存在至少 3 天，但不应持续超过 1 个月

（诊断标准 C）。事件之后立即出现的症状如果在不到 3 天的时间内消失，则不符合急性应激障碍的诊断标准。

相关特征

有急性应激障碍的个体对他们在创伤性事件中扮演的角色、他们对创伤经历的反应或将来受伤害的可能性通常抱有灾难性的或极端负性的想法。例如，有急性应激障碍的个体可能对未能防止创伤性事件的发生或未能更成功地适应经历而产生极端的内疚感。有急性应激障碍的个体可能以灾难性的方式来阐释他们的症状，如可能将闪回记忆或情感麻木理解为精神能力的下降。在接触创伤性事件之后的第一个月内，有急性应激障碍的个体可能会在创伤提示物的刺激下或自发地体验到惊恐发作。此外，有急性应激障碍的个体可能表现出混乱或冲动的行为，如个体可能鲁莽驾驶、作出不合理的决定或过度赌博。在儿童中，可能有显著的分离焦虑，可能表现为过度需要照料者的关注。在创伤性死亡后的丧痛案例中，急性应激障碍的症状可能包括急性哀伤反应。在这些案例中，再体验、分离、唤醒症状可能涉及对丧失的反应，如对死亡情境的侵入性记忆，不相信个体已经死亡以及对死亡的愤怒。有轻度创伤性脑损伤（TBI）的个体经常出现的脑震荡后症状（如头痛、头晕、对光或声音敏感、易激惹、注意缺陷）也常见于有急性应激障碍的个体中。脑震荡后症状在脑损伤和非脑损伤的人群中都比较常见，而脑震荡后症状的频繁发生可能归因于急性应激障碍。

患病率

急性应激障碍的患病率在新近接触创伤的人群中（即接触创伤不满 1 个月）随事件的性质和评估的背景而变化。在澳大利亚、英国和美国进行的研究中，在不涉及人际攻击的创伤性事件（如机动车事故、轻度创伤性脑损伤、严重烧伤和工业事故）之后，有不少于 20% 的个体患急性应激障碍。在涉及人际攻击的创伤性事件（如攻击、强奸）之后，急性应激障碍的患病率通常更高（19% ～ 50%）。

发展与病程

根据定义，急性应激障碍不能在创伤性事件后的 3 天内诊断。1 个月后，急性应激障碍可能会发展为 PTSD，症状也可能是一种暂时的应激反应，会在接触创伤性事件后的 1 个月内缓解，并不发展为 PTSD。约有半数由急性应激障碍最终发展为 PTSD 的个体初始表现出急性应激障碍的症状。纵向分析表明，急性应激障碍的症状会随着时间的推移而缓解，若症状保持恒定或加重，则主要是由持续的生活应激源或进一步的创伤性事件所致。

再体验的形式在不同的发育阶段可能有所差异。与成人或青少年不同，幼儿所报告的令人惧怕的梦境可能并没有清晰地反映出创伤的内容（如在经历创伤性事件后从惊恐中醒来，但是无法把梦境的内容与创伤性事件联系起来）。与年龄稍大的儿童相比，6 岁及 6 岁以下儿童更有可能通过直接或象征性的涉及创伤性事件的游戏来表达再体验的症状。例如，一个非常小的从火灾中幸存下来的幼儿可能会画火焰的图画。在接触甚至再体验时，幼儿可能不表现出恐惧的反应。父母通常报告经历创伤性事件的幼儿会出现愤怒、羞愧或退缩等情感表现，甚至有过于欢快、正性的情感反应。尽管幼儿可能会回避创伤性事件提示物，但他们有时也会有这些提示物的先占观念（如被狗咬过的幼儿可能会不断地谈论狗，但是由于怕与狗接触而回避外出）。

风险与预后因素

气质的：风险因素包括先前的精神障碍、高度的负性情绪反应（如抑郁心境和焦虑，也称负性情感或神经质）、对创伤性事件严重性的感知过度，以及回避性的应对风格。对创伤性经历的灾难性评估通常以夸大对未来的伤害、内疚或绝望为特征，这强有力地预示着急性应激障碍。

环境的：个体必须先接触创伤性事件才能处于急性应激障碍的风险中。该障碍的风险因素包括既往创伤史。

遗传与生理的：接触创伤性事件之前的高反应性，如听觉惊跳反应，增加了发展出急性应激障碍的风险。

与文化相关的诊断问题

对急性应激障碍症状的描述可能具有跨文化差异，特别是对分离症状、噩梦、回避和躯体化症状（如眩晕、呼吸急促、发热感和疼痛）。即使在特殊情况下，有关极端情绪表达的文化价值观和规范也可能影响急性应激反应。痛苦的文化概念塑造了急性应激障碍的局部症状概貌。有些文化群体可能会表现出分离反应的变体，如在接触创伤性事件后最初的 1 个月内出现附体或恍惚样行为。在有急性应激障碍的柬埔寨人中，惊恐症状是明显的，因为接触创伤性事件与惊恐样 khyâl 发作（被风攻击）有关；拉丁裔美国人的 Ataque de nervios（神经质发作）也可能在接触创伤性事件后出现。有关痛苦的文化概念的更多信息，参见本手册第三部分“文化与精神障碍诊断”。

与性和性别相关的诊断问题

多个国家的研究显示，急性应激障碍在女性中比在男性中更为普遍。女性患病风险的增加可能归因于她们更有可能接触到具有急性应激障碍高条件风险的创伤性事件，如强奸、其他人际暴力和儿童创伤（包括性虐待）。可能导致女性患病率较高的其他因素包括创伤的情绪和认知过程中的性别差异。在应激反应和社会文化因素方面，与性相关的神经生物学差异也可能导致女性患急性应激障碍的风险增加。

急性应激障碍的功能性后果

在有急性应激障碍的事故、攻击和强奸的幸存者中可能出现社交、人际或职业功能方面的损害。与急性应激障碍有关的极度焦虑可能会干扰睡眠、能量水平、参与任务的能力。急性应激障碍中的回避可能造成在很多处境中的广泛性退缩，因为这些处境被看作具有威胁性，导致无法就诊、回避开车去赴重要的约会甚至旷工。

鉴别诊断

适应障碍：在适应障碍中，应激源可以是任何严重程度，而非急性应激障碍诊断标准 A 所需的严重程度和类型。当对急性应激障碍诊断标准 A 中的应激源的反应不符合急性应激障碍（或其他特定的精神障碍）的诊断标准，以及当急性应激障碍的症状模式作为对不符合诊断标准 A 的应激源［符合诊断标准 A 的应激源是指接触实际的或被威胁的死亡、严重的伤害或性暴力（如配偶离开、被解雇）］的反应出现时，可给予适应障碍的诊断。例如，对威胁生命的疾病的严重应激反应可能包括一些急性应激障碍的症状，但将其归入适应障碍应该更恰当。一些形式的急性应激障碍不表现出急性应激障碍的症状，其特征性表现可能为愤怒、抑郁或内疚，同样，将其归入适应障碍应该更恰当。适应障碍中的抑郁或愤怒反应可能涉及对创伤性事件的思维反刍，但不同于急性应激障碍中不自主的和侵入性的痛苦记忆。

惊恐障碍：急性应激障碍中自发的惊恐发作非常常见。然而，只有当惊恐发作无法预期，并且存在对未来发作的焦虑或与恐惧发作的严重后果有关的适应不良的行为改变时，才能诊断为惊恐障碍。

分离障碍：严重的分离反应（在缺少特征性急性应激障碍症状的情况下）可能会被诊断为现实解体 / 人格解体障碍。在缺少特征性急性应激障碍症状的情况下，如果严重的创伤性遗忘持续存在，可能提示分离性遗忘症的诊断。

创伤后应激障碍：急性应激障碍有别于 PTSD，因为急性应激障碍的症状模式必须在创伤性事件后的 1 个月内消失。如果症状持续超过 1 个月且符合 PTSD 的诊断标准，则应将急性应激障碍的诊断改为 PTSD。

强迫症：在强迫症中存在反复的侵入性的想法，但它们符合强迫思维的定义。此外，强迫症中侵入性的想法与所经历的创伤性事件无关，且经常有强迫行为存在，而不存在急性应激障碍的其他症状。

精神病性障碍：急性应激障碍中的闪回有别于那些可能出现在精神分裂症、其他精神病性障碍、抑郁和双相障碍伴精神病性特征、谵妄、物质 / 药物所致的精神病性障碍和由其他躯体疾病所致的精神病性障碍中的错觉、幻觉和其他感知障碍。急性应激障碍的闪回有别于其他知觉障碍，因为它直接与创伤经历有关，且缺少其他精神病性障碍或物质所致的精神病性障碍的特征。

创伤性脑损伤：当脑损伤出现在创伤性事件（如创伤性事故、炸弹爆炸、加速 / 减速创伤）情况下时，个体可能出现急性应激障碍的症状。这些引起脑损伤的事件也可能导致心理创伤，这些心理创伤和与创伤性脑损伤有关的神经认知症状并不互相排斥，它们可能同时存在。先前被称为脑震荡后症状（如头痛、头晕、对光或声音敏感、易激惹、注意缺陷）的情况可能出现在有脑损伤的人群中或没有脑损伤的人群中，包括有急性应激障碍的个体中。因为急性应激障碍和与创伤性脑损伤相关的神经认知症状可能重叠，所以可以借助两者临床表现中存在的独特症状来鉴别急性应激障碍和归因于创伤性脑损伤的神经认知障碍症状。再体验和回避是急性应激障碍的特征，而非创伤性脑损伤的特征。与急性应激障碍相比，持续性的失定向和混沌对创伤性脑损伤（神经认知作用）来说更具特异性。而且，急性应激障碍的症状在接触创伤性事件后持续最多 1 个月，这也有助于鉴别急性应激障碍和创伤性脑损伤。

适应障碍

诊断标准

A. 作为对可确定的应激源的反应，在 3 个月内出现情绪或行为症状。

B. 这些症状或行为具有显著的临床意义，具有以下一项或两项证据：
   1. 即使考虑到可能影响症状严重程度和表现的外在环境和文化因素，个体显著的痛苦与应激源的严重程度或强度也是不成比例的。
   2. 社交、职业或其他重要功能出现显著损害。

C. 这种与应激源有关的障碍不符合其他精神障碍的诊断标准，且不仅是先前存在的某种精神障碍的加重。

D. 此症状并不代表正常的丧痛，并且不能用延长哀伤障碍来更好地解释。

E. 一旦应激源或其后果终止，这些症状不应该持续超过 6 个月。

标注是否是：

F43.21 伴抑郁心境： 主要表现为心境低落、流泪或无望感。

F43.22 伴焦虑： 主要表现为紧张、担心、神经过敏或分离焦虑。

F43.23 伴混合性焦虑和抑郁心境： 主要表现为抑郁和焦虑的组合。

F43.24 伴行为紊乱： 主要表现为行为紊乱。

F43.25 伴混合性情绪和行为紊乱： 主要表现为情绪症状（如抑郁、焦虑）和行为紊乱。

F43.20 未特定的： 不能归入任何一种适应障碍特定亚型的适应不良反应。

标注如果是：

急性： 此标注可用于表明症状持续不到 6 个月。

持续性（慢性）： 此标注可用于表明症状持续 6 个月或更长时间。根据定义，在应激源或其后果终止后，症状不能持续超过 6 个月。因此，作为对慢性应激源或具有持久后果的应激源的反应，当相关症状持续时间超过 6 个月时，适用此持续性（慢性）的标注。

标注

根据定义，适应障碍必须在应激源或其后果终止后的 6 个月内缓解。然而，如果症状是对持续的应激源（如慢性失能的其他躯体疾病）或具有持久后果的应激源（如离婚造成的经济和情感困难）的反应，症状可能会持续很长时间（即超过6个月）。可以通过使用急性或持续性（慢性）的标注来表明适应障碍症状的持续时间。急性标注用于表明症状持续不到6个月。持续性（慢性）的标注用于表明症状持续6个月或更长时间。因此，在对持续的应激源或具有持久后果的应激源的反应中，若症状的持续时间超过6个月，则适用后一种标注。

诊断特征

适应障碍的核心特征是针对可确定的应激源出现情绪或行为上的症状（诊断标准A）。该应激源可以是单一事件（如一段浪漫关系的结束），也可以是多个事件（如显著的商业上的困难以及婚姻问题）。应激源可以是反复的（如与季节性商业危机有关、不能令人满足的性关系）或持续的（如持续的疼痛疾病，伴随失能的增加；居住在高犯罪率的社区）。应激源可能影响个体、整个家庭或更大的群体或社区（如自然灾难）。有些应激源可能伴随着特定的发育性事件（如上学、离开父母家、重回父母家、结婚、成为父母、无法达到职业目标、退休）。

当所爱的人死亡，参考文化、宗教或与年龄匹配的规范，如果哀伤反应的强度、性质或持续时间超出了正常预期，且哀伤反应不符合延长哀伤障碍的诊断标准，则可以诊断为适应障碍。

患病率

适应障碍是常见的，尽管其患病率可能根据所研究的人群和使用的方法不同而变化很大。在美国，在精神卫生门诊治疗的个体中，主要诊断为适应障碍的比例约为5%～20%。丹麦的研究指出，女性的适应障碍患病率可能更高。在澳大利亚、加拿大、以色列和美国的医院的精神科会诊中，适应障碍通常是20世纪90年代最常见的诊断，患病率经常达到50%。

发展与病程

根据定义，适应障碍的紊乱在应激源出现后的3个月内开始。如果应激源为急性事件（如被解雇），紊乱通常即刻开始（如在数天之内），但持续时间相对短暂（如不超过数月）。如果应激源或其后果持续存在，适应障碍也可能继续存在并成为持续存在的形式。根据定义，如果在应激源或其后果停止后，症状持续超过6个月，则不再适用适应障碍的诊断。

风险与预后因素

环境的：来自不良生活环境的个体往往会遇到更多的应激源，这些个体患适应障碍的风险更高。

与文化相关的诊断问题

因为应激源的性质、意义和体验，以及对应激源反应的评估可能有跨文化的差异，所以文化背景是确定适应反应是否是适应不良的关键。移民和难民可能会经历重大的背景和文化变化，这可能会使这一评估具有挑战性。在某些文化背景下，痛苦被认为是正常生活的内在方面，因此对应激性生活事件的痛苦反应可能不会被视为适应不良或值得治疗。在某些文化背景下，自我牺牲也是与适应障碍有关的风险。

与自杀想法或行为的相关性

适应障碍与自杀企图和自杀风险的增加有关。在移民人群（包括西欧的土耳其移民和海湾国家的南亚或东南亚移民）中，适应障碍是与自杀相关行为有关的最常见的诊断。

适应障碍的功能性后果

与适应障碍有关的主观痛苦或功能损害通常表现为工作业绩或学业成绩的下降以及社会关系的暂时性变化。在有一般躯体疾病的个体中，适应障碍可能会使病程变得复杂（如对推荐治疗方案的依从性降低、住院时间增加）。

鉴别诊断

重性抑郁障碍：如果个体对应激源的反应症状符合重性抑郁障碍的诊断标准，那么适应障碍的诊断就不再适用。重性抑郁障碍的症状概貌有助于将其与适应障碍相鉴别。

创伤后应激障碍与急性应激障碍：在适应障碍中，应激源可以是任何严重程度，但不是急性应激障碍和 PTSD 的诊断标准 A 所需的严重程度和类型。在区分适应障碍和这两种创伤后诊断时，有着时间和症状概貌上的考虑。在接触创伤性事件后的即刻到 6 个月之间都可以作出适应障碍的诊断，而急性应激障碍只能在接触应激源后的 3 天到 1 个月之间出现，PTSD 则在应激源发生后至少 1 个月才可以作出诊断。诊断 PTSD 和急性应激障碍所需的症状概貌有助于将它们与适应障碍相鉴别。关于症状概貌，当个体表现出急性应激障碍或 PTSD 的症状，但不符合或不超过这两种障碍的诊断阈值时，可以在创伤性事件后作出适应障碍的诊断。因为在应激源或其后果终止后，适应障碍不能持续超过 6 个月，对于因创伤性事件而出现的症状，未达到 PTSD 诊断阈值且持续时间超过 6 个月的案例，应被诊断为其他特定的创伤及应激相关障碍。对于未暴露于 PTSD 诊断标准 A 的创伤性事件，但表现出急性应激障碍或 PTSD 全部症状概貌的个体，也应诊断为适应障碍。

人格障碍：关于人格障碍，一些人格特质可能与情境性痛苦的易患性有关，它类似于适应障碍。人格功能的终身性病史有助于解释痛苦的行为，并帮助区分长期的人格障碍和适应障碍。除了一些人格障碍导致对痛苦的易患性外，应激源也可以加重人格障碍的症状。当存在人格障碍时，如果症状符合适应障碍的诊断标准，且与应激源相关的紊乱超出了可以归因于人格障碍症状的适应不良（即符合适应障碍的诊断标准 C），则应给予适应障碍的诊断。

丧痛：如果认为丧痛与预期的不成比例或严重损害了自我照料和人际关系，则临床上显著的与急性丧痛相关的痛苦有时可能被诊断为适应障碍。当此类症状在死亡事件发生后持续超过 12 个月时，如果符合全部标准，则诊断为延长哀伤障碍或其他特定的创伤及应激相关障碍。

影响其他躯体疾病的心理因素：在影响其他躯体疾病的心理因素中，特定的心理因素（如心理症状、行为和其他因素）可以加重躯体疾病。这些心理因素可以引发、加重躯体疾病或使个体有患躯体疾病的风险。作为对比，适应障碍则是对应激源（如患有躯体疾病）的反应。

正常的应激反应：当糟糕的事情发生时，大多数人会感到沮丧。这不是适应障碍。只有当痛苦的程度（如心境、焦虑或行为的改变）超过正常预期（在不同文化中可以有差异）或不幸事件促发功能损害时，才能给予适应障碍的诊断。

共病

适应障碍可以伴随大多数的精神障碍和任何躯体疾病出现。当其他精神障碍无法解释作为对应激源的反应而出现的特定症状时，需要额外诊断为适应障碍。例如，个体在失去工作后可能发展出适应障碍伴抑郁心境，同时有强迫症。或者只要符合诊断标准，个体可能同时患有抑郁障碍或双相障碍和适应障碍。适应障碍通常伴随躯体疾病出现，并可能是对躯体疾病的主要心理反应。

延长哀伤障碍

诊断标准 F43.81

A. 至少 12 个月前，有关系密切的人死亡(对儿童和青少年而言，为至少 6 个月前)。

B. 自从死亡事件发生后，持续性的哀伤反应以下列症状中的一种或两种为特征，这些症状在大多数日子里达到临床显著的程度。此外，至少在上个月，几乎每天都会出现症状。

  1. 对死者的强烈思念 / 渴望。
  2. 沉湎于对死者的想法或记忆（对儿童和青少年而言，可能沉湎于死亡的具体情境）。

C. 自从死亡事件发生后，大多数日子里至少出现以下三种症状，且达到临床显著的程度。此外，至少在上个月，几乎每天都会出现症状。

  1 自从死亡事件发生后，身份感被破坏（如感觉自己的一部分已经死亡）。
  2. 不相信死亡事件已经发生。
  3. 回避死者已经死亡的提示物（对儿童和青少年而言，可能是努力回避提醒）。
  4. 有与死亡有关的强烈的情绪痛苦（如愤怒、痛苦、悲伤）。
  5. 自从死亡事件发生后，难以重新融入人际关系和活动（如在交友、追求兴趣或计划未来方面出现困难）。
  6. 由于死亡事件而出现情绪麻木（情绪体验的缺失或明显减少）。
  7. 由于死亡事件而感觉生命失去意义。

8. 由于死亡事件而出现强烈的孤独感。

D. 该障碍引起有临床意义的痛苦，或导致社交、职业或其他重要功能方面的损害。

E. 丧痛反应的持续时间和严重程度明显超过了个体的文化和背景所预期的社会、文化或宗教规范。

F. 这些症状不能用其他精神障碍（如重性抑郁障碍或创伤后应激障碍）来更好地解释，且不能归因于某种物质（如药物、酒精）的生理效应或其他躯体疾病。

诊断特征

延长哀伤障碍代表了一种长期的适应不良的哀伤反应，因为有关系密切的人死亡，只有在至少 12 个月（儿童和青少年为 6 个月）后才可以给予该诊断（诊断标准 A）。尽管总的来说，这个时间框架可以将正常的哀伤与持续严重和带来损害的哀伤区分开，但适应性哀伤的持续时间可能会因个体和文化背景而异。这种情况涉及持续的哀伤反应的发展，其特征是对死者的强烈思念或渴望（通常具有强烈的悲伤和频繁的哭泣）或沉湎于对死者的想法或记忆，对儿童和青少年而言，沉湎可能集中在死亡的情境方面。强烈的思念 / 渴望或沉湎已经在大多数日子里达到临床显著的程度，并且至少在上个月几乎每天都发生（诊断标准 B）。此外，自从死亡事件发生以来，在大多数日子里，至少有三个额外的症状达到临床显著的程度，并且至少在过去的 1 个月内几乎每天都发生。这些症状包括自死亡事件发生以来的身份感被破坏（如感觉好像自己的一部分已经死亡）（诊断标准 C1）；不相信死亡已经发生（诊断标准 C2）；回避死者已经死亡的提示物，对儿童和青少年而言可能是努力回避提醒（诊断标准 C3）；自死亡事件发生以来有强烈的情绪痛苦（如愤怒、痛苦、内疚）（诊断标准 C4）；自死亡事件发生以来难以重新融入人际关系和活动（如在与朋友交往、追求兴趣或规划未来方面出现困难）（诊断标准 C5）；因死亡事件而导致情绪麻木（情绪体验的缺失或明显减少）（诊断标准 C6）；由于死亡事件而感到生命失去意义（诊断标准 C7）；由于死亡事件而出现强烈的孤独感（诊断标准 C8）。

延长哀伤障碍的症状必须导致丧痛个体在社会、职业或其他重要功能领域出现临床上显著的痛苦或损害（诊断标准 D）。丧痛反应的性质、持续时间和严重程度必须明显超过个体的文化和背景中所预期的社会、文化或宗教规范（诊断标准 E）。尽管哀伤的表现方式有所不同，但延长哀伤障碍的症状会发生在不同的性别以及不同的社会和文化群体中。

相关特征

有延长哀伤障碍症状的个体经常会对自我有适应不良的认知，有对死亡的内疚，以及对未来预期寿命和生活目标的降低。躯体症状通常伴随着这种疾病出现，这可能与共病抑郁、焦虑，社会身份破坏以及医疗就诊次数增加有关；躯体症状可能与死者经历的症状有关（如食欲变化）。与自我照料和关心减少有关的有害健康的行为在有延长哀伤障碍症状的个体中也很常见。与死者有关的幻觉（如听到死者的声音）可能在正常哀伤期间发生，但在有延长哀伤障碍症状的个体中可能更常见；有延长哀伤障碍症状的个体所经历的幻觉可能与社会身份和与死亡相关的目的被破坏（如对个体在生活中角色的困惑、无意义的感觉）有关。延长哀伤障碍的其他有关特征包括：痛苦、愤怒或坐立不安；为死亡事件而责怪他人；睡眠时长和质量下降。

患病率

成人 DSM-5 延长哀伤障碍的患病率尚不清楚。对四大洲使用不同定义的延长哀伤障碍的研究进行的元分析表明，丧痛后至少持续 6 个月的合并患病率为 9.8%；然而，在不同的研究中存在很大的方法学异质性（如在症状定义、测评量表、丧痛持续时间方面），这影响了患病率的计算。接触创伤的人群的患病率可能更高。在高收入的西方国家，延长哀伤障碍的平均患病率可能高于中高收入的亚洲国家，但最近在中国的研究表明，患病率更高，变异很大。社区中，在有丧痛的美国青年中持续性复杂丧痛障碍的患病率估计为 18%（包括在 DSM-5 第三部分“需要进一步研究的状况”中）。

发展与病程

关于整个生命周期中延长哀伤障碍病程的数据有限。延长哀伤障碍的症状通常在死亡事件发生后的最初数月内开始，尽管在完全综合征出现之前可能会有所延迟。初步证据表明，孩子去世后，父母的病程可能会特别长。当丧痛者的哀伤可能伴随着个体生命威胁和/或目睹暴力和潜在可怕的死亡时，延长哀伤障碍的病程可能会因共病的创伤后应激障碍而复杂化，这在所爱之人暴力死亡后的丧痛情况下更为常见（如谋杀、自杀）。在所爱之人去世后，年龄较大可能与患该障碍的风险较高有关。有延长哀伤障碍症状的老年人可能处于进行性认知能力下降的高风险中。

在儿童中，痛苦可能表现为游戏和行为、发育倒退，以及分离和重聚时的焦虑或抗议行为。由于年龄的原因，幼儿可能会以特定的方式经历延长哀伤障碍的症状。鉴于照料者缺席的混乱影响，失去主要照料者对幼儿来说可能特别痛苦。当日常照料活动与死者生前的照料不同时（如烹饪、纪律、就寝方式），幼儿可能会抗议或生气。他们可能对自己的未来表达强烈的不安全感，通常表现为对照顾者和对自己的健康和安全的担忧，并一再询问与死亡相关的事情。他们可能会从事寻找死者的活动，因为他们不了解死亡的永久性。幼儿往往会出现躯体化表现，如睡眠、饮食、消化和能量水平紊乱。他们可能会在思想和游戏中表达渴望，字面的意思是与死者在躯体上团聚以克服痛苦的躯体分离（如爬上梯子到天堂或躺在父母旁边的地面上）。幼儿通常不理解或不能描述麻木的感觉，而青少年可能描述为“没有任何感觉”。

在儿童和青少年中，持续关注死亡情况可能涉及关注致命疾病病程中躯体状况恶化的令人痛苦的方面和/或照料者无法履行重要的照料职能。身份破坏可能包括与他人截然不同的感觉，通常是丧失对提示物的反应（如在学校制作母亲节贺卡、看着朋友与兄弟姐妹一起享受爱好）。儿童和青少年可能在口头上、行为上或通过情绪退缩表示不愿与成人一起参加涉及丧失提示物的活动。他们可能会经历强烈的情感痛苦，因为他们感到被剥夺了（“抢劫”）死者在持续的发育任务中（如月经开始）对自己的帮助。分离痛苦可能在幼儿中占主导地位，而在年龄较大的儿童和青少年中可能越来越多地表现为对社会身份破坏的痛苦（如对生活目的的困惑）和共病抑郁障碍的风险。

未能实现与年龄相适应的发展里程碑和转变是未能重新融入生活角色的表现。对于年龄较大的儿童和青少年来说，认为没有死者自己的生命毫无意义，可能表现为放弃发展的抱负（“如果他们不能在这里，就不值得尝试”），不在乎危险的行为（“就算我受伤或死了又怎样？”），或者觉得他们的未来“被毁了”。年龄较大的儿童和青少年可能会担心自己与死者有相似的命运，包括过早死亡。孤独感可能会通过将哀伤保密而加剧，将哀伤保密有时是因为不想增加也同样哀伤的照料者的痛苦或为了回避来自同伴假定的偏见。

风险与预后因素

环境的：死者死亡前对死者的依赖性增加、儿童死亡、暴力或非预期的死亡，以及经济压力会增加出现延长哀伤障碍症状的风险。与死者的其他亲属关系相比，配偶/伴侣或子女死亡后，该障碍的患病率更高。照料者的可用性和支持方面的干扰增加了丧亲儿童的风险。

与文化相关的诊断问题

在不同的文化环境中均可观察到延长哀伤障碍的症状，但是在不同文化中，哀伤反应（包括预期的持续时间）可能以文化上特定的方式表现出来，并显示出历史的变异。例如，在不同的文化中，关于死者的噩梦可能特别令人痛苦，因为它们具有归因的意义；对死者的幻觉或与哀伤相关的躯体症状的患病率可能会有所不同；对与延长哀伤障碍相关的功能损害的间接表达［如不健康的行为（如饮酒或自我照料不良）］可能比直接表达哀伤更普遍。在某些文化中无法进行丧葬仪式，这可能会加剧延长哀伤障碍的症状，这可能是因为丧葬仪式对死者精神地位的影响。一些研究表明，与非西班牙裔白人相比，非裔美国人延长哀伤障碍的患病率更高，具体原因需要在诸如突然或暴力死亡的差异性接触等方面进行进一步的研究。哀悼方式的差异可能会导致对特定悲伤表达的文化规范或禁止，有关丧痛者社会地位的文化规范可能会影响哀伤的强度和持续时间，如根据丧痛者的性别对其再婚的不同程度的支持或社会制裁。延长哀伤障碍的诊断要求存在持续而严重的反应，并超出了哀伤反应的文化规范，并且不能用文化上特定的哀悼仪式来更好地解释。

与性和性别相关的诊断问题

一些研究发现，在丧痛女性中该障碍的患病率或症状严重程度更高；但其他研究得出的结论是该障碍的性别差异很小和/或无统计学意义。

与自杀想法或行为的相关性

有延长哀伤障碍症状的个体的自杀意念的风险更高，即使在调整了重性抑郁障碍和 PTSD 的影响后也是如此。延长哀伤障碍的症状与自杀意念之间的关联在整个生命周期和跨国范围是一致的。然而，现有文献没有确定与延长哀伤障碍症状相关的自杀意念是否与更高的自杀行为发生率有关。丧痛者的偏见、隔离、受挫的归属感、回避和心理痛苦与自杀意念有关。与非暴力原因导致丧痛的个体相比，暴力丧失（如凶杀、自杀、意外）所致的延长哀伤障碍患者的自杀意念的风险更大。同样，经历过子女死亡的个体，特别是如果子女年龄小于 25 岁，更有可能出现与自杀意念有关的延长哀伤障碍的症状。

延长哀伤障碍的功能性后果

延长哀伤障碍的症状与工作和社交功能损害以及有害的健康行为有关，如增加吸烟和饮酒。它们还与严重躯体疾病（包括心脏病、高血压、癌症、免疫缺陷和生活质量下降）的风险显著增加有关。患该障碍的儿童和青少年的长期发展后果包括过早辍学、教育抱负减弱和学业水平下降，特别是年轻女性在过渡到成年时可能会犹豫是否结婚。认知功能受损可能与延长哀伤障碍的症状有关，尤其是在中年人和老年人中。

鉴别诊断

正常的哀伤：延长哀伤障碍与正常的哀伤的区别为，前者在有密切关系的人死亡后，存在至少持续 12 个月（儿童或青少年为 6 个月）的严重哀伤反应。只有在死亡事件发生后的特定持续时间内，严重的哀伤反应持续存在，干扰了个体的功能，并超过了文化、社会或宗教规范时，才可以诊断延长哀伤障碍。当评估在过去 1 个月的大多数日子里是否出现临床显著症状时，应该注意：在提醒丧失的日期（如死亡周年纪念日、生日、结婚周年纪念日和假期）附近的正常哀伤中可呈现哀伤程度的显著增加，在其他时间没有持续哀伤的情况下，哀伤程度的增加本身不构成延长哀伤障碍的证据。

重性抑郁障碍：延长哀伤障碍、重性抑郁障碍和持续性抑郁障碍有不少重叠的症状，包括心境低落、哭泣和出现自杀想法。然而，在延长哀伤障碍中，痛苦集中在失去所爱之人和与所爱之人分离的感觉上，而不是普遍的心境低落。重性抑郁障碍的出现也可能先于所爱之人死亡，有或没有共病的延长哀伤障碍。

创伤后应激障碍：由于暴力或意外死亡事件而遭受丧痛的个体可能会患上 PTSD 和延长哀伤障碍。这两种障碍都可能涉及侵入性想法和回避。PTSD 的侵入性想法围绕着创伤性事件（可能导致所爱之人的死亡），而延长哀伤障碍的侵入性记忆则集中在与死者关系的许多方面，包括关系的正性方面和对分离的痛苦。PTSD 中的回避表现为回避与导致所爱之人死亡的创伤性事件相关的记忆、想法或感觉（如对导致所爱之人死亡的车祸的记忆），而延长哀伤障碍是回避所爱之人不再存在的提示物（如回避曾与死者一起进行的活动）。此外，在 PTSD 中再体验记忆往往更具觉知性，个体报告记忆感觉就像在“此时此地”发生，而在延长哀伤障碍中往往并非如此。在延长哀伤障碍中也有一种对死者的思念，这在 PTSD 中是不存在的。

分离焦虑障碍：分离焦虑障碍的特征是对与目前依恋对象分离的焦虑，而延长哀伤障碍涉及与死者分离的痛苦。

精神病性障碍：与死者有关的幻觉（如看到死者坐在最喜欢的椅子上）或关于死者还存在的短暂感觉（如通过触摸、声音或视觉）在正常哀伤期间是常见现象（在不同文化中均如此），可能被体验为让人安心的，并且经常发生在个体入睡时（入睡前发生）。若对有延长哀伤障碍的个体作出精神病性障碍的诊断，还要求个体必须具有其他精神病性症状，如妄想、思维紊乱或阴性症状。

共病

延长哀伤障碍最常见的共病障碍是重性抑郁障碍、PTSD 和物质使用障碍。当死亡发生在暴力或意外情况下时，PTSD 更常与延长哀伤障碍共病。涉及主要生活依恋对象的分离焦虑障碍也可能与延长哀伤障碍的症状共病。

其他特定的创伤及应激相关障碍

F43.89

此类型适用于那些具备创伤及应激相关障碍的典型症状，且引起有临床意义的痛苦，或导致社交、职业或其他重要功能方面的损害，但不符合创伤及应激相关障碍诊断类别中任何一种障碍的全部诊断标准的情况。当临床工作者选择交流不符合任何一种特定的创伤及应激相关障碍的诊断标准的特定原因时，可使用其他特定的创伤及应激相关障碍这一诊断。使用这一诊断时，应先记录“其他特定的创伤及应激相关障碍”，接着记录其特定原因（如“对创伤的持续反应伴 PTSD 样症状”）。

能够归类为“其他特定”情况的示例如下：

1. **适应样障碍，伴症状延迟发生，症状出现于应激源后 3 个月以上。**
2. **适应样障碍，伴超过 6 个月的延长病程，且无延长的应激源。**
3. **对创伤的持续反应伴 PTSD 样症状**（即对创伤性事件的反应产生的症状，低于 PTSD 的诊断阈值，且持续超过 6 个月，有时称为“阈下 / 部分 PTSD”）。
4. **神经质发作（Ataque de nervios）**：参见本手册第三部分中的“文化与精神障碍诊断”。
5. **其他文化综合征**：参见本手册第三部分中的“文化与精神障碍诊断”。

未特定的创伤及应激相关障碍

F43.9

此类型适用于那些具备创伤及应激相关障碍的典型症状，且引起有临床意义的痛苦，或导致社交、职业或其他重要功能方面的损害，但不符合创伤及应激相关障碍诊断类别中任何一种障碍的全部诊断标准的情况。当临床工作者选择不标注不符合任何一种创伤及应激相关障碍的诊断标准的特定原因及包括因信息不足在内而无法作出更特定的诊断（如在急诊室的环境下）时，可使用未特定的创伤及应激相关障碍这一诊断。

分离障碍

分离障碍的特征是意识、记忆、身份、情感、感知、躯体表现、运动控制和行为的正常整合的破坏和/或中断。分离症状可以潜在地破坏心理功能的每一个方面。本章包含分离性身份障碍、分离性遗忘症、人格解体/现实解体障碍、其他特定的分离障碍和未特定的分离障碍。

在儿童、青少年和成人的各种心理创伤性经历之后，经常发现分离障碍。在本章中，“创伤性经历”是指导致心理后遗症的经历，而不是可能导致创伤性脑损伤的躯体影响。因此，在 DSM-5 中，分离障碍被置于创伤及应激相关障碍之后，因为它不是后者的一部分，这体现了这两种诊断类别之间的紧密关系。急性应激障碍和创伤后应激障碍都包含分离症状，如遗忘、闪回、麻木和人格解体/现实解体。

分离症状被体验为不自主地对觉知和行为的侵入，伴随失去主观经验方面的连续性（即“阳性的”分离症状，如身份分化、人格解体和现实解体）和/或对于通常轻而易举就能获取的信息或控制的精神功能无法获取或控制（即“阴性的”分离症状，如遗忘）。

在不同的文化背景下，分离病理学的风险因素包括早期创伤，父母的忽视和性、躯体、情感虐待，累积的早期生活创伤和逆境，以及与囚禁相关的反复持续的创伤或酷刑（如战俘、人口贩卖受害者所经历的情况）。

分离性身份障碍的特征是：(1) 呈现两种或更多截然不同的人格状态，或一种附体体验；(2) 存在反复发作的分离性遗忘。身份碎片化/分化随着文化背景（如附体形式的表现）和环境的不同而变化。因此，个体可能体验身份和记忆的中断，这种情况可能不会立即被他人发现，或者会被隐藏功能失调的努力所掩盖。有分离性身份障碍的个体会体验反复发作、无法解释的对意识功能和自我感的侵入（如声音，分离性行动和言语，侵入性想法、情绪和冲动）、自我感的改变（如态度、偏好以及感觉身体或行动不是自己的）、感知的古怪改变［如人格解体或现实解体（如感觉自己与身体脱离，好像从身体外面看着自己）］，以及间歇性功能性神经症状。应激通常会导致分离症状的短暂加重，使其变得更为明显。

分离性遗忘症的特征是无法回忆与正常遗忘不一致的个人经历信息。这种遗忘可能是局部的（即某个事件或某个时间段的经历）、选择性的（即某个事件的特定方面）或广泛性的（即身份和生活史）。在分离性遗忘症中，记忆缺陷主要是逆行的，并且通常与创伤性经历有关（如当个体被绑架并被扣为人质时，缺乏三年级时的回忆）。尽管一些有分离性遗忘症的患者会立即注意到他们的远程记忆存在缺口或碎片感，但大多数有分离性遗忘症的患者最初并未觉知到自己的遗忘症或会将缺陷最小化或合理化。对于他们来说，当他们觉知到自己不记得自己的个体身份时，或当环境使这些个体觉知到重要的个体经历信息缺失时（如当他们被告知他们无法回忆的过去事件或发现这些事件的证据时），他们才会觉知到自己患上了遗忘症。广泛性的遗忘症伴随着失去了大部分或全部个体的生活史和/或身份，这种情况很少见。

人格解体/现实解体障碍的特征是存在有临床意义的持续的或反复的人格解体（即非现实感的体验，或与自己的思想、自我或躯体脱离）和/或现实解体（即非现实感的体验，或与自己所处的环境分离）。这些体验的改变伴有完整的现实感。尚无证据表明主要有人格解体症状的个体与主要有现实解体症状的个体之间存在区别。有该障碍的个体可能发生人格解体、现实解体，或两者兼有。

其他特定的分离障碍的类别包括临床表现中分离障碍的特征性症状占主导地位，且导致临床显著的痛苦或损害，但不符合任何一种特定的分离障碍的全部诊断标准的情况。示例包括与以下情况有关的身份紊乱：自我感和自我控制感的不那么明显的中断，身份改变或在没有分离性遗忘症发作病史的情况下出现的附体发作；教派/邪教或恐怖组织中可能发生的长期和密集的胁迫性说服而导致的身份干扰；持续不到 1 个月的对应激性事件的急性分离反应；以及分离性恍惚，其特征是对周围环境的觉知急性变窄或完全丧失，表现为对环境刺激的严重无反应或不敏感。

分离性身份障碍

诊断标准 F44.81

A. 存在两个或更多以完全不同的人格状态为特征的身份瓦解，这可能在某些文化中被描述为一种附体体验。身份瓦解涉及明显的自我感和自我控制感的中断，伴随与情感、行为、意识、记忆、感知、认知和/或感觉运动功能相关的改变。这些体征和症状可以被他人观察到或由个体报告。

B. 回忆日常事件、重要的个人信息和/或创伤性事件时，存在反复的记忆空隙，它们与普通的健忘不一致。

C. 这些症状引起有临床意义的痛苦，或导致社交、职业或其他重要功能方面的损害。

D. 这种障碍并非一个被广泛接受的文化或宗教实践的正常部分。

注：在儿童中，这些症状不能用假想玩伴或其他幻想的游戏来更好地解释。

E. 这些症状不能归因于某种物质的生理效应（如酒精中毒过程中的一过性黑矇或混乱行为）或其他躯体疾病（如复杂部分性癫痫）。

诊断特征

分离性身份障碍的核心特征是存在两种或更多截然不同的人格状态或某种附体体验（诊断标准 A）。然而，这些人格状态的公开或隐藏，随着心理动机、目前的应激水平、文化背景、内部冲突和动力机制、情绪韧性的功能等因素而变化。当心理社会应激严重和/或延长时，就可能出现持续的身份混乱/改变。在那些表现为被外部身份（如精灵、恶魔）附体的分离性身份障碍（附体形式的分离性身份障碍）案例中，以及在一小部分非附体的案例中，明显存在替代身份的表现。大多数有非附体形式的分离性身份障碍的个体不会公开表现或仅巧妙地表现其身份的中断，只有极少数个体伴有可观察到的身份替代，需要引起临床关注。具有不同名字、衣着、发型、笔迹、口音等的分离性人格状态的阐述仅发生在少数有非附体形式的分离性身份障碍的个体中，并且对于诊断不是必需的。当替代的人格状态不能被明显观察到时，可以通过个体的自我感和自我控制感的突然改变或中断，以及反复发作的分离性遗忘（诊断标准 B），来识别不同人格状态的存在（诊断标准 A）。

诊断标准 A 中的症状与体验中断有关，可影响到个体功能的任何方面。有分离性身份障碍的个体可能报告他们突然成为“自己”谈话和行为的人格解体的观察者，他们可能感觉无力阻止（自我感和自我控制感受损）。这样的个体可能还会报告感知到了声音（如儿童的声音、评论个体的想法或行为的声音、被害的声音和命令性幻觉）。在一些案例中，听到声音被明确否认，但是个体报告了多个、令人困惑的、独立的思想流，而个体感到无法控制。有分离性身份障碍的个体可能会报告所有感觉方式（听觉、视觉、触觉、嗅觉和味觉）的幻觉。

在分离性身份障碍中，强烈的情绪、冲动、想法甚至言语或其他行动可能突然出现，没有个人归属或控制感（即缺乏自我控制感）。相反，想法和情绪可能会意外消失，言语和行为会突然受到抑制。这些体验通常被报告是自我不协调和令人困惑的。在分离性身份障碍中，态度、观点和个人偏好（如关于食物、活动、性别认同）可能会突然间发生改变。个体可能报告其身体感觉发生了变化（如像个小孩，像异性，同时处于不同的年龄）。自我感和自我控制感的改变可能伴随着一种感觉——觉得自己的态度、情感和行为，甚至自己的身体都“不是自己的”或“不受自己控制”。尽管诊断标准 A 中的多数症状是主观的，但是许多在言语、情感和行为上的中断仍然可以被家人、朋友或临床工作者观察到。

在大多数有分离性身份障碍的个体中，状态的转换/转移是微妙的，并且可能仅在公开的表达中发生细微的变化。在分离性身份障碍的附体形式中状态转换可能更为明显。通常，有分离性身份障碍的个体会同时体验到多种重叠和干扰的状态。

分离性遗忘（诊断标准 B）表现在数个重要的领域：（1）有关个体生活事件的任何方面（如结婚或分娩等重要生活事件，对高中之前所有学校经历的回忆）有缺口；（2）对最近的事件或熟练掌握的技能（如如何做自己的工作、使用电脑、做饭或驾驶）的记忆缺失；（3）个体可能不记得所拥有的财产（如个体确实制作过的衣服、武器、工具、著作或图画）。在分离性身份障碍中，分离性漫游症伴旅行遗忘是常见的。个体可能会报告突然发现自己在另一个城市，在工作中，甚至在家里，在壁橱里，在床下或从房子里跑出来。有分离性身份障碍的个体的遗忘不局限于应激性或创伤性事件，这些个体通常也不能回忆起日常事件。个体可能会报告在持续记忆中的主要空白（如在做某事的过程中体验“时间缺失”“昏迷”或“苏醒”）。分离性遗忘可能对其他人来说是明显的（如个体不记得别人目睹自己做过或说过的事情，不记得自己的名字，或者可能不认识配偶、孩子或亲近的朋友）。遗忘的最小化或合理化是常见的。

在分离性身份障碍中，附体形式的身份通常表现出一些行为，看似被“精灵”超自然的力量或外在的人所控制，以致个体开始用截然不同的方式说话或行动。例如，个体的行为可能显示了她的身份已经被多年前本社区一个自杀身亡的女孩的“幽魂”所代替，其言谈和举止正如那个女孩活着时一样。那些产生于附体形式的分离性身份障碍中的身份可能会反复出现，它们是个体不想要的，导致临床上显著的痛苦或损害（诊断标准 C）。然而，全世界发生的大多数附体状态通常是被广泛接受的文化或宗教实践的一部分，因此它们不符合分离性身份障碍的诊断标准（诊断标准 D）。

相关特征

有分离性身份障碍的个体通常同时有抑郁、焦虑、物质使用、自伤或其他常见症状。非癫痫抽搐和其他功能性神经症状在分离性身份障碍的某些临床表现中尤为突出，特别是在某些非西方环境中。有些个体，尤其是在西方环境中，可能会出现明显的难治性神经症状，如头痛、癫痫或提示多发性硬化症的症状。

有分离性身份障碍的个体通常会隐瞒或并不完全觉知到意识的破坏、遗忘或其他分离性症状。许多有分离性身份障碍的个体报告有分离性闪回（即对创伤性事件的行为再体验），在闪回期间，他们经历了先前事件的感觉再体验，仿佛它就发生在现在，经常伴有身份的改变，与目前的现实部分或全部失去联系或失定向，随后遗忘闪回的内容。有该障碍的个体通常报告自己在儿童期和成人期曾遭遇多种类型的人际虐待，还可能报告其他造成巨大影响的早期生活事件，如多种漫长而痛苦的早年医疗程序。在分离性身份障碍中，非自杀性自伤是常见的。在标准化测评中，与其他临床组和健康控制组相比，有分离性身份障碍的个体报告了更高水平的可催眠性和分离性症状，一些个体出现短暂的精神病性现象或发作。

在人格特征中，回避型人格特征在有分离性身份障碍的个体中最常见，并且某些有分离性身份障碍的个体极其回避，以至于他们更喜欢独处。失代偿时，一些有分离性身份障碍的个体表现出边缘型人格障碍的特征（即自我毁灭的高风险行为和情绪不稳定）。许多有分离性身份障碍的个体表现出依恋问题，但通常不会表现出疯狂的活动，以避免被抛弃。一些个体有稳定的长期关系，尽管经常是功能失调的和/或虐待性的关系，他们可能很难摆脱这种关系。强迫型人格特征在分离性身份障碍中是常见的，比表演型人格特征更为常见。有分离性身份障碍的个体的亚群具有自恋和/或反社会型人格特征。

患病率

在一项小型的美国社区研究中，成人分离性身份障碍 12 个月的患病率为

1.5%。在土耳其中东部社区女性的代表性样本中，分离性身份障碍的终身患病率为 1.1%。

发展与病程

分离性身份障碍的表现可能首次出现在儿童早期到老年期的几乎任何年龄。儿童一般不会表现出身份的转变；反之，他们主要表现为独立行动、想象的同伴或拟人化的“心境”状态（诊断标准 A 的现象）。儿童期发生的分离可能导致记忆、注意力、依恋方面的问题，并且可能与创伤性游戏有关。在青少年中，分离性身份障碍通常会引起临床关注，因为其外化性症状、自杀 / 自我毁灭行为或快速的行为转变通常归因于其他障碍（如注意缺陷 / 多动障碍或儿童期双相障碍）。一些有分离性身份障碍的儿童也可能有一定程度的攻击性和易激惹性。有分离性身份障碍的老年人可能会出现晚年的心境障碍、强迫症、偏执、精神病性心境障碍，甚至由分离性遗忘所致的认知障碍的症状。

明显的身份改变 / 混乱可能由许多因素触发，如后来的创伤性经历（如性侵犯），甚至看似没有严重后果的应激源（如轻微的交通事故）。其他主要或累积的生活应激的经历，包括生活事件，可能使症状加重，如个体的孩子达到了个体曾受虐待或创伤的相同年龄。施虐者的死亡或罹患致命性疾病也可能使症状加重。有分离性身份障碍的个体有遭受成人人际创伤（如强奸、亲密伴侣暴力和性剥削）以及持续到成人期的乱伦虐待和成人人口贩卖的风险。

风险与预后因素

环境的：在家庭和依恋病理学的背景下，早期生活创伤（如通常在 5 ～ 6 岁之前的忽视，以及躯体、性和情感虐待）是分离性身份障碍的风险因素。在来自不同地理区域的研究中，约有 90% 有该障碍的个体报告了多种类型的早期忽视和儿童期虐待，情况通常持续到青春晚期。有些个体报告虐待（包括受到严重霸凌）主要发生在家庭以外，如发生在学校、教堂和 / 或社区。重复的早期创伤经历的其他形式包括多种痛苦的童年期医疗操作和外科手术、战争、恐怖主义或从童年期开始被贩卖。在没有明显忽视、性虐待或躯体虐待的情况下，长期且经常暴露于功能失调的家庭动态（如过度控制的育儿方式、不安全的依恋、情感虐待）也会引起该障碍的起病。

遗传与生理的：双生子研究表明，遗传约占分离症状个体间变异的 45% ～ 50%，大部分的其他变异可归因于非共享的、应激性的和创伤性的环境或经历。分离性身份障碍的病理生理涉及数个大脑区域，包括眶额叶皮层、海马、海马旁回和杏仁核。

病程影响因素：持续的性、躯体和情感创伤通常会导致日后的功能严重受损。成人预后较差通常与严重的社会心理应激源、再次受害，持续的性虐待或躯体虐待或剥削，亲密伴侣暴力，难治性的物质使用，进食障碍、严重的躯体疾病，与虐待个体的原生家庭纠缠或持续参与犯罪小组有关。功能较差也可能与有分离性身份障碍的个体对儿童的虐待或对亲密伴侣的暴力行为有关。

与文化相关的诊断问题

分离性身份障碍的许多特征都会受到个体文化背景的影响。在附体症状普遍的环境中（如低收入和中等收入国家的农村地区、美国和欧洲的某些宗教团体中），所有或部分分化的身份可能以被精灵、神灵、魔鬼、动物或其他神话人物附体的形式表现出来。文化适应或跨文化的持续性接触可以塑造其他身份的特征（如印度身份可能只讲英文、穿西方服装）。应将附体形式的分离性身份障碍与文化中可接受的附体状态相区分，前者是不自主的、痛苦的、无法控制的，涉及个体与其周围家庭成员、社会或工作环境之间的冲突，并且在某些时间和地点违背了文化或宗教的规范。在有明显的社区暴力或压迫和有限的救济机会的文化背景下，联合的分离性精神病性发作可能更常见。

与性和性别相关的诊断问题

在成人的临床环境中，有分离性身份障碍的女性占主导地位，但在儿童/青少年的临床环境或一般人群的研究中则不然。在分离性身份障碍的男性和女性患者的比较中几乎没有发现症状概貌、临床病史和儿童创伤史的差异，只发现女性在躯体化症状方面可能有更高的概率。

与自杀想法或行为的相关性

超过 70% 有分离性身份障碍的门诊患者曾经企图自杀；在分离性身份障碍中，多次企图自杀是常见的，其他自残行为和高风险行为也非常普遍。有分离性身份障碍的个体有多种相互作用的自我毁灭和/或自杀行为的风险因素。这些因素包括累积的严重的早期和晚期创伤，共病创伤后应激障碍、抑郁障碍和物质使用障碍的高发生率，以及人格障碍特征。分离症状本身是多次自杀企图的独立风险因素。在分离性身份障碍患者中，较高的分离症状评分与较高的自杀企图和非自杀性自伤的频率有关。

分离性身份障碍的功能性后果

一些有分离性身份障碍的儿童和青少年在学校和人际关系中可能出现功能不良的情况。一些个体在学校表现不错，经历了缓解。在成人中，该障碍的功能性损害存在广泛的变化，从明显的轻微（如在高功能的专业人员中）到严重损害。有些个体的症状对他们的关系、婚姻、家庭和育儿功能的损害可能更严重，超过对他们的职业和专业的损害（尽管后者可能也会受到影响）。随着时间的推移，许多受损的个体表现出职业和个体功能的改善，而另一些个体可能在大多数生活活动和功能上受损，达到慢性和持续性精神障碍的水平。

鉴别诊断

分离性遗忘症：分离性身份障碍和分离性遗忘症的特征都是日常事件、重要的个人信息或创伤性事件的回忆中存在缺口，这些与普通健忘不一样。分离性身份障碍与分离性遗忘症的区别在于，分离性身份障碍存在以两个或多个不同人格状态为特征的身份破坏。

人格解体 / 现实解体障碍： 人格解体 / 现实解体障碍的核心特征是存在持续或反复发作的人格解体、现实解体或两者兼有。有人格解体 / 现实解体障碍的个体不会因自我感和自我控制感的改变而体验不同人格 / 身份状态的存在，他们通常也不会报告分离性遗忘症。

重性抑郁障碍： 大多数有分离性身份障碍的个体会终身处于负性创伤后情绪状态，症状通常在儿童期起病，他们的症状似乎符合重性抑郁发作的诊断标准。此外，创伤后对一年中发生创伤时间的反应（周年纪念反应）主要表现为更多的失望、痛苦和自杀意念，也可能表现为具有季节模式的重性抑郁障碍。然而，有重性抑郁障碍或持续性抑郁障碍的个体不会体验自我和自我控制的分离性波动以及分离性遗忘症。重要的是，要评估所有或大多数身份状态是否正在体验不利的心境状态，因为心境障碍症状可能会波动，在一些身份状态下会体验到，而在其他身份状态下则不会。

双相障碍： 分离性身份障碍通常被误诊为双相障碍，经常为双相Ⅱ型障碍伴混合特征。对于有分离性身份障碍的个体，行为状态的相对快速变化（通常在数分钟或数小时内）即使对于最快速循环的双相障碍患者也是不典型的。这些状态的变化是由分离状态的快速变化和 / 或创伤后侵入性波动所致。有时这些变化伴随着激活水平的快速变化，但这些变化通常持续数分钟到数小时，而不是数天，并且与特定身份状态的激活有关。通过重叠 / 干扰现象，在特定身份中可能会出现心境升高或抑郁的情况。通常，有分离性身份障碍的个体没有典型的双相障碍中的睡眠紊乱（如睡眠需求减少），而会出现慢性、严重的噩梦和夜间闪回，从而导致睡眠中断。

创伤后应激障碍： 大多数有分离性身份障碍的个体的症状符合创伤后应激障碍（PTSD）的诊断标准。应将分离性身份障碍的分离症状与急性应激障碍、PTSD 或 PTSD 的分离亚型中的分离性遗忘症、分离性闪回和人格解体 / 现实解体的特征相鉴别。PTSD 中的分离性遗忘症通常仅表现为特定的创伤性事件或创伤性事件的各个方面，与分离性身份障碍的慢性、复杂的分离性遗忘症不同。PTSD 的分离亚型中的人格解体 / 现实解体症状与特定的创伤提示物相关。分离性身份障碍中的人格解体 / 现实解体症状不仅可以对创伤提示物有反应，而且可以以日常生活中的持续方式发生，包括对紧张的人际互动的反应，以及当不同状态之间存在重叠 / 干扰时。

精神分裂症与其他精神病性障碍： 有分离性身份障碍的个体可能会体验表面上看起来与精神病性障碍相似的症状，具体包括幻听和人格状态侵入个体觉知的特征性症状。这些症状似乎类似于以前被认为是精神分裂症的施奈德一级症状（如思维被广播、思维被插入、思维被撤走、听到关于个体的持续性评论）。如听到不同人格状态讨论个体可能类似于精神分裂症中争论声音的幻听。有分离性身份障碍的个体也可能体验侵入人格状态的思想或情绪（这可能类似于精神分裂症中的思维插入），以及这些思想或情绪的突然消失（这可能类似于思维被撤走）。精神分裂症患者的这种体验通常伴随着对这些症状原因的妄想信念（即思维被外部力量插入），而有分离性身份障碍的个体通常会将这些症状视为自我陌生的和令人恐惧的。与精神分裂症患者相比，有分离性身份障碍的个体还可能报告一系列视觉、触觉、嗅觉、味觉和躯体的幻觉，这些幻觉通常与自我催眠、创伤后和分离性因素相关（如部分闪回），这与精神分裂症患者以听幻觉为主、视幻觉较少的情况不同。因此，分离性身份障碍和精神病性障碍的区别在于其中一种障碍的某些症状不会在另一种障碍中出现（如分离性遗忘症在分离性身份障碍中出现，而不在精神病性障碍中出现）。此外，精神分裂症患者的可催眠能力较低，而分离性身份障碍患者的可催眠能力在所有临床人群中最高。

物质 / 药物所致的障碍：有分离性身份障碍的个体经常有目前或过去的物质使用障碍史。如果确定某物质在病因学上与记忆丧失有关，则应将与物质的生理作用（如黑矇）相关的症状与分离性身份障碍中的分离性遗忘症相鉴别。

人格障碍：有分离性身份障碍的个体通常呈现出一些身份，似乎聚集了多种严重的人格障碍的特征，需要与人格障碍进行鉴别诊断，特别是边缘型人格障碍。然而，重要的是，个体人格风格的纵向变化（由于在不同身份中的不一致所致的）有别于有典型人格障碍的个体的广泛而持久的情感管理和人际关系方面的功能失调。

由脑外伤所致的创伤后遗忘症：分离性身份障碍和创伤性脑损伤（TBI）都以存在记忆缺口为特征。创伤性脑损伤的其他特征包括意识丧失、失定向和混沌，或者在更严重的情况下出现神经体征和症状。由创伤性脑损伤所致的神经认知障碍在脑损伤发生后立即出现，或在个体损伤后恢复意识后立即出现，并持续到急性损伤后期。由创伤性脑损伤所致的神经认知障碍的认知表现是可变的，包括复杂注意力、执行功能、学习和记忆领域的困难，以及信息加工速度减慢和社会认知紊乱。尽管在创伤性脑损伤后，人格解体并不少见，但上述额外的神经认知特征有助于将创伤性脑损伤与分离性遗忘症相鉴别，后者是分离性身份障碍的一部分。此外，在分离性身份障碍的背景下发生的分离性遗忘症伴随着自我感和自我控制感的明显中断，这不是创伤性脑损伤的特征。

功能性神经症状障碍（转换障碍）：功能性神经症状障碍可通过缺乏两种或更多截然不同的人格状态或附体体验为特征的身份改变与分离性身份障碍相区分。在功能性神经症状障碍中，分离性遗忘更有限和更具体（如对非癫痫抽搐的遗忘）。

做作性障碍与诈病：那些假装罹患分离性身份障碍的个体不会报告该障碍特征性的轻微的侵入性症状，而往往会过度报告该障碍广为人知的症状，如戏剧性的分离性遗忘和戏剧性的转换行为，同时也较少报告该障碍不为人知的共病症状，如抑郁。相对而言，假装患有分离性身份障碍的个体显得不被障碍所困扰，甚至看似很享受“患有”该障碍，或者他们可能会要求临床工作者“发现”他们的创伤性记忆。作为对比，真正有分离性身份障碍的个体会对其症状感到害羞，难以承受这些症状，甚至会否认诊断，他们一般较少报告自己的症状，并展现出对他们的创伤史的最小化和回避。

假装有分离性身份障碍症状的个体通常假装有限的、刻板化的替代身份，伴有与追求获益事件相关的假装的遗忘，明显的转换行为和遗忘仅在被观察时才展现出来。例如，他们可能呈现一个“完全好的”身份和一个“完全坏的”身份以避免获罪。

共病

与分离性身份障碍共病的障碍包括创伤后应激障碍、抑郁障碍、物质相关障碍、喂食及进食障碍、强迫症、反社会型人格障碍，以及具有回避型、强迫型或边缘型人格特质的其他特定的人格障碍。最常见的功能性神经症状障碍包括非癫痫抽搐、步态紊乱和瘫痪。最常见的非癫痫抽搐类似于癫痫大发作或伴有颞叶病灶的复杂部分性癫痫发作，其他情况可能类似于失神或部分癫痫发作。

分离性遗忘症

诊断标准 F44.0

A. 不能回忆起重要的个人信息，通常具有创伤或应激性质，且与普通的健忘不一致。

注：分离性遗忘症通常对特定事件有局部的或选择性遗忘，或对身份和生活史有普遍性遗忘。

B. 这些症状引起有临床意义的痛苦，或导致社交、职业或其他重要功能方面的损害。

C. 这些症状不能归因于某种物质（如酒精或其他滥用的毒品、药物）的生理效应、神经系统或其他躯体疾病（如复杂部分性癫痫、短暂全面性遗忘症、闭合性脑损伤 / 创伤性脑损伤后遗症、其他神经系统疾病）。

D. 该障碍不能用分离性身份障碍、创伤后应激障碍、急性应激障碍、躯体症状障碍、重度或轻度神经认知障碍来更好地解释。

编码备注：无分离性漫游的分离性遗忘症的编码是 F44.0。伴分离性漫游的分离性遗忘症的编码是 F44.1。

标注如果是：

F44.1 伴分离性漫游：看似有目的的旅行或与身份遗忘或其他重要个人信息有关的漫无目标的游荡。

标注

“伴分离性漫游”的标注适用于在分离性漫游的背景下发生分离性遗忘症时，其特征是存在看似有目的的旅行或与身份或其他重要个人信息遗忘有关的漫无目标的游荡。

诊断特征

分离性遗忘症的特征是没有能力回忆起重要的自我经历的信息，即（1）原本应该成功储存在记忆中的信息，及（2）通常容易回忆起来的信息（诊断标准 A）。

分离性遗忘症被概念化为潜在的可逆性记忆提取缺陷。分离性遗忘症不同于由神经生物学损害或中毒所致的遗忘，它们会妨碍记忆的存储或提取。

分离性遗忘症可能表现出多种类型。通常，分离性遗忘症的记忆缺陷是逆行性的，除极少数案例外，与目前生活事件的持续遗忘无关。逆行性遗忘不仅包括对创伤性经历的记忆丧失，还包括对没有创伤发生的日常生活的记忆丧失。最常见的是，有分离性遗忘症的个体报告局部性遗忘——无法回忆起某一时间段的事件，和/或选择性遗忘——个体可以回忆起特定时期事件的一些情况，但并非全部。在逆行性遗忘症中，个体无法回忆起特定类别的重要信息（如对家庭成长经历有碎片化回忆，对学校有持续性记忆；记不住暴力的哥哥姐姐；缺乏对个体童年家庭特定房间的回忆）。个体很少公开抱怨这些形式的分离性遗忘症的症状，并试图最大程度地最小化和合理化自己的记忆丧失。

广泛性分离性遗忘症涉及个体大部分或全部生活史的完全记忆丧失。有广泛性分离性遗忘症的个体可能会忘记个人身份（如一名女性在屈服于亲密朋友的重复性压力而与对方发生性关系后，失去对自己整个人生经历的记忆），失去先前的知识（如最近的政治事件、如何使用目前的技术），以及不再能使用曾经熟练掌握的技能（如什么是隐形眼镜以及如何戴上隐形眼镜）（这不太常见）。广泛性分离性遗忘症急性起病，有广泛性分离性遗忘症的个体表现出困惑、失定向以及无目的漫游，经常引起警察或精神科急诊服务的关注。分离性漫游通常与广泛性分离性遗忘症有关，可以通过使用“伴分离性漫游”的标注来表示。广泛性分离性遗忘症在有参战经历的退伍军人、性侵犯的受害者和经历过极端情绪应激或冲突的个体中更为常见。在持续性遗忘症（即顺行性分离性遗忘症）中，个体会遗忘每一个新发生的事件。

有分离性遗忘症的个体通常没有觉知到（或只是部分意识到）他们的记忆问题。他们可能会回忆起一些创伤性事件或部分创伤性事件，但不会回忆起其他同类事件。许多个体，特别是那些有局部性遗忘症状的个体，对自己记忆丧失的重要性会轻描淡写，而且在被问到该问题时感到不舒服。

相关特征

许多有分离性遗忘症的个体构建和维护满意的人际关系的能力受到慢性损害。在分离性遗忘症患者中，创伤、儿童期虐待和受害的病史是常见的。一些有分离性遗忘症的个体报告分离性闪回。许多个体曾有非自杀性自伤、自杀企图和其他高危行为的病史。在有分离性遗忘症的个体中抑郁和功能性神经症状（如人格解体、自我催眠症状和高度的可催眠性）是常见的。在有分离性遗忘症的个体中性功能失调也是常见的。轻度脑损伤可能先于分离性遗忘症出现。

患病率

在一项小型的美国社区研究中，成人分离性遗忘症的12个月患病率为1.8%。

发展与病程

在幼儿、青少年、成人和老年人中都可以观察到分离性遗忘症。小于12岁的儿童的遗忘症可能最难以评估，因为他们通常难以理解有关遗忘症的问题，而且临床工作者可能会发现难以构建出适合儿童的有关记忆和遗忘的问题，特别是对于幼儿。分离性遗忘症的表现通常难以与注意力不集中、专注于自我、白日梦、焦虑、对立行为和学习障碍相鉴别。可能需要数种来自不同信息源（如教师、治疗师、案例管理者）的报告才能诊断儿童中的遗忘症。由于分离性遗忘症的侵入性症状水平较低且外化性行为较少，因此一些有分离性遗忘症的受创伤的青少年不太可能引起临床关注。儿童和青少年的分离性漫游行为（如一个孩子在骑自行车漫游到一个陌生的社区后在神游中"醒来"；一个青少年发现自己乘坐公共交通工具去了附近的城镇）可能会受到其生活空间的限制。

广泛性分离性遗忘症通常是突发的。个体可能报告多次发作的这种类型的分离性遗忘症。一次单独的发作可能促使未来的发作。在两次发作期间，个体可能会也可能不会表现出急性症状。一些分离性遗忘症的发作可以快速消失（如当个体离开战争或其他应激性情境和 / 或引起了临床关注时）。相当多的个体会发展出高度受损、衰弱、慢性自我经历记忆缺陷的情况，即使"重新学习"他们的生活史也不会改善记忆丧失的状况。

从产生急性广泛性分离性遗忘症的创伤性环境（如战争）中撤离，可能会导致记忆的快速恢复。有分离性漫游症状的个体的记忆力丧失可能特别不好康复。晚期生活创伤、生活应激或损失可能先于与儿童或成人创伤有关的长期自我经历记忆缺陷，伴随急性创伤后应激障碍、心境障碍、物质滥用以及对自己或他人的危险行为等症状的起病。

风险与预后因素

环境的：严重、急性或慢性创伤是分离性遗忘症的主要风险因素。累积的早期生活创伤（特别是躯体和性虐待）和逆境，是儿童期和青少年期分离性遗忘症的主要风险因素。更严重的性虐待、童年期的多次性虐待以及亲戚的性虐待，尤其是亲密依恋对象的背叛，可能会加重儿童自我经历记忆紊乱的程度。有分离性遗忘症的个体可能会否认特定儿童创伤的记忆（如性侵犯），甚至否认医疗或社会服务报告中记录的那些，尽管该个体可以回忆起遗忘性事件之前和之后的其他类似的创伤性事件。严重的累积性成人创伤（如反复战争、人口贩卖、战俘或集中营经历）也可能导致大量的局部性、选择性和 / 或系统性的分离性遗忘症。广泛性分离性遗忘症可能在近期经历过极端急性创伤［如残酷的军事战争、强奸、酷刑（通常是在无法逃脱的背景下）］和 / 或先前经历过重大的社会混乱、寻求庇护或难民身份的个体中更为常见。一些个体在深刻的心理冲突的背景下发展为广泛性分离性遗忘症，个体也感到无法逃脱。几乎所有在心理冲突背景下发展为广泛性分离性遗忘症的个体都报告了过去严重的早期生活创伤和 / 或成人创伤的历史。极端的急性创伤经历也可能引起重大的心理冲突（如某女性在经历残酷的强奸导致意外怀孕并想自杀后发展为广泛性分离性遗忘症，经评估，她透露她所在的宗教认为堕胎是谋杀，自杀是重大的罪过）。

遗传与生理的：定量遗传学研究表明，遗传约可解释 50% 的分离症状。个体间的变异，而非共享的、应激性的环境经历则是大部分其他变异的原因。候选基因研究表明，童年时期更早、更慢性的创伤性经历与基因之间的相互作用，可能导致成年后期分离症状显著增加。

与文化相关的诊断问题

在附体是规范性宗教或精神实践的一部分的文化背景下，分离性遗忘症和漫游可能被解释为由病理性附体所致。在个体感觉受到社会环境或文化传统的高度限制的背景（或情况）下，分离性遗忘症的促发因素通常不涉及明显的创伤。相反，遗忘症出现之前常有严重的心理应激或冲突（如婚姻冲突、其他家庭问题、依恋问题、由限制或压制所致的冲突）。

与自杀想法或行为的相关性

在有分离性遗忘症的个体中，自杀和其他自毁性行为很常见。产生广泛性分离性遗忘症的心理驱动力可能是极端的，当遗忘症减少时，自杀的观念、冲动、计划和行为都是一种风险。案例报告表明，当遗忘症突然缓解并使个体被无法忍受的记忆淹没时，自杀行为可能是一种特殊的风险。

分离性遗忘症的功能性后果

由儿童 / 青少年期创伤导致的分离性遗忘症患者的损伤程度从有限到严重不等。其中，一些个体形成和维持令人满意的依恋关系的能力可能慢性受损。有些个体可能在职业表现上非常成功，但通常是由于强迫性过度工作而成功的。有急性广泛性分离性遗忘症的个体通常在各种功能方面都存在受损。相当一部分有广泛性分离性遗忘症的个体会发展出严重受损的慢性自我经历的记忆缺陷，即使“重新学习”他们的生活史也无法改善。这些个体在生活的大多数领域都经历了高度失能的慢性病程，整体功能较差。

鉴别诊断

分离性身份障碍：分离性遗忘症的反复发作可能归因于分离性身份障碍。有分离性遗忘症的个体可能报告人格解体和自我催眠的症状，有分离性身份障碍的个体也是如此。有分离性身份障碍的个体报告自我感和自我控制感的广泛性中断，伴随许多其他分离性症状。分离性身份障碍中的遗忘除了回顾性的自我经历记忆缺陷外，还包括：日常事件和人际互动中的持续遗忘（“时间丢失”），发现无法解释的附体，技能与知识的重大波动，以及人际交往中频繁、短暂的记忆缺口。

创伤后应激障碍：一些有创伤后应激障碍（PTSD）的个体无法部分或全部地回忆起特定的创伤性事件（如强奸受害者无法回忆起强奸当天的大部分事件）。当遗忘延伸到创伤发生后的事件时，应给予共病分离性遗忘症的诊断。除了人格解体和 / 或现实解体外，有（PTSD）分离亚型的个体也可能存在分离性遗忘症。

神经认知障碍：在重度神经认知障碍中，通常有证据表明神经组织受损伴随着认知功能下降，以及注意力、执行功能、学习、记忆、语言、知觉运动和社会认知方面的缺陷，从而损害了独立日常活动的能力。个人信息的记忆丧失通常出现在认知、语言、情感、注意力和行为紊乱中。通常，个人身份的觉知得以保留，一直到神经认知障碍的后期。在神经认知障碍中，逆行性遗忘几乎总是伴有顺行性遗忘。顺行性分离性遗忘症可能与谵妄混淆。然而，躯体的、实验室的、毒理的和神经病学的检查（包括影像学检查）都是正常的。随着时间的推移，仔细、反复的评估将表明，与其他形式的分离性遗忘症一样，这里并没有真正的神经认知缺陷。

物质相关障碍：在反复的酒精或其他物质 / 药物中毒的情况下，可能出现"一过性黑矇"发作，或在一段时间内，个体没有或部分存在记忆（"昏暗"）。为了将这些发作与分离性遗忘症相区分，纵向病史应该显示遗忘发作仅发生在中毒的情况下。然而，当有分离性遗忘症的个体滥用酒精或其他物质时，尤其是在可能加重分离性症状的应激性情况下，则难以鉴别二者。当物质使用开始于童年或青少年期时，通常是在家庭内虐待、忽视和与物质相关障碍的背景下，可能会使鉴别诊断更复杂。脱毒后对这些个体的后续观察以及仔细记录的病史通常有助于将长期使用物质所致的记忆丧失与分离性遗忘症区分开。一些有分离性遗忘症和物质使用障碍共病情况的个体将尝试最小化其分离性遗忘症，并将他们的记忆问题仅仅归因于物质使用。长期使用酒精或其他物质可能导致物质所致的神经认知障碍，它可能与损害的认知功能有关。在这种情况下，长期的物质使用的病史和与神经认知障碍有关的持续性缺陷有助于将神经认知障碍与分离性遗忘症区分开，分离性遗忘症在智力功能方面通常没有持续损害的证据。

由脑损伤所致的创伤后遗忘：当头部受到撞击或有颅内大脑快速移动或移位的其他情境时，可能出现基于创伤性脑损伤（TBI）的遗忘。TBI 的其他特征包括意识丧失、失定向和混沌，或在更严重的案例中出现神经性体征和症状（如神经影像异常、新近发生的惊厥或先前存在的惊厥障碍的显著加重、视野缺损和嗅觉缺失）。归因于 TBI 的神经认知障碍必须紧随着脑损伤而出现，或是紧随着个体损伤后意识的恢复而出现，且持续时间超过急性损伤期。TBI 后出现的神经认知障碍的认知表现存在变异，包括复杂注意力、执行功能、学习和记忆领域的困难，以及信息加工速度的减慢和社会认知的紊乱。记忆缺陷的模式是神经认知障碍的典型特征。轻度 TBI 可能先于急性分离性遗忘症发生，但分离性记忆缺陷与 TBI 头部外伤不成比例，通常遵循分离性模式而不是神经认知模式。

癫痫：有癫痫的个体在发作期间或过后可能出现复杂的行为，伴随后续的遗忘。一些有癫痫的个体从事无目的的漫游活动，局限于发作期间。相反，分离性漫游中的行为通常是有目的的、复杂的、目标导向的，且经常持续数天、数周或更长时间。有癫痫的个体偶尔报告在发作中早期自我经历的记忆已经被"抹去"。这种记忆丧失与心理创伤或逆境无关，看似随机出现。在癫痫发作时，连续的脑电图通常会出现异常。遥感脑电波监测通常揭示了遗忘发作与癫痫活动之间的关系。分离性遗忘和癫痫性遗忘可以共存。

与电休克治疗有关的记忆缺陷：电休克治疗（ECT）后的记忆缺陷最常发生在ECT当天。ECT后更广泛的逆行性遗忘甚至顺行性遗忘通常与充满压力或创伤的生活时期无关，并且通常在电休克系列治疗结束后缓解。伴有分离性障碍的严重抑郁患者的ECT不会使分离症状加重，并且随着抑郁的缓解，记忆缺陷可能会有所改善。

紧张性木僵：紧张性木僵中的缄默可能提示分离性遗忘，但通常不存在记忆丧失问题。紧张性木僵通常也存在其他紧张症的症状（如僵直、作态、违拗）。儿童的紧张症症状可能与创伤、虐待和/或剥夺有关。与分离性遗忘症不同，紧张症的记忆丧失仅发生在紧张症发作期。

对应激性事件的急性分离性反应（其他特定的分离障碍）：对应激性事件的急性分离性反应和其他特定的分离障碍的示例的特征性表现为存在分离症状的组合，这些分离症状在对应激性事件的反应中共同发生，并且通常持续不到1个月。作为这些反应的一部分发生的遗忘发作伴有其他显著的分离症状，持续时间较短（数小时或数天），并且往往会局限于个体生活中的有限时期或事件（轻微失忆）。

做作性障碍与诈病：没有单项测评、系列测评和成套程序来区分分离性遗忘症与假装的遗忘症。假装的遗忘症更常见于有下述问题的个体：（1）有急性的、明显的分离性遗忘症；（2）有财务的、性的、法律的问题；（3）企图逃离应激性情境；（4）似乎希望成为更有趣的患者；（5）存在为“恢复的记忆”而进行诉讼的计划。然而，分离性遗忘症可能与这些相同的环境相关，并且可以与假装的遗忘症共存。许多有假装的遗忘症的个体会自发地坦白或在面对质问时坦白。

轻度神经认知障碍与记忆改变伴老化：轻度神经认知障碍的记忆下降不同于分离性遗忘症。在轻度神经认知障碍中，记忆变化表现为学习和保留新信息存在困难。这通常是在单词列表或简短故事的语言学习测试中测量得知的，这些测试同时会评估即时和延迟的记忆。在正常认知老化的情况下，个体在即时和延迟回忆新信息方面也可能存在缺陷，正常老化也可能影响信息加工速度和记忆之外的其他执行复杂任务的功能。

共病

分离性遗忘症在有创伤史的个体中很常见，许多其他疾病与分离性遗忘症同时发生，尤其是当分离性遗忘症开始缓解时。此时，各种各样的情感（包括烦躁、悲伤、愤怒、羞愧、内疚、心理冲突和动荡）可能会浮现出来。个体可能会有非自杀性自伤和其他高危行为。这些个体可能出现一些符合持续性抑郁障碍、重性抑郁障碍或阈下抑郁（其他特定的抑郁障碍）的诊断标准的症状。许多有分离性遗忘症的个体在生命某个节点发展出创伤后应激障碍，特别是那些被遗忘的创伤性经历重新进入意识的觉知时。这些个体中的许多人可能表现出创伤后应激障碍分离亚型的症状。许多有分离性遗忘症的个体的症状符合共病的躯体症状或相关障碍［尤其是功能性神经症状障碍（转换障碍）］的诊断标准（反之亦然），物质相关及成瘾障碍可能与分离性遗忘症、喂食及进食障碍以及性功能失调共病。最常见的与分离性遗忘症共病的人格障碍是其他特定的人格障碍（具有混合人格障碍特征，通常包括回避型、强迫型、依赖型和边缘型特征）。

人格解体 / 现实解体障碍

诊断标准　　F48.1

A. 存在持续的或反复的人格解体或现实解体的体验或两者皆有：
   1. 人格解体：对个体自己的想法、感觉、感受、躯体或行动的不真实、脱离或作为旁观者的体验（如感知改变、扭曲的时间感、不真实或缺失的自我、情绪和 / 或躯体的麻木）。
   2. 现实解体：关于周围环境的不真实的或脱离的体验（如个体或物体被体验为不真实的、梦幻的、模糊的、没有生命的或视觉扭曲的）。

B. 在人格解体或现实解体的体验中，其现实感检测保持完整。

C. 这些症状引起有临床意义的痛苦，或导致社交、职业或其他重要功能方面的损害。

D. 这种障碍不能归因于某种物质（如滥用的毒品、药物）的生理效应或其他躯体疾病（如癫痫）。

E. 这种障碍不能用其他精神障碍（如精神分裂症、惊恐障碍、重性抑郁障碍、急性应激障碍、创伤后应激障碍或其他分离障碍）来更好地解释。

诊断特征

人格解体 / 现实解体障碍的核心特征是存在持续或反复发作的人格解体、现实解体或两者皆有。人格解体发作的特征性表现为存在不真实的，或与完整的自我或自我的某个方面脱离，或感到陌生（诊断标准 A1）。个体可能感觉到与自己整体的人相脱离（如“我不是任何人”“我没有自我”）。个体也可能主观上感觉到与自我的某个方面相脱离，包括感触（如低情绪性：“我知道我有感觉，但我却感觉不到”）、想法（如“我的想法似乎不是我自己的”“脑袋里塞满了棉花”）、整个躯体或部分躯体或感觉（如触觉、本体感觉、饥饿、口渴、性欲）。个体也可能出现控制感减弱的情况（如感觉自己很机械、像机器人，缺少对自我言语和行动的控制）。人格解体有时被体验为自我分裂，其中一个自我在观察，另一个自我在参与，是通常所说的“灵魂出窍体验”最极端的形式。人格解体的单一症状由数个症状因素组成：异常的躯体体验（即不真实的自我感和感知的改变）、情绪或躯体的麻木，以及带有异常主观回忆的时间扭曲。

现实解体发作的特征性表现为存在不真实的，或与世界相脱离或变得陌生的感觉，如从个体、无生命的物体或周围环境中脱离（诊断标准 A2）。个体可能感觉自己好像在雾里、梦里或气泡里，或是感觉似乎在自己和周围世界之间有一层纱或一面玻璃墙。周围可能被体验为人造的、无色的或无生命的。现实解体通常伴有主观视觉扭曲，如模糊、高度敏锐、变宽或变窄的视野，二维或平面，夸大的三维，或距离改变、物体大小改变（即视物显大症或视物显小症）。在现实解体中听觉扭曲也会发生，如个体觉得嗓音或声音被静音或增强。此外，诊断标准 C 要求存在临床显著的痛苦，或社交、职业或其他重要领域的功能损害，诊断标准 D 和诊断标准 E 描述了需要排除的诊断。

相关特征

有人格解体 / 现实解体障碍的个体可能难以描述自己的症状，他们可能认为自己“疯了”或“快疯了”。其他常见的体验是害怕发生不可逆的脑损伤。常见的有关症状是主观的时间感的改变（即太快或太慢）和主观地难以形象地回忆起有关过去的记忆，以及认为它们是个人的或情绪性的。模糊的躯体症状（如脑袋满了、有刺痛感或头晕眼花）也是常见的。个体可能有极端的思维反刍或强迫的先占观念（如持续性地有关于他们是否真实存在的强迫思维或检查他们的知觉以判断它们是否是真实的）。出现不同程度的焦虑和抑郁也是人格解体 / 现实解体障碍常见的有关特征。有该障碍的个体被发现对于情绪刺激的生理反应较弱。人们感兴趣的神经机制包括下丘脑–垂体–肾上腺皮质轴、顶下小叶和前额叶皮层–边缘环路。

患病率

在普通人群中，一过性的人格解体 / 现实解体症状通常持续数小时或数天。人格解体 / 现实解体障碍 12 个月患病率被认为显著低于一过性的症状，尽管尚未获得有关该障碍的精确评估。一般而言，约有半数成人生命中至少经历过 1 次人格解体 / 现实解体的发作。然而，症状学上完全符合人格解体 / 现实解体障碍诊断标准的情况明显不如一过性症状常见。在英国，人格解体 / 现实解体障碍 1 个月的患病率约为 1% ～ 2%。

发展与病程

人格解体 / 现实解体障碍平均起病年龄为 16 岁，尽管该障碍可在儿童早期或中期起病；少数个体不记得自己是否有过该症状。不到 20% 的个体在 20 岁后起病，只有 5% 的个体在 25 岁后起病。40 岁或更晚起病十分罕见。起病过程从非常突然的到渐进的不等。人格解体 / 现实解体障碍的病程可能有很大的差异，从短暂的（数小时或数天）到长期的（数周、数月或数年）不等。考虑到 40 岁后起病是罕见的，因此，若遇到这样的情况，应仔细检查个体是否有基础的躯体疾病（如脑损伤、癫痫、睡眠呼吸暂停）。该障碍的病程通常是持续的。约三分之一的个体涉及明确的发作，三分之一的个体从一开始就有持续的症状，另外三分之一的个体从开始的发作最终演变为持续的病程。

在一些个体中，症状时强时弱，而其他个体则报告症状强度没有变化，在极端的案例中，症状可能持续存在数年或数十年。影响症状强度的内部因素或外部因素有较大的个体差异，尽管也观察到了一些典型的模式。该障碍可能因应激源、加重的心境或焦虑症状、新的或过度刺激的环境以及躯体因素（如睡眠的减少或缺乏）而加重。

风险与预后因素

气质的：有人格解体/现实解体障碍的个体的特征性表现存在回避伤害的气质、不成熟的防御机制，以及认知脱节或过度连接的模式。不成熟的防御机制（如理想化/贬低、投射，以及付诸行动）会导致对现实的否认和不良的适应。认知脱节模式反映了缺陷和情绪化的抑制，并包括虐待、忽视和剥夺的主题。过度连接模式涉及受损的自主性，并包括依赖性、易患性和无能力的主题。

环境的：在相当多的个体中，该障碍和儿童期人际创伤之间存在明确的关联，在创伤的性质方面，这一关联不像在其他分离性障碍（如分离性身份障碍）中那么普遍或极端。情感虐待和情感忽视与该障碍有最强烈和一贯性的关联。其他应激源可能包括躯体虐待，目击家庭暴力，被有精神障碍、功能严重损害的父母抚养长大，家庭成员或好友意料之外的死亡或自杀。性虐待并不常见但也可能发生。该障碍最常见的触发因素是严重的应激（人际关系的、经济的、职业的），抑郁、焦虑（特别是惊恐发作）和物质使用。症状可能明确由物质，如四氢大麻酚、致幻剂、氯胺酮、MDMA（3，4-亚甲基-二氧基甲基苯丙胺、"摇头丸"）和鼠尾草所致。大麻的使用可能会同时促发新近的惊恐发作和人格解体/现实解体的症状。

与文化相关的诊断问题

自愿诱导的人格解体/现实解体的体验可以是冥想实践的一部分，在许多宗教、精神和文化背景中普遍存在，不应诊断为人格解体/现实解体障碍。然而，也有个体刚开始是有意地诱发这些状态，但一段时间后却对状态失去控制，可能发展为对相关实践的恐惧和厌恶。文化框架可以通过为他们提供解释（如精神/超自然原因）来影响与不受控制的人格解体/现实解体体验相关的痛苦或感知到的严重程度，这可以减轻个体对自己"失去理智"的恐惧。

人格解体/现实解体障碍的功能性后果

人格解体/现实解体障碍的症状令人非常痛苦，痛苦程度与障碍的严重程度有关。有该障碍的个体经常表现出平淡的情感和机械的举止，这与他们所报告的极度情绪化的痛苦看似不一致。这些损害经常在人际关系中和职业领域被体验到，主要由于与他人互动的低情绪状态，主观上难以集中精力和保留信息，以及经常产生的与生活脱节的感觉。

鉴别诊断

疾病焦虑障碍：尽管有人格解体/现实解体障碍的个体可能存在模糊的躯体主诉，以及对持续性的脑损伤的担心，然而人格解体/现实解体障碍的主要特征是存在一系列典型的人格解体/现实解体的症状，同时缺少疾病焦虑障碍的其他表现。

重性抑郁障碍：麻木感、无生气、冷漠和感觉在梦中，这些症状在重性抑郁发作中也很常见。然而，在人格解体／现实解体障碍中，这些症状与该障碍进一步的症状有关。如果人格解体／现实解体明确地发生在重性抑郁障碍之前，或明确地在重性抑郁障碍痊愈之后持续，就可给予人格解体／现实解体障碍的诊断。

强迫症：一些有人格解体／现实解体障碍的个体可能会痴迷于他们的主观体验或形成例行检查自己状态的习惯。然而，不会出现其他与人格解体／现实解体障碍无关的强迫症症状。

其他分离性障碍：要诊断人格解体／现实解体障碍，症状不应发生在其他分离性障碍（如分离性身份障碍）的背景下。鉴别人格解体／现实解体障碍与分离性遗忘症和功能性神经症状障碍（转换障碍）更为简单，因为这些障碍的症状与人格解体／现实解体障碍的症状并不重叠。

惊恐发作：人格解体／现实解体是惊恐发作的症状之一，随着惊恐发作越来越严重，该症状也会更为常见。因此，当该症状仅在惊恐障碍、社交焦虑障碍或特定恐怖症的一部分的惊恐发作过程中出现时，不应诊断为人格解体／现实解体障碍。此外，人格解体／现实解体症状首先出现在新发生的惊恐发作的背景下或惊恐障碍加重时是常见的。在下述情况中可给予人格解体／现实解体障碍的诊断：（1）临床表现中的人格解体／现实解体从一开始就非常显著，明显超过了应出现在惊恐发作中的病程和强度；（2）在惊恐障碍缓解或被成功治疗后，人格解体／现实解体症状持续存在。

精神病性障碍：针对人格解体／现实解体症状，是否存在完整的现实检验能力，是鉴别人格解体／现实解体障碍与精神病性障碍的关键。少数情况下，当存在虚无妄想时，阳性症状的精神分裂症就对诊断提出了挑战。如个体可能主诉自己已经死去或这个世界不真实，这可以是主观体验，且个体知道它并不真实，或是一种妄想性的坚信。

物质／药物所致的障碍：在急性中毒或戒断期间，与物质的生理效应有关的人格解体／现实解体不能被诊断为人格解体／现实解体障碍。最常见的促发性物质是非法毒品，如大麻、致幻剂、氯胺酮、“摇头丸”和鼠尾草。在人格解体／现实解体障碍的所有案例中，约15%是由于摄取这类物质而促发的。如果没有进一步的物质或药物使用，症状仍持续相当长的时间，可诊断为人格解体／现实解体障碍。这种状况通常比较容易确诊，因为绝大多数有这样的症状的个体会变得对激发症状的物质高度恐惧和厌恶而不再使用它们。

创伤性脑损伤：人格解体／现实解体症状在创伤性脑损伤（TBI）中是典型的，它与人格解体／现实解体障碍的区别在于，它是在TBI后出现的症状，且缺乏人格解体／现实解体障碍的其他症状。

由其他躯体疾病所致的分离症状：在任何个体中，人格解体／现实解体障碍40岁后起病或存在非典型症状和病程都提示可能有基础的躯体疾病。对出现分离症状的案例，有必要进行细致的躯体和神经系统评估，包括标准的实验室检查、病毒浓度测定、脑电波检测、前庭功能测试、视觉测试、睡眠检查和／或脑部影像检查。当由于怀疑有基础的癫痫而难以确认时，可能需要进行动态脑电图检测，尽管最常见的是颞叶癫痫，但顶叶癫痫和额叶癫痫也可能有关。

共病

在许多研究人格解体的成人样本中，最常见的终身共病障碍是单相抑郁障碍和任意类型的焦虑障碍，样本中有相当大的比例兼有这两种障碍。人格解体/现实解体障碍与创伤后应激障碍共病的情况较少。三种最常见的与人格解体/现实解体障碍同时出现的人格障碍为回避型人格障碍、边缘型人格障碍和强迫型人格障碍。

其他特定的分离障碍

F44.89

此类型适用于那些具备分离障碍的典型症状，且引起有临床意义的痛苦，或导致社交、职业或其他重要功能方面的损害，但不符合分离障碍诊断类别中任何一种障碍的全部诊断标准的情况。当临床工作者选择交流不符合任何一种特定的分离障碍的诊断标准的特定原因时，可使用其他特定的分离障碍这一诊断。使用这一诊断时，应先记录“其他特定的分离障碍”，然后记录其特定原因（如“分离性恍惚”）。

能够归类为“其他特定”情况的示例如下：

1. 混合性分离症状的慢性和复发性综合征：此类别包括与较不明显的自我感和自我控制感的中断有关的身份紊乱、身份改变或附体发作，个体报告没有分离性遗忘。

2. 由长期的和强烈的胁迫性说服所致的身份紊乱：个体一直受到强烈的胁迫性说服（如洗脑、思想改造、当俘虏时被教化、酷刑、长期的政治性监禁、被教派/邪教或恐怖组织招募），可以表现为长期的身份改变或有意识地质疑自己的身份。

3. 对应激性事件的急性分离性反应：此类别适用于通常持续少于1个月，有时只有数小时或数天的急性、短暂性状态。这些状态以意识受限、人格解体、现实解体、感知紊乱（如时间减速、视物显大）、轻微失忆、短暂性木僵和/或感觉运动功能的改变（如痛觉缺失、麻痹）为特征。

4. 分离性恍惚：这种状态以急性的缩窄或完全丧失对直接环境的觉知为特征，表现为对环境刺激源极度地反应迟钝或不敏感。反应迟钝可伴有轻微的刻板行为（如移动手指），个体自己不知道和/或无法控制并出现短暂性麻痹或意识丧失。分离性恍惚并非一个被广泛接受的集体文化或宗教实践的正常部分。

未特定的分离障碍

F44.9

此类型适用于那些具备分离障碍的典型症状，且引起有临床意义的痛苦，或导致社交、职业或其他重要功能方面的损害，但不符合分离障碍诊断类别中任何一种障碍的全部诊断标准的情况。当临床工作者选择不标注不符合任何一种分离障碍的诊断标准的特定原因及包括因信息不足在内而无法作出更特定的诊断（如在急诊室的环境下）时，可使用未特定的分离障碍这一诊断。

躯体症状及相关障碍

本章包括躯体症状障碍、疾病焦虑障碍、功能性神经症状障碍（转换障碍）、影响其他躯体疾病的心理因素、做作性障碍、其他特定的躯体症状及相关障碍，以及未特定的躯体症状及相关障碍的诊断。本章所有的障碍共享一个普遍特征：与显著痛苦和损害有关的突出的躯体症状和/或疾病焦虑。有上述障碍并伴有突出躯体症状或疾病焦虑的个体通常就诊于基础医疗和其他医疗场所，较少到精神科或其他精神卫生服务场所就诊。这些重新概念化的诊断，基于对 DSM-Ⅳ中躯体形式障碍诊断的重组，对于从事基础医疗和其他医疗（非精神科）的临床工作者更有用。

这一诊断类别中的主要诊断是躯体症状障碍，强调诊断基于症状和体征（痛苦的躯体症状，加上作为对这些症状的反应的异常想法、感觉和行为）而作出，而不是缺少对躯体症状的医学解释。许多有躯体症状障碍的个体的典型特征不是躯体症状本身，而是他们的表现和解释躯体症状的方式。整合情感、认知和行为要素进入躯体症状障碍的诊断标准，与单独评估躯体主诉相比，更能综合而精确地反映真实的临床状况。

从 DSM-Ⅳ到躯体症状及相关障碍的改变背后的原则，对于理解 DSM-5 的诊断标准是非常重要的。DSM-Ⅳ中*躯体形式障碍*的术语曾令人感到困惑，如今被*躯体症状及相关障碍*所取代。在 DSM-Ⅳ中，躯体形式障碍之间存在大量重叠，诊断边界不够清晰。尽管有这些障碍的个体主要到医疗场所而不是精神卫生服务场所就诊，非精神科医生发现 DSM-Ⅳ中躯体形式障碍的诊断难以理解和使用。目前的 DSM-5 分类认识到了这种重叠的现象，减少了障碍总数及其亚类别的数量。

先前的诊断标准过度强调症状的核心是不能用已知的病理生理过程来解释。这类症状不同程度地出现，特别是在功能性神经症状障碍（转换障碍）中，但躯体症状障碍也可以有伴随的确诊的躯体疾病（即与明确公认的病理生理过程相关的那些疾病）。决定一种躯体症状不能用与已知的躯体疾病相关的病理生理过程来解释，其可靠性是有限的，基于缺乏解释而作出的诊断也是有问题的，并强化了精神–躯体的二元论。仅仅因为医学病因不能被证明，就给予个体精神障碍的诊断是不恰当的。并且，存在已知的躯体疾病不能排除共病的精神障碍（包括躯体症状及相关障碍）的可能性。或许因为 DSM-Ⅳ主要聚焦于缺少医学解释，个体认为这些诊断是对自己的轻蔑和贬低，暗示着他们的躯体症状不是“真的”。新分类明确了主要诊断，躯体症状障碍基于阳性症状（痛苦的躯体症状，加上作为对这些症状的反应的异常想法、感觉和行为）。在功能性神经症状障碍（转换障碍）和假孕（其他特定的躯体症状及相关障碍）中，重点是要有与已知的病理生理过程不相符的临床证据。

重要的是，应注意到一些其他精神障碍（如重性抑郁障碍、惊恐障碍）开始可能主要表现为躯体症状。这类诊断或许能解释该躯体症状，或者它们可能与本章的某种躯体症状及相关障碍同时出现。有躯体症状及相关障碍的个体也存在大量的躯体共病。尽管躯体症状频繁地与心理痛苦和精神病理学有关，但一些躯体症状及相关障碍也可自发出现，其病因仍不清楚。焦虑障碍和抑郁障碍可与躯体症状及相关障碍同时出现。躯体成分增加了抑郁障碍和焦虑障碍的严重性和复杂性，导致更严重的功能性损害，甚至对传统治疗无反应。在罕见的案例中，先占观念可能会严重到需要考虑诊断为妄想障碍的程度。

许多因素可能促成躯体症状及相关障碍，包括遗传和生物易患性（如对疼痛增加的敏感度）、早期创伤性经历（如暴力、虐待、剥夺）、医源性疾病（如加强患者的角色、过度转诊和诊断性检查）和习得性（如缺少对痛苦的非躯体表达的强化），以及与躯体痛苦相比，一些贬低和污蔑心理痛苦的社会文化规范。在医疗服务方面的跨文化差异影响了躯体症状的表现、识别和治疗。症状表现的变化可能是在影响个体如何确定和分类躯体感受、觉知疾病及寻求医疗关注的文化背景下多种因素互动的结果。

所有这些障碍的特征主要聚焦于对躯体的担忧，个体初始就诊主要在医疗场所而非精神卫生服务场所。躯体症状障碍和疾病焦虑障碍提供了更多临床实用的方法，以描述先前被诊断为躯体化障碍和疑病症的个体。并且，约三分之二到四分之三先前被诊断为疑病症的个体现在被归入躯体症状障碍的诊断中。然而，约四分之一到三分之一有疑病症的个体在缺少躯体症状的情况下有高度的健康焦虑，许多有该症状的个体并不符合焦虑障碍的诊断标准。DSM-5 中疾病焦虑障碍的诊断就是为了后者而设定的。疾病焦虑障碍既可考虑为躯体症状及相关障碍，又可作为一种焦虑障碍。因为强烈聚焦于对躯体的担忧，且疾病焦虑障碍最常就诊于医疗场所，所以为了便于使用，它被列入躯体症状及相关障碍中。在功能性神经症状障碍（转换障碍）中，诊断的关键是在明确的临床检查特征的基础上，证明存在与已知的病理生理学不一致的神经系统症状。这现在是一种“纳入”诊断，而不是排除性诊断，并且可以在存在已知的神经系统疾病的情况下进行诊断。它不再需要存在最近的心理应激源，因为这种应激源并不总是存在。本章还包括影响其他躯体疾病的心理因素。它的核心特征是存在一种或多种有临床意义的，通过增加痛苦、死亡或伤残的风险，对躯体疾病产生负性影响的心理因素或行为因素。像其他躯体症状及相关障碍一样，做作性障碍包括与疾病的觉知和认同相关的持续性的问题。在绝大多数被报告的做作性障碍的案例（包括施加于自己和他人的）中，个体存在躯体症状并表现出对躯体疾病的确认。因此，DSM-5 的做作性障碍被包括在躯体症状及相关障碍中。其他特定的躯体症状及相关障碍和未特定的躯体症状及相关障碍包括一些符合躯体症状障碍或疾病焦虑障碍的一些但非全部诊断标准的状况，以及假孕。

躯体症状障碍

诊断标准 F45.1

A. 具有一个或多个躯体症状，使个体感到痛苦或导致个体的日常生活受到显著破坏。

B. 与躯体症状相关的过度的想法、感觉或行为，或与健康相关的过度担心，表现为下列至少一项：

1. 与个体症状严重程度不成比例的和持续的想法。
2. 有关健康或症状的持续高水平的焦虑。
3. 在对这些症状或健康的担心上投入过多的时间和精力。

C. 虽然任何一个躯体症状可能不会持续存在，但有症状的状态是持续存在的（通常超过 6 个月）。

标注如果是：

主要表现为疼痛（先前的疼痛障碍）：此标注适用于那些躯体症状主要为疼痛的个体。

标注如果是：

持续性：以严重的症状、显著的损害和长时间为特征的持续性病程（超过 6 个月）。

标注目前的严重程度：

轻度：有一项符合诊断标准 B 的症状。

中度：有两项或更多符合诊断标准 B 的症状。

重度：有两项或更多符合诊断标准 B 的症状，以及有多种躯体不适（或一种非常严重的躯体症状）。

诊断特征

有躯体症状障碍的个体通常在目前有多种躯体症状，它使个体感到痛苦或导致个体的日常生活受到显著破坏（诊断标准 A），尽管有时只有一个严重症状（最常见的是疼痛）。症状可能是特定的（如局部疼痛）或相对非特定的（如疲乏）。症状有时代表正常的躯体感受或不舒服，一般不预示着严重的疾病。若没有明确的医学解释的躯体症状，不足以作出该诊断。个体的痛苦是真实的，无论能否被医学解释。

症状可能与其他躯体疾病有关，也可能无关。躯体症状障碍的诊断与同时存在的躯体疾病并不互相排斥，且两者通常同时存在。例如，在没有并发症的心肌梗死之后，个体可能因躯体症状障碍的症状而变得严重失能，即使心肌梗死本身并不导致任何失能。如果存在其他躯体疾病或其他躯体疾病的高风险（如严重的家族史），则在躯体症状障碍中与这种状况有关的想法、感觉和行为是过度的（诊断标准 B）。

有躯体症状障碍的个体有高水平的关于疾病的焦虑（诊断标准 B）。他们将自己的躯体症状过度评估为有威胁性的、有伤害性的或是麻烦的，他们经常把自己的健康状况想象得极为糟糕。即使存在相反的证据，一些个体仍然对他们躯体症状的严重性表示担心。在一些严重的躯体症状障碍中，对健康的担忧可能是个体生活的中心，成为他们身份的特征，并且主导其人际关系。

在躯体症状障碍中，个体通常体验到痛苦，主要聚焦于躯体症状及其意义。当被直接问及他们的痛苦时，一些个体会描述它与日常生活的相关性，而其他个体则会否认躯体症状之外任何的痛苦的来源。在躯体症状障碍中，与健康相关的生活质量通常受损，既包括躯体的又包括精神的。可以通过阐明主诉是否主要涉及疼痛和/或主诉是否以持续性病程为特征来进一步明确诊断。

此外，可以通过符合诊断标准 B 的症状数量来确定躯体症状障碍的严重程度。轻度的躯体症状障碍（有一项符合诊断标准 B 的症状）更为普遍，中度（有两项或更多符合诊断标准 B 的症状）和严重（有两项或更多符合诊断标准 B 的症状并伴有多个躯体不适或一个非常严重的躯体症状）案例具有较高水平的损害。在严重的躯体症状障碍中，个体受损很明显，并且当症状持续时，该障碍可导致失能。

在躯体症状障碍中，通常存在高水平的医疗服务的使用率，这很少能减轻个体的担忧。因此，个体可能因为相同的症状寻求多个医生的服务。这些个体通常对医学干预没有反应，并且新的干预可能只会加重症状。一些有该障碍的个体通常对药物的副作用非常敏感。一些个体感到自己的医学评估和治疗并不充分。

躯体症状障碍的诊断标准似乎适用于儿童和青少年，但在青少年中进行的研究少于在成人中进行的研究。

相关特征

躯体症状障碍的认知特征包括注意力聚焦于躯体症状、将正常的躯体感觉归因于躯体疾病（可能伴随灾难性解释）、担忧疾病、躯体无力的自我概念以及对躯体不适的不容忍。除健康焦虑外，情绪特征还可能包括与躯体症状相关的负性情感、绝望和意志消沉。相关的行为特征可能包括重复检查身体以确认是否异常、反复寻求医疗帮助和确认以及回避躯体活动。在严重的、持续性躯体症状障碍中这些行为特征最为明显。这些特征通常与为了不同的躯体症状而频繁求助于医疗服务有关。这可能导致在医疗会诊中，个体过度聚焦于对自己躯体症状的担忧，以至于无法将注意力转移到其他方面。来自医生的反复确认——说明这些症状并不意味着严重的躯体疾病——通常在短时间内有用和/或被个体认为医生没有严肃对待自己的症状。由于聚焦于躯体症状是该障碍的主要特征，因此有躯体症状障碍的个体通常就诊于一般性医疗服务机构，而不是精神卫生机构。如果建议转诊给精神卫生专业人员可能令个体感到惊讶，甚至会遭到个体直率的拒绝。

患病率

躯体症状障碍的全球患病率尚不清楚。关于躯体症状障碍患病率的估计来自关于 DSM-Ⅳ-TR 躯体形式障碍的有限流行病学文献。然而，躯体症状障碍的患病率预计将高于 DSM-Ⅳ中更具限制性的躯体化障碍（＜ 1%），但将低于未分化的躯体形式障碍（约 19%）。最近的基于人群的研究采用基于问卷的研究策略，在成人和青少年样本中使用 DSM-5 躯体症状障碍的诊断标准，报告患病率为 6.7% ～ 17.4%。根据在欧洲和北美进行的研究，一般成人人群中躯体症状障碍的患病率约为 4% ～ 6%。

初级医疗机构患者的躯体症状障碍发生率高于一般人群。根据对仍使用 DSM-Ⅳ或 ICD-10 诊断标准的多个国家的研究综述和元分析，初级医疗机构患者的躯体症状障碍及相关疾病的 12 个月患病率为 10% ～ 20% 似乎是合理的。在专门治疗身心或功能性障碍的临床场所，躯体症状障碍的患病率较高，据报告，躯体症状障碍的患病率为 40% ～ 60%。

女性似乎比男性更多地报告躯体症状，因此在女性中躯体症状障碍的患病率可能更高。

发展与病程

在一项针对 5 ～ 7 岁丹麦儿童的研究中，功能性躯体症状是常见的健康主诉，对于少数（约五分之一）有该主诉的个体来说，这些症状严重到足以引起痛苦、损害、缺课或寻求医疗帮助。起病年龄似乎不会影响未经治疗的病程。

躯体症状障碍的病程可能是慢性的，并且会波动，受到症状数量、个体年龄、损害程度和共病障碍的影响。该病程还受到人格特质的影响，较少伤害回避和较高的合作程度与缓解时间较短有关。

在儿童中，最常见的症状是反复发作的腹痛、头痛、疲乏和恶心。儿童比成人更多地呈现一种单一的主要症状。当对儿童进行诊断时，重要的是要获得患者、家庭和其他方面（如学校）对症状表现的评估。在评估和管理过程中，患者和照料者的参与至关重要，因为他们对症状的解释和反应可能会决定有关痛苦的水平、对医疗调查和干预的需求以及离校安排。

在老年人中，同时存在多个躯体区域的疼痛似乎是最常见的症状。随着年龄的增长，多发性疾病增加，躯体症状和同时出现的躯体疾病很常见。躯体症状障碍的患病率在 65 岁之前似乎是稳定的，此后可能会降低。为了对老年人进行诊断，重点关注与躯体症状或相关健康问题有关的过度想法、感觉或行为（诊断标准 B）至关重要。躯体症状障碍在老年人中可能被诊断不足，因为某些躯体症状（如疼痛、疲乏）被认为是正常衰老的一部分，或者是因为与年轻人相比，在有更多一般躯体疾病和使用药物的老年人中关于疾病的焦虑是“可以理解的”。

风险与预后因素

气质的：负性情感（神经质）的人格特质已被确定为一种独立的与大量躯体症状有关的风险因素。焦虑或抑郁与躯体症状障碍共病是常见的，并可能会加重躯体症状障碍的症状和损害。

环境的：躯体症状障碍在受教育时间短、社会经济地位低的个体以及最近经历过应激或与健康相关的生活事件的个体中更为常见。早期逆境（如儿童期性虐待）

也可能是成人躯体症状障碍的风险因素。

病程影响因素：持续的躯体症状与人口统计学特征（如女性、老龄较大、受教育时间短、社会经济地位低、失业）、所报告的性虐待史或其他儿童期逆境、同时出现的慢性躯体疾病或精神障碍（如抑郁、焦虑、持续性抑郁障碍、惊恐）、社会应激和强化的社会因素（如患病的福利）有关。躯体症状的总体严重程度可能与女性、焦虑、抑郁和一般躯体疾病有关。影响临床病程的认知因素包括：对疼痛的敏感，对躯体感受的高度关注，以及将躯体症状归因于可能的躯体疾病，而不认为它们是一种正常现象或心理应激。

与文化相关的诊断问题

在世界各地基于人群的基础医疗研究中发现了大量的躯体症状，最常被报告的躯体症状、损害和寻求治疗的模式相似。在不同的文化背景下，躯体症状的数量和疾病担忧的关系都是相似的，并且在跨文化中，显著的疾病焦虑和损害与寻求更多的治疗有关。在许多文化背景下，抑郁障碍患者通常会出现躯体症状。

尽管有这些相似性，但在不同的文化和种族群体中，躯体症状还有不同点。社会文化因素，尤其是与精神障碍有关的偏见可以解释不同文化背景下报告的躯体症状的差异。对躯体症状的描述随着语言和其他本地文化因素不同而不同。这些躯体表现已经被描述为“痛苦的习语”，因为躯体症状在特定的文化背景下有特别的含义，塑造着患者与临床工作者的互动。例如，沉重感、对“气”的主诉、躯体热量过多或脑袋在燃烧常见于一些文化和种族而罕见于其他文化和种族。文化解释的模式也会不同，躯体症状可能归因于特定的家庭、工作（如倦怠）或其他环境应激、一般性躯体疾病、愤怒和不满感受的压抑，或者一些特定的文化因素（如精液损失）。在特定的文化背景下，某些躯体症状可能是特定解释模型的一部分，如在中国，人们对“神经衰弱”的传统理解将神经衰弱（神经衰弱症）和冷热失衡的概念与疲乏、低能量等显著症状联系在一起。不同文化群体之间在寻求和使用非医疗、传统、替代和补充的治疗方法方面也可能存在差异；此外，由于获得医疗服务的机会不均等，因此在使用医疗资源方面也存在差异。文化信仰、先前的疾病、保险状况、健康素养和医疗服务经验会影响个体对躯体症状的感知和对医疗服务的使用。在一般性医疗场所，寻求对多种躯体症状的治疗是一个世界范围的现象。

与性和性别相关的诊断问题

在基于人群的研究中，女性报告的躯体症状比男性更多，在一项针对在基础医疗机构就诊的慢性疼痛患者的研究中，女性报告的躯体症状比男性更严重。尽管暴露于性创伤、亲密伴侣暴力和童年创伤史与女性和男性躯体症状表达增加有关，但童年期的多次不良经历尤其可能增加女性的躯体症状表达。

在女性中，性别与出现躯体症状障碍持续性症状的可能性增加有关。似乎没有证据表明性别与未经治疗的病程以及对心理或药物治疗的反应有关。

与自杀想法或行为的相关性

躯体症状障碍与自杀想法和自杀企图有关。躯体症状障碍和抑郁障碍的诊断重叠和频繁共病可能部分解释了自杀的观念和行为。此外，功能失调的疾病感知和躯体症状的严重程度似乎与自杀意念的风险增加独立相关。

躯体症状障碍的功能性后果

该障碍与健康状态的显著损害和高度的心理痛苦有关。许多有严重躯体症状障碍的个体受损的健康状态的评分可能低于人群正常值两个以上的标准差。在出现多种或严重症状时，个体的健康状态尤其受损。

鉴别诊断

如果躯体症状与其他精神障碍（如惊恐障碍）的症状一致，并且符合该障碍的诊断标准，则应将该精神障碍视为替代的或额外的诊断。像常见的那样，如果符合躯体症状障碍和其他精神障碍的诊断标准，那么应给予两种诊断，因为两者可能都需要治疗。

其他躯体疾病：存在不明病因的躯体症状，本身并不足以作出躯体症状障碍的诊断。许多个体有像肠易激综合征或纤维肌痛的疾病，其症状不符合躯体症状障碍的诊断标准（诊断标准 B）。相反，存在已经确诊的躯体疾病（如糖尿病或心脏病）的躯体症状，如果同时符合躯体症状障碍的诊断标准，则不能排除躯体症状障碍的诊断。将有躯体症状障碍的个体与仅有一般躯体疾病的个体区分开来的因素包括镇痛药无效、精神障碍等病史、不明确的刺激或缓解因素、持续而不停止和应激源。

影响其他躯体疾病的心理因素：躯体症状障碍的诊断需要令人痛苦或受损的躯体症状，这些症状可能与其他躯体疾病有关，但必须伴有与躯体症状或相关健康问题有关的过度或不成比例的想法、感觉或行为。作为对比，影响其他躯体疾病的心理因素的诊断需要存在躯体疾病，以及对病程产生负性影响或干扰治疗的心理因素。

惊恐障碍：在惊恐障碍中，躯体症状和关于健康的焦虑倾向于急性发作。而在躯体症状障碍中，焦虑和躯体症状更持续。

广泛性焦虑障碍：有广泛性焦虑障碍的个体担心多个事件、情境或活动，其中只有一种可能涉及他们的健康。与躯体症状障碍不同，广泛性焦虑障碍的焦点通常不是躯体症状或对疾病的恐惧。

抑郁障碍：抑郁障碍通常伴有躯体症状，如疲乏、头痛，或关节、腹部或其他部位疼痛。然而，鉴别抑郁障碍与躯体症状障碍需要判断是否存在抑郁心境，在重性抑郁障碍的案例中，需要存在抑郁心境或活动中兴趣或愉悦感的减少。在某些文化背景下，这些抑郁障碍的核心症状最初可能会被原本符合抑郁障碍诊断标准的个体否认或忽视。而个体可能会强调躯体症状，这些症状可能是符合习语［如沉重的心脏（heavy heart）］的，但临床工作者并不熟悉。

疾病焦虑障碍：如果个体过度担忧健康状况，但没有或只有很轻微的躯体症状，可能更适合诊断为疾病焦虑障碍。

功能性神经症状障碍（转换障碍）：在功能性神经症状障碍（转换障碍）中，表现的症状是功能缺失（如肢体缺失）。而在躯体症状障碍中，焦点是特定症状所致的痛苦。躯体症状障碍的诊断标准 B 列出的特征可能有助于鉴别这两种障碍。

妄想障碍：在躯体症状障碍中，个体相信躯体症状反映了严重的基础躯体疾病的信念并没有达到妄想的程度。然而，个体担心躯体症状的信念可以非常坚定。作为对比，在躯体型妄想障碍中，个体认为躯体症状表明有严重的基础疾病的信念比在躯体症状障碍中更强烈。

躯体变形障碍：在躯体变形障碍中，个体过度担心、沉湎于感受到的躯体外形上的缺陷。作为对比，在躯体症状障碍中，有关躯体症状的担忧反映了对基础疾病而不是对外形上缺陷的恐惧。

强迫症：在躯体症状障碍中，反复出现的关于躯体症状或疾病的观念侵入性较弱，并且有该障碍的个体没有在强迫症中与旨在减轻焦虑有关的重复行为。

做作性障碍和诈病：在做作性障碍和诈病中，个体表现为生病或受损，但躯体体征和症状是伪造的，其意图是欺骗。作为对比，躯体症状障碍的症状不是模仿的或自我诱导的，有该障碍的个体遭受了真实而严重的躯体不适。

共病

躯体症状障碍与其他精神障碍以及一般躯体疾病有较高的共病率。最相关的同时发生的精神障碍是焦虑障碍和抑郁障碍，每一种都发生在多达 50% 的躯体症状障碍案例中，并且导致显著的整体功能损害和较差的生活质量。其他被发现与躯体症状障碍同时发生的精神障碍是创伤后应激障碍和强迫症。其他证据表明躯体症状障碍与男性性功能失调有关。

在数种一般躯体疾病中，已发现躯体症状障碍的心理特征（诊断标准 B）水平升高。当同时存在一般躯体疾病时，损害的程度比仅在躯体疾病中预期的要明显得多。此外，躯体疾病的躯体化症状已被证明会恶化疾病和治疗结果、依从性和生活质量，并会提高医疗服务的使用率。

疾病焦虑障碍

诊断标准　　F45.21

A. 存在患有或获得某种严重疾病的先占观念。

B. 不存在躯体症状，如果存在，其强度也是轻微的。如果存在其他躯体疾病或有发展为某种躯体疾病的高风险（如存在明确的家族史），其先占观念显然也是过度的或不成比例的。

C. 个体对健康状况有明显的焦虑，容易对个人健康状况感到警觉。

D. 个体有过度的与健康相关的行为（如反复检查自己的躯体疾病的体征）或表现

出适应不良的回避（如回避与医生的预约、回避医院）。

E. 这种疾病的先占观念已经存在至少 6 个月，但所恐惧的特定疾病在此段时间内可能变化。

F. 与疾病相关的先占观念不能用其他精神障碍［如躯体症状障碍、惊恐障碍、广泛性焦虑障碍、躯体变形障碍、强迫症或妄想障碍（躯体型）］来更好地解释。

标注是否是：

寻求服务型：经常使用医疗服务，包括就医或接受检查和医疗操作。

回避服务型：很少使用医疗服务。

诊断特征

先前在 DSM-Ⅳ中被诊断出疑病症（基于个体对躯体症状的误解而具有患有严重疾病的先占观念）的大多数个体目前被归类为躯体症状障碍；而在三分之一的案例中，疾病焦虑障碍反而适用。

有疾病焦虑障碍的个体有认为自己患有或即将患有严重的、未被诊断的躯体疾病的先占观念（诊断标准 A）。在疾病焦虑障碍中不存在躯体症状，如果存在，在强度上也仅仅是轻度的（诊断标准 B）。仔细评估，也无法确切解释个体担忧的严重躯体疾病。当担忧来自于非病理性的体征或感觉时，个体的痛苦不是主要来源于躯体主诉本身，而是来源于个体对主诉的内容、意义和病因的担忧（即怀疑的躯体诊断）。如果存在躯体体征或症状，也通常是一种正常的生理感觉（如体位性眩晕）、良性的自我限制性功能失调（如短暂性耳鸣）或躯体不适（如打嗝），通常不被认为预示着疾病。如果存在确诊的躯体疾病，则个体的焦虑和先占观念明显是过度的，与病情的严重程度不成比例（诊断标准 B）。关于先前的 DSM 中的疑病症和健康焦虑诊断的经验性证据和现存文献，尚不清楚它们在多大程度上以及如何精确地适用于这一新诊断的描述。

在疾病焦虑障碍中，个体沉湎于自己有病，并伴有显著的健康和疾病方面的焦虑（诊断标准 C）。有疾病焦虑障碍的个体很容易因疾病而惊慌，如听说他人生病或阅读到一篇与健康相关的新闻报道。个体对未确诊疾病的担忧，并不会因恰当的医学确认、阴性的诊断测验或良性的病程而缓解。医生的保证和症状的减轻通常不能缓解个体的担忧，反而会加重个体的担忧。对疾病的担忧在个体生命中占据了显著的位置，影响其日常活动，并可能导致失能。在疾病焦虑障碍中疾病变成个体身份和自我形象的核心特征、频繁的社交交流主题，以及对应激性生活事件的特有反应。有该障碍的个体通常反复自我检查（如照镜子检查喉咙）（诊断标准 D）。他们过度研究自己所怀疑的疾病（如在互联网上），并反复向家人、朋友或医生寻求确认。个体不停地担忧经常令他人感到沮丧，从而可能导致家庭关系紧张。在一些案例中，焦虑可导致适应不良的对情境（如探望生病的家庭成员）或活动（如锻炼）的回避，因为个体害怕会损害自己的健康。

相关特征

由于相信自己有躯体疾病，所以，有疾病焦虑障碍的个体会更频繁地到医疗服务场所而不是精神卫生服务场所就诊。绝大部分有疾病焦虑障碍的个体获得了全面但并不令其满意的医疗服务。与普通人群相比，有疾病焦虑障碍的个体对医疗和精神卫生服务的使用率通常更高。在少数疾病焦虑障碍的案例中，个体过于焦虑以至于无法寻求医疗关注和回避医疗服务。

有疾病焦虑障碍的个体通常因同样的问题咨询多位医生，以及反复获得阴性的诊断结果。有时，医疗关注反而导致加重焦虑或来自检查和操作的医源性并发症。有该障碍的个体通常对医疗服务不满意，认为医疗服务对自己没有帮助或者医生没有严肃地对待自己。有时，这些担忧可能是正当的，因为医生有时对这些个体不屑一顾，或懊恼、敌意地应对他们。这种情况偶尔会导致不能诊断存在的躯体疾病。

患病率

疾病焦虑障碍患病率的估计基于 DSM-Ⅲ和 DSM-Ⅳ的疑病症和健康焦虑的诊断估计。在来自美国和德国等高收入国家的社区调查和基于人群的样本中，健康焦虑和 / 或疾病信念的 1 ～ 2 年患病率为 1.3% ～ 10%。在门诊的医疗人群中，一些国家的 6 个月 /1 年的患病率为 2.2% ～ 8%，加权平均患病率为 3%。相比之下，在对专科诊所患者的研究中，约有五分之一的个体报告了疾病焦虑。该障碍的患病率在男女中相似。

发展与病程

疾病焦虑障碍的发展与病程尚不清楚。疾病焦虑障碍一般被认为是慢性的、阵发性的和复发性的，于成人早期和中期起病。该障碍被认为在儿童中很罕见，尽管与健康相关的焦虑的起病可能发生在儿童期或青少年期。在一些基于人群的样本中，与健康相关的焦虑随着年龄的增长而增加；但在另一些样本中，健康焦虑在中年达到顶峰，然后在老年下降。在医疗场所，有高度健康焦虑的个体的年龄似乎与那些医疗服务场所其他患者的年龄并无差异。在老年人中，与健康相关的焦虑经常聚焦于记忆丧失和感觉丧失。

风险与预后因素

环境的：疾病焦虑障碍有时被主要的生活应激或一次严重的但结果是良性的个体健康威胁所促发。儿童期受虐史或严重的儿童期疾病史、父母的重病或在儿童期患病父母的死亡，可能会导致个体在成人期更易患该障碍。

病程影响因素：约三分之一到二分之一有疾病焦虑障碍的个体是短暂的形式，这与较少的精神障碍共病、较多的躯体疾病共病和较不严重的疾病焦虑障碍有关。

与文化相关的诊断问题

当个体的疾病观念与广泛的文化认同的信念一致时，应谨慎诊断该障碍。目前对该障碍跨文化的现象学差异所知甚少，但该障碍的患病率在不同国家中相似。

疾病焦虑障碍的功能性后果

疾病焦虑障碍会导致重要角色受损、躯体功能减弱和与健康相关的生活质量下降。健康担忧经常妨碍人际关系、破坏家庭生活，并且损害职业表现。

鉴别诊断

其他躯体疾病：首先需要考虑鉴别的是基础的躯体疾病，包括神经系统疾病或内分泌系统疾病、隐性恶性肿瘤，以及其他影响多个躯体系统的疾病。存在躯体疾病并不能排除同时存在疾病焦虑障碍的可能性。如果存在躯体疾病，则在疾病焦虑障碍中，与健康相关的焦虑和疾病担忧明显与疾病的实际严重性不成比例。与躯体疾病有关的短暂的先占观念不构成疾病焦虑障碍。

适应障碍：与健康相关的焦虑是对严重疾病的正常反应而不是精神障碍。非病理学的健康焦虑显然与躯体疾病相关，通常有时间限制。如果健康焦虑严重到足以在一个或更多重要功能领域引起临床显著的痛苦或损害，则可诊断为适应障碍。然而，如果不成比例的健康相关焦虑持续超过 6 个月，则可诊断为疾病焦虑障碍。

躯体症状障碍：躯体症状障碍和疾病焦虑障碍都可能以对健康和过度的健康相关行为的高焦虑水平为特征。它们的不同在于，躯体症状障碍需要躯体症状的存在，这些症状令人痛苦或导致日常生活严重受影响；而在疾病焦虑障碍中，躯体症状要么不存在，要么存在，但只是轻度的。

焦虑障碍：在广泛性焦虑障碍中，个体担忧多个事件、情境或活动，其中只有一种可能涉及健康。在惊恐障碍中，个体可能担心惊恐发作反映了躯体疾病的存在；然而，尽管个体可能有健康焦虑，他们的焦虑通常也是急性的、阵发性的。在疾病焦虑障碍中，健康焦虑和恐惧更持续和更持久。有疾病焦虑障碍的个体可能经历被疾病担忧所触发的惊恐发作。

强迫及相关障碍：有疾病焦虑障碍的个体可能有关于有某种疾病的侵入性想法，也可能有有关的强迫行为（如反复寻求确认）。然而，在疾病焦虑障碍中，先占观念经常聚焦于有某种疾病。而在强迫症（OCD）中，想法是侵入性的，通常聚焦于害怕未来患病。大部分有强迫症的个体除了害怕患病外，还有涉及其他担心的强迫观念或行为。在躯体变形障碍中，担忧局限于个体的外貌，个体认为其外貌有缺陷或瑕疵。

重性抑郁障碍：一些有重性抑郁障碍的个体可能会反复考虑自身的健康问题，过度担忧疾病。如果这些担忧仅仅发生在重性抑郁发作期间，则不能额外给予疾病焦虑障碍的诊断。然而，如果重性抑郁发作缓解后，过度的疾病焦虑仍然持续，则应考虑疾病焦虑障碍的诊断。

精神病性障碍：有疾病焦虑障碍的个体一般并没有妄想，并且个体可认识到自己所害怕的疾病有不存在的可能性。这些个体的观念不符合精神病性障碍（如精神分裂症；妄想障碍，躯体型；重性抑郁障碍伴精神病性特征）中的躯体妄想的僵化和强度。真正的躯体妄想通常比疾病焦虑障碍中的担忧更为古怪（如认为某个器官正在腐烂或死去）。疾病焦虑障碍中的担忧尽管是非现实的，但也是可能发生的。

共病

疾病焦虑障碍常与焦虑障碍（特别是广泛性焦虑障碍和惊恐障碍）、强迫症或抑郁障碍同时出现。约三分之二有疾病焦虑障碍的个体似乎至少有一种共病的其他重性精神障碍。有疾病焦虑障碍的个体患人格障碍的风险可能更高。

功能性神经症状障碍（转换障碍）

诊断标准

A. 存在一种或多种自主运动或感觉功能改变的症状。
B. 临床检查结果提供了症状与公认的神经系统疾病或躯体疾病之间不一致的证据。
C. 这些症状或缺陷不能用其他躯体疾病或精神障碍来更好地解释。
D. 这些症状或缺陷引起有临床意义的痛苦，或导致社交、职业或其他重要功能方面的损害，或需要医学评估。

编码备注：ICD-10-CM 编码取决于症状类型（如下）。

标注症状类型：

F44.4 伴无力或麻痹。
F44.4 伴不正常运动（如震颤、肌张力障碍、肌阵挛、步态障碍）。
F44.4 伴吞咽症状。
F44.4 伴言语症状（如发声障碍、言语含糊不清）。
F44.5 伴癫痫或抽搐。
F44.6 伴麻痹或感觉丧失。
F44.6 伴特殊的感觉症状（如视觉、嗅觉或听觉异常）。
F44.7 伴混合性症状。

标注如果是：

急性发作：症状持续少于 6 个月。
持续性：症状持续超过 6 个月或更长。

标注如果是：

伴心理应激源（标注应激源）。
无心理应激源。

诊断特征

在功能性神经症状障碍（转换障碍）中，可能存在一种或更多不同类型的神经症状。运动症状包括无力或麻痹、异常运动（如震颤、抽搐或肌张力障碍）以及步态异常。感觉症状包括皮肤触觉、视觉或听觉的改变、减少或缺失。有或没有肢体运动的明显无应答发作，可能类似于癫痫发作、晕厥或昏迷（也称为分离性、心因性或非癫痫抽搐或发作）。其他症状包括语音量减小或无声（发声困难 / 失声），声音清晰度、韵律或流利度改变，骨鲠在喉的感觉（球状感），以及复视。在 DSM 的先前版本以及许多精神病学研究文献中，该障碍被称为“转换障碍”。术语转换起源于精神分析理论，该理论提出无意识的心理冲突被“转换”为躯体症状。

诊断取决于临床发现，这些发现显示出与已知的神经系统疾病不相容的明确证据。这些通常应由具有神经系统疾病诊断专业知识的医疗服务专业人员在整个临床背景下诱导和解释。诊断不是排除性的，也可以在患有癫痫或多发性硬化症等神经系统疾病的个体中进行诊断。不应仅仅因为检查结果正常或症状“古怪”就作出诊断。通过检查，可以揭示内在的不一致性，是证明不相容的一种方法（即证明：通过一种检查方法诱导出的躯体症状，当用另一种方法检查时，就不再呈现）。这种“阳性”的检查结果有数十个例子。表明与已知的神经系统疾病不相容的检查结果示例包括：

- 功能性肢体无力或麻痹：胡佛征（Hoover's sign），髋关节伸展无力恢复正常强度，对侧髋关节对抗阻力屈曲；髋关节外展征，大腿外展无力恢复正常，对侧髋关节对抗阻力外展；或躺在床上的表现（如踝关节跖屈无力）与另一项任务（如脚尖走路的能力）之间存在差异。
- 功能性震颤：震颤夹带试验，当个体通过模仿检查者用对侧手或脚进行有节奏的运动而分心时，震颤会改变。当震颤“夹带”未受影响的手或脚的节奏、震颤被压制或个体不能模仿简单的节奏运动时，测试为阳性。功能性肢体震颤的其他特征包括震颤频率或方向的变化。
- 功能性肌张力障碍：通常表现为踝关节的固定倒置位置，握紧的拳头或单侧颈阔肌收缩，通常突然发作。
- 类似抽搐或晕厥的发作［也称功能性或分离性（非癫痫性）抽搐］：提示功能性神经症状障碍（转换障碍）的特征包括持续性闭眼，有时会抵抗睁开，保持觉知的双侧运动或持续时间超过 5 分钟。通常需要结合临床特征，并且可以通过同步出现正常的脑电图来支持（尽管只有这一点并不足以排除所有形式的癫痫或晕厥）。
- 功能性语音症状：语音发音和发声的内部不一致。
- 功能性视觉症状：管状视野和测试显示视力内部不一致，如“云雾测量法”（即当个体睁开双眼查看视力表时，“好”的眼睛被轻微地模糊化了，所以任何有用的双眼视觉都必须是“坏”眼睛功能的结果）。

非常重要的是，功能性神经症状障碍（转换障碍）的诊断应基于全面的临床表现而不是单一的临床发现。

相关特征

许多有关特征可支持功能性神经症状障碍（转换障碍）的诊断，尽管没有一个是特异性的。可能存在其他功能性躯体症状或障碍的病史，尤其是涉及疼痛和疲乏的。该障碍的起病可能与应激或创伤有关，本质上可以是心理性的，也可以是躯体性的。与应激或创伤在时间上的紧密关系，可能提示了基础的病因上的相关性。虽然对应激和创伤的评估很重要，但是多达 50% 的个体可能没有经历这些事件，如果没有发现，则不应否认该诊断。

功能性神经症状障碍（转换障碍）经常与分离症状有关，如人格解体、现实解体和分离性遗忘症，特别是在症状起始或发作期间。

泰然处之（La belle indifférence）的现象（即对症状的性质和意义缺乏担忧）与功能性神经症状障碍（转换障碍）有关，但并非典型的，不应用于诊断。同样，继发性获益的概念（即个体获得外部利益，如获得钱财或逃避责任）也并非功能性神经症状障碍（转换障碍）所特有的。

患病率

在功能性神经症状障碍（转换障碍）中，短暂性功能性神经症状很常见，但该障碍确切的患病率尚不清楚。根据美国和北欧的研究，个体持续性功能性神经症状的发生率估计为每年 4/100000 ～ 12/100000。尽管数据有限，但专科诊所的患病率似乎更高。例如，5% 日本精神病诊所的 9 ～ 17 岁门诊患者以及 6% 阿曼精神病医院的成人和青少年住院患者被给予了功能性神经症状障碍（转换障碍）的诊断。在苏格兰和澳大利亚的研究中，约有 5% ～ 15% 的神经病学诊所的个体被诊断为功能性神经症状障碍（转换障碍）。

发展与病程

在整个生命周期都可能报告该障碍的起病。非癫痫性发作的平均起病在 20 ～ 29 岁，而运动症状的平均起病在 30 ～ 39 岁。这些症状可能是短暂的，也可能是持续的。年幼儿童的预后优于青少年和成人。

风险与预后因素

气质的：适应不良的人格特质，尤其是情绪不稳定，通常与功能性神经症状障碍（转换障碍）有关。

环境的：患者可能存在儿童期受虐和被忽视的病史。包括躯体伤害在内的应激性生活事件是经常的但不是普遍的触发因素。

遗传与生理的：存在可引起类似症状的神经系统疾病，这些疾病是该障碍的风险因素［如约五分之一的功能性（非癫痫性）抽搐的个体也患有癫痫］。

病程影响因素：症状持续时间短，以及对诊断的接纳，是正性的预后因素。适应不良的人格特质、存在共病的躯体疾病以及是伤残福利的接受者，可能都是负性的预后因素。

与文化相关的诊断问题

无反应发作（包括抽搐）和运动症状是不同文化背景中最常见的功能性神经症状。功能性神经症状和分离症状的高共病在跨文化中是常见的，尤其是在非癫痫性发作的个体中。在某些文化认同的仪式中，类似于功能性神经症状和分离症状的改变很常见。如果症状在特定的文化背景下能获得充分解释，且未导致有临床意义的痛苦或失能，则不应诊断功能性神经症状障碍（转换障碍）。

与性和性别相关的诊断问题

对于大多数症状表现而言，女性患功能性神经症状障碍（转换障碍）的概率比男性高 2 ～ 3 倍。一项大型临床研究发现，在该障碍中，男性认知损害和无力的发生率较高，女性过去的性和躯体创伤的经历较多。

与自杀想法或行为的相关性

功能性神经症状障碍（转换障碍）的队列研究大多显示出更高的自杀想法和自杀企图率。在神经内科门诊有功能性症状的个体比有已知的神经系统疾病的个体有更高的自杀想法。在土耳其进行的一项针对连续就诊的 100 名患有功能性神经症状障碍（转换障碍）的精神科门诊患者的研究发现，与那些没有自杀企图的个体相比，自杀企图的病史与酒精使用的风险、儿童期虐待的病史以及分离症状的严重程度更相关。

功能性神经症状障碍（转换障碍）的功能性后果

有功能性神经症状障碍（转换障碍）的个体可能会发生严重的躯体失能。失能的严重程度与有类似已知躯体疾病的个体所经历的相似。

鉴别诊断

已知的神经系统疾病：主要的鉴别诊断是能够更好地解释该症状的神经系统疾病。在全面的神经系统评估后，随诊时很少发现导致该症状的意外的神经系统疾病。然而，如果该症状看似是进行性的，则需要再次评估。功能性神经症状障碍（转换障碍）通常与已知的神经系统疾病并存，并且可能是某些进行性神经系统疾病的前驱状态的一部分。

躯体症状障碍：对有些情况，除了躯体症状障碍外，也可诊断为功能性神经症状障碍（转换障碍）。在躯体症状障碍中，大部分躯体症状不能证明与已知的神经系统疾病或躯体疾病明显不相符，而在功能性神经症状障碍（转换障碍）中，这种不相符是作出诊断所需的。

做作性障碍与诈病：功能性神经症状障碍（转换障碍）描述了真正经历过的症状，而不是故意产生的症状（即不是伪装的）。然而，若存在明确的伪造证据（如报告和观察到的日常生活活动之间的明显差异），则表明：如果个体是为了获得明显的外部犒赏，则是诈病；如果不是为了外部犒赏，则是做作性障碍。

分离障碍：分离症状在有功能性神经症状障碍（转换障碍）的个体中是常见的。如果功能性神经症状障碍（转换障碍）和分离障碍同时存在，则给予这两种诊断。

躯体变形障碍：有躯体变形障碍的个体会过度担忧自己感知到的躯体缺陷，但不抱怨受到影响的躯体部分的感觉或运动功能的症状。

抑郁障碍：在抑郁障碍中，个体可能报告肢体有一般性的沉重感，而功能性神经症状障碍（转换障碍）的无力更局限、更显著。还可通过判断是否存在核心的抑郁症状来鉴别抑郁障碍与功能性神经症状障碍（转换障碍）。

惊恐障碍：阵发性神经系统症状（如震颤和感觉异常）可出现在功能性神经症状障碍（转换障碍）和惊恐发作中。在惊恐发作中，神经系统症状通常与典型的心肺症状和保留的觉知相关。失去觉知，伴有对发作的遗忘，出现在功能性抽搐中而不是惊恐发作中。

共病

焦虑障碍（特别是惊恐障碍）和抑郁障碍通常与功能性神经症状障碍（转换障碍）同时出现。躯体症状障碍也可能与功能性神经症状障碍（转换障碍）同时出现。在有功能性神经症状障碍（转换障碍）的个体中，人格障碍比在普通人群中更常见。神经系统疾病或其他躯体疾病通常也与功能性神经症状障碍（转换障碍）同时存在。

影响其他躯体疾病的心理因素

诊断标准　　F54

A. 存在一种躯体症状或躯体疾病（而不是精神障碍）。

B. 心理或行为因素通过下列方式之一负性地影响躯体疾病：
   1. 这些因素影响了躯体疾病的病程，表现为心理因素与躯体疾病的发展、加重或延迟康复在时间上高度相关。
   2. 这些因素干扰了躯体疾病的治疗（如依从性差）。
   3. 这些因素对个体构成了额外的明确的健康风险。
   4. 这些因素影响了基础的病理生理，促发或加重了症状，或导致需要医疗关注。

C. 诊断标准B中的心理和行为因素不能用其他精神障碍（如惊恐障碍、重性抑郁障碍、创伤后应激障碍）来更好地解释。

标注目前的严重程度：

轻度：增加医疗风险（如对降血压治疗的依从性差）。

中度：加重基础的躯体疾病（如焦虑加重哮喘）。

重度：导致患者住院或去急诊室。

极重度：导致严重的危及生命的风险（如忽略心脏病发作的症状）。

诊断特征

影响其他躯体疾病的心理因素的核心特征是存在一种或更多临床显著的心理或行为因素，通过增加痛苦、死亡或失能的风险来负性地影响躯体疾病（诊断标准B）。这些因素还会通过影响病程或治疗，通过构成额外的已确认的健康风险因素，或通过影响基础的病理生理来促发或加重症状，或通过导致医疗关注来负性地影响躯体疾病。

心理或行为因素包括心理痛苦、人际交往模式、应对风格，以及适应不良的健康行为，如对症状的否认或对医疗建议的不依从。常见的临床案例是焦虑加重的哮喘患者否认急性胸痛治疗的需要，以及有糖尿病，希望降低体重的个体对胰岛素的操纵。许多不同的心理因素已被证明会负性地影响躯体疾病，如抑郁或焦虑症状、应激性生活事件、人际关系的风格、人格特质和应对风格。负性影响的范围可从急性的、立即的躯体疾病后果［如应激性心肌病（Takotsubo）］到慢性的、经过很长时间才出现的后果（如慢性职业应激增加高血压的风险）。受影响的躯体疾病可以是明确的病理生理性疾病（如糖尿病、癌症、冠心病）、功能性综合征（如偏头痛、肠易激综合征、纤维肌痛）或特发性躯体症状（如疼痛、疲乏、眩晕）。

该诊断适用于那些心理因素对躯体疾病的效应是明显的，以及心理因素对躯体疾病的病程或后果有临床显著影响的情况。作为对躯体疾病的反应而发生的异常的心理或行为症状更适合诊断为适应障碍（对已确定应激源的临床显著的心理反应）。必须有合理的证据来支持心理因素与躯体疾病有关，尽管通常不太可能证明直接的因果关系或涉及该关系的机制。

患病率

影响其他躯体疾病的心理因素的患病率尚不清楚。在美国私人保险公司的账单数据中，该诊断比 DSM-Ⅳ中的躯体形式障碍更常见。

发展与病程

影响其他躯体疾病的心理因素可发生在整个生命周期。对于幼儿，从父母或学校了解的确凿既往史有助于进行诊断性评估。一些疾病是特定生命阶段的特征（如在老年人中，与作为生病的配偶或伴侣的照料者有关的压力）。

与文化相关的诊断问题

许多文化间的差异可能影响心理因素，以及它们对躯体疾病的影响，如语言和交流的风格、痛苦的习语、疾病的解释模式、寻求健康服务的模式、服务的易得性、医患关系、其他康复实践、家庭和性别角色，以及对待疼痛和死亡的态度。应将影响其他躯体疾病的心理因素与特定文化的应对行为相鉴别，如接触宗教、精神或传统治疗者或在文化中可接受的疾病管理的其他形式，这些行为代表了帮助治疗躯体疾病的尝试。这些当地的实践可能是对以循证为基础的干预的补充而不是阻碍。使用替代治疗方法可能会延迟医疗服务的使用并影响结果，但是当治疗实践是以文化认可的方式解决问题时，这些实践不应被归入影响其他躯体疾病的心理因素。

影响其他躯体疾病的心理因素的功能性后果

心理和行为因素已被证明能影响许多躯体疾病的病程。

鉴别诊断

由其他躯体疾病所致的精神障碍： 精神障碍的症状与躯体疾病的症状在时间上

的相关性也是由其他躯体疾病所致的精神障碍的特征，但假定的病因是相反的方向。在由其他躯体疾病所致的精神障碍中，躯体疾病被判断是通过直接的生理机制引起精神障碍的。在影响其他躯体疾病的心理因素中，心理或行为因素被判断会影响躯体疾病的病程。

适应障碍：作为对躯体疾病的反应而发生的异常的心理或行为症状，更适合诊断为适应障碍（对已确定应激源的临床显著的心理反应）。例如，若有心绞痛的个体，任何时候发怒都会触发心绞痛，将被诊断为影响其他躯体疾病的心理因素；若有心绞痛的个体产生了适应不良的预期焦虑，则被诊断为适应障碍伴焦虑。然而，在临床实践中，心理因素和躯体疾病通常是互相加重的因素（如焦虑既是心绞痛触发因素又是心绞痛的后果），在这样的案例中，区别是主观的。其他精神障碍经常导致躯体并发症，最常见的是物质使用障碍（如酒精使用障碍、烟草使用障碍）。如果个体有同时存在的重性精神障碍，该障碍对其他躯体疾病产生负性影响或导致其他躯体疾病，则应同时诊断为精神障碍和躯体疾病。当心理特质或行为不符合某种精神障碍的诊断标准时，可诊断为影响其他躯体疾病的心理因素。

躯体症状障碍：躯体症状障碍的特征性表现为存在痛苦的躯体症状，以及作为对这些症状的反应或与健康担忧有关的过度或适应不良的想法、感受和行为的组合。在躯体症状障碍中，个体可能有也可能没有可诊断的躯体疾病。作为对比，在影响其他躯体疾病的心理因素中，心理因素负性地影响躯体疾病；个体的想法、感受和行为不一定过度。两者的重点不同而并无清晰的区别。在影响其他躯体疾病的心理因素中，强调躯体疾病的加重（如不论何时，当有心绞痛的个体焦虑时，都可能触发他的心绞痛）。在躯体症状障碍中，强调适应不良的想法、感受和行为（如有心绞痛的个体不断担心心脏病发作，每天数次量血压，并且限制自己的活动）。

疾病焦虑障碍：疾病焦虑障碍的特征是存在高度的疾病焦虑，导致痛苦和/或对日常生活的破坏，伴有最少的躯体症状。该障碍的焦点是个体担心自己将患病，但在大多数案例中，个体并无严重的躯体疾病。在影响其他躯体疾病的心理因素中，焦虑可能是影响躯体疾病的相关心理因素，但临床关注的是对躯体疾病的负性影响。

共病

根据定义，作出影响其他躯体疾病的心理因素的诊断，需要有相关的心理或行为综合征或特质以及共病的躯体疾病。

做作性障碍

诊断标准

对自身的做作性障碍 **F68.10**

A. 伪造躯体或心理上的体征或症状，或自我诱导损伤或疾病，与确定的欺骗有关。

B. 个体在他人面前表现出自己是有病的、受损的或损伤的。
C. 即使没有明确的外部犒赏，欺骗行为也是显而易见的。
D. 这些行为不能用其他精神障碍（如妄想障碍或其他精神病性障碍）来更好地解释。

标注：

单次发作。

反复发作（两次或多次的伪造疾病和/或自我诱导损伤）。

对他人的做作性障碍（先前的“代理做作性障碍”） **F68.A**

A. 伪造他人躯体或心理上的体征或症状，或诱导他人使其产生损伤或疾病，与确定的欺骗有关。
B. 个体使另一个体（受害者）在他人面前表现出有病的、受损的或损伤的。
C. 即使没有明确的外部犒赏，欺骗行为也是显而易见的。
D. 这些行为不能用其他精神障碍（如妄想障碍或其他精神病性障碍）来更好地解释。

注：加害者适用这个诊断，而不是受害者。

标注：

单次发作。

反复发作（两次或多次的伪造疾病和/或诱导损伤）。

记录步骤

当个体伪造他人（如儿童、成人、宠物）患有疾病时，诊断为对他人的做作性障碍。加害者被给予这一诊断，而不是受害者。受害者可能会被给予虐待相关诊断（如 T74.12X；参见本手册“可能成为临床关注焦点的其他状况”一章）。如果一个患有对他人的做作性障碍的个体也欺骗性地表现出自己的疾病或损伤，则可以同时诊断为对自身的做作性障碍和对他人的做作性障碍。

诊断特征

做作性障碍的核心特征是伪装自己或他人存在躯体或心理体征或症状，与确定的欺骗有关。有做作性障碍的个体也会为了自己或他人的后续被诱发的损伤或疾病而寻求治疗。作出该障碍的诊断需要证明个体在缺少明显外部犒赏的情况下，采取秘密行动以歪曲、冒充或引起疾病或损伤的体征和症状。做作性障碍的诊断强调客观识别伪装的疾病的体征和症状，而不是伪造者的个人动机。伪装疾病的方法可包括夸大、伪造、模仿和诱发。虽然可能存在先前的躯体疾病，但与欺骗有关的欺诈行为或诱导损伤，会使他人认为该个体（或对他人的做作性障碍案例中的受害者）的疾病或损害更为严重，从而导致过度的临床干预。例如，有做作性障碍的个体可能报告在配偶死亡后自己有抑郁和自杀的想法或行为，尽管实际上个体的配偶并没有死亡或个体并没有配偶；个体欺诈性地报告神经系统症状的发作（如抽搐、眩晕或黑矇）；个体操纵实验室检查（如往小便中加血）来错误地表示存在异常；个体伪造医疗记录以证明患有一种疾病；个体吞食一种物质（如胰岛素或华法林）以诱导实验室结果发生异常或表明患有疾病；个体伤害自己的躯体或在自己或他人身上诱导疾病（如通过注射排泄物以制造脓肿的症状或诱导败血症）。虽然有做作性障碍的个体最常向健康服务专业人员寻求帮助，以治疗其做作性症状，但一些有做作性障碍的个体会就有关疾病或受伤的情况选择亲自或在线误导社区成员，而不一定让医疗服务专业人员参与。

相关特征

有对自己或对他人的做作性障碍的个体，由于对自身和他人造成伤害，面临着强烈的心理痛苦或功能损害的风险。家庭、朋友、宗教领袖和健康服务专业人员同样会受到他们行为的负性影响（如花费时间、精力和资源为伪造者提供医疗服务和情感支持）。有对他人的做作性障碍的个体有时会错误地声称自己的孩子存在教育缺陷或失能，他们要求被特别关注，这通常给教育专业人员带来很大的不便。

做作性障碍的一些方面可能代表着犯罪行为（如在对他人的做作性障碍中，父母的行为是对儿童的虐待和粗暴对待），这种犯罪行为和精神障碍不是互相排他的。而且，这样的行为（包括诱导损伤或疾病）与欺骗有关。

患病率

做作性障碍的患病率尚不清楚，或许是因为欺骗的作用。即使在已知的案例中，健康服务专业人员也很少记录诊断，这使确定该障碍患病率的工作更加复杂。

对接受精神医学会诊的美国综合医院住院患者的研究显示，约 1% 的患者的表现符合做作性障碍的诊断标准。在三级医疗机构中比在基础医疗机构中更频繁地遇到对自己或对他人的做作性障碍。

发展与病程

做作性障碍通常是间歇性发作的。单次发作和持续的、不间断的发作都很少见。该障碍通常起病于成人早期，在住院治疗某种躯体疾病或精神障碍之后。如果是对他人的做作性障碍，则可能始于个体的孩子或其他被照料者住院之后。在那些反复发作的伪装疾病体征和症状和 / 或诱导损伤的个体中，这一连续地欺骗医务人员的接触模式（包括住院治疗）可能是终身性的。

与性和性别相关的诊断问题

尽管该障碍的患病率尚不清楚，但对所有案例系列和研究的汇总分析发现，患做作性障碍的个体有三分之二是女性，三分之一是男性。

鉴别诊断

欺骗、以避免法律责任：照料者对被照料者的虐待性损伤说谎往往是为了保护他们自己，以避免承担责任，这种情况不应被诊断为对他人的做作性障碍，因为免于承担责任是一种外部犒赏（诊断标准 C，即使没有明显的外部犒赏，欺骗行为也是显而易见的）。通过观察、分析医疗记录和/或访谈他人，若发现照料者广泛性地说谎已超过自我保护的需要，则可诊断为对他人的做作性障碍。

躯体症状及相关障碍：在躯体症状障碍和疾病焦虑障碍的寻求服务型中，可能有对感知到的躯体症状担忧的过度关注和寻求治疗，但没有证据表明个体提供了虚假信息或实施了欺骗行为。

诈病：借助“通过故意报告症状以谋取个人利益（如金钱、休假）”这一点，可将诈病与做作性障碍相区分。作为对比，对做作性障碍的诊断要求疾病的伪造不能完全用外部犒赏来解释。然而，做作性障碍和诈病并非相互排斥的。在任何单个案例中，动机可能是多种多样的，并且会根据环境和他人的反应而变化。

功能性神经症状障碍（转换障碍）：功能性神经症状障碍（转换障碍）的特征性表现为存在与神经病理学和生理学不一致的神经系统症状。伴有神经系统症状的做作性障碍可通过有欺骗性的伪造症状的证据来与功能性神经症状障碍（转换障碍）相区分。

边缘型人格障碍：在没有自杀意图时，故意的自我躯体伤害也可能出现在有关的其他精神障碍中，如边缘型人格障碍。做作性障碍要求诱导损伤与欺骗有关。

与故意的症状伪造无关的躯体疾病或精神障碍：那些不符合可确认的躯体疾病或精神障碍的疾病症状和体征的表现，增加了诊断做作性障碍的可能性。然而，做作性障碍的诊断不能排除存在真实的躯体疾病或精神障碍，因为共病的疾病经常出现在有做作性障碍的个体中，如操纵血糖水平产生症状的个体也可能有糖尿病。

其他特定的躯体症状及相关障碍

F45.8

此类型适用于那些具备躯体症状及相关障碍的典型症状，且引起有临床意义的痛苦，或导致社交、职业或其他重要功能方面的损害，但不符合躯体症状及相关障碍诊断类别中任何一种障碍的全部诊断标准的情况。

能够归类为“其他特定”情况的示例如下：

1. **短暂躯体症状障碍：**症状的病程少于 6 个月。
2. **短暂疾病焦虑障碍：**症状的病程少于 6 个月。
3. **无过度的与健康相关的行为或适应不良的回避的疾病焦虑障碍：**不符合疾病焦虑障碍的诊断标准 D。
4. **假孕：**错误的怀孕信念，伴有客观的怀孕的症状和体征。

未特定的躯体症状及相关障碍

F45.9

此类型适用于那些具备躯体症状及相关障碍的典型症状，且引起有临床意义的痛苦，或导致社交、职业或其他重要功能方面的损害，但不符合躯体症状及相关障碍诊断类别中任何一种障碍的全部诊断标准的情况。除非存在非常明确的不同寻常的情境，因信息不足而无法作出更特定的诊断，否则不能使用未特定的躯体症状及相关障碍这一诊断。

喂食及进食障碍

喂食及进食障碍以进食或进食相关行为的持续性紊乱为特征，导致食物消耗或吸收的改变，并显著损害躯体健康或心理社会功能。本章为异食障碍、反刍障碍、回避性/限制性摄食障碍、神经性厌食、神经性贪食和暴食障碍提供了诊断标准。

神经性厌食、神经性贪食、暴食障碍的诊断标准在分类上是相互排斥的，因此在单次发作期间，只能作出其中一项诊断，因为尽管这些障碍存在一些共同的心理特征和行为特征，但它们的临床病程、造成的后果和治疗需求差异显著。

一些具有本章所描述的障碍的个体报告其进食相关症状与有物质使用障碍的个体相似，如渴求和强迫性使用的模式。该相似性反映了这两类障碍可能有同一神经系统的参与，包括在两类障碍中参与自我控制和犒赏调节的系统。然而，在喂食及进食障碍和物质使用障碍发展和持续的过程中，我们对那些共同因素和不同因素的相对作用仍然了解得不充分。

最后，DSM-5 未将肥胖症作为一种精神障碍。肥胖症（躯体脂肪过多）是由长期摄取过多能量造成的。遗传、生理、行为和环境等一系列因素促成了肥胖症的发展。因此，肥胖症未被视为精神障碍。然而，肥胖症与一些精神障碍（如暴食障碍、抑郁和双相障碍、精神分裂症）存在强烈的相关性。一些精神活性药物的副作用对肥胖症的发展有着重要的影响，同时，肥胖症也是导致一些精神障碍（如抑郁障碍）发展的风险因素。

异食障碍

诊断标准

A. 持续进食非营养性、非食用性物质至少 1 个月。

B. 所进食的非营养性、非食用性物质与个体的发育水平不相符。

C. 这种进食行为并非文化支持的或正常社会实践的一部分。

D. 如果进食行为出现在其他精神障碍［如智力发育障碍（智力障碍）、自闭症（孤独症）谱系障碍、精神分裂症］或躯体疾病（包括怀孕）的背景下，则它需要严重到引起额外的临床关注。

编码备注：儿童异食障碍，ICD-10-CM 的编码为 F98.3；成人异食障碍，ICD-10-CM 的编码为 F50.89。

标注如果是：

缓解：在先前符合异食障碍的全部诊断标准后，持续一段时间不符合诊断标准。

诊断特征

异食障碍的核心特征是以持续性方式进食一种或多种非营养性、非食用性物质至少1个月（诊断标准A）并严重到需要临床关注。摄入的典型物质通常基于年龄和易得性而变化，包括纸、肥皂、布、头发、绳子、羊毛、土壤、粉笔、滑石粉、油漆、口香糖、金属、石子、木炭、煤、灰、黏土、淀粉或冰块。使用术语非食用性是因为异食障碍这一诊断不适用于摄入含极少量营养成分的节食产品的情况。个体通常不厌恶食物。进食非营养性、非食用性物质必须与发育水平不相符（诊断标准B），且并非文化支持的或正常社会实践的一部分（诊断标准C）。建议诊断异食障碍的最小年龄为2岁，以排除婴儿在发育过程中正常地将物品吃进嘴里的行为。进食非营养性、非食用性物质可以是其他精神障碍［如智力发育障碍（智力障碍）、自闭症（孤独症）谱系障碍、精神分裂症］的有关特征。如果进食行为只出现在其他精神障碍的背景下，只有进食行为严重到需要额外的临床关注时，才诊断为异食障碍（诊断标准D）。

相关特征

尽管一些案例报告维生素或矿物质缺乏（如锌、铁），但并未发现特定的生物学异常。在一些案例中，异食障碍只在一般躯体疾病的并发症［如机械性肠道问题、肠梗阻（如粪石所致的）、肠穿孔、感染（如食入粪便或污物导致的弓形虫病和蛔虫病）、中毒（如摄入含铅油漆）］出现后才引起临床关注。

患病率

有限的数据表明，在学龄儿童中，异食障碍的患病率约为5%。约三分之一的孕妇，特别是那些食品安全得不到保障（即无法可靠地获得负担得起的营养食品）的孕妇，存在异食障碍。异食障碍与缺乏食品和维生素有关。

发展与病程

异食障碍可起病于儿童期、青少年期或成年期，儿童期起病最常被报告。异食障碍可在其他方面发育正常的儿童中出现，但成人的异食障碍似乎更可能发生在智力发育障碍（智力障碍）或其他精神障碍的背景下。该障碍的病程可能持续并导致急诊（如肠梗阻、急性体重下降、中毒）。该障碍的潜在致命性与个体对部分物质的摄入有关。

风险与预后因素

环境的：忽视、缺乏监管和发育迟缓均可使个体的患病风险增加。

与文化相关的诊断问题

在一些人群中，泥土或其他非营养性物质被认为有精神价值、药用价值或其他社会价值，相关进食行为可能是受到文化支持的实践或正常的社会实践。有这种行为的个体不应被诊断为异食障碍（诊断标准C）。异食行为可能在某些文化群体中普遍存在，但在没有做进一步评估的情况下，不应将其假定为具有社会正常性。

与性和性别相关的诊断问题

异食障碍在男性和女性中均可出现。进食非营养性、非食用性物质还可见于孕期，此时个体可能出现特定的渴求（如粉笔或冰块）。在孕期，只有当这种渴求导致个体摄入非营养性、非食用性物质并构成潜在的医疗风险时，个体才应被诊断为异食障碍。一项全球性的元分析显示，在孕期和/或产后期间，异食障碍的患病率为28%。

诊断标志物

腹部平片、超声和其他扫描方法可显示与异食障碍相关的梗阻。血液检查和其他实验室检查可用来确定中毒的程度或感染的性质。

异食障碍的功能性后果

异食障碍可显著损害躯体功能，但它很少是个体社会功能受损的唯一原因。异食障碍通常与和社会功能受损相关的其他障碍同时出现。

鉴别诊断

进食非营养性、非食用性物质的行为可出现在其他精神障碍［如自闭症（孤独症）谱系障碍、精神分裂症］和克莱恩-莱文综合征（Kleine-Levin syndrome）的病程中。在任何此种情况下，只有进食行为持续出现且严重到需要额外的临床关注时，才给予个体异食障碍的诊断。

神经性厌食：临床工作者可通过非营养性、非食用性物质的摄入情况将异食障碍与其他喂食及进食障碍相区分。但重要的是，我们要注意到神经性厌食的一些临床表现，包括摄入非营养性、非食用性物质（如纸巾），以企图控制食欲。在这样的案例中，当个体将进食非营养性、非食用性物质作为控制体重的主要手段时，应将其诊断为神经性厌食。

做作性障碍：一些有做作性障碍的个体可能故意摄入异物并伪造躯体症状。在这样的案例中，个体以欺骗为目的，故意诱发损伤或疾病。

非自杀性自伤与人格障碍中的非自杀性自伤行为：一些个体在人格障碍或与非自杀性自伤有关的适应不良行为模式的背景下，可能吞食具有潜在伤害性的物品（如大头针、缝衣针、小刀）。

共病

最常与异食障碍共病的障碍是自闭症（孤独症）谱系障碍和智力发育障碍（智力障碍），较为少见的是精神分裂症和强迫症。异食障碍可与拔毛癖（拔毛障碍）和抓痕（皮肤搔抓）障碍有关。典型的共病表现是摄入毛发或皮肤。异食障碍还可与回避性/限制性摄食障碍有关，特别是那些在临床表现上伴有强烈的感觉偏好的个体。一旦确定个体有异食障碍，就应该在评估时考虑胃肠道并发症、中毒、感染和营养缺乏的可能性。

反刍障碍

诊断标准 F98.21

A. 反复反流食物，至少持续 1 个月。反流的食物可能会被再次咀嚼、再次吞咽或吐出。

B. 反复的反流不能归因于有关的胃肠道疾病或其他躯体疾病（如胃食管反流、幽门狭窄）。

C. 这种进食障碍不能仅仅出现在神经性厌食、神经性贪食、暴食障碍或回避性/限制性摄食障碍的病程中。

D. 如果症状出现在其他精神障碍［如智力发育障碍（智力障碍）或其他神经发育障碍］的背景下，则它需要严重到引起额外的临床关注。

标注如果是:

缓解：在先前符合反刍障碍的全部诊断标准之后，持续一段时间不符合诊断标准。

诊断特征

反刍障碍的核心特征是喂食或进食后反复发生反流至少 1 个月（诊断标准 A）。先前吃下的的食物（部分食物可能已经被消化）在个体没有明显的恶心、不自主的干呕或厌恶的情况下反流到嘴里。食物可能会被再次咀嚼，然后从嘴里吐出或再次咽下。反刍障碍中的反流应当是频繁的，每周至少发生数次，通常每天都会发生。这种行为不能用胃肠道疾病或其他躯体疾病（如胃食管反流、幽门狭窄）来更好地进行解释（诊断标准 B），且不能仅仅出现在神经性厌食、神经性贪食、暴食障碍或回避性/限制性摄食障碍的病程中（诊断标准 C）。症状如果出现在其他精神障碍［如智力发育障碍（智力障碍）］的背景下，必须严重到引起额外的临床关注（诊断标准 D），且应当是需要被干预的表现的主要方面。该障碍终身均可诊断，特别是在有智力发育障碍（智力障碍）的个体中。许多有反刍障碍的个体可直接被临床工作者观察到出现该行为。在其他情况下，临床工作者可根据自我报告或父母、照料者提供的支持信息作出诊断。个体可能将该行为描述为习惯性的或不受他们控制的行为。

相关特征

有反刍障碍的婴儿表现出典型的姿势，即绷紧和弓起背部并保持头部向后，同时用舌头做出吸吮的动作。他们给人的印象是能够从这种活动中得到满足。他们在反刍发作期间可能是易激惹的和饥饿的。体重减轻和体重增长未达到预期是有反刍障碍的婴儿的常见特征。尽管婴儿有明显的饥饿感并摄入相对大量的食物，但仍可能出现营养不良；严重时，婴儿在每次进食后会立即反流并排出反流食物。营养不良也可出现在年龄更大的儿童和成人中，特别是在反流伴有摄食限制时。

青少年和成人可能尝试通过用手捂住嘴或咳嗽的方式来掩饰反流行为。一些个体由于这种公认的社交不良行为而回避与他人共餐。这种情况可以扩展到先于社交情境的进食回避，例如在工作场所或学校（因可能伴有反流而回避吃早餐）。

患病率

尽管反刍障碍在历史上主要用于描述有智力障碍的个体，但欧洲有关患病率的有限数据表明，该障碍可能发生在 1% ～ 2% 的学龄儿童中。

发展与病程

反刍障碍可起病于婴儿期、儿童期、青少年期或成年期。婴儿的起病年龄通常为 3 ～ 12 个月。在婴儿中，该障碍通常自发缓解，但其病程可持续并可导致急诊（如重度营养不良）。该障碍有潜在的致命性，特别是在婴儿期。反刍障碍可以是偶发性的，也可持续出现直至获得治疗。在婴儿以及年龄更大的有智力发育障碍（智力障碍）或其他神经发育障碍的个体中，反流和反刍行为似乎具有自我缓解或自我激发的功能，类似于其他重复运动行为，如撞击头部。

风险与预后因素

环境的：心理社会问题，例如，缺乏刺激、被忽视、应激性生活情境及亲子关系问题均为婴儿和幼儿的易感因素。

反刍障碍的功能性后果

继发于反复反流的营养不良可能与生长迟缓有关，并对发育和学习潜能有负性影响。一些年龄更大的有反刍障碍的个体由于不想在社交场合出现反流而故意限制食物摄取，他们可能因此表现出体重减轻或低体重。对于年龄更大的儿童、青少年和成人，他们的社会功能更可能受到负性影响。

鉴别诊断

胃肠道疾病：将反刍障碍中的反流与以胃食管反流或呕吐为特征的其他疾病进行区分非常重要。临床工作者通常可以通过病史和临床观察排除其他躯体疾病，如胃轻瘫、幽门狭窄、食管裂孔疝以及婴儿的桑迪弗综合征（Sandifer syndrome）。

神经性厌食与神经性贪食：有神经性厌食和神经性贪食的个体也可能出现反流，并随后吐出食物。这些个体因担心体重增长而将此作为处理摄入能量的一种方式。

共病

与反刍有关的反流可以发生在同时出现的躯体疾病或其他精神障碍（如广泛性焦虑障碍）的背景下。如果反流发生在这种背景下，只有当紊乱的严重程度超出这些疾病或障碍的通常程度并需要额外的临床关注时，才能诊断为反刍障碍。

回避性 / 限制性摄食障碍

诊断标准 F50.82

A. 喂食及进食障碍（如明显缺乏对进食或食物的兴趣，基于食物的感官特征来回避食物，担心进食的不良后果）与下列一项（或更多）有关：
   1. 体重明显减轻（或体重增长未能达到预期、儿童期增长缓慢）。
   2. 显著的营养缺乏。
   3. 依赖胃肠道喂养或口服营养补充剂。
   4. 显著干扰了心理社会功能。

B. 这种障碍不能用缺乏可获得的食物或有关的文化支持的实践来更好地进行解释。

C. 这种障碍不能仅仅出现在神经性厌食、神经性贪食的病程中，也没有证据表明个体存在对自己体重或体型的体验障碍。

D. 这种障碍不能归因于并发的躯体疾病，或用其他精神障碍来更好地进行解释。若这种障碍出现在其他疾病或障碍的背景下，则有该障碍的个体应存在不同于有关疾病或障碍的常规进食表现并引起额外的临床关注。

标注如果是：

缓解：在先前符合回避性 / 限制性摄食障碍的全部诊断标准之后，持续一段时间不符合诊断标准。

诊断特征

回避性 / 限制性摄食障碍所涉及的对象包括年龄较大的儿童、青少年和成人，该诊断替代并扩展了 DSM-Ⅳ中婴儿或儿童早期的喂食障碍的诊断。回避性 / 限制性摄食障碍的主要诊断特征是对食物摄取的回避或限制，与以下一种或多种后果有关：体重明显减轻，显著的营养缺乏（或相关的健康影响），依赖胃肠道喂养或口服营养补充剂，或显著地干扰了心理社会功能（诊断标准 A）。

在一些个体中，对食物的回避或限制可能基于食物的感官特征，例如，对外观、颜色、气味、口感、温度或味道极度敏感。该行为可描述为“限制性进食”“选择性进食”“挑食”“硬着头皮进食”“慢性食物拒绝”和“新食物恐怖症”，并且可能表现为拒绝进食特定品牌的食物或不愿忍受他人所吃食物的气味。与自闭症有关的感官敏感性增加的个体可能表现出类似的行为。

对食物的回避或限制可能还代表个体存在与经历或预期发生某种负性体验之后摄入食物有关的负性条件反射，例如：噎得透不过气；创伤性医疗检查，通常涉及胃肠道（如食管镜检查）；反复呕吐。术语*功能性吞咽困难*和*咽异感症*也适用于此类情况。

在其他个体中，回避或限制食物表现为对进食或食物缺乏兴趣。

确定体重减轻是否明显（诊断标准 A1）需要基于临床判断，尚未完全发育的儿童和青少年的体重或身高可能无法持续沿着发育轨迹增长。

确定显著的营养缺乏（诊断标准A2）也需要基于临床评估（如饮食摄取评估、体格检查和实验室检查），且其对躯体健康的相关影响可能类似于在神经性厌食中所见的严重程度（如低体温、心动过缓、贫血）。在严重案例中，特别是在婴儿中，营养不良可能危及生命。依赖胃肠道喂养或口服营养补充剂（诊断标准A3），意味着补充喂养才能维持足够的摄入量。个体需要补充喂养的示例包括：婴儿不能茁壮成长因而需要鼻胃管喂养，有神经发育障碍的婴儿依赖全套营养补充剂，没有基础躯体疾病的个体依靠胃造瘘管喂养或全套口服营养补充剂。个体不能参与正常的社交活动，例如，与他人一起进食、上学或工作，或因受到该障碍的影响而不能维持关系，以上表现均表明心理社会功能受到显著干扰（诊断标准A4）。家庭功能的显著破坏（如家庭内允许食用的食物明显受限，要求食用特定的杂货店或餐馆提供的食物）也可能符合诊断标准A4。

回避性/限制性摄食障碍不包括回避或限制与缺乏食物（如食品不安全）或文化实践（如宗教上的禁食或正常的节食）相关的食物摄取（诊断标准B）。该障碍不能更好地用对体重或体型的过分担心（诊断标准C）或并发的躯体因素、精神障碍（诊断标准D）来解释。

相关特征

若干特征可能与回避食物或食物摄入量减少有关，并且这些特征可能因年龄而不同。非常幼小的婴儿可表现为拒绝食物、作呕或呕吐。婴儿和幼儿可能无法在进食的过程中与主要照料者交流，或在从事其他活动时不表达饥饿。在年长的儿童和青少年中，回避或限制食物可能与更广泛的情绪困难有关，但这些困难不符合焦虑、抑郁或双相障碍的诊断标准，有时被称为“食物回避性情绪障碍”。

患病率

有关回避性/限制性摄食障碍的患病率的信息很少。澳大利亚的一项研究报告指出，该障碍在15岁或以上的个体中的患病率是0.3%。

发展与病程

与摄取不足或对进食缺乏兴趣有关的回避或限制食物的情况最常在婴儿期或儿童早期出现，并可持续至成年期。基于食物感官特征的回避通常发生在10岁前，但可持续至成年期。与厌恶性后果相关的回避可发生在任何年龄段。关于长期后果的文献很少，这表明基于感官方面的食物回避或限制是相对稳定且持续的，但持续至成年期时，这种回避或限制可能与相对正常的功能有关。目前没有充分的证据将回避性/限制性摄食障碍与随后起病的进食障碍直接联系起来。

有回避性/限制性摄食障碍的婴儿可能在进食期间易激惹并难以安抚，或显得冷漠并退缩。在一些案例中，亲子互动可造成婴儿的进食问题（例如，给食物的方式不恰当，或将婴儿的行为理解为攻击或拒绝行为）。不充足的营养摄取可加重有关特征（如易激惹、发育滞后），并进一步造成喂食困难。有关因素包括婴儿的性格或那些降低婴儿对喂食的反应的发育损害。在改变照料者后，若婴儿的喂食和体重情况均有所改善，则表明父母存在精神障碍或虐待、忽视了婴儿。在婴儿、儿童和青少年中，回避性/限制性摄食障碍可能与生长迟缓有关，并且其造成的营养不良会对发育和学习的潜能产生负性影响。在年龄更大的儿童、青少年和成人中，社会功能通常会受到负性影响。在涉及其他亲友在场的喂食或进食的环境下，个体的压力会增加，无论年龄如何，家庭功能均可能受到影响。

回避性/限制性摄食障碍更常见于儿童和青少年，而非成人，且从起病到出现临床表现可能间隔很久。触发该障碍的因素多种多样，包括躯体、社会和情绪困难等。

风险与预后因素

气质的：焦虑障碍、自闭症（孤独症）谱系障碍、强迫症和注意缺陷/多动障碍可能增加个体患以回避性或限制性喂食或进食行为为特征的回避性/限制性摄食障碍的风险。

环境的：回避性/限制性摄食障碍的环境风险因素包括家族性焦虑。有进食障碍的母亲所生的孩子出现喂食紊乱的比例更高。

遗传与生理的：胃肠道疾病史、胃食管反流病、呕吐及一系列其他躯体问题与回避性/限制性摄食障碍的喂食和进食行为特征有关。

与文化相关的诊断问题

与回避性/限制性摄食障碍类似的表现出现在包括美国、加拿大、澳大利亚、欧洲、日本和中国的不同人群中。如果回避摄食只与特定的宗教或文化实践有关，则不应诊断为回避性/限制性摄食障碍。

与性和性别相关的诊断问题

回避性/限制性摄食障碍在男孩和女孩中似乎同样常见，但与自闭症（孤独症）谱系障碍共病的回避性/限制性摄食障碍则以男性为主。在某些生理条件下，特别是在妊娠的情况下，个体可出现与感官敏感性改变有关的食物回避或限制，但这通常不是绝对的，而且个体可能不完全符合该障碍的诊断标准。

回避性/限制性摄食障碍的功能性后果

有关的发育和功能限制包括躯体发育受损和对家庭功能有显著不良影响的社交困难。

鉴别诊断

摄食限制是一种非特异性症状，可以伴随许多精神障碍和躯体疾病出现，并且喂食及进食障碍的发展水平也与发育水平一致。如果个体符合全部诊断标准且进食紊乱需要特定的临床关注，则可同时诊断回避性/限制性摄食障碍与下列障碍。

其他躯体疾病（如胃肠道疾病、食物过敏和不耐受、隐匿性恶性肿瘤）：食物摄入受限可能出现在其他躯体疾病中，特别是在伴有持续症状（如呕吐、食欲缺乏、恶心、腹部疼痛或腹泻）的疾病中。诊断回避性/限制性摄食障碍要求个体出现的摄入紊乱无法直接用与疾病一致的躯体症状来解释，进食问题在被躯体疾病触发后和躯体疾病治愈后仍持续存在。

基础的躯体疾病或共病的精神障碍可能使喂食和进食情况复杂化：由于年龄更大的个体、术后的个体及接受化疗的个体经常食欲缺乏，因此对回避性/限制性摄食障碍的额外诊断需要将进食障碍作为主要的干预焦点。

儿童急性起病的神经精神综合征（PANS）所致的强迫及相关障碍：若出现急性起病症状、起病年龄晚或出现非典型症状，临床工作者需要进行全面评估，以排除由PANS所致的强迫及相关障碍的诊断。PANS的特征为：个体出现强迫症症状且突然戏剧性起病，食物摄入受到严重限制，出现一系列额外的神经精神症状。

与喂食困难有关的特定神经系统疾病/神经肌肉、结构性或先天障碍与疾病：喂食困难常见于许多与口腔、食管、咽部结构和功能相关的先天疾病和神经系统疾病，如肌张力减退、吐舌和不安全吞咽。有这些表现的个体只要符合全部诊断标准，就可以被诊断为回避性/限制性摄食障碍。

反应性依恋障碍：儿童在一定程度上对照料者的退缩是反应性依恋障碍的特征，并可导致照料者和儿童之间关系紊乱，影响照料者的喂食和儿童的进食。只有当个体符合这两种障碍的全部诊断标准且喂食紊乱是主要的干预焦点时，才应同时诊断为回避性/限制性摄食障碍。

自闭症（孤独症）谱系障碍：有自闭症（孤独症）谱系障碍的个体通常表现为进食行为刻板和感觉敏感性升高，但这些特征并不足以将个体诊断为回避性/限制性摄食障碍。只有当个体符合这两种障碍的全部诊断标准且进食紊乱需要特定的治疗时，才应同时诊断为回避性/限制性摄食障碍。

特定恐怖症、社交焦虑障碍与其他焦虑障碍：其他类型的特定恐怖症标注为“可能导致哽噎或呕吐的情况”并成为诊断所需的恐惧、焦虑或回避表现的主要触发因素。如果个体因恐惧哽噎或呕吐而回避进食，可能难以区分特定恐怖症和回避性/限制性摄食障碍。尽管因恐惧哽噎或呕吐而回避进食或限制进食可被概念化为特定恐怖症，但在进食问题成为临床关注的主要焦点的情况下，诊断为回避性/限制性摄食障碍是恰当的。在社交焦虑障碍中，个体可能表现为进食时担心被他人注意到，这在回避性/限制性摄食障碍中也可能出现。

神经性厌食：相对于需求而言，由限制能量摄取导致的显著的低体重是神经性厌食的核心特征。有神经性厌食的个体恐惧体重增加或变胖，或有妨碍体重增加的行为，并在与自身体重和体型的感知和体验方面存在特定紊乱。这些特征不会出现在回避性/限制性摄食障碍中，所以这两种障碍不应同时被诊断。诊断回避性/限制性摄食障碍和神经性厌食可能存在困难，特别是在儿童晚期和青少年早期，因为这两种障碍具有许多共同的症状（如回避食物、低体重）。那些有神经性厌食的个体虽然否认恐惧肥胖，但仍有持续地预防体重增加的行为，并且他们不承认低体重的医学严重性——该表现有时被称为“非肥胖恐惧的神经性厌食”，其鉴别诊断也可能存在困难。建议临床工作者充分考虑症状、病程和家族史，并且最好在一段时间后在临床关系的背景下作出诊断。在一些个体中，回避性/限制性摄食障碍可能先于神经性厌食起病。

强迫症：有强迫症的个体可能表现出与对食物的先占观念或仪式化的进食行为相关的回避或限制摄食。只有当个体符合两种障碍的全部诊断标准且异常进食是需要特别干预的临床表现的主要方面时，才应同时诊断为回避性/限制性摄食障碍。

重性抑郁障碍：有重性抑郁障碍的个体的食欲可能会受到很大影响，从而导致个体通常表现出与总体能量摄入和体重减轻有关的显著的摄食受限。食欲缺乏和相关的摄入减少通常会随着情绪问题的消失而减轻。只有当个体符合两种障碍的全部诊断标准且进食紊乱需要特定的治疗时，才应同时诊断为回避性/限制性摄食障碍。

精神分裂症谱系障碍：有精神分裂症、妄想障碍或其他精神病性障碍的个体可能出现古怪的进食行为，因妄想信念而回避特定食物，或存在其他回避或限制摄入的表现。在一些案例中，妄想信念可能引起个体对进食特定食物所造成的不良后果的担心。只有当个体符合这两种障碍的全部诊断标准且进食紊乱需要特定的治疗时，才应同时诊断为回避性/限制性摄食障碍。

做作性障碍或对他人的做作性障碍：回避性/限制性摄食障碍应与做作性障碍或对他人的做作性障碍相区分。为了扮演患者的角色，一些有做作性障碍的个体可能故意将日常饮食描述得比实际饮食更加严格，同时描述伴有这种行为的并发症，如需要胃肠道喂养或营养补充剂，不能达到正常的饭量和/或饮食表现与其年龄所应有的饮食表现不相符。个体的临床表现可能相当具有戏剧性，并且所报告的症状并非持续出现。对于对他人的做作性障碍，照料者描述的症状与回避性/限制性摄食障碍一致，该障碍还可能诱发躯体症状，如体重无法增加。与所有对他人的做作性障碍的诊断一样，接受诊断的应该是照料者而非受影响者，并且只有对受影响者、照料者以及两者间的互动进行仔细而全面的评估，才能作出诊断。

发育正常的行为：在正常发育过程中，一些幼儿和儿童暂时减少了他们愿意食用的食物的种类。这种现象有时被称为“挑食”，这一问题通常会在没有干预的情况下自行解决。诊断回避性/限制性摄食障碍时，这种发育中的正常行为不在考虑范围内，除非它们变得足够严重，导致营养需求无法得到适当的满足或造成严重的功能损害（诊断标准A）。

共病

最常观察到的与回避性/限制性摄食障碍共病的障碍是焦虑障碍、强迫症和神经发育障碍[特别是自闭症（孤独症）谱系障碍、注意缺陷/多动障碍和智力发育障碍（智力障碍）]。

神经性厌食

诊断标准

A. 相对于需求而言，在年龄、性别、发育轨迹和身体健康的背景下，因限制能量的摄取而导致显著的低体重。显著的低体重被定义为低于正常体重的最低值或低于儿童和青少年体重的最低预期值。

B. 即使表现出了显著的低体重，个体仍然强烈恐惧体重增加或变胖，或有持续的影响体重增加的行为。

C. 个体对自己的体重或体型表现出体验障碍，体重或体型对个体的自我评价产生不良影响，个体持续地缺乏对目前低体重的严重性的认识。

编码备注：ICD-10-CM 的编码取决于亚型（见下）。

标注是否是：

F50.01 限制型：在过去的 3 个月内，个体没有反复的暴食或清除行为（即自我引吐、滥用泻药或利尿剂、灌肠）。这种亚型所描述的体重减轻的临床表现主要是通过节食、禁食和 / 或过度锻炼实现的。

F50.02 暴食 / 清除型：在过去的 3 个月内，个体有反复的暴食或清除行为（即自我引吐、滥用泻药或利尿剂、灌肠）。

标注如果是：

部分缓解：在先前符合神经性厌食的全部诊断标准之后，持续一段时间不符合诊断标准 A（低体重），但仍然符合诊断标准 B（强烈恐惧体重增加或变胖，或有影响体重增加的行为）或诊断标准 C（存在对体重或体型的自我感知障碍）。

完全缓解：在先前符合神经性厌食的全部诊断标准之后，持续一段时间不符合任何诊断标准。

标注目前的严重程度：

对于成人而言，严重性的最低水平基于目前的体重指数（BMI），具体情况见下；对于儿童和青少年而言，严重性的最低水平则基于 BMI 百分比。以下是来自世界卫生组织的成人消瘦程度的范围，儿童和青少年则应使用对应的 BMI 百分比。神经性厌食的严重程度越高，临床症状越明显，个体的失能程度越高，临床工作者越需要提高监管水平。

轻度：BMI 大于等于 17 kg/m^2。

中度：BMI 大于等于 16 kg/m^2，小于等于 16.99 kg/m^2。

重度：BMI 大于等于 15 kg/m^2，小于等于 15.99 kg/m^2。

极重度：BMI<15 kg/m^2。

亚型

大多数有暴食 / 清除型神经性厌食（伴有暴食行为）的个体有自我引吐、滥用泻药或利尿剂、灌肠等清除行为。一些有这种亚型的神经性厌食的个体没有暴食行为，但会在摄入少量食物后常规地清除食物。

亚型之间的转换在病程中是常见的。因此，亚型应该用于描述目前的症状，而不是纵向的病程。

诊断特征

神经性厌食有三个核心特征：持续限制能量摄取；强烈恐惧体重增加或变胖，或有持续地妨碍体重增加的行为；对体重或体型产生自我感知紊乱。个体体重低于相对于年龄、性别、发育轨迹和身体健康而言的正常水平的最低值（诊断标准A）。个体的体重在明显减轻后通常符合这项诊断标准，但对于儿童和青少年而言，诊断标准可能不是体重减轻，而是体重未按预期增加或不能维持正常的发育轨迹（即在身高增长期间）。

诊断标准 A 要求个体的体重显著低下（即低于正常水平的最低值，对于儿童和青少年，则是低于最低预期值）。因为正常体重范围是因人而异的，并且曾经公布过的对消瘦或体重不足状态的阈值定义各有不同，因此体重评估是一项具有挑战性的任务。BMI［体重（kg）/ 身高（m^2）］是一种有效评估相对于身高的体重水平的指标。对于成人而言，美国疾病控制与预防中心及世界卫生组织均将 18.5 kg/m^2 视为正常体重的下限。因此，BMI 大于或等于 18.5 kg/m^2 不被视为显著低体重。世界卫生组织将 BMI 小于 17 kg/m^2 视为中度或重度消瘦。因此，BMI 小于 17 kg/m^2 可被视为显著低体重。如果有临床病史或其他生理信息作为证据支持，BMI 在 17 kg/m^2 和 18.5 kg/m^2 之间或大于 18.5 kg/m^2 也可被视为显著低体重。根据基于人群的标准，体重未显著过轻的成人（如 BMI 为 19 kg/m^2 或更高的成人）不应被给予神经性厌食的诊断；对于此类个体，可以考虑诊断为其他特定的喂食或进食障碍（非典型神经性厌食）。

对于儿童和青少年，确定相对于年龄的 BMI 百分比是有用的（如美国疾病控制与预防中心给出的针对儿童和青少年的 BMI 百分比计算器，网址为 https://www.cdc.gov/healthyweight/bmi/calculator.html）。相对于成人，判断儿童或青少年体重是否显著低下是很困难的，并且青少年期发育轨迹中的变异限制了单一数值标准的使用。美国疾病控制与预防中心使用的是相对于年龄的 BMI，若低于第五个百分位数，则提示体重不足；如果不能维持预期的生长轨迹，BMI 高于这个基准的儿童和青少年也可以被判断为显著的体重不足。但是，BMI 大于所处年龄的 BMI 中位数的个体不应被诊断为神经性厌食；对于此类个体，可以考虑诊断为其他特定的喂食或进食障碍（非典型神经性厌食）。

有该障碍的个体通常表现出强烈的对体重增加或变胖的恐惧（诊断标准 B）。对变胖的强烈恐惧通常不会因体重减轻而缓解。事实上，对体重增长的担心甚至会在体重下降时加剧。更年轻的有神经性厌食的个体和一些成人可能意识不到或不承认对体重增加的恐惧。在缺乏对显著低体重的其他解释时，临床工作者通过附加病史、观察到的资料、体格和实验室检查或纵向病程作出的推断，以及个体恐惧体重增加或支持妨碍体重增加的持续行为均可用于确定诊断标准 B。

对这些个体而言，体重和体型的体验和意义被扭曲（诊断标准 C）。一些个体感到总体超重；其他个体则意识到自己很瘦，但仍担心躯体的某些部位太胖，特别是腹部、臀部和大腿。他们会采用各种技术评估躯体的尺寸或重量，包括频繁称重、强迫性地测量躯体部位，以及持续用镜子检查自己认为胖的部位。有神经性厌食的个体的自尊程度在很大程度上取决于他们对体型和体重的感知。体重减轻通常被看作是令人称赞的成就和卓越自制力的标志，而体重增加则被认为是不可接受的，他们认为这体现了自我控制的失败。尽管一些有该障碍的个体承认自己很瘦，但他们经常意识不到营养不良所造成的严重影响。

一般来说，个体在体重明显减轻（或不能达到预期的体重增长）后由家人带来接受专业治疗。如果个体独自寻求帮助，个体通常经历过由饥饿导致的躯体和心理方面的后遗症所带来的痛苦。有神经性厌食的个体很少抱怨体重减轻。事实上，有神经性厌食的个体通常没有自知力或否定该问题。因此，从家庭成员或其他来源获取信息以评估体重减轻的病史和该疾病的其他特征至关重要。

相关特征

有神经性厌食的个体的半饥饿状态和与此有关的清除行为可导致潜在的危及生命的躯体疾病。与该障碍有关的营养不良会影响到大多数主要器官系统并可能引起各种紊乱。常见的生理紊乱包括闭经和生命体征异常。然而，大多数与营养不良有关的生理紊乱是可逆的，但包括骨矿物质损失在内的一系列问题却通常不会完全得到改善。自我引吐、滥用泻药和利尿剂、灌肠等行为可引起很多导致实验室指标异常的紊乱，但一些有神经性厌食的个体则未表现出实验室指标的异常。

当出现严重低体重时，许多有神经性厌食的个体会出现抑郁的体征和症状，如心情抑郁、社交退缩、易激惹、失眠和性兴趣减退。由于这些特征在没有明显营养不良的神经性厌食的个体中也可观察到，因此许多抑郁特征可能是继发于半饥饿状态的生理后遗症，这些特征也可能严重到需要额外的重性抑郁障碍的诊断。

与食物相关和无关的强迫特征经常很显著。大多数有神经性厌食的个体有与食物有关的先占观念，一些个体会收集食谱或囤积食物。对与其他形式的饥饿有关的行为的观察显示，与食物相关的强迫和冲动可能因营养不良而恶化。当有神经性厌食的个体表现出与食物、体型或体重无关的强迫和冲动时，可能需要额外的强迫症的诊断。

有时与神经性厌食有关的其他特征包括：对在公共场所进食的担心，无效率感，强烈控制个体环境的欲望，没有弹性的思维，有限的社交主动性，以及过度受限的情绪表达。与有限制型神经性厌食的个体相比，有暴食 / 清除型神经性厌食的个体出现冲动行为的比例更高，并且更可能滥用酒精和其他药物。

一部分有神经性厌食的个体显示出过度的躯体活动水平。躯体活动的增加经常先于该障碍的起病。在病程中，活动的增加会加速体重的减轻。在治疗期间，过度活动可能难以控制，从而妨碍个体体重的恢复。

有神经性厌食的个体可能滥用药物，如通过控制剂量以实现体重减轻或避免体重增加。有糖尿病的个体可能不使用胰岛素或减少胰岛素的使用剂量，以最大程度地减少对碳水化合物的摄入。

患病率

根据美国的两项基于社区样本的流行病学研究，神经性厌食的12个月患病率为0～0.05%，女性的患病率远高于男性（女性为0～0.08%，男性为0～0.01%），终身患病率为0.6%～0.8%（女性为0.9%～1.42%，男性为0.12%～0.3%）。相比之下，一项针对青少年的研究发现，男性与女性的患病率相似。

神经性厌食似乎在后工业化、高收入的国家（如美国、澳大利亚、新西兰、日本和许多欧洲国家）最为普遍。尽管在大多数低收入和中等收入国家，尚不确定神经性厌食的患病率，但在亚洲国家、中东地区和南半球的许多国家，神经性厌食的患病率似乎正在上升。神经性厌食发生在美国不同的民族/种族群体中，但神经性厌食在拉丁裔和非拉丁裔美国黑人中的患病率似乎低于非拉丁裔白人的患病率。

发展与病程

神经性厌食通常起病于青少年期或成人早期。该障碍很少始于青少年前期或40岁后，但早发和晚发的案例均已有描述。该障碍的起病通常与应激性生活事件有关，如离家上大学。神经性厌食的病程和后果变异很大。更年轻的个体可表现出非典型特征，包括否认恐惧变胖。年龄更大的个体更可能有较长的病程，并且他们的临床表现可能包括更多慢性障碍的体征和症状。临床工作者不应仅仅依据年龄更大而将神经性厌食从鉴别诊断中排除。

许多个体在完全符合该障碍的诊断标准前的一段时间出现进食行为的改变。一些有神经性厌食的个体在单次发作后恢复；另一些个体在体重呈现波动模式之后复发；还有一些个体经历多年的慢性病程，可能需要通过住院恢复体重、治疗躯体并发症。大多数有神经性厌食的个体的病情在起病5年内得到缓解。入院个体的总体缓解率可能较低。神经性厌食的粗略死亡率约为每10年5%，死亡最常是由与该障碍有关的躯体并发症或自杀导致的。

风险与预后因素

气质的：儿童期有焦虑障碍或表现出强迫特质的个体发生神经性厌食的风险增加。

环境的：神经性厌食的患病率的历史和跨文化变异支持与文化和环境相关。鼓励消瘦的职业和副业（如模特和运动员）也与风险增加有关。

遗传与生理的：若个体存在有该障碍的生物学亲属，个体出现神经性厌食、其他喂食及进食障碍和精神障碍的风险增加。全基因组关联研究已经开始确定特定的风险位点，包括与其他精神障碍和代谢特征（如胰岛素抵抗和脂质概貌）有关的位点。通过使用功能成像技术（如功能性核磁共振成像和正电子发射断层扫描）可以发现有神经性厌食的个体出现了一系列大脑异常，其中有许多异常被认为属于犒赏处理异常。尚不清楚这些异常和与营养不良有关的改变相关，还是和与疾病有关的原发性异常相关。

与文化相关的诊断问题

尽管现有证据表明神经性厌食的发生和表现存在跨文化变异，但其可出现在不同文化和社会群体中。在不同文化背景的影响下，有喂食及进食障碍的个体在体重担忧方面的表现差异很大。缺乏对体重增加的强烈恐惧的表达似乎在亚洲人群中更常见。在亚洲，饮食限制通常与文化上允许的主诉（如胃肠道不适）相关。对有进食障碍的个体而言，美国精神卫生服务利用率在服务不足的民族 / 种族群体中明显较低。

诊断标志物

在有神经性厌食的个体中，可能观察到如下实验室异常，它们的存在能够提高诊断的准确性。

血液学：常见白细胞减少症，伴全细胞减少，但通常伴有淋巴细胞明显增加。可出现轻度贫血，同时血小板减少，并出现罕见的出血问题。

血清生化：脱水可由升高的血尿素氮水平反映出来。常见高胆固醇血症，可观察到转氨酶水平升高，偶尔可见低镁血症、低锌血症、低磷血症和高淀粉酶血症。自我引吐可导致代谢性碱中毒（血清碳酸氢钠升高）、低氯血症和低钾血症，滥用泻药可引起轻度代谢性酸中毒。

内分泌：血清甲状腺素（T_4）水平通常在正常范围低限；三碘甲状腺原氨酸（T_3）降低，而反 T_3 水平升高。女性血清雌激素水平低下，男性血清睾酮水平低下。

心电图：常见窦性心动过缓，罕见心律不齐。可在一些个体中观察到 QTc 间期显著延长。

骨质量：常见骨矿物质密度低，并伴有特定部位的骨质减少或骨质疏松。骨折风险显著升高。

脑电图：反映代谢性脑病的弥漫性异常可由明显的体液和电解质紊乱所致。

基础能量消耗：基础能量消耗通常明显降低。

躯体体征和症状：神经性厌食的许多躯体体征和症状可归因于饥饿。闭经的情况是普遍存在的，这似乎是生理功能失调的指征。如果个体出现闭经，通常是由体重减轻导致的，但在少数个体中，闭经实际上可能在体重减轻之前出现。处于青少年期前的女性的月经初潮时间可能推迟。除了闭经，个体可能还主诉便秘、腹部疼痛、畏寒、无精打采和精力过剩。

体格检查方面最显著的表现是消瘦。个体通常还有明显的低血压、低体温和心动过缓等表现。一些个体会出现胎毛（一种纤细的、毛茸茸的体毛）。一些个体出现外周性水肿，特别是在体重恢复期间或停止滥用泻药和利尿剂期间。罕见的情况是四肢出现瘀点或瘀斑，这表明可能有出血倾向。一些个体可能有与血胡萝卜素过多有关的皮肤变黄。如在神经性贪食中所见的，存在自我引吐行为的有神经性厌食的个体可能存在唾液腺（特别是腮腺）肥大和牙釉质腐蚀。一些个体在引吐时反复用手接触牙齿，从而导致手的背面和侧面有疤痕或老茧。

与自杀想法或行为的相关性

神经性厌食的自杀风险较高。据报道，有神经性厌食的个体的自杀风险是对照组中的个体的 18 倍。一项系统综述发现，自杀是神经性厌食的第二大死亡原因。另一项综述发现，四分之一至三分之一的有神经性厌食的个体有自杀意念，9% ～ 25% 的有神经性厌食的个体曾企图自杀。自杀风险增加的可能原因包括：更多地遭受性虐待，非自杀性自伤率上升（自杀企图的已知风险因素），共病心境障碍。

神经性厌食的功能性后果

有神经性厌食的个体可表现出一系列与该障碍有关的功能限制。虽然一些个体在社交和职业上保持活跃，但是另一些个体则表现出明显的社交隔离和 / 或无法发挥学术或职业潜能。

鉴别诊断

对于所有的案例而言，当表现特征不典型时（如 40 岁后起病），除了考虑一般的鉴别诊断外，更为重要的是考虑引起明显低体重或明显体重减轻的其他可能原因。

躯体疾病［如胃肠道疾病、甲状腺功能亢进、隐匿性恶性肿瘤与获得性免疫缺陷综合征（AIDS）］：严重的体重减轻可见于躯体疾病，但有这些障碍的个体通常并不会表现出体重或体型方面的体验紊乱，也没有强烈恐惧体重增加或坚持妨碍体重适当增加的行为。与躯体疾病相关的急性体重减轻偶尔会发生在神经性厌食起病或复发之前，神经性厌食最初可能被同时存在的躯体疾病掩盖。在完成治疗肥胖症的减肥手术后，个体很少出现神经性厌食。

重性抑郁障碍：有重性抑郁障碍的个体可能出现严重的体重减轻。然而，大多数有重性抑郁障碍的个体没有过度减轻体重的欲望，或没有对于体重增加的强烈恐惧。

精神分裂症：有精神分裂症的个体可表现出古怪的进食行为并偶尔出现明显的体重减轻，但是他们很少表现出诊断神经性厌食所应具备的恐惧体重增加和体像紊乱的症状。

物质使用障碍：有物质使用障碍的个体会出现由不良的营养摄入引起的低体重，但一般并不恐惧体重增加且没有体像紊乱。考虑到物质使用可能与持续妨碍体重增加的行为有关，对于滥用降低食欲的物质（如可卡因、兴奋剂）且恐惧体重增加的个体，临床工作者应仔细评估共病神经性厌食的可能性（诊断标准 B）。

社交焦虑障碍、强迫症与躯体变形障碍：神经性厌食的一些特征与社交焦虑障碍、强迫症和躯体变形障碍的诊断标准相重叠。具体而言，有社交焦虑障碍的个体可能因在公共场所进食而感到难堪或尴尬，有强迫症的个体可表现出与食物相关的强迫思维和强迫行为，有躯体变形障碍的个体可能有想象躯体外貌存在缺陷的先占观念。如果有神经性厌食的个体仅表现出进食行为方面的社交恐惧，则不应诊断为社交焦虑障碍；但若其存在与进食行为无关的社交恐惧（如过度恐惧在公共场合讲话），则可能需要给予额外的社交焦虑障碍的诊断。同样地，只有个体表现出与食物无关的强迫思维和强迫行为（如过度恐惧污染），才应考虑额外的强迫症的诊断；只有当认知扭曲与体型大小无关（如认为自己鼻子太大的先占观念）时，才应考虑额外的躯体变形障碍的诊断。

神经性贪食：有神经性贪食的个体会出现暴食的反复发作，并出现不恰当的行为以避免体重增加（如自我引吐），且过度担心体型和体重。然而，与有暴食 / 清除型神经性厌食的个体不同，有神经性贪食的个体的体重维持在最低水平或高于最低水平。

回避性 / 限制性摄食障碍：有该障碍的个体表现出明显的体重减轻或明显的营养不良，但他们不恐惧体重增加或变胖，也没有体型和体重方面的体验紊乱。

共病

双相、抑郁和焦虑障碍通常与神经性厌食共病。许多有神经性厌食的个体报告在起病前存在焦虑障碍或焦虑症状。一些有神经性厌食的个体（特别是有限制型神经性厌食的个体）有强迫症。酒精使用障碍和其他物质使用障碍也可能与神经性厌食共病，特别是那些有暴食 / 清除型神经性厌食的个体。

神经性贪食

诊断标准 F50.2

A. 反复发作的暴食。暴食发作以下列两项为特征：
   1. 在一段固定的时间内（如在任何 2 小时内）进食，进食量大于大多数人在相似时间段内和相似场合下的进食量。
   2. 发作时感到无法控制进食（例如，感觉不能停止进食、控制进食种类或进食数量）。

B. 反复出现不当的代偿行为（如自我引吐，滥用泻药、利尿剂或其他药物，禁食或过度锻炼），以防止体重增加。

C. 暴食和不当的代偿行为同时出现，并且出现频率维持在 3 个月内平均每周至少 1 次。

D. 自我评价受到身体体型和体重的过度影响。

E. 这种障碍并非仅仅出现在神经性厌食发作期间。

标注如果是：

部分缓解：在先前符合神经性贪食的全部诊断标准之后，持续一段时间只符合部分而不是全部诊断标准。

完全缓解：在先前符合神经性贪食的全部诊断标准之后，持续一段时间不符合任何诊断标准。

标注目前的严重程度：

严重程度的最低水平基于不当的代偿行为的发作频率（见下），严重程度可以反映个体的其他症状和失能程度。

轻度：每周平均有 1 ～ 3 次不当的代偿行为发作。

中度：每周平均有 4 ～ 7 次不当的代偿行为发作。

重度：每周平均有 8 ～ 13 次不当的代偿行为发作。

极重度：每周平均有 14 次或更多不当的代偿行为发作。

诊断特征

神经性贪食有三个核心特征：反复发作的暴食（诊断标准 A）；不当的代偿行为反复发作，以预防体重增加（诊断标准 B）；自我评价受到体型和体重的过度影响（诊断标准 D）。只有出现了暴食和不当的代偿行为，才符合该诊断，并且 3 个月内平均每周至少出现 1 次（诊断标准 C）。

“暴食发作”被定义为在一段固定的时间内进食，进食量需要超过大多数个体在相似时间段内和相似场合下的进食量（诊断标准 A1）。进食发生的背景可影响临床工作者对进食量的判断，例如，对于平常用餐来说，过多的进食量在庆典或节日用餐中可能被认为是正常的。一段“固定的时间”指的是一段有限的时间，通常在 2 小时内。单次暴食发作不限定于一个场所，如个体可能在餐馆开始暴食，然后回到家继续进食。一整天不停地吃少量的零食不被视为暴食。

只有过度进食的行为伴随控制感的缺乏（诊断标准 A2），才可将该行为视为暴食行为。失控的指征是一旦开始就不能克制或停止进食。一些个体描述了一种在暴食发作期间或之后的分离特征。与暴食有关的控制能力受损可能不是绝对的，例如，个体在电话铃声响起时可继续暴食，但如果室友或配偶意外进入房间，则暴食可能停止。一些个体报告他们的暴食发作不再以急性失控感为特征，而是以一种更加泛化的不加控制的进食模式为特征。如果个体报告他们已经放弃控制进食的努力，应当认定失控是存在的。在一些案例中，暴食也可以是有计划的。

不同个体和某一个体在暴食期间摄入的食物种类都是变化的。与渴望某种特定的营养物质相比，暴食通常以进食量异常为特征。然而，在暴食期间，个体通常会摄入他们平时会回避的食物。

有神经性贪食的个体通常为他们的进食问题感到羞耻并试图隐藏症状，暴食通常秘密或尽量不露声色地进行。暴食行为经常持续到个体感到不舒服或非常饱为止。出现暴食的最常见的诱因是负性情感。其他触发因素包括：人际应激源，饮食限制，与体重、体型和食物相关的负性感受，无聊。暴食可以在短期内减轻那些导致神经性贪食发作的因素对个体的负性影响，但负性的自我评价和烦躁等后果通常会延迟出现。

神经性贪食的另一个核心特征是反复使用不当的代偿行为以预防体重增加（诊断标准 B）。许多有神经性贪食的个体采用若干方法以代偿暴食。自我诱导的呕吐是一种清除行为，这是最常见的不当的代偿行为。呕吐的即刻效应包括缓解躯体不适、减少对体重增加的恐惧。在一些案例中，呕吐本身成为一个目标，并且个体会为了呕吐而暴食或在摄入少量食物后呕吐。有神经性贪食的个体会使用各种方法引吐，包括用手指或工具刺激咽反射。个体会逐渐变得擅于引吐并最终能够随心所欲地吐出来，少数个体用吐根糖浆来引吐。其他清除行为包括滥用泻药和利尿剂。在少数案例中，个体可能在暴食发作后滥用灌肠剂，但是这种代偿方法很少单独出现。在少数案例中，个体也会使用许多与清除行为无关的代偿方法。有些个体可能服用甲状腺激素，以避免体重增加。有糖尿病和神经性贪食的个体可能通过停用胰岛素或降低胰岛素剂量达到降低暴食期间食物代谢的目的。有神经性贪食的个体可能禁食 1 天或更长时间，或通过过度锻炼预防体重增加。当锻炼明显干扰了重要活动并发生在不恰当的时间或场所，或是个体不顾自身有伤或其他躯体并发症仍继续锻炼时，可认为锻炼是过度的。

有神经性贪食的个体在自我评价中过分强调体型或体重，并且这些因素通常对自尊心的影响很大（诊断标准 D）。有该障碍的个体与有神经性厌食的个体在害怕体重增加、渴望体重减轻、对躯体不满意等方面都非常相似。然而，如果该障碍仅出现在神经性厌食发作期间，则不应诊断为神经性贪食（诊断标准 E）。

相关特征

有神经性贪食的个体通常体重正常或超重（BMI 大于等于 18.5 kg/m^2，小于 30 kg/m^2）。该障碍可出现在有肥胖症的个体中，但不常见。在暴食发作期间，有神经性贪食的个体通常限制自身的总热量消耗量，并优先选择低热量（“节食”）的食物而回避他们认为会发胖或可能促发暴食的食物。

月经不规律或闭经常见于有神经性贪食的女性个体，但尚未确定这种紊乱是否与体重波动、营养不良或情感痛苦有关。由清除行为引起的体液和电解质紊乱有时会造成严重的躯体问题。罕见但有潜在致命性的并发症包括食管撕裂、胃破裂和心律失常。在反复使用吐根糖浆引吐的个体中，可发现严重的心脏问题和骨骼肌肉病变的报告。慢性滥用泻药的个体可能会依赖药物，以达到刺激肠道运动的目的。胃肠道症状通常与神经性贪食有关，有该障碍的个体也有直肠脱垂的报告。

患病率

根据两项基于美国成人社区样本进行的流行病学研究，神经性贪食的 12 个月患病率为 0.14% ～ 0.3%，女性的患病率远高于男性（女性为 0.22% ～ 0.5%，男性 0.05% ～ 0.1%），终身患病率为 0.28% ～ 1%（女性为 0.46% ～ 1.5%，男性为 0.05% ～ 0.08%）。在一项针对 13 ～ 18 岁青少年的研究中，女孩和男孩的终身患病率分别为 1.3% 和 0.5%。

在美国，神经性贪食的患病率在不同的民族 / 种族群体中相似。报告显示，神经性贪食在生活在高收入工业化国家（如美国、加拿大、澳大利亚、新西兰和许多欧洲国家）的人群中患病率最高，且各国的患病率大致相似。

在拉丁美洲和中东的一些地区，神经性贪食的患病率与大多数高收入国家的患病率相似。在许多低收入和中等收入国家，神经性贪食的患病率似乎正在逐渐增加。

发展与病程

神经性贪食通常始于青少年期或成人早期，起病于青少年期前或 40 岁后均不常见。暴食通常始于节食减肥期间或之后。经历多次应激性生活事件也可加速神经性贪食的起病。

持续至少数年的紊乱的进食行为在临床样本中占比很高。病程可以是慢性的或间断性的，缓解期和暴食期会交替出现。然而，调查表明，尽管治疗对个体的症状有显著影响，但许多个体的症状在治疗或未治疗的情况下均有所减轻。缓解期超过 1 年与更好的长期后果有关。

目前已有神经性贪食的个体死亡风险（全病因和自杀）显著升高的报告。神经性贪食的粗死亡率（该年死亡人数与该年平均人口之比）约为每 10 年 2%。

少数案例（10% ～ 15%）的诊断可从最初的神经性贪食转换为神经性厌食。转换为神经性厌食的个体通常可恢复到神经性贪食或在两者之间多次转换。一部分有神经性贪食的个体持续地贪食而不再有不恰当的代偿行为，他们的症状达到暴食障碍或其他特定的喂食或进食障碍的诊断标准。诊断应基于当前（通常指过去 3 个月）的临床表现。

风险与预后因素

气质的：体重忧虑、低自尊、抑郁症状、社交焦虑障碍及儿童期的广泛性焦虑障碍均与神经性贪食的发展有关。

环境的：已发现个体对苗条身材的期望可增加产生体重忧虑的风险，继而增加出现神经性贪食的患病风险。经历儿童期性虐待或躯体虐待的个体发生神经性贪食的风险增加。

遗传与生理的：儿童期肥胖症和青少年期早熟均可增加神经性贪食的风险。神经性贪食可能存在家族遗传性及遗传易患性。

病程影响因素：共病的精神障碍的严重程度预示着神经性贪食的长期预后较差。

与文化相关的诊断问题

尽管数据显示，在美国不同的民族 / 种族群体中，基于社区的神经性贪食患病率没有显著差异，但在服务不足的美国民族 / 种族群体中，神经性贪食的治疗使用率低于非拉丁裔白人。

与性和性别相关的诊断问题

与男性相比，神经性贪食在女性中更为常见。在寻求治疗的样本中，男孩和男性尤为少见，但其原因尚未被系统研究。

诊断标志物

目前尚无针对神经性贪食的特定诊断检查，但有几项实验室异常可作为清除后果发生，并可增加诊断的准确性。这些指标包括体液和电解质紊乱，如低钾血症（可引起心律失常）、低氯血症和低钠血症。由呕吐引起的胃酸丢失可造成代谢性碱中毒（血清碳酸氢钠升高），并且通过滥用泻药或利尿剂频繁诱发腹泻或脱水可引起代谢性酸中毒。一些有神经性贪食的个体表现出轻度血清淀粉酶水平升高，这可能反映了唾液同工酶水平的升高。

体格检查通常未发现异常。然而，在口腔检查中可能发现由反复呕吐导致的显著的永久性牙釉质缺失，特别是在前牙的舌侧。这些牙齿可能变得有缺口并显得参差不齐、“被蛀坏了”，龋齿的发生率也可能增加。一些个体的唾液腺（特别是腮腺）可能明显变大。由于刺激咽反射的个体反复用手接触牙齿，其手的背面可能出现老茧和疤痕。报告显示，反复使用吐根糖浆引吐的个体会出现严重的心脏问题和骨骼肌肉病变。

与自杀想法或行为的相关性

神经性贪食的自杀风险升高。一项综述发现，约四分之一至三分之一的有神经性贪食的个体有自杀意念，类似比例的个体曾企图自杀。

神经性贪食的功能性后果

有神经性贪食的个体可表现出与该障碍有关的一系列功能限制，与健康相关的生活质量也有所降低。少数个体报告神经性贪食使个体出现了严重的角色障碍，而社会生活领域最可能受到神经性贪食的负性影响。

鉴别诊断

暴食 / 清除型神经性厌食：一些个体的暴食行为只出现在神经性厌食发作期，这些个体应被诊断为暴食 / 清除型神经性厌食，并且临床工作者不应再额外给予神经性贪食的诊断。对于初始诊断为神经性厌食、伴有暴食和清除行为的个体，其表现不再符合暴食 / 清除型神经性厌食的全部诊断标准（如体重正常）。只有符合神经性贪食的全部诊断标准至少 3 个月，个体才能被诊断为神经性贪食。

暴食障碍：一些个体存在暴食行为，但没有规律的、不恰当的代偿行为。在这些案例中，个体应被诊断为暴食障碍。

克莱恩-莱文综合征：某些有神经系统疾病（如克莱恩-莱文综合征）或其他躯体疾病的个体存在紊乱的进食行为，但不存在典型的神经性贪食的心理特征，如过度担心体型和体重。

重性抑郁障碍，伴非典型特征：过量饮食在伴有非典型特征的重性抑郁障碍中很常见，但有该障碍的个体没有不恰当的代偿行为，也不会表现出神经性贪食所具备的过度担心体型和体重的特征。如果符合这两种障碍的诊断标准，则应给予两种诊断。

边缘型人格障碍：作为边缘型人格障碍定义的一部分，冲动行为的诊断标准包括暴食行为。如果符合边缘型人格障碍和神经性贪食的诊断标准，则应给予两种诊断。

共病

有神经性贪食的个体经常有其他精神障碍，大多数个体至少经历过一种其他精神障碍，并且许多个体经历过共病多种精神障碍的情况。共病的精神障碍不局限于某个特定类别，而是涉及各种精神障碍。在有神经性贪食的个体中，抑郁症状（如低自尊）、双相障碍及抑郁障碍（特别是抑郁障碍）的患病率增加。在许多个体中，心境障碍随着神经性贪食的出现而出现或二者同时出现，并且个体经常将他们的心境障碍归因于神经性贪食。然而，在一些个体中，心境紊乱明显先于神经性贪食的发生，焦虑症状（如害怕社交环境）或焦虑障碍的患病率也会增加。心境紊乱和焦虑症状通常在神经性贪食得到有效治疗后缓解。在有神经性贪食的个体中，物质使用障碍（特别是酒精使用障碍或兴奋剂使用障碍）的终身患病率约为30%。兴奋剂的使用通常始于尝试控制食欲和体重。不少有神经性贪食的个体还会出现一些符合一种或多种人格障碍诊断标准的人格特征，最常见的障碍是边缘型人格障碍。

暴食障碍

诊断标准 F50.81

A. 反复发作的暴食。暴食发作以下列两项为特征：
   1. 在一段固定的时间内（如在任意2小时内）进食，进食量大于大多数人在相似时间段内和相似情境中的进食量。
   2. 发作时感到无法控制进食（如感觉不能停止进食或控制进食种类、进食数量）。

B. 暴食发作与下列中的三项（或更多）有关：
   1. 进食速度比正常情况快得多。
   2. 一直进食，直到不舒服的饱腹感出现。
   3. 在不感到饥饿的情况下摄入大量食物。
   4. 因进食过多而感到尴尬，并单独进食。
   5. 进食之后感到厌恶自己、抑郁或非常内疚。

C. 暴食引起显著的痛苦。

D. 在3个月内平均每周至少出现1次暴食。

E. 暴食与神经性贪食中反复出现的不当的代偿行为无关，也并非仅仅出现在神经性贪食或神经性厌食的病程中。

标注如果是：

部分缓解：在先前符合暴食障碍的全部诊断标准之后，在持续的一段时间内，暴食出现的平均频率少于每周 1 次。

完全缓解：在先前符合暴食障碍的全部诊断标准之后，在持续的一段时间内不符合任何诊断标准。

标注目前的严重程度：

对严重程度的判断基于暴食障碍的发作频率（见下），严重程度不同的个体的其他症状和失能程度也有所不同。

轻度：每周发作 1 ～ 3 次。

中度：每周发作 4 ～ 7 次。

重度：每周发作 8 ～ 13 次。

极重度：每周至少发作 14 次。

诊断特征

暴食障碍的核心特征是反复发作的暴食，必须在 3 个月内平均每周至少出现 1 次（诊断标准 D）。“暴食发作”定义为在一段固定的时间内进食，进食量需要大于大多数人在相似时间段内和相似情境中的进食量（诊断标准 A1）。进食环境可能影响临床工作者对进食量的估计。例如，与一顿标准餐相比，过量进食在庆典活动或假日用餐期间可能被认为是正常的。一段“固定的时间”指的是一段有限的时间，通常小于 2 小时。暴食的单次发作不需要局限于一个场所，如个体可能在餐厅开始暴食，回到家后继续进食。不间断地吃少量零食不被认为是暴食。

过量进食必须伴有失控感（诊断标准 A2），才能被认为是暴食发作。失控的指征是一旦开始就不能克制进食或停止进食。一些个体描述自己在暴食发作期或之后出现分离感。与暴食有关的控制能力受损可能不是绝对的，如个体可能在电话铃响时仍继续暴食，但如果室友或配偶意外进入房间，暴食也可停止。一些个体报告他们的暴食发作不再以急性失控感为特征，而是以更加普遍的不加控制的进食模式为特征。如果个体报告他们已经放弃为控制进食而努力，可认为失控仍然存在。在一些案例中，暴食也可以是有计划的。

暴食期间摄入食物的种类因个体和特定个体而异。与对某种特定营养物的渴求相比，暴食似乎更多以进食量异常为特征。

暴食必须以显著的痛苦（诊断标准 C）为特征。暴食发作与下列中的三项（或更多）有关：进食速度比正常情况快得多；一直进食，直到不舒服的饱腹感出现；在不感到饥饿的情况下摄入大量食物；因进食过多而感到尴尬，并单独进食；进食之后感到厌恶自己、抑郁或非常内疚（诊断标准 B）。

有暴食障碍的个体通常对自身的进食问题感到羞耻并试图掩饰症状。暴食通常秘密进行或尽可能不引人注意。最常见的触发暴食障碍的因素是负性情感，其他触发因素包括：人际应激源，饮食限制，与体重、体型和食物相关的消极感受，无聊。暴食可以在短期内最小化或减轻那些促发因素对个体的影响，但负性的自我评价和烦躁等后果通常会延迟出现。

相关特征

暴食障碍发生在体重正常、超重和有肥胖症的个体中。在寻求治疗的个体中，该障碍确实与超重和肥胖症有关。但暴食障碍与肥胖症不同，大多数有肥胖症的个体没有反复的暴食行为。此外，实验室研究表明，与没有暴食障碍但有肥胖症的个体相比，有暴食障碍的个体在进食行为上表现出更多的热量消耗，并且功能损害更严重，生活质量更差，主观痛苦更多，并且精神方面的共病更多。

患病率

根据两项基于美国社区样本进行的流行病学研究，暴食障碍的 12 个月患病率为 0.44% ～ 1.2%，女性的患病率是男性的 2 ～ 3 倍（女性为 0.6% ～ 1.6%，男性为 0.26% ～ 0.8%），终身患病率为 0.85% ～ 2.8%（女性为 1.25% ～ 3.5%，男性为 0.42% ～ 2%）。

在美国，暴食障碍的患病率在不同的民族 / 种族群体中似乎是相似的。

在大多数高收入工业化国家，包括美国、加拿大、澳大利亚、新西兰和许多欧洲国家，暴食障碍的患病率大致相似。该障碍在高收入国家的 12 个月患病率为 0.1% ～ 1.2%。尽管从低收入和中等收入国家的人群中获得的数据较少，但拉丁美洲某些地区的暴食障碍患病率似乎至少与美国和欧洲一样高。美国的墨西哥裔美国人的暴食障碍患病率高于在墨西哥的墨西哥人。

发展与病程

人们对暴食障碍的发展所知甚少。暴食和没有主观性的、失控的过度进食都可发生在儿童中，并与躯体脂肪、体重和心理症状的增加有关。暴食在青少年和大学生中很常见。对一些个体而言，失控进食或发作性暴食可能代表个体处于暴食障碍的前驱期。

在许多有暴食障碍的个体中，节食经常出现在暴食发展之后（有神经性贪食的个体的功能失调性节食通常发生在暴食之前），暴食障碍通常始于青少年期或成人早期，但也可始于成人后期。寻求治疗的有暴食障碍的个体通常比寻求治疗的有神经性贪食或神经性厌食的个体年龄更大。

在自然病程和治疗后果研究中，与神经性贪食或神经性厌食相比，暴食障碍的缓解率更高。暴食障碍的病程是可变的，并且尚未被完全理解。一些受影响的个体的病情似乎相对持续，有时复发或缓解，症状的严重程度和持续时间与神经性贪食相似。从暴食障碍转换到其他喂食及进食障碍的情况并不常见。

风险与预后因素

遗传与生理的：暴食障碍似乎有家族遗传倾向，这可能反映了遗传的加性效应。

与文化相关的诊断问题

在美国，暴食障碍的临床表现在不同的民族 / 种族群体中有所不同。与白人相比，黑人报告的与暴食相关的痛苦症状可能较少，并且在暴食后接受治疗的频率更高。

与自杀想法或行为的相关性

据报告，约 25% 的有暴食障碍的个体出现过自杀意念。

暴食障碍的功能性后果

暴食障碍与一系列的功能性后果有关，包括社交角色适应问题、与健康相关的生活质量和生活满意度降低、躯体患病率和死亡率增加，以及对医疗服务的使用增加。该障碍也可能与体重增加和肥胖症的患病风险增加有关。

鉴别诊断

神经性贪食：有暴食障碍和神经性贪食的个体都有反复的暴食行为，但暴食障碍在某些基本方面不同于神经性贪食。在临床表现方面，神经性贪食中所见的反复出现的不当的代偿行为（如清除、过度锻炼）在暴食障碍中不存在。与有神经性贪食的个体不同，有暴食障碍的个体通常在暴食发作时没有旨在影响体重和体型的明显或持续的饮食限制，然而他们可能报告经常尝试节食。在治疗反应方面，暴食障碍也不同于神经性贪食。与有神经性贪食的个体相比，有暴食障碍的个体的改善率更高。

肥胖症：暴食障碍与超重和肥胖症有关，但其有若干不同于肥胖症的关键特征。首先，与没有该障碍的个体相比，有该障碍的肥胖症个体对体重和体型的过度评价水平更高。其次，与没有该障碍的个体相比，在有该障碍的肥胖症个体中，精神障碍共病的比例明显更高。最后，在共病肥胖症和暴食障碍的个体中，针对暴食障碍进行的循证心理治疗的治疗效果比肥胖症的治疗效果更好。

双相障碍与抑郁障碍：重性抑郁发作的诊断标准和双相障碍、抑郁障碍的非典型特征都包含食欲和体重的增加。在重性抑郁发作的背景下，进食量增加可能与失控有关或无关；如果符合两种障碍的全部诊断标准，则应给予两种诊断。暴食和其他紊乱的进食症状可与双相障碍有关；如果符合两种障碍的全部诊断标准，则应给予两种诊断。

边缘型人格障碍：作为边缘型人格障碍定义的一部分，冲动行为的诊断标准包括暴食行为。如果符合这两种障碍的全部诊断标准，则应给予两种诊断。

共病

暴食障碍与一些精神障碍共病，这一点与神经性厌食和神经性贪食相似。最常见的共病是重性抑郁障碍和酒精使用障碍。精神障碍共病与暴食的严重程度有关，而与肥胖症的严重程度无关。

其他特定的喂食或进食障碍

F50.89

此类型适用于那些具备喂食及进食障碍的典型症状，且引起有临床意义的痛苦，或导致社交、职业或其他重要功能受损，但未能符合喂食及进食障碍诊断类别中任何一种障碍的全部诊断标准的情况。可在下列情况下使用其他特定的喂食或进食障碍这一诊断：临床工作者选择用它来传达未能符合任一种特定的喂食及进食障碍的诊断标准的特定原因。这需要通过记录“其他特定的喂食或进食障碍”，然后记录其特定原因（如“低频率神经性贪食”）来完成。

能够归为“其他特定”这一名称的示例如下：

1. **非典型神经性厌食**：符合神经性厌食的全部诊断标准，尽管个体的体重显著减轻，但其体重仍处于或高于正常范围。患有非典型神经性厌食的个体会出现许多与神经性厌食相关的生理并发症。

2. **神经性贪食**（低频率和 / 或有限病程）：符合神经性贪食的全部诊断标准，除了暴食的出现和不当的代偿行为少于平均每周 1 次和 / 或少于 3 个月。

3. **暴食障碍**（低频率和 / 或有限病程）：符合暴食障碍的全部诊断标准，除了暴食的出现少于平均每周 1 次和 / 或少于 3 个月。

4. **清除障碍**：在不存在暴食行为的情况下，有反复的影响体重或体型的清除行为（例如，自我引吐，滥用泻药、利尿剂或其他药物）。

5. **夜间进食综合征**：夜间进食行为反复出现，表现为在从睡梦中醒来后进食或在晚餐后过度进食。个体能够觉知和回忆起进食。不能用外源性影响（如个体睡眠-觉醒周期的改变或当地的社会规范）来更好地解释夜间进食。夜间进食引起显著的痛苦和 / 或功能损害。这种混乱的进食模式不能用暴食障碍或其他精神障碍来更好地解释，包括物质使用，也不能归因于其他躯体疾病或药物的影响。

未特定的喂食或进食障碍

F50.9

此类型适用于那些具备喂食及进食障碍的典型症状，且引起有临床意义的痛苦，或导致社交、职业或其他重要功能受损，但不符合喂食及进食障碍诊断类别中任何一种障碍的全部诊断标准的情况。此种未特定的喂食或进食障碍可在下列情况下使用：由于个体的症状不符合任何一种喂食及进食障碍的诊断标准，临床工作者选择不标注特定原因，包括因信息不足而无法作出更具体的诊断（例如，在急诊室的环境下）。

排泄障碍

所有排泄障碍都涉及不恰当的尿液或粪便的排泄，通常在儿童期或青少年期首次被诊断。这组障碍包括：*遗尿症*，反复把尿排在不恰当的地方；*遗粪症*，反复把粪便排在不恰当的地方。亚型用于鉴别遗尿症的发生时间（例如在觉醒时），以及遗粪症有无便秘和溢出性失禁。尽管这两种诊断均在最小年龄方面有一定的要求，但是该要求主要涉及发育年龄而非实际年龄。这两种障碍可能是自主的或不自主的，它们通常会单独出现，但也可能同时出现。

遗尿症

诊断标准 F98.0

A. 反复在床上或衣服上排尿，不管是否是不自主的或故意的。

B. 这种行为具有临床意义，表现为至少在连续 3 个月内达到每周 2 次的频率，或引起有临床意义的痛苦，或造成社交、学业、职业或其他重要功能受损。

C. 实际年龄至少为 5 岁（或相当的发育水平）。

D. 这种行为不能归因于某种物质（如利尿剂、抗精神病药物）的生理效应或其他躯体疾病（如糖尿病、脊柱裂、癫痫）。

标注是否是：

仅在夜间：仅在夜间睡眠时排尿。

仅在日间：仅在觉醒时排尿。

在夜间和日间：上述两种亚型的组合。

亚型

仅发生在夜间的遗尿症亚型有时被称为*单症状遗尿症*，它是最常见的亚型，仅涉及夜间睡眠时的失禁，通常出现在夜间前三分之一的时间。有日间遗尿症的个体不存在夜间遗尿的情况。有这种亚型的个体可被分为两组。有“急迫性尿失禁”的个体具有突发的刺激症状，且逼尿肌不稳定；有“排尿延迟”的个体有意识地推迟排尿冲动，直至失禁发生。夜间和日间的亚型也被称为*非单症状遗尿症*。

诊断特征

遗尿症的核心特征是在日间或夜间反复在床上或衣服上排尿（诊断标准 A）。

多数情况下排尿是不自主的，但偶尔是故意的。排尿次数必须至少达到连续 3 个月每周 2 次，或必须引起有临床意义的痛苦，或造成社会、学业（职业）或其他重要功能受损（诊断标准 B）。个体必须达到具备大小便控制能力的年龄（即实际年龄至少为 5 岁，或对于发育迟缓的儿童，心智年龄至少为 5 岁）（诊断标准 C）。尿失禁不能归因于物质（如利尿剂、抗精神病药物）的生理效应或其他躯体疾病（如糖尿病、脊柱裂、女性异位输尿管、男性后尿道瓣膜、脊髓栓系、癫痫）（诊断标准 D）。

相关特征

在夜间遗尿期间，排泄偶尔发生在快速眼动睡眠期，并且儿童可回忆出涉及排尿行为的梦境。儿童在日间推迟排泄，直至失禁发生，有时因社交焦虑或专注于学校活动或游戏活动而不愿如厕。遗尿事件最常发生在上学日的午后或放学后。有执行功能问题和其他神经系统问题（可能与破坏性行为症状相关）的儿童在没有感觉意识的情况下发生尿失禁的风险较高。不少有遗尿症的儿童在得到恰当治疗后持续出现尿失禁的情况。

患病率

日间遗尿症的患病率在 7 岁儿童中为 3.2% ～ 9%，在 11 ～ 13 岁儿童中患病率为 1.1% ～ 4.2%，在 15 ～ 17 岁青少年中患病率为 1.2% ～ 3%。

夜间遗尿症的患病率随着年龄的增长而下降。在包括美国、荷兰在内的多个国家，5 岁儿童的患病率约为 5% ～ 10%，10 岁儿童的患病率约为 3% ～ 5%，15 岁或以上个体的患病率约为 1%。在美国的非裔美国儿童和荷兰的土耳其或摩洛哥儿童中，男孩和受社会压迫的群体成员的患病率可能更高。有学习障碍或注意缺陷 / 多动障碍的年轻个体的患病率也可能更高。

发展与病程

遗尿症有两种病程类型：一种为原发性遗尿症，有该类型的遗尿症的个体从未确诊为尿失禁；另一种为继发性遗尿症，该类型的紊乱在个体被确诊为尿失禁的一段时间后发生。在这两种类型之间，共病精神障碍的患病率不存在差异。根据定义，原发性遗尿症始于 5 岁。继发性遗尿症最常起病于 5 ～ 8 岁，但也可发生于任何时间。在 5 岁后，自发缓解率为每年 5% ～ 10%。大多数有该障碍的儿童到了青少年期就能够控制排尿，但约 1% 的个体的尿失禁问题持续至成年。日间遗尿症在 9 岁后不常见。偶尔发生在日间的尿失禁在儿童中期并不少见；在那些有其他精神健康问题（包括认知和行为问题）的个体中，这种情况更为常见。当遗尿症持续至儿童晚期或青少年期，尿失禁可能会有所缓解，但尿频通常会持续。一些女性在成年后会再次出现尿失禁的情况。

风险与预后因素

许多导致膀胱功能紊乱的诱发因素已经被提出，包括发育迟缓和神经精神问题。

环境的：已知与膀胱功能紊乱相关的因素包括延迟的如厕训练和心理社会应激。

遗传与生理的：夜间遗尿症与夜间尿液产生、夜间膀胱储存能力和睡眠唤醒能力之间的不匹配有关。这表明个体的中枢神经系统在信号处理方面存在紊乱。唤醒阈值的提高并不意味着这些儿童睡得很好；实际上，有遗尿症的儿童的睡眠质量通常很差。夜间遗尿症是一种遗传异质性障碍，已有家族、双生子和聚集分析表明该障碍的遗传性。在有遗尿症的母亲的后代中，儿童患夜间遗尿症的风险比一般人群高出约 3.6 倍；若父亲有遗尿症，儿童患夜间遗尿症的风险比一般人群高出约 10.1 倍。

与文化相关的诊断问题

欧洲、非洲和亚洲的不同国家及美国已有遗尿症的相关报告。各国的患病率非常相似，且其发展轨迹在不同国家也有很大的相似性。然而，在非洲、南亚、欧洲和加勒比海地区，基于当地学校的调查显示，夜间遗尿症的患病率（4% ～ 50%）差异很大，这种差异部分是由诊断方法上的差异导致的。在孤儿院和其他寄养机构中，儿童患遗尿症的比例非常高，这不能用如厕训练的方式或儿童处于训练的早期阶段来解释。

文化背景会影响遗尿症的诊断和对病因的感知，如中医将遗尿症归因于长期的肾阳不足。据报告，在儿童照料方面存在经济限制的社会或在限制儿童数量的社会政策的背景下，儿童的遗尿症对父母有高度影响，父母出现情绪障碍的风险可能更高。

与性和性别相关的诊断问题

男性患夜间遗尿症比女性更常见（男女性别比约为 2:1）。在较年轻的年龄组，这种男性优势在严重程度较轻的案例以及仅在夜间发生遗尿的案例中尤为明显。尿路感染通常与日间遗尿有关，尤其是女性。女性患日间遗尿症比男性更常见，并且这种性别特征在年龄较大的个体中更为明显。与有遗尿症的母亲相比，有遗尿症的父亲的后代患病风险相对更大。

遗尿症的功能性后果

与遗尿症有关的损害的严重程度取决于其对儿童的社交活动的限制（如没有资格参加野外宿营）、对儿童自尊心的影响、被同伴社交排斥的程度，以及照料者的愤怒、惩罚和排斥。

鉴别诊断

神经源性膀胱或其他躯体疾病：如果个体有神经源性膀胱或其他结构性疾病（如后尿道瓣膜或异位输尿管）、引起多尿或排尿急迫的其他躯体疾病（如未经治疗的糖尿病或尿崩症），或出现急性尿路感染，则不应给予遗尿症的诊断。然而，如果尿失禁规律性地出现在其他躯体疾病发生之前，或在躯体疾病得到恰当治疗后仍持续存在，则个体同时存在遗尿症与这些躯体疾病。

药物副作用：遗尿症可能发生在使用抗精神病药物、利尿剂或其他可能引起便秘、多尿或执行功能改变的药物期间，这些情况都可能导致尿失禁。在这样的案例中，不应单独给予遗尿症的诊断，而应记录为药物副作用。然而，如果尿失禁在药物治疗前就规律性地出现，则应给予遗尿症的诊断。

共病

尽管大多数有遗尿症的儿童没有共病的精神障碍，但患有日间遗尿症和夜间遗尿症的儿童共病与行为和发育有关的障碍的概率高于无遗尿症的儿童。部分有遗尿症的儿童也存在发育迟缓，包括语言、学习和运动技能迟缓。遗粪症的相关症状和便秘也存在于日间遗尿症和夜间遗尿症中。不安腿综合征和异态睡眠，如非快速眼动睡眠唤醒障碍（睡行型和睡惊型），与夜间遗尿症有关。此外，夜间遗尿症与严重的打鼾或睡眠呼吸暂停有关。经过腺样体、扁桃体切除术后，约 50% 的有睡眠呼吸障碍和遗尿症儿童将变得不再遗尿。与能控制排尿的儿童相比，尿路感染在有日间遗尿症和非单症状夜间型遗尿症的儿童中更为常见。

遗粪症

诊断标准 F98.1

A. 反复在不恰当的地方（如衣服上、地板上）排粪，不管是否是不自主的或故意的。
B. 此类事件至少持续 3 个月，每月至少发生 1 次。
C. 实际年龄至少为 4 岁（或相当的发育水平）。
D. 这种行为不能归因于某种物质（如泻药）的生理效应或其他躯体疾病，除非涉及便秘的机制。

标注是否是：

伴便秘和溢出性失禁：在体格检查或病史中有便秘的证据。

无便秘和溢出性失禁：在体格检查或病史中无便秘的证据。

亚型

在伴便秘和溢出性失禁的亚型中，粪便通常（但不总是）不成形，泄露可能很少发生，也可能持续发生，且大多发生在日间，有时出现在睡眠期间。只有部分粪便在如厕时排出，在治疗便秘后，失禁问题可得到解决。

在无便秘和溢出性失禁的亚型中，粪便的形状和黏稠度可能正常，但遗粪是间歇性的，粪便可能被放在显眼的位置。这通常与对立违抗障碍或品行障碍有关，也可能是肛门手淫的后果。无便秘的遗粪似乎比伴便秘的遗粪更少见。

诊断特征

遗粪症的核心特征是反复在不恰当的地方（如衣服上、地板上）排粪（诊断标准 A）。排泄通常是不自主的，但偶尔可能是故意的。这种情况至少持续 3 个月，每月至少发生 1 次（诊断标准 B），并且儿童的实际年龄至少为 4 岁（或对于发育迟缓的儿童，心智年龄必须至少为 4 岁）（诊断标准 C）。大便失禁不能仅仅归因于物质（如泻药）的生理效应或其他躯体疾病，除非涉及便秘的机制（诊断标准 D）。

当排粪是不自主的而非故意时，排粪行为通常与便秘、嵌塞以及伴有随后溢出的滞留有关。便秘的出现可能源于心理原因（例如，对在特定地点排便的焦虑，更为广泛的焦虑或对立行为模式），某种心理的驱使引起个体对排便的回避和具有过多自愿性的粪便滞留。便秘的生理易感因素包括无效的压力或矛盾的排便动力学，以及在对排便感到紧张时出现的外括约肌或盆底肌收缩。饮食习惯（如液体摄入不足）、乳糜泻、甲状腺功能减退或药物副作用也会引起便秘。一旦出现便秘，情况可能因肛裂、排便疼痛和进一步的粪便滞留而变得复杂。不同个体的粪便黏稠度可能有所不同。一些个体的粪便黏稠度可能是正常或接近正常的，而另一些个体（如那些有溢出性便秘的个体）的粪便可能是液体的。

相关特征

有遗粪症的儿童经常感到羞耻并想要回避可能导致尴尬的情境（如宿营、学校）。其损害程度取决于其对儿童自尊心的影响、被同伴社交排斥的程度，以及照料者的愤怒、惩罚和排斥。儿童在试图清理或隐藏不自主排泄的粪便时，涂抹粪便的情况会意外发生。当失禁是明显故意时，个体可能还存在对立违抗障碍或品行障碍的特征。许多有遗粪症和慢性便秘的儿童也有遗尿症状，并伴随膀胱或输尿管中的尿液反流，从而导致慢性泌尿系统感染，这些症状可在便秘得到治疗后缓解。

患病率

据估计，大多数 4 岁以上的儿童的遗粪症伴便秘和溢出性失禁。报告显示，在高收入国家，遗粪症影响着 1% ～ 4% 的儿童；而在一些亚洲国家（伊朗、韩国、斯里兰卡），遗粪症的患病率为 2% ～ 8%。与 10 ～ 12 岁的儿童相比，遗粪症在 4 ～ 6 岁的儿童中更为常见。经历早期虐待或忽视的儿童和低收入的青年患病率更高。

发展与病程

只有儿童的实际年龄大于等于 4 岁（或对于有发育迟缓的儿童，心智年龄至少为 4 岁），才可以诊断为遗粪症。不充分、不持续的如厕训练和心理社会应激（如入学、弟妹出生）均为易感因素。遗粪症有两种病程类型：一种是原发性遗粪症，有该类型遗粪症的个体从未有过对粪便的控制能力；另一种是继发性遗粪症，有该类型遗粪症的个体在实现了对粪便的控制后的某个阶段出现紊乱。遗粪症可持续数年，并伴有间歇性加重。

风险与预后因素

排便疼痛可导致便秘和抑制行为的循环，从而使遗粪症更可能出现。男性性别和青少年期前的年龄段是遗粪症的风险因素。许多因素被认为会导致大便失禁的发展，包括焦虑、抑郁、行为障碍、心理应激源（如霸凌、学校表现不佳）和较低的社会经济地位。

与文化相关的诊断问题

不同文化中食物和饮料摄入量的差异、热带国家的炎热气候、社会心理逆境、原因不明的腹痛和粪便滞留与遗粪症有关。由于社会文化原因，某些社会中的父母可能不会因为儿童患遗粪症而寻求医疗服务。例如，由于某些宗教认为尿液和粪便不洁，在荷兰的土耳其父母和摩洛哥父母可能不会报告遗粪症。

与性和性别相关的诊断问题

在 5 岁以下的儿童中，有遗粪症的儿童的性别比例似乎是相等的，但在年龄较大的儿童中，遗粪症在男孩中更常见，男女性别比例在全球范围内（基于社区和医院的研究）为 2:1（美国）到 6:1 不等。

诊断标志物

遗粪症的诊断主要基于病史和体格检查的临床诊断。检测直肠粪便嵌塞的直肠指诊检查有助于支持遗粪症（伴便秘和溢出性失禁）的诊断。尽管腹部 X 线片未用于诊断遗粪症，但若其显示粪便嵌塞，也将有助于支持遗粪症（伴便秘和溢出性失禁）的诊断。结肠运输测试通常包括摄入不透射线的标志物，临床工作者可通过腹部成像评估结肠运输时间，这有助于区分遗粪症是否伴有便秘和溢出性失禁。若腹部影像学显示不透射线标志物的滞留，提示遗粪症伴有便秘和溢出性失禁。若不透射线标志物及时清除，提示遗粪症不伴便秘和溢出性失禁。对某些儿童来说，肛门直肠压力测定可能有助于临床工作者更好地了解可能导致遗粪症的生理因素。肛门直肠压力测定可评估肛门直肠功能和感觉。对于有难治性症状或体征表明存在导致大便失禁的基础躯体疾病的儿童，临床工作者可能需要进行进一步评估。这种评估旨在排除其他躯体疾病。

遗粪症的功能性后果

遗粪症与和健康相关的生活质量、家庭功能显著下降有关，尤其是对于年龄较大的儿童。

鉴别诊断

在有其他躯体疾病的情况下，只有涉及便秘的机制不能用其他躯体疾病来解释时，才能诊断为遗粪症。若个体存在与其他躯体疾病（如慢性腹泻、脊柱裂、肛门狭窄）相关的大便失禁的情况，则不需要给予 DSM-5 遗粪症的诊断。

共病

遗尿症经常出现在有遗粪症的儿童中，尤其是在有遗粪症、无便秘和溢出性失禁的儿童中。

其他特定的排泄障碍

此类型适用于那些具备排泄障碍的典型症状，且引起有临床意义的痛苦，或导致社交、职业或其他重要功能受损，但不符合排泄障碍诊断类别中任何一种障碍的全部诊断标准的情况。可在下列情况下使用其他特定的排泄障碍这一诊断：临床工作者选择用它来传达未能符合任何一种特定的排泄障碍的诊断标准的特定原因。这需要通过记录“其他特定的排泄障碍”，然后记录其特定原因（如“低频率遗尿症”）来完成。

编码备注：其他特定的排泄障碍伴排尿症状，编码为 N39.498；其他特定的排泄障碍伴排粪症状，编码为 R15.9。

未特定的排泄障碍

此类型适用于那些具备排泄障碍的典型症状，且引起有临床意义的痛苦，或导致社交、职业或其他重要功能受损，但不符合排泄障碍诊断类别中任何一种障碍的全部诊断标准的情况。此种未特定的排泄障碍可在下列情况下使用：临床工作者选择不标注未能符合任何一种排泄障碍的诊断标准的特定原因，包括因信息不足而无法作出更具体的诊断（例如，在急诊室的环境下）。

编码备注：未特定的排泄障碍伴排尿症状，编码为 R32；未特定的排泄障碍伴排粪症状，编码为 R15.9。

睡眠-觉醒障碍

DSM-5 对睡眠-觉醒障碍的分类主要为精神健康工作者和一般医学临床工作者（那些治疗成人、老年和儿童患者的工作者）所使用。睡眠-觉醒障碍包括十类障碍或障碍群：失眠障碍、嗜睡障碍、发作性睡病、与呼吸相关的睡眠障碍、昼夜节律睡眠-觉醒障碍、非快速眼动（NREM）睡眠唤醒障碍、梦魇障碍、快速眼动（REM）睡眠行为障碍、不安腿综合征、物质/药物所致的睡眠障碍。有这些障碍的个体通常因为对睡眠质量、周期和时长不满意而就诊。日间的痛苦和相关的损害是所有类型的睡眠-觉醒障碍的核心特征。

本章的组织有利于睡眠-觉醒主诉的鉴别诊断，阐明何时转介给睡眠专家作进一步的评估和治疗是恰当的。DSM-5 睡眠-觉醒障碍的分类方法既简单又适合临床使用，同时也反映了自 DSM-Ⅳ出版以来流行病学、遗传学和病理生理学在评估和治疗上的科研进展。临床工作者可以在“整合与分离”的背景下理解 DSM-5 对睡眠-觉醒障碍的分类。例如，在一些类别（如失眠障碍）中，本章采用了“整合”的方法，即在 DSM-Ⅳ中分开的三个类别（失眠伴精神障碍、失眠伴躯体疾病和失眠伴其他睡眠障碍）都作为标注被纳入失眠障碍中；而对于其他类别（如发作性睡病），本章采用的是“分离”的方法（即将发作性睡病分为四种亚型并单独进行编码）。

由于 DSM-5 旨在供非睡眠医学专家的精神健康工作者和一般医学临床工作者使用，因此 DSM-5 尽量努力简化睡眠-觉醒障碍的分类。作为对比，《睡眠障碍国际分类（第 3 版）》（ICSD-3）阐述了多种诊断亚型，反映了睡眠专业团体的科学观点，并且由睡眠专家编制和使用。

DSM-5 对睡眠-觉醒障碍的诊断进行了简化，因而鉴别诊断较少，但其显示出较高的评分者信度、聚合效度、区分效度和表面效度。每一组诊断标准附带的文本与 ICSD-3 所包含的对应障碍相连接。

自 DSM-Ⅳ出版后，睡眠-觉醒障碍在医学领域得到了进一步发展。DSM-5 睡眠-觉醒障碍的分类考虑了对生物学证据的使用。例如，临床工作者可以依据脑脊液下丘脑分泌素-1 免疫反应值来诊断发作性睡病；给予与呼吸相关的睡眠障碍的诊断时，需要进行正式的睡眠检查（即多导睡眠图）；不安腿综合征在睡眠中经常与周期性肢体运动同时存在，这个现象需要通过多导睡眠图来发现。

共同发生的障碍与鉴别诊断

睡眠-觉醒障碍经常伴随抑郁、焦虑和认知改变，临床工作者必须将这些问题纳入治疗计划和临床处理中，而且持续的睡眠紊乱（包括失眠和过度困倦）是后续发生精神障碍（包括物质使用障碍和非物质使用障碍）及其他躯体疾病的既定风险因素。它们也代表了精神障碍发作的前驱期表现，早期干预很可能能够预防或减弱该障碍的全面发作。

对睡眠-觉醒障碍进行鉴别诊断时，临床工作者需要使用多维度的方法来考虑可能同时存在的临床疾病，这是惯例而不是例外。睡眠紊乱是一个重要的指征，它经常与抑郁和其他常见的精神障碍同时存在。严重的共病包括心肺疾病（如充血性心力衰竭、慢性阻塞性肺疾病）、神经退行性疾病（如阿尔茨海默病），以及肌肉骨骼系统疾病（如骨关节炎）。这些疾病不仅会干扰睡眠，还会在睡眠中加重（如在快速眼动睡眠阶段出现呼吸暂停延长和心律失常，有重度神经认知障碍的个体出现混沌的唤醒，有复杂部分性癫痫的个体出现癫痫发作）。快速眼动睡眠行为障碍经常是神经退行性疾病（如帕金森病）的早期指征。

关键概念和术语

可通过多导睡眠图测量四个不同的睡眠阶段，即快速眼动睡眠和非快速眼动睡眠的三个阶段（N1、N2 和 N3）。

- 快速眼动睡眠阶段。大多数典型的类似故事的梦境在此期间发生，约占总睡眠时间的 20% ～ 25%
- 非快速眼动睡眠阶段 1（N1）。N1 是从清醒到睡眠的过渡阶段，约占健康成人睡眠时间的 5%。
- 非快速眼动睡眠阶段 2（N2）。其特征在于特定的脑电图波形（睡眠纺锤波和 K 复合波），N2 约占健康成人睡眠时间的 50%。
- 非快速眼动睡眠阶段 3（N3）。N3 也被称为慢波睡眠，它是最深层的睡眠阶段，约占健康成人睡眠时间的 20%。

这些睡眠阶段在整个夜晚都具有典型的时间组织。N3 倾向于发生在夜晚的前三分之一到二分之一，并且为了应对睡眠剥夺而持续时间增加。快速眼动睡眠在整个夜晚周期性地发生，每 80 ～ 100 分钟与非快速眼动睡眠交替 1 次。快速眼动睡眠在早晨持续时间增加。

人类的睡眠在整个生命周期中也会呈现出典型的变化。在儿童期和青少年早期，大量慢波睡眠相对稳定，随着年龄的增长，睡眠的连续性和深度都会下降。觉醒和 N1 睡眠增加、N3 睡眠减少反映了这种情况的加重。因此，在诊断任何个体的睡眠-觉醒障碍时必须考虑年龄因素。

多导睡眠图能够对睡眠过程中的多个电生理参数进行监测。大多数多导睡眠图研究是在个体的正常睡眠时间（即夜间）进行的。然而，日间多导睡眠图研究也可用于分析日间的嗜睡。最常见的日间程序是多次睡眠潜伏期测试（Multiple Sleep Latency Test，MSLT），在该测试中，个体被指示躺在黑暗的房间里，不抗拒入睡。该测试在一天中重复 5 次。每次测试都会测量入睡所需的时间（睡眠潜伏期），并将其视为生理嗜睡的指标。

本章通篇使用了以下多导睡眠图测量的标准术语，这些术语为本章的讨论提供了背景：

- 睡眠连续性是指夜间睡眠中睡眠和觉醒的整体平衡性。“更好”的睡眠连续性表示睡眠得到巩固，几乎没有觉醒或碎片化的睡眠；“更差”的睡眠连续性表示睡眠出现中断，有更多的觉醒和碎片化的睡眠。

特定的睡眠连续性测量包括：睡眠潜伏期——入睡所需的时间（以分钟表示）；睡眠开始后的觉醒——初始睡眠起始至最终觉醒之间的觉醒时间（以分钟表示）；觉醒次数；睡眠效率——实际睡眠时间与躺在床上的时间的比率（以百分比表示，较高的数字表示更好的睡眠连续性）。

- 睡眠结构是指特定睡眠阶段的数量和分布。睡眠结构测量包括：快速眼动睡眠时间和每个非快速眼动睡眠阶段的绝对量（以分钟为单位）、快速眼动睡眠和非快速眼动睡眠阶段的相对量（以总睡眠时间的百分比表示）、睡眠起始与第一个快速眼动睡眠阶段之间的潜伏期（快速眼动潜伏期）。当快速眼动睡眠起始的潜伏期小于 15 分钟时，可使用术语睡眠起始的快速眼动和睡眠起始的快速眼动期（SOREMP）。

与自杀想法或行为的相关性

多项研究的综述表示，失眠症状可能会使自杀想法、自杀行为和死亡的风险增加，即使个体接受了对抑郁障碍的治疗，梦魇也会使自杀想法和自杀行为的风险增加。在一项针对大学生的研究中，31.3% 的有睡眠问题的个体有自杀想法，82.7% 的有自杀想法的个体有睡眠问题。美国睡眠医学学会的综述和共识声明表示，对青少年而言，小于 8 小时的睡眠与自伤、自杀想法和自杀行为的风险增加有关。

失眠障碍

诊断标准 F51.01

A. 主诉对睡眠时长或质量不满意，与下列一项（或更多）症状相关：
   1. 入睡困难（儿童可以表现为在没有照料者的干预下入睡困难）。
   2. 维持睡眠困难，其典型表现为频繁地觉醒或醒后难以再次入睡（儿童可以表现为在没有照料者的干预下难以再次入睡）。
   3. 早醒且不能再入睡。

B. 引起有临床意义的痛苦，或导致社交、职业、学业、行为或其他重要功能受损。

C. 每周至少出现 3 次睡眠困难。

D. 睡眠困难至少持续 3 个月。

E. 尽管有充足的睡眠时间，仍出现睡眠困难。

F. 失眠不能用其他睡眠-觉醒障碍来更好地加以解释，也不仅仅出现在其他睡眠-觉醒障碍（如发作性睡病、与呼吸相关的睡眠障碍、昼夜节律睡眠-觉醒障碍、睡眠异态）的病程中。

G. 失眠不能归因于某种物质（如毒品、药物）的生理效应。

H. 共病的精神障碍和躯体疾病不能充分解释失眠的主诉。

标注如果是：

伴精神障碍，包括物质使用障碍。

伴躯体疾病。

伴其他睡眠障碍。

编码备注：编码 F51.01 适用于所有标注。在对失眠障碍进行编码之后，也应对相关的伴随的精神障碍、躯体疾病或其他睡眠-觉醒障碍进行编码，以表明其相关性。

标注如果是：

阵发性：症状持续至少 1 个月，但少于 3 个月。

持续性：症状持续 3 个月或更长。

复发性：1 年内至少发作 2 次。

注：急性失眠和短期失眠（即症状持续少于 3 个月，但符合关于频率、强度、痛苦和 / 或损害的全部诊断标准）应被编码为其他特定的失眠障碍。

注：在给予失眠障碍的诊断时，应考虑它是一个独立的疾病，还是与其他精神障碍（如重性抑郁障碍）、躯体疾病或其他睡眠-觉醒障碍（如与呼吸相关的睡眠障碍）共病。失眠障碍可能有自己的病程，伴有焦虑和抑郁的特征，而这些特征并不符合其他任何一种精神障碍的诊断标准。失眠也可以表现为一种显著的精神障碍的临床特征。持续的失眠可以是抑郁障碍、焦虑障碍和酒精使用障碍的风险因素，也是这些障碍得到治疗后常见的残留症状。当失眠障碍和其他精神障碍共病时，这两种障碍可能都需要被治疗。由于不同的障碍有不同的病程，临床工作者通常很难明确这些障碍之间的关系，并且这种关系可能随时间的推移而改变。因此，当失眠障碍和其他精神障碍共病时，没有必要进行因果判断，临床工作者应该在存在共病的情况下给予失眠障碍的诊断。只有当失眠症状严重到引起独立的临床关注时，才应作出失眠障碍的诊断，否则不需要额外的诊断。

记录步骤

标注“伴精神障碍，包括物质使用障碍”“伴躯体疾病”和“伴其他睡眠障碍”可用于帮助临床工作者注意到临床相关的共病。在这种案例中，临床工作者应记录 F51.01 失眠障碍和共病的躯体疾病或精神障碍的名称，然后记录共病的疾病或障碍的诊断编码（如 F51.01 失眠障碍，伴中度可卡因使用障碍和三叉神经痛；F14.20 中度可卡因使用障碍；G50.0 三叉神经痛）。

诊断特征

失眠障碍的核心特征是对睡眠时长或质量的不满意，伴有入睡困难或维持睡眠困难的主诉。睡眠的主诉伴有临床意义的社交、职业或其他重要功能受损。睡眠紊乱既可能发生在其他精神障碍或躯体疾病的病程中，也可以独立出现。

失眠的不同表现可以发生在睡眠的不同阶段。*睡眠起始失眠*（或*初始失眠*）是指在就寝时间入睡困难。*睡眠维持失眠*（或*中间失眠*）是指整晚频繁觉醒或长时间觉醒。*晚期失眠*是指清晨早醒而无法再返回到入睡状态。根据美国国家医疗保健计划成员的样本，维持睡眠困难是最常见的单一症状，影响约60%的有失眠障碍的个体，其次为早醒和入睡困难。这些症状的组合是最常见的临床表现。特定类型的睡眠主诉通常随着时间而变化。在某个阶段抱怨入睡困难的个体随后可能会抱怨维持睡眠困难，反之亦然。入睡困难和维持睡眠困难的症状可以通过个体的回顾性自我报告、睡眠日记（前瞻性地收集信息）或其他方法（如活动记录仪或多导睡眠图）被量化，而失眠障碍的诊断基于个体主观的睡眠感受或照料者的报告。有失眠障碍的个体通常报告更长的睡眠潜伏期和夜间觉醒时间，总睡眠时间少于客观数据（如多导睡眠图）。尚不清楚造成这种差异的原因，但有人认为反映过度唤醒或皮质激活的潜在神经生理学紊乱起到了一定的作用。

无恢复性睡眠是一种睡眠质量不良的个体的常见主诉，个体尽管有充足的睡眠时间，觉醒后仍感觉没有休息好，这通常与入睡困难或维持睡眠困难有关，单独存在某一问题的频率较低。尚不清楚无恢复性睡眠与失眠障碍的确切关系。据估计，无恢复性睡眠的患病率约为5%；与失眠主诉不同，无恢复性睡眠在年轻人中更常见。该主诉也可与其他睡眠–觉醒障碍（如与呼吸相关的睡眠障碍）有关。当无恢复性睡眠的主诉单独存在时（即不存在入睡困难、维持睡眠困难或其他睡眠–觉醒障碍时），则应给予其他特定的失眠障碍的诊断。

在给予该诊断时，除了需要参考有关频率和病程的诊断标准，额外的指南对于量化失眠的严重程度也是有用的。这些量化的诊断标准虽然是人为的，但主要用于说明情况。例如，入睡困难被定义为主观睡眠潜伏期为20～30分钟或更长时间，维持睡眠困难被定义为睡眠起始后主观觉醒时间为20～30分钟。尽管没有有关早醒的标准定义，但其症状包括觉醒时间比预期时间早至少1小时，或总睡眠时间未达到6小时30分钟就觉醒。因此，非常重要的是，给予诊断时不仅要考虑最终的觉醒时间，也要考虑前一天晚上的就寝时间。个体就寝时间是晚上9点而觉醒时间是早晨4点与就寝时间是晚上11点而觉醒时间也是早晨4点的临床意义不同。这样的症状可能反映了与年龄相关的维持睡眠能力的下降或与年龄相关的主要睡眠时段的改变。尽管这些量化标准经常用于研究设计中，但临床工作者不能完全依据这些标准将失眠的个体与正常睡眠者区分开。此外，表现不再符合失眠障碍的主观诊断标准的个体可能会继续受到这些参数的客观干扰及日间损害。

失眠障碍涉及日间功能受损和夜间睡眠困难。其症状包括疲乏或较少见的日间困倦，后者更常见于老年个体及共病其他躯体疾病或睡眠–觉醒障碍（如睡眠呼吸暂停）的个体。认知表现方面的损害可能包括注意力、专注力和记忆力的下降，以及执行复杂的手工活动方面的困难。有关的心境紊乱通常被描述为易激惹或心境不稳，较少见的是抑郁或焦虑症状。并非所有有夜间睡眠紊乱的个体都会感到痛苦或功能受到损害。例如，健康的老年人有时睡眠连续性较差，但他们仍然认为自己的睡眠质量良好。失眠障碍的诊断应限于那些有显著日间痛苦或受到与夜间睡眠困难有关的损害的个体。

相关特征

失眠经常与生理和认知唤醒、干扰睡眠的条件反射性因素有关。沉湎于睡眠和因无法入睡而感到痛苦的个体可能陷入恶性循环。他们越想努力入睡，睡眠所带来的挫折感就越大，并进一步影响睡眠。因此，过度的关注和努力入睡会干扰正常的睡眠起始机制，从而造成失眠的发生。有持续性失眠的个体在该障碍的病程中可能有不良的睡眠习惯（例如，在床上花过多的时间，遵循不规律的睡眠时间表，打盹）和认知（例如，恐惧失眠，担心日间功能受损，反复查看钟表）。如果个体经常在一种睡不着觉的环境中从事这些活动，条件反射性的觉醒会加剧，睡眠困难的问题会长期存在。相反，当个体不努力这样做时可能更容易入睡。一些个体报告，如果他们远离自己的卧室并改变平时的睡眠习惯，可能睡得较好。

失眠可能会伴随着各种各样的日间主诉和症状，包括疲乏、精力下降和心境紊乱等。有失眠障碍的个体可能会存在疲乏、憔悴的表现，或者出现相反的过度唤醒和情绪紧张。与应激相关的心理生理症状（如紧张性头痛、肌肉紧张或疼痛、胃肠道症状）的发生率可能会增加，但体格检查中没有一致的或典型的异常。有失眠障碍的个体可能存在不符合特定精神障碍的诊断标准的焦虑或抑郁症状，并过度关注睡眠不足对日间功能的影响。

失眠的个体能够在自我报告的心理或人格类别测评中取得高分。其概貌特征为：轻度的抑郁和焦虑、担忧的认知风格、聚焦于情绪和冲突解决的内化风格、躯体聚焦。失眠的个体的神经认知功能受损模式并不一致，但从事高度复杂任务的能力及策略应对能力通常会受到损害。失眠的个体通常需要花费更多努力来维持认知功能。

患病率

基于人群的估计值因样本和所采用的诊断标准而异，但结果表明，在多个国家中，约三分之一的成人有失眠的症状，其中 10% ～ 15% 的个体有日间功能受损的表现，4% ～ 22% 的个体符合失眠障碍的诊断标准，平均患病率约为 10%。在所有的睡眠障碍中，失眠障碍最为常见。在全美范围内的初级保健场所，约 10% ～ 20% 的个体表示自己有显著的失眠症状。有躯体疾病和精神障碍的个体（尤其是有心境障碍、焦虑障碍和物质使用障碍的个体）的患病率显著高于一般人群。40% ～ 50% 有失眠障碍的个体存在共病的精神障碍。女性主诉失眠的情况比男性更普遍。在跨国样本中，女性和男性的性别比例约为 1.3:1；45 岁后，女性和男性的性别比例上升到1.7:1。在年龄较大（16～18岁）的挪威青少年中，女孩的患病率比男孩高出近1倍。尽管失眠可能是一种症状或一种独立的障碍，但它最常与其他躯体疾病或精神障碍共病。

发展与病程

失眠症状可始于生命周期的任何一个阶段，但第一次发作多见于成人早期。失眠较少始于儿童期或青少年期。在女性中，新起病的失眠可能会出现在绝经期，即使其他症状（如潮热）已经消失，失眠仍继续存在。失眠也可能在生命晚期起病，其常与其他疾病的起病有关。

失眠可以是情境性的、持续的或反复发作的。情境性的失眠或急性失眠通常与生活事件、快速改变的睡眠时间或环境有关，一般持续数天或数周。当初始的触发事件消失后，失眠也会消失。一些个体（特别是更易出现睡眠紊乱的个体）可能受到条件反射因素和增强的唤醒的影响，在初始的触发事件发生后仍持续失眠很长时间。触发失眠的因素不同于使失眠持续的因素。条件反射性唤醒可能会持续，从而导致持续的失眠。类似的病程也可能出现在急性心理应激或精神障碍的背景下。例如，出现在重性抑郁发作期间的失眠可能成为个体关注的焦点，并导致负性条件反射，甚至至少40%～50%的个体在抑郁症状消失后仍然失眠。在一些案例中，失眠起病隐匿且没有任何明确的触发因素。

失眠也可能是阵发性的，其反复发作通常与应激性事件的出现有关。1～7年的随访调查表明，慢性失眠的患病率为45%～75%。即使失眠的病程变为慢性，每晚的睡眠模式也会发生变化，在长时间不良的夜间睡眠中，偶尔也会穿插良好的夜间睡眠。失眠的特征也可能随着时间而改变。许多失眠的个体在更持续的睡眠问题出现之前有睡得轻或睡眠容易被打扰的表现。

在中年和老年群体中，失眠的主诉较为普遍。失眠症状的类型随着年龄的改变而改变，在青年群体中最常见的是入睡困难，而中年和老年群体更经常出现维持睡眠困难的问题。

入睡和维持睡眠困难也可能发生在儿童期和青少年期，但在这些生命周期的发育阶段，有关患病率、风险因素和共病的数据十分有限。儿童期的睡眠困难可能源于条件反射因素（例如，儿童在父母不在的情况下没有学会入睡或觉醒后再次入睡）或没有固定的睡眠时间表和睡眠时间习惯。青少年期的失眠通常是由不规律的睡眠时间表（如睡眠延迟）触发或加剧的。在儿童期和青少年期，心理因素和医学因素都可能导致失眠。

失眠障碍在老年群体中的患病率逐步增加，因为随着年龄的增长，躯体健康问题不断增加。临床工作者必须将与正常的发育过程有关的睡眠模式的改变和那些与年龄无关的改变相区分。老年人可能会经历睡眠起始的显著延迟或频繁的觉醒。尽管多导睡眠图在失眠的常规评估中价值有限，但它对老年人的鉴别诊断更有帮助，因为与失眠相关的共病（如睡眠呼吸暂停）在老年人中更为常见。

风险与预后因素

虽然本节讨论的风险与预后因素会增加失眠的易患性，但当个体遭遇触发事件，如重大生活事件（如疾病、分离）或不太严重但具有长期性的日常应激时，睡眠紊乱更易发生。大多数个体在初始触发事件消失后能够恢复正常的睡眠模式，但其他个体（比如那些更容易失眠的个体）会继续经历持续性的睡眠困难。不良的睡眠习惯、不规律的睡眠时间表等长期因素及因害怕不能入睡而导致的失眠问题可能使个体陷入恶性循环，诱发持续性失眠。

气质的：焦虑或担忧的人格或认知风格会增加个体对唤醒的易感性和个体的应激反应性，同时，抑制情绪会增加失眠的易患性。

环境的：噪声、光线和不舒适的高温或低温可能增加失眠的易患性。处于高海拔地区也可能导致个体失眠，这归因于睡眠期间的周期性呼吸困难。

遗传与生理的：女性的性别和年龄的增长与失眠的易患性增加有关。睡眠紊乱和失眠也有家族倾向性。35% ～ 70% 的有失眠障碍的个体报告，自己有一个或多个一级亲属（最常见的是母亲）有失眠病史。没有共病的失眠障碍的遗传性可能最高。与异卵双生子相比，同卵双生子的患病率更高；与一般人群相比，一级亲属的家庭成员的患病率更高。尽管应激反应性似乎对睡眠有一定的影响，但尚不清楚这是否与遗传易感性、对父母的睡眠模式的观察或其他精神病理的副产物有关。

病程影响因素：负性的病程影响因素包括不良的睡眠卫生习惯（如过度使用咖啡因、不规律的睡眠时间表）。

与文化相关的诊断问题

失眠是人类的普遍经历。失眠可能被理解为衰老或应激反应的正常表现，导致个体寻求帮助的频率较低或通过社会支持和传统活动（如祈祷）来应对。不同的失眠的解释模型差异很大，一些解释模型将失眠归因于环境（如湿度）和躯体情况（如血液循环不良、内热）的影响，并且一些失眠的个体可能寻求非生物医学治疗。

与性和性别相关的诊断问题

女性的首次起病经常与孩子的出生或绝经有关。尽管女性在绝经期和绝经后出现失眠的风险较高，但多导睡眠图的研究表明，与老年男性相比，老年女性的睡眠连续性和慢波睡眠质量更好。

诊断标志物

多导睡眠图通常显示与睡眠连续性相关的损害（如睡眠潜伏期和睡眠开始后的觉醒时间增加、睡眠效率降低），N1 睡眠时长可能增加，而 N3 睡眠时长减少。睡眠损害的严重程度并不总是与个体的临床表现或睡眠不良的主诉相匹配，因为相对于多导睡眠图所显示的结果，失眠的个体通常低估睡眠时间而高估觉醒时间。定量脑电图分析显示，在睡眠起始阶段和非快速眼动睡眠阶段，与睡眠良好的个体相比，失眠的个体有高频脑电能量，尽管该发现因年龄和性别而异。尽管对这些发现的解释很复杂，但神经影像学研究表明，有失眠障碍的个体的局部脑功能改变与过度觉醒具有一致性。与没有睡眠障碍的个体相比，有失眠障碍的个体可能具有较低的睡眠倾向性，在客观的实验室测量中并没有显示出日间困倦的增加。

尽管不同的实验室测量结果不一致，但相关研究为探究觉醒的增加和下丘脑–垂体–肾上腺轴的广泛激活之间的关系提供了证据（如皮质醇水平增加、心率的变异性、对应激的反应、代谢率增加）。一般来说，这些发现与“生理和认知唤醒的增加对失眠障碍起到了重要作用”这一假设是一致的。

与自杀想法或行为的相关性

失眠症状已被确定为自杀想法和自杀行为的独立风险因素。

失眠障碍的功能性后果

失眠、过度担心睡眠、日间易激惹的加剧和不良的专注力可能会造成人际、社交和职业方面的问题。注意力和专注力的下降是常见的，失眠可能与较高的事故发生率有关。持续的失眠也与长期的后果有关，失眠的个体出现新起病的重性抑郁障碍、焦虑障碍和物质使用障碍的风险会比普通人高出 2 倍或更多。失眠也可能是重性抑郁障碍复发的风险因素。失眠障碍，尤其是客观显示的睡眠时间短（小于 6 小时），是许多心血管疾病发作的重要风险因素，包括高血压、冠状动脉疾病/心肌梗死、充血性心力衰竭和脑血管性疾病。缺勤率的增加、工作效率的降低、生活质量的降低及经济负担的增加也是失眠障碍的重要功能性后果。

鉴别诊断

正常的睡眠变异：正常的睡眠时间因人而异。有些个体需要很少的睡眠（“短睡眠者”），但他们可能担心自己的睡眠时间短。不同于有失眠障碍的个体，短睡眠者通常没有入睡困难和维持睡眠困难，也没有典型的日间症状（如疲乏、专注力问题、易激惹）。然而，一些短睡眠者可能希望或试图通过延长卧床时间使自己睡得更久，这可能造成类似失眠的睡眠模式。临床工作者应将临床失眠与正常的与年龄相关的睡眠改变相区分。临床工作者也必须将失眠与由不充足的睡眠条件或环境所致的睡眠剥夺相区分，如急诊室环境和职业或家庭责任迫使个体保持觉醒状态。

情境或急性失眠：情境或急性失眠是指失眠持续数天至数周，这种失眠经常与生活事件或睡眠时间表改变所引起的急性应激有关。这些急性或短期的失眠症状也可能给个体带来显著痛苦，社交、个人和职业功能会受到影响。当这些症状足够频繁并符合除了 3 个月病程外的其他全部诊断标准时，可给予其他特定的失眠障碍或未特定的失眠障碍的诊断。虽然该障碍通常会随着应激事件的消失或个体对睡眠时间表的变化的适应而缓解，但有些个体会发展出适应不良的想法和行为模式，从而导致慢性失眠障碍的发生。

睡眠时相延迟型与倒班工作型昼夜节律睡眠-觉醒障碍：有睡眠时相延迟型昼夜节律睡眠-觉醒障碍的个体只有试图在社会默认的正常时间睡眠时才报告睡眠起始的失眠，但当他们延迟的就寝和起床时间与其内源性昼夜节律相匹配时，则不报告入睡困难或维持睡眠困难。这种模式在青少年和年轻成人中更为常见。倒班工作型昼夜节律睡眠-觉醒障碍不同于失眠障碍，有该障碍的个体近期有倒班工作的历史。

不安腿综合征：不安腿综合征经常表现为入睡困难和维持睡眠困难。有移动腿的冲动并同时存在腿部的某种不适是鉴别该障碍与失眠障碍的特征。

与呼吸相关的睡眠障碍：大多数有该障碍的个体有大声打鼾、在睡眠中呼吸暂停的表现和日间过度困倦的病史。同时，高达50%的有睡眠呼吸暂停的个体报告有失眠症状，该特征在女性和老年人中更为常见。

发作性睡病：发作性睡病可能引起失眠的主诉，但其与失眠障碍的区别在于，该障碍以日间过度困倦、猝倒、睡瘫症及与睡眠相关的幻觉症状为主。

睡眠异态：睡眠异态的主诉特征是睡眠过程中发生不寻常的行为或事件，可能导致个体间歇性觉醒并难以重新入睡。这些行为事件是睡眠异态的主要临床表现，而不是失眠本身。

物质/药物所致的睡眠障碍（失眠型）：临床工作者应根据物质是否与病因有关来区分物质/药物所致的睡眠障碍（失眠型）与失眠障碍（参见本章后一部分“物质/药物所致的睡眠障碍”）。例如，如果失眠仅出现在重度使用咖啡因的背景下，应诊断为于中毒期间发生的咖啡因所致的睡眠障碍（失眠型）。

共病

失眠是许多躯体疾病的常见共病，包括但不限于癌症、糖尿病、冠心病、慢性阻塞性肺疾病、关节炎、纤维肌痛、其他慢性疼痛、脑退行性病变和创伤性脑损伤。这种风险关系似乎是双向的，失眠会使许多躯体疾病的患病风险增加，躯体疾病会使失眠的风险增加。这种关系并不总是明确的，并且可能随时间的推移而改变；因此，在失眠与其他躯体疾病（或精神障碍）同时存在时，共病失眠是首选的术语。失眠障碍也可能与许多其他睡眠-觉醒障碍同时存在。约七分之一的有失眠障碍的个体有中度至重度的阻塞性睡眠呼吸暂停。据估计，约有50%的有发作性睡病的个体主诉失眠。

有失眠障碍的个体经常有共病的精神障碍，特别是双相障碍、抑郁障碍和焦虑障碍。持续的失眠是风险因素，或是后续出现的双相障碍、抑郁障碍、焦虑障碍和物质使用障碍的早期症状。失眠的个体经常滥用药物或酒精来帮助夜间睡眠，滥用抗焦虑药物来克服紧张或焦虑，滥用咖啡因或其他兴奋剂来缓解过度疲劳。在一些案例中，这类物质的使用除了会使失眠加重，还可能使个体出现物质使用障碍。

与睡眠障碍国际分类的关系

ICSD-3承认三种失眠的诊断：慢性失眠障碍、短期失眠障碍和其他失眠障碍。

DSM-5 失眠障碍和 ICSD-3 慢性失眠障碍在症状、持续时间和频率标准方面大致相似；然而，与 DSM-5 不同，ICSD-3 不包括“物质 / 药物所致的睡眠障碍（失眠型）”这一单独的名称。

嗜睡障碍

诊断标准 F51.11

A. 尽管主要睡眠时间持续至少 7 小时，仍然自我报告过度困倦（嗜睡），至少有下列一项症状：
   1. 在同一天内反复睡眠或陷入睡眠。
   2. 每天延长的主要睡眠时间超过 9 小时，且为非恢复性的（即非精神焕发的）。
   3. 突然觉醒后难以完全清醒。

B. 每周至少出现 3 次嗜睡，持续至少 3 个月。

C. 嗜睡伴有显著的痛苦，或导致认知、社交、职业或其他重要功能受损。

D. 嗜睡不能用其他睡眠–觉醒障碍来更好地进行解释，也不仅仅出现在其他睡眠–觉醒障碍的病程中（如发作性睡病、与呼吸相关的睡眠障碍、昼夜节律睡眠–觉醒障碍、睡眠异态）。

E. 嗜睡不能归因于某种物质（如毒品、药物）的生理效应。

F. 共病的精神障碍和躯体疾病不能充分解释嗜睡的主诉。

标注如果是：

伴精神障碍，包括物质使用障碍。

伴躯体疾病。

伴其他睡眠障碍。

编码备注：编码 F51.11 适用于所有标注。在对嗜睡障碍进行编码之后，也应对相关的伴随的精神障碍、躯体疾病或其他睡眠障碍进行编码，以表明其相关性。

标注如果是：

急性：病程少于 1 个月。

亚急性：病程为 1 ～ 3 个月。

持续性：病程超过 3 个月。

标注目前的严重程度：

严重程度基于维持日间清醒的困难程度，表现为在任何一天内出现多次不可抗拒的睡眠发作，如久坐、驾驶、拜访朋友或工作时。

轻度：每周有 1 ～ 2 天难以维持日间清醒。

中度：每周有 3 ～ 4 天难以维持日间清醒。

重度：每周有 5 ～ 7 天难以维持日间清醒。

记录步骤

标注“伴精神障碍，包括物质使用障碍”“伴躯体疾病”“伴其他睡眠障碍”可以让临床工作者注意到临床相关的共病。在这种案例中，临床工作者应记录F51.11 嗜睡障碍、共病的躯体疾病或精神障碍的名称，然后记录共病的疾病或障碍的诊断编码（例如：F51.11 嗜睡障碍，伴重性抑郁障碍；F33.1 重性抑郁障碍、反复发作、中度）。

诊断特征

嗜睡障碍的症状包括睡眠过量（如延长的夜间睡眠或长时间的打盹）、嗜睡及睡眠惯性（即在规律性睡眠或打盹觉醒后的一段时间表现出功能受损或警觉性降低）（诊断标准 A）。有该障碍的个体通常入睡很快，并且有良好的睡眠效率（大于 90%）。个体通常感觉嗜睡是经过一段时间累积的，而不是突然的睡眠发作。无意的睡眠发作通常发生在低活动的情况下（例如，在参加讲座、读书、看电视或长途驾驶的过程中），但在一些更严重的案例中，睡眠发作会在注意力高度集中的情况下表现出来（如在工作时、在会议中或在社交聚会时）。持续的睡眠需求可能导致个体的自动行为（通常是常规的、复杂度低的），个体完成后可能保留了很少的回忆或没有后续的回忆。例如，个体可能发现自己多驾驶了数公里，并没有意识到之前数分钟的“自动”驾驶。

约 40% 的有嗜睡障碍的个体可能有睡眠惯性（也称“醉性睡眠”），并且该症状可能有助于临床工作者将嗜睡障碍与其他造成嗜睡的原因相区分。他们可能在早晨出现觉醒困难，这种觉醒困难有时看起来是混沌的、挣扎的或共济失调的。个体可能会设置多个闹钟，或者依靠他人来帮助自己起床。从日间打盹中醒来时，个体也会出现睡眠惯性。在此期间，个体可能看起来是觉醒的，但他们的运动协调能力受损，行为可能很不恰当，个体会出现记忆障碍并出现对时间和空间的失定向，可能有头昏眼花的感觉。这些表现可能会持续数分钟到数小时。

一些有嗜睡障碍的个体的主要睡眠时间（即大多数个体的夜间睡眠）会持续 9 小时或更长。在最极端的情况下，睡眠发作可能持续长达 20 小时。然而，他们的睡眠经常是非恢复性的，并难以在早晨觉醒。还有一些有嗜睡障碍的个体有正常的夜间睡眠周期（7 ～ 9 小时），并且日间打盹的持续时间通常相对较长（经常持续 1 小时以上），警觉性未得到改善。无论夜间睡眠周期如何，大多数有嗜睡障碍的个体几乎每天都有日间打盹的表现。虽然许多有嗜睡障碍的个体能够在工作日缩短他们的睡眠时间，但他们的睡眠时间在周末和节假日显著增加（增加 3 小时）。

相关特征

约 80% 的有嗜睡障碍的个体认为他们的睡眠是非恢复性的，但这种症状是非特异性的，并且可能与其他破坏睡眠的障碍共同发生，如阻塞性睡眠呼吸暂停。打盹的持续时间通常很长（大于 1 小时）且精神不能得到恢复。短时间的打盹（持续时间少于 30 分钟）不能使精神得到恢复。有嗜睡障碍的个体常表现为昏昏欲睡，甚至能在候诊室睡着。

部分有嗜睡障碍的个体有嗜睡的家族史，同时也有自主神经系统功能失调的症状，包括反复的血管性头痛、周围血管系统的反应异常［雷诺（Raynaud）现象］和昏厥。

患病率

在美国，在就诊于睡眠障碍门诊并有日间困倦主诉的个体中，约 5% ～ 10% 的个体被诊断为嗜睡障碍。据估计，在欧洲和美国的一般人群中，1% 的个体存在睡眠惯性。嗜睡障碍在男性和女性中的患病率大致相当。

发展与病程

嗜睡障碍通常始于青少年后期或成人早期，平均起病年龄为 17 ～ 24 岁，并在数周至数月内逐渐发展。尚不清楚其自然病史，但对于大多数个体来说，若不接受治疗，症状通常是持续且稳定的。5 ～ 7 年后，约 11% ～ 25% 的有嗜睡障碍的个体的病情能够自行缓解。平均而言，嗜睡障碍通常在首次出现症状后的 10 ～ 15 年被诊断。儿童案例是罕见的。其他睡眠-觉醒障碍（如与呼吸相关的睡眠障碍）的发生可能会加重嗜睡的程度。

风险与预后因素

环境的：心理应激和酒精使用可暂时使嗜睡情况加剧，但它们不应被记录为环境触发因素。报告显示，在大约 10% 的案例中，病毒感染发生于嗜睡前或伴随嗜睡发生。嗜睡也可出现在发生创伤性脑损伤后的数月内。

遗传与生理的：嗜睡也可以是家族性的，伴常染色体显性遗传模式。

诊断标志物

夜间多导睡眠图通常显示正常或延长的睡眠时间、短的睡眠潜伏期、正常或增强的睡眠连续性。快速眼动睡眠的分布也是正常的。睡眠效率通常大于 90%。MSLT 所记录的睡眠倾向通常表现为不到 8 分钟的平均睡眠潜伏期。有嗜睡障碍的个体的平均睡眠潜伏期通常为 8 分钟或更少，其平均睡眠潜伏期一般小于 10 分钟。个体可能存在睡眠起始的快速眼动期，但比较少见。遗憾的是，MSLT 的重测信度较差，并且不能很好地区分嗜睡障碍和发作性睡病 2 型。

2 周的睡眠日记可以帮助个体记录睡眠时间，而腕动计可以提供更准确的有关惯性睡眠模式的数据。在鼓励受试者自由睡觉的 32 小时卧床休息方案中，有嗜睡障碍的个体比对照组多睡了 4 小时以上。

嗜睡障碍的功能性后果

当个体抵制睡眠的需要时，其出现的低警觉性可导致其在日间活动中效率降低、专注力下降、记忆力减弱。嗜睡可导致显著的痛苦及工作和人际关系方面的功能失调。长时间的夜间睡眠和觉醒困难可导致个体难以履行早晨的责任，如不能按时上班。无意的日间睡眠发作可能是尴尬的，甚至是危险的。例如，当日间睡眠发作时，个体正在驾驶或操作机器。

鉴别诊断

正常的睡眠变异："正常"的睡眠时间在一般人群中并不相同。对于长睡眠者（即那些睡眠时间超过平均睡眠时间的个体）而言，当他们的夜间睡眠时间达到了所需要的夜间睡眠时间，就不会出现过度困倦、睡眠惯性或自动行为。他们认为睡眠可以使自己精力充沛。如果社交或职业要求导致夜间睡眠时间减少，日间症状就可能出现。相比之下，无论夜间睡眠时间如何，有嗜睡障碍的个体都会出现嗜睡的症状。

夜间睡眠时间不足或行为所致的睡眠不足综合征能够使个体产生与嗜睡障碍非常相似的日间困倦的症状。每晚平均睡眠时间少于7小时强烈表明夜间睡眠不足，但在美国，普通成人在典型的工作日只有6.75小时的睡眠时间。如果没有工作、社交上的需要，或在假日时，那些夜间睡眠不足的个体通过较长的睡眠时间来弥补睡眠不足。临床工作者如果对夜间睡眠时间的充足性存有疑问，则不应给予嗜睡障碍的诊断。10～14天延长睡眠的诊断性和治疗性试验经常可以澄清诊断。

发作性睡病：与嗜睡障碍一样，有发作性睡病的个体也有慢性嗜睡的表现，但一些临床和实验室发现有助于区分这些障碍。与有嗜睡障碍的个体相比，有发作性睡病的个体倾向于每天睡7～8小时，并且通常在早晨醒来时感到精神有所恢复。有发作性睡病的个体通常在15～20分钟的打盹后感觉自己的警觉性提高；而有嗜睡障碍的个体的打盹时间则更长，他们很难从打盹中醒来，并且打盹之后不会感到警觉。有发作性睡病的个体也有不同程度的猝倒、睡前幻觉、睡瘫症和碎片化的夜间睡眠，而有嗜睡障碍的个体从未发生过猝倒，其他症状也很少见。MSLT通常显示有发作性睡病的个体有两个或两个以上睡眠起始的快速眼动期（SOREMPs）。

其他精神障碍或躯体疾病造成的疲乏症状：应将嗜睡障碍与其他精神障碍（如广泛性焦虑障碍）或躯体疾病（如慢性疲劳综合征）的疲乏症状相区分。与嗜睡障碍不同，增加睡眠并不能使疲劳缓解，并且疲劳与睡眠时间或质量无关。

与呼吸相关的睡眠障碍：慢性嗜睡在与呼吸相关的睡眠障碍中很常见。有嗜睡障碍的个体和有与呼吸相关的睡眠障碍的个体可能有相似的嗜睡模式。与呼吸相关的睡眠障碍的症状包括大声打鼾、睡眠时呼吸暂停，并且个体有非恢复性睡眠的病史。有该障碍的个体在体格检查中存在肥胖症、气道狭窄、颈部直径大、高血压等常见病症，有些个体可能表现出心力衰竭的体征。多导睡眠图研究可证实，有与呼吸相关睡眠障碍的个体会出现呼吸暂停事件，而有嗜睡障碍的个体不会出现呼吸暂停事件。

昼夜节律睡眠–觉醒障碍：与有嗜睡障碍的个体相比，有昼夜节律睡眠–觉醒障碍特定亚型的个体表现出有特定时间模式的症状。例如，睡眠时相延迟型的个体通常在早晨有睡眠惯性和嗜睡的情况，在傍晚和晚上感觉最警觉，并且习惯性地晚睡。相比之下，那些睡眠时相提前型的个体会变得困倦，并在傍晚早些时候上床睡觉，但在早晨很警觉并容易醒来。

睡眠异态：持续且不受干扰的夜间睡眠或日间困倦是嗜睡障碍的特征，但非快速眼动睡眠唤醒障碍（睡行型 / 睡惊型）或快速眼动睡眠行为障碍之类的睡眠异态很少具有此类特征。然而，梦魇障碍之类的睡眠异态可能会导致总睡眠时间显著减少，个体的主要表现为日间困倦。

其他精神障碍与躯体疾病中的嗜睡：临床工作者必须将嗜睡障碍与作为其他精神障碍（如重性抑郁发作，特别是具有非典型特征的发作）或躯体疾病（如某些癌症、多发性硬化症）的症状而出现的嗜睡相区分。如果过度困倦的主诉可以用其他精神障碍或躯体疾病来解释，则不需要额外诊断为嗜睡障碍。然而，如果过度困倦的主诉不能用共病的精神障碍或躯体疾病来进行充分的解释（如嗜睡的严重程度和性质远远超过精神障碍或躯体疾病的嗜睡症状），则需要额外诊断为嗜睡障碍。

共病

许多有嗜睡障碍的个体有抑郁症状，这些症状可能符合抑郁障碍的诊断标准。这些表现可能与持续增加睡眠所造成的心理社会后果相关。超过半数的有嗜睡障碍的个体有注意缺陷 / 多动障碍的症状。有嗜睡障碍的个体也有患物质相关障碍的风险（特别是使用兴奋剂进行自我治疗）。这种普遍缺乏特异性的情况可能会导致症状符合嗜睡障碍诊断标准的个体之间的异质性。神经退行性疾病，如阿尔茨海默病、帕金森病和多系统萎缩，也可能与嗜睡有关。

与睡眠障碍国际分类的关系

ICSD-3 区分了九种“中枢性嗜睡”的亚型，包括 DSM 未涵盖的障碍。例如，克莱恩–莱文综合征（反复发作的嗜睡）、由躯体 / 神经系统疾病或物质使用所致的嗜睡，以及睡眠不足综合征。

发作性睡病

诊断标准

A. 在同一天内反复地不可抗拒地需要睡眠、陷入睡眠或打盹。在过去 3 个月内，每周必须出现至少 3 次。

B. 存在下列至少一项：

   1. 猝倒发作，定义为 a 或 b，每月至少出现多次：

      a. 长期患病的个体出现短暂（数秒到数分钟）的发作性双侧肌张力丧失，但意识清醒，可以通过大笑或开玩笑促发。

      b. 在起病的 6 个月内，儿童或其他个体自发地扮鬼脸或张开下颌，伴吐舌或全面肌张力减退，且无任何明显的情绪诱因。

   2. 测定脑脊液下丘脑分泌素-1 免疫反应值，显示下丘脑分泌素缺乏（脑脊液下丘脑分泌素-1免疫反应值小于或等于使用相同测定法测定出的健康受试者的正常值的三分之一，或者小于或等于 110 pg/ml）。脑脊液下丘脑分泌素-1水平低未出现在急性脑损伤、炎性反应或感染的背景下。

3. 夜间多导睡眠图显示快速眼动睡眠潜伏期小于或等于 15 分钟，或 MSLT 显示平均睡眠潜伏期小于或等于 8 分钟，或出现至少两个 SOREMP。

标注是否是:

G47.411 发作性睡病，伴猝倒或下丘脑分泌素缺乏（1 型）：符合诊断标准 B1（猝倒发作）或诊断标准 B2（脑脊液下丘脑分泌素-1水平低）。

G47.419 发作性睡病，无猝倒和无下丘脑分泌素缺乏或未测量下丘脑分泌素（2 型）：符合诊断标准 B3（多导睡眠图 /MSLT 呈阳性），但不符合诊断标准 B1（无猝倒发作），也不符合诊断标准 B2（脑脊液下丘脑分泌素-1水平不低或未测量）。

G47.421 由躯体疾病所致的发作性睡病，伴猝倒或下丘脑分泌素缺乏。

G47.429 由躯体疾病所致的发作性睡病，无猝倒和无下丘脑分泌素缺乏。

编码备注：对于亚型“由躯体疾病所致的发作性睡病，伴猝倒或下丘脑分泌素缺乏”“由躯体疾病所致的发作性睡病，无猝倒和无下丘脑分泌素缺乏”，应首先编码基础的躯体疾病（例如，G71.11 强直性肌营养不良；G47.429 由强直性肌营养不良所致的发作性睡病，无猝倒和无下丘脑分泌素缺乏）。

标注目前的严重程度:

轻度：每天只打盹 1 次或 2 次。如果存在睡眠障碍，则是轻度的。猝倒发作不频繁（每周少于 1 次）。

中度：每天需要打盹多次。睡眠在一定程度上受到干扰。猝倒发作时，每天或每数天猝倒 1 次。

重度：几乎持续存在困倦，并且夜间睡眠经常受到严重干扰（可能包括过度的身体运动和生动的梦境）。个体在猝倒发作时具有耐药性，且每天多次发作。

亚型

发作性睡病 1 型的诊断（NT1，即伴猝倒或下丘脑分泌素缺乏）通常基于个体是否存在复发性嗜睡和猝倒（鉴于脑脊液下丘脑分泌素测定的使用有限）。个体在嗜睡起病后的数年内可能会出现猝倒。因此，基于嗜睡症状和阳性的 MSLT 结果，一些个体最初可能被给予发作性睡病 2 型的诊断（NT2，即无猝倒和无下丘脑分泌素缺乏或未测量下丘脑分泌素），仅在出现猝倒后才被重新给予 NT1 的诊断。在个体未出现明显猝倒的情况下，临床工作者可依据脑脊液下丘脑分泌素-1水平低给予个体 NT1 的诊断。诊断时应排除日间过度困倦（如睡眠剥夺、倒班工作、其他睡眠障碍）和肌张力突然丧失［如抽搐、其他原因造成的跌倒、功能性神经症状障碍（转换障碍）］等其他解释。NT2 是根据慢性嗜睡和典型的夜间睡眠多导睡眠图检查结果（如快速眼动睡眠潜伏期缩短）或 MSLT 结果而建立的，该结果显示平均睡眠潜伏期短且出现两个或两个以上 SOREMP。

NT1 和 NT2 可能由其他神经性、感染性、代谢性和遗传性疾病所致的。遗传性疾病、肿瘤和头部外伤是最常见的引起继发性发作性睡病的原因。在其他案例中，下丘脑分泌素神经元的破坏可能继发于创伤或下丘脑手术。头部外伤或中枢神经系统感染可导致脑脊液下丘脑分泌素-1 水平短暂降低，而不会导致下丘脑分泌素细胞丢失，从而使诊断复杂化。

其他病因包括多发性硬化症、急性播散性脑脊髓炎和血管性疾病所致的炎性病变，如卒中和脑炎。常染色体显性小脑共济失调、耳聋和发作性睡病是由 DNA 甲基转移酶基因的错义突变所致的家族性退行性疾病。猝倒伴某种程度的嗜睡可能是由其他神经系统疾病所致的，包括普拉德－威利综合征（Prader-Willi syndrome）、尼曼－皮克病（Niemann-Pick disease）C 型、默比乌斯综合征（Möbius syndrome）和诺里病（Norrie disease）。在帕金森病中，也有报告显示下丘脑分泌素缺乏。在强直性肌营养不良和普拉德－威利综合征中已有 NT2 样生理学的报告。

诊断特征

发作性睡病的核心特征是日间反复打盹或反复入睡，通常每天发生，但必须每周至少发生 3 次，持续至少 3 个月（诊断标准 A），并伴有以下一项或多项：猝倒发作（诊断标准 B1），下丘脑分泌素缺乏（诊断标准 B2），或夜间多导睡眠图或 MSLT 出现典型异常（诊断标准 B3）。在大多数有 NT1 的个体中，首先出现的症状是嗜睡或睡眠需求增加，然后是猝倒。在久坐的环境下，嗜睡症状将更为严重，个体通常可以通过短暂（10 ～ 20 分钟）的打盹来缓解。

NT1 通常表现为猝倒发作，个体通常会出现由情绪触发的短暂的（数秒到 2 分钟）双侧肌张力突然丧失。一系列积极的情绪会触发猝倒，包括那些与大笑、期待或惊喜相关的情绪。愤怒和尴尬等负性情绪也会触发猝倒，但这种情况较不常见。受影响的肌肉包括颈部肌肉、下颌肌肉、手臂肌肉、腿部肌肉或全身肌肉，这会导致个体头部晃动、嘴张大或完全跌倒。个体在猝倒时是觉醒的、有意识的。临床工作者不应将猝倒与那些出现在体育运动（生理的）背景下或仅出现在不同寻常的情绪触发后的“无力”相混淆，如应激或焦虑（提示可能存在的精神病理问题）。

在儿童和罕见的急性 NT1 起病的成人中，猝倒可能表现为持续的肌张力低下，而不是由强烈的情绪触发的阵发性无力发作。这种持续的肌张力低下可能导致步态不稳、上睑下垂和下颌松弛。这种肌无力可能会使一些个体出现舌头突出和扮鬼脸等现象。静态猝倒最常见于快速起病的 6 个月内。

NT1 是由产生下丘脑分泌素神经肽的下丘脑神经元丢失引起的，并且脑脊液下丘脑分泌素水平-1 免疫反应值通常小于正常值的三分之一（在大多数实验室中小于 110 pg/ml）。在 85% ～ 90% 的案例中，出现猝倒的个体的脑脊液下丘脑分泌素水平低下。相比之下，大多数有 NT2 的个体的脑脊液下丘脑分泌素水平正常或中等。因此，下丘脑分泌素缺乏是 NT1 的诊断标准之一（诊断标准 B2）。如果测量了脑脊液下丘脑分泌素且脑脊液下丘脑分泌素水平不低，则 NT2 的诊断应基于临床症状（诊断标准 A）和诊断标准 B3 中列出的睡眠研究数据。

夜间多导睡眠图和随后进行的 MSLT 是诊断 NT1（如果脑脊液下丘脑分泌素检测无法进行或不可行）和 NT2（诊断标准 B3）的常规方法。这些测试必须在个体停止所有精神活性药物（基于消除半衰期的持续时间）并按正常的睡眠–觉醒时间表（像睡眠日记或最好像睡眠活动仪所记录的那样）获得充足的睡眠时间后进行，理想情况为 2 周。值得注意的是，在测试过程中突然停用抗抑郁药、α-肾上腺素能激动剂及兴奋剂或使用这些药物会改变快速眼动睡眠。

作出 NT2 的诊断时，MSLT 的结果必须是阳性的，显示平均睡眠潜伏期小于或等于 8 分钟，至少出现两个 SOREMP；具体来说，快速眼动睡眠必须在 5 次打盹中至少出现 2 次，或存在夜间睡眠起始的快速眼动期（nSOREMP），足以确认诊断且符合诊断标准 B3。nSOREMP 对 NT1 具有高度特异性（95% ～ 97%）和中度敏感性（54% ～ 57%）。倒班工作、昼夜节律睡眠–觉醒障碍、严重的阻塞性睡眠呼吸暂停、药物作用和睡眠不足可能会造成 SOREMP 的假阳性。

夜间多导睡眠图和 MSLT 在诊断上受到限制，尤其是在 NT2 中。虽然 MSLT 结果在对 NT1 的诊断中信度相对较高（信度为 85% ～ 95%），但在对 NT2 的诊断中信度较低（信度可能小于 50%）。信度低可能源于 NT2 的生理特征及多导睡眠图、MSLT 的技术方面的日常差异，尤其是诊断时对先前的睡眠时间、时间表和药物、毒品使用的关注不足。

随着时间的推移，在有猝倒症状的个体中，正常或中等的脑脊液下丘脑分泌素水平可能会下降到无法被检测到的水平。

相关特征

当个体困倦严重时，可能出现自动行为，个体继续以半自动的、朦胧的、没有记忆或意识的形式继续活动。约 20% ～ 60% 的个体在入睡前或入睡时会经历生动的睡前幻觉或觉醒后的幻觉。这些幻觉通常是视觉的或听觉的，有时是触觉的。这些幻觉不同于出现在正常睡眠起始时的不生动的、非幻觉的梦幻般的状态。

约 20% ～ 60% 的受影响的个体在入睡时或觉醒后经历睡瘫症。当这种现象发生时，他们虽然已经清醒，但无法移动或说话。许多睡眠正常的个体也曾报告偶尔会出现睡瘫症的情况，特别是在承受应激或睡眠剥夺的情况下。有发作性睡病的个体可能会出现一系列夜间睡眠症状，包括夜间睡眠中断（频繁、短暂的觉醒）、做生动而逼真的梦、阵发性的睡眠肢体运动和快速眼动睡眠行为障碍。个体可能出现夜间进食的情况。肥胖症在有发作性睡病的个体中是常见的。个体可能表现出困倦的状态或在候诊区或临床检查时入睡。在猝倒发作时，个体可能会蜷缩在椅子上，出现口齿不清或眼睑下垂的表现。如果临床工作者有时间在个体猝倒时检查反射（大多数猝倒小于 10 秒），反射会在全身猝倒时消失。这是一个非常重要的鉴别真正的猝倒与功能性神经症状障碍（转换障碍）的方式。

尽管有发作性睡病的个体的智力测试结果通常是正常的，但报告显示其工作记忆能力和执行功能受损。

患病率

NT1 影响全世界 0.02% ～ 0.05% 的成年普通人群，其在美国的患病率为每 100000 人每年 0.74 例。据报告，NT1 在不同人群中的患病率存在一定的差异，以色列的患病率较低，日本的患病率高于欧洲和美国。NT2 的实际患病率是未知的，部分原因是诊断上的差异。发作性睡病对男女的影响相当平均，但不同人群的情况可能有所不同。

发展与病程

发作性睡病常起病于儿童期、青少年期或青年期，在老年人中比较罕见。起病的高峰年龄是 15 ～ 25 岁。起病可以是突然的或渐进的，随着时间的推移，个体会出现猝倒。报告显示，在儿童中出现的突然起病的 NT1 严重程度最高，但在这些案例中，障碍的严重程度通常会在起病后的前几年有所降低。处于青少年期前的儿童的突然起病可能与肥胖症和青少年期早熟有关。约 50% 的在成年期有发作性睡病的个体在回忆儿童期或青少年期的起病症状时，强调了诊断延迟的问题。一旦这种障碍表现出来，病程将是持续的、终身的。

在 90% 的案例中，有发作性睡病的个体首先表现出的症状是困倦或睡眠增加，其次是猝倒发作（50% 的案例在 1 年内出现猝倒发作，85% 的案例在 3 年内出现猝倒发作）。困倦、睡前幻觉、做生动的梦及快速眼动睡眠行为障碍（在快速眼动睡眠阶段发声或出现复杂的运动行为）都是早期症状。睡眠过多会迅速发展为日间无法保持清醒、夜间不能维持良好的睡眠、24 小时总睡眠时间未明显增加。在初始的数月内，猝倒可能是不典型的，其在儿童中表现为全身性肌张力减退，而不是阵发性的由情绪触发的无力。总的来说，发作性睡病的症状相当稳定，但可能会随着生活事件（如怀孕和应激源）而波动。症状加重表明个体的药物依从性下降或共病其他的睡眠–觉醒障碍，尤其是睡眠呼吸暂停（已发现于约四分之一的有发作性睡病的个体中）。

有发作性睡病的年幼儿童和青少年经常会因困倦和 / 或夜间睡眠中断而表现出攻击性或行为问题。从高中到大学，学业和社交应激的增加导致他们的夜间睡眠时间减少。怀孕似乎并不能持续地改变症状。退休后的个体通常有更多的打盹时间，因而减少了对兴奋剂的需求。维持规律的睡眠时间对所有年龄的个体都有益处。

风险与预后因素

气质的：有发作性睡病的个体经常报告，自己比其他的家庭成员需要更多的睡眠。

环境的：A 组链球菌咽喉感染、流行性感冒（特别是 2009 年流行的 H1N1）、其他冬季感染及疫苗接种（特别是 Pandemrix H1N1 疫苗接种）可能触发一些个体的免疫系统，数月后诱发发作性睡病。头部创伤和睡眠–觉醒模式的突然改变（如工作变动、应激）可能是额外的触发因素。

遗传与生理的：同卵双生子的发作性睡病有 25% ～ 32% 的一致性。发作性睡病的患病率在一级亲属中为 1% ～ 2%（总体上增加 10 ～ 40 倍）。发作性睡病与 HLA-DQB1 *06:02 密切相关（参见“诊断标志物”）。在存在 DQB1*06:02 的情况下，DQB1* 03:01 增加，而 DQB1*05:01、DQB1*06:01 和 DQB1*06:03 的风险降低，但效应较小。T 细胞受体 α 基因和其他免疫调节基因的多态性也能轻度地调节其风险。

与文化相关的诊断问题

发作性睡病已在许多种族群体和文化背景中被描述过。一项针对 1097 名寻求治疗的个体的研究表明，在非裔美国人中，更多的案例可能表现为无猝倒或非典型猝倒（尽管脑脊液下丘脑分泌素水平低），并且与非拉丁裔白人相比起病较早。肥胖症和阻塞性睡眠呼吸暂停在该人群中发生率较高，这可能使诊断更加复杂。这可能与社会健康因素有关，包括食品不安全、食物缺乏、安全通道和负担得起的体育活动场所有限。有发作性睡病的个体经常会经历睡瘫症，这可能归因于某些文化背景下认同的超自然力量（如令人恐惧的鬼魂坐在睡眠者的胸口上），从而导致个体认为这种疾病有危险并寻求帮助。

诊断标志物

夜间多导睡眠图和 MSLT 可用于诊断发作性睡病，特别是在该障碍首次被诊断时和治疗开始前。在存在明显的猝倒的情况下，多导睡眠图和 MSLT 被用于诊断 NT1。在没有猝倒和下丘脑分泌素缺乏（如果已测量）的情况下，MSLT 可用于诊断 NT2。毒品或药物作用（如抑制快速眼动的抗抑郁药或镇静药物）、兴奋剂戒断、先前的睡眠剥夺、倒班工作或严重的抑郁障碍可能使 MSLT 结果不准确，以上因素必须在进行 MSLT 之前排除。慢性睡眠不足尤为常见，必须加以考虑。

nSOREMP 具有高度特异性（在对照组中约有 1% 呈阳性），但对 NT1 敏感性中等（约为 50%）。nSOREMP 仅在 10% ～ 23% 的下丘脑分泌素水平正常且有 NT2 的个体中发现，这表明该亚型的敏感性更低。如果 MSLT 结果显示平均睡眠潜伏期小于或等于 8 分钟，并且在 4 ～ 5 次打盹测试中至少 2 次打盹有 SOREMP，则认为结果为阳性。90% ～ 95% 的被诊断为 NT1 的个体的 MSLT 结果为阳性，而在对照组或有其他睡眠–觉醒障碍的个体中，仅有 2% ～ 4% 的个体的 MSLT 结果为阳性。如前所述，NT2 测试信度较差，无法确定 NT2 的可比数据。有发作性睡病的个体的多导睡眠图经常显示频繁的唤醒、睡眠效率降低和 N1 的增加。周期性肢体运动（出现在约 40% 的有 NT1 的个体中）和睡眠呼吸暂停也经常被观察到。

临床工作者可通过测量脑脊液下丘脑分泌素-1 的水平来确定下丘脑分泌素缺乏。对于疑似有假性和不典型猝倒的个体，或对治疗无反应的案例，该测量是特别有效的。该测量的诊断价值不受药物、睡眠剥夺、收集时间（日间或夜间）的影响，但当个体病重并伴有感染、头部创伤或昏迷时，这些发现是无法被解释的。即使在快速起病的数周内取样，脑脊液的细胞数、蛋白质和葡萄糖都在正常范围内。当对有典型猝倒症状的个体进行测量时，脑脊液下丘脑分泌素-1 的水平通常已经很低或无法被检测到。

85% ～ 95% 的有 NT1 的个体的 HLA-DQB1*06:02 单倍型呈阳性。该基因影响免疫系统抗原呈递，支持 NT1 潜在的自身免疫病理生理学。在接种特定疫苗或感染后，NT1 的爆发进一步支持自身免疫病因。与 NT1 相比，NT2 没有生物标志物。只有 40% ～ 50% 的有 NT2 的个体的 DQB1*06:02 呈阳性。由于一般人群中有 12% ～ 38% 的个体 DQB1*06:02 呈阳性，因此检测该等位基因对诊断 NT2 不是很有帮助，但对 NT1 的筛查有帮助。

发作性睡病的功能性后果

学校表现、驾驶、职业或其他需要保持注意力的活动受到影响，有发作性睡病的个体应避免从事那些使自己（如操作机器）和他人（如从事公交车驾驶员、飞行员等职业）置于危险的工作。一旦发作性睡病通过治疗得到控制，个体通常可以驾驶，尽管个体很少单独地远距离驾驶。未经治疗的个体可能有社交孤立和意外伤害自己或他人的风险，其社交关系可能因为通过控制情绪或刺激来努力防止猝倒而受到损害。

鉴别诊断

其他嗜睡：嗜睡障碍和发作性睡病在长期日间困倦、起病年龄（通常是青少年期或成人早期）和病程随着时间推移趋于稳定等方面是相似的，但临床工作者可以基于独特的临床和实验室特征来对二者进行区分。有嗜睡障碍的个体通常有时间更长的、较少被打断的夜间睡眠，表现出觉醒困难和持续的日间困倦（相对于发作性睡病的更独立的“睡眠发作”），以及时间更长的、很难使精力恢复的日间睡眠发作，并且这些个体在日间打盹时很少做梦或不做梦。相比之下，有 NT1 的个体通常会出现猝倒。有 NT1 或 NT2 的个体的睡眠可能会经常存在快速眼动睡眠部分侵入睡眠和觉醒之间的过渡阶段（如睡眠相关的幻觉和睡瘫症）的情况。MSLT 通常表明，有发作性睡病的个体有较短的睡眠潜伏期（较强的生理性困倦）并存在多个 SOREMP。

睡眠剥夺与不充足的夜间睡眠：睡眠剥夺和不充足的夜间睡眠在青少年和倒班工作者中常见。在青少年中，夜间难以入睡是常见的，这会造成睡眠剥夺。如果个体存在睡眠剥夺或睡眠时相延迟，其 MSLT 结果可能为假阳性。

睡眠呼吸暂停综合征：阻塞性睡眠呼吸暂停在一般人群中很常见，并且可能存在于因肥胖症患有发作性睡病的个体中。阻塞性睡眠呼吸暂停比发作性睡病更常见，因此猝倒可能被忽视。在阻塞性睡眠呼吸暂停得到了治疗的情况下，如果个体仍持续嗜睡，应考虑发作性睡病的诊断。

失眠障碍：有发作性睡病的个体可能专注于夜间睡眠中断，并将日间困倦错误地归因于失眠障碍。尽管有发作性睡病的个体会像有失眠障碍的个体一样，可能会在夜间经常觉醒，但与有失眠障碍的个体相比，有发作性睡病的个体通常不会出现难以入睡或重新入睡的情况。此外，失眠障碍通常与在发作性睡病中观察到的日间困倦无关。

重性抑郁障碍：日间过度困倦是有重性抑郁障碍和发作性睡病的个体的常见主诉。个体出现猝倒（不是重性抑郁障碍的特征）及严重的日间过度困倦时，应诊断为NT1而不是重性抑郁障碍。此外，有重性抑郁障碍的个体的MSLT结果通常是正常的，并且主观和客观困倦相分离，这是通过MSLT的平均睡眠潜伏期测量表现出来的。一项对有精神障碍的个体进行的元分析对困倦进行了评估，尽管25%的个体的平均睡眠潜伏期小于8分钟，但在MSLT中很少出现两个或两个以上的SOREMP，这突显了发作性睡病所表现出的特定的快速眼动睡眠功能紊乱。

功能性神经症状障碍（转换障碍），假性猝倒：有功能性神经症状障碍（转换障碍）的个体可能表现出无力的症状，这可能会引发猝倒。然而，在功能性神经症状障碍（转换障碍）中，这种无力通常是持久的，具有不寻常的触发因素，并可能导致频繁的跌倒。个体可能会在MSLT打盹期间睡觉和做梦，但MSLT结果并未显示出典型的SOREMP。家庭录像和睡眠研究期间的视频可以帮助区分该障碍与真正的猝倒。这种无力通常被概括为假性猝倒（没有部分发作）。完全的长时间的假性猝倒可能出现在会诊时，这使检查的临床工作者有充足的时间来确认反射（这些反射是完整的）。

注意缺陷/多动障碍或其他行为问题：在儿童和青少年中，嗜睡可能会导致行为上的问题，包括行为具有攻击性、注意力不集中，并会被误诊为注意缺陷/多动障碍。

失张力癫痫：失张力癫痫是一种导致肌肉力量突然丧失的癫痫，必须将其与猝倒相区分。失张力癫痫通常不是由情绪所触发的，并且倾向于表现为突然跌倒，而不是猝倒所表现出的慢性"融化"。失张力癫痫通常发生在有其他类型的癫痫的个体中，并且在脑电图上具有明显的特征。

晕厥：与晕厥一样，猝倒通常会在数秒内发展，但猝倒发作的个体没有晕厥的前期症状，如头晕、管状视野和听觉改变。

舞蹈病与运动障碍：在幼儿中，猝倒可被误诊为舞蹈病或与链球菌感染有关的儿童自身免疫性神经精神障碍（PANDAS），特别是在链球菌咽喉感染和抗链球菌溶血素"O"抗体增高的背景下。一些儿童可能在猝倒发作时出现重叠性运动障碍。

精神分裂症：在存在丰富而生动的睡前幻觉的情况下，有发作性睡病的个体可能会认为这些经历是真实的。这一特征表明个体存在精神分裂症的真实幻觉特征。然而，发作性睡病的幻觉经历模式与精神分裂症存在明显差异。有发作性睡病的个体倾向于报告与睡眠相关的多感官"整体"幻觉（视觉、听觉、触觉），而非精神分裂症的听觉感觉模式。此外，对有发作性睡病的个体进行大剂量兴奋剂治疗可能会导致被害妄想的发生。如果个体出现幻觉或妄想，第一个临床假设是这些症状继发于发作性睡病，然后再考虑精神分裂症的共病诊断。

共病

在有发作性睡病的个体中，躯体疾病和精神障碍共病很常见，包括肥胖症、磨牙症、遗尿、性早熟（幼儿期起病的有发作性睡病的个体）、心境障碍和注意缺陷/多动障碍。体重的快速增加常见于突然起病的幼儿中。在有发作性睡病的个体中，睡眠异态（如睡行及快速眼动睡眠行为障碍）、阻塞性睡眠呼吸暂停、不安腿综合征和周期性肢体运动很常见。如果先前存在的发作性睡病突然加重，应考虑共病睡眠呼吸暂停。

与睡眠障碍国际分类的关系

ICSD-3 区分了发作性睡病的两种亚型，即 NT1 和 NT2。继发于其他躯体疾病的 NT1（G47.421）和继发于其他躯体疾病的 NT2（G47.429）在 ICSD-3 中被报告为继发性发作性睡病亚型。

与呼吸相关的睡眠障碍

与呼吸相关的睡眠障碍包括以下三个相对不同的障碍类别：阻塞性睡眠呼吸暂停低通气，中枢性睡眠呼吸暂停和睡眠相关的通气不足。

阻塞性睡眠呼吸暂停低通气

诊断标准　　G47.33

A. 存在下列至少一项（1 或 2）：
1. 由多导睡眠图提供的每小时睡眠至少有 5 次阻塞性呼吸暂停或低通气的证据，以及下列睡眠症状之一：
   a. 夜间呼吸障碍：打鼾、鼻息 / 喘息或在睡眠时呼吸暂停。
   b. 日间困倦、疲劳，或尽管有充足的睡眠机会，但睡眠仍不能让人精神焕发，且不能用其他精神障碍来更好地对此进行解释，也并非由其他躯体疾病所致。
2. 由多导睡眠图提供的每小时睡眠至少有 15 次阻塞性呼吸暂停和 / 或低通气的证据，无论伴随的症状如何。

标注目前的严重程度：

轻度： 呼吸暂停低通气指数小于 15。

中度： 呼吸暂停低通气指数为 15 ～ 30。

重度： 呼吸暂停低通气指数大于 30。

标注

疾病的严重程度是通过使用多导睡眠图或其他夜间监测方法测量每小时睡眠呼吸暂停次数及低通气（呼吸暂停低通气指数）次数来衡量的。呼吸暂停是指完全的气流缺失，而低通气是指气流的减少。总体的严重程度也可通过夜间低血氧饱和度水平、夜间睡眠碎片化程度（通过测量大脑皮层的唤醒频率和睡眠阶段）、有关症状的程度和日间功能受损的情况来衡量。然而，确切的数值和阈值会因所使用的特定测量技术的不同而发生变化，并且这些数值会随时间的推移而改变。无论呼吸暂停低通气指数是多少，当呼吸暂停和低通气伴随着异常的血氧血红蛋白不饱和度（如血氧血红蛋白饱和度低于 90%，且这种情况至少占总睡眠时间的 10%），或睡眠严重碎片化、唤醒指数增高（每小时睡眠唤醒指数大于 30），或深度睡眠阶段缩短（如 N3 的占比小于 5%），该障碍都被认为是更为严重的。

诊断特征

阻塞性睡眠呼吸暂停低通气是最常见的与呼吸相关的睡眠障碍。其典型表现为在睡眠中反复发作的上呼吸道（咽部）阻塞（呼吸暂停和低通气）。每次呼吸暂停或低通气在成人中表现为呼吸时间减少 10 秒，在儿童中表现为错过 2 次呼吸，这通常与血氧饱和度下降 3% 和 / 或脑电图的唤醒状态有关。与睡眠相关的（夜间）症状和觉醒时的症状是常见的。阻塞性睡眠呼吸暂停低通气的主要症状为打鼾和日间困倦。

成人阻塞性睡眠呼吸暂停低通气的诊断基于多导睡眠图［或在睡眠中心外进行的睡眠监测，称为睡眠中心外睡眠监测（OCST）］所表现出的症状。该诊断基于以下症状:（1）夜间呼吸紊乱（如打鼾、喘气、睡眠呼吸暂停）;（2）日间困倦、疲劳，或尽管有充足的睡眠，但不能恢复精力，不能用其他精神障碍来更好地加以解释，也不能归因于其他躯体疾病的症状；（3）多导睡眠图（或 OCST）证实每小时睡眠中出现 5 次及以上的阻塞性呼吸暂停或低通气（诊断标准 A1）。如果多导睡眠图（或有限的 OCST）显示，每小时睡眠出现 15 次及以上的阻塞性呼吸暂停和 / 或低通气（诊断标准 A2），即使上述症状不存在，也可给予该诊断。

儿童阻塞性睡眠呼吸暂停低通气的诊断标准与成人的诊断标准不同。每小时 1 次及以上的呼吸暂停低通气指数、阻塞性通气不足的证据、打鼾或多导睡眠图所提供的气流阻塞的相关证据可用于定义儿童异常阈值。儿童在多导睡眠图上的表现可能与成人不同，因为儿童可能有呼吸困难、部分阻塞性通气不足（由于上呼吸道流量受限而导致潮气量持续减少）并伴有循环性氧不饱和的表现，还有可能患高碳酸血症并出现矛盾呼吸。

大多数阻塞性睡眠呼吸暂停的案例仍未得到诊断。因此，临床工作者需要特别注意与打鼾或呼吸暂停有关的睡眠紊乱，以及那些能够增加阻塞性睡眠呼吸暂停低通气风险的躯体问题（如向心性肥胖、上呼吸道阻塞、血压升高），以降低将这种可治疗的疾病误诊为其他疾病的概率。

相关特征

因为有阻塞性睡眠呼吸暂停低通气的个体觉醒的频率较高，个体可能报告失眠的症状。其他常见的阻塞性睡眠呼吸暂停低通气的非特异性症状包括胃灼热、夜尿、晨起头痛、口干、勃起功能失调及性欲减退。个体可能主诉在平躺或睡觉时呼吸困难。60% 的有阻塞性睡眠呼吸暂停低通气的个体可能有高血压。

在个体觉醒时，动脉血气分析的结果通常是正常的，但一些个体仍可能患有低氧血症或高碳酸血症。这种模式提醒临床工作者注意共病肺部疾病或通气不足的可能性。影像学检查可能显示上呼吸道狭窄。心脏测试可能显示心室功能受损。个体在睡眠期间可能会出现心律失常，如窦性停搏、频繁的房性和室性异位搏动或房颤。夜间血氧饱和度严重下降的个体也可能出现血红蛋白或红细胞比容升高的情况。

患病率

阻塞性睡眠呼吸暂停低通气是一种非常常见的疾病。患病率可能在男性、老年人和特定民族 / 种族群体中特别高；与女性相比，男性的患病率可能更高，男性与女性的性别比例为 2:1 至 4:1。患病率在全美范围内有所不同，部分源于评估方法上的差异。由于该障碍与肥胖症密切相关，因此肥胖率的上升会导致该障碍的患病率上升。

多导睡眠图显示，在美国，13% 的男性和 6% 的女性每小时睡眠出现 15 次及以上阻塞性呼吸暂停或低通气；14% 的男性和 5% 的女性每小时睡眠出现 5 次及以上阻塞性呼吸暂停或低通气，并伴有日间困倦的症状。性别差异随着年龄的增长而缩小，这可能与女性绝经后患病率增加有关；绝经后的女性患阻塞性睡眠呼吸暂停的可能性比绝经前的女性高 2.6 ～ 3.5 倍。

在普通社区中，有很多有阻塞性睡眠呼吸暂停低通气而未被确诊的老年人。阻塞性睡眠呼吸暂停也发生在儿童中，患病率约为 1% ～ 4%；青少年期前儿童的患病率不存在性别上的差异。肥胖儿童的患病率更高。

与美国非拉丁裔白人相比，阻塞性睡眠呼吸暂停低通气的患病率似乎在非裔美国人中更高。非裔美国人、美洲印第安人和西班牙裔美国人的高患病率可能与肥胖率升高有关，这可能也与社会健康因素有关，包括食品不安全、食物缺乏，以及在安全和负担得起的地方进行体育锻炼的机会有限。

发展与病程

阻塞性睡眠呼吸暂停低通气的年龄分布有几个峰值。第一个高峰出现在 3 ～ 8 岁的儿童中。与上呼吸道相比，鼻咽部更可能受到较大的扁桃体组织的影响。伴随着儿童后期的呼吸道的生长及淋巴组织的消退，患病率开始下降。然而，随着青少年肥胖症患病率的增加，患病率在该年龄段出现第二个高峰。第三个高峰出现在中年，随着中年人肥胖症患病率的增加、女性进入绝经期，阻塞性睡眠呼吸暂停低通气的患病率再次升高。尚不清楚老年人的病程。该障碍在 65 岁以后趋于平稳，但对一些个体来说，其严重程度可能会随着年龄的增长而加重。对多导睡眠图结果的解释必须基于其他临床资料。无论个体的年龄如何，显著的失眠或嗜睡的临床症状都应得到进一步的检查。

阻塞性睡眠呼吸暂停低通气的病程通常有起病隐匿、逐步发展和持续的特征。如雷的鼾声经常从个体的儿童期开始并存在多年，只有严重程度增加时，个体才可能寻求评估。体重的增加可能会使症状加重。尽管阻塞性睡眠呼吸暂停低通气可发生于任何年龄，但最常见的起病年龄是 40 ～ 60 岁。在 4 ～ 5 年的时间里，成人和老年人的平均呼吸暂停低通气指数有所上升，每小时增加约 2 次呼吸暂停或低通气。呼吸暂停低通气指数上升的个体、老年人、男性及 BMI 较高或 BMI 随着时间的推移而增加的个体的患病率较高。阻塞性睡眠呼吸暂停低通气在体重减轻后（特别是减肥手术后）自发痊愈的案例已经被报告。在儿童中，已经观察到阻塞性睡眠呼吸暂停低通气的季节性变化，其症状会随着儿童的成长而得到改善。

儿童患阻塞性睡眠呼吸暂停低通气的体征和症状可能会比成人更轻微，这也给诊断带来了困难。多导睡眠图对阻塞性睡眠呼吸暂停低通气的确诊有所帮助。与老年人相比，年轻个体的多导睡眠图中的睡眠碎片化证据并不明显，这可能是因为他们有更强的睡眠稳态驱动力。像打鼾这样的症状通常是由父母报告的，因为个体的敏感性较低。儿童可能会出现激越的唤醒或有不同寻常的睡眠姿势，如趴在手和膝盖上。如果儿童在先前没有夜尿的情况下发生夜尿，应怀疑其有阻塞性睡眠呼吸暂停低通气。儿童可能也有日间过度困倦的临床表现，尽管不像成人那样常见或严重。日间张口呼吸、吞咽困难、发育不良也是阻塞性睡眠呼吸暂停低通气在儿童中的常见特征。年龄小于 5 岁的儿童的夜间症状更为明显，如呼吸暂停或呼吸困难，而非行为症状（夜间症状更容易被注意到，经常引起临床关注）。年龄超过 5 岁的儿童的日间症状，如困倦和行为问题（包括冲动和多动）、注意缺陷 / 多动障碍、学习困难、晨起头痛，经常成为关注的焦点。有阻塞性睡眠呼吸暂停低通气的儿童还可能有生长迟滞、发育不良和发育迟缓的临床表现。在儿童中，尽管肥胖症是罕见的风险因素，但它仍然会促使阻塞性睡眠呼吸暂停发生。

风险与预后因素

遗传与生理的：阻塞性睡眠呼吸暂停低通气的主要风险因素是肥胖症和男性性别。其他风险因素包括：上下颌后缩或小颌畸形，睡眠呼吸暂停的阳性家族史，降低上呼吸道通畅性的遗传综合征（如唐氏综合征、特雷彻 • 柯林斯综合征），扁桃体腺样体肥大（特别是在幼儿中），绝经期（在女性中），各种内分泌综合征（如肢端肥大症）。与绝经前的女性相比，男性患阻塞性睡眠呼吸暂停低通气的风险更高，这可能反映了性激素对通气控制和躯体脂肪分布的影响，以及呼吸道结构的性别差异。如果不仔细控制对那些容易诱发嗜睡的治疗精神障碍和躯体疾病的药物的使用，可导致呼吸暂停的症状加重。

阻塞性睡眠呼吸暂停低通气有较强的遗传基础，呼吸暂停低通气指数所体现出的显著的家族聚集性证明了这一点。有阻塞性睡眠呼吸暂停低通气的先证者的一级亲属的患病率是对照组家庭成员的 2 倍。三分之一的呼吸暂停低通气指数变异可以用共同的家庭因素来解释。尽管还未发现具有诊断和预后价值的遗传标志物，但如果个体有阻塞性睡眠呼吸暂停低通气的家族史，则应增加对个体有该障碍的临床怀疑。

与文化相关的诊断问题

报告表明，不同文化对困倦和疲劳的看法存在潜在的差异。在一些群体中，打鼾可能会被认为是健康的体征，因此不会触发个体的担忧，从而导致诊断不足。

与性和性别相关的诊断问题

更年期、妊娠和多囊卵巢综合征会增加女性发生阻塞性睡眠呼吸暂停低通气的风险。从绝经前到绝经后的转变与阻塞性睡眠呼吸暂停低通气的严重程度上升有关。女性可能更经常报告疲劳、能量不足或失眠，而不是困倦，并可能很少报告打鼾。

诊断标志物

多导睡眠图能够提供与睡眠相关的呼吸紊乱频率及与血氧饱和度和睡眠连续性有关的相关变化的定量数据。有效的睡眠测量（如 MSLT、维持觉醒测试）可以用于识别困倦。

阻塞性睡眠呼吸暂停低通气的功能性后果

50% 以上的有中度到重度阻塞性睡眠呼吸暂停低通气的个体报告有日间困倦的症状。已有报告显示，有该障碍的个体出现打鼾和与困倦有关的职业事故的风险比正常个体高出 2 倍。也有报告显示，呼吸暂停低通气指数升高的个体发生机动车事故的风险比正常个体高出 7 倍。临床工作者应该掌握州政府对报告该障碍的要求，特别是注意该障碍与商业驾驶者的关系。与健康相关的生活质量指数降低在有阻塞性睡眠呼吸暂停低通气的个体中是常见的。尽管最大的功能影响是在“活力”领域观察到的，但严重的阻塞性睡眠呼吸暂停也会对总体健康、躯体功能和社会功能产生负性影响。

鉴别诊断

原发性打鼾与其他睡眠障碍：临床工作者必须将有阻塞性睡眠呼吸暂停低通气的个体与有原发性打鼾的个体（即打鼾且夜间多导睡眠图无异常的无症状个体）相区分。有阻塞性睡眠呼吸暂停低通气的个体额外报告有夜间喘息和窒息的症状，临床工作者容易将这种症状与哮喘或胃食管反流所表现出的症状相混淆。无法用其他病因解释的嗜睡或其他日间症状可成为诊断阻塞性睡眠呼吸暂停低通气的证据，但此诊断需要通过观察多导睡眠图来确定。准确鉴别并诊断嗜睡障碍、中枢性睡眠呼吸暂停、睡眠相关的通气不足、阻塞性睡眠呼吸暂停低通气也需要依据多导睡眠图的监测结果。

阻塞性睡眠呼吸暂停低通气必须与造成困倦的其他原因（如发作性睡病、嗜睡障碍、睡眠不足和昼夜节律睡眠–觉醒障碍）相区分。有阻塞性睡眠呼吸暂停低通气的个体没有猝倒、睡眠相关的幻觉和睡瘫症的症状，但存在大声打鼾、睡眠时喘息或呼吸暂停的表现，临床工作者可通过这些表现将该障碍与发作性睡病相区分。发作性睡病日间睡眠发作的典型特征为时间较短、能够恢复精力，更常与做梦有关。阻塞性睡眠呼吸暂停低通气在夜间多导睡眠图中表现出的典型特征为呼吸暂停、低通气和血氧饱和度降低。在 MSLT 监测中，发作性睡病能够导致个体多次出现睡眠起始的快速眼动期。发作性睡病与阻塞性睡眠呼吸暂停低通气一样，可与肥胖症有关，一些个体同时患有发作性睡病和阻塞性睡眠呼吸暂停低通气。发作性睡病的诊断与阻塞性睡眠呼吸暂停低通气的诊断并不冲突，因为两种障碍可同时出现。

中枢性睡眠呼吸暂停：中枢性睡眠呼吸暂停与阻塞性睡眠呼吸暂停的区别在于，有中枢性睡眠呼吸暂停的个体存在由呼吸努力的减少或缺乏造成的重复性呼吸暂停或低通气。有中枢性睡眠呼吸暂停的个体也可能有打鼾的表现，但其表现不如有阻塞性睡眠呼吸暂停低通气的个体明显。有中枢性睡眠呼吸暂停的个体通常存在碎片化的睡眠，也可能主诉日间困倦。中枢性睡眠呼吸暂停最常见于有充血性心力衰竭（潮式呼吸）、神经系统疾病的个体或使用阿片类物质的个体。

失眠障碍：对于那些主诉是难以入睡、维持睡眠或早醒的个体，临床工作者可通过没有打鼾以及没有阻塞性睡眠呼吸暂停低通气的病史、体征和典型症状将失眠障碍与阻塞性睡眠呼吸暂停低通气相区分。失眠障碍和阻塞性睡眠呼吸暂停低通气可同时存在，如果二者同时存在，两种障碍都应得到治疗，以改善睡眠。

惊恐发作：夜间惊恐发作可能表现为睡眠时喘息或窒息，在临床上将其与阻塞性睡眠呼吸暂停低通气相区分可能是比较困难的。然而，临床工作者可通过发作频率较低、强烈的自主神经唤起及缺少过度困倦等特征，将夜间惊恐发作与阻塞性睡眠呼吸暂停低通气相区分。夜间惊恐发作的个体的多导睡眠图未显示阻塞性睡眠呼吸暂停低通气的典型特征（低通气或低血氧饱和度）。有阻塞性睡眠呼吸暂停低通气的个体没有日间惊恐发作的病史。

夜间哮喘：夜间哮喘通常会使个体突然从睡眠中觉醒，并伴有喘息或窒息的症状，这种症状与阻塞性睡眠呼吸暂停低通气导致的呼吸困难发作所表现出的症状没有区别。然而，有夜间哮喘的个体通常存在哮喘病史，其多导睡眠图（或OCST）未显示呼吸暂停、低通气或低血氧饱和度等证明个体有阻塞性呼吸暂停低通气的证据。夜间哮喘和阻塞性睡眠呼吸暂停低通气可以同时存在，这可能使障碍的诊断变得困难。

注意缺陷/多动障碍：儿童的注意缺陷/多动障碍的症状可能包括注意力不集中、学业受损、多动和行为内化，这些也可能是儿童期阻塞性睡眠呼吸暂停低通气的症状。若儿童存在儿童期阻塞性睡眠呼吸暂停低通气的其他症状和体征（如呼吸困难、睡眠时打鼾或扁桃体腺样体肥大），可能提示儿童存在阻塞性睡眠呼吸暂停低通气。阻塞性睡眠呼吸暂停低通气和注意缺陷/多动障碍可能经常同时存在，并且它们之间可能有因果关系。扁桃体肥大、肥胖症或睡眠呼吸暂停的家族史等风险因素可能有助于提示临床工作者二者同时存在。

物质/药物所致的失眠或嗜睡：物质使用和物质（包括药物）戒断会导致失眠或嗜睡。详细的病史通常有助于确认相关的物质/药物，在停止使用物质/药物后，个体的睡眠紊乱会有所改善。其他案例表明，物质/药物（如酒精、巴比妥类、苯二氮䓬类、阿片类）的使用能够加重阻塞性睡眠呼吸暂停低通气。若个体有与阻塞性睡眠呼吸暂停低通气一致的症状和体征，即使其同时存在加重该障碍的物质使用行为，也应给予该诊断。

共病

系统性高血压、冠心病、心力衰竭、卒中、糖尿病、死亡率上升始终与阻塞性睡眠呼吸暂停低通气有关。有以上疾病的个体患中度到重度的阻塞性睡眠呼吸暂停低通气的风险率为30%～300%。阻塞性睡眠呼吸暂停低通气与心血管疾病密切相关，对阻塞性睡眠呼吸暂停低通气的治疗有助于降低心血管疾病的发病率和死亡率。未接受适当的医疗服务的民族 / 种族群体出现与阻塞性睡眠呼吸暂停低通气相关的未被发现的心血管疾病的风险较高。肺动脉高压和右心衰竭（如肺源性心脏病、踝关节水肿、肝淤血）在阻塞性睡眠呼吸暂停低通气中很罕见，当个体存在以上表现时，表明个体有非常严重的疾病或相关的通气不足和心肺共病。阻塞性睡眠呼吸暂停低通气的频繁出现也可能与许多躯体疾病或神经系统疾病（如脑血管性疾病、帕金森病）有关。躯体发现反映了阻塞性睡眠呼吸暂停低通气可能与这些疾病同时存在。

在有阻塞性睡眠呼吸暂停低通气的个体中，高达三分之一的个体报告有抑郁的症状，10% 的个体的抑郁症评分达到中度抑郁至重度抑郁。临床工作者可依据呼吸暂停低通气指数来判断阻塞性睡眠呼吸暂停低通气的严重程度，该障碍的严重程度与抑郁症状的严重程度相关。与女性相比，这种相关性在男性中表现得更为明显。

与睡眠障碍国际分类的关系

ICSD-3 区分了十一种亚型的与睡眠相关的呼吸障碍，包括中枢性睡眠呼吸暂停（如原发性中枢性睡眠呼吸暂停、躯体 / 神经系统疾病所致的中枢性睡眠呼吸暂停、物质 / 药物所致的中枢性睡眠呼吸暂停和阻塞性睡眠呼吸暂停（成人和儿童）、睡眠相关的通气不足等。

中枢性睡眠呼吸暂停

诊断标准

A. 由多导睡眠图提供每小时睡眠有 5 次及以上中枢性睡眠呼吸暂停的证据。

B. 这种障碍目前不能用其他的睡眠–觉醒障碍来更好地进行解释。

标注是否是：

G47.31 特发性中枢性睡眠呼吸暂停：其特征为睡眠中出现反复发作的由呼吸努力变异引起的呼吸暂停和低通气，但无呼吸道阻塞的证据。

R06.3 潮式呼吸：一种周期性的潮气量渐强渐弱的变异模式，导致中枢性睡眠呼吸暂停和低通气每小时至少出现 5 次，伴随着频繁的觉醒。

G47.37 中枢性睡眠呼吸暂停共病阿片类物质使用：这种亚型的发病机制归因于阿片类药物对延髓呼吸节律产生的影响，以及对低氧血症和高碳酸血症的呼吸驱动力的差异性效应。

编码备注（仅指 G47.37 的编码）：如果存在阿片类物质使用障碍，则首先编码阿片类物质使用障碍（F11.10 轻度阿片类物质使用障碍或 F11.20 中度或重度阿片类物质使用障碍），然后编码 G47.37 中枢性睡眠呼吸暂停共病阿片类物质使用。如果不存在阿片类物质使用障碍（如一次高剂量的物质使用后），则仅编码 G47.37 中枢性睡眠呼吸暂停共病阿片类物质使用。

标注目前的严重程度：

根据呼吸障碍的发生频率、由呼吸障碍导致的血氧饱和度降低的程度和睡眠碎片化的程度，对中枢性睡眠呼吸暂停的严重程度进行分级。

亚型

中枢性睡眠呼吸暂停有几种亚型。特发性中枢性睡眠呼吸暂停（也称原发性中枢性睡眠呼吸暂停）伴潮式呼吸的典型表现为通气控制系统的增益（也泛指高环路增益）导致通气水平和二氧化碳分压水平不稳定。这种不稳定也被称为周期性呼吸，其表现为过度通气和通气不足交替进行。对于有该障碍的个体而言，其二氧化碳浓度通常是轻度低碳酸的或正常碳酸的。中枢性睡眠呼吸暂停可能在治疗阻塞性睡眠呼吸暂停低通气的初期出现（也称由治疗引起的中枢性睡眠呼吸暂停），这可能与阻塞性睡眠呼吸暂停低通气综合征有关。与阻塞性睡眠呼吸暂停低通气有关的中枢性睡眠呼吸暂停是由高环路增益导致的。中枢性睡眠呼吸暂停共病阿片类物质使用的起病机制已经被归因于阿片类物质对延髓呼吸节律产生的效应，以及对低氧血症和高碳酸血症的呼吸驱动力的差异性效应。这些个体的二氧化碳分压水平可能在觉醒时升高。尽管尚不清楚阿片类物质对呼吸障碍具体有何种影响，但已发现接受慢性美沙酮维持治疗的个体有嗜睡和抑郁加重的表现。同样地，由躯体疾病导致的中枢性睡眠呼吸暂停（不伴潮式呼吸）是影响脑干通气控制中枢的病理过程的结果。

标注

中枢性呼吸暂停指数（即每小时中枢性睡眠呼吸暂停的发生次数）的增加反映了中枢性睡眠呼吸暂停的严重程度的增加。有中枢性睡眠呼吸暂停的个体的睡眠连续性和睡眠质量可能显著受损，且 N3 减少。在有严重潮式呼吸的个体中，该模式也可出现在个体休息时（处于觉醒状态），这被认为是死亡率上升的预后标志物。

诊断特征

中枢性睡眠呼吸暂停的典型表现为睡眠时反复发作的呼吸暂停和低通气，该障碍由呼吸努力的变异所致。这些障碍属于通气控制障碍，呼吸现象通常以周期性或间歇性的模式出现。特发性中枢性睡眠呼吸暂停的典型表现为与每小时睡眠中出现 5 次及以上的与中枢性睡眠呼吸暂停有关的由呼吸困难导致的困倦、失眠和觉醒。当中枢性睡眠呼吸暂停出现在那些有心力衰竭、卒中或肾衰竭的个体中，他们通常有被称为潮式呼吸的呼吸模式，其典型表现为潮气量周期性地渐强、渐弱，并导致每小时睡眠中至少出现 5 次中枢性睡眠呼吸暂停和低通气。该事件通常与唤醒有关，但诊断时并不需要考虑唤醒。在高海拔地区观察到的中枢性睡眠呼吸暂停发生在个体上升到高海拔地区（海拔通常高于 2500 米）之后。中枢性睡眠呼吸暂停和阻塞性睡眠呼吸暂停可能同时存在，诊断中枢性睡眠呼吸暂停时要求中枢性事件的发生次数占呼吸事件总数的 50% 以上。

神经肌肉对呼吸控制的改变可能与使用物质 / 药物有关，它可能引起或加重呼吸节律和通气方面的损害。使用物质 / 药物的个体可能有与睡眠相关的呼吸障碍，使用物质 / 药物会导致睡眠紊乱，使个体出现困倦、意识错乱和抑郁等症状。具体来说，长效阿片类物质的慢性使用经常与导致中枢性睡眠呼吸暂停的呼吸控制受损有关。

相关特征

有中枢性睡眠呼吸暂停的个体可能有困倦或失眠的表现，可能有睡眠碎片化的主诉，包括觉醒伴呼吸困难。一些个体没有症状。阻塞性睡眠呼吸暂停低通气可能与潮式呼吸同时存在，因此打鼾和突然中止的阻塞性事件可能在睡眠中被观察到。

在那些有潮式呼吸模式的个体中观察到的躯体发现与其风险因素有关。个体的表现可能与心力衰竭的症状一致，如颈静脉扩张、S3 心音、肺部湿啰音和下肢水肿。

患病率

尚不清楚特发性中枢性睡眠呼吸暂停的患病率，但该障碍被认为是罕见的。潮式呼吸的患病率在心室射血分数低的个体中较高。射血分数低于 45% 的个体的患病率为 15% ～ 44%。在北美、欧洲和澳大利亚，与阻塞性睡眠呼吸暂停相比，该障碍的高患病率在男性中表现得更为明显。患病率随年龄增长而增加，大多数个体都是 60 岁以上。在巴塞罗那和多伦多的评估中，约 20% 的患急性卒中的个体出现潮式呼吸。如在数个高收入国家中所见，中枢性睡眠呼吸暂停共病阿片类物质使用出现在约 24% 的慢性使用阿片类物质治疗非恶性疼痛的个体中，同样也出现在接受美沙酮维持治疗的个体中。较高的阿片类物质使用剂量与较高的严重程度相关，尤其是在吗啡当日剂量大于 200 mg 时。在法国和加拿大的评估中，儿童的患病率为 4% ～ 6%。

发展与病程

诊断儿童患中枢性睡眠呼吸暂停的多导睡眠图参数与成人不同，包括以下任何一项：（1）停止气流和呼吸努力超过 20 秒，与睡眠唤醒有关的两个呼吸周期，或大于约 3% 的低血氧饱和度；（2）与心动过缓有关的两个呼吸周期。

潮式呼吸的发生与心力衰竭的发展密切相关。潮式呼吸模式与心率、血压、低血氧饱和度的变化及交感神经系统活动增加有关，潮式呼吸可加快心力衰竭的发展。尚不清楚潮式呼吸对卒中有何临床意义，但潮式呼吸可能在急性卒中的病程中短暂存在，在急性卒中结束后随着时间的推移而消失。中枢性睡眠呼吸暂停共病阿片类物质使用与阿片类物质的慢性使用（即数月）有关。

风险与预后因素

遗传与生理的：潮式呼吸经常在有心力衰竭的个体中存在。除了老龄、男性性别等风险因素，同时存在的房颤也会进一步增加患病风险。潮式呼吸也与急性卒中有关，也可能与肾衰竭有关。在心力衰竭的情况下，潜在的通气的不稳定性可能归因于通气化学敏感性的增加，以及由肺血管充血和循环延迟导致的过度通气。中枢性睡眠呼吸暂停也见于使用长效阿片类物质的个体。在儿童中，在有先天性异常，尤其是患小脑扁桃体下疝畸形或共病躯体疾病（如胃食管反流）的个体会出现中枢性睡眠呼吸暂停。先天性疾病导致的中枢性睡眠呼吸暂停（如小脑扁桃体下疝畸形和先天性中枢性通气不足）可能在成年期出现。

诊断标志物

多导睡眠图被用于确定每一种与呼吸相关的睡眠障碍亚型的呼吸特征。当呼吸停止时间超过 10 秒时，应记录为中枢性睡眠呼吸暂停。潮式呼吸的特征是潮气量周期性地渐强、渐弱，导致每小时睡眠中至少出现 5 次中枢性睡眠呼吸暂停和低通气，同时，中枢性睡眠呼吸暂停和低通气的发生次数大于呼吸暂停和低通气总数的 50%。潮式呼吸的周期（从一个中枢性睡眠呼吸暂停结束到下一个中枢性睡眠呼吸暂停结束）约为 60 秒。

中枢性睡眠呼吸暂停的功能性后果

特发性中枢性睡眠呼吸暂停会引起睡眠紊乱的症状，包括失眠和困倦。尽管许多个体没有症状，但潮式呼吸伴共病的心力衰竭与过度困倦、疲劳和失眠有关。同时存在的心力衰竭和潮式呼吸可能与心律失常频率的增加、死亡率的增加或心脏移植有关。有中枢性睡眠呼吸暂停共病阿片类物质使用的个体会表现出困倦或失眠的症状。

鉴别诊断

临床工作者应将特发性中枢性睡眠呼吸暂停和其他与呼吸相关的睡眠障碍、其他睡眠－觉醒障碍、躯体疾病以及那些导致睡眠碎片化、困倦和疲劳的精神障碍相区分。这可以通过多导睡眠图监测来实现。

与呼吸相关的睡眠障碍：有中枢性睡眠呼吸暂停的个体每小时睡眠中至少存在 5 次中枢性睡眠呼吸暂停，临床工作者可依据这一特征将该障碍与阻塞性睡眠呼吸暂停低通气相区分。这些障碍可能同时出现，但当中枢性事件的发生次数占呼吸事件总数的 50% 以上时，中枢性睡眠呼吸暂停占主导地位。

有潮式呼吸的个体存在易感疾病（如心力衰竭或卒中）及体征，并在多导睡眠图中表现出典型的呼吸模式，临床工作者可依据这一特征将该障碍与其他精神障碍（包括其他睡眠－觉醒障碍和那些引起睡眠碎片化、困倦和疲劳的其他躯体疾病）相区分。多导睡眠图可以帮助临床工作者区分由潮式呼吸所致的失眠和由其他疾病所致的失眠。高海拔周期性呼吸有类似于潮式呼吸的模式，但循环时间较短，只出现在高海拔地区，与心力衰竭无关。

基于长效阿片类物质使用经历与多导睡眠图所显示的中枢性睡眠呼吸暂停及周

期性或共济失调性呼吸的证据，临床工作者可将中枢性睡眠呼吸暂停共病阿片类物质使用与其他类型的与呼吸相关的睡眠障碍相区分。基于多导睡眠图所显示的中枢性睡眠呼吸暂停的证据，临床工作者可将中枢性睡眠呼吸暂停与物质/药物所致的失眠相区分。

共病

中枢性睡眠呼吸暂停频繁存在于长效阿片类物质（如美沙酮）使用者中。使用这些药物的个体有与呼吸相关的睡眠障碍，它可能导致个体出现睡眠紊乱的症状，如困倦、混沌和抑郁。当这些个体入睡时，可能会观察到周期性呼吸暂停和共济失调性呼吸。阻塞性睡眠呼吸暂停低通气可能与中枢性睡眠呼吸暂停同时存在，中枢性睡眠呼吸暂停也可能存在与阻塞性睡眠呼吸暂停低通气一致的特征（参见本章前面较早讨论的“阻塞性睡眠呼吸暂停低通气”）。潮式呼吸常与心力衰竭、卒中和肾衰竭等疾病有关，更常见于有房颤的个体。与有阻塞性睡眠呼吸暂停低通气的个体相比，有潮式呼吸的个体更可能是老年人、男性和低体重者。

与睡眠障碍国际分类的关系

ICSD-3 中包括了八种亚型的中枢性睡眠呼吸暂停（中枢性睡眠呼吸暂停伴潮式呼吸，由躯体疾病所致的中枢性睡眠呼吸暂停不伴潮式呼吸，由高海拔周期性呼吸所致的中枢性睡眠呼吸暂停，由物质/药物所致的中枢性睡眠呼吸暂停，特发性中枢性睡眠呼吸暂停，婴儿特发性中枢性睡眠呼吸暂停，早产儿特发性中枢性睡眠呼吸暂停和由治疗引起的中枢性睡眠呼吸暂停）。与 DSM-5 一样，其大多数障碍的诊断依据为每小时睡眠中出现 5 次及以上中枢性事件。此外，ICSD-3 的标准还要求个体存在相应的体征或症状（如失眠或日间困倦的主诉）。中枢性事件的发生次数必须至少占呼吸暂停和低通气总数的 50%。婴儿特发性中枢性睡眠呼吸暂停和早产儿特发性中枢性睡眠呼吸暂停有其独特的诊断标准，与成人的中枢性睡眠呼吸暂停的诊断标准不同。

睡眠相关的通气不足

诊断标准

A. 多导睡眠图证明个体有与二氧化碳浓度水平升高相关的呼吸减少的症状。
（**注：**在缺乏客观的二氧化碳测量的情况下，持续低水平的血氧饱和度不伴有呼吸暂停/低通气，可能表明个体通气不足。）

B. 这种障碍目前不能用其他睡眠–觉醒障碍来进行更好的解释。

标注是否是：

G47.34 特发性通气不足：这种亚型不能归因于任何容易被确定的疾病。

G47.35 先天性中枢性肺泡通气不足：这种亚型是一种罕见的先天性障碍，个体的典型表现为围产期浅呼吸，或睡眠中出现发绀、呼吸暂停。

G47.36 共病睡眠相关的通气不足：这种亚型的出现通常是躯体疾病的后果，如肺部疾病（如间质性肺疾病、慢性阻塞性肺疾病）、神经肌肉或胸壁疾病（如肌营养不良、脊髓灰质炎后综合征、颈椎脊髓损伤、脊柱侧凸）或使用药物（如苯二氮䓬类、阿片类）。它也出现在有肥胖症（肥胖低通气障碍）的个体中，反映了由于胸壁顺应性下降、低通气灌注不匹配及通气驱动力的降低而导致的呼吸做功的增加。这类个体通常有以下特点：BMI 大于 30 kg/m^2，在清醒状态下患有高碳酸血症（pCO_2 大于 45），且无其他低通气的证据。

标注目前的严重程度：

根据睡眠中低氧血症和高碳酸血症的严重程度及靶器官受损情况（如右心衰竭）来对严重程度进行分级。在清醒时存在血气异常是一个更为严重的标志。

亚型

睡眠相关的通气不足的亚型包括以下几种：

- *特发性通气不足*，也称*特发性中枢性肺泡通气不足*，其特征是睡眠期间潮气量减少、二氧化碳水平升高，且没有任何确定的共病可解释通气不足。
- *先天性中枢性肺泡通气不足*是一种与 *PHOX2B* 基因突变相关的罕见疾病。它通常在个体出生时表现出来。
- *共病睡眠相关的通气不足*是由许多基础的共病导致的，这些疾病包括肺部疾病（如慢性阻塞性肺疾病）、胸壁异常（如后凸畸形）、神经肌肉疾病（如肌萎缩性侧索硬化症）和肥胖症（如肥胖通气低下综合征）。使用物质 / 药物也会造成此类型的通气不足，特别是阿片类物质。

诊断特征

睡眠相关的通气不足可以独立地存在，或更频繁地与躯体疾病、神经系统疾病、物质使用障碍共病。尽管症状不是作出诊断的必要依据，但个体经常报告日间过度困倦、睡眠时频繁觉醒、晨起头痛并存在失眠。

相关特征

有睡眠相关的通气不足的个体可能有与睡眠相关的失眠或嗜睡的主诉。端坐呼吸的发作可出现在有膈肌无力的个体中。个体可能在觉醒时出现头痛的症状。浅呼吸的发作可能在睡眠中被观察到，阻塞性睡眠呼吸暂停低通气或中枢性睡眠呼吸暂停可能同时存在。通气不足的后果包括：肺动脉高压、肺心病（右心衰竭）、红细胞增多症，以及神经认知功能失调。随着通气不足的发展，血气异常可能延伸至个体觉醒时。个体也可能存在与睡眠相关的通气不足的躯体特征。通气不足的发作可能与频繁的唤醒或心动过缓有关。个体可能主诉过度困倦、失眠或晨起头痛，或可能表现出神经认知功能失调或抑郁。个体在觉醒时可能并不存在通气不足的症状。

患病率

特发性通气不足在成年人中不是很常见。尚不清楚先天性中枢性肺泡通气不足的患病率，而且这种疾病很罕见。共病睡眠相关的通气不足（即通气不足与其他躯体疾病共病，如慢性阻塞性肺疾病、神经肌肉疾病或肥胖症）更为常见。

根据全美肥胖率和一些国家的阻塞性睡眠呼吸暂停低通气的患病率，肥胖通气低下综合征在一般人群中的患病率约为 0.14% ～ 0.6%。肥胖率的上升与肥胖通气低下综合征的患病率上升有关。就诊于睡眠门诊的 BMI 大于 35 kg/m^2 的个体的患病率可能高达 42%。

发展与病程

特发性通气不足被认为是一种进展缓慢的呼吸障碍。当睡眠相关的通气不足与其他疾病（如慢性阻塞性肺疾病、神经肌肉疾病、肥胖症）同时出现时，该障碍的严重程度反映了基础疾病的严重程度，该障碍随着基础疾病的加重而发展。其并发症包括肺动脉高压、肺心病、心律失常、红细胞增多症、神经认知功能失调及严重的呼吸衰竭，以上并发症均可能随着血气异常的严重程度的增加而发生。

先天性中枢性肺泡通气不足可表现为出生时呼吸表浅、不稳定或没有呼吸。由于 *PHOX2B* 基因突变的外显率可变，这种障碍也可能在婴儿期、儿童期和成年期出现。

风险与预后因素

环境的：在那些使用中枢性神经系统抑制剂（包括苯二氮䓬类、阿片类和酒精）的个体中，通气驱动力减少。

遗传与生理的：特发性通气不足与由对二氧化碳的化学反应迟钝所致的通气驱动力减少（减少的呼吸驱动，如“不呼吸”）有关，反映了通气控制中心存在潜在的神经系统缺陷。更为常见的是，睡眠相关的通气不足与其他躯体疾病（如肺部疾病、神经肌肉或胸壁疾病、甲状腺功能减退）共病，或与药物（如苯二氮䓬类、阿片类）使用有关。在这些疾病中，通气不足可能是呼吸工作增加和 / 或呼吸肌功能受损（即“不能呼吸”）、呼吸驱动力降低的结果。

神经肌肉疾病通过呼吸运动神经支配的损伤或呼吸肌功能的损伤对呼吸产生影响。这些疾病包括肌萎缩性侧索硬化症、脊髓损伤、膈肌麻痹、重症肌无力、兰伯特–伊顿综合征、中毒性或代谢性肌病，脊髓灰质炎后综合征和腓骨肌萎缩症。

先天性中枢性肺泡通气不足是一种遗传疾病，归因于 *PHOX2B* 基因突变，该基因对胚胎的自主神经系统和神经嵴的发育至关重要。有先天性中枢性肺泡通气不足的儿童对高碳酸血症的通气反应迟钝，特别是在非快速眼动睡眠阶段。

与性和性别相关的诊断问题

睡眠相关的通气不足的性别分布与共病的疾病有关，它反映了共病的疾病的性别分布。如慢性阻塞性肺疾病常出现在男性中，且患病率随着年龄的增长而增加。与之前的数据相反，目前认为肥胖通气低下综合征的患病率不存在性别上的差异；

在另一些研究中，女性的患病率可能略高。

诊断标志物

睡眠相关的通气不足是通过多导睡眠图来诊断的，其表现为个体有与睡眠相关的低氧血症和高碳酸血症，它不能用其他与呼吸相关的睡眠障碍来更好地加以解释。下述证据：（1）睡眠时动脉血二氧化碳分压水平大于 55 mmHg；或（2）与觉醒仰卧位相比，睡眠时二氧化碳分压水平上升大于等于 10 mmHg（二氧化碳分压水平也超过 50 mmHg），且持续 10 分钟或更长时间。以上两点是诊断睡眠相关的通气不足的重要标准。然而，在睡眠时进行动脉血气测定是不切实际的，没有充分的证据表明非侵入性的二氧化碳分压测量是有效的。因此，多导睡眠图在成人中没有被广泛使用。在缺少上呼吸道阻塞的证据的情况下，长时间和持续的血氧饱和度降低（血氧饱和度低于 90% 超过 5 分钟且最低点达到 85%，或血氧饱和度低于 90% 的时间超过睡眠时间的 30%）经常被作为睡眠相关的通气不足的体征。低氧血症的发作还有其他潜在的原因，如肺部疾病。

有先天性中枢性肺泡通气不足的儿童更可能有自主神经系统障碍、先天性巨结肠、神经嵴肿瘤和特征性箱形脸（如脸的长度小于宽度）。

睡眠相关的通气不足的功能性后果

睡眠相关的通气不足的后果与长期受高碳酸血症和低氧血症的影响有关。这些血气异常会引起肺动脉血管收缩并导致肺动脉高压，严重时可导致右心衰竭（肺心病）。低氧血症可导致器官（如大脑、心脏）功能异常，导致的后果包括认知功能失调、红细胞增多症和心律失常等。高碳酸血症会抑制通气驱动，导致进行性呼吸衰竭。

鉴别诊断

其他影响通气的躯体疾病：在成人中，特发性通气不足是罕见的，可通过排除肺部疾病、骨骼畸形、神经肌肉疾病、影响通气的其他躯体疾病和神经系统疾病或药物的效应来作出诊断。临床工作者必须将睡眠相关的通气不足与睡眠相关的造成低氧血症的其他原因（如由肺部疾病所致）相区分。

其他与呼吸相关的睡眠–觉醒障碍：基于临床特征和多导睡眠图的发现，临床工作者可将睡眠相关的通气不足与阻塞性睡眠呼吸暂停低通气、中枢性睡眠呼吸暂停相区分。睡眠相关的通气不足通常表现为更持续的低血氧饱和度，而不是像在阻塞性睡眠呼吸暂停低通气和中枢性睡眠呼吸暂停中观察到的周期性发作。阻塞性睡眠呼吸暂停低通气和中枢性睡眠呼吸暂停也表现出一种反复的气流减少的发作模式，而睡眠相关的通气不足则没有这种情况。然而，阻塞性睡眠呼吸暂停低通气、中枢性睡眠呼吸暂停都可能与睡眠相关的通气不足有关。大多数个体在出现肥胖通气低下综合征时会共病阻塞性睡眠呼吸暂停低通气。

共病

睡眠相关的通气不足经常与肺部疾病（如间质性肺疾病、慢性阻塞性肺疾病）、神经肌肉或胸壁疾病（如肌营养不良、脊髓灰质炎后综合征、颈椎损伤和脊柱后侧凸）、肥胖症药物（如苯二氮䓬类、阿片类）使用有关。先天性中枢性肺泡通气不足经常与自主神经功能紊乱有关，也可能与先天性巨结肠有关。慢性阻塞性肺疾病是一种下呼吸道阻塞疾病，通常与吸烟有关，可能导致睡眠相关的通气不足和低氧血症。若睡眠相关的通气不足与阻塞性睡眠呼吸暂停低通气同时存在，会加重睡眠和觉醒时的低氧血症和高碳酸血症。先天性中枢性肺泡通气不足和特发性通气不足之间的关系并不明确。在一些个体中，特发性通气不足可能与晚期起病的先天性中枢性肺泡通气不足有关。

与睡眠障碍国际分类的关系

ICSD-3 承认了六种亚型的睡眠通气不足障碍。先天性中枢性肺泡通气不足和特发性通气不足（ICSD-3 的特发性中枢性肺泡通气不足）在 DSM-5 和 ICSD-3 中的分类一致。然而，ICSD-3 中的部分亚型（肥胖通气低下综合征、由物质 / 药物所致的睡眠相关的通气不足、由躯体疾病所致的睡眠相关的通气不足）被归为 DSM-5 的共病睡眠相关的通气不足。DSM-5 中未包括迟发性中枢性通气不足伴下丘脑功能紊乱这一亚型。DSM-5 的分类方法反映了导致通气不足和低氧血症的疾病的频繁共病。作为对比，ICSD-3 的分类反映了存在不同的与睡眠相关的导致通气不足的致病过程。

昼夜节律睡眠–觉醒障碍

诊断标准

A. 一种持续的或反复发作的睡眠中断模式，主要源于昼夜节律系统的改变，或内源性昼夜节律与个体的躯体环境、社交、职业时间表所要求的睡眠–觉醒周期之间的错位。
B. 睡眠中断导致过度困倦或失眠，或两者兼有。
C. 睡眠障碍引起有临床意义的痛苦，或导致社交、职业和其他重要功能受损。

标注是否是：

G47.21 睡眠时相延迟型： 一种睡眠起始和觉醒时间延迟的模式，个体不能在期望的或常规可接受的较早时间入睡和觉醒。

标注如果是：

家族型： 存在睡眠时相延迟的家族史。

标注如果是：

与非 24 小时睡眠–觉醒重叠型： 睡眠时相延迟型可能与其他昼夜节律睡眠–觉醒障碍、非 24 小时睡眠–觉醒型重叠。

G47.22 睡眠时相提前型： 一种睡眠起始和觉醒时间提前的模式，在期望的或常规可接受的较晚的睡眠或觉醒时间之前，个体无法保持觉醒或睡眠。

标注如果是：

家族型：存在睡眠时相提前的家族史。

G47.23 睡眠-觉醒不规则型：一种暂时混乱的睡眠-觉醒模式，如睡眠-觉醒周期在 24 小时内是变化的。

G47.24 非 24 小时睡眠-觉醒型：一种睡眠-觉醒周期与 24 小时的环境不同步的模式，伴持续的每日睡眠起始和觉醒时间的变化（通常为越来越晚）。

G47.26 倒班工作型：与倒班工作时间表（非常规的工作时间）有关，个体在主要睡眠周期中失眠和/或在主要觉醒周期中过度困倦（包括无意的睡眠）。

G47.20 未特定型

标注如果是：

阵发性：症状持续至少 1 个月但少于 3 个月。

持续性：症状持续 3 个月或更长时间。

复发性：1 年内发作 2 次或更多。

睡眠时相延迟型

诊断特征

睡眠时相延迟型主要是指基于相对于个体所期望的睡眠-觉醒时间，有主要睡眠周期延迟的病史（通常超过 2 小时），导致个体出现失眠和过度困倦的症状。当个体可以自己制定时间表时，有睡眠时相延迟型的个体表现出正常的与其年龄相符的睡眠质量和时间。其主要表现为睡眠起始的失眠、早晨难以清醒和过早的日间困倦。

相关特征

常见的与睡眠时相延迟型有关的特征包括有精神障碍的病史或共病精神障碍。极端的和长时间的难以觉醒伴早晨混沌也是常见的。失眠障碍可能是由不良适应行为发展起来的，这些行为会损害睡眠，唤醒次数会因个体反复尝试提前入睡而增加。

患病率

睡眠时相延迟型的患病率在青少年和年轻成人中最高，挪威和瑞典的患病率约为3.3%～4.6%。研究显示，在挪威和新西兰，成人患病率明显降低，约为0.2%～1.7%。尽管家族型睡眠时相延迟型的患病率尚不明确，但有睡眠时相延迟型的个体经常存在睡眠时相延迟的家族史。

发展与病程

睡眠时相延迟型贯穿一些个体的整个成年期，病程是持续的，伴间歇性加重。

尽管起病年龄不同，但在诊断被确立之前，症状通常始于青少年期和成人早期，并持续数月至数年。症状的严重程度可能随年龄的增长而下降。症状的复发是常见的。

基于社会、学校和工作方面的责任的变化，其临床表现在整个生命周期是不断变化的。那些需要早起的工作或学校的时间表的改变通常会导致病情加重。个体通常会通过改变自己的时间表来适应延迟的睡眠–觉醒时间，这可能会使症状有所缓解。

生理因素和行为因素可能会共同造成青少年期患病率的上升。激素的改变可能与此有关，因为延迟的睡眠时相与青少年期起病有关。因此，临床工作者应将青少年期的睡眠时相延迟型与在该年龄段人群中常见的昼夜节律在时间上的延迟相区分。家族型睡眠时相延迟型的病程是持续的，可能不随着年龄的改变而出现显著的变化。

风险与预后因素

遗传与生理的：睡眠时相延迟型的易感因素可能包括比平均周期更长的昼夜周期、光敏感度的改变以及稳态睡眠驱动受损。一些有睡眠时相延迟型的个体可能对夜间灯光过度敏感，从而向生物钟传递了一个延迟的信号，或者他们对早晨的光线不敏感，使时相提前的效应减弱。遗传因素在家族型和散发性的睡眠时相延迟型的起病机制中起到了作用。一项无关家庭的显示该障碍具有强遗传性的研究描述了生物钟基因 *CRY1* 的突变，该基因的突变发生在约 0.6% 的人群中，这导致 *CLOCK* 和 *BMAL1* 的转录抑制增加。

诊断标志物

该诊断的确认主要依据完整的病史、睡眠日记或睡眠活动记录仪（腕式运动探测仪能够对活动进行长时间监测，也用于监测至少 7 天的睡眠–觉醒模式）。被覆盖的周期应该包括周末，当个体的社会和职业责任较少时，有睡眠时相延迟型的个体会表现出持续的延迟的睡眠–觉醒模式。最常见的实验室时相标志是唾液暗光褪黑素起始（DLMO）时间。然而，并非所有被诊断为睡眠时相延迟型的个体都表现出延迟的 DLMO 时间。一项对被严格诊断的个体的调查发现，只有 57% 的个体表现出生理时相延迟（通过测量在期望的就寝时间之后的 DLMO 时间），而其余 43% 的个体的 DLMO 时间出现在就寝时间之前。如上所述，对于后者（早期 DLMO）来说，可能行为而非昼夜生理改变起着更主要的作用。因此，时相标志物可能最终在优化治疗时机和 / 或作为治疗反应的测量标准方面能够显示出更大的价值。

睡眠时相延迟型的功能性后果

个体有显著的过早的日间困倦。极端的和过度的觉醒困难伴晨起混沌（即睡眠惯性）也很常见。基于个体职业和社会需要，失眠的严重程度和过度困倦的症状在个体间有显著差异。

鉴别诊断

正常的睡眠变异：临床工作者必须将睡眠时相延迟型与睡眠时间表延迟但未引

起个人、社交或职业痛苦的“正常”睡眠模式相区分（最常见于青少年和年轻成人）。

其他睡眠-觉醒障碍：失眠障碍及其他昼夜节律睡眠-觉醒障碍应该包含在鉴别诊断中。其他睡眠紊乱也会引起过度困倦（如与呼吸相关的睡眠障碍、失眠障碍、不安腿综合征）。夜间多导睡眠图可能有助于评估其他共病的睡眠-觉醒障碍，如睡眠呼吸暂停。临床工作者可依据睡眠时相延迟型的昼夜节律性将其与有类似主诉的其他障碍相区分。

共病

睡眠时相延迟型与抑郁、人格障碍、躯体症状障碍、疾病焦虑障碍、强迫症、注意缺陷/多动障碍和自闭症（孤独症）谱系障碍密切相关。此外，共病的睡眠-觉醒障碍（如失眠障碍、不安腿综合征、睡眠呼吸暂停）以及抑郁障碍、双相障碍和焦虑障碍可加重失眠和过度困倦的症状。睡眠时相延迟型可能与其他昼夜节律睡眠-觉醒障碍、非24小时睡眠-觉醒型相重叠。有非24小时睡眠-觉醒型的视力良好的个体通常也有昼夜睡眠时相延迟的病史。

睡眠时相提前型

标注

可以通过标注“家族型”来表明睡眠时相提前型的家族史。在家族型睡眠时相提前型中，特定的突变证明了常染色体显性遗传模式的存在。家族型睡眠时相提前型的病程是持续的，症状的严重程度可能随着年龄的增长而增加。尚不清楚家族型睡眠时相提前型的患病率。

诊断特征

睡眠时相提前型的典型表现为睡眠-觉醒时间比期望的或常规的时间早数小时。与所期望的睡眠和唤醒时间相比，睡眠时相提前型的个体的主要睡眠周期提前（通常超过2小时），伴有早晨失眠和日间过度困倦的症状。当个体可以自己制定睡眠时间表时，有睡眠时相提前型的个体可能表现出正常的睡眠质量和与年龄相匹配的睡眠时间。

相关特征

有睡眠时相提前型的个体也被称为“早晨型”，他们有较早的睡眠-觉醒时间，出现褪黑素和核心体温节律等昼夜生物标志物的时间比正常个体提前2～4小时。当需要保持常规的睡眠时间表（即上床时间延迟）时，这些个体将继续早起，从而导致持续的睡眠剥夺和日间困倦。使用催眠药或酒精来维持睡眠、使用兴奋剂来减少日间困倦可能会导致个体出现物质滥用行为。

患病率

在美国，睡眠时相提前型的患病率在中年成人中约为1%。睡眠-觉醒时间和昼夜时相的提前越来越多地出现在老年群体中。

发展与病程

睡眠时相提前型通常起病于成人晚期，家族型睡眠时相提前型的起病可较早（儿童期或成人早期），病程通常是持续的且超过 3 个月，其严重程度可基于工作和社会时间表的变化而增加。睡眠时相提前型更常见于老年人。

睡眠时相提前型的临床表现基于社会、学校和工作责任的变化。个体通常会通过改变自己的工作时间表来适应昼夜节律提前的睡眠-觉醒时间，这可能使个体的症状得到缓解。年龄不断增长的个体更倾向于出现睡眠时相提前型。然而，目前尚不清楚常见的与年龄相关的睡眠时相提前型归因于昼夜节律时间的改变（如在家族型中所见），还是归因于与年龄相关的睡眠稳态调节的改变。症状的严重程度、缓解情况和复发情况取决于个体对旨在控制睡眠和觉醒结构及接触光照的行为和环境治疗的依从性。

风险与预后因素

环境的：午后或傍晚接触光照减少和 / 或由于觉醒而接触早晨的光照可增加个体患睡眠时相提前型的风险。由于上床睡觉的时间较早，这些个体无法接触到时相曲线延迟部分的光照，从而导致时相提前延续。在家族型睡眠时相提前型中，内源性昼夜周期的缩短可能导致睡眠时相提前，尽管昼夜周期似乎并不随着年龄的增长而系统性地缩短。

遗传与生理的：睡眠时相提前型已经被证明具有常染色体显性遗传模式，包括 *PER2* 基因突变导致 PER2 蛋白低磷酸化和 *CKI* 的错义突变。

诊断标志物

睡眠日记和活动记录仪可用于标志物的诊断，正如前文在睡眠时相延迟型中所描述的那样。

睡眠时相提前型的功能性后果

与睡眠时相提前有关的过度困倦可能会对认知表现、社交互动和安全产生负性影响。使用克服困倦、抑制清晨觉醒的药物可能潜在地造成个体物质滥用行为的增加。

鉴别诊断

其他睡眠-觉醒障碍：应考虑行为因素（如不规律的睡眠时间表、自愿早醒、清晨接触光照），特别是老年人。

其他导致早醒的障碍：临床工作者应该仔细关注并排除其他睡眠-觉醒障碍（失眠障碍）、其他精神障碍（抑郁障碍和双相障碍），以及其他引起早醒的躯体疾病。

共病

反复尝试重新入睡、适应不良的认知和与睡眠相关的行为的发展可能导致睡眠时相延迟型与失眠障碍共病，这种情况需要引起临床关注。

睡眠-觉醒不规则型

诊断特征

睡眠-觉醒不规则型的特征是个体缺少明确的睡眠-觉醒昼夜节律。睡眠-觉醒不规则型的诊断主要基于个体夜间失眠的症状（在通常的睡眠周期中）和日间过度困倦（打盹）的症状。有睡眠-觉醒不规则型的个体没有主要的睡眠周期，并且其 24 小时的睡眠-觉醒周期是碎片化的，在一天 24 小时内，睡眠至少被分为三个周期。最长的睡眠周期倾向于出现在凌晨 2 点至早上 6 点，通常少于 4 小时。

相关特征

孤立或隐居的经历通常与该障碍有关，并导致个体出现相关症状，该障碍由缺少维持正常模式的外部刺激所致。个体或他们的照料者报告，个体在一天中经常打盹。睡眠-觉醒不规则型常与神经退行性病变（如重度神经认知障碍、儿童的神经发育障碍）有关。

患病率

尚不清楚一般人群中睡眠-觉醒不规则型的患病率。

发展与病程

睡眠-觉醒不规则型的病程是持续的。该障碍可起病于不同年龄，但常见于老年人。

风险与预后因素

环境的：对环境中的光照的接触减少和有组织的日间活动的减少可能与低幅度的昼夜节律有关。住院的个体特别容易受到微弱的由外部带来的刺激。即使身处医院之外，有重度神经认知障碍的个体接触到的强烈光照也是比较少的。

遗传与生理的：神经退行性疾病（如阿尔茨海默病、帕金森病、亨廷顿病及儿童的神经发育障碍）增加了个体患睡眠-觉醒不规则型的风险。

诊断标志物

详细的睡眠史、睡眠日记（通过照料者）或活动记录仪有助于确认不规则的睡眠-觉醒模式。

睡眠-觉醒不规则型的功能性后果

有睡眠-觉醒不规则型的个体缺少明确的主要睡眠-觉醒周期，该障碍会导致个体在一天中没有规律性地失眠或过度困倦。照料者的睡眠遭到破坏也是一个重要的考虑因素。

鉴别诊断

正常的睡眠变异：临床工作者应将睡眠-觉醒不规则型与自愿的不规则的睡眠

时间表和不良的睡眠习惯相区分，睡眠–觉醒不规则型可导致失眠和过度困倦。

其他躯体疾病与精神障碍：其他造成失眠和日间困倦的原因（包括共病的躯体疾病、精神障碍或药物）应该被考虑。

共病

睡眠–觉醒不规则型经常与神经退行性病变和神经发育障碍共病，如重度神经认知障碍、智力发育障碍（智力障碍）和创伤性脑损伤。它也与和社会孤立、缺少光照、缺少有组织的活动有关的其他躯体疾病和精神障碍共病。

非 24 小时睡眠–觉醒型

诊断特征

非 24 小时睡眠–觉醒型的诊断主要是基于失眠或过度困倦的病史，这与 24 小时的昼夜周期和内源性昼夜节律之间的异常同步有关。个体通常表现为周期性失眠、过度困倦，或两者皆有，且这些症状与短的无症状期交替出现。非 24 小时睡眠–觉醒型始于无症状期，当个体的睡眠时相与外部环境一致时，睡眠潜伏期逐渐增加，个体会主诉在睡眠起始阶段失眠。随着睡眠时相不断变化，个体的睡眠时间变为日间，个体难以保持日间觉醒并主诉困倦。由于个体的昼夜节律周期与外部的 24 小时环境不一致，其症状的严重程度将取决于个体何时入睡（与睡眠倾向的昼夜节律有关）。

相关特征

非 24 小时睡眠–觉醒型最常见于失明或视觉受损的个体，他们对光的感知能力较弱。有视力的个体经常有延迟的睡眠时相，较少接触光照，较少参加有组织的社会活动，并且躯体活动较少。有非 24 小时睡眠–觉醒型的有视力的个体也会表现出睡眠时间的增加。

患病率

尚不清楚非 24 小时睡眠–觉醒型在一般人群中的患病率，但该障碍在有视力的个体中是罕见的。在美国，失明个体的患病率估计约为 50%。

发展与病程

非 24 小时睡眠–觉醒型的病程具有持续性，病程会随着个体一生中的工作和社会时间表的改变而间歇性地变化（病情缓解或加重）。起病年龄并不是固定的，这取决于视力受损的发病时间。在有视力的个体中，由于与睡眠时相延迟型重叠，非 24 小时睡眠–觉醒型可能发生在青少年期或成人早期。在失明和有视力的个体中，症状的缓解和复发取决于个体对旨在控制睡眠和觉醒结构及接触光照的治疗的依从性。

临床表现会随着个体一生中在社会、学校和工作中所承担的责任的变化而变化。在青少年和成人中，不规则的睡眠–觉醒时间表、接触光照少或在一天中的关键时间缺少光照可加重对睡眠的影响并破坏昼夜节律。因此，个体的失眠、日间困倦会加重，学业、职业和人际功能都可能受到影响。

风险与预后因素

环境的：在有视力的个体中，减少对光的接触、降低对光的敏感性以及社交活动和躯体活动会使昼夜节律自由运行。精神障碍涉及社会孤立的频率较高，且许多非24小时睡眠-觉醒型的案例发生在个体睡眠习惯改变（如夜班、失业）后，因此，行为因素与生理倾向可能促发有视力的个体出现该障碍。有精神障碍的住院个体可能对社会线索不敏感，这使其容易患非24小时睡眠-觉醒型。

遗传与生理的：失明是非24小时睡眠-觉醒型的风险因素。非24小时睡眠-觉醒型与创伤性脑损伤有关。

诊断标志物

非24小时睡眠-觉醒型的诊断主要基于病史、较长时间的睡眠日记或活动记录仪。时相标志物（如褪黑素）的顺序测量有助于明确有视力的个体和失明的个体的昼夜时相。

非24小时睡眠-觉醒型的功能性后果

有非24小时睡眠-觉醒型的个体常主诉失眠（睡眠起始和维持睡眠）、过度困倦。睡眠-觉醒时间的不可预测性导致个体不能上学或维持一个稳定的工作，这潜在地增加了个体受社会孤立的可能性。

鉴别诊断

昼夜节律睡眠-觉醒障碍：在有视力的个体中，临床工作者将非24小时睡眠-觉醒型与睡眠时相延迟型相区分，有睡眠时相延迟型的个体可能在数天的睡眠周期内有类似的进展型的延迟。

抑郁障碍：抑郁障碍可能导致类似的昼夜节律失调和类似的症状。

共病

失明经常与非24小时睡眠-觉醒型共病，也与抑郁障碍和双相障碍（伴社会孤立）共病。

倒班工作型

诊断特征

倒班工作型的诊断主要基于个体有规律性（如非加班）的在正常的早上8点到下午6点之外（特别是在晚上）的工作史。在持续工作时，个体有过度困倦的症状，且家中的睡眠显著受损。倒班工作型的诊断通常需要个体存在以上两种症状。一般来说，当个体换为日间工作时间表时，症状会消失。

患病率

尚不清楚倒班工作型的患病率，但据估计，该障碍影响美国 5% ～ 10% 的夜间工作者（占劳动力总数的 16% ～ 20%）。患病率在中年及以后会持续增加。

发展与病程

倒班工作型可以出现在任何年龄的个体中，但更常见于 50 岁以上的个体，如果这种工作节奏一直保持下去，病情通常会随着时间的推移而加重。尽管老年人与年轻人有相似的昼夜节律调整速度，但昼夜节律的改变会使老年人经历更严重的睡眠中断。

风险与预后因素

气质的：易患因素包括早晨型的倾向，个体为了休息好需要长时间（超过 8 小时）的睡眠。

环境的：试图平衡竞争激烈的社会工作和家庭需要（如作为幼儿的父母）会导致倒班工作型的发生。那些能够适应夜班工作的个体（日间竞争性需求较少）患倒班工作型的风险较低。

遗传与生理的：因为倒班工作者比日班工作者更容易肥胖，所以倒班工作者可能存在阻塞性睡眠呼吸暂停低通气，并且症状可能加重。

诊断标志物

病史、睡眠日记或活动记录仪可能有助于倒班工作型的诊断，如前文在睡眠时相延迟型中所讨论的那样。

倒班工作型的功能性后果

有倒班工作型的个体不仅在工作时表现不佳，而且在工作中和回家的路上有发生事故的风险。错过了夜间睡眠的有双相障碍病史的个体特别易患与倒班工作型相关的躁狂发作。倒班工作型经常导致人际关系问题。

鉴别诊断

正常的倒班工作的睡眠变异：相对于倒班的“正常”困难，倒班工作型的诊断在一定程度上必须基于症状的严重程度和 / 或个体经历的痛苦水平。

其他睡眠–觉醒障碍：对于存在倒班工作型的症状、能够按日间时间表生活数周的个体，可能需要排除其存在其他睡眠–觉醒障碍，如失眠障碍、发作性睡病。

时差：非常频繁地穿越多个时区的个体可能会存在与有倒班工作型的个体类似的症状。临床工作者可依据旅行史进一步明确诊断。

共病

倒班工作型与酒精使用障碍、其他物质使用障碍和抑郁有关。已发现不同的躯体疾病（如胃肠道疾病、心血管疾病、糖尿病和癌症）与长期的倒班工作有关。

与睡眠障碍国际分类的关系

ICSD-3 中的昼夜节律睡眠–觉醒障碍与 DSM-5 非常类似，但 ICSD-3 还包含了时差型。

睡眠异态

睡眠异态是一种以与特定的睡眠、睡眠阶段或睡眠–觉醒过渡有关的行为、体验或生理异常为特征的障碍。最常见的睡眠异态是非快速眼动睡眠唤醒障碍和快速眼动睡眠行为障碍。这些障碍各具有不同的病理生理学特征、临床特征及预后和治疗考虑因素。下面各节将对每种障碍进行讨论。

非快速眼动睡眠唤醒障碍

诊断标准

A. 无法从睡眠中完全觉醒并反复发作，通常出现在主要睡眠周期的前三分之一，伴有下列任意一项症状：
   1. **睡行**：睡觉时反复从床上起来和走动。睡行发作时，个体面无表情、目不转睛；个体对他人的沟通相对无反应；个体很难觉醒。
   2. **睡惊**：从睡眠中突然觉醒，此类觉醒反复发作，觉醒通常始于恐慌的尖叫。个体在每次发作时都有强烈的恐惧感和自主神经唤起的体征，如瞳孔散大、心动过速、呼吸急促、出汗。睡惊发作时，个体对于他人的安慰相对无反应。

B. 梦境无法或很少（如只有一个视觉场景）被回忆起来。
C. 存在对发作的遗忘。
D. 这种发作引起有临床意义的痛苦，或导致社交、职业或其他重要功能受损。
E. 这种障碍不能归因于某种物质（如毒品、药物）的生理效应。
F. 共存的精神障碍和躯体疾病不能解释睡行或睡惊的发作。

标注是否是：

F51.3 睡行型

标注如果是：

伴与睡眠相关的进食

伴与睡眠相关的性行为（睡眠性交症）

F51.4 睡惊型

诊断特征

非快速眼动睡眠唤醒障碍的核心特征是个体无法从睡眠中完全觉醒，且这种情况反复出现，通常在睡眠主要周期的前三分之一开始（诊断标准 A)。发作通常是短暂的，持续 1 ～ 10 分钟，但也可能是长时间的，持续长达 1 小时。尚不清楚该事件的最长持续时间。在这些事件中，个体的眼睛通常是睁开的。许多个体在不同的时间表现出两种亚型（即睡行型和睡惊型），这突显了它们共同的病理生理学机制。

睡行的核心特征是反复出现复杂的运动行为，该行为在睡眠中起始，包括从床上起来和到处走动（诊断标准 A1)。睡行发作始于非快速眼动睡眠的任何阶段，最常见于慢波睡眠，因此最常发生在夜间前三分之一的时间。睡行发作时，个体的警觉性和反应性降低，个体对凝视和他人的交流或唤醒相对无反应。个体如果在发作中觉醒（或在次日早晨觉醒)，则对发作的回忆有限。睡行发作后，个体可能开始出现短暂的混沌或定向困难，之后认知功能和行为将完全恢复。

睡惊的核心特征是反复出现的从睡眠中急剧觉醒，通常从恐慌的尖叫和大哭开始(诊断标准 A2)。睡惊通常在主要睡眠周期的前三分之一开始，持续 1 ～ 10 分钟，但睡惊也可能持续相当长的时间，特别是在儿童中。睡惊的发作伴有明显的自主神经唤起，个体有强烈的伴有恐惧情绪的行为表现。睡惊发作时，个体难以被唤醒或安抚。个体如果在睡惊发作后觉醒，很少或无法回忆起梦的内容，只有碎片化的、单一的影像能够被回忆起来。睡惊发作时，个体会突然从床上坐起来尖叫或大哭，伴有惊吓的表现和强烈焦虑的自主神经体征（如心动过速、呼吸急促、出汗、瞳孔放大)。个体可能难以被安抚，通常对他人的唤醒或安抚没有反应。睡惊也被称为“夜惊”或“夜间惊悸”。

诊断非快速眼动睡眠唤醒障碍的两种亚型应基于各项因素，这些因素可能因人而异，并取决于事件发生的频率、潜在的暴力或伤害行为、窘迫或其他家庭成员的干扰或痛苦。判断障碍的严重程度时，最好基于行为的性质或后果，而不是简单地基于发作频率。

相关特征

睡行发作时，个体可能出现各种不同的行为。发作始于混沌，个体可能只是从床上坐起来，环顾四周或抓起毯子、床单。这种行为随后会逐渐变得复杂。个体可能离开床，走进衣柜，走出房间，甚至走出大楼。睡行发作时，个体可以使用厕所、吃饭、说话或做出更复杂的行为。个体也会跑步并努力试图逃离一些明显的威胁。睡行发作时，个体的大部分行为是日常的、复杂度较低的。然而，开门锁、操作机器（驾驶汽车）的案例也被报告过。个体在睡行的过程中也可能出现不恰当的行为(例如在柜子或垃圾箱中小便)。睡行的发作大多会持续数分钟到半小时，但也可能更久。因为睡眠是一种相对无痛的状态，所以个体可能在觉醒时才感受到在夜行中遭受的疼痛和损伤。

睡行包括两种特定的形式，即睡眠相关的进食行为和睡眠相关的性行为（睡眠性交症或睡眠性活动)。有睡眠相关的进食行为的个体会经历不必要的反复发作的进食，伴有不同程度的遗忘，从没有意识发展为没有避免进食或不进食的能力。该障碍发作时，不恰当的食物甚至是非食物类物品（如糖果包装纸、小食品盒、小玩具）可能被摄入。有睡眠相关的进食障碍的个体可能只会在次日早晨发现自己进食的证据。对于有睡眠性交症的个体而言，不同程度的性活动（如手淫、爱抚、抚摸、性交）作为源于睡眠的没有意识觉知的复杂行为出现。该障碍更常见于男性，可能导致严重的人际关系问题或与医疗相关的法律后果。

睡惊发作时，个体经常有强烈的恐惧感，伴有逃跑的冲动。尽管碎片化的生动的梦境可能出现，但还没有个体报告出现像故事一样的梦（如在梦魇中）。一般来说，个体没有完全觉醒，而是回归睡眠状态，并在次日早晨觉醒时忘记睡惊的发作。一般来说，睡惊在一个晚上只发作 1 次。偶尔会出现一个晚上每隔一段时间发作 1 次的情况。这些事件很少出现在日间打盹时。

患病率

在世界各地的一般人群中，孤立的或不频繁的非快速眼动睡眠唤醒障碍非常常见。10% ～ 30% 的儿童至少有过 1 次睡行发作的经历，全美 12 个月的幼儿的睡行患病率约为 5%。据估计，睡行（不是睡行障碍）在加拿大儿童中的患病率约为 12% ～ 14.5%，英国成人的患病率约为 1% ～ 7%，0.5% ～ 0.7% 的成人每周或每月都会发作。全世界睡行的终身患病率约为 6.9% ～ 29.2%，睡行在成人中的患病率约为 1.5% ～ 3.6%。

尚不清楚睡惊在一般人群中的患病率。睡惊（相对于有反复出现的痛苦或损害的睡惊障碍）在加拿大 18 个月的幼儿中的患病率约为 34.4% ～ 36.9%，30 个月的幼儿的患病率约为 19.7%，加拿大和英国成人的患病率约为 2.2%。

发展与病程

非快速眼动睡眠唤醒障碍最常见于儿童期，其出现的频率随着年龄的增长而减少。睡行和睡惊在婴儿期和儿童期之后不再常见；到了青少年期，其出现的频率就会减少，缓解率为 50% ～ 65%。报告显示，睡行在 10 ～ 18 岁的个体中的患病率为 1.1%，睡惊的患病率为 0.6%。

睡行发作期间的暴力行为或性活动更容易发生在成人中。对成人来说，如果个体没有先前的儿童期的病史，应注意寻找特定的病因，如阻塞性睡眠呼吸暂停低通气、夜间抽搐或药物引起的后果。

与年幼的儿童相比，年龄较大的儿童和成人能够提供更详细的与睡惊有关的可怕影像的回忆，年幼的儿童更可能完全遗忘或仅仅报告一种模糊的恐惧感。

风险与预后因素

环境的：镇静剂的使用、睡眠剥夺、睡眠-觉醒时间表的破坏、疲劳、躯体疾病或情绪应激增加了发作的可能性。发热和睡眠剥夺可增加非快速眼动睡眠唤醒障碍的发作频率。

遗传与生理的：高达 80% 的有睡行的个体有睡行或睡惊的家族史。当父母双方都有该障碍的病史时，睡行的风险进一步增加（后代的患病率高达 60%）。睡惊和睡行的家族聚集性表明，临床工作者可以通过个体的父母的病史预测个体的睡行和睡惊情况。有睡惊的个体经常有阳性的睡惊或睡行的家族史，他们的一级生物学亲属的患病率比一般人群高出 10 倍。与异卵双生子相比，睡惊更常见于同卵双生子。尚不清楚该障碍的准确遗传模式。

与性和性别相关的诊断问题

睡行发作时，进食在女性中更为常见。在儿童期，睡行更常见于女孩；但在成年期，睡行更常见于男性。

对于儿童来说，与女孩相比，睡惊更常见于男孩。对于成人来说，睡惊在男女性别中同样常见。

诊断标志物

非快速眼动睡眠唤醒障碍可出现于非快速眼动睡眠的任何阶段，但最常见于深度非快速眼动睡眠（慢波睡眠）。该障碍最常见于夜间前三分之一的时间，日间打盹时该障碍通常不常出现。在发作时，多导睡眠图可能是模糊的，伴有运动伪影。在没有这样的伪影的情况下，脑电图通常显示出多种模式。若节律性 δ 活动持续到唤醒，表明部分或不完全唤醒；发作期间可以看到 θ、α 或混合频率的脑电波活动；在慢波睡眠期间，与对照组相比，混合慢波或混合频率的脑电波觉醒反应在有非快速眼动睡眠唤醒障碍的个体中更常见。与癫痫发作不同，非快速眼动睡眠唤醒性睡眠异态在发作期间未显示出脑电图节律的时空演变特征。

多导睡眠图伴视听觉监控可用于记录睡行的发作。在多导睡眠图记录的过程中，在没有实际捕捉到该事件的情况下，没有可靠的多导睡眠图特征可作为睡行的标志物。睡眠剥夺可能增加捕捉到该事件的可能性。有睡行行为的个体可表现出深度非快速眼动睡眠的不稳定性，但这与没有睡行的个体是重叠的，因此不应通过该指征确立诊断。和与梦魇有关的快速眼动睡眠的唤醒不同（在唤醒前表现出心率过速和呼吸增加），与睡惊有关的非快速眼动睡眠的唤醒是在睡眠中突然开始的，没有预期的自主神经改变。该唤醒与明显的自主神经活动有关，唤醒时，个体的心率是原来的 2 ～ 3 倍。尚不清楚该障碍的病理生理机制，但非快速眼动睡眠的深度阶段似乎具有不稳定性。如果在正式的睡眠记录中没有捕捉到该事件，则没有可靠的多导睡眠图的指征证明个体惊睡发作。

非快速眼动睡眠唤醒障碍的功能性后果

对于有非快速眼动睡眠唤醒障碍的个体而言，个体或家庭成员必须经历有临床意义的痛苦或损害，虽然临床睡眠的症状可能在非临床人群中偶然出现，但其程度低于诊断阈值。个体对障碍发作的担忧可能损害个体的社会关系，使个体被社会孤立或出现职业困难。不同寻常的是，非快速眼动睡眠唤醒障碍可能导致对个体或试图安慰他们的人的严重损伤。对他人的损伤局限于那些周围的人，而不是“个体寻找”的人。在发作期，那些有睡行相关的进食行为的个体会无意地准备食物或进食，这可能会造成一定的问题，如糖尿病控制不良、体重增加、受伤（切割或烧伤）、进食危险的或有毒的不能食用的物品。非快速眼动睡眠唤醒障碍可能很少导致有司法后果的暴力或伤害行为。

鉴别诊断

梦魇障碍：与有非快速眼动睡眠唤醒障碍的个体相比，有梦魇障碍的个体通常更容易觉醒，能完整地报告像故事一样生动的梦境，且该障碍倾向于在夜间的晚些时候发作。非快速眼动睡眠唤醒障碍在非快速眼动睡眠中出现，而梦魇障碍通常出现在快速眼动睡眠中。有非快速眼动睡眠唤醒障碍的儿童的父母可能错误地将碎片化的影像解释为梦魇。

与呼吸相关的睡眠障碍：睡眠时的呼吸障碍也可能使个体产生混沌的唤醒，伴有后续的遗忘。然而，与呼吸相关的睡眠障碍有典型的打鼾、呼吸暂停和日间困倦的症状。对一些个体来说，与呼吸相关的睡眠障碍可能促发睡行发作。

快速眼动睡眠行为障碍：临床工作者可能难以将快速眼动睡眠行为障碍与非快速眼动睡眠唤醒障碍相区分。快速眼动睡眠行为障碍的典型表现为显著的复杂的运动，经常造成个体损伤。与非快速眼动睡眠唤醒障碍相比，快速眼动睡眠行为障碍经常出现在快速眼动睡眠中。与有非快速眼动睡眠唤醒障碍的个体相比，有快速眼动睡眠行为障碍的个体更容易觉醒，并报告更详细和生动的梦的内容。这些个体和/或他们的床伴经常报告他们“在梦中付诸行动”。

睡眠异态重叠综合征：有睡眠异态重叠综合征的个体存在睡行、快速眼动睡眠行为障碍的临床特征及多导睡眠图特征。

睡眠相关的抽搐：一些类型的抽搐可能使个体出现非常不寻常的行为，这些行为主要或仅出现在睡眠期间。夜间抽搐的症状可能非常类似于非快速眼动睡眠唤醒障碍，但其在性质上更为刻板，每晚出现多次，并且更可能在日间打盹时出现。此外，抽搐发作可能发生在个体清醒时，而非快速眼动睡眠唤醒障碍不会在清醒时发生。存在睡眠相关的抽搐并不能排除非快速眼动睡眠唤醒障碍的存在。当二者同时出现时，睡眠相关的抽搐可被视为癫痫的一种形式。

酒精所致的黑矇：在没有其他中毒迹象的情况下，酒精所致的黑矇可能与极端的复杂行为有关。它不涉及意识的丧失，而是表现为饮酒对事件记忆的破坏。根据病史可能难以区分酒精所致的黑矇与非快速眼动睡眠唤醒障碍。

分离性遗忘伴分离性漫游：临床工作者可能难以将分离性漫游与睡行相区分。与其他睡眠异态不同，夜间分离性漫游发作于夜间睡眠时的觉醒期，而非非觉醒期。有该障碍的个体通常于儿童期经历过躯体虐待或性虐待。

诈病或其他出现在觉醒时的自主行为：和分离性神游一样，诈病或其他出现在觉醒时的自主行为出现于觉醒期。

惊恐障碍：惊恐障碍可能导致个体从深度非快速眼动睡眠中突然觉醒并伴有恐惧，但在惊恐障碍发作时，个体能快速并完全觉醒，没有非快速眼动睡眠唤醒障碍所表现出的混沌、遗忘或运动活动等典型特征。

药物所致的复杂行为：类似于非快速眼动睡眠唤醒障碍的行为可由物质/药物（如苯二氮䓬类、非苯二氮䓬类镇静催眠药、阿片类、可卡因、尼古丁、抗精神病药物或其他多巴胺受体拮抗剂、三环类抗抑郁药、水合氯醛）的戒断或使用所致。这样的行为也可能来自睡眠期，而且可能非常复杂。基础的病理生理特征似乎是相对孤立的遗忘。对于这样的案例，临床工作者应给予个体物质 / 药物所致的睡眠障碍（睡眠异态型）的诊断，参见本章的“物质 / 药物所致的睡眠障碍”。

夜间进食综合征：进食型睡行的特征是个体在睡眠不完全唤醒期间反复进食；而与之相比，夜间进食综合征是由进餐时间的昼夜节律异常导致的，个体在半夜醒来并暴饮暴食。

共病

一般来说，儿童和成人的睡行与严重的精神障碍无关。然而，在成人中，睡行和重性抑郁发作与强迫症有关。出现睡惊的儿童或成人在人格测验中有较高的抑郁和焦虑分数。

与睡眠障碍国际分类的关系

ICSD-3 将“混沌的唤醒、睡惊和睡行”列为非快速眼动睡眠唤醒障碍。

梦魇障碍

诊断标准 F51.5

A. 反复出现延长的极端烦躁的梦，个体能详细回忆起梦的内容，梦的内容通常涉及努力回避与生存、安全或躯体完整性有关的威胁，且梦一般发生在主要睡眠周期的后半程。

B. 当个体从烦躁的梦中觉醒时，能够迅速恢复定向和清醒。

C. 这种障碍引起有临床意义的痛苦，或导致社交、职业或其他重要功能受损。

D. 梦魇不能归因于某种物质（如毒品、药物）的生理效应。

E. 共存的精神障碍和躯体疾病不能充分地解释焦虑性梦境的主诉。

标注如果是:

在睡眠开始时。

标注如果是:

伴精神障碍，包括物质使用障碍。

伴躯体疾病。

伴其他睡眠障碍。

编码备注：编码 F51.5 适用于所有标注。在对梦魇障碍进行编码后，也应编码相关的伴随的精神障碍、躯体疾病或其他睡眠障碍，以表明其相关性。

标注如果是:

急性：梦魇病程为 1 个月或更短。

亚急性：梦魇病程大于 1 个月少于 6 个月。

持续性：梦魇病程大于等于 6 个月。

标注目前的严重程度：

根据梦魇发生的频率对严重程度进行分级：

轻度：每周发作少于 1 次。

中度：每周发作 1 次或更多，但并非每晚发作。

重度：每晚发作。

记录步骤

标注“伴精神障碍，包括物质使用障碍”“伴躯体疾病”和“伴其他睡眠障碍”，可让临床工作者注意到临床相关的共病。在这种案例中，应记录 F51.5 梦魇障碍，伴共病的躯体疾病或精神障碍的名称，然后记录共病的疾病或障碍的诊断编码（如 F51.5 梦魇障碍，伴中度酒精使用障碍、快速眼动睡眠行为障碍；F10.20 中度酒精使用障碍；G47.52 快速眼动睡眠行为障碍）。

诊断特征

梦魇通常是漫长的、复杂的，有故事般的梦境意象序列，它看似是真实的，可引起焦虑、恐惧或其他烦躁情绪。梦魇的内容通常聚焦于回避或应对迫在眉睫的危险，但可能涉及诱发其他负性情绪的主题。在经历创伤性事件后出现的梦魇可能重复被威胁的情境（“复制梦魇”），但大多数并非如此。个体在觉醒时能够回忆并详细描述梦魇。它们几乎总是在快速眼动睡眠中出现，因此可以贯穿整个睡眠，当梦更长、更强烈时，它们更可能在主要睡眠周期的后半部分出现。那些加强早期快速眼动睡眠强度的因素，如睡眠碎片化或睡眠剥夺、时差和影响快速眼动睡眠的药物，可能促使梦魇在夜间早期（包括在睡眠起始时）出现。

梦魇通常在觉醒时终止，个体会快速回到完全警醒的状态。然而，烦躁的情绪可能会持续到觉醒期，使个体难以回归睡眠，并带来持续的日间痛苦。一些梦魇也被称为“噩梦”，这些梦魇可能不会诱发觉醒，只在晚些时候被回忆起来。如果梦魇出现在睡眠起始的快速眼动期（刚入睡），烦躁的情绪经常伴随着觉醒和无法自主运动的感觉（睡瘫症），这也可能在先前没有的梦或噩梦的情况下单独发生。

相关特征

轻度的自主神经唤起（包括出汗、心动过速、呼吸急促）是梦魇障碍的特征。与快速眼动睡眠相关的骨骼肌张力的丧失、躯体运动和发声不是典型表现。如果讲话和情绪出现在梦魇中，发声或运动行为通常是终止梦魇的短暂事件。当个体有快速眼动睡眠行为障碍时，可能会出现真正的梦境展现的行为。

患病率

梦魇障碍在儿童期的患病率约为 1% ～ 5%。1.3% ～ 3.9% 的父母报告他们的学龄前儿童经常或总是出现梦魇。5 ～ 15 岁儿童的患病率增加到 5.2%。梦魇障碍的家族史、睡眠异态、脾气爆发/心境紊乱的日间后果、学习成绩差与儿童期和青少年期的频繁梦魇有关，约有20%的频繁出现梦魇的儿童存在失眠。在成人中，梦魇障碍的月患病率为6%。在多个国家的成人中，梦魇障碍的周患病率为2%～6%，而频繁发作的梦魇障碍的患病率为1%～5%。在进行统计时，特发性梦魇和创伤后的梦魇经常被合并。

发展与病程

梦魇障碍常开始于3～6岁，患病率和严重程度在青少年晚期或成人早期达到高峰。梦魇障碍最有可能出现在接触了急性或慢性心理应激源的儿童中，梦魇可能不会自发消失。在少数情况下，频繁发作的梦魇障碍持续到成年期，成为实质意义上的终身性紊乱。尽管特定的梦魇内容可以反映个体的年龄，但该障碍的核心特征在不同年龄段中是相同的。

风险与预后因素

中国香港和芬兰的两项研究显示，在一般社区人群中，中年成人经常做噩梦与低收入、心境紊乱、失眠、睡眠呼吸障碍、使用抗抑郁药或频繁大量饮酒有关。

环境的：睡眠剥夺、睡眠碎片化及不规则的睡眠–觉醒时间表会改变快速眼动睡眠的时间，使个体有出现梦魇障碍的风险。经历梦魇的个体报告在过去一段时间不良事件频繁发生，但这些事件不一定是创伤性事件。

遗传与生理的：双生子研究已经确定了梦魇障碍的遗传效应，并且梦魇障碍与其他夜间行为（如睡行）可同时出现。

病程影响因素：父母的床边行为（如在梦魇出现后安抚孩子）可以防止梦魇障碍发展为慢性梦魇障碍。

与文化相关的诊断问题

不同的文化可能赋予梦魇不同的意义，对信念的敏感性可能使个体披露更多的信息。在一些文化背景（如印度尼西亚内战中的幸存者、美洲印第安退伍军人和柬埔寨难民）下，梦魇可能被视为个体精神状况或死者状况的重要指标。柬埔寨难民的梦魇障碍与创伤后应激障碍密切相关。临床工作者需要评估梦魇障碍相对于其他症状的时间顺序和严重程度，以确定是否需要对梦魇障碍进行单独的诊断。

与性和性别相关的诊断问题

与成年男性相比，成年女性报告梦魇更频繁，但在儿童和老年人中没有发现这种性别差异。梦魇的内容因性别而不同，成年女性倾向于报告性骚扰或所爱之人消失或死亡的主题，成年男性倾向于报告躯体攻击、战争或恐怖的主题。

诊断标志物

多导睡眠图的研究表明，从快速眼动睡眠中突然觉醒通常出现在夜间的后半部分，且出现在梦魇发作之前。在觉醒之前，心率、呼吸和眼动频率可能有所上升。发生在创伤性事件之后的梦魇障碍也可能出现在轻度非快速眼动睡眠阶段，特别是 N2 阶段。有梦魇障碍的个体有典型的睡眠轻度受损的症状（如睡眠效率降低、慢波睡眠减少、觉醒增多），伴有更频繁的睡眠中的周期性腿部运动。在快速眼动睡眠剥夺发生后，交感神经系统被激活。

与自杀想法或行为的相关性

即使考虑到性别和精神障碍等因素，频繁出现梦魇的个体出现自杀想法或行为的风险也要比一般人群高得多。

梦魇障碍的功能性后果

与社会或职业方面的损害相比，梦魇障碍会引起个体更显著的主观痛苦。如果个体觉醒频繁或出现睡眠回避，个体可能经历过度的日间困倦，注意力不集中，出现抑郁、焦虑或易激惹的症状。频繁（如每周数次）的发作于儿童期的梦魇可能造成父母和儿童的显著痛苦。

鉴别诊断

睡惊障碍：梦魇障碍和睡惊障碍都包括觉醒或部分觉醒两种情况，伴有恐惧和自主神经激活，但两种障碍是可区分的。梦魇通常出现在夜间较晚的时候，个体在快速眼动睡眠阶段会出现生动的、像故事一样的、可回忆的梦；个体还会出现轻度的自主神经觉醒以及完全的觉醒。睡惊通常出现在夜间非快速眼动睡眠阶段的前三分之一（尤其是 N3），而且既不会产生梦境记忆，也没有复杂的、像故事一样的影像。睡惊被认为是由部分觉醒与持续睡眠共同引起的，临床表现为混沌、失定向、只有部分反应和显著的自主神经觉醒。个体通常在早晨遗忘该事件。

快速眼动睡眠行为障碍：在惊恐的梦中，如果个体出现复杂的发声和运动活动，应该进一步评估快速眼动睡眠行为障碍；它通常出现在中老年男性中，但也可能影响女性。尽管梦魇是快速眼动睡眠行为障碍的典型特征，但与梦魇障碍不同，快速眼动睡眠行为障碍与可能导致夜间受伤的梦境展现有关。如果梦魇障碍先于快速眼动睡眠行为障碍起病，并且引起独立的临床关注，则可以额外作出梦魇障碍的诊断。

丧痛：烦躁的梦可能出现在丧痛时，通常涉及失去和悲伤，个体在觉醒时会自我反省和内省，但不会出现痛苦。

创伤后应激障碍或急性应激障碍：梦的内容或影响和与创伤性事件有关的梦魇可能与创伤后应激障碍或急性应激障碍有关。如果梦魇发作的严重程度或频率较高，引起独立的临床关注，则可能需要额外作出梦魇障碍的诊断。

发作性睡病：在发作性睡病中，个体有梦魇频繁发作的主诉，但临床工作者可以根据过度困倦（伴或不伴猝倒）这一特征将其与梦魇障碍相区分。

睡眠相关的抽搐：夜间抽搐通常涉及刻板运动活动。相关的梦魇如果能够被回忆起来，其性质经常是重复刻板的或反映了引起抽搐的特征，如日间先兆的内容、光幻视（在没有光输入情况下的视觉感觉）或发作性影像。

与呼吸相关的睡眠障碍：与呼吸相关的睡眠障碍可导致觉醒，伴有自主神经唤起，但个体通常不伴有梦魇的回忆。

惊恐障碍：睡眠时出现的惊恐发作可能伴有自主神经觉醒和恐惧的突然觉醒，但通常没有梦魇的相关报告，其症状类似于在觉醒时出现的惊恐发作。

与睡眠相关的分离障碍：在脑电图所记录的觉醒的过程中，个体可能会将实际的躯体或情绪创伤回忆为一个梦。

物质/药物使用：许多物质或药物（多巴胺类药物，β-肾上腺素拮抗剂和其他抗高血压药，苯丙胺类物质、可卡因和其他兴奋剂，抗抑郁药，戒烟药，褪黑素）可促发梦魇障碍。停止服用快速眼动睡眠–抑制药物（如抗抑郁药）、停止饮用酒精可造成快速眼动睡眠反弹伴梦魇。如果梦魇严重到需要独立的临床关注，应给予物质/药物所致的睡眠障碍的诊断。

共病

梦魇障碍可能与几种躯体疾病共病，包括冠心病、癌症、帕金森病和疼痛，并可能伴随躯体治疗，如透析、停止物质/药物的滥用。梦魇障碍经常与其他精神障碍共病，包括创伤后应激障碍、急性应激障碍、失眠障碍、快速眼动睡眠行为障碍、情绪障碍、焦虑障碍、适应障碍和人格障碍，丧痛反应中的悲伤也与梦魇障碍有关。只有在需要独立的临床关注时，才应考虑给予梦魇障碍的诊断。如果存在共病的情况，恰当的共病类别标注应一起被列出（如“伴快速眼动睡眠行为障碍”），参见“记录步骤”。

与睡眠障碍国际分类的关系

ICSD-3 对梦魇障碍有类似的诊断标准。

快速眼动睡眠行为障碍

诊断标准　　G47.52

A. 睡眠中反复发作的与发声和/或复杂运动行为有关的唤醒。

B. 在快速眼动阶段出现这些行为，因此通常出现在睡眠开始 90 分钟后，且在睡眠周期的后期出现得更加频繁，在白天打盹时不常出现。

C. 个体一旦在发作中觉醒，会彻底觉醒、清醒，而不会混沌或失定向。

D. 有下列任意一项表现：

  1. 在多导睡眠图的记录中，快速眼动睡眠期间无肌张力缺乏。
  2. 病史表明有快速眼动睡眠行为障碍和已确定的突触核蛋白病（如帕金森病、多系统萎缩）的诊断。

E. 这种行为引起有临床意义的痛苦，或导致社交、职业或其他重要功能受损（可能包括伤害自己或床伴）。

F. 这种障碍不能归因于某种物质（用毒品、药物）的生理效应或其他躯体疾病。

G. 共存的精神障碍和躯体疾病不能解释这种发作。

诊断特征

快速眼动睡眠行为障碍的核心特征是来自快速眼动睡眠的反复发作的发声和/或复杂的运动行为（诊断标准A）。这些行为经常是对与被攻击或试图逃离威胁有关的充满动作或暴力的梦的内容的运动反应，也叫梦境展现行为。发声经常是响亮的、充满情绪的、亵渎的。这些行为(例如，跌倒、跳、从床上飞出去、跑、拳击、推、打或踢）可能对个体和床伴是非常麻烦的，可能导致显著的伤害。然而，有快速眼动睡眠行为障碍的个体在快速眼动睡眠阶段也可能有相对微小的发声或运动行为，这通常不是主要的睡眠主诉，而是在睡眠、神经和精神障碍临床就诊的病史记录或多导睡眠图检查中表现出来的。在醒来后，个体能够立即觉醒、警觉和定向（诊断标准C），经常能回忆起与观察到的行为密切相关的梦境。在这些事件中，个体的眼睛通常是闭合的。诊断快速眼动睡眠行为障碍通常需要在多导睡眠图中体现无张力缺乏的快速眼动睡眠。或者，如果尚未进行多导睡眠图监测，临床工作者可根据已确定的突触核蛋白病的诊断（如帕金森病、多系统萎缩）和快速眼动睡眠行为障碍的病史临时作出快速眼动睡眠行为障碍的诊断（诊断标准D）。诊断快速眼动睡眠行为障碍时，个体需要在临床上表现出显著的痛苦或损害（诊断标准E），诊断该障碍应考虑多种因素，包括事件的发生频率、潜在的暴力或伤害行为、窘迫和其他家庭成员的痛苦。

严重程度的确定最好基于该行为的性质和后果，而不是简单地依据发生频率来确定。尽管该行为通常是显著的和暴力的，但也可能发生较轻度的行为。

患病率

在瑞士中老年的一般人群样本中，快速眼动睡眠行为障碍的患病率约为1%；在韩国老年的一般人群样本中，快速眼动睡眠行为障碍的患病率约为2%。一项患病率研究发现，在年龄为50岁以下的人群中，男女患病率相等；而另一项研究表明，在平均年龄为59岁的人群中，男女患病率均略高于1%，男女之间没有差异。有精神障碍的个体的患病率可能更高，这可能与治疗精神障碍的处方药相关。

发展与病程

快速眼动睡眠行为障碍的发作可能是渐进的或迅速的。因为该障碍与基础的神经退行性病变的晚期表现高度相关，所以有快速眼动睡眠行为障碍的个体的神经系统状态应被密切监测。在有特发性快速眼动睡眠行为障碍的个体中，在确诊后的10～15年内，个体患明确定义的神经退行性疾病(最常见的是突触核蛋白病，即帕金森病、重度或轻度神经认知障碍伴路易体病或多系统萎缩）的风险约为75%，12个月患病率为6%～7%。

如果年轻个体出现了相应的症状，特别是年轻女性，应该着重考虑其患发作性睡病、物质/药物所致的睡眠障碍（睡眠异态型）、脑干病变或自身免疫性脑病的可能性。

与文化相关的诊断问题

被中国台湾地区的神经病学服务机构诊断为患有快速眼动睡眠行为障碍的中国人与美国的非拉丁裔白人具有相似的临床和实验室特征。然而，这两类人群的不同之处在于，中国人夜间游荡出卧室的概率较高，与睡眠相关的伤害率较低。这可能是家人较早发现的结果。

与性和性别相关的诊断问题

快速眼动睡眠行为障碍在 50 岁以上的男性中更为常见，但这种障碍在女性和年轻个体中也越来越常见。女性的起病年龄和诊断年龄都比男性要小。

诊断标志物

来自多导睡眠图的相关实验室发现表明，肌电图中紧张性和 / 或阶段性活动的增加通常与肌张力缺乏有关。肌肉活动的增加会影响不同的肌肉群，因此临床工作者应考虑使用手臂肌电图（如肱二头肌）进行更广泛的肌电图监测，因为该测试对快速眼动睡眠行为障碍的诊断更为具体。建议肌电图监测涵盖颏下肌、双侧指浅屈肌、双侧胫前肌群。多导睡眠图应伴随着连续的视频监控。多导睡眠图还可能表现出在非快速眼动睡眠阶段非常频繁的周期性和非周期性的肢体肌电活动。没有肌张力缺乏的快速眼动睡眠几乎存在于所有快速眼动睡眠行为障碍的案例中。目前，尚不清楚孤立的没有肌张力缺乏的快速眼动睡眠是否是快速眼动睡眠行为障碍的前兆，尽管一项研究初步表明，孤立的没有肌张力缺乏的快速眼动睡眠也可能与神经退行性病变标志物（即嗅觉减退、体位性低血压、彩色视力丧失）有关，并且 7% ～ 14% 具有孤立的快速眼动睡眠而没有肌张力缺乏的个体随后发展为临床快速眼动睡眠行为障碍。没有肌张力缺乏的正常快速眼动睡眠阈值已被公布，该阈值有助于区分临界案例和应进一步监测个体神经系统状态的案例。

快速眼动睡眠行为障碍的功能性后果

快速眼动睡眠行为障碍最严重的后果是对个体或床伴造成伤害的短期风险，这与梦境的展现有关；同时，该障碍有发展为明确的神经退行性疾病的长期风险。根据对有快速眼动睡眠行为障碍的个体及其床伴的调查，约 55% 的有快速眼动睡眠行为障碍的个体可能因病情发作而遭受伤害，12% 的个体受伤严重（包括长骨或肋骨骨折、硬膜下血肿），需要医疗护理。

鉴别诊断

其他睡眠异态：混沌的唤醒、睡行、睡惊很容易与快速眼动睡眠行为障碍相混淆。一般来说，这些障碍发生在 50 岁以下的个体中。不同于快速眼动睡眠行为障碍，它们来自非快速眼动睡眠，因此倾向于出现在睡眠周期的早期部分。从混沌的唤醒中觉醒与混沌、失定向及伴随行为的对梦境的不完整回忆有关。在快速眼动睡眠行为障碍中，多导睡眠图的监测显示正常的快速眼动睡眠期间的肌张力缺乏，除非该障碍与睡眠异态共病。

药物所致的睡眠障碍（睡眠异态型）：许多被广泛使用的处方药（包括三环类抗抑郁药、选择性 5-羟色胺再摄取抑制药、5-羟色胺与去甲肾上腺素再摄取抑制剂）可能导致多导睡眠图没有快速眼动睡眠期间肌张力缺乏的证据，且个体有明显的快速眼动睡眠行为障碍，这种情况应被诊断为药物所致的睡眠障碍（睡眠异态型）。尚不清楚药物本身是否导致了没有肌张力缺乏的快速眼动睡眠和/或快速眼动睡眠行为障碍，或者它们只是揭示了潜在的易感性。

无症状的没有肌张力缺乏的快速眼动睡眠：临床梦境的展现行为伴多导睡眠图显示没有肌张力缺乏的快速眼动睡眠，是诊断快速眼动睡眠行为障碍所必需的。在一些情况下，多导睡眠图显示没有肌张力缺乏的快速眼动睡眠，但个体没有梦境的展现行为的临床病史，尚不清楚其临床意义。

夜间抽搐发作：夜间抽搐发作可能非常类似于快速眼动睡眠行为障碍，但夜间抽搐发作的行为通常更刻板。夜间抽搐发作时，多导睡眠图能够在脑电图上监测并捕捉到一个完全的抽搐画面，从而有助于临床工作者鉴别这两种障碍。在多导睡眠图监测中，有癫痫的个体不存在没有肌张力缺乏的快速眼动睡眠。

阻塞性睡眠呼吸暂停低通气：阻塞性睡眠呼吸暂停低通气可能会导致发声和运动行为（如说话、喊叫、打手势、打拳、做不愉快的梦），这些行为非常类似于快速眼动睡眠行为障碍。通过多导睡眠图监测区分这两种障碍是必要的。在快速眼动睡眠行为障碍中，睡眠异态症状发生在没有肌张力缺乏的快速眼动睡眠阶段。睡眠异态症状仅在阻塞性睡眠呼吸暂停低通气事件结束后的唤醒阶段发生，并在阻塞性睡眠呼吸暂停低通气（持续气道正压）得到有效治疗后消失。在阻塞性睡眠呼吸暂停低通气中通常不会观察到没有肌张力缺乏的快速眼动睡眠。

其他特定的分离障碍（睡眠相关的心因性分离障碍）：不同于几乎所有的其他睡眠异态（突然来自非快速眼动睡眠和快速眼动睡眠），心因性分离行为源自睡眠周期中的一段定义明确的觉醒周期。不同于快速眼动睡眠行为障碍，该障碍在年轻女性中更常见。

诈病：在许多诈病的案例中，个体报告非常类似于快速眼动睡眠行为障碍临床特征的有问题的睡眠活动。在这种情况下，多导睡眠图监测是必要的。

共病

快速眼动睡眠行为障碍同时存在于约 30% 的有发作性睡病的个体中。当其出现在发作性睡病时，人口统计资料反映，发作性睡病的年龄范围较年轻，且男性和女性有相同的患病率。通过对在睡眠门诊就诊的个体的研究发现，大多数个体（大于 70%）的初始特发性快速眼动睡眠行为障碍最终将发展为神经退行性疾病，最常见的是突触核蛋白病（帕金森病、多系统萎缩、重度或轻度神经认知障碍伴路易体病）。快速眼动睡眠行为障碍的出现经常比其他这些疾病的体征的出现早很多年（通常超过 10 年）。

与睡眠障碍国际分类的关系

快速眼动睡眠行为障碍与 ICSD-3 中的快速眼动睡眠行为障碍几乎相同。

不安腿综合征

诊断标准 G25.81

A. 有移动双腿的冲动，通常伴有双腿不舒服、不愉快的感觉反应，表现为下列所有特征：
  1. 有移动双腿的冲动，在休息或不活动时开始或加重。
  2. 有移动双腿的冲动，通过运动可以部分或完全缓解。
  3. 有移动双腿的冲动，傍晚或夜间比日间更严重，或只出现在傍晚或夜间。

B. 诊断标准 A 的症状每周至少出现 3 次，持续至少 3 个月。

C. 诊断标准 A 的症状伴有显著的痛苦，或导致社交、职业、学业、行为或其他重要功能受损。

D. 诊断标准 A 的症状不能归因于其他精神障碍或躯体疾病（如关节炎、下肢水肿、外周缺血、下肢痉挛），也不能用行为状况（如体位性不适、习惯性顿足）来更好地加以解释。

E. 这些症状（如静坐不能）不能归因于毒品、药物的生理效应。

诊断特征

不安腿综合征（RLS）是一种感觉运动、神经性睡眠障碍，其典型特征为渴望移动腿部或手臂，通常与不舒服的感觉有关，典型表现为蚁走、爬行、麻刺痛、灼烧或瘙痒（诊断标准 A）。个体会通过频繁的腿部移动来努力缓解不舒服的感觉。尽管症状可能在日间发生，但通常发生在傍晚或夜间；对某些个体来说，症状仅在傍晚或夜间出现。症状通常在夜间个体处于休息状态时最为严重，如坐着或躺在床上。傍晚症状的加重与任何活动方面的差异都无关。RLS 的诊断主要基于个体的自我报告和病史。区分 RLS 与其他引起腿部不适（如体位不适和腿部痉挛）的疾病是非常重要的（诊断标准 D）。

RLS 的症状可能延迟睡眠的起始时间，使个体从睡眠中觉醒，这与显著的睡眠碎片化有关。在严重的案例中，通过移动腿部获得的缓解不再明显。RLS 与日间困倦有关，频繁造成个体显著的临床痛苦或功能损害。

相关特征

睡眠中的周期性腿部运动可作为 RLS 的支持证据，高达 90% 的被诊断为 RLS 的个体在多次夜间记录中出现睡眠中的周期性腿部运动。在觉醒时，个体的周期性腿部运动可用于支持 RLS 的诊断。难以入睡、难以维持睡眠、过度日间困倦的报告也可用于支持 RLS 的诊断。额外的支持诊断的证据包括：一级亲属有 RLS 的家族史，至少能在初始阶段通过接受多巴胺能治疗减轻症状。

患病率

当使用较宽泛的诊断标准时，RLS 的患病率差异较大。当症状的发生频率为每周至少 3 次，伴中度或重度痛苦时，美国人群和欧洲人群的患病率约为 1.6%。根据西欧、美国和韩国的评估，严重到足以显著损害功能或与精神障碍（包括抑郁和焦虑）相关的 RLS 发生在约 2% ～ 3% 的人群中。RLS 在女性中的患病率约是男性的 2 倍，并且患病率随着年龄的增长而上升。RLS 的报告因地理区域而异，RSL 在一些亚洲（如日本、韩国）人群中患病率较低。

发展与病程

RLS 通常起病于第二个或第三个 10 年。约 40% 的在成年期被诊断为 RLS 的个体报告在 20 岁之前出现过相关症状，20% 的个体报告在 10 岁以前出现过相关症状。RLS 的患病率随着年龄的增长而稳步上升，直到 60 岁左右。老年人群的症状通常较为稳定或有所减轻。与非家族性案例相比，家族性 RLS 通常起病年龄较小且病程进展缓慢。RLS 的临床病程随着起病年龄的不同而不同。当个体在 45 岁以前起病时，病情通常进展缓慢。晚期起病的 RLS 的典型特征是发展迅速，加重因素是常见的。RLS 的症状在整个生命周期中的表现是相似的。

由于自我报告对于建立诊断十分重要，因此，对儿童 RLS 的诊断可能是困难的。在为成人设定的诊断标准 A 中，对“移动的冲动”的描述是由个人进行的；但对儿童进行诊断时，儿童需要用自己的语言（不是父母或照料者的语言）来描述。6 岁或以上的儿童通常能够提供详细而充分的对 RLS 的描述。然而，儿童很少能使用或理解“冲动”一词，他们常报告自己的腿“不得不”移动或“必须”移动。RLS 也与长时间坐在课堂上有关，三分之二的有 RLS 的儿童和青少年报告日间有腿部感觉。因此，对于诊断标准 A3 而言，比较日间坐或躺的持续时间与傍晚或夜间坐或躺的持续时间是非常重要的。即使是儿童 RLS，夜间加重的情况也会持续。与成人 RLS 一样，儿童 RLS 对睡眠、心境、认知和功能有显著的负性影响。在儿童和青少年中，损害更常表现在行为和教育方面。

风险与预后因素

遗传与生理的：RLS 的易感因素包括女性性别、较大的年龄、遗传风险变异和 RLS 的家族史。触发因素（如缺铁）通常是有时限的，大多数个体在初始触发事件消失后可恢复正常的睡眠模式。遗传风险变异也在继发于尿毒症等疾病的 RLS 中起到了作用，这表明有遗传易患性的个体在存在进一步的风险因素时会出现 RLS。

全基因组相关性研究发现，RLS 与内含子或基因间区域的多种遗传变异显著相关。*MEIS1* 中的这些基因的变异与 RLS 的相关性最强，在欧洲血统样本中，7% 的具有这种多态性的人群患 RLS 的风险几乎比普通人高出 1 倍。

RLS 的病理生理机制还包括中枢多巴胺能系统、阿片类系统的紊乱和铁代谢的紊乱。多巴胺类药物、阿片类药物和铁的治疗效应进一步支持了这些系统在 RLS

的病理生理中发挥的作用。RLS 可能诱发抑郁障碍，而且对 RLS 的有效治疗可能会使抑郁症状显著减轻。然而，5-羟色胺抗抑郁药可能导致或加重某些个体的 RLS。

与文化相关的诊断问题

在美国的有原住民血统的拉丁美洲成人中，与适应能力较强的墨西哥裔美国人相比，对美国社会适应能力较弱的墨西哥裔美国人的患病率似乎较低。一项基于大量人群的调查显示，非拉丁裔白人（风险因素为年龄较大，定义为大于或等于 48 岁）与墨西哥裔美国人（风险因素为女性和吸烟者）患 RLS 的风险因素不同。

与性和性别相关的诊断问题

尽管 RLS 在女性中更为常见，但在诊断上没有发现性别上的差异。然而，妊娠期人群的患病率比普通人群高 2 ～ 3 倍。与妊娠有关的 RLS 的患病率在妊娠晚期达到峰值。在大多数案例中，RSL 将在分娩后不久改善或消失。RLS 患病率的性别差异至少可以部分用等同性来解释，未生育的女性与同龄男性有相同的患病风险。

诊断标志物

RLS 在多导睡眠图中表现出的显著异常通常是睡眠潜伏期延长和较高的唤醒指数。周期性肢体移动是 RLS 的运动体征，通常出现在夜间多导睡眠图监测期间，以及觉醒状态下的制动测试期间和休息期间。

不安腿综合征的功能性后果

尽管轻度症状的影响被描述得较少，然而，有 RLS 的个体主诉日常生活中至少有一项活动被打扰，高达 50% 的个体报告了 RLS 对心境的负性影响和能量缺乏的症状。RLS 最常见的后果是睡眠紊乱，包括入睡困难、睡眠碎片化，且 RLS 与总睡眠时间减少有关。RLS 还与生活质量受损有关。RLS 会导致日间困倦或疲劳，个体频繁出现显著的痛苦，个体的情感、职业、学业、行为及认知功能受损。

鉴别诊断

在 RLS 的鉴别诊断中，最重要的症状是腿部痉挛、体位不适、关节痛或关节炎、肌痛、位置性缺血（麻木）、腿部水肿、周围神经病变、神经根炎、习惯性顿足。肌肉痉挛、改变单个体位后症状缓解、关节受限、触诊疼痛（肌痛）及体格检查中的其他异常并不是 RLS 的特征。不同于 RLS，有夜间腿部痉挛的个体通常没有移动肢体的欲望，也没有频繁的肢体动作。需要与 RLS 相区分的不常见的疾病包括：神经阻滞剂所致的静坐不能、脊髓病变、症状性静脉功能不全、周围动脉疾病、湿疹、其他骨科问题及焦虑所致的烦躁不安。和周围神经病变相比，夜间加重、周期性肢体运动与药物所致的静坐不能更为常见。

非常重要的是，虽然 RLS 的症状不能仅仅用其他躯体疾病或行为来解释，但任何类似的疾病都有可能出现在有 RLS 的个体中。临床工作者在诊断过程中评估其影响时，必须关注到每一个可能的情况。在那些无法确诊 RLS 的案例中，评估 RLS

的支持性特征，特别是睡眠中的周期性腿部运动或 RLS 的家庭史，可能会对确诊有所帮助。对多巴胺类药物的反应及阳性的 RLS 家族史等临床特征有助于鉴别诊断。

共病

RLS 与抑郁障碍、广泛性焦虑障碍、惊恐障碍和创伤后应激障碍的较高患病率有关。与 RLS 共病的主要躯体疾病是心血管疾病。RLS 也可能与许多其他躯体疾病（包括高血压、偏头痛、帕金森病、多发性硬化症、周围神经病变、糖尿病、纤维肌痛、骨质疏松症、肥胖症、甲状腺疾病和癌症）有关。RLS 还与其他睡眠障碍（包括发作性睡病和阻塞性睡眠呼吸暂停低通气）有关。RLS 在缺铁人群、妊娠人群和慢性肾衰竭患者中很常见，这些疾病的病情一旦得到缓解，RLS 就会显著改善。

与睡眠障碍国际分类的关系

ICSD-3 包括类似的 RLS 诊断标准，但未明确特定症状的出现频率或病程方面的标准。

物质 / 药物所致的睡眠障碍

诊断标准

A. 有明显的、严重的睡眠障碍。

B. 存在病史、体格检查的证据或 1 和 2 的实验室发现：
   1. 诊断标准 A 的症状在物质中毒或戒断后出现，或在药物接触或戒断后出现。
   2. 涉及的物质 / 药物能够使个体出现诊断标准 A 中的症状。

C. 这种障碍不能用非物质 / 药物所致的睡眠障碍来更好地加以解释。独立的睡眠障碍的证据包括：
   症状的发作出现在开始使用物质 / 药物之前；在急性戒断或重度中毒结束之后，症状仍持续相当长的时间（如 1 个月左右）；有其他证据表明存在独立的、非物质 / 药物所致的睡眠障碍（例如，有反复发作的与非物质 / 药物相关的疾病）。

D. 这种障碍并非仅仅出现于谵妄时。

E. 这种障碍引起有临床意义的痛苦，或导致社交、职业或其他重要功能受损。

注：仅当诊断标准 A 的症状在临床表现中非常明显且已经严重到足以引起临床关注时，才应该作出该诊断，而不是“物质中毒”或“物质戒断”的诊断。

编码备注：ICD-10-CM 中特定的物质 / 药物所致的睡眠障碍的编码如下表所示。需要注意的是，ICD-10-CM 的编码取决于物质 / 药物所致的睡眠障碍是否与同一类物质的物质使用障碍共病。在任何情况下都不需要单独给予额外的物质使用障碍的诊断。如果轻度的物质使用障碍与物质所致的睡眠障碍共病，则第四位的数字为“1”，而且临床工作者应该在物质所致的睡眠障碍之前记录“轻度物质使用障碍”（如“轻度的可卡因使用障碍伴可卡因所致的睡眠障碍”）。如果中度或重度的物质使用障碍与物质所致的睡眠障碍共病，则第四位的数字为“2”，临床工作者应该根据共病物质使用障碍的严重程度来记录“中度物质使用障碍”或“重度物质使用障碍”。如果未共病物质使用障碍（如仅出现过 1 次高剂量物质使用），则第四位的数字为“9”，并且临床工作者仅应记录物质所致的睡眠障碍。当出现咖啡因和烟草所致的睡眠障碍时，编码要求会有所不同。因为咖啡因使用障碍不是 DSM-5 的正式诊断类别，所以仅有一个单一的咖啡因所致的睡眠障碍的 ICD-10-CM 编码——F15.982。此外，由于 ICD-10-CM 假设烟草所致的睡眠障碍只能发生在中度或重度烟草使用障碍的背景下，因此烟草所致的睡眠障碍的 ICD-10-CM 编码为 F17.208。

项目	ICD-10-CM		
	伴轻度使用障碍	伴中度或重度使用障碍	无使用障碍
酒精	F10. 182	F10.282	F10.982
咖啡因	NA	NA	F15.982
大麻	F12.188	F12.288	F12.988
阿片类物质	F11.182	F11.282	F11.982
镇静剂、催眠药或抗焦虑药	F13.182	F13.282	F13.982
苯丙胺类物质（或其他兴奋剂）	F15.182	F15.282	F15.982
可卡因	F14.182	F14.282	F14.982
烟草	NA	F17.208	NA
其他（或未知）物质	F19.182	F19.282	F19.982

标注是否是：

失眠型：其特征为入睡困难、维持睡眠困难、夜间频繁觉醒或非恢复性睡眠。

日间困倦型：其特征为主诉觉醒时过度困倦、疲劳，或出现不常见的较长的睡眠周期。

睡眠异态型：其特征为睡眠中发生异常的行为事件。

混合型：其特征为物质 / 药物所致的睡眠问题，典型表现为个体有多种类型的睡眠症状，但无明显占主导地位的症状。

标注（参见“物质相关及成瘾障碍”一章中的表 1，其中标明“于中毒期间发生”和 / 或“于戒断期间发生”是否适用于特定的物质类别；或标注“于使用药物后发生”）：

于中毒期间发生：符合物质中毒的标准，并在中毒过程中出现症状。

于戒断期间发生：符合物质戒断的标准，并在戒断过程中或不久后出现症状。

于使用药物后发生：在用药起始阶段、用药发生改变后或停药期间出现症状。

记录步骤

物质 / 药物所致的睡眠障碍的命名源于导致睡眠障碍的特定物质（如酒精）。临床工作者可从诊断标准部分的表格中选择与物质类别相对应的 ICD-10-CM 编码。对于不属于任何类别的物质（如氟西汀），应使用 ICD-10-CM 中“其他（或未知）物质”所对应的编码，并记录特定物质的名称（例如，F19.982 氟西汀所致的睡眠障碍，失眠型）。如果某种物质被判断为病因，但具体物质未知，则使用“其他（或未知）物质”所对应的 ICD-10-CM 编码，并记录物质未知的事实（例如，F19.982 未知物质所致的睡眠障碍，嗜睡型）。

在记录障碍名称时，共病的“物质使用障碍”（若有）应列在前面，接着记录“物质 / 药物所致的睡眠障碍”（包含特定的物质 / 药物的名称），然后记录发病的相关说明（于中毒期间发生、于戒断期间发生、于使用药物后发生），再记录亚型的名称（即失眠型、日间困倦型、睡眠异态型、混合型）。如果有重度劳拉西泮使用障碍的男性在戒断期间出现失眠，则诊断为：F13.282 重度劳拉西泮使用障碍伴劳拉西泮所致的睡眠障碍，于戒断期间发生，失眠型；不再给予共病的重度劳拉西泮使用障碍的诊断。如果物质所致的睡眠障碍出现在没有共病的物质使用障碍时（如按照处方使用药物），则无须记录共病的物质使用障碍（例如，F19.982 安非他酮所致的睡眠障碍，于使用药物期间发生，失眠型）。当有一种以上的物质在睡眠障碍的发展过程中所起到重要作用时，应分别列出每一种物质（例如，F10.282 重度酒精使用障碍伴酒精所致的睡眠障碍，于中毒期间发生，失眠型；F14.282 重度可卡因使用障碍伴可卡因所致的睡眠障碍，于中毒期间发生，失眠型）。

标注

应基于所涉及的物质指定四种睡眠紊乱类型中的一种。失眠型和日间困倦型最常见，而睡眠异态型较少见。当存在一种以上与睡眠紊乱相关的症状而没有任何一种症状占主导地位时，应记录为混合型。

诊断特征

物质 / 药物所致的睡眠障碍的核心特征是显著的睡眠紊乱，并严重到需要独立的临床关注（诊断标准 A）。睡眠紊乱的特征可能是失眠、日间困倦、睡眠异态或这些特征的某种组合。睡眠紊乱被认为主要与物质的药理效应有关（如滥用的毒品、药物和接触的毒素）（诊断标准 B）。该紊乱不能用其他非物质 / 药物所致的睡眠障碍更好地加以解释（诊断标准 C）。临床工作者可以依据起病和病程将物质 / 药物所致的睡眠障碍和失眠障碍或与日间过度困倦有关的障碍相区分。如果作出滥用毒品的诊断，必须有中毒或戒断的病史、体格检查或实验室检查所提供的证据。物质 / 药物所致的睡眠障碍仅仅与中毒或停药 / 戒断的状态有关，而其他睡眠障碍的起病可能先于物质使用或出现在持续戒断时。因为一些物质的停药 / 戒断状态可能是长期的，因此睡眠紊乱的起病会出现在物质使用停止后的 4 周内，并且该紊乱可能有其他睡眠障碍的非典型特征（如非典型的起病年龄或病程）。如果睡眠紊乱仅仅出现在谵妄时，则不能给予该诊断（诊断标准 D）。该症状必须引起有临床意义的痛苦或使社交、职业或其他重要领域的功能受损（诊断标准 E）。只有当诊断标准 A 的症状在临床表现中占主导地位且症状需要独立的临床关注时，才能给予该诊断，而非物质中毒或物质戒断的诊断。

相关特征

在物质 / 药物使用、中毒或戒断期间，个体频繁主诉烦躁的心境，包括抑郁、焦虑、易激惹、认知障碍、注意力不集中和疲劳。

显著的和严重的睡眠紊乱可能与下列类别的物质中毒有关：酒精，咖啡因，大麻，阿片类物质，镇静剂、催眠药或抗焦虑药，兴奋剂（包括可卡因），以及其他（或未知）物质。显著的和严重的睡眠紊乱也可能与下列类别的物质戒断有关：酒精，咖啡因，大麻，阿片类物质，镇静剂、催眠药或抗焦虑药，兴奋剂（包括可卡因），烟草以及其他（或未知）物质。一些药物可诱发睡眠紊乱，包括肾上腺素能激动剂和拮抗剂、多巴胺激动剂和拮抗剂、乙酰胆碱激动剂和拮抗剂、5-羟色胺激动剂和拮抗剂、抗组胺药、皮质类固醇。

酒精：酒精所致的睡眠障碍通常以失眠型出现。在剂量大于 1 g/kg 体重的急性中毒中，酒精将基于剂量产生即时的镇静效应，伴有睡眠潜伏期的减少、非快速眼动睡眠阶段的 N2 和 N3 的增加，以及快速眼动睡眠的减少。在这些初始效应出现后，个体在剩余睡眠周期内频繁觉醒、难以入睡，并出现有生动的、充满焦虑的梦。同时，在夜间后期，N2 和 N3 减少，觉醒和快速眼动睡眠增加。随着对酒精的习惯性使用，酒精继续在前半夜表现出短暂的镇静效应，而在后半夜表现为对睡眠连续性的破坏。在急性酒精戒断过程中，睡眠连续性会被严重破坏，快速眼动睡眠的时间和强度增加，伴有频繁和生动的梦；在极端的形式下，酒精所致的睡眠障碍可构成酒精戒断性谵妄。在急性戒断后，慢性酒精使用者继续主诉数周到数年的轻度的碎片化睡眠，这与持续性睡眠潜伏期延长和慢波睡眠缺乏有关。酒精还会加重与呼吸相关的睡眠障碍，包括阻塞性睡眠呼吸暂停低通气和睡眠相关的通气不足。

咖啡因：在早晨摄入低剂量至中等剂量的咖啡因通常对正常睡眠者或失眠者的夜间睡眠没有显著影响。使用特定剂量的咖啡因或在特定时间使用咖啡因会造成个体的失眠，尤其是在一天的晚些时候或晚上使用较大剂量时。报告表明，这会导致睡眠潜伏期延长、慢波睡眠减少、夜间觉醒增加和睡眠时间缩短。有些个体（尤其是高剂量使用者）可能出现日间困倦以及与戒断相关的表现。

大麻：急性使用大麻可能缩短睡眠潜伏期，尽管睡眠潜伏期也可能因唤醒效应而延长。在急性使用大麻后，大麻会使慢波睡眠增加，并抑制快速眼动睡眠。慢性使用者可能出现对睡眠诱导和慢波睡眠增加效应的耐受。在戒断时，个体可能报告持续数周的睡眠困难和不愉快的梦。多导睡眠图监测结果表明，这个阶段慢波睡眠减少、快速眼动睡眠增加。

阿片类物质：在急性短期使用阿片类物质时，阿片类物质可能诱发嗜睡，使个体主观上的睡眠深度增加，使快速眼动睡眠和慢波睡眠的减少。随着阿片类物质的继续使用，个体可能对阿片类物质的镇静效应逐渐耐受并主诉失眠。多导睡眠图研究表明，阿片类物质所致的睡眠障碍会使睡眠效率下降，使总睡眠时间和慢波睡眠减少，快速眼动睡眠可能也会减少。与呼吸系统的抑制效应相一致，阿片类物质可加重睡眠呼吸暂停。该障碍还会使个体（尤其是长期使用长效阿片类物质的个体）出现中枢性睡眠呼吸暂停。

镇静剂、催眠药或抗焦虑药：像阿片类物质一样，镇静剂、催眠药、抗焦虑药（如巴比妥类、苯二氮䓬类受体激动剂、甲丙氨酯、苯乙哌啶酮、甲乙哌酮）对睡眠有类似的效应。在急性中毒时，镇静-催眠药物会造成预期的嗜睡的增加和觉醒的减少。使用长效药物的个体可能出现日间困倦。长期使用苯二氮䓬可能与耐受性、反跳性失眠和潜在的严重戒断效应有关。较新的苯二氮䓬类受体激动剂（如唑吡坦和右佐匹克隆）已被证明可维持 6 个月～ 2 年的疗效，而没有剂量增加或严重戒断作用的证据。使用较新的催眠药（如雷美替胺、低剂量多塞平和苏沃雷生）似乎并未表现出明显的滥用潜力、呼吸抑制或使个体出现严重的戒断综合征。短效的镇静剂、催眠药或抗焦虑药最易引起反跳性失眠。尽管已发现苯二氮䓬类药物或苯二氮䓬类受体激动剂均未使阻塞性睡眠呼吸暂停低通气加重，但某些镇静-催眠药物可导致阻塞性睡眠呼吸暂停事件的频率和严重程度增加。易感个体的通气不足可能会加重。睡眠异态（睡行和睡眠相关的进食）与使用苯二氮䓬类受体激动剂有关，特别是当个体高剂量地使用这些药物或同时使用这些药物与其他催眠药时。

苯丙胺类物质、其他兴奋剂和 3,4-亚甲基二氧基甲基苯丙胺（MDMA）：苯丙胺类物质和其他兴奋剂所致的睡眠障碍的典型表现为在中毒时失眠和在戒断时嗜睡。在急性中毒时，兴奋剂会使睡眠总量减少，使睡眠潜伏期增加，造成个体睡眠连续性的紊乱，使快速眼动睡眠减少。慢波睡眠通常也会减少。在戒断慢性兴奋剂时，个体会出现夜间睡眠周期的延迟和过度的日间困倦。在戒断期间，MSLT 可能显示个体日间睡眠的增加。在 48 小时内摄入类似 MDMA（摇头丸）的毒品和相关物质会使个体焦躁不安，使睡眠受到破坏。经常使用这些物质与持续的焦虑、抑郁和睡眠紊乱有关，即使个体已长期戒断。也有证据表明，在戒断药物一段时间后，对年轻的 MDMA 使用者而言，阻塞性睡眠呼吸暂停低通气的患病率也会增加。

烟草：慢性烟草使用主要与失眠、慢波睡眠减少、睡眠效率降低及日间困倦增加有关。对烟草的戒断可导致睡眠受损。重度吸烟者可能经历规律性的由渴望烟草引起的夜间觉醒。

其他或未知物质 / 药物：其他物质 / 药物可能造成睡眠紊乱，特别是那些影响中枢神经系统或自主神经系统的药物（如肾上腺素能激动剂和拮抗剂、多巴胺激动剂和拮抗剂、乙酰胆碱激动剂和拮抗剂、5-羟色胺激动剂和拮抗剂、抗组胺药、皮质类固醇）。

发展与病程

儿童的失眠可由父母或儿童确认。儿童经常有明显的与药物使用有关的睡眠紊乱，尽管父母可能观察到了睡眠紊乱，但可能不报告症状。一些娱乐性物质（如大麻、摇头丸）的使用常见于青少年期和成人早期。如果该年龄群体出现失眠或任何其他睡眠紊乱，临床工作者应该仔细考虑是否该睡眠紊乱是由使用这些物质所导致的。该年龄群体因睡眠紊乱而寻求帮助的行为是有限的，因此需要来自父母、照料者或老师的支持报告。老年人使用更多的药物会增加患物质 / 药物所致的睡眠障碍的风险。他们可能将睡眠紊乱看作衰老的正常表现，因此不报告症状。有重度神经认知障碍（如痴呆）的个体有患物质 / 药物所致的睡眠障碍的风险，但是可能不报告症状，因此来自照料者的支持报告格外重要。

风险与预后因素

在某些年龄群中，出现涉及物质滥用 / 依赖或药物使用的风险与预后因素是正常的。风险与预后因素和各类睡眠紊乱相关，并可能适用于相应的类型（参见“物质相关及成瘾障碍”一章中对每一类物质使用障碍的描述）。

气质的：物质使用通常会促使易患个体出现失眠的症状。因此，在应对压力、睡眠环境或时间改变时出现的失眠可能使个体患物质 / 药物所致的睡眠障碍的风险增加。类似的风险可能存在于其他患有睡眠障碍的个体中（例如，有嗜睡的个体使用兴奋剂）。

与性和性别相关的诊断问题

对于男性和女性来说，在剂量和持续时间相同的情况下使用特定物质可能导致非常不同的睡眠相关的后果，如在肝功能方面的性别特异性差异。

诊断标志物

每一种物质 / 药物所致的睡眠障碍都产生脑电图睡眠模式，这些模式与其他障碍有关，但不被视为其他障碍的诊断指标。每一种物质的脑电图的睡眠概貌都与使用情况相关，不管是摄入 / 中毒、慢性使用，还是在停药后戒断。夜间多导睡眠图有助于确定失眠的严重程度，而 MSLT 提供了有关日间困倦的严重程度的信息。临床工作者可以通过多导睡眠图监测夜间呼吸和周期性肢体运动，从而验证物质对夜间呼吸和运动行为的影响。连续 2 周的睡眠日记和活动记录有助于确认物质 / 药物所致的睡眠障碍是否存在，特别是在疑似失眠型的案例中。当个体不知道或不愿意表达有关物质使用的信息时，可以使用药物筛查的方式了解相关信息。

物质 / 药物所致的睡眠障碍的功能性后果

虽然与睡眠障碍相关的功能性后果有很多，但物质 / 药物所致的睡眠障碍所独有的后果是复发风险的增加。在戒断酒精期间，可通过睡眠的紊乱程度（如快速眼动睡眠反跳）预测饮酒复发的风险。在戒断时和戒断后对睡眠质量和日间困倦情况进行监测可以在个体是否具有更高的复发风险方面提供有临床意义的信息。

鉴别诊断

物质中毒或物质戒断：在物质中毒或物质戒断的背景下，睡眠紊乱是常见的。只有当睡眠紊乱在临床表现中占主导地位且严重到需要独立的临床关注时，才应给予物质 / 药物所致的睡眠障碍的诊断，而不是物质中毒或物质戒断的诊断。

谵妄：如果物质 / 药物所致的睡眠障碍仅仅出现在谵妄时，则不给予单独的诊断。

其他睡眠障碍：如果某种症状在病因上被判断与物质 / 药物相关，则应将物质 / 药物所致的睡眠障碍与其他睡眠障碍相区分。如果物质 / 药物所致的睡眠障碍归因于治疗某种精神障碍或躯体疾病的处方药，个体必须在接受该药物时起病；个体如果有与该药物有关的停药－戒断综合征，则应在停药时起病。当治疗停止时，睡眠紊乱通常在数天到数周内缓解。如果症状持续超过 4 周，应考虑其他原因引起的睡眠障碍。患其他睡眠障碍的个体通过使用药物或滥用毒品来自我治疗的情况（如使用酒精来自己治疗失眠）并不少见。如果物质 / 药物被认为对加重睡眠障碍起到了显著的作用，则应给予额外的物质 / 药物所致的睡眠障碍的诊断。

与躯体疾病有关的睡眠障碍：物质 / 药物所致的睡眠障碍及睡眠障碍伴躯体疾病（失眠障碍、嗜睡障碍和梦魇障碍）可能有类似的症状（失眠、日间困倦或睡眠异态）。许多有能引起睡眠紊乱的躯体疾病的个体也可通过使用引起睡眠紊乱的药物来治疗相关疾病。症状的时间顺序是最重要的区分这两种睡眠障碍的来源的因素。对于伴有共病躯体疾病的个体来说，其睡眠困难明显早于对任何治疗躯体疾病的药物的使用，这表明应给予失眠障碍、嗜睡障碍或梦魇障碍的诊断，并附上“伴特定躯体疾病”的诊断标注。相反，如果睡眠问题仅出现在特定物质 / 药物使用之后，则应给予物质 / 药物所致的睡眠障碍的诊断。如果该睡眠障碍与其他躯体疾病共病，且因物质使用而加重，则可给予两种诊断（例如，失眠障碍、嗜睡障碍或梦魇障碍，伴特定躯体疾病，特定物质 / 药物所致的睡眠障碍）。当没有足够的证据来明确是否该睡眠障碍归因于物质 / 药物或其他躯体疾病，或是独立的（不归因于物质 / 药物或躯体疾病）时，则应诊断为未特定的睡眠－觉醒障碍。

共病

参见本章中其他睡眠－觉醒障碍的共病部分，包括失眠障碍、嗜睡障碍、中枢性睡眠呼吸暂停、睡眠相关的通气不足、昼夜节律睡眠－觉醒障碍、倒班工作型。

与睡眠障碍国际分类的关系

ICSD-3 将物质 / 药物所致的睡眠障碍列在了各自的表型下（如嗜睡、运动障碍和睡眠异态）。由于区分慢性失眠的特定的单一病因的证据可靠性差，ICSD-3 没有确立单独的物质 / 药物所致的失眠障碍的诊断。

其他特定的失眠障碍

G47.09

此类型适用于那些具备失眠障碍的典型症状，且引起有临床意义的痛苦，或导致社交、职业或其他重要功能受损，但症状未能符合失眠障碍或睡眠－觉醒障碍诊断类别中任何一种障碍的全部诊断标准的情况。可在下列情况下使用其他特定的失眠障碍这一诊断：其他特定的失眠障碍用于临床工作者描述特定原因的情况，个体的表现未能符合任何一种特定的失眠障碍或睡眠－觉醒障碍的诊断标准。

可通过记录“其他特定的失眠障碍”及其特定原因（如“短暂失眠障碍”）来表明。

能够归类为该障碍的示例如下：

1. 短暂失眠障碍：病程少于 3 个月。

2. 局限于非恢复性睡眠：主诉为非恢复性睡眠，不伴有其他睡眠症状，如入睡困难或维持睡眠困难。

未特定的失眠障碍

G47.00

此类型适用于那些具备失眠障碍的典型症状，且引起有临床意义的痛苦，或导致社交、职业或其他重要功能受损，但不符合失眠障碍或睡眠–觉醒障碍诊断类别中任何一种障碍的全部诊断标准的情况。此种未特定的失眠障碍可在下列情况下使用：临床工作者选择不标注未能符合任何一种失眠障碍或某种特定的睡眠–觉醒障碍诊断标准的特定原因，包括因信息不足而无法作出更具体的诊断。

其他特定的嗜睡障碍

G47.19

此类型适用于那些具备嗜睡障碍的典型症状，且引起有临床意义的痛苦，或导致社交、职业或其他重要功能受损，但不符合嗜睡障碍或睡眠–觉醒障碍诊断类别中任何一种障碍的全部诊断标准的情况。可在下列情况下使用其他特定的嗜睡障碍这一诊断：临床工作者选择用它来描述未能符合嗜睡障碍或任何一种特定的睡眠–觉醒障碍诊断标准的特定原因。可通过记录“其他特定的嗜睡障碍”及其特定原因（如“克莱恩–莱文综合征中的短暂嗜睡”）来表明。

未特定的嗜睡障碍

G47.10

此类型适用于那些具备嗜睡障碍的典型症状，且引起有临床意义的痛苦，或导致社交、职业或其他重要功能受损，但不符合嗜睡障碍或睡眠–觉醒障碍诊断类别中任何一种障碍的全部诊断标准的情况。此种未特定的嗜睡障碍可在下列情况下使用：临床工作者选择不标注未能符合嗜睡障碍或任何一种特定的睡眠–觉醒障碍诊断标准的特定原因，包括因信息不足而无法作出更具体的诊断。

其他特定的睡眠-觉醒障碍

G47.8

此类型适用于那些具备睡眠-觉醒障碍的典型症状，且引起有临床意义的痛苦，或导致社交、职业或其他重要功能受损，但不符合睡眠-觉醒障碍诊断类别中任何一种障碍的全部诊断标准，也不符合其他特定的失眠障碍或其他特定的嗜睡障碍的诊断标准的情况。可在下列情况下使用其他特定的睡眠-觉得障碍这一诊断：临床工作者选择用它来描述未能符合任何一种特定的睡眠-觉醒障碍诊断标准的特定原因。可通过记录“其他特定的睡眠-觉醒障碍”及其特定原因（如“快速眼动睡眠阶段反复觉醒，无多导睡眠图，或无帕金森病或其他突触核蛋白病的病史”）来表明。

未特定的睡眠-觉醒障碍

G47.9

此类型适用于那些具备睡眠-觉醒障碍的典型症状，且引起有临床意义的痛苦，或导致社交、职业或其他重要功能受损，但不符合睡眠-觉醒障碍诊断类别中任何一种障碍的全部诊断标准，也不符合未特定的失眠障碍或未特定的嗜睡障碍的诊断标准的情况。此种未特定的睡眠-觉醒障碍可在下列情况下使用：临床工作者选择不标注未能符合任何一种特定的睡眠-觉醒障碍诊断标准的特定原因，包括因信息不足而无法作出更具体的诊断。

性功能失调

性功能失调包括延迟射精、勃起障碍、女性性高潮障碍、女性性兴趣 / 唤起障碍、生殖器-盆腔痛 / 插入障碍、男性性欲低下障碍、早泄、物质 / 药物所致的性功能失调、其他特定的性功能失调和未特定的性功能失调。性功能失调是一种异质性的精神障碍，通常以个体在做出性反应或体验性愉悦的能力上具有临床意义的紊乱为特征。个体可能会同时存在几种性功能失调。在这样的案例中，所有的性功能失调都应被诊断。

应通过临床判断来决定性方面的困难是否是性刺激不足的结果；在这样的案例中，个体可能仍然需要接受治疗，但是不会被诊断为性功能失调。这些案例可能包括但不限于缺乏有效的关于性刺激的知识的情况，这可能阻碍了个体对性唤起或性高潮的体验。

亚型用于描述该障碍的起病情况。对许多有性功能失调的个体来说，起病的时间可能表明不同的病因和干预手段。终身性是指性困难在初次性经验后持续存在，而获得性适用于性功能在一段时间内相对正常后出现的性障碍。广泛性是指性困难不局限于特定类型的刺激、情境或伴侣，而情境性是指性障碍仅存在于特定类型的刺激、情境或伴侣的背景下。

除了终身性 / 获得性、广泛性 / 情境性这些亚型以外，临床工作者在评估性功能失调的过程中还必须考虑一系列因素，因为这些因素可能与病因或治疗相关，并且这些因素可能在不同程度上对个体产生影响：（1）伴侣因素（如伴侣的性问题、伴侣的健康状态）。（2）关系因素（如沟通不良、参与性活动的意愿不一致）。（3）个体的易患因素（如不良的躯体形象、性虐待或情感虐待史），共病的精神疾病（如抑郁、焦虑），应激源（如失业、丧痛）。（4）文化或宗教因素（如与禁止性活动或性快感相关的抑制、对性的态度）；（5）与预后、病程或治疗相关的医疗因素。

诊断性功能失调时，临床工作者应考虑可能影响性快感体验的期望或引起禁忌的文化因素。年龄增长和关系的持续时间可能与性反应的正常衰退有关。

性反应需要必要的生物学基础，通常在个体内、人际间及文化环境中被体验到。因此，性功能涉及生物、社会文化和心理因素之间的复杂关系。在许多临床环境下，性问题的病因无法被准确理解。尽管如此，诊断性功能失调时，临床工作者需要排除那些能够更好地用与性无关的精神障碍、物质（如毒品或药物）的效应、躯体疾病（如由盆腔神经损害所致的）或严重的关系困扰、伴侣暴力及其他应激源来加以解释的问题。

性别多样化的人群（包括跨性别者、非二元性别者和无性别者）可能不符合或似乎不适合本章所描述的现有的基于性和性别的诊断类别。尽管本章给出了男性性欲低下障碍和女性性兴趣 / 唤起障碍的名称，但诊断标准描述的症状和体验并不取决于个体特定的性或性别。因此，任何一种诊断都可以根据临床判断应用于性别多样化的个体。与生殖解剖相关的诊断（如勃起障碍、早泄、延迟射精和生殖器-盆腔痛 / 插入障碍）应基于个体目前的解剖结构，而不是基于个体出生时的性别。性别多样化人群性功能失调的体验需要通过更多的研究来了解。同时，与 DSM 中的所有类别一样，临床工作者应给出最佳判断。

如果性功能失调能够用另一种与性无关的精神障碍（如抑郁障碍、双相障碍、焦虑障碍、创伤后应激障碍、精神病性障碍）来更好地加以解释，那么只能将个体诊断为其他精神障碍。如果该问题能够更好地用物质 / 药物的使用、滥用或停用来解释，则应相应地诊断为物质 / 药物所致的性功能失调。如果性功能失调可以归因于另一种躯体疾病（如周围神经病变），则不应给予该个体精神障碍的诊断。如果严重的关系痛苦、伴侣的暴力或显著的应激源能够更好地对这些性困难进行解释，那么不应给予性功能失调的诊断，但应当列出有关关系问题或应激源的恰当的 Z 编码（如 Z63.0 与配偶或亲密伴侣关系困扰），参见“可能成为临床关注焦点的其他状况”一章。在许多案例中，另一种疾病（如某种躯体疾病）和性功能失调之间的病因学关系是无法被准确确立的。性功能失调可与躯体疾病、与性无关的精神障碍或物质使用障碍共病，临床工作者也可给予个体一种或多种性功能失调的诊断。

延迟射精

诊断标准 F52.32

A. 在所有或几乎所有情况下（约 75% ～ 100%），在与伴侣的性活动（在可确认的情境下，或广义而言，在所有背景下）中必须出现下列两项症状中的一项，并且个体没有延迟射精的欲望：
   1. 显著的射精延迟。
   2. 射精频率显著降低或不射精。

B. 诊断标准 A 的症状持续至少约 6 个月。

C. 诊断标准 A 的症状引起个体有临床意义的痛苦。

D. 这种性功能失调不能用某种与性无关的精神障碍来更好地加以解释，或作为严重的关系困扰或其他显著应激源的后果，也不能归因于某种物质 / 药物的效应或其他躯体疾病。

标注是否是：

终身性：这种障碍自个体有性活动起持续存在。

获得性：这种障碍开始于一段时间的相对正常的性功能之后。

标注是否是：

广泛性：不局限于特定类型的刺激、情境或伴侣。

情境性：仅限于特定类型的刺激、情境或伴侣。

标注目前的严重程度：

轻度：存在诊断标准 A 中的症状所引起的轻度痛苦的证据。

中度：存在诊断标准 A 中的症状所引起的中度痛苦的证据。

重度：存在诊断标准 A 中的症状所引起的重度或极重度痛苦的证据。

诊断特征

延迟射精的核心特征是，尽管个体存在足够的性刺激和射精的欲望，但在所有或几乎所有的伴侣性活动中，射精明显延迟或无法射精，或射精的频率明显不高（诊断标准 A）。诊断 DSM-5 延迟射精时，症状必须持续至少约 6 个月（诊断标准 B），并且必须给个体带来临床意义上的显著痛苦（诊断标准 C）。伴侣性活动可能包括手交、口交、性交或肛门刺激。在绝大多数的案例中，临床工作者可根据个体的自我报告作出诊断。与处于异性恋伴侣关系中的男性相比，通常是女性伴侣的痛苦促使其寻求治疗。出现延迟射精的男性通常能够通过自我刺激射精，但在伴侣性活动中却不能。

“延迟”的定义没有精确的界限，因为目前人们对于达到高潮的合理时长或对于大多数男性及其性伴侣来说无法接受的时长还没有达成共识。尽管延迟射精的定义同样适用于异性恋和同性恋，但绝大多数研究重点都基于阴道内潜伏期的概念，因此该定义一般基于男性-女性性交。研究结果表明，大多数男性的阴道内射精潜伏期（IELT）约为 4 ～ 10 分钟。由性功能失调造成的延迟射精与由正常衰老造成的延迟射精也没有明确的诊断界限。因此，延迟射精的诊断应基于临床判断，并考虑个体的性心理、病史、年龄、关系背景以及性刺激模式和行为。如果临床工作者判断个体的不满完全归因于不切实际的期望，则不应给出延迟射精的诊断。

相关特征

有延迟射精的男性及其性伴侣可能报告需要过长时间的努力才能达到高潮，以致筋疲力尽或感到生殖器不适，有时甚至在最终停止之前伤害自己和 / 或伴侣。有些男性可能报告由于反复的射精困难而避免性活动。

延迟射精与频繁的手淫、使用伴侣不容易复制的手淫技术、手淫期间的性幻想和与伴侣发生性关系之间的明显差异有关。

与性功能正常的男性相比，延迟射精的男性通常报告性活动较少、关系痛苦程度高、对性不满、主观唤醒较低、存在对性表现的焦虑以及一般健康问题。

在延迟射精的评估中，除了考虑适用的亚型（即延迟射精是自个体开始性活动后开始出现，还是在一段相对正常的性功能后开始出现，以及延迟射精是普遍的还是仅限于特定类型的刺激、情境或伴侣）外，临床工作者必须考虑以下因素：（1）伴侣因素（如伴侣的性问题、伴侣的健康状态）；（2）关系因素（如沟通不良、参与性活动的意愿不一致）；（3）个体的易患因素（如性欲减退），共病的精神障碍（如抑郁障碍、焦虑障碍）或应激源（如失业或应激）；（4）文化 / 宗教因素（如与禁止性活动相关的抑制、对性的态度)；(5) 医学因素（特别是性腺功能减退症或神经系统疾病，如多发性硬化症、糖尿病性神经病)；(6) 使用可能抑制射精的物质 / 药物（如使用 5-羟色胺药物)。

患病率

在美国，延迟射精的患病率约为 1% ～ 5%；但在国际研究中，其患病率高达 11%。然而，各研究中综合征定义方面的差异可能导致了 DSM-5 延迟射精在患病率上所表现出的差异。

发展与病程

终身性延迟射精开始于早期性经历并持续一生。获得性延迟射精开始于一段时间的正常性功能之后。许多生物医学、社会心理和文化因素可能导致个体患有终身性或获得性延迟射精（参见“风险与预后因素”)，并且任何一种亚型都可以是广泛性的或情境性的。

延迟射精的患病率随着年龄的增长而上升。随着男性年龄的增长，他们更有可能逐渐出现射精功能的变化，包括但不限于射精量、力量和感觉的减少，以及“不应期时间”的增加。受到手术、医疗、药物并发症及衰老的影响，男性的不应期潜伏期也会增加。

风险与预后因素

射精潜伏期是由一系列因素决定的终点结果。大量的社会心理因素会增加个体经历延迟射精的可能性，其中抑郁和人际关系不满是主要原因。

遗传与生理的：许多躯体疾病可能导致延迟射精，包括破坏生殖器区域交感神经或躯体神经支配的手术，如用于癌症治疗的根治性前列腺切除术。神经紊乱、内分泌失调、脊髓损伤、卒中、多发性硬化症、骨盆手术、严重的糖尿病、癫痫、激素异常、睡眠呼吸暂停、酒精滥用、肠功能紊乱、大麻使用和环境因素都可能与延迟射精有关。

此外，抑制射精系统 α-肾上腺素受体的药物（如坦索罗辛)、抗高血压药、抗抑郁药（如选择性 5-羟色胺再摄取抑制药）和抗精神病药物与延迟射精有关。

与年龄相关的快速传导周围感觉神经的丧失及与年龄相关的性类固醇分泌的减少可能与男性年龄增长时延迟射精的增加有关。随着年龄的增长，雄激素水平的降低也可能与延迟射精有关。

与性和性别相关的诊断问题

根据定义，延迟射精的诊断仅适用于男性。女性性高潮的痛苦被视为女性性高潮障碍。

延迟射精的功能性后果

延迟射精通常与伴侣一方或双方的严重心理痛苦有关。

射精困难可能导致受孕困难，并导致个体在生育能力评估方面出现显著问题，因为个体通常不自发报告缺乏射精的情况，除非医生直接询问。

鉴别诊断

其他躯体疾病或受伤和 / 或相关治疗：诊断所要面临的主要挑战在于区分由其他躯体疾病或受伤（或相关治疗）引起的延迟射精和由不同比例的生物医学、社会心理和文化因素造成的延迟射精。许多躯体疾病或受伤及相关治疗可能会导致延迟射精，而与社会心理和文化因素无关。

临床工作者必须将延迟射精与许多泌尿系统疾病（尤其是其他射精障碍）相区分，包括逆行射精或不射精症，这些问题通常是激素异常、神经和 / 或解剖异常所造成的结果，包括射精管梗阻和其他泌尿系统疾病。

物质 / 药物使用：许多药物（如抗抑郁药、抗精神病药物、α 交感神经药物、酒精和阿片类药物）可导致射精问题。在这种案例中，应给予物质 / 药物所致的性功能失调的诊断，而不是延迟射精。

性高潮功能失调：临床工作者应明确主诉是关于延迟射精还是关于高潮的感受，抑或两者都涉及。射精出现在生殖器，然而高潮的体验主要是主观的。射精和高潮通常一起发生，但并不总是如此。例如，具有正常射精模式的男性可能主诉性快感降低（即快感缺乏的射精）。有该主诉的个体不会被诊断为延迟射精，但可被诊断为其他特定的性功能失调或未特定的性功能失调。

共病

一些证据表明，延迟射精可能更常见于重度的重性抑郁障碍。

勃起障碍

诊断标准 F52.21

A. 在所有或几乎所有（约 75% ～ 100%）性活动（在可确认的情境下，或广义而言，在所有背景下）中，必须出现下列三项症状中的至少一项：
   1. 性活动时勃起存在显著困难。
   2. 维持勃起到完成性活动存在显著困难。
   3. 勃起的硬度显著降低。

B. 诊断标准 A 的症状持续至少约 6 个月。

C. 诊断标准 A 的症状引起个体有临床意义的痛苦。

D. 这种性功能失调不能用某种与性无关的精神障碍来更好地加以解释，或解释为严重的关系困扰或其他显著应激源的后果，也不能归因于某种物质 / 药物的效应或其他躯体疾病。

标注是否是：

终身性：这种障碍自个体有性活动起持续存在。

获得性：这种障碍开始于一段时间的相对正常的性功能之后。

标注是否是：

广泛性：不局限于特定类型的刺激、情境或伴侣。

情境性：仅限于特定类型的刺激、情境或伴侣。

标注目前的严重程度：

轻度：存在诊断标准 A 中的症状所引起的轻度痛苦的证据。

中度：存在诊断标准 A 中的症状所引起的中度痛苦的证据。

重度：存在诊断标准 A 中的症状所引起的重度或极重度痛苦的证据。

诊断特征

勃起障碍的核心特征是在所有或几乎所有性活动场合勃起明显困难或勃起硬度明显下降（诊断标准 A），持续至少 6 个月（诊断标准 B），并且引起个体临床上的显著痛苦（诊断标准 C）。个体必须提供详细的性生活史，以确认是否该问题已经显著存在了一段时间［即至少 6 个月，并且在绝大多数（即至少 75% 的情况下）性活动中都会出现］。该症状可能仅限于特定类型的刺激、情境或伴侣，或不局限于特定类型的情境、刺激或伴侣。

本章使用*勃起障碍*和*勃起功能失调*这两个术语，它们不是同义词。*勃起功能失调*是一个被广泛使用的描述性术语（包括在 ICD-10 中），指难以勃起、难以维持勃起。*勃起障碍*是更具体的 DSM-5 诊断类别，该诊断要求个体勃起功能失调持续至少 6 个月并导致个体痛苦。

相关特征

许多有勃起障碍的男性可能具有低自尊、低自信、缺乏男性气概的特征，并且可能有抑郁心境。勃起功能失调也与内疚、自责、失败感、愤怒以及对使伴侣失望的担忧密切相关。个体可能对未来的性接触存在恐惧和／或逃避。个体的性伴侣的性满意度和性欲的降低是常见的。

除了考虑适用的亚型（即勃起功能失调是自个体开始性活动后出现，还是在具有一段时间的相对正常的性功能后出现，以及勃起功能失调是普遍的还是仅限于某些类型的刺激、情境或伴侣）外，在评估勃起障碍的过程中，临床工作者必须考虑以下因素：（1）伴侣因素（如伴侣的性问题、伴侣的健康状态）；（2）关系因素（如沟通不良、参与性活动的意愿不一致）；（3）个体的易患因素（如性欲减退），共病的精神障碍（如抑郁障碍、焦虑障碍）或应激源（如失业、应激）；（4）文化／宗教因素（如与禁止性活动相关的抑制、对性的态度）；（5）医学因素，特别是手术（如经尿道前列腺切除术）、性腺功能减退或神经系统疾病（如多发性硬化症、糖尿病神经病变）；（6）使用可能抑制射精的物质／药物（如使用 5-羟色胺药物）。

患病率

尚不清楚终身性和获得性勃起障碍的患病率。勃起障碍的患病率和勃起问题的发生率都会随着年龄的增长而显著上升，特别是在 50 岁以后。在国际上，勃起障碍在 40 ～ 80 岁男性中的患病率为 13% ～ 21%。在 40 岁以下的男性中，患病率似乎低于 10%；在 60 多岁的男性中，患病率约为 20% ～ 40%；在 70 岁以上的男性中，患病率约为 50% ～ 75%。澳大利亚的一项纵向研究表明，80% 的 70 岁及以上的男性经历过勃起障碍。一项对西方国家的研究表明，约 20% 的男性在第一次性经历中担心勃起问题，约 8% 的男性在第一次性经历中经历了阻碍插入的勃起问题。对美国受访者的在线调查显示，在民族 / 种族背景方面，勃起障碍的患病率没有统计学上的显著差异。在美国，一项具有代表性的统计数据显示，与男性或同时与男性和女性发生性关系的老年男性的勃起困难的发生率是相似的。

发展与病程

研究显示，初次性尝试时勃起失败和与不熟悉的性伴侣性交、同时使用毒品或酒精、没有性交意愿及同伴压力有关。极少有在初次尝试后此类问题持续出现的证据。据推测，此类问题大多会在没有专业干预的情况下自行缓解，但是一些男性可能持续存在阵发性的问题。相比之下，获得性勃起障碍经常与生物因素（如糖尿病和心血管疾病）有关。对于大多数男性来说，获得性勃起障碍可能会一直持续。

尚不清楚终身性勃起障碍的自然史。临床观察支持与心理因素有关的终身性勃起障碍，这些心理因素是自限的或是对心理干预有反应的；但如上所述，获得性勃起障碍更可能与生物因素有关，并且是具有持续性的。勃起障碍的患病率会随着年龄的增长而增加。少数被诊断为中度勃起障碍的男性可能在没有医疗干预的情况下经历症状的自行缓解。与年轻男性相比，在年长男性中，勃起障碍引起的痛苦更小。

风险与预后因素

病程影响因素：获得性勃起障碍的风险因素包括年龄、吸烟、缺乏锻炼、糖尿病及性欲降低。

与文化相关的诊断问题

勃起障碍的患病率在各个国家并不相同。目前，尚不清楚这些差异在多大程度上反映了文化预期的差异，而不是勃起失败频率的差异。差异认可可能与文化上对虚弱或男性气概的关注有关，或与衰老期间勃起功能变化方面的不同文化规范有关。婚姻关系、性表现、生育能力和性别角色方面的文化期望会使个体出现导致勃起障碍的焦虑。一项在线调查表明，美国和中东地区男性的勃起障碍可能与对生殖器大小的担忧有关，而中东地区男性对不育的恐惧更为严重。

与性和性别相关的诊断问题

根据定义，勃起障碍的诊断仅适用于男性。女性性唤起的痛苦被视为女性性兴趣/唤起障碍。

诊断标志物

快速眼动睡眠阶段的充分勃起表明个体存在勃起困难的心理病因。基于这一假设，可以通过实施夜间阴茎勃起检测和睡眠中的勃起膨胀度检测鉴别勃起困难是器质性的还是心因性的。临床工作者可根据对个体的年龄、共病的躯体疾病及临床表现的评估实施一些其他的诊断步骤。多普勒超声检查、血管内注射血管活性药物、侵入性诊断程序（如阴茎海绵体造影）可以用于评估血管的完整性。当怀疑个体有周围神经病变时，可以实施阴部神经传导检测，包括体感诱发电位。对那些性欲降低的男性和对5型磷酸二酯酶抑制剂无反应的男性，应检测低水平的血清生物利用度或游离睾酮水平，尤其是当个体有糖尿病时。临床工作者也可评估个体的甲状腺功能。测量空腹血糖对糖尿病的筛查是有帮助的。测量血脂很重要，因为40岁及以上的男性有勃起障碍预示着其未来有患冠状动脉疾病的风险。

与自杀想法或行为的相关性

在接受治疗的患有抑郁障碍和勃起障碍的男性中，能够观察到自杀想法或行为的发生率的升高；虽然受影响的男性将自杀症状归因于他们的勃起障碍，但抑郁也是可能起到一定的作用。有前列腺癌的男性的自杀率升高可能部分与和治疗有关的勃起功能失调及随之而来的抑郁症状相关。

勃起障碍的功能性后果

勃起障碍会影响生育能力并引起个体的痛苦（如人际关系上的痛苦）。恐惧和/或回避性接触可能影响个体建立亲密关系的能力。有勃起障碍的男性可能会出现严重的心理痛苦。

鉴别诊断

非性功能的精神障碍：重性抑郁障碍和勃起障碍是密切相关的，个体可能出现伴有重性抑郁障碍的勃起障碍。如果勃起困难可以用其他精神障碍（如重性抑郁障碍）更好地加以解释，则不应诊断为勃起障碍。

正常勃起功能：诊断时应该考虑到个体对男性的正常勃起功能是否有过度的预期。

物质/药物使用：如果勃起功能失调出现于物质/药物使用期间，且勃起功能失调随着物质/药物的停用或剂量的减少而消失，则应诊断为物质/药物所致的性功能失调，而不是勃起障碍。

其他躯体疾病：在对勃起障碍的鉴别诊断中，难度最大的就是排除那些能够完全用躯体疾病来解释的勃起问题。在这种情况下，不能给予个体精神障碍的诊断。尚不清楚作为精神障碍的勃起障碍与作为其他躯体疾病后果的勃起功能失调的区别，并且许多案例具有复杂的、交互的躯体疾病和精神疾病方面的病因。如果个体年龄大于50岁和/或同时存在躯体方面的问题，鉴别诊断时应该考虑躯体方面的病因，特别是血管性疾病。存在已知的能够引起勃起问题的器质性疾病不能证明两者之间存在因果关系。例如，一位有糖尿病的男性可能由于心理应激反应出现勃起障碍。一般来说，由器质性因素导致的勃起功能失调是普遍的、渐进性发展的，发生在生殖器官神经支配的创伤性损伤（如脊髓损伤）后的勃起困难是一个例外。在情境的、不一致的应激性生活事件后出现的急性起病的勃起困难通常归因于心理因素。40 岁以下个体的勃起困难也可能是由心理病因导致的。

共病

勃起障碍可能与其他性功能失调（如早泄、男性性欲低下障碍、焦虑障碍和抑郁障碍）共病。有勃起障碍的男性患抑郁障碍的风险明显更高，起病后第一年患抑郁障碍的风险显著增加。勃起问题在被诊断为创伤后应激障碍的男性中很常见。勃起障碍在那些有与前列腺肥大相关的下尿路症状的男性中很常见。勃起障碍可能与血脂异常、心血管疾病、性腺机能减退、多发性硬化症、糖尿病以及对正常勃起所需的血管、神经或内分泌功能产生干扰的其他疾病同时出现。

女性性高潮障碍

诊断标准　　F52.31

A. 在所有或几乎所有（约 75% ～ 100%）的性活动（在可确认的情境下，或广义而言，在所有背景下）中，必须出现下列两项症状中的一项：
   1. 性高潮显著延迟，频率显著下降或未出现性高潮。
   2. 对性高潮的感受强度显著降低。
B. 诊断标准 A 的症状持续至少大约 6 个月。
C. 诊断标准 A 的症状引起个体有临床意义的痛苦。
D. 这种性功能失调不能用某种与性无关的精神障碍来更好地加以解释，或将其作为严重的关系困扰（如伴侣暴力）或其他显著应激源的后果，也不能归因于某种物质 / 药物的效应或其他躯体疾病。

标注是否是：

终身性：这种障碍自个体有性活动起持续存在。

获得性：这种障碍开始于一段时间的相对正常的性功能之后。

标注是否是：

广泛性：不局限于特定类型的刺激、情境或伴侣。

情境性：仅限于特定类型的刺激、情境或伴侣。

标注如果是：

在任何情境下都未体验过性高潮。

标注目前的严重程度：

轻度：存在诊断标准 A 中的症状所引起的轻度痛苦的证据。

中度：存在诊断标准 A 中的症状所引起的中度痛苦的证据。

重度：存在诊断标准 A 中的症状所引起的重度或极重度痛苦的证据。

诊断特征

女性性高潮障碍的典型表现为难以经历高潮和 / 或对性高潮的感受强度显著降低（诊断标准 A）。女性在引起性高潮的刺激物的类型和强度上体现出广泛的差异性。与此同时，女性对性高潮的主观描述是极为不同的，不同女性及同一女性在不同情况下体验性高潮的方式差异很大。如果给予女性性高潮障碍的诊断，其症状必须出现在所有或几乎所有（约 75% ～ 100%）的性活动（在可确认的情境下，或广义而言，在所有的背景下）中，并且病程持续至少 6 个月。采用严重程度和病程的最低诊断标准旨在区分短暂的性高潮困难和更持续的性高潮功能失调。诊断标准 B 中对“大约”的描述表明，允许临床工作者在病程不满足 6 个月的情况下作出诊断。

对于有女性性高潮障碍的个体来说，临床上的痛苦必须伴随着相应的症状（诊断标准 C）。许多造成性高潮困难的原因与多方面因素有关，有的原因无法被确定。如果女性性高潮障碍可以用其他精神障碍、物质 / 药物的效应或躯体疾病来更好地加以解释，则不应给予女性性高潮障碍的诊断。如果有人际的或显著的环境方面的因素，如严重的关系困扰、亲密伴侣的暴力，或存在其他显著的应激源，则不应给予女性性高潮障碍的诊断。

许多女性需要通过阴蒂刺激达到性高潮，并且比例相对较小的女性报告，她们总是在阴茎–阴道性交中体验到性高潮。因此，如果女性通过阴蒂刺激而非通过性交体验性高潮，则不符合女性性高潮障碍的诊断标准。还有一点需要着重考虑，即性高潮困难是否是由性刺激不充分导致的；在这些案例中，这些女性可能仍然需要接受治疗，但不应给予女性性高潮障碍的诊断。

相关特征

特定的人格特质或精神病理模式与性高潮功能失调之间的关系还没有被广泛地确定。与没有该障碍的个体相比，有女性性高潮障碍的个体可能更难以进行性问题方面的交流。然而，女性对性生活的整体满意度与高潮体验没有很强的相关性。许多女性尽管极少或从来没有经历过性高潮，却表示自己对性生活满意度较高。女性的性高潮困难经常与性兴趣和性唤起的相关问题同时出现。

除了终身性 / 获得性和广泛性 / 情境性的亚型外，在女性性高潮障碍的评估和诊断过程中，必须考虑下述五个因素，因为这些因素可能与病因和 / 或治疗相关：（1）伴侣因素（如伴侣的性问题、伴侣的健康状况）；（2）关系因素（如沟通不良、参与性活动的意愿不一致）；（3）个体的易患因素（如不良的躯体形象、性虐待或情感虐待史），共病的精神障碍（如抑郁障碍、焦虑障碍）或应激源（如失业、丧痛）；（4）文化或宗教因素（如与禁止性活动或性快感相关的抑制、对性的态度）；

（5）与预后、病程或治疗有关的医学因素。每个因素都可能对有该障碍的女性的症状表现有着不同的影响。

患病率

报告显示，绝经前女性性高潮障碍的患病率为 8% ～ 72%，其患病率取决于多种因素（如年龄、文化背景、环境、病程及症状的严重程度）；然而，这些估计没有考虑到痛苦的存在。在经历性高潮困难的女性中，只有一部分报告存在相关的痛苦。对症状的差异性（如症状的持续时间和回忆时间）评估也会影响患病率。在国际上，约有 10% 的女性在其一生中始终没有体验过性高潮。

发展与病程

根据定义，终身性女性性高潮障碍是指性高潮困难一直存在，而获得性女性性高潮障碍是指女性的性高潮困难发生在一段时间的正常的性高潮功能之后。

女性的初次性高潮体验可以出现在青少年前期至成年后的任何时间。与男性相比，女性初次体验性高潮的年龄表现出更为明显的差异性，并且女性报告经历性高潮的次数会随着年龄的增长而增加。许多女性会在体验多种性刺激并获得更多关于自己躯体的知识后学会体验性高潮。女性通过自慰获得性高潮的持续性（定义为“经常或总是”经历性高潮）的概率高于与性伴侣进行性活动时获得性高潮的持续性。

风险与预后因素

气质的：广泛的心理因素（如焦虑和对怀孕的担忧）可能潜在地影响女性体验性高潮的能力。

环境的：关系问题、躯体健康、心理健康与女性的性高潮困难有很强的关联性。社会文化因素（对性别角色的期待和宗教规范）对性高潮困难也有重要的影响。

遗传与生理的：许多生理因素（包括躯体疾病和药物治疗）可能对女性的性高潮体验产生影响。一些疾病（如多发性硬化症、子宫全切除术）引发的盆腔神经损坏、脊髓损伤都可能会影响女性的性高潮功能。选择性 5-羟色胺再摄取抑制药可延迟或抑制女性的性高潮。与没有外阴萎缩症的女性相比，有外阴萎缩症（以阴道干燥、瘙痒和疼痛等症状为特征）的女性更常报告性高潮困难。绝经状态与性高潮困难没有持续的相关性。女性性高潮功能方面的差异可能受遗传因素的显著影响。然而，心理、社会文化和生理因素很可能以复杂的方式相互作用，影响女性的性高潮体验。

与文化相关的诊断问题

女性缺乏性高潮在多大程度上被视为一个需要治疗的问题主要受文化背景的影响。一些文化在观念上低估了女性的性满足，或认为婚姻性行为是女性的责任，而不是一种愉悦的活动，这与女性较少寻求帮助有关。此外，性高潮对性生活满意度的重要性在女性中也并不相同。女性的性高潮能力可能存在显著的社会文化差异和代际差异。例如，在世界各地，女性性高潮障碍的患病率相差 2 倍以上。

与性和性别相关的诊断问题

根据定义，女性性高潮障碍的诊断仅适用于女性。男性性高潮的痛苦和困难被考虑为延迟射精。

诊断标志物

虽然在女性性高潮的过程中存在可测量的生理变化，包括激素、盆底肌肉组织和大脑激活的变化，但不同女性的性高潮指标有显著差异。在临床情况下，女性性高潮障碍的诊断基于女性的自我报告。

与自杀想法或行为的相关性

即使考虑了可能的创伤后应激障碍、可能的抑郁、派遣史、已婚状态、年龄、军队服役和种族因素，在女性退伍军人和现役军人中出现的性唤起功能障碍和性生活满意度下降仍与自杀想法有关。

女性性高潮障碍的功能性后果

尚不清楚女性性高潮障碍的功能性后果。虽然关系问题和女性性高潮困难之间有很强的关联性，但尚不清楚关系因素是性高潮困难的风险因素还是该困难的后果。

鉴别诊断

非性功能的精神障碍：如果性高潮困难能够用其他精神障碍（如重性抑郁障碍）更好地加以解释，则不应给予女性性高潮障碍的诊断。

物质/药物所致的性功能失调：如果性功能失调与物质/药物的使用同时发生，并随着物质/药物的停用或剂量的减少而消失，则应给予物质/药物所致的性功能失调的诊断，而不是女性性高潮障碍。

其他躯体疾病：如果性高潮困难由其他躯体疾病（如多发性硬化症、脊髓损伤）所致，则不应给予女性性高潮障碍的诊断。

人际关系因素：如果性高潮困难与人际关系或显著的环境因素（如严重的关系困扰、亲密伴侣的暴力、其他显著的应激源）有关，则不应给予女性性高潮障碍的诊断。

其他性功能失调：女性性高潮障碍可能与其他性功能失调（如女性性兴趣/唤起障碍）同时出现。即使个体存在其他性功能失调，也不能排除女性性高潮障碍的诊断。如果女性出现短期的、不频繁的、不伴有临床意义的痛苦或损害的性高潮困难，则不能被诊断为女性性高潮障碍。如果性高潮困难是性刺激不充分的后果，则给予女性性高潮障碍的诊断是不恰当的。

共病

有女性性高潮障碍的女性可能同时有女性性兴趣/唤起困难。有其他非性功能的精神障碍（如重性抑郁障碍）的女性可能表现出较低程度的性兴趣/唤起，这可能会间接增加出现性高潮困难的可能性。

女性性兴趣 / 唤起障碍

诊断标准 F52.22

A. 缺乏性兴趣、性唤起或性兴趣、性唤醒程度显著降低的表现至少包含以下六项中的三项：
   1. 缺乏对性活动的兴趣。
   2. 缺乏 / 减少对性或情色的想法或幻想。
   3. 不启动性活动或启动性活动的次数减少，通常不接受伴侣启动性活动的尝试。
   4. 在所有或几乎所有（约 75% ～ 100%）的性接触（在可确认的情境下，或广义而言，在所有的背景下）中，性活动时缺乏性兴奋和性愉悦，或性兴奋和性愉悦减少。
   5. 对任何内在或外在的性或情色暗示（如书面的、口头的、视觉的）的反应缺乏 / 减少性兴趣或性唤起。
   6. 在所有或几乎所有（约 75% ～ 100%）的性接触（在可确认的情境下，或广义而言，在所有的背景下）中，性活动时缺乏对生殖器或非生殖器的感觉，或感觉减弱。

B. 诊断标准 A 的症状持续至少约 6 个月。

C. 诊断标准 A 的症状引起个体有临床意义的痛苦。

D. 这种性功能失调不能用某种与性无关的精神障碍来更好地加以解释，或作为严重的关系困扰（如伴侣暴力）或其他显著应激源的后果，也不能归因于某种物质 / 药物的效应或其他躯体疾病。

标注是否是：

终身性：这种障碍自个体有性活动起持续存在。

获得性：这种障碍开始于一段时间的相对正常的性功能之后。

标注是否是：

广泛性：不局限于特定类型的刺激、情境或伴侣。

情境性：仅限于特定类型的刺激、情境或伴侣。

标注目前的严重程度：

轻度：存在诊断标准 A 中的症状所引起的轻度痛苦的证据。

中度：存在诊断标准 A 中的症状所引起的中度痛苦的证据。

重度：存在诊断标准 A 中的症状所引起的重度或极重度痛苦的证据。

诊断特征

在评估女性性兴趣 / 唤起障碍时，必须考虑到人际关系背景。不能仅根据性欲差异（女性对性活动的欲望低于性伴侣）作出女性性兴趣 / 唤起障碍的诊断。在给予该障碍的诊断时，必须至少达到六项标准中的三项（诊断标准 A），并且症状持续至少约 6 个月（诊断标准 B）。不同的女性可能存在不同的症状概貌，并且在性兴趣和性唤起的表现方式上也存在差异。例如，对于一些女性来说，女性性兴趣 / 唤起障碍可能表现为：对性活动缺乏兴趣，缺乏对情色或性的想法，不愿意启动性活动，对性伴侣的性邀请不愿意作出反应；对于其他女性来说，无法产生性兴奋、无法用性欲来回应性刺激、缺少相应的性唤起的生理体征可能是主要特征。失去性欲的女性缺乏性兴奋或性唤起的可能性比正常女性高出 9 倍，因此性欲缺乏和性唤起困难经常同时存在。短期的性兴趣或性唤起的改变是常见的，并且这可能源于女性对生活事件的适应性反应，而不代表女性出现性功能失调。诊断女性性兴趣 / 唤起障碍时，症状至少持续约 6 个月，以表明这些症状具有持续性。当 6 个月的病程不能被精确确定时，应该通过临床判断估计其持续性。

对性生活不感兴趣或对性活动产生兴趣的频率和强度减弱（诊断标准 A1）最初是性欲低下障碍的单一标准，这种情况目前由女性性兴趣 / 唤起障碍表示。有该障碍的个体没有对性和情色的想法或幻想，或相关的想法或幻想出现的频率和强度减弱（诊断标准 A2）。不同女性的性幻想的表现形式（包括对过去性经历的记忆）有很大差异。在评估该诊断标准时，应考虑到性想法会随着年龄的增长而正常下降。没有性活动的启动、性生活的启动减少、不接受伴侣的性邀请（诊断标准 A3）是聚焦于行为的诊断标准。伴侣对性启动模式的信念和偏好与这项诊断标准的评估高度相关。在所有或几乎所有（约 75% ～ 100%）的性接触中，性活动可能缺乏性兴奋或性愉悦，或性兴奋、性愉悦减弱（诊断标准 A4）。缺乏性愉悦是性欲低下的女性的常见临床主诉。性欲低下的女性报告，能引起其性兴趣或性唤醒的性暗示或情色暗示较少（即缺乏反应型性欲望）。证据表明，可能至少存在两种类型的女性性兴趣 / 唤起障碍，一种是基于对性暗示的低敏感性，另一种是基于性抑制的过度激活。对性刺激充分性的评估将有助于确认女性是否在反应型性欲方面存在困难（诊断标准 A5）。在性活动中，有该障碍的个体缺乏对生殖器或非生殖器的感受，或感受的频率或强度减弱（诊断标准 A6）。这些情况可能包括阴道润滑 / 充血的减少，但由于临床工作者无法通过生殖器的性反应的生理测量区分有性唤起担忧的女性和没有该问题的女性，减少或缺乏对生殖器或非生殖器感觉的自我报告就是充分的诊断依据。

在作出女性性兴趣 / 唤起障碍的诊断时，女性应有临床意义的痛苦，且必须伴随诊断标准 A 中的症状。痛苦可以作为缺乏性兴趣或性唤起的后果，或作为显著影响女性生活和幸福感的后果。如果终身缺乏性欲可以用个体自我认同的“无性”来更好地加以解释，则不应给予女性性兴趣 / 唤起障碍的诊断。

相关特征

女性性兴趣 / 唤起障碍经常与体验性高潮存在困难、在性活动中体验到疼痛、性活动不频繁及性伴侣之间的性欲差异有关。关系困扰、慢性应激和心境障碍也经常是女性性兴趣 / 唤起障碍的相关特征。对于性兴趣或性唤起的“恰当”水平的不切实际的预期、不良的性技巧和性信息的缺乏可能在有女性性兴趣 / 唤起障碍的女性中显著存在，后者及性别角色的规范性信念也是重要的考虑因素。

除了终身性 / 获得性和广泛性 / 情境性的亚型外，在女性性兴趣 / 唤起障碍的评估和诊断过程中，必须考虑以下五个因素，因为这些因素可能与病因和 / 或治疗相关：(1) 伴侣因素（如伴侣的性问题、伴侣的健康状态、伴侣相关的痛苦）；(2) 关系因素（如沟通不良、参与性活动的意愿不一致、关系持续时间）；(3) 个体的易患因素（如不良的躯体形象、性虐待或情感虐待史），共病的精神障碍（如抑郁障碍、焦虑障碍），应激源（如失业、丧痛）；(4) 文化 / 宗教因素（如与禁止性活动相关的抑制、对性的态度）；(5) 与预后、病程或治疗有关的医学因素。每个因素都可能对有该障碍的女性的症状表现有着不同的影响。

患病率

约 30% 的女性经历过慢性低性欲，其中约半数的女性经历过与伴侣相关的显著痛苦，四分之一的女性经历过个体的痛苦。性欲低下及性唤起（有或没有伴随的痛苦）困难的发生率可能随着年龄、文化环境、症状的持续时间和痛苦的存在而变化。在症状的病程方面，估计患病率在与性兴趣缺乏有关的短期问题和长期问题上存在显著差异。当诊断中要求个体存在关于性功能的痛苦时，患病率的估计值会显著降低。尽管性欲低下与年龄之间存在很强的关系，但随着女性年龄的增长，与性欲低下相关的痛苦会减少。

发展与病程

根据定义，终身性女性性兴趣 / 唤起障碍是指缺乏性兴趣或性唤起的问题在该女性的整个性生活史中一直存在。在性活动中，对于评估功能的诊断标准 A3、A4 和 A6 来说，终身性的亚型意味着症状自个体有性经历起就一直存在。如果性兴趣或性唤起困难开始于一段时间的相对正常的性功能之后，则被定义为获得性的亚型。性功能的适应性改变和规范性改变可能与性伴侣相关，是人际关系或个人事件的结果，并且在本质上可能是暂时性的。然而，当症状持续约 6 个月或更长时间，则应诊断为性功能失调。

在整个生命周期中，性兴趣和性唤起会发生正常的变化，而且与处于短期关系中的女性相比，处于长时间的持续关系中的女性更有可能报告参与性活动，即使她们在开始性接触时没有明显的性欲的感觉。年长女性的阴道干燥的表现与年龄和绝经状态相关。

风险与预后因素

气质的：气质因素包括对性的负性认知和态度，以及过去的精神障碍史。性兴奋和性抑制的倾向性差异也会增加发生性问题的可能性。

环境的：环境因素包括关系困扰、伴侣的性功能和发育史。例如，个体与照料者的早期关系和儿童期的应激源。

遗传与生理的：一些躯体疾病（如糖尿病、甲状腺功能失调）有可能是女性性兴趣/唤起障碍的风险因素。对于女性而言，遗传因素在性问题的易感性方面似乎发挥着重要的作用。通过阴道光体积描记法进行的心理生理学研究并未发现有生殖器唤起缺乏和没有生殖器唤起缺乏的女性之间的差异。

与文化相关的诊断问题

该障碍的患病率在世界各地有显著差异，其患病率为26%～43%。报告显示，一些民族/种族群体和移民群体的性欲水平较低。尽管个体报告的性欲和性唤醒的低水平可能反映了他们对性的兴趣较少，但这种群体间的差异（如未婚、更年期或丧偶女性报告的性行为的意愿）仍有可能受到测评工具的影响和文化因素的影响。判断来自特定种族文化群体的女性报告的性欲低下是否符合女性性兴趣/唤起障碍的诊断标准时，必须考虑到不同群体对性行为的规范和期望可能有所不同。

与性和性别相关的诊断问题

根据定义，女性性兴趣/唤起障碍的诊断只针对女性。男性在性欲方面表现出的痛苦和困难被考虑为男性性欲低下障碍。没有数据表明女性性兴趣/唤起障碍的患病率或表现在异性恋女性和同性恋女性中存在差异。

与自杀想法或行为的相关性

即使考虑到了可能存在的创伤后应激障碍、可能的抑郁、派遣史、已婚状态、年龄、军队服役和种族等因素，在女性退伍军人和现役军人中出现的性唤起功能障碍和性生活满意度下降与自杀想法有关。

女性性兴趣/唤起障碍的功能性后果

性兴趣和性唤起问题经常与关系满意度低有关。

鉴别诊断

非性功能的精神障碍：如果有其他精神障碍（如重性抑郁障碍）的个体在大部分时间对所有或几乎所有活动的兴趣或愉悦感都明显减少，临床工作者可以用性兴趣和性唤起的缺乏来解释该表现。如果性兴趣和性唤起的缺乏可以完全归因于其他精神障碍，则不应给予女性性兴趣/唤起障碍的诊断。

物质/药物使用：如果性兴趣和性唤起问题与物质/药物的使用同时发生，并随着物质/药物的停用或剂量的减少而消失，则应诊断为物质/药物所致的性功能失调，而不是女性性兴趣/唤起障碍。

其他躯体疾病：如果相关症状被认为几乎只与其他躯体疾病（如糖尿病、内皮细胞病、甲状腺功能失调、中枢神经系统疾病）的影响有关，则不应给予女性性兴趣/唤起障碍的诊断。

人际关系因素：如果人际关系或显著的环境因素（如严重的关系痛苦、亲密伴侣的暴力或其他显著的应激源）可以解释性兴趣和性唤起的相关症状，则不应给予女性性兴趣/唤起障碍的诊断。

其他性功能失调：存在其他性功能失调并不能排除女性性兴趣 / 唤起障碍的诊断。对于女性来说，出现一种以上的性功能失调是常见的。例如，慢性生殖器疼痛可能导致女性对（疼痛的）性活动缺乏欲望。在性活动中，缺乏性兴趣和性唤起可能损害女性性高潮的能力。对于一些女性来说，性反应的所有方面都可能是不令人满意的和令人痛苦的。

性刺激不充分或缺乏：在鉴别诊断时，评估女性性经历中的性刺激的充分性是很重要的。在由性刺激不充分或缺乏性刺激导致的临床问题的案例中，个体可能需要接受治疗，但不应给予女性性兴趣 / 唤起障碍的诊断。同样地，鉴别诊断时必须考虑由重大生活事件或个人事件引起的性功能的短暂改变和适应性改变。

共病

性兴趣和性唤起问题与其他性困难共病是极为常见的。在性欲低下的女性中，性痛苦和对性生活的不满也高度相关。令人痛苦的性欲低下与抑郁、甲状腺问题、焦虑、尿失禁和其他躯体因素有关。关节炎、炎症性肠病、肠易激综合征也与性唤起困难有关。性欲低下似乎可与抑郁、成年期性虐待、躯体虐待和酒精使用障碍共病。

生殖器–盆腔痛 / 插入障碍

诊断标准 F52.6

A. 表现为下列一项（或更多）出现持续的或反复的困难：
   1. 性交时阴道难以被插入。
   2. 在阴道性交或企图插入时，存在显著的外阴阴道疼痛或盆腔疼痛。
   3. 对阴道插入的预期、阴道插入的过程或结果使个体对外阴阴道或盆腔疼痛产生显著的恐惧或焦虑。
   4. 在阴道试图被插入时，盆底肌肉显著紧张或紧缩。

B. 诊断标准 A 的症状持续至少约 6 个月。

C. 诊断标准 A 的症状引起个体有临床意义的痛苦。

D. 这种性功能失调不能用某种与性无关的精神障碍来更好地加以解释，或作为严重的关系困扰（如伴侣暴力）或其他显著应激源的后果，也不能归因于某种物质 / 药物的效应或其他躯体疾病。

标注是否是：

终身性：这种障碍自个体有性活动起持续存在。

获得性：这种障碍开始于一段时间的相对正常的性功能之后。

标注目前的严重程度：

轻度：存在诊断标准 A 中的症状所引起的轻度痛苦的证据。

中度：存在诊断标准 A 中的症状所引起的中度痛苦的证据。

重度：存在诊断标准 A 中的症状所引起的重度或极重度痛苦的证据。

诊断特征

生殖器–盆腔痛 / 插入障碍包括四个常见的共病的症状维度：（1）性交困难；（2）生殖器–盆腔痛；（3）对疼痛或阴道插入的恐惧；（4）盆底肌肉紧张（诊断标准 A）。因为上述症状中的任何一个通常足以导致有临床意义的痛苦，所以只要女性在其中一个症状维度上存在显著困难，就可以作出诊断。然而，即使只基于一个症状维度作出诊断，上述四个症状维度也都应该被评估。

阴道性交 / 插入的显著困难（诊断标准 A1）可能是变化的，有的女性在任何情境下都无法经历阴道插入（如性交、妇科检查、插入卫生棉条），有的女性能够轻易在一种情境下经历插入，而在另一种情境下则无法经历插入。最常见的临床情况是女性无法经历与性伴侣的性交或插入，有的女性在接受必要的妇科检查时出现困难。在阴道性交或被试图插入的过程中，显著的外阴阴道或盆腔疼痛（诊断标准 A2）指的是女性在生殖器–盆腔区域的不同位置出现疼痛。疼痛的位置和强度应被评估。一般来说，疼痛可以按浅表性（出现在外阴阴道或插入过程中）或深入性（盆腔，即直到插入较深时才能感觉到）来分类。上述疼痛的强度通常与性交或其他性活动的痛苦或干扰呈非线性相关，一些生殖器–盆腔痛仅仅出现在被激发时（通过性交或机械刺激）。其他生殖器–盆腔痛可以是自发的和被激发的。女性也可以通过定性的表达（如“灼烧的”“割裂的”“剧烈的”“跳动的”）描述生殖器–盆腔痛的特征。这种疼痛可能在性交完成后持续一段时间，也可能出现在排尿过程中。一般来说，在性交过程中经历的疼痛会在妇科检查中再次出现。

在阴道被插入之前、期间或之后对外阴阴道或盆腔疼痛的显著的恐惧或焦虑（诊断标准 A3）常见于经常经历性交疼痛的女性。这一“正常”反应可能导致女性回避性 / 亲密情境。在其他情况下，这种显著的恐惧看起来并不与疼痛的经历密切相关，但仍然能够导致女性回避性交和阴道插入的情境。曾有人认为这种情况与恐怖症的反应相似，只不过个体恐惧的对象是阴道插入或疼痛。

在阴道被试图插入时，显著的紧张或盆底肌肉紧缩（诊断标准 A4）可能是变化的，女性有时表现为在阴道被试图插入时盆底肌肉出现反射性痉挛，有时表现为“正常 / 自主”的对预期的或反复经历的疼痛、恐惧或焦虑的反应性肌肉防卫。在“正常 / 防卫”反应的案例中，肌肉放松时有可能实现阴道插入。对盆底功能失调的评估通常由专门的妇科医生或盆底理疗师进行。

生殖器–盆腔痛 / 插入障碍的症状可能是先前的术语，包括性交困难（性交时疼痛）和阴道痉挛（定义为肌肉的不自主收缩导致插入疼痛或无法插入）。特定的躯体疾病，如外阴疼痛（慢性特发性外阴疼痛持续至少 3 个月）和诱发性前庭疼痛（限于外阴前庭的由接触诱发的外阴疼痛），可能是生殖器–盆腔痛 / 插入障碍的主要原因，并且可能是研究该障碍的焦点。有以上其他问题的女性通常报告有显著的痛苦，其症状可能符合生殖器–盆腔痛 / 插入障碍的诊断标准。

相关特征

生殖器–盆腔痛 / 插入障碍经常与其他性功能失调有关，特别是性欲和性兴趣下降（女性性兴趣 / 唤起障碍）。在没有疼痛或不需要插入的性情境中，性欲和性兴趣有时仍然存在。即使有生殖器–盆腔痛 / 插入障碍的个体报告有性兴趣和性动机，但她们仍然会经常回避性情境和性机会。在收到医学建议的情况下，仍然会有很多女性回避妇科检查。这种回避模式与恐怖症所表现出的模式十分相似。一些性交从未成功过的女性只在希望怀孕时才来接受治疗，这种情况是常见的。许多有生殖器–盆腔痛 / 插入障碍的女性会同时存在关系问题和婚姻问题，她们也经常报告该障碍显著减少了她们女性化的感觉。

除了终身性 / 获得性的亚型外，在生殖器–盆腔痛 / 插入障碍的评估和诊断过程中，必须考虑以下五个因素，因为这些因素可能与病因或治疗相关：（1）伴侣因素（如伴侣的性问题、伴侣的健康状态）；（2）关系因素（如伴侣对疼痛的反应，包括关心、消极的和促进的反应，参与性活动的意愿不一致）；（3）个体的易患因素（如不良的躯体形象、性虐待或情感虐待史），共病的精神障碍（如抑郁障碍、焦虑障碍）或应激源（如失业、丧痛）；（4）文化 / 宗教因素（如与禁止性活动相关的抑制、对性的态度）；（5）与预后、病程或治疗有关的医学因素。每个因素都可能对有该障碍的女性的症状表现有着不同的影响。

患病率

尚不清楚生殖器–盆腔痛 / 插入障碍的患病率，但美国有 10% ～ 28% 的育龄女性报告在性交过程中出现反复的疼痛。性交困难的女性似乎经常被转诊至性功能失调门诊和专业的临床工作者。在国际上，性交时生殖器–盆腔痛的发生率在育龄女性中为 8% ～ 28%，且各国的发生率并不相同。

尚不确定在涉及阴道插入的性活动中生殖器–盆腔痛在同性恋女性中的发生率，但其发生率可能与异性恋女性相似或比异性恋女性更低。尚不清楚其他性少数群体（包括变性女性）的患病率。

发展与病程

尚不清楚生殖器–盆腔痛 / 插入障碍的发展与病程，因为女性通常不会寻求治疗，直到她们在性功能上出现问题。通常很难确定生殖器–盆腔痛 / 插入障碍是终身性的（原发的）还是获得性的（继发的）。尽管女性通常在启动性活动后才呈现出引起临床关注的症状，但她们通常会有更早的临床体征，如难以或回避使用卫生棉条就是晚期问题的早期预测。阴道插入困难（无法插入、恐惧或疼痛）可能直到女性尝试性交时才变得明显。在尝试性交之后，尝试的频率可能不显著或不规律。在难以确认症状是终身性的还是获得性的情况下，确定是否存在一段时间的没有疼痛、恐惧和紧张的成功性交对诊断是有帮助的。如果的确存在这样的经历，则生殖器–盆腔痛 / 插入障碍可以被定性为获得性的。一旦症状持续约 6 个月的时间，症状自发缓解或显著缓解的可能性会减小。

生殖器－盆腔痛的主诉在成人早期、围绝经期和绝经期后达到峰值。生殖器－盆腔痛的相关症状也可能在产后期加剧。

风险与预后因素

气质的： 先前有心境障碍和焦虑障碍的女性出现生殖器－盆腔痛/插入障碍的可能性是没有这些障碍的女性的4倍。心理社会因素（如疼痛的灾难化、疼痛自我效能、回避疼痛、负性心境）和人际关系因素（如不安全的依恋、伴侣对疼痛的消极反应、专注于避免负性关系后果的性动机）可能会使症状持续并加重。

环境的： 尽管并非所有出现症状的女性都有这种病史，但是有生殖器－盆腔痛/插入障碍的女性比没有该障碍的女性更有可能报告性虐待史和/或躯体虐待史，并且恐惧被虐待。

遗传与生理的： 在性交过程中经历浅表性疼痛的女性经常报告疼痛起病于阴道感染后。即使感染消失且没有明显的物理残留物，疼痛仍然持续。在插入卫生棉条的过程中疼痛或在尝试任何性接触前无法插入卫生棉条是生殖器－盆腔痛/插入障碍的重要风险因素。

额外的生物医学风险因素包括青少年早期、炎症、口服避孕药的早期使用、外阴疼痛受体增殖（受体数量的增加）、致敏（触摸可能被视为疼痛），以及较低的触摸和疼痛阈值。静息时出现的盆底肌肉异常（包括肌张力过大、肌肉控制不佳、超敏反应和收缩力改变）可能会使阴道裂孔关闭并对插入造成干扰。

与文化相关的诊断问题

文化背景会影响与性交有关的生殖器－盆腔痛的经历和报告。女性会受到与女性、性和女性气质的社会叙事有关的负性影响，包括优先考虑男性性欲、插入性交所带来的压力、将性描述得简单而自然。贬低女性性经历的文化观念可能会影响女性解释性生活中的疼痛经历的方式和寻求帮助的方式，还会影响她们如何与照料者讨论自己的症状，比如一些女性可能不会报告生殖器－盆腔痛，而是报告婚姻不幸福。

在美国，与非西班牙裔女性相比，该障碍在西班牙裔女性中的患病率明显更高，并且更有可能报告初次性交时的疼痛（即原发性生殖器－盆腔痛/插入障碍）。明尼苏达州明尼阿波利斯的一项调查表明，只有约半数有生殖器－盆腔痛的女性寻求治疗，而那些经常报告疼痛的女性则感到被污名化。对于性少数群体及服务不足的民族/种族群体，这种经历可能会增加，特别是考虑到存在女性和非裔美国人在疼痛治疗方面不平等的证据。

与性和性别相关的诊断问题

与女性和女性气质有关的性别社会结构与生殖器－盆腔痛/插入障碍有关，包括认为插入性交和男性的性欲优先于女性自身的需求和性欲。该障碍与女性的羞耻感和不足感有关，并且会进一步加剧女性的心理痛苦。

根据定义，生殖器－盆腔痛/插入障碍的诊断只针对女性。一些相对较新的男性慢性盆腔疼痛综合征的研究表明，男性也会经历一些类似的问题。据估计，全世界男性生殖器–盆腔痛的发生率为 2.2% ～ 9.7%。研究和临床经验尚不充分，尚不能证明该诊断适用于男性。对于看似符合上述特征的男性而言，可以作出其他特定的性功能失调或未特定的性功能失调的诊断。

诊断标志物

临床工作者可以对诊断标准 A2 的症状（阴道性交或尝试被插入期间出现明显的外阴阴道疼痛或盆腔疼痛）进行实时评估（如棉签测试、外阴测试仪、卫生棉条测试）。尽管这些测试能够对尝试插入期间的疼痛强度进行很好的评估，但个体如果没有经历疼痛的性背景，就只能通过自我报告进行评估。诊断标准 A4 的症状（在尝试进行阴道插入期间，盆底肌肉明显拉紧或收紧）也可以被测量（如通过肌电图振幅、测力计，或合格的理疗师进行的 4D 超声）。目前，还没有有效的生理测量可以评估诊断标准 A1 或 A3 的部分症状。有效的心理测评工具可用于正式评估与生殖器–盆腔痛 / 插入障碍相关的疼痛和焦虑。

生殖器–盆腔痛 / 插入障碍的功能性后果

生殖器–盆腔痛 / 插入障碍中的功能性后果经常与浪漫关系的各个方面（包括这种关系的开始）的干扰有关。该障碍有时也与通过阴茎–阴道性交怀孕的能力有关。

鉴别诊断

其他躯体疾病：在许多案例中，有生殖器–盆腔痛 / 插入障碍的女性也会被诊断患有其他躯体疾病（如外阴硬化性苔藓、子宫内膜异位症、盆腔炎、绝经期泌尿生殖系统综合征）。在一些案例中，对躯体疾病的治疗可能会缓解生殖器–盆腔痛 / 插入障碍，但大多数情况并非如此。没有可靠的工具或诊断方法能够帮助临床工作者确定躯体疾病和生殖器–盆腔痛 / 插入障碍哪一个是原发的。一般来说，有关的躯体疾病很难被诊断和治疗。例如，绝经期后性交疼痛发生率的上升有时可以归因于与雌激素水平下降有关的阴道干燥或外阴阴道刺激。然而，目前尚不清楚生殖器症状、雌激素和疼痛之间的关系。

躯体症状障碍及相关障碍：一些有生殖器–盆腔痛 / 插入障碍的女性可能也患有躯体症状障碍。生殖器–盆腔痛 / 插入障碍、躯体症状障碍及相关障碍都是 DSM-5 中的新诊断，尚不清楚它们能否被有效地区分。一些有生殖器–盆腔痛 / 插入障碍的女性也会被诊断患有某种特定的恐怖症。

不充分的性刺激：临床工作者在鉴别诊断中需要着重考虑对女性性经历中的性刺激的充分性进行评估。不充分的前戏或唤起的性情境可能导致插入困难、疼痛或回避。男性性伴侣的勃起功能障碍或早泄可能导致插入困难。上述情况应被仔细评估。在一些情境中，生殖器–盆腔痛 / 插入障碍的诊断可能并不恰当。

共病

生殖器–盆腔痛 / 插入障碍常常和其他性困难共病。该障碍也常常与关系痛苦同时存在，这通常与缺乏性亲密关系有关，而不是（仅仅）与疼痛本身有关。这并不令人惊讶，因为无法与心仪的性伴侣进行（无痛）性交并回避性机会既可能是其他性问题或关系问题的促发因素，也可能是这些问题的后果。因为生殖器–盆腔痛/插入障碍的诊断涉及盆底症状，因此，有该障碍的女性患与盆底或生殖器官相关的其他疾病（如间质性膀胱炎、便秘、阴道感染、子宫内膜异位、肠道易激惹综合征）的概率可能较高。有生殖器–盆腔痛/插入障碍的女性经常会出现共病的慢性疼痛疾病（如纤维肌痛、慢性头痛），并且共病的患病率随着外阴疼痛症状的严重程度的增加而增加。

同性恋女性也报告性活动期间存在生殖器–盆腔痛和插入困难，非异性恋女性出现生殖器–盆腔痛的频率已被证明小于或等于异性恋女性出现生殖器–盆腔痛的频率。

男性性欲低下障碍

诊断标准 F52.0

A. 持续或反复地缺失（或缺乏）对性/情色的想法、幻想或对性活动的欲望。由临床工作者对这种缺失作出判断，诊断时应考虑到那些影响性功能的因素，如年龄、一般文化背景和社会文化背景。
B. 诊断标准 A 中的症状持续至少约 6 个月。
C. 诊断标准 A 中的症状引起个体有临床意义的痛苦。
D. 这种性功能失调不能用某种与性无关的精神障碍来更好地加以解释，或作为严重的关系困扰或其他显著应激源的后果，也不能归因于某种物质/药物的效应或其他躯体疾病。

标注是否是:

终身性：这种障碍自个体有性活动起持续存在。
获得性：这种障碍开始于一段时间的相对正常的性功能之后。

标注是否是:

广泛性：不局限于特定类型的刺激、情境或伴侣。
情境性：仅限于特定类型的刺激、情境或伴侣。

标注目前的严重程度:

轻度：存在诊断标准 A 中的症状所引起的轻度痛苦的证据。
中度：存在诊断标准 A 中的症状所引起的中度痛苦的证据。
重度：存在诊断标准 A 中的症状所引起的重度或极重度痛苦的证据。

诊断特征

在对男性性欲低下障碍进行评估时，必须考虑到人际关系的情况。性欲差异是指男性对性活动的欲望低于其性伴侣，临床工作者不足以依据该因素作出男性性欲低下障碍的诊断。在作出该障碍的诊断时，个体必须同时出现性欲低下或性欲缺失的表现，以及性想法或性幻想的缺乏或缺失（诊断标准 A）。不同男性在性欲方面的表现是有差异的。

缺乏对性的欲望以及缺少或缺失情色想法或幻想必须是持续的或反复的，必须至少存在约 6 个月。诊断标准中包含病程是为了避免在男性的性欲低下源于对不良生活状况的适应性反应的情况下作出该诊断。男性的性欲低下可能与严重的应激源或自尊的丧失（如被解雇或遇到财务困难、生意失败）有关。如果这些应激源持续存在超过 6 个月且个体持续性欲低下，则给予男性性欲低下障碍的诊断是恰当的。

相关特征

男性性欲低下障碍有时与勃起和 / 或射精困难有关。例如，勃起的持续性困难可能导致男性对性活动失去兴趣。有男性性欲低下障碍的男性经常报告他们不再启动性活动，并且他们对性伴侣启动性活动的尝试的接纳程度很低。在性欲低下的情况下，性活动（如自慰或与伴侣的性活动）有时也可能发生。在作出男性性欲低下障碍的诊断时，必须考虑到性启动模式的特定的关系偏好。尽管男性更可能启动性活动（性欲低下的男性可能具有不启动性活动的行为模式），但许多男性可能倾向于让伴侣来启动性活动。

除了终身性 / 获得性和广泛性 / 情境性的亚型外，临床工作者在评估和诊断男性性欲低下障碍的过程中必须考虑以下五个因素，因为这些因素可能与病因和 / 或治疗相关：（1）伴侣因素（如伴侣的性问题、伴侣的健康状态）；（2）关系因素（如沟通不良、参与性活动的意愿不一致）；（3）个体的易患因素（如不良的躯体形象、性虐待或情感虐待史），共病的精神障碍（如抑郁障碍、焦虑障碍）或应激源（如失业、丧痛）；（4）文化 / 宗教因素（如与禁止性活动相关的抑制、对性的态度）；（5）与预后、病程或治疗有关的医学因素。每个因素都可能对有该障碍的男性的症状表现有着不同的影响。

患病率

男性性欲低下障碍的患病率因原始国籍和评估方法而异。在代表性样本中，患病率的估计范围为 3% ～ 17%。年龄较大的男性（60 ～ 74 岁）的患病率为 16% ～ 28%。与年龄较大的男性相比，性欲问题在年轻男性（16 ～ 24 岁）中较少见，患病率为 3% ～ 14%。然而，缺乏性兴趣持续 6 个月及以上仅影响较少的男性（6%）。此外，不到 2% 的男性报告与性欲低下有关的显著的临床痛苦。关于求助行为的研究表明，只有 10.5% 的在前一年有性问题的男性寻求帮助。

发展与病程

根据定义，终身性男性性欲低下障碍是指性欲低下或性欲缺失的问题一直存在；如果男性的性欲低下是在拥有一段时间的正常性欲之后发展而来的，则被定义为获得性的亚型。诊断标准要求性欲低下持续约 6 个月或以上，因此，如果性欲在短期内出现变化，则不应作出男性性欲低下障碍的诊断。

与年龄相关的性欲减退是正常的。男性性欲低下障碍的患病率随着年龄的增长而增加，27 岁的男性的患病率约为 5.2%，50 岁的男性的患病率增长至 18.5%。和女性一样，激发男性性欲的因素是多样的，男性选择参与性活动的理由也是多样的。对年轻男性来说，虽然情色的视觉暗示可能是比较重要的性欲激发因素，但性暗示的效用可能随着年龄的增长而减弱，在评估男性性欲低下障碍时必须考虑到这一点。

风险与预后因素

气质的：情绪低落和焦虑症状是男性性欲低下的重要预测因素。多达半数的过去有精神障碍病史的男性有中度或重度的性欲低下障碍。与之相比，在无精神障碍病史的男性中，仅有 15% 的男性有中度或重度的性欲低下障碍。男性的自我感觉、对性伴侣表现出的性欲的感知、对情感联结的感受以及其他环境影响都会对性欲产生负性（或正性）的影响。

关于性的信念（尤其是限制性的性态度和保守观念）通常与男性的性欲低下有关。此外，缺乏情色思想和性活动期间对勃起的担忧是性欲低下和勃起功能信心水平低下的重要预测因素。

环境的：酒精使用可能会增加性欲低下的发生频率。性欲低下的其他环境决定因素包括：有问题的二元关系、对伴侣的吸引力降低、长期伴侣关系、性无聊和职业压力。在一些高收入国家开展的队列研究表明，男性性欲在近些年有下降的趋势。

遗传与生理的：内分泌疾病（如高催乳素血症和性腺功能减退）对男性性欲有着显著的影响。年龄是男性性欲低下的一个重要风险因素。尚不清楚性欲低下的男性的睾酮水平是否低下，但性欲低下在性腺机能减退的男性中是常见的。可能还存在一个关键阈值，睾酮水平低于此数值会影响男性性欲，而睾酮水平高于此数值对男性性欲几乎没有影响。

与文化相关的诊断问题

男性性欲低下障碍的患病率在世界各地存在显著差异，40 ～ 80 岁的北欧男性的患病率为 12.5%，40 ～ 80 岁的东南亚男性的患病率为 28%。对三个欧洲国家（葡萄牙、克罗地亚和挪威）的网络调查显示，缺乏性欲的痛苦与社会文化背景（如职业压力）显著相关。

与性和性别相关的诊断问题

与女性相比，男性在性欲和性唤起方面的障碍在诊断中被区分开来。男性和女性的性欲体验有相似之处，性欲会随着时间的推移而波动且受到环境因素的影响，但男性的性欲强度和频率明显高于女性。然而，初步数据表明，性欲和性唤起（勃起功能）的重叠在男性中也很常见，尤其是当他们在性问题上寻求帮助时。在性取向方面，数据表明，同性恋男性（19%）比异性恋男性（9%）更常报告性欲低下。

鉴别诊断

非性功能的精神障碍：非性功能的精神障碍（如重性抑郁障碍）以几乎每天和每天的大部分时间对所有或几乎所有活动的兴趣或愉悦感都明显减少为特征，这可以解释性欲缺乏的原因。如果性欲缺乏能够用其他精神障碍来更好地加以解释，则不应给予男性性欲低下障碍的诊断。

物质/药物使用：如果男性性欲低下与物质/药物使用同时发生，并随着物质/药物的停用或剂量的减少而消失，则提示男性患有物质/药物所致的性功能失调，而不是男性性欲低下障碍。

其他躯体疾病：如果性欲低下、性欲缺失及情色想法或幻想的缺乏或缺失可以用其他躯体疾病（如性腺机能减退、糖尿病、甲状腺功能失调、中枢神经系统疾病）的效应来更好地加以解释，则不应给予男性性欲低下障碍的诊断。

人际关系因素：如果人际关系或重要的环境因素（如严重的关系痛苦或其他显著的应激源）与男性性欲低下有关，则不应给予男性性欲低下障碍的诊断。

其他性功能失调：不能因为男性存在其他性功能失调而排除男性性欲低下障碍的诊断。一些证据显示，多达半数的性欲低下的男性存在勃起困难，并且少部分男性可能还同时有早泄问题。如果男性将自己的性欲低下视为无性的表现，则不应给予男性性欲低下障碍的诊断。

共病

男性性欲低下障碍很少独立存在，该障碍通常与勃起障碍、延迟射精和早泄共病。抑郁障碍和其他精神障碍经常与男性性欲低下障碍共病。

早泄

诊断标准 F52.4

A. 在与伴侣的性活动中，在插入阴道约 1 分钟内，出现在个体期望前的一种持续的或反复的射精模式。

注：尽管早泄的诊断可适用于进行非阴道性活动的个体，但尚未明确针对这些活动的特定的时间标准。

B. 诊断标准 A 中的症状必须持续至少 6 个月，且必须在所有或几乎所有（约 75%～100%）的性活动（在可确认的情境下，或广义而言，在所有的背景下）中出现。

C. 诊断标准 A 中的症状引起个体有临床意义的痛苦。

D. 这种性功能失调不能用某种与性无关的精神障碍来更好地加以解释，或作为严重的关系困扰或其他显著应激源的后果，也不能归因于某种物质/药物的效应或其他躯体疾病。

标注是否是：

终身性：这种障碍自个体有性活动起持续存在。

获得性：这种障碍开始于一段时间的相对正常的性功能之后。

标注是否是：

广泛性：不局限于特定类型的刺激、情境或伴侣。

情境性：仅限于特定类型的刺激、情境或伴侣。

标注目前的严重程度：

轻度：插入阴道后约 30 秒～ 1 分钟内射精。

中度：插入阴道后约 15 ～ 30 秒内射精。

重度：在性活动之前射精，或在性活动开始时射精，或插入阴道后约 15 秒内射精。

诊断特征

早泄表现为在阴道插入之前或不久后发生射精，应根据个体在阴道插入后的射精潜伏期来判断个体是否有早泄。尽管诊断标准针对的是阴茎-阴道性行为，但可以合理地假设类似的对射精潜伏期的估计适用于男性与男性之间发生的性行为及其他性行为。只要射精潜伏期短，那么预估的阴道内射精潜伏期和测量的阴道内射精潜伏期就高度相关；因此，自我报告的预估的射精潜伏期可用于诊断。60 秒的阴道内射精潜伏期是诊断异性恋男性终身性早泄的恰当的临界值，但目前专家一致认为该潜伏期时间太短，因此建议将阈值定为 120 秒。

相关特征

许多有早泄的男性主诉对射精缺乏控制，并且报告对未来性接触中预期的无法延迟射精感到担忧。

以下因素可能对任何类型的性功能失调都有影响：（1）伴侣因素（如伴侣的性问题、伴侣的健康状态）；（2）关系因素（如沟通不良、参与性活动的意愿不一致）；（3）个体的易患因素（如性虐待或情感虐待史），共病的精神障碍（如抑郁障碍、焦虑障碍），应激源（如失业、丧痛）；（4）文化 / 宗教因素（如与禁止性活动相关的抑制、对性的态度）；（5）与预后、病程或治疗有关的医学因素。

患病率

对早泄患病率的估计因定义的不同而存在较大差异。在国际上，所有年龄段的患病率均为 8% ～ 30%。在其他研究中，患病率可能更低或更高。早泄的患病率可能会随着年龄的增长而增加。例如，18 ～ 30 岁的瑞士和土耳其男性的患病率约为 9% ～ 11%；报告显示，高达 55% 的年龄在 50 ～ 59 岁的美国男性对快速射精表示担忧。当早泄被定义为在插入阴道后约 1 分钟内射精时，只有 1% ～ 3% 的男性被诊断为早泄。

发展与病程

根据定义，终身性早泄开始于男性的初次性经历，并在之后一直持续。有些男性可能在早期性接触的过程中经历早泄，但随着时间的推移，其对射精的控制能力逐步增强。射精问题持续超过 6 个月才能给出早泄的诊断。相比之下，有些男性在拥有一段时间的正常射精潜伏期之后发展出了该障碍，这种情况被称为获得性早泄。目前，人们对获得性早泄的了解远远少于对终身性早泄的了解。获得性早泄通常在晚些时候开始，发生于 40 多岁或 40 岁以后。终身性早泄的病程在一生中是相对比较稳定的。

风险与预后因素

气质的：早泄可能更常见于有焦虑障碍（特别是社交焦虑障碍）的男性。

遗传与生理的：终身性早泄与遗传因素有一定关联。早泄可能与多巴胺转运体基因的多态性或 5-羟色胺转运体基因的多态性有关，甲状腺疾病、前列腺炎和毒品戒断与获得性早泄有关。正电子发射断层扫描在测量射精时的局部脑血流显示，中脑移行区（包括腹侧被盖区）被激活。

与文化相关的诊断问题

对正常的射精潜伏期的感知在不同文化中有所不同，这可能与个体对性功能失调的认识、对性失败的关注、对性重要性的感知有关。在不同的国家，射精潜伏期的测量值可能会有所不同。上述差异可以用文化或宗教因素来解释。例如，受到对家庭压力的焦虑、缺乏婚前性经验等因素的影响，早泄在包办婚姻中更为常见。

与性和性别相关的诊断问题

早泄是一种出现于男性的性功能失调。男性及其性伴侣可能对可接受的射精潜伏期的时长有不同的感知。女性对其性伴侣发生早泄的担忧可能增加，这可能反映了社会对女性性活动的态度的变化。

诊断标志物

在研究环境下，射精潜伏期通常由性伴侣使用计时工具（如秒表）进行监测，尽管这并不是一个理想的方法。在临床环境中，应接受男性对阴道内插入至射精之间的时长的估计（可代替秒表测量）。

与自杀想法或行为的相关性

接受早泄治疗且存在抑郁症状的男性出现自杀想法或行为的风险较高，尽管受影响的男性将自杀症状归因于早泄，但抑郁也可能成为促发因素。

早泄的功能性后果

早泄可能与自尊心和自信心低下、缺乏控制感及伴侣关系的不良后果有关。早泄也可能引起性伴侣的个体痛苦以及性满意度的下降。与有伴侣的男性相比，单身男性更容易受到早泄的困扰，因为它干扰了单身男性寻求和维持新的关系。插入之前的射精可能与不孕有关。

鉴别诊断

物质 / 药物所致的性功能失调：当早泄问题完全是由物质使用、中毒或戒断导致的，应给予物质 / 药物所致的性功能失调的诊断。

不符合诊断标准的射精问题：区分射精潜伏期正常但要求更长的射精潜伏期的男性和有阵发性早泄的男性是有必要的（如在与一位新的性伴侣进行初次性接触的过程中，射精潜伏期短可能是常见的或正常的）。上述两种情况都不应当被诊断为早泄，即使这些情况对一些男性来说是痛苦的。

共病

早泄可能与勃起困难有关。在许多案例中，哪种困难更早出现可能是难以确定的。终身性早泄可能与一些焦虑障碍有关。获得性早泄可能与前列腺炎、甲状腺疾病或毒品戒断（如阿片类物质戒断）有关。

物质 / 药物所致的性功能失调

诊断标准

A. 主要临床表现为有临床意义的性功能障碍。

B. 存在病史、体格检查的证据或下列两项实验室发现：

   1. 诊断标准 A 中的症状在物质中毒或戒断后出现，或在药物接触或戒断后出现。
   2. 涉及的物质 / 药物能够使个体产生诊断标准 A 中的症状。

C. 这种障碍不能用一种非物质 / 药物所致的性功能失调来更好地加以解释。独立的性功能失调的证据包括：

   症状出现于开始使用物质 / 药物之前；在急性戒断或重度中毒结束之后，症状仍持续相当长的时间（如约 1 个月）；或有其他证据表明存在一种独立的非物质 / 药物所致的性功能失调（如反复的与非物质 / 药物相关的病史）。

D. 这种障碍并非仅仅出现于谵妄时。

E. 这种障碍引起个体有临床意义的痛苦。

注：仅当诊断标准 A 中的症状在临床上表现得非常明显且已经严重到足以引起临床关注时，才应该作出该诊断，而不是物质中毒或物质戒断的诊断。

编码备注：下表记录了 ICD-10-CM 中特定的物质 / 药物所致的性功能失调的编码。ICD-10-CM 编码的制定基于该障碍是否共病同一类物质的物质使用障碍。在任何情况下都不需要给予额外的物质使用障碍的单独诊断。如果轻度的物质使用障碍共病物质所致的性功能失调，则第四位数字为“1”，而且临床工作者应该在物质所致的性功能失调的前面记录“轻度物质使用障碍”（如“轻度可卡因使用障碍伴可卡因所致的性功能失调”）。如果中度或重度的物质使用障碍共病物质所致的性功能失调，则第四位数字为“2”，临床工作者应该根据共病物质使用障碍的严重程度记录“中度物质使用障碍”或“重度物质使用障碍”。如果未共病物质使用障碍（如仅出现于1次高剂量的物质使用后），则第四位数字为“9”，并且临床工作者仅应记录“物质所致的性功能失调”。

项目	ICD-10-CM		
	伴轻度使用障碍	伴中度或重度使用障碍	无使用障碍
酒精	F10.181	F10.281	F10.981
阿片类物质	F11.181	F11.281	F11.981
镇静剂、催眠药或抗焦虑药	F13.181	F13.281	F13.981
苯丙胺类物质（或其他兴奋剂）	F15.181	F15.281	F15.981
可卡因	F14.181	F14.281	F14.981
其他（或未知）物质	F19.181	F19.281	F19.981

标注（参见“物质相关及成瘾障碍”一章，其中表明“于中毒期间发生”和/或“于戒断期间发生”是否适用于特定的物质类别，或标注“于使用药物后发生”）：

于中毒期间发生：如果物质中毒和在中毒过程中出现的症状都符合诊断标准。

于戒断期间发生：如果物质戒断和在戒断过程中或不久后出现的症状都符合诊断标准。

于使用药物后发生：如果在用药起始阶段、用药情况发生改变或停药期间出现症状。

标注目前的严重程度：

轻度：出现于25%～50%的性活动中。

中度：出现于50%～75%的性活动中。

重度：出现于75%或以上的性活动中。

记录步骤

物质/药物所致的性功能失调的命名基于能导致性功能失调的特定物质（如酒精）。可从诊断标准中的表格选择与物质类别相对应的ICD-10-CM编码。对于不属于任何类别的物质（如氟西汀），应使用“其他（或未知）物质”的ICD-10-CM编码，并记录特定物质的名称（如F19.981氟西汀所致的性功能失调）。如果一种物质被判断为病因，但具体物质未知，则使用其他（或未知）物质所对应的ICD-10-CM编码，并记录物质未知的事实（如F19.981未知物质所致的性功能失调）。

记录障碍名称时，共病的物质使用障碍（若有）应被列在前面，接着记录“伴”字和物质所致的性功能失调的名称，然后记录发生情况的相关标注（即于中毒期间发生、于戒断期间发生、于使用药物后发生），最后记录严重程度（如轻度、中度、重度）。例如，在有重度酒精使用障碍的男性在中毒时出现勃起功能失调的情况下，其诊断为：F10.281重度酒精使用障碍伴酒精所致的性功能失调，于中毒期间发生，中度；不再给予单独的共病的重度酒精使用障碍的诊断。如果物质所致的性功能失调未共病物质使用障碍（如仅出现于1次高剂量的物质使用后），则无须记录伴随的物质使用障碍（如F15.981苯丙胺所致的性功能失调，于中毒期间发生）。当一种以上的物质被认为在性功能失调的发展过程中起到重要作用时，应被分别列出（如F14.181轻度可卡因使用障碍伴可卡因所致的性功能失调，于中毒期间发生，中度；F19.981氟西汀所致的性功能失调，于使用药物后发生，中度）。

诊断特征

物质/药物所致的性功能失调的核心特征是临床上显著的性功能紊乱，这种紊乱在临床表现中占主导地位（诊断标准A），被认为受到某种物质（如毒品或药物）的影响。性功能失调必须在中毒期间、戒断期间或戒断不久之后发生，或在接触物质/药物时、停用物质/药物后发生，并且该物质/药物必须能够导致相应的症状（诊断标准B2）。如果物质/药物所致的性功能失调是由使用治疗精神障碍或其他躯体疾病的处方药导致的，则个体必须在接受药物治疗时（或在停药期间，如果停药与药物有关）起病。一旦停止治疗，性功能失调通常会在数天到数周内改善或缓解（取决于物质/药物的半衰期和戒断的存在）。如果性功能失调先于物质/药物中毒或戒断起病，或者症状从严重中毒或戒断开始持续相当长的时间（通常超过1个月），则不应诊断为物质/药物所致的性功能失调。

相关特征

性功能失调的发生与以下类别的物质中毒有关：酒精，阿片类物质，镇静剂、催眠药或抗焦虑药，兴奋剂（包括可卡因），其他（或未知）物质。性功能失调的发生可能与以下类别的物质戒断有关：酒精，阿片类物质，镇静剂、催眠药或抗焦虑药，其他（或未知）物质。可导致性功能失调的药物包括：抗抑郁药、抗精神病药物和激素类避孕药。

最常被报告的抗抑郁药的副作用是男性性高潮或射精困难、女性性唤起困难。性欲和勃起问题较为少见。有证据表明，无论个体的抑郁水平如何，抗抑郁药都会对性功能失调产生影响。约30%的性主诉是有临床意义的。一些药物（即安非他酮、米氮平、奈法唑酮和维拉唑酮）在性方面的副作用的发生率似乎比其他抗抑郁药低一些。

与抗精神病药物有关的性功能问题（包括性欲、勃起、润滑、射精或性高潮问题）通常伴随典型和非典型的抗精神病药物的使用。然而，上述问题较少见于使用不影响催乳素的抗精神病药物或不阻断多巴胺受体的药物的个体。

尚不清楚心境稳定剂对性功能的效应，但锂盐和抗癫痫药对性欲有负性影响，但拉莫三嗪可能除外。性高潮困难可能出现于使用加巴喷丁的情况下。同时，使用苯二氮䓬类药物的个体出现勃起困难和性高潮困难的概率可能较高。还没有报告显示使用丁螺环酮会导致类似的问题。

许多非精神药物（如心血管药物、细胞毒素药物、肠胃药及激素药物）与性功能紊乱有关。使用5α-还原酶抑制剂（如度他雄胺、非那雄胺）可能会降低男性的勃起功能、射精功能和性欲。

毒品使用与性欲下降、勃起障碍和性高潮困难有关。性功能失调也见于接受美沙酮药物治疗的个体，但少见于接受丁丙诺啡药物治疗的个体。慢性尼古丁滥用或慢性酒精滥用与勃起困难有关。与酒精一样，大麻也是一种中枢神经系统抑制剂，使用大麻可能成为性功能失调的风险因素；然而，也有人认为它可能会提高个体对性高潮的满意度。

患病率

尚不清楚物质 / 药物所致的性功能失调的患病率和发病率，这可能与和治疗有关的性副作用报告不足有关。物质 / 药物所致的性功能失调的相关数据通常与抗抑郁药的效应有关。抗抑郁药导致的性功能失调的患病率在某种程度上取决于特定的药物。约 25% ～ 80% 的使用单胺氧化酶抑制剂、三环类抗抑郁药、5-羟色胺能抗抑郁药及 5-羟色胺能-肾上腺素能联合抗抑郁药的个体报告药物有性副作用。一些 5-羟色胺能抗抑郁药和 5-羟色胺能-肾上腺素能联合抗抑郁药的性副作用的发生率有所差异，而西酞普兰、氟西汀、氟伏沙明、帕罗西汀、舍曲林和文拉法辛等药物促发性功能失调的概率最高。

约 50% 的使用抗精神病药物的个体会经历不良的性副作用，包括与性欲、勃起、润滑、射精或性高潮有关的问题。尚不清楚不同的抗精神病药物促发性副作用的概率。

尚不清楚性功能失调在非精神药物（如心血管药物、细胞毒素药物、肠胃药及激素药物）使用者中的患病率和发病率。使用高剂量的治疗疼痛的阿片类物质可能会增加性功能失调的发病率。性欲降低、勃起功能失调及性高潮困难的发生率的上升与非法物质使用有关。性问题的发生率似乎与慢性的毒品使用有关。与滥用苯丙胺类物质或 3,4-亚甲基二氧基甲基苯丙胺的个体相比，滥用海洛因的个体的患病率（约 60% ～ 70%）似乎更高。性功能失调的患病率的上升也见于接受美沙酮治疗的个体，但是少见于接受丁丙诺啡治疗的个体。慢性酒精滥用和慢性尼古丁滥用与勃起障碍患病率上升有关。

发展与病程

抗抑郁药所致的性功能失调最早可能在初次使用药物 8 天后出现。约 30% 的有轻度到中度性高潮延迟的个体的功能失调在 6 个月内会自发缓解。在一些案例中，5-羟色胺再摄取抑制药所致的性功能失调可能在停用该药物后持续存在。尚不清楚滥用抗精神病药物或毒品后性功能失调的发生时间。尼古丁和酒精的负性效应很可能在物质使用多年后出现。早泄有时出现在停止使用阿片类物质后。一些证据表明，与物质 / 药物使用相关的性功能紊乱会随着年龄的增长而加剧。

与文化相关的诊断问题

文化因素、药物对性功能的影响和个体对这些变化的反应之间可能存在相互作用的关系。

与性和性别相关的诊断问题

某些物质/药物所致的性副作用可能存在性别差异，男性可能更经常报告使用抗抑郁药后性欲和性高潮受损，而女性可能更经常报告性唤起困难。

物质/药物所致的性功能失调的功能性后果

物质/药物所致的性功能失调可能导致个体对药物治疗的不依从性，如停药或不规律使用，这可能导致抗抑郁药的疗效降低。

鉴别诊断

非物质/药物所致的性功能失调：许多精神障碍（如抑郁障碍、双相障碍、焦虑障碍和精神病性障碍）都与性功能紊乱有关。因此，将物质/药物所致的性功能失调与潜在的精神障碍所致的性功能失调相区分是相当困难的。如果能观察到障碍与物质/药物的启用或停用之间的密切关系，则通常可以作出物质/药物所致的性功能失调的诊断。症状如果出现在物质/药物启用之后，随着物质/药物的停用而消失，并随着同一物质/药物的使用而复发，就可以明确个体有物质/药物所致的性功能失调。大多数物质/药物所致的副作用出现在启用或停用药物不久后。如果性副作用只出现在某种物质/药物的慢性使用后，则极难作出明确的诊断。

其他特定的性功能失调

F52.8

此类型适用于那些具备性功能失调的典型症状，且引起个体有临床意义的痛苦，但不符合性功能失调诊断类别中任何一种障碍的全部诊断标准的情况。可在下列情况下使用其他特定的性功能失调这一诊断：临床工作者选择用它来描述不符合任何一种特定的性功能失调诊断标准的特定原因。通过记录“其他特定的性功能失调”及其特定原因（如性厌恶）来表明。

未特定的性功能失调

F52.9

此类型适用于那些具备性功能失调的典型症状，且引起个体有临床意义的痛苦，但不符合性功能失调诊断类别中任何一种障碍的全部诊断标准的情况。未特定的性功能失调可在下列情况下使用：临床工作者选择不标注不符合任何一种性功能失调的诊断标准的特定原因，包括因信息不足而无法作出更具体的诊断。

性别烦躁

本章仅使用“性别烦躁”这一概括性的诊断，但分别给出了与儿童、青少年和成人发育阶段相适应的诊断标准。性与性别这一领域具有高度争议性，已经衍生出许多术语，其含义随着时间的推移在专业内和专业之间发生变化。此外，英文“sex”一词既包括男性 / 女性的性别，也包括性。本章使用的概念和术语已经被不同领域的在治疗性别烦躁方面受过专门训练的临床工作者广泛使用。在本章中，性与性的是指男性与女性的生物性特征（在生殖能力的背景下理解），如性染色体、性腺、性激素和明确的内外部生殖器。性发育障碍和性发展差异包括历史术语两性畸形和假两性畸形。性发展差异包括躯体两性疾病，如先天发育不明确的生殖器（如阴蒂肥大、小阴茎）、先天性内外性解剖分离（如完全性雄激素不敏感综合征）、性解剖不完全发育（如性腺发育不全）、性染色体异常（如特纳综合征、克兰费尔特综合征）或性腺发育障碍（如卵睾体）。

性别用于表示公开的、社会文化中的（通常是法律认可的）生活角色，如男孩或女孩、男性或女性或其他性别。在性别的发展方面，生物学因素被认为与社会和心理因素有交互作用。性别分配是指分配为男性或女性。这通常基于出生时的表型性别，从而产生出生分配的性别这一术语，之前该术语被称为“生物性别”，最近被称为“出生性别”。出生分配的性通常与出生分配的性别互换使用。术语分配的性和分配的性别包括出生分配的性 / 性别，也包括出生后在婴儿期或幼儿期进行的性 / 性别分配和重新分配，这种情况通常出现在双性人的案例中。非典型性别是指在特定的社会和历史时期具有相同性别的个体在躯体特征或行为上（在统计意义上）不典型；性别不一致、性别差异和性别多样性是替代的非诊断术语。性别再分配表示性别的正式（有时是合法的）变化。性别确认的治疗是指旨在使个体的躯体特征与体验的性别保持一致的医疗程序（激素或手术，或两者兼有）。性别认同是一种对社会身份的认同，其中所提到的身份指的是个体的身份，即男性、女性、介于两者之间的某些类别（即性别流动），或不同于男性或女性的类别（即性别中性）。近年来，性别认同的种类呈现出激增的态势。作为一个一般的描述性术语，性别烦躁是指个体可能存在体验或表达的性别与分配的性别不一致所带来的痛苦。然而，当它被作为一种诊断类别时，它具有更具体的定义。性别烦躁指的不是与耻辱相关的痛苦，而是一种独特的痛苦的来源。跨性别是指个体的性别认同不同于分配的性别。顺性别是指性别表达与出生分配的性别一致（即非跨性别）。变性是一个历史性术语，表示寻求、正在经历或经历了从男性到女性或从女性到男性的社会性转变，在许多但不是所有情况下，它还涉及通过性别确认激素治疗和生殖器、乳房或其他确认性别的手术（之前被称为*性别确认激素治疗*）进行的躯体转变。

尽管并非所有个体都会因不一致而痛苦，但如果不采取躯体干预手段（使用激素和/或手术），许多个体会感到痛苦。与先前的DSM-Ⅳ中的术语“性别认同障碍”相比，目前的术语更具有描述性，并且更侧重于烦躁这一临床问题而非认同本身。

性别烦躁

诊断标准

儿童性别烦躁　　F64.2

A. 个体体验/表达的性别与出生性别显著不一致，持续至少6个月，出现下列八项表现中的至少六项（其中一项必须为诊断标准A1）：
   1. 有强烈的成为另一种性别的欲望或坚持认为自己是另一种性别（或与出生性别不同的某种替代性别）。
   2. 男孩（出生性别）有对变装的强烈偏好或模仿女性装扮；女孩（出生性别）有只穿典型的男性服装的偏好，并且强烈抵触穿典型的女性服装。
   3. 有对在假装游戏或幻想游戏中扮演相反的性别角色的强烈偏好。
   4. 有对另一种性别经常使用的玩具或参与的游戏或活动的强烈偏好。
   5. 有对另一种性别的玩伴的强烈偏好。
   6. 男孩（出生性别）强烈地排斥典型的男性化玩具、游戏和活动，并且强烈回避打斗游戏；女孩（出生性别）强烈排斥典型的女性化玩具、游戏和活动。
   7. 强烈厌恶自己的性生理。
   8. 有希望第一和/或第二性征与自己体验的性别相匹配的强烈欲望。

B. 这种障碍与有临床意义的痛苦及社交、学业或其他重要功能受损有关。

标注如果是：

伴某种性发育障碍/差异（例如，先天性肾上腺生殖器障碍，如E25.0先天性肾上腺皮质增生症或E34.50雄激素不敏感综合征）。

编码备注：既编码性发育障碍/差异，也编码性别烦躁。

青少年和成人性别烦躁　　F64.0

A. 个体体验/表达的性别与出生性别显著不一致，持续至少6个月，出现下列六项表现中的至少两项：
   1. 体验/表达的性别与第一和/或第二性征显著不一致（在青少年早期表现为与预期的第二性征不一致）。
   2. 由于与体验/表达的性别显著不一致，产生去除自己第一和/或第二性征的强烈欲望（或在青少年早期出现防止预期的第二性征发育的欲望）。

3. 有对拥有另一种性别的第一和 / 或第二性征的强烈欲望。
4. 有成为另一种性别（或与出生性别不同的某种替代性别）的强烈欲望。
5. 有希望被视为另一种性别（或与出生性别不同的某种替代性别）的强烈欲望。
6. 有坚信自己拥有另一种性别（或与出生性别不同的某种替代性别）的典型感觉和反应。

B. 这种障碍与有临床意义的痛苦或社交、学业或其他重要功能受损有关。

标注如果是:

伴某种性发育障碍 / 差异（如先天性肾上腺生殖器障碍，如 E25.0 先天性肾上腺皮质增生症或 E34. 50 雄激素不敏感综合征）。

编码备注：既编码性发育障碍 / 差异，也编码性别烦躁。

标注如果是:

变性后：个体已经完全过渡到所体验性别的生活中（无论是否通过性别改变的法律认定），且经历过（或准备接受）至少 1 次与变性有关的医学操作或治疗程序——定期的变性激素治疗或与所体验性别相符合的变性手术（如出生性别为男性的个体进行隆胸手术和 / 或外阴阴道成形术，出生性别为女性的个体进行乳房切除术和 / 或阴茎成形术或阴蒂阴茎化手术）。

标注

对于有特定的可编码的性发育障碍或性发育差异的个体，应在医疗记录中标注“伴某种性发育障碍 / 差异”。

“变性后”的标注可用于支持新的性别分配的继续治疗。

诊断特征

对于有性别烦躁的个体来说，他们被分配的性别（通常基于出生时的表型性别，称为*出生分配的性别*）与他们体验 / 表达出来的性别存在显著的不一致。这种不一致是诊断的核心，临床工作者在作出诊断时必须考虑是否存在与这种不一致相关的痛苦的证据。个体体验到的性别可以包括典型的双性性别以外的替代性别。因此，痛苦可能不仅源于出生分配的性别给个体带来的体验，还源于个体的中间性别或替代性别与出生分配的性别不一致。

性别烦躁在不同年龄群体中有不同的表现。对于在性别刻板印象较少的环境下长大的孩子而言，以下情况可能表现得不那么突出。

在青少年期之前有性别烦躁的出生性别为女孩的个体可能表现出明显而持续的感觉和信念，她们认为自己是男孩，对做女孩的想法表示厌恶，或者声称她们将成长为男性。她们偏爱男孩的衣物和发型，而且常常被陌生人认作男孩，或许还会要求他人用男孩的名字称呼自己。如果父母尝试给自己穿裙子或其他女性服饰，她们会表现出强烈的负性反应。一些个体可能因为必须穿着此类服饰而拒绝参加学校的活动或社交活动。这些儿童在角色扮演、梦想、性别类型的游戏、玩具偏好、风格、举止、幻想和同伴偏好上都显示出显著的性别不一致。她们喜欢接触性运动、混战游戏、传统的男孩游戏，并且喜欢将男孩作为玩伴。她们对典型的女孩玩具（如洋娃娃）或活动（如女性化装扮或角色扮演）毫无兴趣。她们偶尔还会拒绝坐着小便。一些出生性别为女孩的个体会表达想要拥有阴茎的愿望，或声称自己有一个阴茎，或认为长大后她们将长出阴茎。她们也可能声称自己不想让乳房发育或不想出现月经。

在青少年期之前有性别烦躁的出生性别为男性的个体可能表现出明显而持续的感觉或信念，他们认为自己是女孩，或者断言自己长大后会成为女性。他们可能对成为男孩的想法表示厌恶。他们通常更喜欢穿女孩或女性的衣服，或是将可用的材料临时拼凑成女性服饰（如把毛巾、围裙和围巾当作长发或裙子）。这些儿童可能在性别类型的游戏、玩具偏好、风格、举止及同伴偏好上表现出明显的性别不一致。他们可能扮演女性角色（如扮演妈妈），并且通常对幻想中的女性人物表现出强烈的兴趣。他们总是将传统的女性活动、典型的女孩游戏和娱乐活动（如过家家，画女性化的图画，观看有喜爱的女性角色的电视或录像）作为首选活动。典型的女性玩偶（如芭比娃娃）通常是他们最喜欢的玩具，并且他们最喜欢将女孩作为玩伴。他们回避混战游戏，对典型的男性化的玩具（如汽车、卡车）毫无兴趣。他们可能声称厌恶自己的阴茎或睾丸，希望切除它们，或声称他们拥有阴道或渴望拥有阴道。

在有性别烦躁的儿童已经发生社会性转变之后，越来越多的父母会带他们来专科诊所就诊。

由于出生分配的性别为女性的个体的青少年期开始于 9 ～ 13 岁，出生分配的性别为男性的个体的青少年期开始于 11 ～ 14 岁，因此他们的症状和担忧可能出现在儿童期和青少年期之间的某个发育阶段。由于年龄较小的青少年的第二性征尚未完全发育，因此这些个体可能不会声称不喜欢它们，但他们可能因即将发生的躯体变化而感受到明显的痛苦。

有性别烦躁的青少年和成人所体验到的性别和躯体性征的不一致经常（但并非总是）伴随着去除第一和 / 或第二性征的渴望，和 / 或获得一些其他性别的第一和 / 或第二性征的强烈渴望。有性别烦躁的年龄较大的青少年和成人可能在不同程度上实施所体验到的性别的行为，穿相应的服饰。如果他人认同个体的出生性别，这些个体会感到很不舒服。一些成人和青少年可能强烈地渴望拥有另一种性别并这样被对待。他们可能通过一种内在的确定性来感受和反映他们体验到的性别，而不需要通过医学治疗来改变躯体特征。他们可能会找到其他方式来解决所体验 / 表达出的性别与分配的性别之间的不一致。他们有时会扮演所期望的角色，或扮演一种既不是传统男性也不是传统女性的性别角色。

相关特征

当明显的青少年期体征出现时，出生性别为男性的个体可能在毛发生长的体征出现时刮去面部、躯体的毛发。他们有时会绑住阴茎，使勃起不易被看见。出生性别为女性的个体可能会勒住她们的胸部，走路时弯腰驼背，或穿着宽松的毛衣，使乳房不易被看见。越来越多的青少年会在未得到医生的处方或指导的情况下自行使用抑制性腺类固醇产生的药物（如促性腺激素释放激素激动剂）或具有阻断性腺激素作用的药物（如螺内酯）。临床转介的青少年通常希望接受激素治疗，许多个体还希望进行性别确认手术。那些生活在接纳性环境中的青少年可以公开地表达对所体验到的性别角色的渴望，并希望自己得到相应的对待。同时，他们在穿着打扮上会部分或全部参考所体验到的性别。他们会梳所体验到的性别的典型发型，倾向于寻找其他性别的同伴作为朋友，和 / 或使用一个与体验到的性别相一致的新名字。年龄较大的性活跃的青少年期个体通常不会显露性器官或允许伴侣触摸他们的性器官。厌恶自己生殖器的成人的性活动会受到限制，他们通常不让伴侣看到或触摸他们的生殖器。一些成人可能经常寻求激素治疗（有时没有得到医生的处方和指导）并进行性别确认手术。其他个体则满足于激素治疗或手术，或不接受任何与性别确认有关的医学治疗。

在有性别烦躁的儿童、青少年和成人中，已观察到显著的自闭症（孤独症）谱系特征。此外，有自闭症（孤独症）谱系障碍的个体更有可能表现出性别多样性。

在接受性别确认治疗和进行合法性别改变之前，有性别烦躁的青少年和成人出现精神健康问题的风险增加，这些风险包括自杀意念、自杀企图和自杀。在性别再分配后，个体的适应性可能有所变化，自杀风险和精神健康问题可能持续存在。

青少年期之前的儿童的行为或情感问题与年龄的增长有关，这是因为他人越来越不能接受他们出现与性别不一致的行为。在性别不一致方面得到支持和接纳的儿童和青少年的心理问题可能更少，甚至没有心理问题。

患病率

目前还没有关于性别烦躁的大规模人群研究。基于寻求性别确认治疗的人群，人们对各群体的性别烦躁的患病率进行了评估，评估显示，出生性别为男性的个体和出生性别为女性的个体的患病率均小于 0.1%。由于许多有性别烦躁的成人不寻求特定的治疗项目，因此患病率可能被低估。基于对美国和欧洲的自我报告的一般人群样本进行的调查得出的患病率估计值较高，但由于评估方法不同，跨研究比较变得困难。自我认同为跨性别者的比例为 0.5% ～ 0.6%，认为自己具有不一致的性别认同的比例为 0.6% ～ 1.1%，感觉自己是一个不同性别的个体的比例为 2.1% ～ 2.6%，有接受医学治疗的愿望的比例为 0.2% ～ 0.6%。

发展与病程

由于性别烦躁的表达随年龄的增长而变化，因此儿童、青少年和成人的诊断标准并不相同。与青少年和成人的诊断标准相比，儿童的诊断标准更为具体和行为化。与年龄较大的儿童、青少年和成人相比，幼儿似乎更少表达极端而持续的解剖学上的性别烦躁。对于青少年和成人来说，所体验到的性别与分配的性别的不一致是该诊断的核心特征。与痛苦和损害相关的因素也随着年龄的增长而变化。当父母告诉儿童他或她“真的”不是其他性别的一员，而只是渴望成为其他性别的一员时，年龄非常小的儿童可能有痛苦的表现（如大哭）。在支持儿童以其他性别角色生活的社会环境中，痛苦可能表现得并不明显，痛苦只有在父母或社会不认同儿童的性别差异时才会出现。青少年和成人会因为体验到的性别与分配的性别强烈不一致而表现出痛苦。然而，这样的痛苦可能由于环境的接纳和能够减少不一致性的生物医学治疗而得到缓解。损害（如退学、抑郁、焦虑、同伴问题、行为问题和物质滥用）可能与性别烦躁相关。

无性发育障碍的性别烦躁：在加拿大和荷兰，接受过临床治疗的儿童的性别不一致行为通常出现于 2 ～ 4 岁。这与发育阶段具有一致性，许多典型的发育中儿童开始表现出性别化的行为和兴趣。一些学龄前儿童可能存在明显而持续的性别非典型行为，他们会表达对拥有其他性别的渴望，或者可能标榜自己是其他性别中的一员。在一些案例中，个体对拥有其他性别的渴望较晚出现，通常在进入小学之后。儿童有时会表达性生理解剖结构上的不适，或声称渴望具有自己所体验到的性别的生理解剖结构（“性解剖结构烦躁”）。当有性别烦躁的儿童即将进入青少年期时，与性解剖结构烦躁有关的表现变得更为常见。

目前，尚无关于青少年或成人的儿童期性别差异后果的一般人群研究。一些青少年期前的儿童表示希望拥有其他性别，他们在进入青少年期时不会寻求性别确认的躯体治疗。他们经常报告非异性恋倾向，并且经常有明显的性别不一致的行为，尽管他们在青少年期或成人早期不一定是跨性别者。对于一些在儿童期有性别烦躁的儿童来说，他们的症状在青少年期会得到缓解，但成年后可能会复发。

北美和荷兰的研究发现，出生性别为男性的个体持续出现性别烦躁的概率为 2% ～ 39%，出生性别为女性的个体持续出现性别烦躁的概率为 12% ～ 50%。性别烦躁的持续性与儿童期基线评估时确定的严重程度中度相关。早期的社会性转变也可能是青少年期性别烦躁持续存在的一个因素。

研究表明，无论青少年期前儿童的性别烦躁的发展轨迹如何，出生分配的性别的性吸引力都很高。大多数性别烦躁持续到青少年期及以后的个体将自己视为异性恋。大多数在青少年期时不再有性别烦躁的个体认同自己是男同性恋、女同性恋或双性恋。

在男性或女性中，性别烦躁存在两种发展轨迹。

与性别不一致的儿童相反，青少年期前起病的性别烦躁的个体的症状符合儿童期性别烦躁的诊断标准。烦躁可以持续到青少年期和成年期，有些个体经历了性别烦躁停止发展或拒绝承认性别烦躁的时期。在这些时候，这些个体可能认同自己是同性恋。有些个体可能认为自己是异性恋和顺性别，但是其中一些个体可能会在之后的生活中再次出现性别烦躁。

无论个体的性别烦躁是否持续存在或在未来停止，青少年期的开始或意识到青少年期将始于第二性征的发展都会促使个体体验到性别不一致的感觉，并使个体感到痛苦，这可能会加剧个体的性别烦躁。

早期或青少年期前起病的个体通常在儿童期、青少年期或成人早期接受临床性别确认的治疗。与晚期或青少年期后起病的个体相比，他们可能表现出更严重的性别烦躁，但他们的痛苦可能更多变且不那么强烈。

晚期起病或青少年期 / 青少年期后起病的性别烦躁发生在青少年期前后，甚至更晚。一些个体报告曾经在儿童期渴望拥有其他性别，但未向他人口头表达过，或者存在性别不一致的行为，不符合儿童期性别烦躁的全部诊断标准。一些个体则不记得儿童期曾出现任何性别烦躁的体征。性别烦躁起病于青少年期或青少年期后的个体的父母经常感到惊讶，因为他们从未看到任何出现于儿童期的性别烦躁的体征。

与性发育障碍有关的性别烦躁：需要早期医疗干预或由性别分配决定的有性发展差异的个体在年龄很小时就得到了临床关注。他们可能根据情况在青少年期之前接受了性腺切除术（通常是因为将来有恶性肿瘤的风险），在青少年期接受外源激素的给药是常规治疗的一部分。无论是由于疾病本身还是由于性腺切除术，不育都是常见的，生殖器手术可能在婴儿期或儿童期进行，目的是帮助受影响的个体和照料者确认分配的性别。

受影响的个体可能从儿童早期开始表现出性别不一致的行为，这取决于特定的性发育障碍综合征和性别分配，以及支持未成年人在社会和医学领域实现变性的阈值。一般来说，这些有性发展差异的个体的阈值要远低于没有性发展差异的个体。某些有性发育障碍综合征的个体觉知到自己的病情和病史，并对自己的性别感到不确定，但他们不会坚定地相信自己会拥有另一种性别。出现性别烦躁的比例和发展为变性的比例因具体的综合征和性别分配的不同而存在显著差异。

风险与预后因素

气质的：青少年期前出现性别烦躁的个体的性别差异行为可能在学龄前早期发展。研究表明，对于年龄较大的个体来说，性别不一致的强度越大，性别烦躁持续到青少年期和成年期的可能性越大。诱发因素（包括异装癖史）可能发展为幻想变性性兴奋（即与自己作为女性 / 男性的想法或影像有关的性唤起），尤其是对于在青少年期后（青少年期、成年期）出现性别烦躁的个体。

环境的：与顺性别的男性相比，出生分配的性别为男性的个体如果在儿童期和青少年期有性别烦躁，但没有性发育障碍，则更可能有兄长。

遗传与生理的：对于没有性发育障碍的有性别烦躁的个体，非双生兄弟姐妹中性别烦躁的家族史证据表明遗传发挥了一定的作用。与双卵同性双生子相比，单卵双生子出现性别烦躁的一致性增加，并且体现了一定程度的性别烦躁的遗传倾向。研究表明，性别烦躁具有多基因基础，涉及多种基因和多态性的相互作用，这些基因和多态性可能会影响子宫内大脑的性别分化，从而导致出生性别为男性的个体出现性别烦躁。

对性别烦躁个体的内分泌检查表明，在 46,XY 的个体中，性激素水平未出现内源性的系统性异常，但 46,XX 的个体的雄激素水平有所上升（在多毛女性的雄激素水平的范围内，远低于正常男性的水平）。总之，目前的证据还不足以确定不伴有性发育障碍的性别烦躁是一种局限于中枢神经系统的雌雄间性的形式。

如果个体在产前雄激素的产生和利用方面（通过受体的敏感性）与一般的同性

个体相比差异很大，那么晚期发生性别烦躁的可能性会增加。例如，46,XY 的个体处于正常男性的产前激素环境，存在先天非激素性生殖器缺陷的病史（如泄殖腔膀胱外翻或阴茎发育不全），并被分配为女性性别。出现性别烦躁的可能性在一些情况下会显著提高，持续地、高度地接触产后雄激素会导致躯体男性化。例如，被作为女性抚养的未去势的 46,XY 的个体伴有 5-α 还原酶 2 缺乏或 17β-羟基类固醇脱氢酶 3 缺乏；或被作为女性抚养的 46,XX 的个体伴有典型的先天性肾上腺皮质增生，并长期不接受糖皮质激素替代治疗。然而，与性别认同相比，产前雄激素环境与性别行为具有更强的相关性。许多有性发育障碍和显著的性别差异行为的个体没有发展为性别烦躁。因此，性别不一致行为本身不应被视为目前或未来患性别烦躁的指征。产前受男性化激素影响的个体似乎出现性别烦躁的可能性更大，并且由个体启动的从女性变为男性的性别改变多于从男性变为女性的性别改变。

与文化相关的诊断问题

报告显示，世界各国都有性别烦躁的个体。在那些在机构性性别分类上不只有男性和女性的文化中，也有类似于性别烦躁的情况被报告，其中包括印度、斯里兰卡、缅甸、阿曼苏丹国、萨摩亚、泰国等国家的个体和北美原住民。然而，在这种文化背景下，尚不清楚这些个体是否符合性别烦躁的诊断标准。

同时存在的精神健康问题的发生率因文化而异，这些差异也可能与儿童、青少年和成人对性别不一致的态度存在差异有关。在某些非西方文化中，焦虑在性别烦躁的个体中相对普遍，即使在接纳性别差异行为的文化中也是如此。

与性和性别相关的诊断问题

专业诊所转介率的性别差异因年龄而异。在儿童中，出生时被分配为男性的个体与出生时被分配为女性的个体的性别比介于 1.25:1 ～ 4.3:1。研究表明，越来越多的儿童和青少年到专科诊所就诊，就诊年龄越来越小，早期社会转变更为频繁。在青少年和年轻人中，出生性别为女性的人数比出生性别为男性的人数多。大多数对成人的研究表明，越来越多的出生性别为男性的个体寻求性别确认方面的治疗；美国和欧洲的大多数研究表明，男性与女性的性别比例介于 1:1 ～ 6:1。

与自杀想法或行为的相关性

跨性别者的自杀率和自杀企图率为 30% ～ 80%，风险因素包括经历过虐待、性别受害、抑郁、药物滥用和较小的年龄。与未转介到性别诊所的跨性别青少年相比，转介到性别诊所的跨性别青少年有更强烈的自杀想法，并且自杀行为发生率更高。在接受性别确认治疗和法律上的性别再分配之前，有性别烦躁的青少年和成人出现自杀想法和自杀企图的风险增加。在接受性别确认治疗后，不同个体的适应情况各不相同，虽然症状经常得到改善，但一些个体继续表现出强烈的焦虑和情感症状，自杀风险仍然会增加。

对因性别认同问题转介的 572 名加拿大儿童和主要来自其他高收入国家的几个对照组（兄弟姐妹、其他被转介儿童和未被转介儿童）的研究发现，在考虑了整体行为和同伴关系问题等因素的情况下，性别问题转介儿童自伤或企图自杀的可能性是对照组儿童的 8.6 倍，特别是在儿童期的后半段。在青少年中，自杀企图率最高的是跨性别的年轻男性，其次是那些认为自己既不是男性也不是女性的个体。

性别烦躁的功能性后果

性别不一致可能出现在儿童期（2 ～ 3 岁）之后的所有年龄段，并可能妨碍儿童的日常活动。对年龄较大的儿童来说，性别不一致可能影响同伴关系，并可能导致被同伴群体孤立并承受痛苦。许多儿童都经历过戏弄、骚扰或感受到压力，被迫穿戴与他们的出生性别有关的服饰，特别是那些在不支持和不接受性别不一致的环境中长大的儿童。同样地，在青少年和成人中，性别不一致所导致的痛苦常常干扰日常活动。关系困难（包括性关系问题）是常见的，并且与学习或工作有关的功能可能受损。性别烦躁与高强度的偏见、歧视和受害有关，导致负性的自我评价、抑郁、自杀，个体共病其他精神障碍的风险也会增加；个体会面临辍学和经济问题（包括失业），并面临社会和精神健康风险，特别是那些缺乏家庭支持或社会支持的个体。此外，这些个体获得健康服务和精神健康服务的途径可能受到结构性的阻碍，例如机构在服务这类个体时缺乏经验或怀有敌意，使个体产生不适感。

鉴别诊断

与性别角色的不一致：临床工作者应将性别烦躁与简单的和刻板的性别角色行为不一致的情况相区分，有性别烦躁的个体有拥有另一种性别（而非出生性别）的强烈愿望，并且有延伸出来的泛化的与性别不一致的行为和兴趣。该诊断并不局限于个体行为与刻板性别角色行为不一致（例如，女孩中的“假小子”，男孩的“娘娘腔”的行为，成年男性偶尔跨性别着装）的情况。非常重要的是，考虑到在整个跨性别谱系的范围内个体多样化性别表达的公开化，性别烦躁的临床诊断只能给予那些痛苦程度和功能损害都符合特定诊断标准的个体。

异装癖：异装癖发生在异性恋（或双性恋）的青少年和成年男性中（很少发生在女性中）。对于他们来说，女性的服装会使他们产生性兴奋，同时导致痛苦和 / 或损害，但他们并不认为自己分配的性别存在问题。这些个体偶尔伴有性别烦躁。如果有异装癖的个体在临床上有显著的性别烦躁，则可同时给予这两种诊断。在一些青少年期后起病的性别烦躁的案例中，出生性别为男性的个体被女性吸引并出现伴有性兴奋的异装行为是性别烦躁的先兆。

躯体变形障碍：有躯体变形障碍的个体聚焦于改变或去除特定的躯体部位，因为他们认为某些部位不正常，他们并不否定自己的出生性别。当个体的表现同时符合性别烦躁和躯体变形障碍的诊断标准时，可给予两种诊断。有些个体希望将健康肢体截除（术语为躯体完整性认同障碍），因为这会令他们感到更“完整”，他们通常不希望改变性别，而是渴望像截肢者或伤残者一样生活。

自闭症（孤独症）谱系障碍：诊断有自闭症（孤独症）谱系障碍的个体是否存在性别烦躁可能对临床工作者来说是一个挑战。由于有自闭症（孤独症）谱系障碍的个体对性别角色存在具体而僵化的思考，对社会关系特征理解不足，人们很难将潜在的共病的性别烦躁和自闭症的先占观念区分开来。

精神分裂症与其他精神病性障碍：有精神分裂症的个体很少存在自己属于其他性别的妄想。在没有精神病性症状时，有性别烦躁的个体坚持认为自己属于其他性别，这不能被认定为妄想。精神分裂症（或其他精神病性障碍）和性别烦躁可以同时出现。20% 的有精神分裂症的个体可能出现与性别主题有关的妄想。临床工作者通常可以从他们古怪的妄想内容及其精神病发作的严重程度来区分精神分裂症与性别烦躁。

其他临床表现：一些渴望去男性化的个体希望发展出替代的、非男 / 非女的性别认同，其临床表现符合性别烦躁的诊断标准。然而，一些男性寻求生殖器手术，或是出于审美方面的原因，或是为了减弱雄激素对心理的影响，但他们不改变男性身份。这些个体不符合性别烦躁的诊断标准。

共病

临床转介的有性别烦躁的儿童表现出较高水平的焦虑、破坏性、冲动控制障碍和抑郁障碍。从临床上看，与一般人群相比，自闭症（孤独症）谱系障碍在有性别烦躁的青少年和成人中更为普遍。临床转介的有性别烦躁的青少年和成人通常有很高的相关精神障碍的患病率，其中焦虑障碍和抑郁障碍最为常见。经历过骚扰和暴力的个体也可能有创伤后应激障碍。

其他特定的性别烦躁

F64.8

此类型适用于那些具备性别烦躁的典型症状，且引起有临床意义的痛苦，或导致社交、职业或其他重要功能受损，但不符合性别烦躁的全部诊断标准的情况。可在下列情况下使用其他特定的性别烦躁这一诊断：临床工作者选择用它来描述不符合性别烦躁诊断标准的特定原因。临床工作者可通过记录“其他特定的性别烦躁”及其特定原因来表明（如“短暂性别烦躁”，目前的症状符合性别烦躁的症状标准，但病程少于标准所要求的 6 个月）。

未特定的性别烦躁

F64.9

此类型适用于那些具备性别烦躁的典型症状，且引起有临床意义的痛苦，或导致社交、职业或其他重要功能受损，但不符合性别烦躁的全部诊断标准的情况。此种未特定的性别烦躁可在下列情况下使用：临床工作者选择不标注不符合性别烦躁诊断标准的特定原因，包括因信息不足而无法作出更具体的诊断。

破坏性、冲动控制及品行障碍

破坏性、冲动控制及品行障碍包含涉及情绪和行为自我控制问题的疾病。虽然DSM-5中的其他障碍也会涉及情绪和/或行为调节方面的问题，但本章中的障碍是独特的，因为这些问题涉及侵犯他人的权利（如攻击、损坏财物）和/或使个体与社会规范和权威人物发生剧烈冲突。在本章的各种障碍中，情绪和行为的自我控制所涉及的基础病因存在较大变异。

本章包括对立违抗障碍、间歇性暴怒障碍、品行障碍、反社会型人格障碍（在“人格障碍”一章中有具体描述）、纵火狂、偷窃狂，以及其他特定和未特定的破坏性、冲动控制及品行障碍。尽管本章的所有障碍都涉及情绪和行为调节的问题，但这些障碍之间的差异源于两类自我控制问题的侧重点不同。例如品行障碍的诊断标准主要聚焦于那些难以控制、侵犯他人权利或违背主要社会规范的行为。这些行为问题可能是或可能不是由不良的情绪控制引起的。有品行障碍的个体的一些症状（如某些形式的攻击）可归因于有限的情绪反应。间歇性暴怒障碍的诊断标准主要聚焦于不良的情绪控制。

介于这两种障碍之间的是对立违抗障碍，其诊断标准介于情绪（愤怒和易激惹）与行为（好辩论和挑战）之间。纵火狂和偷窃狂的典型表现为与能够缓解内在紧张情绪的、与特定行为（纵火或偷窃）相关的不良冲动控制。其他特定的破坏性、冲动控制及品行障碍属于该障碍，有该障碍的个体存在品行障碍、对立违抗障碍的症状或其他破坏性、冲动控制及品行障碍的症状，但是这些症状在数量上不符合本章中的任意一种障碍的诊断阈值（即使存在与该症状有关的临床损害的证据）。

与女性相比，破坏性、冲动控制及品行障碍在男性中更为常见，这种男性为主导的表现在不同障碍中或在同一障碍的不同年龄中存在差异。本章所提到的障碍通常在儿童期或青少年期起病。事实上，在成年期首次出现品行障碍或对立违抗障碍是罕见的。对立违抗障碍和品行障碍在发展上存在相关性，大多数有品行障碍的个体都符合对立违抗障碍的诊断标准，至少在青少年期前出现的品行障碍的案例中是这样。然而，大多数有对立违抗障碍的儿童最终并没有发展为品行障碍。此外，有对立违抗障碍的儿童也存在出现其他问题（包括焦虑障碍和抑郁障碍）的风险，除了品行障碍。

在某种程度上，许多定义破坏性、冲动控制及品行障碍的症状会出现在正常发育的个体的行为中。因此，在判断个体是否有某种障碍的症状时，需要考虑相对于个体的年龄、性别、文化而言，这些症状在不同情况下的频率、持续性和广泛性。

破坏性、冲动控制及品行障碍与人格障碍被认为与一个共同的外在谱系相关。

该谱系与脱抑制和负性情绪（某些方面）的维度有关，与限制和宜人性相反。这些共同的人格维度导致这些障碍高度共病，最频繁的共病是物质使用障碍和反社会型人格障碍。然而，目前还尚不清楚构成外在谱系的共同要素的本质。

对立违抗障碍

诊断标准 F91.3

A. 存在一种愤怒 / 易激惹的心境，存在争辩 / 对抗的行为或报复的行为模式，持续至少 6 个月，存在下列任意类别中的至少四项症状，并在与至少一个非同胞个体的互动中表现出来。

愤怒 / 易激惹的心境

1. 经常发脾气。
2. 经常是敏感的或易被惹恼的。
3. 经常是愤怒的和怨恨的。

争辩 / 对抗的行为

4. 经常与权威人士辩论，或儿童和青少年经常与成人争辩。
5. 经常主动地对抗或拒绝遵守权威人士或规则的要求。
6. 经常故意惹恼他人。
7. 自己有错误或不当行为却经常指责他人。

报复

8. 在过去 6 个月内至少出现 2 次怀有恨意的行为或报复性的行为。

注：这些行为的持续性和频率应被用于区分在正常范围内的行为与有问题的行为。对于年龄小于 5 岁的儿童，这些行为应至少出现 6 个月（出现于大多数的日子里），除非另有说明（诊断标准 A8）。对于 5 岁或年龄更大的个体，这些行为应至少每周出现 1 次，且持续至少 6 个月，除非另有说明（诊断标准 A8）。这些频率方面的诊断标准为症状的定义提供了指导，其他因素也应当被考虑，如这些行为的频率和强度是否超出了个体的发育水平、对性别的要求和文化方面的要求。

B. 这种行为障碍与当前社会背景下个体或他人（如家人、同伴、同事）的痛苦有关，或对社交、教育、职业或其他重要功能产生了负性影响。

C. 这种行为出现在精神病性障碍、物质使用障碍、抑郁障碍或双相障碍的病程中，不符合破坏性心境失调障碍的诊断标准。

标注目前的严重程度：

轻度：症状仅出现于 1 种场所（如在家里、在学校中、在工作中、与同伴在一起）。

中度：症状至少出现于 2 种场所。

重度：症状出现于 3 种或更多场所。

标注

有对立违抗障碍的个体通常只在家里、只在与家庭成员的相处中才表现出症状，但症状的广泛性是该障碍严重程度的指征。

诊断特征

频繁而持续的愤怒/易激惹的心境、争辩/对抗的行为或报复的行为模式是对立违抗障碍的基本特征（诊断标准A）。有对立违抗障碍的个体通常表现出该障碍的行为特征，没有负性心境。然而，有愤怒/易激惹心境的有该障碍的个体通常也有行为特征。

对立违抗障碍的症状通常只出现于一种场所，最常见的场所是家。那些症状已符合诊断阈值的个体的社交功能显著受损，即使他们只待在家里。然而，在更严重的案例中，该障碍的症状出现在多种场所中。因为该症状的广泛性是障碍严重程度的指征，因此，在不同场所和关系中评估个体的行为是十分关键的。这些行为在兄弟姐妹中很普遍，因此观察个体与兄弟姐妹以外的人的互动表现就显得格外重要。该障碍的症状通常在与熟悉的成人或同伴的互动中更明显，但在临床检查时这些症状可能并不明显。

在某种程度上，对立违抗障碍的症状也会出现在没有该障碍的个体中。判断个体的行为是否是对立违抗障碍的症状时，应考虑以下几个关键因素：首先，先前的6个月的行为必须符合四项或更多的诊断标准。其次，症状的频率和持续性应该超过对于个体的年龄、性别和文化而言的正常范围。只有当学龄前儿童在先前6个月的大部分日子里有发脾气的表现，伴有至少三种该障碍的其他症状，并且发脾气导致了与该障碍有关的显著损害（例如，儿童发脾气时毁坏财物，导致其被要求离开幼儿园），发脾气才被考虑为对立违抗障碍的症状。应当注意的是，情绪失控并不总是涉及发脾气的行为，它也可以表现为愤怒的面部表情、愤怒的言语表达，以及通常不被认为是发脾气的主观愤怒感。

该障碍的症状通常是个体与他人有问题的互动模式的一部分。此外，有该障碍的个体通常不认为自己是愤怒的、对立的或违抗的。他们通常替自己的行为辩护，认为自己的行为是对无理要求或情境的反应。因此，将有该障碍的个体的自身原因与其所经历的有问题的互动模式相区分是比较困难的。例如，有对立违抗障碍的儿童可能经历敌对的养育史，临床工作者通常难以确定是儿童的行为导致父母对儿童采取更敌对的方式，还是父母敌对的态度导致了儿童的问题行为，抑或是两者皆有。临床工作者是否能够区分潜在因素的相对作用不应影响其诊断。在十分糟糕的环境中，儿童可能被忽视和虐待（如在机构场所），在临床关注中注意排除环境对儿童的影响通常对诊断有一定的帮助。

相关特征

对立违抗障碍最常与注意缺陷/多动障碍和品行障碍共病（参见该障碍的“共病”部分）。即使共病的障碍得到了控制，对立违抗障碍也与自杀企图风险的增加有关。

患病率

全球对立违抗障碍的患病率为1%～11%，平均患病率约为3.3%。儿童的年龄、性别不同，对立违抗障碍的患病率也有所不同。从某种程度上看，在青少年期前，男性似乎比女性更易患病（1.59:1）。这种男性为主的情况并没有在青少年或成人样本中被发现。

发展与病程

对立违抗障碍的症状通常首先出现在学龄前，很少出现于青少年早期之后。对立违抗障碍通常在品行障碍之前发生，特别是那些在儿童期起病的品行障碍。然而，许多有对立违抗障碍的儿童和青少年后来并未出现品行障碍。即使没有品行障碍，对立违抗障碍也会使个体患焦虑障碍、抑郁障碍的风险增加。有违抗的、好争辩的和报复性症状的个体有极高的患品行障碍的风险，而有愤怒/易激惹的心境症状的个体有极高的患心境障碍和焦虑障碍的风险。

该障碍的表现在整个发育阶段比较一致。有对立违抗障碍的儿童和青少年在成年期出现适应问题的风险会增加，包括功能损害（例如，与家人、同伴和亲密伴侣的关系问题，教育程度较低，更多的工作压力）、对立违抗障碍的持续存在及其他精神病理学方面的问题，如反社会性行为、冲动控制问题、物质滥用、焦虑和抑郁。

学龄前和青少年期的个体的与对立违抗障碍有关的行为在不断增加。因此，在确定这些行为是否是对立违抗障碍的症状之前，将这些行为的频率和强度与个体所处的发育阶段的正常水平相比较是十分重要的。例如，学龄前儿童每周发脾气并不罕见，但只有10%的学龄前儿童每天都发脾气。

风险与预后因素

气质的：与情绪调节问题有关的气质因素（如强烈的情绪反应、不良的挫折耐受性）是该障碍的预测因素。

环境的：有对立违抗障碍的儿童会影响他们所处的环境，而环境反过来又会影响他们。例如，严厉、不一致的儿童教养方式预示着症状的增加，而儿童的症状也预示着严厉、不一致的教养方式的增加。如果儿童养育因照料者的不断更替而中断，则儿童患对立违抗障碍的风险会增加。有对立违抗障碍的儿童也更容易欺负同伴并被同伴欺负。

遗传与生理的：许多神经生物学标志物（例如，较低的心率和皮肤电传导反应，基础皮质醇反应降低，前额叶皮质和杏仁核异常）都与对立违抗障碍有关。研究表明，对立违抗障碍的易激惹和愤怒症状与抑郁和广泛性焦虑障碍之间存在重叠的遗传影响。然而，绝大多数研究都未能将有对立违抗障碍的儿童与有品行障碍的儿童相区分。因此，尚不清楚是否有对立违抗障碍的特异性标志物。

与文化相关的诊断问题

报告显示，对立违抗障碍或其他破坏性障碍的患病率可能受到对来自某些文化背景的个体的误诊或过度诊断的影响。社会规范可能会影响儿童和青少年的患病率及其男性性别优势。一项对儿童中期患病率的元分析发现：在西方文化中，这种障碍在男孩中更常见；但在非西方文化中，男孩和女孩的患病率相似。此外，第一代移民和难民出现对立违抗障碍的风险可能较低，尽管他们曾有并不顺利的经历。

与性和性别相关的诊断问题

一些研究发现，与品行障碍相比，对立违抗障碍在性或性别方面的差异很小。性或性对风险因素的影响可能存在轻微的差异。父母的严厉教养与女孩患对立违抗障碍的相关性更高，而男孩则没有这种情况。

对立违抗障碍的功能性后果

当对立违抗障碍在个体的整个发育阶段持续出现，有该障碍的个体会频繁与父母、老师、监管人、同伴和亲密伴侣发生冲突。此类问题通常导致个体在情绪、社交、学业和职业适应方面显著受损。

鉴别诊断

品行障碍：品行障碍和对立违抗障碍都与个体与成人和其他权威人士（如老师、上级主管）发生冲突的行为问题相关。有对立违抗障碍的个体的行为通常没有有品行障碍的个体的行为那么严重，其行为不包括对人或动物的攻击，也不包括破坏、偷窃或骗取财物。然而，有证据表明，与品行障碍相比，对立违抗障碍与同等水平或更高水平的损害相关。此外，对立违抗障碍包括情绪失调问题（即愤怒 / 易激惹的心境），品行障碍的定义中不包括这些。

适应障碍：环境和家庭应激源可能与情绪失调的外化性表现有关。在儿童中，情绪失调可能表现为发脾气和对抗行为；在青少年中，情绪失调表现为攻击性行为（如反叛和反抗）。适应障碍与应激源的存在时间相关，且应激源消退后症状的持续时间小于 6 个月，这可能有助于区分适应障碍与对立违抗障碍。

创伤后应激障碍：在 6 岁以下的儿童中，创伤后应激障碍最初表现为行为失调、对立和发脾气。个体的表现与创伤事件和其他特定的症状（创伤性玩耍）的关联是确立诊断的关键。青少年的创伤重演和冒险可能被误解为反抗、对立或品行问题。

注意缺陷 / 多动障碍：注意缺陷 / 多动障碍通常与对立违抗障碍共病。如果额外给出对立违抗障碍的诊断，应确定个体无法听从他人的指令，这种情况出现在需要持久努力和注意力的情况下，或出现在需要个体坐着不动的情况下。

抑郁障碍与双相障碍：抑郁障碍与双相障碍通常涉及负性情绪和易激惹。因此，当症状仅仅出现在心境障碍的病程中，则不应给予对立违抗障碍的诊断。

破坏性心境失调障碍：有对立违抗障碍与破坏性心境失调障碍的个体都有慢性

的易激惹心境，并经常发脾气。然而，如果易激惹心境和其他症状符合破坏性心境失调障碍的诊断标准，即使个体的症状符合对立违抗障碍的全部诊断标准，也不应给予对立违抗障碍的诊断。

间歇性暴怒障碍：间歇性暴怒障碍表现为个体有强烈的愤怒。有该障碍的个体表现出对他人严重的攻击性，但这不是对立违抗障碍的定义的一部分。

智力发育障碍（智力障碍）：对有智力障碍的个体而言，只有当个体的对立行为明显高于心理年龄与其相仿、智力障碍严重程度与其相当的个体的一般水平时，才应给予对立违抗障碍的诊断。

语言障碍：临床工作者必须将对立违抗障碍的症状与因语言综合理解力受损（如听力丧失）而无法听从指令的情况相区分。

社交焦虑障碍：临床工作者必须将对立违抗障碍与违抗行为相区分，那些违抗行为与和社交焦虑障碍相关的对负面评价的恐惧有关。

共病

样本显示，患注意缺陷/多动障碍的儿童、青少年和成人有更高的对立违抗障碍的患病率，这可能是由共享的气质风险因素导致的。此外，对立违抗障碍通常发生在品行障碍之前，这在儿童期起病型的儿童中最为常见。有对立违抗障碍的个体也有较高的患焦虑障碍和重性抑郁障碍的风险，这似乎主要归因于愤怒/易激惹的心境。据报告，破坏性心境失调障碍与对立违抗障碍共病率极高，大多数有破坏性心境失调障碍的个体的症状符合对立违抗障碍的诊断标准（如出现争辩、违抗的表现）。然而，如果个体同时也符合破坏性心境失调障碍的诊断标准，则不应被诊断为对立违抗障碍，所以个体在这种案例中只能被诊断为破坏性心境失调障碍。有对立违抗障碍的青少年和成人也有较高的患物质使用障碍的风险，尽管尚不清楚这种关联性是否独立于品行障碍的共病。

间歇性暴怒障碍

诊断标准 F63.81

A. 反复的无法控制攻击性冲动的行为爆发，表现为下列两项中的一项：
   1. 言语攻击（如发脾气、较长的批评性发言、口头争吵或打架）或对动物或他人的躯体性攻击，平均每周出现2次，并持续3个月。躯体性攻击未导致财产的损坏或破坏，也未导致动物或他人的躯体受伤。
   2. 在12个月内出现3次行为爆发，涉及财产的损坏或损毁，和/或导致动物或他人躯体受伤。

B. 反复爆发的行为所表达出的攻击性明显与挑衅或任何促发的心理社会应激源不成比例。

C. 反复的攻击性行为的爆发是非预谋的（即行为是冲动的和/或基于愤怒的），

而不是为了实现某些切实的目标（如金钱、权力、恐吓）。

D. 反复的攻击性行为的爆发引起个体显著的痛苦，或导致职业或人际关系受损，或导致与财务或法律有关的后果。

E. 实际年龄至少为 6 岁（或发育水平相当）。

F. 反复的攻击性行为的爆发不能用其他精神障碍（如重性抑郁障碍、双相障碍、破坏性心境失调障碍、精神病性障碍、反社会型人格障碍、边缘型人格障碍）来更好地加以解释，也不能归因于其他躯体疾病（如头部外伤、阿尔茨海默病）或某种物质（如毒品、药物）的生理效应。在 6 ～ 18 岁的儿童和青少年的攻击性行为作为适应障碍的一部分出现时，不应考虑此诊断。

注：在诊断注意缺陷 / 多动障碍、品行障碍、对立违抗障碍或自闭症（孤独症）谱系障碍时，当反复的冲动的攻击性爆发行为超出这些障碍的一般程度且需要独立的临床关注时，可以给予此诊断。

诊断特征

由间歇性暴怒障碍导致的冲动性的（或基于愤怒的）攻击性爆发通常起病迅速，很少或没有前驱期。爆发时间通常少于 30 分钟，爆发大多是由亲密伴侣或同伴的微小挑衅引起的。有间歇性暴怒障碍的个体在出现严重的破坏性行为或攻击性行为（诊断标准 A2）时，通常会出现不那么严重的语言攻击和 / 或非损害性的、非破坏性的、非躯体损伤性的攻击（诊断标准 A1）。诊断标准 A1 定义了频繁的攻击爆发（即一般每周 2 次，持续 3 个月），典型表现为发脾气、指责、争辩、吵架，或不损害物品、不伤害动物和他人的攻击。诊断标准 A2 定义了不频繁的冲动性攻击爆发（即 1 年 3 次），典型表现为损坏物品，无视其资产价值，或通过攻击或击打造成动物或其他个体的躯体损伤。间歇性暴怒障碍的核心特征是：当个体主观经历那些通常不会导致攻击爆发的挑衅时（即心理社会应激源），个体无法控制冲动性攻击行为，无论冲动性攻击爆发的性质如何（诊断标准 B）。攻击性爆发通常是冲动性的或是基于愤怒的，而非预谋的、有目的的（诊断标准 C），并导致个体在职业或人际功能上出现显著痛苦或受到损害，或造成与经济或法律有关的后果（诊断标准 D）。临床工作者不应给予 6 岁以下的儿童或是发育水平相当的儿童间歇性暴怒障碍的诊断（诊断标准 E），在能更好地用其他精神障碍来解释个体的攻击性爆发时，也不应给予间歇性暴怒障碍的诊断（诊断标准 F）。对于有破坏性心境失调障碍的个体，或可以将冲动攻击性爆发归因于其他躯体疾病或物质生理效应的个体，临床工作者也不应作出间歇性暴怒障碍的诊断（诊断标准 F）。此外，当 6 ～ 18 岁的儿童和青少年的冲动性攻击爆发出现在适应障碍的情境下，也不应给予该诊断（诊断标准 F）。

相关特征

抑郁障碍、焦虑障碍、物质使用障碍与间歇性暴怒障碍有关，尽管这些障碍的起病通常晚于间歇性暴怒障碍。

相关研究提供了神经生物学方面的支持，有间歇性暴怒障碍的个体的整个大脑或大脑边缘系统（前扣带回）和眶额叶皮质存在5-羟色胺的异常。在功能性核磁共振成像扫描中，与健康个体相比，有间歇性暴怒障碍的个体的杏仁核对愤怒刺激的反应更强烈。此外，有间歇性暴怒障碍的个体的部分额边缘区域的灰质体积减小，并与攻击性测量值呈负相关。

患病率

在美国，间歇性暴怒障碍的12个月患病率约为2.6%，终身患病率为4%。在美国，非裔美国人和加勒比黑人青少年的12个月患病率较高，分别为3.9%和6.9%（狭义），男性的患病率通常较高。这一情况与加勒比黑人男性移民及其第二代、第三代后代12个月内精神障碍患病率较高是一致的，这可能与社会地位下降和种族主义的影响有关。然而，报告所展现的品行障碍或其他破坏性障碍的患病率可能受到临床工作者对来自某些文化背景的个体的误诊或过度诊断的影响。与50岁以上的个体相比，间歇性暴怒障碍在年轻个体（如年龄小于35～40岁的个体）中更为普遍，而且在学历为高中及以下的个体中更常见。一些研究发现，间歇性暴怒障碍在成年男性和男孩中的患病率高于成年女性和女孩，其他研究没有发现性或性别方面的差异。

发展与病程

反复的有问题的冲动性攻击行为常常在儿童晚期或青少年期首次出现，40岁后首次出现此类行为是很罕见的。该障碍的病程也可以是阵发性的，伴有反复发作的冲动性攻击行为。间歇性暴怒障碍似乎有慢性的、持续的病程。间歇性暴怒障碍是很常见的，无论个体是否存在注意缺陷/多动障碍或其他破坏性、冲动控制及品行障碍（如品行障碍、对立违抗障碍）。

风险与预后因素

环境的：在出生后20年有躯体病史和情感创伤史的个体患间歇性暴怒障碍的风险会增加。对一些难民而言，长期流离失所和与家庭成员分离是风险因素。

遗传与生理的：有间歇性暴怒障碍的个体的一级亲属患间歇性暴怒障碍的风险增加，而且双生子研究已经证明冲动性攻击受遗传影响显著。

与文化相关的诊断问题

与美国相比，间歇性暴怒障碍在一些地区（亚洲、中东地区）或国家（罗马尼亚、尼日利亚）患病率较低，这可能是因为反复且有问题的与冲动性攻击行为有关的相关信息没有被询问出来，或是因为这些地区或国家受文化因素的影响而较少存在此类行为。

与自杀想法或行为的相关性

一项对1460名志愿者的研究发现，间歇性暴怒障碍与创伤后应激障碍共病，且与终身自杀企图发生率显著升高有关。创伤后应激障碍和间歇性暴怒障碍与有自杀意念的士兵的自杀企图相关，尽管目前尚不清楚间歇性暴怒障碍在多变量分析中的作用。

间歇性暴怒障碍的功能性后果

社会问题（如失去朋友、亲人，婚姻不稳定）、职业问题（如降级、失业）、经济问题（如破坏物品导致的经济损失）和法律问题（如人身攻击或财物侵犯行为造成的民事诉讼、对攻击行为的刑事指控）经常作为间歇性暴怒障碍的后果出现。

鉴别诊断

如果个体只在其他精神障碍（如重性抑郁障碍、双相障碍、精神病性障碍）发作时才符合诊断标准 A1 和 / 或 A2，或冲动性攻击发作归因于其他躯体疾病或物质、药物的生理效应，则不应给予间歇性暴怒障碍的诊断。当冲动性攻击爆发出现在适应障碍的背景下，特别是出现在 6 ～ 18 岁的儿童和青少年中，也不应给予该诊断。

破坏性心境失调障碍：相对于间歇性暴怒障碍，破坏性心境失调障碍在冲动性攻击爆发期间的典型表现为，一天中的大部分时间或几乎每一天都有持续性负性心境状态（易激惹 / 愤怒）。只有当反复的有问题的冲动性攻击爆发于 10 岁之前首次出现，才能给予破坏性心境失调障碍的诊断。如果该障碍在 18 岁以后首次起病，则不应诊断为破坏性心境失调障碍，否则这些诊断将相互排斥。

反社会型人格障碍或边缘型人格障碍：有反社会型人格障碍或边缘型人格障碍的个体通常表现出反复的有问题的冲动性攻击爆发。然而，有反社会型人格障碍或边缘型人格障碍的个体的冲动性攻击水平低于有间歇性暴怒障碍的个体。

谵妄、重度神经认知障碍，由其他躯体疾病所致的人格改变（攻击型）：当攻击发作被认为是其他可诊断的躯体疾病的生理效应（如伴有人格改变的脑损伤且典型表现为攻击发作，复杂部分性癫痫）时，不应诊断为间歇性暴怒障碍。神经系统检查中的非特异性异常（如软体征）和非特异性脑电图改变与间歇性暴怒障碍的诊断相一致，除非躯体疾病能够更好地解释冲动性攻击爆发。

物质中毒或物质戒断：如果冲动性攻击爆发几乎总是与物质（如酒精、苯环己哌啶、可卡因和其他兴奋剂、巴比妥类药物、吸入剂）中毒或物质戒断有关，不应诊断为间歇性暴怒障碍。然而，如果个体在没有出现物质中毒或物质戒断的情况下出现大量的冲动性攻击爆发，而且引起了独立的临床关注，可给予间歇性暴怒障碍的诊断。

注意缺陷 / 多动障碍、品行障碍、对立违抗障碍或自闭症（孤独症）谱系障碍：在儿童期患以上障碍的个体可能出现冲动性攻击爆发。有注意缺陷 / 多动障碍个体通常是冲动的，因此也可能出现冲动性攻击爆发。虽然有品行障碍的个体会出现冲动性攻击爆发，但诊断标准中描述的攻击形式是具有主动性、掠夺性的。对立违抗障碍中的攻击的典型表现通常是发脾气，并与权威人士进行口头争辩；而间歇性暴怒障碍中的冲动性攻击爆发则是对一系列较宽泛的挑衅的反应，包括躯体攻击。报告显示，有一种或多种障碍的个体的冲动性攻击水平低于那些症状符合间歇性暴怒障碍诊断标准 A 到 E 的个体。如果个体的症状符合诊断标准 A 到 E，而且冲动性攻击爆发引起独立的临床关注，则可以给予间歇性暴怒障碍的诊断。

共病

在社区样本中，间歇性暴怒障碍最常与抑郁障碍、焦虑障碍、创伤后应激障碍、神经性贪食、暴食障碍和物质使用障碍共病。此外，有反社会型人格障碍、边缘型人格障碍的个体和有过破坏性行为（如注意缺陷 / 多动障碍、品行障碍、对立违抗障碍）的个体有更高的共病间歇性暴怒障碍的风险。

品行障碍

诊断标准

A. 有反复而持续的侵犯他人的基本权利或违反与年龄匹配的主要社会规范或规则的行为模式，在过去的 12 个月内有下列任意类别中的至少三项表现，且在过去的 6 个月内存在下列标准中的至少一项表现：

攻击人和动物

1. 经常欺负、威胁或恐吓他人。
2. 经常挑衅斗殴。
3. 曾对他人使用可能引起严重躯体伤害的武器（如棍棒、砖块、破碎的瓶子、刀、枪）。
4. 曾残忍地在躯体方面伤害他人。
5. 曾残忍地在躯体方面伤害动物。
6. 曾当着受害者的面偷窃或夺取财物（如抢劫、敲诈、持械抢劫）。
7. 曾强迫他人进行性活动。

破坏财产

8. 曾故意纵火，并企图造成严重的损失。
9. 曾蓄意破坏他人财产（不包括纵火）。

欺诈或盗窃

10. 曾破门闯入他人的房屋或汽车。
11. 经常为了获得物品、好处或规避责任而说谎（即哄骗他人）。
12. 曾盗窃值钱的物品，但未当着受害者的面（如入店行窃但未破门而入、伪造）。

严重违反规则

13. 在 13 岁之前就经常夜不归宿，尽管父母对其行为进行了禁止。
14. 生活在父母家或父母的代理人的家时，曾至少 2 次离开家在外过夜，或有过 1 次长时间不回家的经历。

15. 在 13 岁之前就经常逃学。

B. 这种行为障碍对社交、学业或职业功能造成有临床意义的损害。

C. 如果个体的年龄为 18 岁或以上，则其表现不符合反社会型人格障碍的诊断标准。

标注是否是：

F91.1 儿童期起病型：在 10 岁以前，个体至少表现出品行障碍的一种典型症状。

F91.2 青少年期起病型：在 10 岁以前，个体没有表现出品行障碍的典型症状。

F91.9 未特定起病型：符合品行障碍的诊断标准，但是没有足够的可获得的信息来确定个体起病于 10 岁之前还是之后。

标注如果是：

伴有限的亲社会情感：符合此标注的个体必须表现出至少两项特征，且这些特征在多种关系和场所中持续至少 12 个月。这些特征反映了在此期间个体典型的人际关系和情感功能的模式，这些特征不只是偶尔出现在某些情况下。因此，临床工作者在评估此标注时，应参考多个信息来源。除了个体的自我报告，临床工作者还需要参考那些与个体有长期接触的人（如父母、老师、同事、亲戚、同伴）所提供的报告。

缺乏悔意或内疚：做错事时没有不好的感觉或不觉得内疚（不包括被捕获和 / 或面临惩罚时表明悔意）。个体通常不关心自己的行为对他人造成的负性后果，如个体不后悔伤害他人或不在意违反规则的后果。

冷酷-缺乏共情：个体不顾及、不考虑他人的感受，且个体被描述为冷血的和漠不关心的。个体似乎更关心他人的行为对自己的影响，而不是自己的行为对他人的影响，即使自己对他人造成了显著的伤害。

对表现不关心：个体不关心自己在学业、工作或其他重要活动中的不良 / 有问题的表现。个体即使有明确的期待，也不会为了表现得更好而付出必要的努力，并且通常把自己的不良表现归咎于他人。

情感冷淡或情感缺乏：个体不表达感受或向他人展示情感，或在情感表达上表现出冷漠和不真诚（例如，行为与表现出的情感相矛盾，能够快速地“打开”或“关闭”情感），或表达情感的目的是获取（如为了操纵或恐吓他人而表达情感）。

标注目前的严重程度：

轻度：存在较少的诊断标准所提及的行为问题，且行为问题（如说谎、逃学、天黑后未经许可在外逗留或其他违反规定的行为）对他人造成的伤害较轻。

中度：行为问题的数量和对他人的影响处于轻度和重度之间（如没有当着受害者的面偷窃、破坏）。

重度：存在很多诊断标准所提及的行为问题，或行为问题（如强迫性性行为、躯体虐待、使用武器、当着受害者的面夺取物品、破门而入）对他人造成相当大的伤害。

亚型

基于品行障碍的起病年龄，该障碍有三种亚型。儿童期起病型和青少年期起病型都可以轻度、中度或重度的形式发生。当确定起病年龄的信息不充分时，则应诊断为未特定起病型。

有儿童期起病型品行障碍的个体通常是男性，与同伴关系较差，在儿童早期可能有对立违抗障碍，通常在青少年期前就已经符合所有的品行障碍的诊断标准。与有青少年期起病型品行障碍的个体相比，有儿童期起病型品行障碍的个体可能更容易表现出对他人的攻击性。这些儿童也会同时出现注意缺陷/多动障碍或其他神经发育障碍。与有青少年期起病型品行障碍的个体相比，有儿童期起病型品行障碍的个体更可能在成年期持续存在品行障碍。有青少年期起病型品行障碍的个体通常有更正常的同伴关系（尽管他们经常在他人在场时表现出品行问题）。

标注

少数有品行障碍的个体表现出的特征符合“伴有限的亲社会情感”的标注。在研究中，这一标注通常被标记为冷酷的、无情的特质。临床工作者也需要将其他人格特征（如寻求刺激、无所畏惧和对惩罚不敏感）与标注中描述的特征相区分。与其他有品行障碍的个体相比，有这一标注中所描述的特征的个体更可能出现以获取利益为目的的攻击行为。有任何亚型或任何严重程度的品行障碍的个体都可能有“伴有限的亲社会情感”这一标注的特征，尽管有这一标注的个体更可能有儿童期起病型品行障碍，并且严重程度更可能为重度。

在一些研究中，尽管自我报告的有效性在评估是否存在这一标注方面已经被认可，然而在临床访谈中，有标注所描述的特征的有品行障碍的个体可能并不愿意承认自己有该特质。因此，为了评估个体是否符合这一标注的诊断标准，临床工作者需要从多种渠道获取信息。这一标注反映了个体典型的人际关系模式和情感功能，因此，临床工作者需要考虑那些认识个体很长时间、与个体存在不同人际关系的人（如父母、老师、同事、亲戚、同伴）所报告的信息。

诊断特征

品行障碍的基本特征是反复而持续地侵犯他人的基本权利或违反与年龄相匹配的主要社会规范或规则的行为模式（诊断标准 A）。这些行为可分为四大类：伤害或通过威胁伤害他人、动物躯体的攻击行为（诊断标准 A1 ～ A7），导致财物损失或损坏的非攻击行为（诊断标准 A8 ～ A9），欺诈或盗窃（诊断标准 A10 ～ A12），严重违反规则（诊断标准 A13 ～ A15）。在过去 12 个月，个体必须出现三种及以上的典型行为，在过去 6 个月至少出现其中一种行为。该行为紊乱引起有临床意义的社交、学业或职业功能损害（诊断标准 B）。该行为模式通常出现在不同的场所，如家、学校或社区。有品行障碍的个体会尽力淡化他们的品行问题，因此临床工作者通常必须向其他知情者了解情况。然而，如果知情者对个体的监督有限，或个体掩藏了症状或行为，那么知情者对个体的行为问题的了解可能是有限的。

有品行障碍的个体通常会启动攻击行为或对他人的行为反应过度。他们可能存在霸凌、威胁或恐吓行为，包括通过网络社交媒体的信息传递进行霸凌（诊断标准 A1）；经常挑衅斗殴（诊断标准 A2）；使用能引起严重躯体伤害的武器，如棍棒、砖块、破碎的瓶子、刀、枪（诊断标准 A3）；残忍地对待他人的躯体（诊断标准 A4）或残忍地对待动物的躯体（诊断标准 A5）；当着受害者的面夺取物品，如抢劫、敲诈、持械抢劫（诊断标准 A6）；强迫他人发生性关系（诊断标准 A7）。躯体暴力表现为强奸、殴打的形式，在罕见的案例中，躯体暴力表现为杀人。对他人财产的故意破坏行为包括故意纵火，其行为的目的是造成严重的损失（诊断标准 A8）；或以其他方式故意破坏他人财产，如砸碎汽车窗户的玻璃或故意毁坏学校财物（诊断标准 A9）。欺诈或盗窃行为包括：闯入他人的房屋或汽车（诊断标准 A10）；为了获得物品、好处或躲避债务、责任屡次撒谎或食言，如哄骗他人（诊断标准 A11）；在不与受害者发生正面冲突的情况下盗取价值不菲的物品，如入店行窃、伪造、欺骗（诊断标准 A12）。

有品行障碍的个体也可能屡次严重违反规定（如校规、父母的规定、工作场所的规定）。有品行障碍的儿童通常在 13 岁之前就开始无视父母的禁止，深夜在外面逗留到很晚（诊断标准 A13）。有些儿童还可能离家出走、夜不归宿（诊断标准 A14）。离家出走必须至少发生 2 次（如果个体很长时间都未回家，那么发生 1 次即可），才可考虑给予品行障碍的诊断。如果离家出走是躯体虐待或性虐待的直接后果，通常不符合这一诊断标准。有品行障碍的儿童可能在 13 岁前就经常逃学（诊断标准 A15）。

相关特征

在那些模糊不清的情况下，有品行障碍的有攻击性的个体经常误解他人的意图，他们所感受到的敌意和威胁比实际情况更强烈，而且他们认为自己的攻击性回应是合理的、正当的。负性情感和不良的自我控制的人格特征（包括挫折耐受性差、易激惹、发脾气、多疑、对惩罚不敏感、寻求刺激、鲁莽）经常与品行障碍同时出现。物质滥用通常是品行障碍的一个相关特征，特别是对于青少年期的女性来说。

患病率

美国和其他高收入国家人群的 12 个月患病率为 2% ～ 10%，中值为 4%。在美国，男性的终身患病率为 12%，女性为 7.1%。在大多数西方样本中，不同国家的品行障碍的患病率似乎相当一致。该障碍的患病率从儿童期到青少年期有升高的趋势。青少年期起病型品行障碍的患病率更常与社会心理应激有关，例如，受到社会压迫的种族群体的成员会面临歧视。受到伤害且有品行障碍的儿童很少接受治疗。

发展与病程

品行障碍最早在学龄前起病，但第一个显著的症状通常在儿童中期至青少年中期出现。对立违抗障碍是比较常见的儿童期起病型品行障碍的先兆。在儿童期，躯体攻击性症状比非攻击性症状更为常见；但在青少年期，非攻击性症状比躯体攻击性症状更常见。

成人可以被诊断为品行障碍，但品行障碍的症状通常在儿童期或青少年期就已经出现，很少在16岁以后起病。品行障碍起病后的病程是不断变化的。对绝大多数个体来说，该障碍在成年期缓解。许多有品行障碍的个体（特别是那些有青少年期起病型品行障碍的个体和症状较少、较轻的个体）在成年后完全能够适应社会和工作环境。然而，儿童期起病型品行障碍预示着不良的预后，有儿童期起病型品行障碍的个体在成年期出现犯罪行为的风险较高，患物质相关障碍的风险增加。有品行障碍的成人也可能有患心境障碍、焦虑障碍、创伤后应激障碍、冲动控制障碍、精神病性障碍、躯体症状障碍和物质相关障碍的风险。

随着个体年龄的增长，个体会发展出更强的躯体力量，认知能力不断提升，性成熟度有所提高，该障碍的症状也会有所改变。最初出现的症状和行为似乎严重程度较低（如说谎、入店行窃），而较晚出现的品行问题似乎更严重（如强奸、当着受害者的面偷窃）。然而，个体之间存在很大差异，一些个体在早期阶段就已经出现更具破坏性的行为（不良预后的预测）。当有品行障碍的个体在成年后出现攻击、破坏财产、欺诈、违反规则的行为，包括出现在工作场所和家中的针对同事、伴侣和儿童的暴力行为，就需要考虑个体是否有反社会型人格障碍。

风险与预后因素

气质的：气质风险因素包括在婴儿期难以控制脾气、智力低于正常值（特别是言语智商）。

环境的：家庭层面的风险因素包括：父母的排斥和忽略，儿童期不一致的教养方式，严格的训练，躯体虐待或性虐待，缺乏监管，早期居住于福利机构，照料者的频繁更替，亲戚、父母的犯罪行为，特定类型的家庭精神病理（如物质相关障碍）。社区层面的风险因素包括：同伴的排斥，与行为不良的同伴群体交往，不良的社区，遭受暴力。两种类型的风险因素在有儿童期起病型品行障碍的个体中都比较常见和严重。父母移民对留在本国的儿童来说是一项风险因素，随父母移民的儿童的患病风险也会上升，因此，品行问题可归因于文化适应过程。尽管如此，第一代移民和难民的品行问题通常比同龄人少。

遗传与生理的：品行障碍同时受到遗传因素和环境因素的影响。遗传因素与攻击性症状可能有更强的相关性。在儿童的生物学父母、养父母或兄弟姐妹有品行障碍时，个体患该障碍的风险也会增加。如果儿童的生物学父母有严重的酒精使用障碍、抑郁障碍、双相障碍、精神分裂症，或曾有注意缺陷/多动障碍、品行障碍的病史，儿童也更易患品行障碍。家族史是有儿童期起病型品行障碍的个体的特征。与那些没有该障碍的个体相比，有品行障碍的个体的静息心率更慢，而且这一生物标志物不是其他任何精神障碍的特征。有记录表明，有品行障碍的个体的自主的恐惧性条件反射减少，特别是皮肤的传导性。然而，这些精神生理性发现不能用于对该障碍的诊断。观察表明，有该障碍的个体与没有该障碍的个体的与情感调节和情感处理有关的大脑区域在结构和功能上存在差异，特别是那些涉及大脑腹侧前额叶皮质和杏仁核的额颞叶-边缘系统连接处，但神经影像学方面的发现不能用于该障碍的诊断。

病程影响因素：行为符合儿童期起病型品行障碍的诊断标准且符合“伴有限的亲社会情感”标注的个体的病程更可能是持续性的。当个体出现注意缺陷/多动障碍和物质使用问题时，患品行障碍的风险会持续增加。

与文化相关的诊断问题

在将破坏性行为模式视为规范的场所（如充满危险的地区、高犯罪率地区或战场）中，品行障碍的诊断有时可能会被误用，因此，临床工作者在诊断时应该考虑不良行为发生的背景。来自服务不足的民族/种族群体的青年对种族主义的反应涉及愤怒和抵抗，不知情的临床工作者可能将其误诊为品行障碍，这一点可以通过这些群体的受歧视经历与青少年期起病型品行障碍之间的关联得到证明。

与性和性别相关的诊断问题

有品行障碍的男性经常打架、偷窃、破坏他人财物并违反校纪。有品行障碍的女性经常说谎、逃学、离家出走、卖淫。男性和女性都有关系攻击行为（破坏社交关系的行为），而与男性相比，女性的躯体攻击明显更少。

与自杀想法或行为的相关性

有品行障碍的个体出现自杀想法、自杀企图和自杀行为的风险高于预期。中国台湾地区开展了一项大型研究，该研究对有品行障碍的青少年进行了10年以上的随访。调查结果表明，即使对共病的心境障碍、焦虑障碍和物质使用障碍进行了调整，品行障碍仍与较高的自杀企图风险相关。

品行障碍的功能性后果

品行障碍可能导致个体被休学或开除，出现工作适应问题，陷入法律困境，患性传播疾病，出现意外怀孕，因意外或打架导致躯体受伤。这些问题可能妨碍个体在普通学校上学，妨碍个体居住在父母家或寄养家庭中。品行障碍通常与较早开始的性行为、饮酒、吸烟、非法使用毒品、行为鲁莽、行为危险有关。有品行障碍的个体的意外伤害的发生率似乎高于那些没有该障碍的个体。品行障碍的功能性后果可能预示着个体在中年时会面临健康问题。有品行障碍的个体会出现违法行为，因此他们的行为常常涉及刑事司法问题。对儿童来说，品行障碍是转诊的常见原因，儿童通常在精神健康机构被确诊，特别是在司法实践中。与其他临床转介的儿童相比，有品行障碍的儿童的慢性损伤可能更严重。

鉴别诊断

对立违抗障碍：品行障碍和对立违抗障碍都与一些症状有关，这些症状表现为个体与成人和其他权威人士（如父母、老师、上司）发生冲突。对立违抗障碍的行为通常没有品行障碍那么严重，不包括攻击人或动物、破坏财产、盗窃或欺诈。

同时，对立违抗障碍包括情绪失调问题（即愤怒、易激惹的心境），这并不包括在品行障碍的定义中。当个体同时符合对立违抗障碍和品行障碍的诊断标准时，应给予两种诊断。

注意缺陷/多动障碍：尽管有注意缺陷/多动障碍的儿童经常过度活跃并存在冲动的破坏性行为，但其行为本身并不侵犯社会规范或他人的权利，因此通常不符合品行障碍的诊断标准。当个体同时符合注意缺陷/多动障碍和品行障碍的诊断标准时，应给予两种诊断。

抑郁障碍与双相障碍：易激惹、攻击性强和品行问题可发生在有重性抑郁障碍、双相障碍或破坏性心境失调障碍的儿童或青少年中。临床工作者通常可以基于病程将这些与心境障碍有关的行为问题与品行障碍中的品行问题相区分。在个体未出现心境紊乱期间，有品行障碍的个体也会有明显的攻击性或非攻击性品行问题，或是历史的（即有先于心境紊乱的品行问题），或是同时的（即品行问题的出现是有预谋的，而不是出现在强烈的情绪唤起期间）。当个体同时符合品行障碍和心境障碍的诊断标准时，应给予两种诊断。

间歇性暴怒障碍：品行障碍和间歇性暴怒障碍都涉及很强的攻击性。然而，有间歇性暴怒障碍的个体的攻击性局限于冲动性攻击，其行为不是事先预谋好的，也不是为了达到某种具体目标（如金钱、权力、恐吓）。间歇性暴怒障碍的定义中也不包括品行障碍的非攻击性症状。如果个体同时符合这两种诊断标准，则只有在反复的、冲动性的攻击爆发引起独立的临床关注时，才应诊断为间歇性暴怒障碍。

适应障碍：如果个体在临床上有不符合其他特定障碍诊断标准的显著行为问题，其发生与心理社会应激源有关，且症状在应激源（或应激源的后果）消失后6个月内没有得到缓解，则应诊断为适应障碍（伴行为紊乱或伴情绪和行为紊乱）。只有当行为问题反复出现并一直持续，且与社会、学业或职业功能方面的损害有关时，才应诊断为品行障碍。

共病

注意缺陷/多动障碍和对立违抗障碍在有品行障碍的个体中很常见，共病的表现预示着不良后果。那些表现出与反社会型人格障碍有关的人格特质的个体通常会侵犯他人的基本权利，或违反与年龄相匹配的主要社会规范，因此，他们的行为模式通常符合品行障碍的诊断标准。品行障碍也可能与一种或多种精神障碍（如特定学习障碍、焦虑障碍、抑郁障碍、双相障碍及物质相关障碍）同时出现。如果个体的学业成绩（特别是在阅读和其他语言技能方面）低于同等年龄和智力的个体的学业成绩，可能应给予额外的特定学习障碍或交流障碍的诊断。

反社会型人格障碍

反社会型人格障碍的诊断标准参见“人格障碍”一章。因为这种障碍与本章中的外源性品行障碍和物质相关及成瘾障碍中的那些障碍紧密相关，所以将其列在此处，其诊断标准在“人格障碍”一章。

纵火狂

诊断标准 F63.1

A. 至少有过 1 次故意且有目的的纵火行为。
B. 行动前感到紧张或经历了情感唤起。
C. 对火及相关场景(如工具、工具的使用、纵火的后果)感到迷恋、感兴趣、好奇。
D. 在纵火、目击燃烧或参与善后时感到愉快、满足或解脱。
E. 纵火不是为了获得金钱，不是为了表达社会政治观点、隐瞒犯罪活动、宣泄愤怒或复仇、改善自己的生活状况，不是对妄想或幻觉的反应，也不是判断力受损［如重度神经认知障碍、智力发育障碍（智力障碍）、物质中毒］的结果。
F. 不能用品行障碍、躁狂发作或反社会型人格障碍来更好地解释纵火行为。

诊断特征

纵火狂的基本特征是多次出现故意的、有目的的纵火行为（诊断标准 A)。有该障碍的个体在纵火之前感到紧张或经历了情感唤起（诊断标准 B)。对于火及相关场景（如工具、工具的使用、纵火的后果）感到迷恋、感兴趣、好奇（诊断标准 C)。有该障碍的个体通常是本小区火情的观察者，可能发布假的火情警报，而且从与火相关的机构、工具、人员中获得快乐。他们可能在当地的消防部门花费一定的时间，纵火是为了与消防部门建立联系，甚至成为消防员。在纵火、目睹其后果或参与善后时，有该障碍的个体会感到愉快、满足或解脱（诊断标准 D)。纵火不是为了金钱，不是为了表达社会政治观点、隐瞒犯罪活动、宣泄愤怒或复仇、改善自己的生活状况，也不是对妄想或幻觉的反应（诊断标准 E)。纵火不是个体判断力受损［如重性神经认知障碍或智力发育障碍（智力障碍）］的结果。如果纵火可以用品行障碍、躁狂发作或反社会型人格障碍来更好地加以解释，则不能诊断为纵火狂（诊断标准 F)。

相关特征

有纵火狂的个体在纵火前会进行周密的准备。他们可能对纵火导致的生命和财产损失漠不关心，或许他们能够从财产破坏中获得满足。这些行为可能导致财产损失、法律后果、纵火者或他人受伤甚至死亡。那些有冲动性纵火行为的个体（可能有或没有纵火狂）通常在当下或过去有酒精使用障碍的病史。

患病率

尚不清楚纵火狂的患病率。人群样本显示，纵火行为的终身发生率为 1% ～ 1.1%，纵火行为只是纵火狂的一部分，仅凭这一点不足以对纵火狂进行诊断。男性的纵火行为的发生率高于女性(男性和女性的终身发生率分别为 1.7% 和 0.4%)，尚不清楚这是否也适用于纵火狂。有反社会型人格障碍、物质使用障碍、双相障碍和赌博障碍的个体最常出现纵火行为。与纵火行为相比，纵火狂是很少见的。芬兰一家医院的样本显示，在反复纵火且达到犯罪程度的人群样本中，只有3.3%的个体符合纵火狂的全部诊断标准。美国的一项研究表明，3.4%的因精神障碍住院的成人符合纵火狂的全部诊断标准。

发展与病程

虽然数据有限，但一些研究表明，青少年晚期可能是纵火狂的典型起病阶段。尚无记录表明儿童期纵火和成年期纵火狂之间是否存在关系。有纵火狂的个体有阵发性的纵火行为，发生频率上有起伏变化，纵向病程尚不清楚。尽管纵火是儿童和青少年的主要问题（在美国，超过40%的因纵火罪行而被捕的个体的年龄在18岁以下），但儿童期的纵火狂很罕见。青少年纵火通常与品行障碍、注意缺陷/多动障碍或适应障碍有关。

与性和性别相关的诊断问题

虽然纵火与男性和女性的反社会行为有关，但他们在一些与纵火相关的反社会行为上存在差异，尚不清楚这是否适用于纵火狂。

与自杀想法或行为的相关性

一项对男性纵火者（这些男性纵火者接受了司法鉴定）进行的研究将每个案例与四个年龄、性别和出生地相匹配的对照组进行了比较，发现纵火者在随访期间有较高的自杀率和自杀企图发生率。尚不清楚这些差异是否适用于纵火狂。

鉴别诊断

故意纵火的其他原因：在诊断为纵火狂之前，排除纵火的其他原因是非常重要的。故意纵火可能是为了牟利、破坏或报复，为了掩盖罪行或表达政治观点（如恐怖主义或抗议行为），或为了吸引注意力或得到认可（如纵火是为了发现火情后再救火）。纵火也可能是儿童期成长体验的组成部分（如玩火柴、打火机或火）。

其他精神障碍：如果纵火发生是品行障碍、躁狂发作或反社会型人格障碍的表现，或是对妄想或幻觉的反应（如精神分裂症），或归因于其他躯体疾病的生理效应（如癫痫），不能额外给予纵火狂的诊断。如果纵火是由重度神经认知障碍、智力发育障碍（智力障碍）或与物质中毒相关的判断力受损导致的，也不应诊断为纵火狂。

共病

纵火狂可能与物质使用障碍、赌博障碍、抑郁障碍、双相障碍及其他破坏性、冲动控制及品行障碍高度共病。

偷窃狂

诊断标准 F63.2

A. 无法抵制偷窃物品的冲动，该冲动反复出现，偷窃物品并非为了个人使用或获取金钱。
B. 偷窃前紧张感增加。
C. 偷窃时感到愉快、满足或解脱。
D. 偷窃不是为了宣泄愤怒或复仇，也不是对妄想或幻觉的反应。
E. 不能用品行障碍、躁狂发作或反社会型人格障碍来更好地解释偷窃行为。

诊断特征

偷窃狂的基本特征是个体无法抵制偷窃物品的冲动，并且该冲动反复出现，尽管偷窃物品并非为了个人使用或获取金钱（诊断标准A）。在偷窃前，个体的主观紧张感增加（诊断标准B）。个体在实施偷窃时感到愉快、满足或解脱（诊断标准C）。偷窃不是为了宣泄愤怒或复仇，也不是对妄想或幻觉的反应（诊断标准D）。偷窃也不能更好地用品行障碍、躁狂发作或反社会型人格障碍来解释（诊断标准E）。尽管物品通常对个体来说并不值钱，个体完全能够负担得起，而且通常将它们送人或丢弃，但个体还是要偷窃这些物品。个体可能偶尔会囤积偷窃来的物品或偷偷将它们归还。尽管有该障碍的个体在可能被立即逮捕（如在警察的视线之内）时会避免偷窃，但他们通常不会事先策划偷窃或充分考虑被逮捕的概率。偷窃时个体没有助手或搭档。

相关特征

有偷窃狂的个体通常试图抵制偷窃冲动，他们能认识到这个行为是错误的、没有意义的。这些个体总是害怕被抓捕，经常感到抑郁或因偷窃而觉得内疚。那些与行为成瘾有关的神经递质传导通路（包括与5-羟色胺、多巴胺和阿片类物质系统有关的传导通路）似乎也对该障碍的发作起到了一定的作用。

患病率

在美国和加拿大，4%～24%的被捕的商店行窃者有偷窃狂。在美国的普通人群中，该障碍的患病率非常低，为0.3%～0.6%。患该障碍的女性多于男性，女性与男性的性别比例为3:1。

发展与病程

偷窃狂有不同的起病年龄。该障碍通常从青少年期起病，但该障碍也可从儿童期或成年期起病，从成人晚期起病的情况很少。目前几乎没有系统的有关偷窃狂的病程的信息，但是有三种典型的病程已被描述：（1）偶发，伴短暂发作，长期缓解；（2）阵发，伴长期偷窃，在一段时期内缓解；（3）慢性，伴一定程度的波动。尽管有该障碍的个体会多次被定罪为商店行窃，但该障碍仍可能持续多年。

风险与预后因素

遗传与生理的：酒精使用障碍在有偷窃狂的个体的一级亲属中的患病率似乎高于一般人群。

与自杀想法或行为的相关性

偷窃狂与自杀企图风险增加有关。

偷窃狂的功能性后果

该障碍可能造成法律、家庭、职业方面的困境。

鉴别诊断

一般偷窃：临床工作者应将偷窃狂与一般偷窃行为或商店行窃相区分。一般偷窃行为（无论是事先策划的还是冲动性的）是故意的，个体被物品的有用性或金钱价值驱动。一些个体（特别是青少年）可能也会大胆偷窃，将其视为一种叛逆行为或一种仪式。只有在个体存在偷窃狂的其他特征的情况下，才能给予该诊断，否则不能给予该诊断。偷窃狂是罕见的，反之，商店行窃相对常见。

诈病：诈病的个体可能模仿偷窃狂的症状，以避免刑事起诉。

反社会型人格障碍与品行障碍：临床工作者可通过判断反社会行为的一般模式将反社会型人格障碍和品行障碍与偷窃狂相区分。

躁狂发作、精神病性发作与重度神经认知障碍：临床工作者应将偷窃狂与躁狂发作、对妄想或幻觉的反应（如精神分裂症）、重度神经认知障碍的后果和有意或无意的偷窃相区分。

共病

偷窃狂可能与强迫性购物有关，也可能与抑郁障碍（特别是重性抑郁障碍）、双相障碍、焦虑障碍、进食障碍（特别是神经性贪食）、人格障碍、物质使用障碍（特别是酒精使用障碍）和其他破坏性、冲动控制及品行障碍有关。

其他特定的破坏性、冲动控制及品行障碍

F91.8

此类型适用于那些具备破坏性、冲动控制及品行障碍的典型症状，且引起有临床意义的痛苦，或导致社交、职业或其他重要功能受损，但不符合破坏性、冲动控制及品行障碍诊断类别中的任何一种障碍的全部诊断标准的情况。可在下列情况下使用其他特定的破坏性、冲动控制及品行障碍这一诊断：临床工作者选择

用它来描述不符合任何特定的破坏性、冲动控制及品行障碍诊断标准的特定原因。临床工作者可通过记录“其他特定的破坏性、冲动控制及品行障碍”及其特定原因（如“低频率的反复性行为爆发”）来表明。

未特定的破坏性、冲动控制及品行障碍

F91.9

此类型适用于那些具备破坏性、冲动控制及品行障碍的典型症状，且引起有临床意义的痛苦，或导致社交、职业或其他重要功能受损，但不符合破坏性、冲动控制及品行障碍诊断类别中的任何一种障碍的全部诊断标准的情况。可在下列情况下使用此种未特定的破坏性、冲动控制及品行障碍：临床工作者选择不标注不符合破坏性、冲动控制及品行障碍诊断标准的特定原因，包括因信息不足（如在急诊室的环境下）而无法作出更具体的诊断。

物质相关及成瘾障碍

物质相关障碍涉及十种不同类别的物质，它们分别是：酒精，咖啡因，大麻，致幻剂［包括不同类别的苯环己哌啶（或作用类似的活性芳基环己胺）和其他致幻剂］，吸入剂，阿片类物质，镇静剂、催眠药和抗焦虑药，兴奋剂（苯丙胺类物质、可卡因和其他兴奋剂），烟草及其他（或未知）物质。这十种物质并非截然不同的。如果过度摄取这些物质，这些物质都会直接激活大脑的奖励系统，此系统能强化这些行为并产生记忆。这些物质不是通过适应性行为激活奖励系统的，而是通过奖励系统的强烈激活使正常的活动被忽略。每一类物质的药理上的奖励机制并不相同，但这些物质通常会激活奖励系统并使个体产生愉悦感，这种愉悦感经常被称为"快感"。此外，研究表明，在实际的物质使用之前的很长一段时间就可以在一些人的行为中观察到物质使用障碍的神经生物学根源（自我控制水平较低表明大脑抑制机制受损）。研究还表明，物质使用会对大脑抑制机制产生负性影响。

需要注意的是，在此类障碍中，"毒品成瘾"一词不被作为诊断术语使用，但是许多国家用该词描述与强迫性物质使用和习惯性物质使用有关的严重问题。更中性的术语*物质使用障碍*用于描述广泛的障碍，包括轻度到重度的慢性复发和毒品的强迫性使用。一些临床工作者会选择使用"毒品成瘾"一词来描述更严重的症状，但由于该词在定义上存在不确定性，并有潜在的负性含义，该词在 DSM-5 物质使用障碍的官方诊断术语中被省略了。

除了物质相关障碍，本章还包括赌博障碍。有证据表明，赌博行为的奖励系统的激活过程与毒品滥用相似，且其行为和症状与物质使用障碍类似。其他过度的行为模式［如网络游戏（参见"需进一步研究的状况"）］也被描述过，但尚不清楚这些行为模式和其他行为综合征的研究进展。这种重复行为有时被称为*行为成瘾*（包括一些亚类别，如性成瘾、运动成瘾或购物成瘾），有时并未被包含在精神障碍中，因为目前缺乏充足的证据证明这些行为是精神障碍的诊断标准和病程描述。

物质相关障碍可以分为物质使用障碍和物质所致的障碍。物质中毒、物质戒断和物质/药物所致的精神障碍可被归类为物质所致的障碍（本手册在相应章节中提供了精神病性障碍、双相及相关障碍、抑郁障碍、焦虑障碍、强迫及相关障碍、睡眠障碍、性功能失调、谵妄和神经认知障碍的诊断标准和文本）。*物质/药物所致的精神障碍*是由外源性物质对中枢神经系统的生理作用引起的，物质/药物主要包括：典型的毒品（如吸入剂、可卡因），精神活性药物（如兴奋剂、镇静催眠药），其他药物（如类固醇）和环境毒素（如有机磷杀虫剂）。

本章以物质使用障碍、物质中毒、物质戒断和物质/药物所致的精神障碍的诊断标准的总论开始，其中一些内容是跨物质类别的。为了反映各类物质的特征，本章的其余部分按照物质类别对相应的障碍进行阐述。为便于鉴别诊断，物质 / 药物所致的精神障碍的诊断标准和文本被放在与它们具有相同的现象学特征的精神障碍中（如物质 / 药物所致的抑郁障碍在“抑郁障碍”一章中）。需要注意的是，只有某些物质能够引起特定类型的物质所致的障碍。与特定物质类别有关的诊断类别参见下文中的表 1。

物质相关障碍

物质使用障碍

诊断特征

物质使用障碍的基本特征是个体存在一组认知、行为和生理症状，尽管个体已存在显著的物质相关问题，个体仍然继续使用物质。如表 1 所示，物质使用障碍的诊断适用于本章除咖啡因以外的所有物质。对某些类别的物质来说，有些症状较不明显，并且在少数案例中，并非所有有同一种物质相关障碍的个体都有相同的症状（如有苯环己哌啶使用障碍、其他致幻剂使用障碍或吸入剂使用障碍的个体没有戒断症状）。值得注意的是，物质（包括处方药）的使用可能部分取决于文化背景、物质可得性和当地的毒品法规。因此，该障碍可能在很大程度上受到了文化差异的影响（如文化上禁止饮酒或使用其他物质的国家可能有较低的物质相关障碍的患病率）。

物质使用障碍的一个重要特征是大脑环路的潜在变化，这种改变可能在脱毒之后持续存在，特别是有重度障碍的个体。这些大脑变化的行为效应可能表现为病情反复发作，以及当个体接触到与物质有关的刺激时对其有强烈的渴望。个体的症状可能在长期接受治疗后才能得到缓解。

总体而言，物质使用障碍的诊断基于与物质使用相关的行为的病理模式。为了便于整理，本部分依据控制损害、社会损害、使用风险、药理学对诊断标准 A 进行分组。物质使用的控制损害是第一组诊断标准（诊断标准 1 ～ 4）。个体使用物质的时间和剂量超过了最初的计划（诊断标准 1）。个体可能会出现一种持久的减少或有节制地使用物质的欲望，并可能报告曾多次尝试减少或中断使用，但都以失败告终（诊断标准 2）。个体可能花费大量的时间来获得物质、使用物质，或从其效应中恢复过来（诊断标准 3）。在一些重度物质使用障碍的案例中，个体的所有日常活动几乎都围绕着物质。个体对物质有强烈的欲望或迫切的需求（诊断标准 4），这种欲望可能在任何时候出现，但更可能出现在曾经获得或使用过物质的环境中。这种渴求出现在包括经典条件反射的情形中，并与大脑奖励系统的激活有关。临床工作者可以询问个体是否曾经在一段时间内迫切地希望使用物质并无

表 1　与特定物质类别有关的诊断类别

特定物质	诊断类别											
	精神病性障碍	双相及相关障碍	抑郁障碍	焦虑障碍	强迫及相关障碍	睡眠障碍	性功能失调	谵妄	神经认知障碍	物质使用障碍	物质中毒	物质戒断
酒精	I/W	I/W	I/W	I/W		I/W	I/W	I/W	X（轻度、重度）	X	X	X
咖啡因				I		I/W					X	X
大麻	I			I		I/W		I		X	X	X
致幻剂												
苯环己哌啶	I	I	I	I				I		X	X	
其他致幻剂	I*	I	I	I				I		X	X	
吸入剂	I		I	I				I	X（轻度、重度）	X	X	
阿片类物质			I/W	W		I/W	I/W	I/W		X	X	X
镇静剂、催眠药或抗焦虑药	I/W	I/W	I/W	W		I/W	I/W	I/W	X（轻度、重度）	X	X	X
兴奋剂 **	I	I/W	I/W	I/W	I/W	I/W	I	I	X（轻度）	X	X	X
烟草						W				X		X
其他（或未知）物质	I/W	I/W	I/W	I/W	I/W	I/W	I/W	I/W	X（轻度、重度）	X	X	X

注：① X 是指 DSM-5 的诊断类别。
② I 是指于中毒期间发生。
③ W 是指于戒断期间发生。
④ I/W 是指于中毒期间发生或于戒断期间发生。
⑤ “重度”是指重度神经认知障碍，“轻度”是指轻度神经认知障碍。
* 又名致幻剂持续性感知障碍（闪回）。
** 包括苯丙胺类物质、可卡因和其他或未特定的兴奋剂。

法思考其他任何问题，以了解他们对物质的渴求程度。个体当前对物质的渴求通常被视为治疗结果的衡量标准，因为它可能是病情即将复发的信号。

社会损害是第二组诊断标准（诊断标准 5 ～ 7）。反复的物质使用可能导致个体不能履行在工作、学校或家庭中所扮演的主要角色的义务（诊断标准 5）。尽管物质的效应会引起或加重社会问题或人际交往问题，个体可能仍然继续使用物质（诊断标准 6）。个体因为物质使用而放弃或减少重要的社交、职业或娱乐活动（诊断标准 7）。个体可能为了使用物质而放弃家庭活动和兴趣爱好。

物质的使用风险是第三组诊断标准（诊断标准 8 ～ 9）。这可能表现为个体在物质对躯体有害的情况下反复使用物质（诊断标准 8）。个体尽管认识到使用物质可能引起或加重生理或心理问题，但仍然继续使用物质（诊断标准 9）。评估这一诊断标准的关键并不是个体存在的问题，而是尽管使用物质对其造成困难，个体仍然无法戒断。

药理学是最后一组诊断标准（诊断标准 10 ～ 11）。耐受（诊断标准 10）的标志是，个体需要显著增加物质的剂量以达到预期的效应，或使用通常剂量的物质会使效应显著减弱。个体的耐受程度因人而异，相同个体对不同物质的耐受程度也大不相同，这涉及了多种中枢神经系统的效应。例如，使用的物质不同，呼吸抑制的耐受与镇静和运动协调的耐受可能以不同的速度发展。单纯依据病史可能难以确定耐受性，实验室测试可能有助于确定耐受性（如血液中物质含量较高，但中毒体征较少，可能提示个体出现了耐受）。临床工作者必须将耐受与对特定物质的初始敏感度的个体差异性相区分。例如，一些第一次饮酒的个体在喝了三四杯后几乎没有中毒体征，而体重与饮酒史与其相似的其他个体已经口齿不清、共济失调了。

戒断（诊断标准 11）出现于长期大量使用物质的个体，当其血液或组织中的物质浓度下降，就会出现戒断症状。在戒断症状出现后，个体很有可能使用该物质来缓解症状。不同的物质会造成不同的戒断症状，不同物质戒断的诊断标准也有所不同。酒精、阿片类物质及镇静剂、催眠药和抗焦虑药的戒断症状是显著的，其生理体征是易于测量的。使用兴奋剂（苯丙胺类物质、可卡因、其他或未特定的兴奋剂）、烟草及大麻的个体通常存在戒断体征和症状，但较不明显。尚无记录显示个体在反复使用苯环己哌啶、其他致幻剂和吸入剂后有显著的戒断症状，所以本章不包括这些物质戒断的诊断标准。耐受与戒断都不是诊断物质使用障碍的必要条件。然而，大多数物质戒断的既往史与临床病程的严重程度有关（如物质使用障碍发生时间早，物质摄入多，与物质相关的问题多）。

如果个体在接受恰当的医学治疗期间因使用处方药（如阿片类镇痛剂、镇静剂、兴奋剂）出现耐受和戒断症状，则不应被诊断为物质使用障碍。个体在医学治疗期间出现正常的预期的药理上的耐受和戒断可能会导致临床工作者给出“成瘾”的错误诊断，特别是当这些症状是仅有的表现时。如果个体的症状是医学治疗的结果（如服用处方药时，耐受和戒断是医疗服务的一部分），临床工作者不能基于这些症状作出诊断。然而，处方药也可能被不当地使用，当个体存在其他强迫性的寻求药物的行为时，应给予物质使用障碍的诊断。

严重程度与标注

基于个体所具有的诊断标准中的症状的数量，物质使用障碍的严重程度可分为轻度、中度、重度。有轻度物质使用障碍的个体存在两到三个症状，有中度物质使用障碍的个体有四到五个症状，有重度物质使用障碍的个体有六个或更多症状。个体症状的严重程度随时间的推移而不断变化，反映为物质使用频率和/或剂量的减少或增加。严重程度可通过个体的自我报告、其他知情人的报告、临床工作者的观察和生物学测试来评估。“早期缓解”“持续缓解”“维持治疗”“在受控制的环境下”等病程标注和描述特征的标注也可用于物质使用障碍。每个标注的定义均在各自的诊断标准中。

记录步骤

临床工作者应使用适用于物质类别的编码，并记录特定物质的名称。如临床工作者应记录F13.20中度阿普唑仑使用障碍（而不是中度镇静剂、催眠药或抗焦虑药使用障碍），或F15.10轻度甲基苯丙胺使用障碍（而不是轻度苯丙胺类物质使用障碍）。对于那些不属于任何类别的物质（如合成类固醇），应使用ICD-10-CM中的其他（或未知）物质使用障碍的编码，并标明特定的物质（如F19.10轻度合成类固醇使用障碍）。如果个体使用的物质是未知的，应使用同样的ICD-10-CM编码[即其他（或未知）物质使用障碍，如F19.20重度未知物质使用障碍]。如果个体的症状符合一种以上的物质使用障碍的诊断标准，则应给予共病的诊断（如F11.20重度海洛因使用障碍，F14.20中度可卡因使用障碍）。

在为物质使用障碍标注ICD-10-CM编码时，应考虑个体是否有共病的物质所致的障碍（包括物质中毒和物质戒断）。在上述的第一个示例中，中度阿普唑仑使用障碍的编码为F13.20，表明没有共病的阿普唑仑所致的精神障碍。因为物质所致的障碍的ICD-10-CM编码说明的是物质使用障碍是否存在及严重程度如何，所以物质使用障碍的编码只能在没有物质所致的障碍的情况下使用。额外的编码信息参见特定物质部分。

物质所致的障碍

物质所致的障碍包括物质中毒、物质戒断和物质/药物所致的精神障碍（如物质所致的精神病性障碍、物质所致的抑郁障碍）。虽然物质中毒和物质戒断被视为精神障碍，但为了介绍得更清楚，本章使用术语物质/药物所致的精神障碍（如酒精所致的抑郁障碍、甲基苯丙胺所致的焦虑障碍），以便将这些障碍与物质中毒和物质戒断相区分。

物质中毒和物质戒断

本章的特定物质部分包含物质特定中毒综合征的诊断标准。其核心特征是个体由于近期使用了特定的物质而出现可逆的特定物质的综合征（诊断标准A）。与中毒有关的、有临床意义的问题行为或心理改变（如好斗、心境不稳定、判断力受损）归因于物质对中枢神经系统的生理效应，并且这种效应在使用物质过程中或使用物质不久后出现（诊断标准B），伴有特定的体征和症状（诊断标准C）。这些症状不能归因于其他躯体疾病，也不能用其他精神障碍来更好地加以解释（诊断标准D）。物质中毒在有物质使用障碍的人群中是常见的，但也频繁发生在使用物质但没有物质使用障碍的个体中。该类别不适用于烟草。

物质中毒后最常见的改变涉及感知、觉醒、注意、思维、判断、精神运动行为与人际行为的紊乱。与持续或慢性中毒相比，短期或急性中毒具有不同的体征和症状。例如，使用中度剂量的可卡因的个体最初可能具有群集性，但如果反复使用中度剂量的可卡因数天或数周，个体则可能出现社交退缩。

当用于生理意义时，术语*中毒*的内涵要比本手册中定义的物质中毒更广泛。许多物质可能造成个体生理或心理的改变，这不一定是有问题的。例如，由于物质使用而导致心动过速的个体出现物质造成的生理效应，如果这是在没有问题行为的情况下的唯一症状，则个体不应被诊断为物质中毒。中毒的持续时间有时可能超过在身体中能观测到物质的时间，这可能归因于持久的中枢神经系统的生理效应，系统恢复所需的时间长于排除物质所需的时间。临床工作者必须将这些中毒的长期效应与物质戒断（在血液或组织中，物质浓度下降所诱发的症状）相区分。

本章的特定物质部分包含物质戒断的诊断标准。其核心特征是个体长期大量使用物质，停止或减少物质使用后会导致特定的问题行为，伴有生理和认知改变（诊断标准A）。特定物质的综合征（诊断标准B）引起有临床意义的痛苦，或导致社交、职业或其他重要功能受损（诊断标准C）。这些症状不是由其他躯体疾病导致的，也不能用其他精神障碍来更好地加以解释（诊断标准D）。戒断通常（但并非总是）与物质使用障碍有关。此外，重要的是，临床工作者不应将个体在医学治疗中适当使用处方药（如阿片类镇痛剂、镇静剂、兴奋剂）期间出现的戒断症状视为物质使用障碍的诊断依据。大多数有戒断症状的个体有重新使用该物质以缓解症状的冲动。

物质的使用途径与速度的效应

那些能够快速和高效地使物质进入血液的使用途径（如静脉注射、吸食、鼻吸）更容易使个体出现严重的中毒症状，也会增加物质使用模式升级、引起物质戒断的可能性。同样地，与慢效物质相比，速效物质更可能引起急性中毒。

效应的持续时间

在使用相同类别的物质的情况下，短效物质比长效物质更容易使个体出现戒断症状，但长效物质的戒断时间更长。物质的半衰期与戒断情况相对应，效应持续时间越长，物质停用与戒断症状出现的间隔时间越长，并且戒断的持续时间越长。一般来说，急性戒断的时间越长，戒断综合征的强度越弱。

多种物质的使用

物质中毒和物质戒断经常涉及多种物质的同时使用或先后使用。在这些案例中，临床工作者应分别记录每一种诊断。

相关的实验室发现

血液和尿液样本的实验室分析有助于临床工作者明确个体最近使用和涉及的特定物质。然而，仅有阳性的实验室测试结果并不能表明个体的物质使用模式符合物质所致的障碍或物质使用障碍的诊断标准，仅有阴性的测试结果也不能排除这些诊断。

实验室测试对确认物质戒断是有用的。如果个体表现出由未知物质所致的戒断，实验室测试可以帮助临床工作者确定该物质，并且也有助于将物质戒断与其他精神障碍相区分。此外，在某种物质在个体的血液中浓度较高时，如果个体功能正常，则说明其有相当程度的耐受性。

发展与病程

几乎每种物质使用障碍在 18 ～ 24 岁的个体中都有相对较高的患病率。物质中毒通常是最早出现的与物质相关的障碍，经常始于青少年期。物质戒断可能在任何年龄发生，只要个体在较长时间内摄入足够剂量的相关物质。

物质中毒和物质戒断的记录步骤

临床工作者应使用适用于物质类别的编码，并记录特定物质的名称。如临床工作者应记录 F13.230 司可巴比妥戒断（而不是镇静剂、催眠药或抗焦虑药戒断），或 F15.120 甲基苯丙胺中毒（而不是苯丙胺类物质中毒）。需要注意的是，在给予物质中毒和物质戒断恰当的 ICD-10-CM 诊断编码时，应考虑是否有共病的物质使用障碍。在这个案例中，编码 F15.120 表明存在共病的轻度甲基苯丙胺使用障碍。如果没有共病的甲基苯丙胺使用障碍（且没有感知紊乱），则编码为 F15.920。特定物质中毒和戒断综合征的实际编码参见编码备注。

对于那些不属于任何类别的物质（如合成类固醇），应使用 ICD-10-CM 中的其他（或未知）物质中毒或其他（或未知）物质戒断的编码，并标明特定的物质（如 F19.920 合成类固醇中毒）。如果个体使用的物质是未知的，应使用同样的编码，即其他（或未知）物质所对应的编码，如 F19.920 未知物质中毒。如果个体有与特定的物质有关的症状或问题，但不符合任何特定物质相关障碍的诊断标准，则应使用未特定的物质所对应的编码（如 F12.99 未特定的大麻相关障碍）。

如上所述，ICD-10-CM 中物质相关的编码是由物质使用障碍和物质所致的障碍的临床表现组合而成的单一编码。因此，如果个体同时存在海洛因戒断和中度海洛因使用障碍，则给予单一的海洛因戒断的编码（F11.23），以包含上述的两项信息。额外的编码信息参见特定物质部分。

物质 / 药物所致的精神障碍

物质 / 药物所致的精神障碍是潜在的、严重的，通常是短暂的，但在滥用的物质、药物或多种毒素相互作用的背景下，该障碍有时会发展为持续性的中枢神经系统综合征。物质 / 药物所致的精神障碍不同于物质使用障碍，有该障碍的个体尽管存在显著的与物质相关的问题，但其一系列认知、行为和生理症状都归因于持续的物质使用。物质 / 药物所致的精神障碍可能由造成物质使用障碍的十种物质引起，或由多种用于医学治疗的其他药物引起。在相关章节中有对每一种物质 / 药物所致的精神障碍的描述（如物质 / 药物所致的抑郁障碍在“抑郁障碍”一章），因而此处只提供简要描述。所有物质 / 药物所致的精神障碍都有一些共同的特征。在对这些障碍进行诊断的过程中，识别这些共同特征是重要的。对这些特征的描述如下：

A. 在相关诊断类别中，障碍的典型症状在临床表现中占主导地位。

B. 病史、体格检查或实验室的证据显示存在下列两种情况：
   1. 诊断标准 A 中的症状发生在物质中毒、物质戒断、接触或戒断药物期间或不久之后。
   2. 所涉及的物质 / 药物能够产生诊断标准 A 中的症状。

C. 该紊乱不能用独立的精神障碍（如非物质 / 药物所致的精神障碍）来更好地加以解释。独立的精神障碍的证据包括：
   1. 该紊乱发生于重度中毒或戒断之前，或接触药物之前。
   2. 在急性戒断、重度中毒或不再使用药物之后，紊乱仍持续相当长的时间（如至少 1 个月）。该诊断标准不适用于物质所致的神经认知障碍或致幻剂持续性感知障碍，因为紊乱在急性中毒或戒断结束之后仍然持续存在。

D. 该障碍并非仅仅出现于谵妄出现时。

E. 该障碍引起有临床意义的痛苦，或导致社交、职业或其他重要功能受损。

诊断与相关特征

在临床上，物质所致的精神障碍的物质类别是可以被概括的。一般来说，镇静性物质（镇静剂、催眠药或抗焦虑药和酒精）中毒会造成显著的和有临床意义的抑郁障碍；在个体患这类物质的戒断综合征期间，可以观察到个体的焦虑状态。此外，在中毒期间，兴奋性物质（如苯丙胺和可卡因）可能与物质所致的精神病性障碍和物质所致的焦虑障碍有关，在戒断期间可观察到物质所致的重性抑郁发作。镇静性物质和兴奋性物质都有可能造成显著而短暂的睡眠紊乱和性功能紊乱。特定类别的物质与特定的精神障碍之间的关系如表 1 所示。

物质所致的精神障碍通常包括中枢神经系统的特异反应，以及为应对各种医疗问题所使用的不同药物所致的相对极端的副作用的示例。该障碍包括麻醉药、抗组胺药、抗高血压药及其他多种药物和毒素（如有机磷农药、杀虫剂、一氧化碳）所造成的神经认知并发症，如在“神经认知障碍”一章中所述。在使用抗胆碱能药、抗心血管疾病药物和类固醇药物期间，以及使用兴奋剂样和镇静剂样的处方或非处方药期间，个体都可能短暂性地出现精神病性综合征。多种药物（包括类固醇、抗高血压药、双硫仑，以及处方或非处方的镇静剂或兴奋剂类物质）会造成个体出现短暂而严重的心境紊乱。类似的药物可能与暂时的焦虑综合征、性功能失调及睡眠紊乱有关。

一般而言，当考虑物质 / 药物所致的精神障碍时，必须有证据表明所观察到的障碍不能用独立的精神障碍来更好地加以解释。如果症状出现在重度中毒或戒断、药物使用之前，或症状在急性戒断、重度中毒或药物使用结束后持续 1 个月以上，则个体更有可能患药物所致的精神障碍，除非个体有表 1 所列出的数种物质所致的持续性障碍。当症状仅仅出现在物质所致的谵妄时（如酒精戒断性谵妄），那么只诊断为谵妄；同时，临床工作者不能对在谵妄发作期间出现的其他精神病性症状单独给予诊断，因为许多症状（包括情绪紊乱、焦虑和现实检验能力紊乱）在激越、意识混沌的状态下是常见的。物质 / 药物所致的精神障碍无论是独立出现还是同时出现，相关的重性精神障碍的有关特征都是相似的。有物质 / 药物所致的精神障碍的个体也可能表现出与特定类别的物质 / 药物有关的特征，如本章其他小节所示。

发展与病程

物质所致的精神障碍发生在物质滥用引起的中毒或戒断的背景下，而药物所致的精神障碍出现在摄入建议剂量的处方药或非处方药的情况下。这两种情况通常都是短暂的，并可能在急性戒断、重度中毒或停止物质 / 药物使用后 1 个月内消失。某些持续时间长的物质所致的精神障碍是例外，它们包括：与物质有关的神经认知障碍，如酒精所致的神经认知障碍、吸入剂所致的神经认知障碍，以及镇静剂、催眠药或抗焦虑药所致的神经认知障碍；致幻剂持续性感知障碍（“闪回”，参见本章后面的“致幻剂相关障碍”部分）。然而，对于大多数物质 / 药物所致的精神障碍而言，无论症状的严重程度如何，病情都很可能在守戒后相对快速地得到改善，且不太可能在完全停止使用 1 个月后仍有临床相关性。

和很多重度使用物质的后果一样，一些个体更容易患特定物质所致的精神障碍，而另一些个体则不太容易患特定物质所致的精神障碍。类似的易患性使一些个体更可能表现出某些类型的药物对精神系统造成的副作用，而另一些个体则不然。然而，当考虑到物质的使用量和使用频率对物质所致的综合征的影响时，尚不清楚有独立的精神障碍综合征的家族史或个人既往史的个体是否更可能出现物质所致的综合征。

有迹象表明，在先前存在精神障碍的背景下，滥用物质或对精神疾病有副作用的药物很有可能导致先前存在的精神障碍加重。物质 / 药物所致的精神障碍的患病风险很可能随着相关物质的使用量和使用频率的增加而增加。

物质 / 药物所致的精神障碍的症状类似于独立的精神障碍，其症状可与独立的精神障碍的症状完全相同（如妄想、幻觉、精神病性症状、重性抑郁、焦虑综合征），尽管它们可能有同样严重的后果（如自杀），但大多数物质 / 药物所致的精神障碍很可能在守戒后的数天到数周内改善。

对于独立的精神系统疾病来说，物质 / 药物所致的精神障碍是其鉴别诊断的重要部分。识别物质 / 药物所致的精神障碍的重要性类似于在诊断独立的精神障碍之前明确一些躯体疾病和药物反应可能起到的作用的重要性。物质 / 药物所致的精神障碍的症状可能与独立的精神障碍的症状完全相同，但其与独立的精神障碍有着不同的治疗方法和预后。

物质/药物所致的精神障碍的功能性后果

物质/药物所致的精神障碍可能有与独立的精神障碍相同的后果（如自杀企图），但这些后果可能在守戒后的1个月内消失。同样地，与相关的物质使用障碍有关的功能性后果可能出现在相应的物质所致的精神障碍中。

物质/药物所致的精神障碍的记录步骤

本手册中共享症状学的障碍的相应章节提供了特定物质/药物所致的精神障碍的诊断标准、编码备注和记录步骤（物质/药物所致的精神障碍参见如下章节："精神分裂症谱系及其他精神病性障碍""双相及相关障碍""抑郁障碍""焦虑障碍""强迫及相关障碍""睡眠–觉醒障碍""性功能失调"和"神经认知障碍"）。当记录那些共病物质使用障碍的物质/药物所致的精神障碍时，临床工作者只应给予单一的诊断，以反映物质/药物的类型、物质/药物所致的精神障碍的类型及共病的物质使用障碍的严重程度（如可卡因所致的精神病性障碍，伴重度可卡因使用障碍）。对于未共病物质使用障碍的物质/药物所致的精神障碍（如该障碍是由使用1次物质/药物所致的），仅记录物质/药物所致的精神障碍（如皮质类固醇所致的抑郁障碍）。每一种物质/药物所致的精神障碍的"记录步骤"部分说明了物质/药物所致的精神障碍的诊断名称所需的额外信息。

酒精相关障碍

酒精使用障碍

诊断标准

A. 有问题的酒精使用模式导致显著的有临床意义的损害或痛苦，在12个月内至少有下列两项表现：
   1. 酒精的摄入量常常比预期的摄入量更大或摄入的时间更长。
   2. 有试图减少或控制酒精使用的持续愿望或失败的努力。
   3. 将大量时间花在获得酒精、使用酒精或从其效应中恢复的必要活动上。

4. 对使用酒精有强烈的欲望或迫切的要求。
5. 反复的酒精使用导致个体不能履行在工作、学校或家庭中所扮演的主要角色的义务。
6. 尽管酒精使用持久地、反复地引起或加重社会问题和人际交往问题，但个体仍然继续使用酒精。
7. 因使用酒精而放弃或减少重要的社交活动、职业活动或娱乐活动。
8. 在酒精对躯体有害的情况下反复使用酒精。
9. 尽管认识到使用酒精可能会持续地、反复地引起或加重生理或心理问题，个体仍然继续使用酒精。
10. 耐受，通过下列两项中的一项来定义：
    a. 需要显著增加酒精的摄入量以实现过瘾的目的或达到预期的效应。
    b. 继续使用等量的酒精会使效应显著减弱。
11. 戒断，表现为下列两项中的一项：
    a. 特征性酒精戒断综合征（参见酒精戒断诊断标准 A 和 B）。
    b. 为缓解症状或避免戒断症状出现而使用酒精（或密切相关的物质，如苯二氮草类物质）。

标注如果是：

早期缓解：先前符合酒精使用障碍的全部诊断标准，在至少 3 个月内（不超过 12 个月）不符合酒精使用障碍的任何一项诊断标准（但可能符合诊断标准 A4“对使用酒精有强烈的欲望或迫切的要求”）。

持续缓解：先前符合酒精使用障碍的全部诊断标准，在 12 个月内（或更长时间）不符合酒精使用障碍的任何一项诊断标准（但可能符合诊断标准 A4“对使用酒精有强烈的欲望或迫切的要求”）。

标注如果是：

在受控制的环境下：这一额外标注适用于处在酒精获得受限的环境中的个体。

基于目前的严重程度 / 缓解情况编码：如果个体也存在酒精中毒、酒精戒断或其他酒精所致的精神障碍，则不使用下列酒精使用障碍的编码，而是用酒精所致的障碍编码的第四位数字来表明共病酒精使用障碍（参见酒精中毒、酒精戒断或特定的酒精所致的精神障碍的编码备注）。如果酒精中毒与酒精使用障碍共病，则只给予酒精中毒的编码，第四位数字表明共病的酒精使用障碍的严重程度，如 F10.129 轻度酒精使用障碍伴酒精中毒，或 F10.229 中度或重度酒精使用障碍伴酒精中毒。

标注目前的严重程度 / 缓解情况：

F10.10 轻度：存在 2 ～ 3 项症状

F10.11 轻度、早期缓解；

F10.11 轻度、持续缓解。

F10.20 中度：存在 4 ～ 5 项症状

F10.21 中度、早期缓解；

F10.21 中度、持续缓解。

F10.20 重度：存在 6 项及以上症状

F10.21 重度、早期缓解；

F10.21 重度、持续缓解。

标注

如果个体既在缓解状态中，又在受控制的环境下（如在受控制的环境下早期缓解，或在受控制的环境下持续缓解），“在受控制的环境下”可作为缓解的进一步标注。这些环境包括被密切监督且没有物质的监狱、治疗性社区和封闭式住院处。

该障碍的严重程度基于符合诊断标准条目的数量。对于个体而言，其酒精使用障碍的严重程度随着时间的变化而改变，也可以通过使用酒精的频率（如每月使用的天数）或摄入量（如每日的摄入量）来反映。酒精使用障碍的严重程度可通过个体的自我报告、其他知情人的报告、临床工作者的观察来评估；当实际操作可行时，也可通过生物测试（如本障碍“诊断标志物”部分所描述的血液测试）进行评估。

诊断特征

酒精使用障碍是由一组行为和躯体症状定义的，它包括戒断、耐受和渴求。酒精戒断的特征是长期重度饮酒的个体在减少饮酒后约 4 ～ 12 小时出现戒断症状。因为酒精戒断的体验是不愉快的、强烈的，所以尽管有不良的后果，个体可能继续饮酒，以避免或缓解戒断症状。一些戒断症状（如睡眠问题）可能低强度地持续数月并导致酒精使用障碍复发。一旦出现了强烈使用的模式并不断反复，有酒精使用障碍的个体可能花费相当长的一段时间来获得和使用酒精。

对酒精的渴求是指对饮酒的强烈欲望，它使个体无法想其他任何事情，并经常促发饮酒行为。重度饮酒或酒精中毒可能导致个体学业和工作表现变差，个体可能忽略照顾孩子或家庭的义务，在学校或工作中可能出现与酒精相关的缺席。同时，个体可能在躯体有危险的情况下使用酒精（如中毒时开车、游泳、操作机器）。有酒精使用障碍的个体可能继续饮酒，尽管他们能够认识到继续饮酒会引起显著的躯体问题（如一过性黑矇、肝脏疾病）、心理问题（如抑郁）、社会或人际关系问题（如中毒时与伴侣激烈争吵、虐待儿童）。

相关特征

酒精使用障碍经常与很多问题有关，这些问题类似于那些与其他物质（如大麻、可卡因、海洛因、苯丙胺、镇静剂、催眠药或抗焦虑药）有关的问题。酒精可用于缓解其他物质的不良效应，当其他物质不可得时，酒精可替代这些物质。品行问题、抑郁、焦虑和失眠症状经常伴随重度饮酒，这些问题有时出现在饮酒之前。

反复摄入大量的酒精几乎会影响每一个器官系统，特别是胃肠道、心血管系统、中枢神经系统和周围神经系统。酒精对胃肠道有不良影响（包括胃炎、胃溃疡或十二指肠溃疡），且15%的有重度酒精使用障碍的个体有肝硬化和/或胰腺炎，食管、胃和胃肠道其他部位的患癌率也可能增加。最常见的与酒精有关的疾病之一是轻度高血压。心肌病和其他肌病在那些重度饮酒的个体中不常见，但发病率在不断增加。这些因素与甘油三酯和低密度脂蛋白胆固醇水平的显著增加会增加个体患心脏疾病的风险。周围神经疾病可表现为肌无力、感觉异常和周围感觉减退。酒精对中枢神经系统有着更持久的影响（包括认知缺陷、严重的记忆损害及小脑的退行性改变）。这些影响与酒精、创伤和维生素（特别是维生素B，包括维生素B_1）缺乏的直接影响有关。酒精所致的持续性遗忘或韦尼克–科尔萨科夫综合征（Wernicke-Korsakoff syndrome）会对中枢神经系统造成极其严重的影响，这种情况是较为罕见的，在这种情况下，个体编码新信息的能力严重受损。对这种疾病的描述将出现在“神经认知障碍”一章，术语为物质/药物所致的神经认知障碍。

在重度中毒和短暂的酒精所致的抑郁障碍和双相障碍的背景下，酒精使用障碍是重要的自杀风险因素。有该障碍的个体出现自杀行为和自杀死亡的概率都会增加。

患病率

酒精使用障碍很常见。在美国，DSM-5 酒精使用障碍在成人中的终身患病率约为29.1%；其中，8.6%为轻度，6.6%为中度，13.9%为重度。DSM-5 酒精使用障碍在澳大利亚的成人中的终身患病率约为31%。

该障碍的患病率因性别和年龄而异。在美国，男性的患病率（36%）高于女性的患病率（22.7%）。在美国，DSM-Ⅳ酒精使用障碍在12～17岁个体中的12个月患病率为4.6%，18～29岁个体的患病率为16.2%，65岁及以上个体的患病率为1.5%。

在美国人群中，跨民族/种族群体的12个月患病率变化显著。对于12～17岁的个体而言，相对于亚裔美国人（1.6%）、报告两个或更多种族背景的个体（1.6%）、西班牙裔美国人（1.5%）和非裔美国人（0.8%），DSM-Ⅳ酒精使用障碍的患病率在美洲原住民（2.8%）和非拉丁裔白人（2.2%）中最高。一项基于美国成人的大型研究的数据表明，DSM-5 酒精使用障碍的12个月患病率在非裔美国人中为14.4%，在非西班牙裔白人中为14%，在西班牙裔美国人中为13.6%，在亚裔美国人和太平洋裔中为10.6%。对西南部和北部平原部落民族的美国原住民的大型社区调查的数据显示，DSM-Ⅳ酒精滥用和依赖在这些个体中的12个月患病率为4.1%～9.8%。酒精滥用和依赖的患病率和模式在美国的570多个美洲印第安人社区和阿拉斯加原住民社区中存在广泛差异，其中一些社区的戒酒率很高。被剥夺和征服的历史经历及持续的歧视与个体出现症状的风险增加有关。考虑到部落社区的多样性，临床工作者应谨慎解读对美洲原住民酒精使用障碍患病率的估计。

发展与病程

酒精中毒可能在青少年中期初次发作。那些不符合酒精使用障碍全部诊断标准的酒精相关问题或孤立问题可能出现在20岁之前，但符合两个及以上酒精使用障碍诊断标准的个体的起病年龄集中在青少年晚期或 20 岁早期到中期。绝大多数个体在 30 岁晚期出现酒精相关障碍。在酒精使用障碍的其他许多方面都有所发展之后，第一次戒断的证据才会出现。较早发生的酒精使用障碍出现在先前存在品行问题和较早出现中毒症状的青少年中。

酒精使用障碍的病程是不断变化的，其典型表现为周期性的缓解和复发。决定停止饮酒经常是对危机的反应，之后很可能会有数周或更长时间的戒断期，个体的饮酒行为经常是有所控制的或非问题性的。然而，个体一旦恢复饮酒，其摄入量很有可能迅速升级，严重的问题会再度出现。

人们经常误认为酒精使用障碍是一种难治的疾病，这可能是因为接受治疗的个体通常有多年严重的酒精相关问题的病史。然而，这些最严重的案例仅仅代表有该障碍的个体中的一小部分，且有该障碍的典型个体有着良好的预后。

在青少年中，品行障碍和反复出现的反社会行为经常与酒精和其他物质相关障碍同时出现。大部分有酒精使用障碍的个体在 40 岁之前就存在该障碍，美国加利福尼亚州的一项前瞻性研究表明，可能有 10% 的个体在 40 岁后出现该障碍。对老年人而言，年龄相关的躯体改变导致大脑对酒精抑制效应的敏感性增加，肝脏对各种物质（包括酒精）的代谢率降低，体内水分的占比降低。这些改变会导致老年人在轻度饮酒后出现更严重的中毒症状及后续的问题。对老年人而言，酒精相关问题很可能与其他躯体并发症有关。

风险与预后因素

环境的：环境的风险与预后因素可能包括贫困和歧视（包括结构性不平等，如不同的监禁率、不同的成瘾治疗药物的获取途径），失业和较低的教育水平，对饮酒和中毒的文化态度，酒精的易得性（包括价格），后天习得的关于酒精的个人经验，以及应激水平。对易感个体则言，使酒精问题进一步发展的潜在的调节因素还包括同伴重度的物质使用、对酒精的积极效果存在过度的预期，以及应对应激的不良方式。

遗传与生理的：酒精使用障碍具有家族性，遗传影响可以解释 40% ～ 60% 的风险因素。有酒精使用障碍的个体的近亲的患病率比其他个体高 3 ～ 4 倍，患病亲属数量越多，与患病亲属遗传关系越近，亲属中酒精相关问题的严重程度越高，个体的患病率越高。在有该障碍的个体中，同卵双生子患酒精使用障碍的概率明显高于异卵双生子。有酒精使用障碍的个体的孩子患该障碍的风险比其他个体高 3 ～ 4 倍，即使这些孩子一出生就被领养，并由没有该障碍的养父母抚养长大。

了解操控酒精使用障碍风险的中间特征（或表型）的基因方面的最新进展，可能有助于识别患酒精使用障碍风险极高或极低的个体。在那些低风险的表型中，个体会出现急性的与酒精相关的皮肤发红（最常见于亚洲人）。高易患性和先前存在精神分裂症、双相障碍、冲动性（冲动性会提高所有物质使用障碍和赌博障碍的患病率）、酒精使用障碍的高风险与对酒精的低水平反应（低敏感性）有关。几种基因的变异可以解释对酒精的低敏感性或多巴胺奖励系统的调节；然而，非常重要的是，任何一种基因的变异只能解释 1% ～ 2% 的患病风险。基因与环境的相互作用会改变遗传变异的影响，例如，当社会约束最小化（如父母监控水平低）时，或当环境允许个体获得酒精或鼓励其使用（如高同伴偏差）时，基因对饮酒的影响更为明显。

病程影响因素：一般来说，高水平的冲动性与更早起病的、更严重的酒精使用障碍有关。

与文化相关的诊断问题

在多数文化中，酒精是最常见的中毒性物质，并且会导致相当高的发病率和死亡率。全球约有 280 万人死于饮酒，占女性年龄标准化死亡总数的 2.2%，占男性年龄标准化死亡总数的 6.8%。在全球范围内，约有 2.37 亿男性和 4600 万女性有酒精使用障碍，其中欧洲（14.8% 和 3.5%）与美洲（11.5% 和 5.1%）的男性和女性患病率最高。从总体上看，来自高收入国家的个体患病率最高。在移民中，对美国社会的较高程度的文化适应与酒精使用障碍的患病率上升有关，尤其是女性。较高的种族密度（有相同背景的个体占比更高）可能会降低酒精使用障碍的患病风险，因为这会使个体得到更多的社会支持，个体受歧视的影响更小。然而，邻里隔离可能会增加该障碍的患病风险，因为这与其他风险因素有关，如酒精广告和零售店在低收入地区的集中度更高。

酒精脱氢酶和乙醛脱氢酶属于酒精代谢酶，它们的基因多态性可能会影响个体对酒精的反应。有这些基因变异的个体会在饮酒时满脸通红并出现心悸，这种反应可对未来的饮酒起到限制或预防作用，并会降低患酒精使用障碍的风险。这些基因变异可见于 40% 的日本人、中国人和韩国人，它们也与较低的患病风险相关。然而，这种保护作用可能受到社会文化因素的影响。过去数十年日本、中国和韩国的酒精使用障碍患病率有所上升，这与受西方影响和对女性饮酒的文化态度的改变有关。

诊断标准在跨民族 / 种族群体中有良好的适用性，尽管他们在个别诊断标准条目上存在一定的变异。

与性和性别相关的诊断问题

男性饮酒的比例高于女性，且酒精使用障碍的患病率高于女性，但性别差距正在缩小，因为女性开始饮酒的年龄越来越小。由于女性的体重通常比男性轻，体内脂肪更多、水分更少，食管和胃中的酒精代谢较慢，每次饮酒后女性的血液酒精浓度可能比男性高。重度饮酒的女性也可能比男性更易出现与酒精有关的躯体后果，包括与酒精有关的黑矇和肝脏疾病。此外，虽然男性和女性有相同的与酒精风险有关的遗传相关机制，但使风险增加的特定环境因素可能因性别而异，特别是在青少年期。女性在怀孕期间通常会减少饮酒次数，这可能是酒精使用障碍的体征之一。

诊断标志物

临床工作者可以通过标准化问卷和血液测试结果升高来识别那些因重度饮酒而患酒精使用障碍风险较高的个体，后者常见于规律性重度饮酒的个体。这些方法虽然并不能用于确立酒精相关障碍的诊断，但有助于发现那些需要收集更多信息的个体。横向测量酒精摄入量的最直接的方法是测量血液酒精浓度，它也可用于判断个体对酒精的耐受性。如果血液酒精浓度为 150 mg/dL 的个体没有任何酒精中毒的体征，可被认为有一定程度的酒精耐受性。在血液酒精浓度为 200 mg/dL 时，大多数没有耐受性的个体会表现出严重的中毒体征。

在实验室测试中，中度或高度升高（大于 35 个单位）的谷氨酰转移酶（GGT）是重度饮酒的敏感指标，这可能是唯一的实验室发现。至少 70% 的有高水平 GGT 的个体是持续性重度饮酒者（如经常每日饮酒 8 杯及以上）。第二种具有更高的敏感性和特异性的测试是对碳水化合物缺失性转铁蛋白（CDT）的测试，20 个单位及以上的 CDT 有助于确认经常每日饮酒 8 杯及以上的个体。因为 GGT 和 CDT 水平在停止饮酒后的数天到数周内会回归正常，所以这两种状态标志可能对守戒的监测会有所帮助，特别是当临床工作者观察到数值并未随着时间的推移减少时，表明个体可能再次重度饮酒。与单独的测试相比，GGT 和 CDT 的联合测试可能具有更高水平的敏感性与特异性。其他有用的测试还包括红细胞平均容量（MCV），重度饮酒者的 MCV 可能上升至正常高值，该变化是由酒精对红细胞生成的直接毒性效应导致的。尽管 MCV 有助于确认重度饮酒者，但由于红细胞的长半衰期，它并不是监测守戒的最佳方法。肝功能测试可以揭示肝损伤的情况，如谷丙转氨酶和碱性磷酸酶，而肝损伤是重度饮酒的后果。其他重度饮酒的潜在标志物对酒精的特异性较低，但有助于临床工作者思考酒精可能造成的影响，这些指标包括血液酒精浓度或脂类（如甘油三酯和高密度脂蛋白胆固醇）水平的提高，以及高于正常水平的尿酸。

额外的诊断标志物与体征和症状有关，它们反映了与持续性重度饮酒有关的后果。例如，消化不良、恶心、伴有胃炎的腹胀、肝大、食管静脉曲张和痔疮可能反映了由酒精所致的肝脏的改变。重度饮酒的其他体征包括震颤、步态不稳、失眠与勃起功能失调。有慢性酒精使用障碍的男性可能睾丸变小，并存在与睾酮水平降低有关的女性化表现。月经失调、妊娠期自发流产和胎儿酒精综合征与女性反复重度饮酒有关。先前存在癫痫病史或严重头部外伤的个体更有可能出现与酒精相关的癫痫发作。恶心、呕吐、胃炎、呕血、口干、肿胀、肤色不均匀及轻度的周围水肿等可能与酒精戒断有关。

与自杀想法或行为的相关性

大多数关于自杀和酒精的研究都针对的是酒精使用，而不是酒精使用障碍。然而，澳大利亚的一项心理解剖研究发现，攻击性、精神障碍共病和最近的人际冲突是有酒精使用障碍的个体自杀的风险因素。有人对 1999—2014 年包括美国在内的数个国家开展的研究进行了综述，报告称，酒精中毒和长期大量饮酒与自杀有关，相关数据将酒精与自杀联系了起来。有证据表明，限制性酒精政策可能有助于预防一般人群的自杀。1996—2015 年美国和其他多个国家进行的元分析发现，急性饮酒个体的自杀企图风险比不饮酒者高出近 7 倍。此外，这项元分析和美国基于案例的对照交叉研究表明，与少量饮酒相比，24 小时内大量饮酒是更重要的自杀企图的风险因素。对美国密西西比州的一组患者的调查显示，与单独使用酒精相比，急性合并使用酒精和镇静剂与自杀企图的相关性更强。1975—2014 年包括美国在内的多个国家进行的系统性回顾和元分析发现，酒精使用与持有枪支有关，饮酒者持枪自杀的可能性是不饮酒者的 4 ～ 6 倍；与不饮酒者相比，重度饮酒者更有可能选择通过枪支（而非其他自杀方式）自杀。

酒精使用障碍的功能性后果

酒精使用障碍的诊断特征凸显了可能受损的生活功能的主要领域。这些领域包括驾驶和操作机器、学业和工作、人际关系和沟通、健康。酒精相关障碍导致个体缺勤、绩效下降，出现与工作相关的事故。酒精使用障碍的患病率在无家可归的个体中不断上升，这可能反映了这些个体的社会与职业功能的螺旋式下降，尽管大部分有酒精使用障碍的个体继续与家人一起生活并在工作中履行其职责。

酒精使用障碍与事故、暴力和自杀风险的显著增加有关。据估计，在一些市区医院的重症监护病房中，每五个人中就有一个人使用酒精；在美国，40% 的个体在其生命中的某个阶段经历了与酒精相关的不良事件，高达 55% 的致死性车祸与酒精有关。重度酒精使用障碍（特别是同时有反社会型人格障碍的个体）与犯罪行为（包括杀人）的实施有关。严重的有问题的酒精使用也会导致个体脱抑制、易激惹，并使个体产生悲伤情绪，这会进一步导致个体出现自杀企图和自杀行为。

对于那些有酒精使用障碍的住院个体而言，意外的酒精戒断经常被忽视，这增加了住院的风险、费用及时间。

鉴别诊断

非病理性酒精使用：诊断酒精使用障碍的关键因素是大量的酒精使用导致个体出现反复和显著的痛苦，或使个体功能受损。然而，多数饮酒者偶尔会饮酒至中毒，但只有少数个体（少于 20%）会出现酒精使用障碍。因此，如果个体每日少量饮酒或偶尔中毒，也不足以给予酒精使用障碍的诊断。

酒精中毒、酒精戒断与酒精所致的精神障碍：酒精使用障碍与酒精中毒、酒精戒断和酒精所致的精神障碍（如酒精所致的抑郁障碍）的区别在于：酒精使用障碍描述了酒精使用的问题模式，其涉及对酒精使用的控制受损、由酒精使用所致的社会损害、风险性的酒精使用（如醉酒驾驶）和药理学症状（耐受性或戒断的发生）；而酒精中毒、酒精戒断和酒精所致的精神障碍是在使用大量酒精的背景下发生的精神疾病综合征。酒精中毒、酒精戒断和酒精所致的精神障碍经常发生在有酒精使用障碍的个体中。在这种案例中，除了酒精使用障碍的诊断外，临床工作者还应给予酒精中毒、酒精戒断或酒精所致的精神障碍的诊断，并在诊断编码中注明。

镇静剂、催眠药或抗焦虑药使用障碍：酒精使用障碍的体征和症状与镇静剂、催眠药或抗焦虑药使用障碍相似。临床工作者必须将两者相区分，它们的病程可能不同，特别是在与医学问题的关系上。

儿童期品行障碍与反社会型人格障碍：酒精使用障碍（连同其他物质使用障碍）常见于绝大多数有反社会型人格和先前存在品行障碍的个体，因为这些诊断与酒精使用障碍的早期起病及不良预后有关，所以明确这两种障碍非常重要。

共病

双相障碍、精神分裂症及反社会型人格障碍都与酒精使用障碍有关，而大多数焦虑障碍和抑郁障碍也可能与酒精使用障碍有关。部分报告表明，抑郁与中度到重度的酒精使用障碍之间的关系可能归因于短暂的酒精所致的共病的抑郁症状，这种症状是由急性中毒或戒断效应导致的，但这一点长期以来一直存在争议。反复的重度酒精中毒也可能抑制免疫系统，使个体更容易受到感染的影响，并使患癌风险增加。

酒精中毒

诊断标准

A. 近期饮酒。

B. 在饮酒过程中或不久后出现有显著临床意义的问题行为或心理变化（如不当的性行为或攻击行为、情绪不稳定、判断力受损）。

C. 在酒精使用过程中或不久后至少出现下列六项体征或症状中的一项：

1. 口齿不清。
2. 不协调。
3. 步态不稳。
4. 眼球震颤。
5. 注意力或记忆力受损。
6. 木僵或昏迷。

D. 这些体征或症状不能归因于其他躯体疾病，也不能用其他精神障碍（包括其他物质中毒）来更好地加以解释。

编码备注：ICD-10-CM 编码基于是否共病酒精使用障碍。如果共病轻度酒精使用障碍，ICD-10-CM 的编码为 F10.120；如果共病中度和重度酒精使用障碍，ICD-10-CM 的编码为 F10.220；如果不与酒精使用障碍共病，ICD-10-CM 的编码为 F10.920。

诊断特征

酒精中毒的核心特征是在临床上出现显著的且有时会危及生命的问题行为或心理变化（如不恰当的性行为或攻击行为、心境易变、判断力和决策能力受损、难以承担驾驶等复杂任务、社交或职业功能受损），这些症状在饮酒过程中或不久后出现（诊断标准 B）。这些改变伴随着功能和判断力受损，同时，如果中毒严重，个体可能出现危及生命的昏迷。这些症状不能归因于其他躯体疾病（如糖尿病酮症酸中毒），也并非其他疾病（如谵妄）的反应，并且与其他镇静剂（如苯二氮䓬类）中毒不相关（诊断标准 D）。个体的不协调会影响其驾驶能力和日常活动表现，这种不协调甚至会导致车祸或其他造成伤害的事故。临床工作者可以通过个体的呼吸中是否有酒精的味道来判断其是否使用了酒精，也可以要求个体或其他观察者提供病史，必要时可让个体提供呼吸、血液或尿液样本以进行毒理学分析。

相关特征

在血液酒精浓度上升时，个体中毒的体征和症状可能更明显。酒精中毒的持续时间取决于个体在多长时间内摄入了多少酒精。一般来说，人体每小时能够代谢约 1 杯酒，所以血液酒精浓度通常以每小时 15 ～ 20 mg/dL 的速度下降。

在轻度酒精中毒期间，在不同的时间点也可能观察到不同的症状。大多数饮酒 2 杯后的个体会出现轻度酒精中毒（每标准杯约含乙醇 10 ～ 12 g，血液酒精浓度升高约 20 mg/dL）。在饮酒的早期阶段，当血液酒精浓度升高时，个体的表现通常为感到兴奋（如健谈、幸福感上升、有愉快而豁达的心境）。随后，特别是当血液酒精浓度下降时，个体可能变得越来越抑郁，出现社交退缩且认知受损。

酒精中毒有时与对在中毒过程中出现的那些事件的遗忘（一过性黑矇）有关。这一现象与血液酒精浓度相对较高有关，也许还与达到这一水平的速度有关。急性酒精中毒可能导致代谢改变（如低血糖、电解质紊乱），并且个体可能出现严重的心血管、呼吸和 / 或胃肠道反应。当血液酒精浓度很高（如 200 ～ 300 mg/dL）时，对酒精不耐受的个体可能会睡着，并进入麻醉的第一个阶段。血液酒精浓度更高（如超过 300 ～ 400 mg/dL）时，对酒精不耐受的个体会出现呼吸和脉搏抑制，甚至死亡。

酒精中毒是人际暴力和自杀行为的重要因素。在酒精中毒的个体中，意外伤害（包括与判断力改变、自伤和暴力相关的行为所导致的死亡）、自杀行为和自杀的发生率似乎有所增加。

患病率

绝大多数饮酒者都在其生命中的某一个阶段出现过一定程度的中毒。例如，2018 年，43% 的美国十二年级的学生报告自己至少喝醉过 1 次，其中 17.5% 的个体报告自己在之前的 30 天至少喝醉过 1 次。如果根据女性在任何一天摄入 4 标准杯及以上的酒精、男性在任何一天摄入 5 标准杯及以上的酒精来定义酒精中毒，美国成人的 12 个月高风险饮酒的患病率为：美洲原住民 17.4%，非裔美国人 15.1%，拉丁裔美国人 13.5%，非拉丁裔白人 12.3%，亚裔和太平洋裔 7.2%。

发展与病程

酒精中毒通常以发作的形式出现，在数分钟到数小时内发生，每次发作通常能持续数小时。在美国，出现第一次酒精中毒的平均年龄约为 15 岁，而患病率最高的年龄段为 18 ～ 25 岁。随着年龄的不断增长，酒精中毒的频率和强度通常会降低。频繁性酒精中毒发生得越早，个体出现酒精使用障碍的可能性就越大。

风险与预后因素

气质的：寻求刺激的欲望和冲动的人格特质会使酒精中毒的发作频率增加。

环境的：个体的重度饮酒同伴越多，酒精中毒的发作频率越高；他们相信重度饮酒是快乐的重要组成部分，并通过酒精来释放压力。

与文化相关的诊断问题

从总体上看，该主要问题与酒精使用方面的文化差异有关。例如，一些大学男生联谊会和女生联谊会可能对酒精中毒持支持态度。这一情况也频繁地发生在有文化意义的特定日子里（如新年前夜）和特定事件期间（如葬礼仪式后的亲属聚会），特别是对一些亚群体来说。其他亚群体在宗教庆典（如犹太教和天主教的节日）时鼓励饮酒，还有一些群体（特别是一些宗教团体，如摩门教徒、穆斯林）强烈反对所有情况下的饮酒或饮酒中毒。

与性和性别相关的诊断问题

在历史上，西方社会的许多国家对男性饮酒和醉酒的容忍度较高，但近年来这一性别差异被弱化了，特别是对于处于青少年期和成人早期的个体。一般来说，在酒精摄入量相同的情况下，女性对酒精的耐受性低于男性。

诊断标志物

酒精中毒通常可通过观察个体的行为、闻其呼出的酒精气味来确定。个体的中毒程度随着血液或呼吸中的酒精浓度的增加而增加，也随着其他物质（特别是那些有镇静作用的物质）的摄入量的增加而增加。

与自杀想法或行为的相关性

一项在十七个国家的急诊科进行的国际合作研究发现，急性饮酒（独立于慢性饮酒）会增加自杀企图的风险，每喝 1 杯酒就会增加 30% 的自杀企图风险。如果想了解更多信息，可参见“酒精使用障碍”部分的“与自杀想法或行为的相关性”。

酒精中毒的功能性后果

2011—2015 年，酒精中毒导致美国每年有超过 9.5 万人死亡，潜在寿命损失为 280 万年，死亡者的寿命平均缩短 30 年。此外，酒精中毒会导致醉酒驾驶，造成学习或工作时间上的损失，并使个体付出与人际争论和打架斗殴有关的巨大成本。

鉴别诊断

其他躯体疾病：一些躯体疾病（如糖尿病酸中毒）和神经系统疾病（如小脑性共济失调、多发性硬化症）在较短时间内与酒精中毒类似。

酒精所致的精神障碍：酒精中毒和酒精所致的精神障碍（如在中毒期间发生的酒精所致的抑郁障碍）的区别在于，后者的症状（如抑郁心境）通常超过酒精中毒的相关症状，在临床表现中占主导地位，并且严重到引起临床关注。

镇静剂、催眠药或抗焦虑药中毒：镇静剂、催眠药或抗焦虑药中毒或其他镇静性物质（如抗组胺药、抗胆碱能药）中毒会被误认为酒精中毒。鉴别诊断的手段包括闻呼出的酒精气味、测量血液或呼吸中的酒精浓度、进行医学检查、收集准确的病史。镇静剂、催眠药中毒的体征和症状与酒精中毒非常相似，它们会使个体出现相似的问题行为或心理变化。这些变化通常伴有功能和判断力受损的证据，严重时个体会出现昏迷并危及生命，个体的不协调可能影响其驾驶能力和日常活动。镇静剂中毒不像酒精中毒那样可以通过闻酒精的气味来判断，临床工作者可通过血液或尿液的毒理学分析找到个体滥用镇静剂的证据。

共病

酒精中毒可能与其他物质中毒共病，特别是对于有品行障碍或反社会型人格障碍的个体。想了解与共病有关的更多详细信息，可参见“酒精使用障碍”中的“共病”部分。

酒精戒断

诊断标准

A. 长期重度饮酒后停止（或减少）饮酒。

B. 停止（或减少）饮酒后的数小时或数天内至少出现下列两项表现：

  1. 自主神经功能亢进（如出汗或脉搏超过 100 次 / 分钟）。
  2. 手部震颤加重。
  3. 失眠。
  4. 恶心或呕吐。
  5. 视觉、触觉或听觉出现短暂的幻觉或错觉。
  6. 精神运动性激越。
  7. 焦虑。
  8. 全身强直–阵挛性癫痫。

C. 诊断标准 B 的体征或症状引起显著的有临床意义的痛苦，或导致社交、职业或其他重要功能受损。

D. 这些体征或症状不能归因于其他躯体疾病，也不能用其他精神障碍（包括其他物质中毒或物质戒断）来更好地加以解释。

标注如果是：

伴感知紊乱：当幻觉（通常为视觉或触觉）出现在现实感测试未出现问题的情况下，或听觉、视觉或触觉上的错觉出现在无谵妄时，可使用此标注，此标注在极少数情况下使用。

编码备注：ICD-10-CM 编码基于是否共病酒精使用障碍，以及是否伴有感知紊乱。

对于酒精戒断，无感知紊乱：如果共病轻度酒精使用障碍，ICD-10-CM 编码为 F10.130；如果共病中度或重度酒精使用障碍，ICD-10-CM 编码为 F10.230；如果未共病酒精使用障碍，ICD-10-CM 编码为 F10.930。

对于酒精戒断，伴感知紊乱：如果共病轻度酒精使用障碍，ICD-10-CM 编码为 F10.132；如果共病中度或重度酒精使用障碍，ICD-10-CM 编码为 F10.232；如果未共病酒精使用障碍，ICD-10-CM 编码为 F10.932。

标注

当没有谵妄的个体出现了幻觉（如在知觉清晰的情况下），需要考虑物质/药物所致的精神病性障碍的诊断。

诊断特征

酒精戒断的核心特征是长期重度饮酒的个体在停止（或减少）饮酒的数小时到数天内出现典型的戒断综合征（诊断标准 A 和 B）。戒断综合征表现为诊断标准 B 中的至少两项，包括自主神经功能亢进、焦虑症状及胃肠道症状。

戒断症状引起有临床意义的痛苦，或导致社交、职业或其他重要功能受损（诊断标准 C）。这些症状不能归因于其他躯体疾病，也不能用其他精神障碍（如广泛性焦虑障碍）和其他物质中毒或物质戒断（如镇静剂、催眠药或抗焦虑药中毒）来更好地加以解释（诊断标准 D）。

个体的症状可以通过酒精或苯二氮䓬类药物（如地西泮）来缓解。戒断症状通常出现在停止或减少酒精使用后血液酒精浓度急剧下降时（如 4 ～ 12 小时内）。酒精戒断症状通常在守戒后的第二天达到高峰，并且可能在第四天或第五天显著改善。然而，在急性戒断后，低水平的焦虑症状、失眠和自主神经功能失调可能持续 3 ～ 6 个月。

不足 10% 的有酒精戒断的个体会出现严重的症状（如严重的自主神经功能亢进、震颤、酒精戒断性谵妄）。不足 3% 的个体会出现强直－阵挛性癫痫。

相关特征

尽管意识的混沌和改变并非酒精戒断的核心诊断标准，但酒精戒断性谵妄（参见“神经认知障碍”一章的“谵妄”部分）可能出现在戒断的情况下。除了意识和认知紊乱，戒断性谵妄还表现为在视觉、触觉或听觉（罕见的）上出现幻觉（震颤性谵妄）。当酒精戒断性谵妄出现时，个体可能出现临床相关的躯体疾病（如肝功能衰竭、肺炎、胃肠道出血、脑外伤后遗症、低血糖症、电解质失衡、术后状态）。

患病率

据估计，约 50% 的有酒精使用障碍的中产阶级、高功能个体曾出现过酒精戒断综合征。有酒精使用障碍的个体（不管是住院还是无家可归）出现酒精戒断的比例可能高于 80%。小于 10% 的戒断个体曾出现酒精戒断性谵妄或酒精戒断性癫痫。酒精戒断的患病率似乎在美国各个民族/种族群体中不存在差异。

发展与病程

急性酒精戒断通常持续 4 ～ 5 天，并且只出现在长期重度饮酒后。酒精戒断较少出现在 30 岁以下的个体中，戒断的风险与严重程度随着年龄的增长而增加。

风险与预后因素

酒精戒断更可能发生在酒精摄入量较大的情况下，这可能最常见于有品行障碍和反社会型人格障碍的个体中。同时依赖其他镇静性药物（镇静催眠药）的个体和过去有过更多酒精戒断经历的个体的戒断症状会更严重。严重酒精戒断的预测因素包括酒精戒断性谵妄、严重戒断综合征的既往史、血钾水平低、血小板计数减少和收缩期高血压。

环境的：发生酒精戒断的可能性随着酒精摄入量和摄入频率的增加而增加。大多数有该障碍的个体会每日饮酒，不但摄入量大（平均每日 8 杯或 8 杯以上），而且连续使用数天。尽管个体的症状差异很大，但同时存在躯体疾病、有酒精戒断的家族史（如遗传成分）、先前有戒断史的个体和服用镇静剂、催眠药或抗焦虑药的个体的患病风险会增加。

诊断标志物

在血液酒精浓度较高但正在下降和个体有长期重度饮酒史的情况下，自主神经功能亢进提示了酒精戒断的可能性。

酒精戒断的功能性后果

戒断症状可能加重饮酒行为并导致酒精戒断复发，造成持续的社会和职业功能损害。那些需要医疗监督脱毒的症状会导致个体住院，并使其工作效率下降。总之，对有酒精使用障碍的个体而言，戒断症状与严重的功能损害和不良预后有关。

鉴别诊断

其他躯体疾病：酒精戒断的症状与一些躯体疾病（如低血糖症、糖尿病酮症酸中毒）的症状相类似。良性震颤（该障碍经常出现于家族中）可能被误认为是与酒精戒断有关的震颤。

酒精所致的精神障碍：酒精所致的精神障碍（如在戒断期间发生的酒精所致的焦虑障碍）的症状（如焦虑）通常会超过酒精戒断的相关症状，其症状在临床表现中占主导地位，并且严重到引起临床关注。

镇静剂、催眠药或抗焦虑药戒断：镇静剂、催眠药或抗焦虑药戒断产生的综合征与酒精戒断综合征非常相似。

共病

想了解与共病有关的更多详细信息，可参见“酒精使用障碍”中的“共病”部分。

酒精所致的精神障碍

本手册的其他章节已对下列酒精所致的精神障碍进行了描述，这些障碍与其他章节中的精神障碍有类似的临床表现（参见各章节的物质 / 药物所致的精神障碍）。这些障碍包括：酒精所致的精神病性障碍（参见“精神分裂症谱系及其他精神病性障碍”）、酒精所致的双相及相关障碍（参见“双相及相关障碍”）、酒精所致的抑郁障碍（参见“抑郁障碍”）、酒精所致的焦虑障碍（参见“焦虑障碍”）、酒精所致的睡眠障碍（参见“睡眠–觉醒障碍”）、酒精所致的性功能失调（参见“性功能失调”）和酒精所致的重度或轻度神经认知障碍（参见“神经认知障碍”）。若想了解酒精中毒性谵妄和酒精戒断性谵妄，参见“神经认知障碍”一章中关于谵妄的诊断标准和讨论。只有当症状严重到引起独立的临床关注时，才能给予酒精所致的精神障碍的诊断，而不是酒精中毒和酒精戒断。

诊断与相关特征

酒精所致的疾病的症状与 DSM-5 其他部分所阐述的独立的精神障碍相类似。此外，酒精所致的疾病与独立的精神障碍可能有相同的严重后果（如自杀企图），但在没有正式治疗的情况下，它们的症状可能在重度中毒和 / 或戒断结束后的数天到数周内得到缓解。

相关诊断部分已对每一种酒精所致的精神障碍进行了阐述，所以此处仅提供简要的描述。酒精所致的精神障碍只在出现严重的酒精中毒和 / 或戒断的情况下出现。

由于酒精所致的精神障碍的表现在症状上类似于同一诊断类别的独立的精神障碍的表现，临床工作者必须根据酒精使用和精神症状之间的时间关系来区分它们。有酒精所致的精神障碍的个体也可能出现酒精使用障碍的相关特征。

如果给予酒精所致的精神障碍的诊断，必须有证据表明该障碍不能用独立的精神障碍来更好地加以解释。如果该精神障碍出现在重度中毒或戒断之前，或在重度中毒和 / 或戒断停止后持续 1 个月以上，则个体可能存在酒精所致的精神障碍。当症状只出现在谵妄时，应将症状视为谵妄的一部分，而不再单独给予酒精所致的精神障碍的诊断，因为许多症状（包括心境紊乱、焦虑及现实检验能力的紊乱）在激越、混沌的状态下是常见的。酒精所致的精神障碍必须在临床上引起个体的显著痛苦或导致个体功能受损。有迹象表明，在先前存在精神障碍的情况下，滥用物质可能导致先前存在的精神障碍加重。

诊断类别不同，酒精所致的精神障碍的发病率也有所不同。例如，有酒精使用障碍的个体重性抑郁发作的终身风险约为 40%，但其中只有约三分之一至二分之一的个体会在中毒的基础上出现独立的重性抑郁综合征。酒精所致的睡眠障碍和酒精所致的焦虑障碍的发病率可能相似。据估计，酒精所致的精神病性障碍的发病率在有酒精使用障碍的个体中不到 5%。

发展与病程

只要个体一直有严重的中毒或戒断反应，酒精所致的精神障碍的症状就可能持续存在。虽然酒精所致的精神障碍的症状与那些独立的精神障碍（如精神病性障碍、重性抑郁障碍）的症状相同，并且它们可能导致相同的严重后果（如自杀企图），但不管症状的严重程度如何，所有酒精所致的精神障碍的症状都可能较快地得到缓解，除了遗忘虚构型酒精所致的神经认知障碍（酒精所致的持续性遗忘）。酒精所致的精神障碍的症状不太可能在重度中毒和 / 或戒断结束后持续 1 个月以上。

酒精所致的精神障碍是鉴别诊断独立的精神障碍的重要组成部分。与酒精所致的精神障碍相比，独立的精神分裂症、重性抑郁障碍、双相障碍及焦虑障碍（如惊恐障碍）的症状的持续时间更长，有这些障碍的个体通常需要接受长期的药物治疗来提高改善或康复的可能性。酒精所致的精神障碍的病程可能更短，即使个体没有接受精神活性药物的治疗，其症状也会在重度中毒和/或戒断结束后的数天到1个月内消失。

识别酒精所致的精神障碍的重要性类似于在诊断独立的精神障碍之前确定一些内分泌疾病和药物反应可能起到的作用。鉴于全球酒精使用障碍的患病率较高，在诊断独立的精神障碍之前考虑酒精所致的精神障碍的诊断是重要的。

未特定的酒精相关障碍

F10.99

此类型适用于那些具备酒精相关障碍的典型症状，且引起有显著的临床意义的痛苦，或导致社交、职业或其他重要功能受损，但不符合任何一种特定的酒精相关障碍或物质相关及成瘾障碍诊断类别中任何一种障碍的全部诊断标准的情况。

咖啡因相关障碍

咖啡因中毒
咖啡因戒断
咖啡因所致的精神障碍
未特定的咖啡因相关障碍

咖啡因中毒

诊断标准 **F15.920**

A. 近期使用咖啡因（摄入量通常远远超过250 mg）。

B. 在使用咖啡因的过程中或不久后出现下列体征或症状中的至少五项：

1. 焦躁不安。
2. 神经紧张。
3. 兴奋。
4. 失眠。
5. 面红。
6. 多尿。
7. 胃肠功能紊乱。

8. 肌肉抽搐。
9. 思维和言语散漫。
10. 心动过速或心律失常。
11. 在一段时间内不知疲倦。
12. 精神运动性激越。

C. 诊断标准 B 的体征或症状引起显著的有临床意义的痛苦，或导致社交、职业或其他重要功能受损。

D. 这些体征或症状不能归因于其他躯体疾病，也不能用其他精神障碍（包括其他物质中毒）来更好地加以解释。

诊断特征

个体可以从许多不同的来源（包括咖啡、茶、含咖啡因的苏打水、能量饮料、非处方镇痛药、感冒药、减肥药及巧克力）摄取咖啡因。咖啡因正越来越多地被用作维生素和食品添加剂。在美国，有超过 85% 的儿童和成人会摄入咖啡因。一些使用咖啡因的个体会因使用不当出现相应的症状，包括耐受和戒断（参见本章的“咖啡因戒断”部分）。目前的数据不足以确定咖啡因使用障碍的临床意义及其患病率。有证据表明，咖啡因戒断和咖啡因中毒是有临床意义的，并且足够普遍。

咖啡因中毒的核心特征是近期使用咖啡因的个体在使用咖啡因的过程中或不久后出现五项及以上体征或症状（诊断标准 A 和 B）。症状包括焦躁不安、神经紧张、兴奋、失眠、面红、多尿及胃肠道功能紊乱等。这些症状会出现在摄入低剂量（如 200 mg）咖啡的易患人群（如儿童、老人或之前从未接触过咖啡因的个体）中。个体在每日摄入超过 1 g 的咖啡因时，会逐渐出现肌肉抽搐、思维和言语散漫、心动过速或心律失常的症状，在一段时间内不知疲倦，并出现精神运动性激越。一些个体尽管摄入高剂量的咖啡因，但可能并不会出现咖啡因中毒，因为这些个体出现了耐受性。个体的体征或症状必须引起有临床意义的痛苦，或导致社交、职业或其他重要功能受损（诊断标准 C）。个体的体征或症状不能归因于其他躯体疾病，也不能用其他精神障碍（如焦虑障碍）或其他物质中毒来更好地加以解释（诊断标准 D）。

相关特征

轻度感觉紊乱（如耳鸣和闪光）可能出现在使用高剂量的咖啡因的个体中。尽管摄入高剂量的咖啡因可使心率加快，但摄入典型剂量的咖啡因可使心率减慢。目前尚不清楚摄入过量的咖啡因是否会导致头疼。在体格检查中，有咖啡因中毒的个体可能存在激越、焦躁不安、出汗、心动过速、面红及肠蠕动增加的表现。血液中的咖啡因浓度可能能够为诊断提供重要信息，特别是当个体无法提供准确的信息时。但由于个体对咖啡因的反应存在差异，这些指标本身不能用于诊断。

患病率

尚不清楚咖啡因中毒在普通人群中的患病率。在美国，约 7% 的个体可能出现五项及以上符合咖啡因中毒诊断标准的症状和功能损伤。

高收入国家的青少年和年轻个体摄入含咖啡因的能量饮料（通常与酒精一起饮用）的量不断增加，这会导致咖啡因中毒。在美国，与前几年相比，2007—2011年因摄入含咖啡因的能量饮料就诊的人数比之前增加了 1 倍。

发展与病程

由于咖啡因的半衰期为 4 ～ 6 小时，咖啡因中毒症状经常在第一天或第一天前后缓解，尚无已知的长期后果。然而，摄入极高剂量（如 5 ～ 10 g）的咖啡因的个体可能需要立即寻求医疗关注，因为该剂量是致命的。

随着年龄的增长，个体可能对咖啡因有更加强烈的反应，并且有更多与影响睡眠或过度觉醒有关的主诉。那些摄入含有高剂量咖啡因产品（包括能量饮料）的年轻个体会出现咖啡因中毒。儿童和青少年体重低、缺乏耐受性，并缺乏咖啡因药理学方面的知识，因此这些个体出现咖啡因中毒的风险可能增加。

风险与预后因素

环境的：咖啡因中毒经常出现在不经常使用咖啡因或近期大量摄入咖啡因的个体中。同时，口服避孕药会显著降低咖啡因的消除率，因此咖啡因中毒的风险可能会增加。

遗传与生理的：遗传因素可能影响咖啡因中毒的风险。

咖啡因中毒的功能性后果

咖啡因中毒可能造成严重的后果，包括工作或学业能力下降、社交能力下降或无法履行应尽的义务。此外，摄入极高剂量的咖啡因是致命的。在一些案例中，咖啡因中毒可能促发咖啡因所致的障碍。

鉴别诊断

独立的精神障碍：咖啡因中毒的典型表现可能与那些独立的精神障碍的症状（如惊恐发作）相类似。如果给予咖啡因中毒的诊断，则个体的症状不应与那些能够更好地解释这些症状的其他躯体疾病或精神障碍（如焦虑障碍）有关。躁狂发作、惊恐障碍、广泛性焦虑障碍、苯丙胺中毒、睡眠障碍、药物所致的副作用（如静坐不能），以及镇静剂、催眠药或抗焦虑药戒断或烟草戒断所引起的临床表现类似于咖啡因中毒的表现。

咖啡因所致的精神障碍：明确症状与增加咖啡因使用的关系、症状出现时间和咖啡因守戒时间之间的关系有助于确立该诊断。咖啡因中毒应与于中毒中起病的咖啡因所致的焦虑障碍（参见“焦虑障碍”一章中“物质 / 药物所致的焦虑障碍”）及于中毒中起病的咖啡因所致的睡眠障碍（参见“睡眠–觉醒障碍”一章中“物质 / 药物所致的睡眠障碍”）相区分，这些障碍的症状（如焦虑和失眠）的严重程度远远超过咖啡因中毒。这些症状不但在临床表现中占主导地位，而且严重到引起独立的临床关注。

共病

典型的饮食剂量的咖啡因并不总是与医学问题有关，但摄入大剂量（如大于400 mg）的咖啡因会引起或加重焦虑、躯体症状和胃肠道不适。由急性使用极高剂量咖啡因造成的癫痫发作和呼吸衰竭可能导致死亡。过量使用咖啡因与抑郁障碍、双相障碍、进食障碍、精神病性障碍、睡眠障碍及物质相关障碍有关，有焦虑障碍的个体更应避免使用咖啡因。

咖啡因戒断

诊断标准　F15.93

A. 长期每日使用咖啡因。
B. 突然停止或减少咖啡因的使用后，在24小时内出现下列几项体征或症状中的至少三项：
  1. 头痛。
  2. 显著的疲劳或困倦。
  3. 心境烦躁不安、心境抑郁或易激惹。
  4. 难以集中注意力。
  5. 感冒样症状（恶心、呕吐或肌肉疼痛、僵直）。
C. 诊断标准B的体征或症状引起显著的有临床意义的痛苦，或导致社交、职业或其他重要功能受损。
D. 这些体征或症状与其他躯体疾病的生理效应（如偏头痛、病毒性疾病）无关，也不能用其他精神障碍（包括其他物质中毒或物质戒断）来更好地加以解释。

诊断特征

咖啡因戒断的核心特征是长期每日摄入咖啡因后突然停止摄入（或摄入量大幅减少），存在典型的咖啡因戒断综合征（诊断标准B）。很多个体可能没有认识到，除了咖啡、可乐和能量饮料，咖啡因还广泛存在于其他物质（如非处方止痛药、感冒药、减肥药、巧克力）中，因此，他们可能不会将这些物质与咖啡因戒断症状联系起来。有咖啡因戒断综合征的个体有下列几项表现中的至少三项（诊断标准B）。这些表现包括：头痛，显著的疲劳或困倦，心境烦躁不安、心境抑郁或易激惹、难以集中注意力、感冒样症状（恶心、呕吐或肌肉疼痛、僵直）。该戒断综合征会引起有临床意义的痛苦，或导致社交、职业或其他重要功能受损（诊断标准C）。这些症状必须与其他躯体疾病的生理效应无关，也不能用其他精神障碍来更好地加以解释（诊断标准D）。

头痛是咖啡因戒断的标志性特征，并且这种疼痛可能是弥漫性的、逐渐发展的、跳动的、严重的、对运动敏感的。咖啡因戒断的其他症状可能出现在个体不头痛的时候。咖啡因是一种被广泛使用的行为活性药物，存在于不同类型的饮料

（如咖啡、茶、软饮料、能量饮料）、食品、能量补充剂、药物和膳食补充剂中。因为咖啡因摄入与社会习俗和日常仪式（如咖啡小憩、茶歇）关系紧密，所以一些咖啡因使用者可能并没有意识到自己对咖啡因的躯体依赖。因此，咖啡因戒断症状的出现可能是意料之外的，并被错误地归因为其他原因（如感冒、偏头痛）。同时，如果个体在医疗程序之前被要求禁食，或因为例行程序的改变（如旅行、周末）未使用咖啡因，咖啡因戒断症状可能会出现。

咖啡因戒断的发病率和严重程度通常会随着每日咖啡因摄入量的增加而增加。然而，个体之间和个体本身在咖啡因戒断的发病率、症状的严重程度和持续时间方面都存在差异。如果每日慢性使用相对低剂量（即 100 mg）的咖啡因的个体突然停止使用咖啡因，个体也可能出现咖啡因戒断症状。

相关特征

咖啡因戒断已被证明与行为损害、认知表现（持续的注意力）及总睡眠时间、睡眠效率和慢波睡眠的增加有关。脑电图研究表明，咖啡因戒断症状与 θ 波的增加和 β2 波的减少有关。也有报告显示，在咖啡因戒断期间，个体的工作动机与社交能力较低。有文献报告表明，个体在咖啡因戒断期间会增加对镇痛剂的使用。

患病率

在美国，超过 85% 的成人与儿童规律性地摄入咖啡因，成人的平均咖啡因摄入量约为每天 280 mg。尚不清楚咖啡因戒断综合征在普通人群中的发病率和患病率。在美国，在约 50% 的咖啡因戒断案例中，个体可能出现头疼的症状。在美国，70% 的试图永久性停止咖啡因使用的个体可能出现至少一项咖啡因戒断症状；47% 的个体可能出现头痛，24% 的个体可能出现头痛和一项及以上其他症状，并出现戒断所致的功能损伤。在咖啡因戒断至少 24 小时但并未永久性停止咖啡因使用的个体中，有 11% 的个体可能出现头痛和一项及以上其他症状，并出现功能损伤。使用咖啡因的个体可以通过每日或不频繁地（如连续使用时间不超过 2 天）使用咖啡因来降低咖啡因戒断的发病率。在数天或数周内逐渐减少咖啡因的摄入量可降低咖啡因戒断的发病率和严重程度。

发展与病程

在最后一次摄入咖啡因后的 12 ～ 24 小时，戒断症状会开始出现，并在守戒 1 ～ 2 天后达到高峰。咖啡因戒断症状会持续 2 ～ 9 天，戒断性头痛有可能持续 21 天。在重新摄入咖啡因后，症状通常会迅速缓解（在 30 ～ 60 分钟内）。摄入显著少于个体日常摄入量的咖啡因（如通常摄入 300 mg 咖啡因的个体摄入 25 mg 咖啡因）可能有助于避免咖啡因戒断症出现或减轻咖啡因戒断症状。

咖啡因的特殊之处在于，几乎所有年龄段的个体都会将其作为行为活性药物，咖啡因摄入率和咖啡因的总体摄入水平会随年龄的增长而增长。有文献表明，儿童和青少年会出现咖啡因戒断，但人们对这些年龄段的咖啡因戒断的风险因素还知之甚少。年轻个体越来越多地摄入咖啡因含量较高的能量饮料，这可能使年轻个体的患病风险增加。

风险与预后因素

气质的：有精神障碍的个体（包括有进食障碍的个体、有酒精使用障碍和其他物质使用障碍的个体、吸烟者和被监禁者）会重度使用咖啡因。因此，在急性咖啡因守戒期间，这些个体出现咖啡因戒断的风险可能更高。

环境的：无法获得咖啡因是咖啡因戒断的环境风险因素。虽然使用咖啡因是合法的，并且咖啡因经常被广泛使用，但也有限制咖啡因使用的情况，如手术、妊娠、住院、宗教活动、战争、旅行、参与研究。这些情况可能促发易患人群出现咖啡因戒断综合征。

遗传与生理的：遗传因素可能增加咖啡因戒断的易患性，但至今尚无证据证明特定的基因与咖啡因戒断有关。

与文化相关的诊断问题

如果习惯性摄入咖啡因的个体因宗教原因禁食，出现咖啡因戒断的风险会有所增加。

与性和性别相关的诊断问题

使用口服避孕药和处于月经黄体期的女性代谢咖啡因的速度较慢；与处于妊娠早期和非妊娠期的个体相比，处于妊娠中期和妊娠晚期的女性代谢咖啡因的速度会逐渐减慢。这些特征降低了咖啡因的清除率，并可能使戒断症状减少，尽管它们也可能延长与咖啡因相关的不良症状的持续时间。每天 300 mg 的咖啡因摄入量不太可能与妊娠期的不良生殖后果相关。

咖啡因戒断的功能性后果

咖啡因戒断症状会在轻度和重度之间变化，这种变化有时会导致个体的日常活动功能受损。一项在美国进行的研究表明，咖啡因戒断的功能损害率为 10% ～ 55%；对那些有与咖啡因使用有关的其他问题的个体而言，功能损害率高达 73%。功能损害主要表现为不能工作、不能锻炼、无法照顾儿童、整日卧床、错过宗教服务、提早结束假期、取消社交聚会。咖啡因戒断性头痛可能被个体描述为曾出现过的最严重的头痛。此外，有咖啡因戒断的个体会出现认知能力和运动表现能力的下降。

鉴别诊断

其他躯体疾病与药物副作用：咖啡因戒断的症状与偏头痛、其他头痛障碍、病毒性疾病、鼻窦炎、紧张、药物副作用、其他药物（如苯丙胺、可卡因）戒断的表现相似。咖啡因戒断的最终诊断依赖于摄入的模式和剂量、咖啡因守戒和症状发生之间的时间间隔，以及个体表现出的特定的临床特征。如果个体的症状在摄入冲击剂量的咖啡因后得到缓解，则可给予该诊断。

咖啡因所致的睡眠障碍：咖啡因戒断不同于咖啡因所致的睡眠障碍（如咖啡因

所致的睡眠障碍，失眠型，于戒断期间发生)，因为后者的睡眠症状的严重程度通常超过咖啡因戒断的相关症状的严重程度，其症状不但在临床表现中占主导地位，而且严重到引起临床关注。

共病

咖啡因戒断可能与重性抑郁障碍、广泛性焦虑障碍、惊恐障碍、反社会型人格障碍、中度到重度的酒精使用障碍以及大麻和可卡因使用有关。

咖啡因所致的精神障碍

本手册的其他章节已对下列咖啡因所致的精神障碍进行了描述，这些障碍与其他章节的精神障碍有类似的临床表现（参见各章节的物质 / 药物所致的精神障碍）。这些障碍包括：咖啡因所致的焦虑障碍（“焦虑障碍”）、咖啡因所致的睡眠障碍（“睡眠–觉醒障碍”）。只有当症状严重到引起独立的临床关注时，才能给予咖啡因所致的精神障碍的诊断，而不是咖啡因中毒或咖啡因戒断。

未特定的咖啡因相关障碍

F15.99

此类型适用于那些具备咖啡因相关障碍的典型症状，且引起显著的有临床意义的痛苦，或导致社交、职业或其他重要功能受损，但不符合任何一种特定的咖啡因相关障碍或物质相关及成瘾障碍诊断类别中任何一种障碍的全部诊断标准的情况。

大麻相关障碍

大麻使用障碍
大麻中毒
大麻戒断
大麻所致的精神障碍
未特定的大麻相关障碍

大麻使用障碍

诊断标准

A. 个体存在有问题的大麻使用模式，这种模式导致显著的有临床意义的损害或痛苦，个体在 12 个月内至少有下列两项表现：
   1. 大麻的摄入量经常比预期的摄入量大，或大麻的使用时间比预期的使用时间长。

2. 有试图减少或控制大麻使用的持续愿望或失败的努力。
3. 将大量时间花在获得大麻、使用大麻或从其效应中恢复的必要活动上。
4. 对使用大麻有强烈的欲望或迫切的要求。
5. 反复的大麻使用导致个体不能履行在工作、学校或家庭中所扮演的主要角色的义务。
6. 尽管使用大麻持久地、反复地引起或加重社会问题和人际交往问题，但个体仍然继续使用大麻。
7. 因使用大麻而放弃或减少重要的社交活动、职业活动或娱乐活动。
8. 在大麻对躯体有害的情况下反复使用大麻。
9. 尽管认识到使用大麻可能会持续地、反复地引起或加重生理或心理问题，个体仍然继续使用大麻。
10. 耐受，表现为下列两项中的一项：
    a. 需要显著增加大麻的摄入量，以实现过瘾的目的或达到预期的效应。
    b. 继续使用等量的大麻会使效应显著减弱。
11. 戒断，表现为下列两项中的一项：
    a. 有典型的大麻戒断综合征（参见大麻戒断诊断标准 A 和 B）。
    b. 为缓解症状或避免戒断症状出现而使用大麻（或密切相关的物质）。

标注如果是：

早期缓解：先前符合大麻使用障碍的全部诊断标准，在至少 3 个月（不超过 12 个月）内不符合大麻使用障碍的任何一条诊断标准（但可能符合诊断标准 A4“对使用大麻有强烈的欲望或迫切的要求”）。

持续缓解：先前符合大麻使用障碍的全部诊断标准，在 12 个月（或更长时间）内不符合大麻使用障碍的任何一条诊断标准（但可能符合诊断标准 A4“对使用大麻有强烈的欲望或迫切的要求”）。

标注如果是：

在受控制的环境下：这一额外标注适用于处在大麻获得受限的环境中的个体。

基于目前的严重程度 / 缓解情况编码：如果个体也存在大麻中毒、大麻戒断或其他大麻所致的精神障碍，则不使用下列大麻使用障碍的编码，而是用大麻所致的障碍编码的第四位数字来表明共病大麻使用障碍（参见大麻中毒、大麻戒断或特定的大麻所致的精神障碍的编码备注）。如果大麻所致的焦虑障碍与大麻使用障碍共病，则只给予大麻所致的焦虑障碍的编码，第四位数字表明共病的大麻使用障碍的严重程度，如 F12.180 轻度大麻使用障碍伴大麻所致的焦虑障碍，或 F12.280 中度或重度大麻使用障碍伴大麻所致的焦虑障碍。

标注目前的严重程度 / 缓解情况：

F12.10 轻度：存在二至三项症状

F12.11 轻度、早期缓解；

F12.11 轻度、持续缓解。

F12.20 中度：存在四至五项症状

F12.21 中度、早期缓解；

F12.21 中度、持续缓解。

F12.20 重度：存在六项及以上症状

F12.21 重度、早期缓解；

F12.21 重度、持续缓解。

标注

如果个体既在缓解状态中，又在受控制的环境下（如在受控制的环境下早期缓解，或在受控制的环境下持续缓解），“在受控制的环境下”可作为缓解的进一步标注。这些环境包括被密切监督且没有物质的监狱、治疗性社区和封闭式住院处。

对于一个个体而言，其大麻使用障碍的严重程度随着时间的变化而改变，也可以通过使用大麻的频率（如每月使用的天数或每日使用的次数）和 / 或大麻的摄入量（如每次发作的用量）的改变来反映。大麻使用障碍的严重程度可通过个体的自我报告、其他知情人的报告、临床工作者的观察及生物学测试来评估。

诊断特征

大麻使用障碍和其他大麻相关障碍包括使用在物质和化学上与大麻植物类似的合成化合物所造成的有关问题。在这些物质中，具有精神活性作用（有成瘾潜力）的主要成分是大麻类物质 *δ*9- 四氢大麻酚（THC）。大麻类物质会对大脑产生不同的作用，其中表现得最显著的是对存在于中枢神经系统的 CB1 和 CB2 大麻素受体的作用。

个体可以通过多种形式使用大麻。个体最常通过香烟的形式使用大麻，也可以通过烟枪、水烟或空心的雪茄使用大麻。最近开发的方法包括雾化（汽化）和烟吸。雾化是指在不燃烧植物大麻材料的情况下对其进行加热，以释放精神活性成分供个体吸入。也有人利用丁烷提取大麻植物材料中的 THC，从而生产出浓缩大麻产品，个体可通过烟吸的方式使用大麻产品。雾化和烟吸越来越受到人们（特别是年轻个体）的欢迎。个体可以通过口服食物或喝饮料的方式摄入大麻，通过吸入的方式摄入大麻通常比口服给药效果更快、更强烈。也有人使用大麻植物的浓缩提取物（印度大麻或印度大麻油）。不同类型的大麻效价（THC 浓度）差异很大，典型大麻植物材料的 THC 浓度平均值为 10% ～ 15%，印度大麻的 THC 浓度平均值为 30% ～ 40%，印度大麻油的 THC 浓度平均值为 50% ～ 55%。在过去的 20 年中，被收缴的大麻的效价稳步提升，合法大麻产品的效价甚至可能更高（如植物材料的 THC 浓度为 20%，大麻提取物的 THC 浓度为 68%）。合成的口服 THC 制剂（丸剂、胶囊、喷雾剂）也可用于各种医疗用途（如慢性疼痛、化疗、厌食所致的恶心呕吐、艾滋病患者的体重减轻）。其他完全非法的合成的大麻类化合物（如 K2、香料、JWH-018、JWH-073）以植物原料的形式被生产了出来，它们被喷洒了一种大麻类物质。虽然人们生产此类合成大麻类物质的目的是模拟大麻的效应，但其化学成分、效价、效应和作用持续时间是不可预测的，并且它们所产生的副作用可能比大麻植物产品更严重，这些副作用包括癫痫发作、心脏病、精神病性障碍，严重者甚至会死亡。

在美国，根据联邦法律，大麻仍然是一种非法物质，但大麻在不同的州有不同的法律地位。因此，根据州法律，大麻产品被划分为非法产品、授权用于医疗目的的产品或完全合法的产品。最常见的使用大麻的医疗目的是治疗慢性疼痛，批准药用大麻使用的条件因州而异。当大麻或大麻类物质用于治疗某种疾病时，个体可能会出现耐受和戒断（生理依赖），但不应将其作为诊断大麻使用障碍的主要依据。大麻对不同躯体疾病的疗效仍未被确定，临床工作者在考虑大麻使用障碍诊断时应考虑到个体根据医学建议使用大麻的情况。

大麻的使用模式包括轻度、不经常使用和重度、经常使用。在 DSM-5 中，有大麻使用障碍的个体经常使用大麻（平均每周使用 4 天或 4 天以上），有些个体可能在数月或数年的时间内全天使用大麻。由于“大麻使用是无害的”这一看法越来越普遍，很多个体可能不会认识到大麻使用障碍的症状（如戒断症状）与大麻有关。此外，有多种物质使用障碍的个体可能不清楚症状是由大麻导致的还是由其他物质导致的，这可能导致对大麻使用障碍的漏报。

大麻使用障碍的诊断标准与其他物质使用障碍的诊断标准是相同的，对大麻使用障碍的定义得到了大量经验证据的支持。这些诊断标准涵盖了个体的一系列行为和躯体症状，该障碍可导致显著的临床上的损害或痛苦，包括戒断、耐受、渴求、花费大量时间从事与物质相关的活动、危险使用（如在其影响下驾驶）。一些每天多次使用大麻的个体在大多数时间里因大麻而中毒，或受其效应的负性影响，但他们并不认为自己受大麻的影响很大，他们也没有意识到自己花费了大量的时间从大麻的影响中恢复。尽管使用大麻对其他重要活动或关系（如学业、工作、运动、伴侣或父母关系）有负性影响，但个体仍继续使用，这是严重的大麻使用障碍的重要标志之一。

经常使用大麻的个体对许多急性大麻效应具有耐受性，停止对大麻的频繁使用通常会导致大麻戒断综合征。大麻戒断会引起个体严重的痛苦，个体会继续使用大麻以缓解症状，这会导致个体难以戒除大麻或使大麻使用障碍复发。

相关特征

经常使用大麻的个体通常报告，他们使用大麻是为了应对心境、失眠、愤怒、疼痛或其他生理或心理问题，那些被确诊有大麻使用障碍的个体通常同时存在其他精神障碍。细致的评估报告通常显示，使用大麻会使症状加重。个体通常有频繁使用大麻的其他原因（如上述应对动机，为了体验快感而将其作为愉快的社交活动）。长期使用大麻会导致个体缺乏动力，其症状类似于持续性抑郁障碍。

有些个体可能会低估自己使用大麻的数量或频率，向临床工作者提供自己使用大麻和中毒的常见体征和自己对症状的觉知有助于临床工作者更好地对大麻使用障碍进行评估。急性和慢性使用的其他体征包括红眼（眼结膜充血）、衣服上有大麻气味、指尖泛黄、慢性咳嗽、熏香（为隐藏气味）、在日间或夜间的不寻常时间段对特定食物有强烈的渴求和冲动。

患病率

在美国，大麻类物质（特别是大麻）是人们广泛使用的非法精神活性物质。以下患病率数据来自美国，除非另有说明。DSM-Ⅳ大麻使用障碍在12～17岁个体中的患病率为2.7%～3.1%，在18岁及以上成人中的患病率为1.5%～2.9%。在大麻使用者中，DSM-Ⅳ大麻使用障碍的患病率在青年中为20.4%，在成人中为30.6%。DSM-5大麻使用障碍的12个月患病率在成人中约为2.6%（轻度、中度和重度分别为1.4%、0.6%和0.6%）。在过去10年中，青少年的患病率有所下降。相比之下，一些研究表明，成人（如一般人群中的成人、住院患者和退伍军人健康管理局的患者）的患病率要么保持稳定，要么有所增加。在全球范围内，2016年大麻使用障碍的年龄标准化患病率为289.7/100000万人，比1990年增加了25.6%。不同地理区域的患病率差异很大，撒哈拉以南非洲的西部患病率最低，北美患病率最高。

在美国，大麻使用障碍的患病率在18～29岁的个体中最高（6.9%），在45岁及以上的个体中最低（0.8%）。男性的患病率高于女性（男性为3.5%，女性为1.7%），12～17岁的男孩的患病率高于12～17岁的女孩（男孩为3.4%，女孩为2.8%），这种性别差异在某些国家正在缩小。在12～17岁的青少年中，西班牙裔的患病率最高（3.8%），其次是白人（3.1%）、非裔美国人（2.9%）和其他民族/种族群体（2.3%）。在成人中，美洲印第安人和阿拉斯加原住民的患病率为5.3%，非裔美国人的患病率为4.5%，西班牙裔美国人的患病率为2.6%，白人的患病率为2.2%，亚裔和太平洋裔的患病率为1.3%。

20世纪90年代以来，在美国和其他高收入国家，因大麻相关问题寻求治疗的人数与过去相比有所增加。然而，只有7%～8%的有大麻使用障碍的成人接受了大麻特异性治疗，这表明大麻使用障碍是一种严重治疗不足的障碍。

发展与病程

大麻使用障碍可能出现在任何年龄，但其最常出现于青少年期或成人早期。大麻的可接受性和易得性在医疗领域和娱乐领域日益增加，这可能会影响大麻使用障碍的发展和病程，增加老年人的患病率。

一般来说，大麻使用障碍的发展会经历一段较长的时间，该障碍在青少年（特别是那些有品行问题的个体）中发展速度较快。大多数有大麻使用障碍的个体的大麻使用频率和摄入量会逐渐增加。从2010年开始，大麻在美国逐渐取代酒精和烟草，成为青少年首先使用的精神活性物质。这可能是因为青少年和成人对大麻的危害性认识不足，而且许多个体认为大麻的危害性低于酒精或烟草。

青少年期前的儿童、青少年和年轻成人的大麻使用障碍与寻求新奇和冒险的偏好、违反规范、存在其他非法行为及品行障碍有关。较轻的大麻使用障碍案例表明，尽管同龄人、学校管理部门或家庭不同意青年使用大麻，但他们仍继续使用大麻，这可能使他们面临躯体或行为后果上的风险。在更严重的案例中，个体会独自使用大麻或全天使用大麻，这会影响其日常功能，亲社会活动也会受到影响。

成人的大麻使用障碍通常涉及日常大麻使用的固定模式，这种模式会导致明显的心理社会问题或医疗问题，但个体仍会继续维持这种模式。许多成人会反复尝试停止对大麻的使用，并经历失败。较轻的成人案例可能类似于轻度的青少年案例，这些成人对大麻的使用不那么频繁。尽管持续使用会造成潜在的严重后果，但个体仍继续使用。美国中年人和老年人的大麻使用率正在不断增加，这可能归因于大麻的易得性和人们对大麻的可接受性的增加，以及“婴儿潮”的队列效应。这会导致 20 世纪 60 年代末和 20 世纪 70 年代的年轻成人有较高的患病率。

早期（如 15 岁前）的大麻使用是个体在成人早期出现大麻使用障碍、其他类型的物质使用障碍及精神障碍的强烈预示。这种早期起病的特征可能与其他外化性问题（如品行障碍的症状）同时存在。早期起病也是内化性问题的预示，它可能反映了个体存在精神障碍的一般风险因素。

风险与预后因素

气质的：儿童期或青少年期的品行障碍和反社会型人格障碍的病史是个体出现物质相关障碍（包括大麻使用障碍）的风险因素。其他风险因素包括儿童期或青少年期的外化性或内化性障碍。行为脱抑制评分较高的青年会出现早期的物质使用障碍，包括大麻使用障碍（涉及多种物质），他们也会出现早期的品行问题。

环境的：风险因素包括不稳定的或存在虐待的家庭环境、直系亲属使用大麻、儿童期有情感或躯体虐待史、亲密家庭成员或朋友的暴力死亡、物质使用障碍的家族史、较低的社会经济地位。与所有被滥用的物质一样，大麻的易得性是风险因素。在大多数文化中，大麻相对容易获得，这增加了大麻使用障碍的患病风险。美国约三分之二的州的法律对医疗和娱乐领域的大麻使用的管理越来越宽松，这就使获得大麻的阻碍不断减少。生活在一个已经将娱乐性大麻使用合法化的州，会使成人的患病风险增加。黑人、美洲原住民、西班牙裔、亚裔美国成人和青少年的患病风险高于非西班牙裔白人。

遗传与生理的：遗传因素会影响大麻使用障碍的患病率。遗传因素占大麻使用障碍风险总变异的 30% ～ 80%，但研究尚未明确所涉及的具体遗传变异。大麻使用障碍和其他类型的物质使用障碍在遗传和环境影响上的表现表明，包括大麻使用障碍在内的物质使用障碍存在共同的基础。

与文化相关的诊断问题

文化背景不同，大麻在医疗和娱乐领域的可接受性也有所不同。目前，大麻是世界上人们最常用的精神活性物质之一。在某些文化背景下，大麻的使用受到种族、宗教和社会文化习俗（如政治运动）的影响。

与性和性别相关的诊断问题

与男性相比，女性会更频繁地报告严重的大麻戒断症状，特别是心境症状，如易激惹、坐立不安和愤怒。她们还会报告胃肠道症状，如胃痛和恶心。这可能与潜在的伸缩性（从首次大麻使用到大麻使用障碍过渡得更快）有关。

2016—2017 年，美国的一项具有全国代表性的调查显示，7% 的孕妇报告自己在上个月使用了大麻。与非妊娠女性相比，妊娠女性的大麻使用率较低，但大多数在妊娠期大麻守戒的女性在分娩后恢复了对大麻的使用。

诊断标志物

尿液中 11-去甲-9-羧基-δ9-四氢大麻酚（THCCOOH）是大麻使用的生物标志物。频繁使用者的 THCCOOH 尿液检测结果通常在最后一次使用大麻后的数周内保持阳性，这种情况限制了这些检测的使用（如缓解状态），并且需要临床工作者运用尿液检测方面的专业知识对结果进行解释。阳性的结果可能有助于对那些家人或朋友担心有物质使用问题但自己否认有物质使用问题的个体进行诊断。目前，相关人士正在积极探索测试血液中是否存在大麻类物质的方法，以为临床工作者提供更精准的结果。口腔液体检测为用于确保安全驾驶的路边测试提供了可能性。

与自杀想法或行为的相关性

一项针对伊拉克和阿富汗的退伍军人的研究表明，在调整了多种社会人口统计学因素、精神障碍和其他物质使用障碍、既往创伤（包括战斗）等多项因素后，大麻使用障碍仍与自杀性和非自杀性自伤的风险增加相关。2005 年的一项针对美国退伍军人健康管理局的所有患者的研究显示，任何一种物质使用障碍都与男性和女性（尤其是女性）的自杀风险增加有关。有大麻使用障碍的男性的自杀率为每年 79/100000 人，有大麻使用障碍的女性的自杀率为每年 47/100000 人。1990—2015 年，一项国际文献回顾和元分析发现，长期使用大麻（而不是急性使用大麻）与自杀想法和自杀行为有关。

大麻使用障碍的功能性后果

大麻使用障碍的功能性后果是诊断标准的一部分。许多心理社会、认知和健康功能方面的损害与大麻使用障碍有关。大麻中毒造成的短期损害与大麻使用障碍的长期功能后果是很难被区分的。使用大麻的个体即使并未中毒，其认知功能（特别是高级执行功能）也会因大麻的累积剂量而受损，这可能导致其在学习或工作上出现困难。个体会在大麻的影响下实施有潜在危险的行为（如驾驶、运动、工作）并造成事故，这也是令人担忧的。安慰剂对照研究和大规模流行病学研究表明，大麻的使用损害了司机的反应能力、空间感知力和决策力。大麻的使用还与目标导向活动减少、自我效能感降低有关，个体会出现动机缺乏综合征。有该障碍的个体在学习或工作上表现不佳。同时，与大麻相关的社会关系问题在有大麻使用障碍的个体中也很常见。大麻的使用与生活满意度下降、因精神健康问题而接受更多的治疗和住院治疗有关。

鉴别诊断

非问题性大麻使用：虽然大多数使用大麻的个体没有出现与大麻使用相关的问

题，但 20% ～ 30% 的个体确实存在与大麻使用障碍一致的症状。非问题性大麻使用与大麻使用障碍较难被区分，因为个体的社会、行为或心理问题可能难以归因于对该物质的使用，特别是在个体使用了其他物质的情况下。此外，因被他人或机构（如学校、家庭、雇主、刑事司法系统）转介而接受治疗的个体通常会否认重度大麻使用及大麻在相关问题中的作用。

大麻中毒、大麻戒断与大麻所致的精神障碍：临床工作者应将大麻使用障碍与大麻中毒、大麻戒断和大麻所致的精神障碍（如大麻所致的焦虑障碍）相区分。有大麻使用障碍的个体存在大麻使用的问题模式，这种问题模式涉及对大麻使用的控制受损、大麻使用所致的社会损伤、危险的大麻使用（如中毒时驾驶）和药理学症状（耐受性或戒断的发展）。大麻中毒、大麻戒断和大麻所致的精神障碍是在重度使用的背景下形成的精神疾病综合征。大麻中毒、大麻戒断和大麻所致的精神障碍经常发生在有大麻使用障碍的个体中；在这种案例中，临床工作者除了要考虑大麻使用障碍的诊断外，还应考虑个体是否存在大麻中毒、大麻戒断或大麻所致的精神障碍，诊断编码中应注明是否存在大麻使用障碍。

共病

大麻使用障碍与其他物质（如酒精、可卡因、阿片类物质）使用障碍高度共病。与没有大麻使用障碍的成人相比，有大麻使用障碍的成人患其他物质障碍的风险比一般人群高出约 9 倍。大麻通常被视为“入门级”毒品，因为与那些未使用大麻的个体相比，使用大麻的个体在一生中更有可能使用其他更危险的物质（如阿片类物质或可卡因）。63% 的寻求大麻使用障碍治疗的成人报告自己在使用第二种物质或第三种物质时会出现问题，包括酒精、可卡因、甲基苯丙胺、苯丙胺、海洛因或其他阿片类药物。对于那些被诊断为其他物质使用障碍的个体来说，大麻使用障碍通常是第二种问题或第三种问题。在接受治疗的青少年中，大麻通常是他们主要滥用的物质（76%）。

64% 的有 DSM-5 大麻使用障碍的成人在过去一年有烟草使用障碍，随着其大麻使用障碍严重程度的增加，个体共病烟草障碍的风险急剧增加。

大麻使用障碍常与精神障碍（包括重性抑郁障碍、双相 I 型障碍、双相 II 型障碍、焦虑障碍、创伤后应激障碍和人格障碍）共病。美国明尼苏达州的一项双生子研究表明，约半数的有大麻使用障碍的青少年有内化性障碍（如焦虑障碍、抑郁障碍、创伤后应激障碍），64% 的有大麻使用障碍的青少年有外化性障碍（如品行障碍、注意缺陷 / 多动障碍）。

大麻使用是精神分裂症和其他精神病性障碍的风险因素。在关键时期使用大麻的个体患精神病性障碍的风险比一般人群高出 3 倍。每日使用大麻的频率差异和高效价大麻种类上的差异可能导致精神病性障碍的发病率存在显著差异。在智利，将精神病性障碍归因于普通大麻的住院人数约占总人数的 17.7%（95% 可信区间为 1.2% ～ 45.5%）。一些数据表明，儿童期的滥用行为可能是增加滥用大麻和精神病性障碍风险的决定性因素。总体而言，大麻使用可能导致急性精神病性发作，某些症状可能加重，并可能对重性精神病性障碍的治疗产生不利影响。

大麻类物质呕吐综合征是一种与经常使用大麻有关的周期性呕吐综合征，随着大麻使用障碍的患病率不断增加，该综合征在急诊科越来越常见。此外，呼吸系统疾病（如哮喘、慢性阻塞性肺疾病、肺炎）与经常使用大麻（通过吸烟、雾化或电子烟）有关，无论个体是否同时使用烟草，使用大麻都会造成不良的心血管问题。

大麻中毒

诊断标准

A. 近期使用大麻。

B. 在使用大麻的过程中或不久后出现有显著临床意义的问题行为或心理变化（如运动共济失调、愉快、焦虑、感到时间变慢、判断力受损、社交退缩）。

C. 在使用大麻 2 小时内至少出现下列四项体征或症状中的两项：
  1. 眼结膜充血。
  2. 食欲增加。
  3. 口干。
  4. 心动过速。

D. 这些体征或症状不能归因于其他躯体疾病，也不能用其他精神障碍（包括其他物质中毒）来更好地加以解释。

标注如果是：

伴感知紊乱：幻觉伴完整的现实感测试，或在无谵妄时出现听觉、视觉或触觉上的错觉。

编码备注：ICD-10-CM 编码基于是否共病大麻使用障碍、是否伴有感知紊乱。

大麻中毒，无感知紊乱：如果共病轻度大麻使用障碍，ICD-10-CM 的编码为 F12.120；如果共病中度或重度大麻使用障碍，ICD-10-CM 的编码为 F12.220；如果不与大麻使用障碍共病，ICD-10-CM 的编码为 F12.920。

大麻中毒，伴感知紊乱：如果共病轻度大麻使用障碍，ICD-10-CM 的编码为 F12.122；如果共病中度或重度大麻使用障碍，ICD-10-CM 的编码为 F12.222；如果不与大麻使用障碍共病，ICD-10-CM 的编码为 F12.922。

标注

当幻觉出现在缺乏完整的现实检验能力时，应考虑物质 / 药物所致的精神病性障碍的诊断。

诊断特征

大麻中毒的核心特征是个体在使用大麻的过程中或不久后存在有临床意义的问题行为或心理变化（诊断标准 B）。中毒通常以“高亢”感开始，随后个体会出现快感（伴不恰当的笑和夸大）。中毒症状还包括镇静、昏睡、短期记忆受损、难以进行复杂的思考、判断力受损、感知觉扭曲、动作表现受损、感觉时间变慢。中毒个体偶尔会焦虑（可能是严重的）、烦躁不安或出现社交退缩。在这些精神活性物质的效应的影响下，个体在使用大麻 2 小时内至少出现下列体征或症状中的两项。这些体征或症状包括：眼结膜充血、食欲增加、口干、心动过速（诊断标准 C）。

如果个体以烟吸的方式摄入大麻，那么中毒在数分钟内出现；如果个体以口服的方式摄入大麻，那么中毒在数小时后出现。中毒的效应通常持续 3 ～ 4 小时，如果通过口服摄入，那么持续时间会更长。行为和生理改变的程度取决于剂量、给药方法和使用物质的个体的特质，如个体的吸收率、耐受性及对该物质效应的敏感性。因为大多数大麻类物质（包括 δ9-四氢大麻酚）是脂溶性的，所以大麻或印度大麻的效应可能偶尔持续 12 ～ 24 小时，或效应重新出现后持续 12 ～ 24 小时，因为精神活性物质会缓慢地从脂肪组织中释放或进入肝肠循环。

近年来，人们对合成大麻类物质（如香料）的使用变得越来越普遍，使用这类物质的个体会变得健谈，并有愉快、喜悦、放松和想笑的感觉。低剂量的合成大麻类物质的精神活性作用和其他大麻产品相似。使用较高剂量的合成大麻类物质更容易使个体出现妄想和幻觉的症状。

患病率

尚不清楚一般人群的大麻中毒的患病率。大多数大麻使用者可能在某些时候符合大麻中毒的诊断标准。考虑到这一点，大麻使用者的患病率和大麻中毒的患病率可能是相似的。

大麻中毒的功能性后果

大麻中毒可能会造成严重后果，包括工作或学业功能失调、社交轻率、履行角色义务失败、造成交通事故、进行不安全的性行为。在罕见的案例中，大麻中毒可能促发精神病性障碍。

鉴别诊断

需要注意的是，如果个体的临床表现包括在缺乏完整的现实检验能力的同时出现幻觉，应考虑物质 / 药物所致的精神病性障碍的诊断。

其他物质中毒：大麻中毒可能与其他类型的物质中毒相似。相对于大麻中毒，有酒精中毒和镇静剂、催眠药或抗焦虑药中毒的个体经常有食欲缺乏、攻击行为增加、眼球震颤、共济失调的表现。摄入低剂量的致幻剂可能导致个体出现与大麻中毒类似的临床表现。苯环己哌啶和大麻一样，它们都能被烟吸，摄入这两种物质都会导致感知改变，但苯环己哌啶中毒更可能导致共济失调，并使个体出现攻击行为。

大麻所致的精神障碍：大麻中毒不同于大麻所致的精神障碍（如于中毒期间发生的大麻所致的焦虑障碍），因为后者的症状（如焦虑）通常超过大麻中毒的相关症状，并在临床表现中占主导地位，严重时会引起独立的临床关注。

共病

考虑到大麻中毒与大麻使用障碍的典型重叠性，若想了解与大麻中毒共病的相关详细信息，可参见“大麻使用障碍”中的“共病”部分。

大麻戒断

诊断标准

A. 长期大量使用（即通常每日或几乎每日使用，持续至少数月）大麻后停止。

B. 在符合诊断标准 A 的情况下，个体在大约 1 周内出现下列七项体征和症状中的至少三项：
  1. 易激惹、愤怒或出现攻击行为。
  2. 神经紧张或焦虑。
  3. 睡眠困难（如失眠、出现令人不安的梦）。
  4. 食欲下降或体重减轻。
  5. 焦躁不安。
  6. 心境抑郁。
  7. 个体有腹痛、颤抖 / 震颤、出汗、发热、寒战或头痛等躯体症状（至少有一项），并有显著的不适感。

C. 诊断标准 B 的体征或症状引起显著的有临床意义的痛苦，或导致社交、职业或其他重要功能受损。

D. 这些体征或症状不能归因于其他躯体疾病，也不能用其他精神障碍（包括其他物质中毒或物质戒断）来更好地加以解释。

编码备注：ICD-10-CM 编码基于是否共病大麻使用障碍。如果共病轻度大麻使用障碍，ICD-10-CM 的编码为 F12.13；如果共病中度或重度大麻使用障碍，ICD-10-CM 编码为 F12.23；在无大麻使用障碍的情况下发生的大麻戒断（如个体仅在适当的医疗监管下使用大麻）的 ICD-10-CM 编码为 F12.93。

诊断特征

大麻戒断的核心特征是个体在停止了对大麻的规律使用后出现典型的戒断综合征。经常使用者对大麻的许多急性效应具有耐受性，停止规律使用可导致大麻戒断综合征。常见的大麻戒断症状包括易激惹、抑郁心境、焦虑、坐立不安、睡眠困难、食欲下降或体重减轻。大麻戒断会引起显著的痛苦，个体会继续使用大麻以缓解症状，这会导致个体难以戒除大麻，相关症状也会不断复发。大麻戒断与其他物质（如阿片类物质、酒精、镇静剂）戒断不同，对有大麻戒断的个体而言，行为和情绪症状（如神经过敏、易激惹、睡眠困难）通常比躯体症状（如颤抖、出汗）更常见。

相关特征

大麻戒断可能伴随着反弹期，反弹期的主要表现为疲劳、打哈欠、注意力难以集中、食欲增加、嗜睡，反弹期在食欲下降和失眠期之后出现。

患病率

美国和其他国家的研究显示，成人和青少年大麻使用者的患病率估计值差异很大，其患病率为 35% ～ 95%。患病率的部分差异可能归因于评估方法，也可能归因于样本之间的差异。在普通人群中，12% 的规律使用大麻的成人报告自己的体征和症状符合 DSM-5 大麻戒断综合征的诊断标准。非拉丁裔白人、非裔美国人、亚裔美国人、夏威夷原住民和太平洋裔的患病率存在显著差异。50% ～ 95% 的接受治疗或重度使用大麻的成人和青少年报告自己经历过大麻戒断。这些调查结果表明，大量地、规律地使用大麻的个体在试图戒除大麻的过程中会出现大麻戒断。

发展与病程

戒断症状通常发生在停止使用大麻后的 24 ～ 48 小时内。戒断症状在 2 ～ 5 天内达到高峰，并在 1 ～ 2 周内消退，睡眠紊乱的持续时间可能更长。尚不清楚什么样的摄入量和摄入频率会导致大麻戒断，但长期和频繁使用大麻与戒断症状的数量和严重程度增加相关。成人和青少年都可能出现大麻戒断。与男性相比，女性可能会出现更严重的大麻戒断症状。

风险与预后因素

大麻戒断有中度遗传的倾向，这表明大麻戒断受遗传因素的影响。重度大麻使用者（尤其是那些寻求大麻使用障碍治疗的个体）的患病率和严重程度更高。戒断症状的严重程度也可能与共病的精神障碍的症状的严重程度相关。

大麻戒断的功能性后果

大麻使用者报告，使用大麻能够缓解戒断症状，这表明戒断可能导致大麻使用障碍持续存在，这也使大麻戒断药物成为目前药物开发的目标。很多不良后果可能与更严重的戒断有关。报告显示，睡眠困难是与大麻使用复发关系最为紧密的戒断症状。大麻使用者报告，他们会通过重新使用大麻或开始使用其他毒品（如镇静剂）来缓解大麻戒断症状。

鉴别诊断

大麻戒断的许多症状与其他物质戒断综合征、抑郁障碍、双相障碍的症状相同，临床工作者在给予大麻戒断的诊断时，应通过细致的评估确认该症状不能用其他物质的停用（如烟草戒断或酒精戒断）、其他精神障碍（广泛性焦虑障碍、重性抑郁障碍）或其他躯体疾病来更好地加以解释。“使用大麻是无害的”这一看法越来越普遍，规律使用大麻且出现大麻戒断症状的个体可能没有意识到他们的戒断症状是由大麻的效应逐渐消失导致的，他们会继续使用大麻，并将其作为自我治疗的一种形式。

共病

对频繁使用大麻的成人而言，大麻戒断与共病抑郁障碍、焦虑障碍和反社会型人格障碍有关。考虑到大麻戒断与大麻使用障碍的典型重叠性，若想了解与大麻戒断共病相关的详细信息，可参见“大麻使用障碍”中的“共病”部分。

大麻所致的精神障碍

本手册其他章节已对下列大麻所致的精神障碍进行了描述，这些障碍与其他章节的精神障碍有类似的临床表现（参见这些章节中的物质/药物所致的精神障碍）。这些障碍包括：大麻所致的精神病性障碍（参见“精神分裂症谱系及其他精神病性障碍”）、大麻所致的焦虑障碍（参见“焦虑障碍”）、大麻所致的睡眠障碍（参见“睡眠-觉醒障碍”）。了解大麻中毒性谵妄和按医嘱服用药用大麻受体激动剂所致的谵妄，可参见“神经认知障碍”一章中谵妄的诊断标准和相关讨论。在症状严重到引起独立的临床关注时，才应给予大麻所致的精神障碍的诊断，而非大麻中毒或大麻戒断。

未特定的大麻相关障碍

F12.99

此类型适用于那些具备大麻相关障碍的典型症状，且引起显著的有临床意义的痛苦，或导致社交、职业或其他重要功能受损，但不符合任何一种特定的大麻相关障碍或物质相关及成瘾障碍诊断类别中的任何一种障碍的全部诊断标准的情况。

致幻剂相关障碍

苯环己哌啶使用障碍
其他致幻剂使用障碍
苯环己哌啶中毒
其他致幻剂中毒
致幻剂持续性感知障碍
苯环己哌啶所致的精神障碍
致幻剂所致的精神障碍
未特定的苯环己哌啶相关障碍
未特定的致幻剂相关障碍

苯环己哌啶使用障碍

诊断标准

A. 具有一种导致显著的有临床意义的损害或痛苦的苯环己哌啶（或药理学上相似的物质）使用模式，个体在 12 个月内至少有下列两项表现：
   1. 苯环己哌啶的摄入量通常比预期摄入量更大，或摄入时间比预期摄入时间更长。
   2. 有试图减少或控制苯环己哌啶使用的持久愿望并付出过努力，但并未成功。
   3. 将大量时间花在获得苯环己哌啶、使用苯环己哌啶或从其效应中恢复的必要活动上。
   4. 对使用苯环己哌啶有强烈的欲望或迫切的要求。
   5. 反复使用苯环己哌啶导致个体不能履行其在工作、学校或家庭中所扮演的主要角色的义务（如反复出现与苯环己哌啶使用相关的工作缺勤或工作表现不佳，与苯环己哌啶相关的缺课、停学或被学校开除，忽视儿童或家务）。
   6. 尽管苯环己哌啶的效应会持续地、反复地引起或加重社会问题和人际交往问题（如因中毒的后果与配偶争吵、打架），个体仍然继续使用苯环己哌啶。
   7. 因使用苯环己哌啶而放弃或减少重要的社交活动、职业活动或娱乐活动。
   8. 在对躯体有害的情况下反复使用苯环己哌啶（如在被苯环己哌啶损害时开车或操作机器）。
   9. 尽管认识到使用苯环己哌啶可能会持续地、反复地引起或加重生理问题或心理问题，个体仍然继续使用苯环己哌啶。
   10. 耐受，通过下列两项中的一项来定义：
       a. 需要显著增加苯环己哌啶的摄入量，以达到过瘾的目的或实现预期的效应。
       b. 继续使用等量的苯环己哌啶会使效应显著减弱。

注：尚不确定苯环己哌啶的戒断症状和体征，所以与戒断相关的诊断标准不适用于苯环己哌啶使用障碍（苯环己哌啶的戒断已有动物的报告，但尚无人类使用者的记录）。

标注如果是：

早期缓解：先前符合苯环己哌啶使用障碍的全部诊断标准，但在至少 3 个月内（不超过 12 个月）不符合苯环己哌啶使用障碍的任何一条诊断标准（但可能符合诊断标准 A4“对使用苯环己哌啶有强烈的欲望或迫切的要求”）。

持续缓解：先前符合苯环己哌啶使用障碍的全部诊断标准，在 12 个月内（或更长时间）不符合苯环己哌啶使用障碍的任何一条诊断标准（但可能符合诊断标准 A4“对使用苯环己哌啶有强烈的欲望或迫切的要求”）。

标注如果是：

在受控制的环境下：这一额外标注适用于处在获得苯环己哌啶受限的环境中的个体。

基于目前的严重程度/缓解情况编码：如果个体存在苯环己哌啶中毒或其他苯环己哌啶所致的精神障碍，则不使用下列苯环己哌啶使用障碍的编码，而是使用苯环己哌啶所致的精神障碍的编码的第四位数字来表明共病苯环己哌啶使用障碍（参见苯环己哌啶中毒或特定的苯环己哌啶所致的精神障碍的编码备注）。如果共病苯环己哌啶所致的精神病性障碍，则只给予苯环己哌啶所致的精神病性障碍的编码，第四位数字表明共病的苯环己哌啶使用障碍的严重程度。例如，F16.159 为轻度苯环己哌啶使用障碍，伴苯环己哌啶所致的精神病性障碍；F16.259 为中度或重度苯环己哌啶使用障碍，伴苯环己哌啶所致的精神病性障碍。

标注目前的严重程度/缓解情况：

F16.10 轻度：存在二至三项症状

F16.11 轻度、早期缓解；

F16.11 轻度、持续缓解。

F16.20 中度：存在四至五项症状

F16.21 中度、早期缓解；

F16.21 中度、持续缓解。

F16.20 重度：存在六项及以上症状

F16.21 重度、早期缓解；

F16.21 重度、持续缓解。

标注

如果个体既在缓解状态中，又在受控制的环境下，“在受控制的环境下”可作为缓解的进一步标注（如在受控制的环境下早期缓解，或在受控制的环境下持续缓解）。这些环境包括被密切监管且没有物质的监狱、治疗性社区和封闭式住院处。

诊断特征

苯环己哌啶及苯环己哌啶样物质包括苯环己哌啶（如 PCP、“天使粉”）和效价较低但作用与苯环己哌啶类似的活性化合物，如氯胺酮、乙环己哌啶和地佐环平。这类物质是在 20 世纪 50 年代作为分离性麻醉剂被发明出来的。20 世纪 60 年代，这类物质成为街售毒品。低剂量地摄入这类物质会使个体产生精神和躯体的分离感，高剂量地摄入这类物质则会使个体木僵、昏迷。这类物质常被烟吸或口服，但它们也可以被嗅吸或注射。苯环己哌啶的主要精神活性效应会持续数小时，这种毒品从体内清除通常需要 8 天或更长时间。对易感个体而言，这类物质所带来的致幻效果可能持续数周，并可能导致类似精神分裂症的精神病持续发作。氯胺酮已被观察到对重性抑郁障碍的治疗有效。尚不明确人类的苯环己哌啶戒断症状，因此苯环己哌啶使用障碍的诊断标准中不包括戒断的标准。

相关特征

在摄入高剂量的苯环己哌啶后，苯环己哌啶可在尿液中留存 8 天或更长时间。除了实验室测试，苯环己哌啶或相关物质中毒的典型症状可能有助于临床工作者明确诊断。苯环己哌啶可能引发的症状包括分离症状、痛感缺失、眼球震颤、高血压或低血压、休克、愉悦感、视听幻觉、现实解体、思维异常。苯环己哌啶使用者也会出现暴力行为，因为中毒的个体可能认为自己被攻击了。

患病率

尚不清楚苯环己哌啶使用障碍的患病率，但其患病率似乎较低（包括苯环己哌啶在内的致幻剂使用障碍的患病率在美国 12 岁及以上个体中约为 0.1%）。此外，只有 0.3% 的在美国物质使用治疗机构接受治疗的入院患者认为苯环己哌啶是他们主要使用的毒品。

风险与预后因素

澳大利亚的一项针对普通人群的研究显示，氯胺酮使用者更可能是男性，并且他们每天会饮用超过 11 个标准杯的氯胺酮。

与性和性别相关的诊断问题

尚不清楚有苯环己哌啶使用障碍的个体的性别比例，但 62% 的在美国物质使用治疗机构接受治疗且将苯环己哌啶作为主要毒品的住院患者是男性。

诊断标志物

实验室测试可能对诊断有所帮助，因为苯环己哌啶可在中毒个体的尿液中留存 8 天。个体的病史及其体征（如眼球震颤、痛感缺失和显著的高血压）可能有助于临床工作者区分苯环己哌啶的临床表现与其他致幻剂的临床表现。

苯环己哌啶使用障碍的功能性后果

有苯环己哌啶使用障碍的个体可能因意外事故、打架和跌落造成损伤，并有相应的躯体证据。慢性使用苯环己哌啶可能导致急性和持续性认知损害、泌尿道和肠道症状、腹痛、胸痛、心悸、心动过速、呼吸抑制、睡眠障碍及抑郁障碍。

鉴别诊断

其他物质使用障碍： 将苯环己哌啶的效应与其他物质的效应相区分是十分重要的，因为它可能是其他物质（如大麻、可卡因）的常见添加剂。

苯环己哌啶中毒与苯环己哌啶所致的精神障碍： 苯环己哌啶使用障碍与苯环己哌啶中毒、苯环己哌啶所致的精神障碍（如苯环己哌啶所致的精神病性障碍）是有区别的。有苯环己哌啶使用障碍的个体存在苯环己哌啶使用的问题模式，其症状涉及对苯环己哌啶使用的控制受损、归因于苯环己哌啶使用的社会损害、危险的苯环己哌啶使用（如中毒时驾驶）和药理学症状（耐受性的形成）。苯环己哌啶中毒和苯环己哌啶所致的精神障碍是在重度使用的情况下发生的精神疾病综合征。苯环己哌啶中毒和苯环己哌啶所致的精神障碍通常出现在有苯环己哌啶使用障碍的个体中；在这种案例中，临床工作者除了应给予苯环己哌啶使用障碍的诊断，还应给予苯环己哌啶中毒或苯环己哌啶所致的精神障碍的诊断，诊断编码中应注明苯环己哌啶使用障碍的存在。

独立的精神障碍：苯环己哌啶所产生的效应可能类似于独立的精神障碍的症状，这些症状包括精神分裂（精神病性障碍）、心境低落（重性抑郁障碍）、出现暴力攻击行为（品行障碍、反社会型人格障碍）。若想要区分急性毒品的效应与先前存在的精神障碍，就要了解这些症状是否出现在毒品摄入之前。

共病

青少年的品行障碍和反社会型人格障碍可能与苯环己哌啶的使用有关。有苯环己哌啶使用障碍的个体通常患有其他物质使用障碍，尤其是酒精使用障碍、可卡因使用障碍和苯丙胺使用障碍。

其他致幻剂使用障碍

诊断标准

A. 具有一种有问题的、导致显著的有临床意义的损害或痛苦的致幻剂（非苯环己哌啶）使用模式，个体在 12 个月内至少有下列两项表现：
   1. 致幻剂的摄入量通常比预期摄入量更大，或摄入时间比预期摄入时间更长。
   2. 有试图减少或控制致幻剂使用的持久愿望并付出过努力，但并未成功。
   3. 将大量的时间花在获得致幻剂、使用致幻剂或从其效应中恢复的必要活动上。
   4. 对使用致幻剂有强烈的欲望或迫切的要求。
   5. 反复使用致幻剂导致个体不能履行其在工作、学校或家庭中所扮演的主要角色的义务（如反复出现与致幻剂使用相关的工作缺勤或工作表现不佳，与致幻剂使用相关的缺课、停学或被学校开除，忽视儿童或家务）。
   6. 尽管致幻剂的效应会持续地、反复地引起或加重社会问题和人际交往问题，个体仍然继续使用致幻剂（如因中毒的后果与配偶争吵、打架）。
   7. 因使用致幻剂而放弃或减少重要的社交活动、职业活动或娱乐活动。
   8. 在对躯体有害的情况下反复使用致幻剂（如在被致幻剂损害时开车或操作机器）。
   9. 尽管认识到使用致幻剂可能会持续地、反复地引起或加重生理问题或心理问题，个体仍然继续使用致幻剂。
   10. 耐受，通过下列两项中的一项来定义：
       a. 需要显著增加致幻剂的摄入量，以达到过瘾的目的或实现预期的效应。
       b. 继续使用等量的致幻剂会显著降低效应。

注：尚不确定致幻剂的戒断症状和体征，所以与戒断相关的诊断标准不适用于其

他致幻剂使用障碍。
标注**特定的致幻剂**。

标注如果是：

早期缓解：先前符合其他致幻剂使用障碍的全部诊断标准，但在至少 3 个月内（不超过 12 个月）不符合其他致幻剂使用障碍的任何一条诊断标准（但可能符合诊断标准 A4“对使用致幻剂有强烈的欲望或迫切的要求”）。

持续缓解：先前符合其他致幻剂使用障碍的全部诊断标准，在 12 个月内（或更长时间）不符合其他致幻剂使用障碍的任何一条诊断标准（但可能符合诊断标准 A4“对使用致幻剂有强烈的欲望或迫切的要求”）。

标注如果是：

在受控制的环境下：这一额外标注适用于处在获得致幻剂受限的环境中的个体。

基于目前的严重程度 / 缓解情况编码：如果个体存在致幻剂中毒或其他致幻剂所致的精神障碍，则不使用下列致幻剂使用障碍的编码，而是使用致幻剂所致的精神障碍编码的第四位数字来表明共病致幻剂使用障碍（参见致幻剂中毒或特定的致幻剂所致的精神障碍的编码备注）。如果共病致幻剂所致的精神病性障碍和致幻剂使用障碍，则只给予致幻剂所致的精神病性障碍的编码，第四位数字表明共病的致幻剂使用障碍的严重程度，例如，F16.159 为轻度致幻剂使用障碍，伴致幻剂所致的精神病性障碍；F16.259 为中度或重度致幻剂使用障碍，伴致幻剂所致的精神病性障碍。

标注目前的严重程度 / 缓解情况：

F16.10 轻度：存在二至三项症状
F16.11 轻度、早期缓解；
F16.11 轻度、持续缓解。
F16.20 中度：存在四至五项症状
F16.21 中度、早期缓解；
F16.21 中度、持续缓解。
F16.20 重度：存在六项及以上症状
F16.21 重度、早期缓解；
F16.21 重度、持续缓解。

标注

如果个体既在缓解状态中，又在受控制的环境下，“在受控制的环境下”可作为缓解的进一步标注（如在受控制的环境下早期缓解，或在受控制的环境下持续缓解）。这些环境包括被密切监管且没有物质的监狱、治疗性社区和封闭式住院处。

诊断特征

致幻剂包含多种物质，尽管有不同的化学结构的物质可能有不同的分子机制，但这些物质的使用者会产生相似的感知、心境和认知方面的改变。致幻剂包括苯烷胺类物质［如麦司卡林、2,5-二甲氧基-4-甲基苯丙胺（DOM）和 MDMA］、吲哚胺类物质［包括裸头草碱（及其代谢物二甲-4-羟色胺，该化合物主要起到致幻蘑菇的迷幻效果）］、二甲基色胺（DMT），以及麦角灵（如 LSD 和牵牛花种子）。此外，有的植物化合物（如鼠尾草和曼陀罗）被视为致幻剂。大麻及其活性物质 THC 被排除在致幻剂的类别之外（参见“大麻相关障碍”部分）。这些物质具有致幻效应，但由于它们对心理和行为的影响存在显著的不同，不同的障碍需要被单独诊断。

致幻剂使用者通常通过口服的方式摄入致幻剂，也有一些个体通过烟吸（如 DMT、鼠尾草）、鼻内摄入（很少）或注射（如摇头丸）的方式的摄入致幻剂。不同类型的致幻剂的持续时间不同。一些物质（如 LSD、MDMA）的半衰期较长，持续时间也更长，因此使用者可能花费数小时到数天使用这些毒品，和 / 或从这些毒品的效应中恢复。一些致幻的毒品（如 DMT、鼠尾草）是短效的。个体的耐受性会随着对致幻剂的重复使用而出现，这些个体报告使用致幻剂会导致自主神经和心理上的效应。

作为一种致幻剂，MDMA 可能具有独特的效果，这归因于它的致幻性和兴奋剂性能。MDMA 使用者比其他致幻剂使用者更有可能患致幻剂使用障碍。在青少年和成人 MDMA 使用者和其他致幻剂使用者中，最常见的致幻剂使用障碍诊断标准包括：出现耐受性，危险性使用，尽管有情绪或健康问题仍继续使用，为了使用而放弃活动，花费大量时间获得、使用致幻剂或从使用的影响中恢复。和其他物质一样，轻度、中度和重度致幻剂使用障碍诊断标准中的症状的严重程度是递增的。

鉴于尚无人类报告的有临床意义的戒断综合征，本手册中不包括致幻剂戒断综合征的诊断，因此致幻剂戒断不属于致幻剂使用障碍诊断标准的一部分。然而，美国和国际上的 MDMA 使用者的不同样本可能提供了与 MDMA 戒断相关的证据，MDMA 使用者会同时存在两种及以上戒断症状［如莫名不适、食欲缺乏、心境变化（焦虑、抑郁、易激惹）、注意力不集中、睡眠紊乱］或戒断回避行为。

相关特征

如果临床工作者未得到尿液或血液的毒理学结果，那么致幻剂的一些典型症状可能对诊断有所帮助，如使用 LSD 的个体更容易出现可怕的视幻觉。

患病率

其他致幻剂使用障碍是罕见的。2018 年，在美国的一般人群中，约 0.1% 的 12 岁及以上的个体承认过去 12 个月存在致幻剂使用障碍的症状。12 ～ 17 岁个体的患病率为 0.2%，18 ～ 25 岁个体的患病率为 0.4%，26 岁及以上个体的患病率小于 0.1%。美国临床样本中的患病率较高（如接受治疗的青少年的患病率为 19%）。在美国和澳大利亚，在经常使用致幻剂的特定人群（如大量使用 MDMA 的个体）中，73.5% 的成人和 77% 的青少年有问题性的使用模式，他们的表现可能符合其他致幻剂使用障碍的诊断标准。

发展与病程

尚不清楚其他致幻剂使用障碍在各年龄段的青少年中的患病率。在 18 岁及以上的美国成人中，大多数(90%)有其他致幻剂使用障碍的个体的年龄集中在 18 ～ 29 岁，这表明该障碍的持续时间并不是很长，年轻成人是主要患病群体。

风险与预后因素

气质的：特定致幻剂（如 MDMA、鼠尾草）的使用与过度寻求刺激有关。

环境的：美国的研究表明，其他致幻剂使用障碍的环境风险因素包括较高水平的收入、较低的教育水平、未婚、居住在城市地区。早期的致幻剂使用也与个体向致幻剂使用障碍的过渡有关。同伴使用其他毒品也与 MDMA 和鼠尾草的使用高度相关。

遗传与生理的：在男性双生子个体中，由加性遗传导致的变异在总变异中的占比为 26% ～ 79%。

与文化相关的诊断问题

历史上，致幻剂被视为已确定的宗教或精神实践的一部分。例如，美洲印第安人和墨西哥人在教堂中对某种仙人掌的使用，南美、墨西哥及美国的一些地区的原住民对从某些蘑菇中获得的裸头草碱的仪式性使用，或 Santo Daime 和 União de Vegetal 等植物宗教团体对死藤水的使用。

与性和性别相关的诊断问题

在美国青少年中，与女孩相比，其他致幻剂使用障碍的 12 个月患病率在男孩中较高，这种性别差异延伸到某些特定致幻剂中，包括 LSD、MDMA、裸头草碱和鼠尾草。在美国成人中，60% 的有其他致幻剂使用障碍的个体是男性。国际研究表明，使用 MDMA 的女性可能会产生更强的主观效应，如意识状态改变、焦虑和抑郁。目前尚无国际研究提供更多有关其他致幻剂使用障碍在性别差异方面的信息。

诊断标志物

实验室测试有助于临床工作者区分不同的致幻剂。一些物质（如 LSD）的效力非常强，以至于个体仅摄入 75 μg 就能产生强烈的反应。一般的毒理学测试并不总能显示出个体使用了哪种物质。

其他致幻剂使用障碍的功能性后果

尽管目前尚无充分的信息清楚地表明其他致幻剂使用障碍的功能性后果，但使用这些物质所导致的并发症已被确定。使用其他致幻剂的不良反应包括中毒的相关症状，如体温过高、快速性心律失常、气胸、高钠血症、运动共济失调、眼球震颤、坐立不安、幻觉或妄想、瞳孔散大、警觉性增加和高血压。重复使用其他致幻剂会使个体出现其他更严重的反应，包括肾衰竭、肝衰竭、癫痫发作、脑梗死、横纹肌溶解、心脏并发症和肝毒性。

有证据表明，MDMA 会产生持续的神经毒性效应，造成对记忆、心理功能和神经内分泌功能的损害，使个体出现 5-羟色胺系统功能失调和睡眠紊乱。同时，MDMA 会对大脑微血管结构、白质成熟产生负性影响，并对轴突造成损害。

鉴别诊断

其他物质障碍：临床工作者必须将致幻剂的效应与其他物质障碍（如苯丙胺使用障碍、酒精或镇静剂戒断）的效应相区分，因为致幻剂被其他物质污染是较为常见的。

致幻剂中毒与致幻剂所致的精神障碍：致幻剂使用障碍与致幻剂中毒和致幻剂所致的精神障碍（如致幻剂所致的精神病性障碍）是有区别的。致幻剂使用障碍是对有问题的致幻剂使用模式的描述，涉及个体对致幻剂使用的控制受损、归因于致幻剂使用的社会损害、具有危险性的致幻剂使用（如中毒时驾驶）和药理学症状（耐受性的形成）。致幻剂中毒和致幻剂所致的精神障碍是个体在重度使用致幻剂的情况下出现的精神疾病综合征。致幻剂中毒和致幻剂所致的精神障碍通常发生在有致幻剂使用障碍的个体中；在这种案例中，临床工作者不但应给予个体致幻剂使用障碍的诊断，还应给予致幻剂中毒或致幻剂所致的精神障碍的诊断，诊断编码中应注明致幻剂使用障碍的存在。

独立的精神障碍：致幻剂所产生的一些效应可能类似于独立的精神障碍（如精神分裂症、抑郁障碍和双相障碍）的症状。明确症状是否发生在物质使用之前对鉴别物质的急性效应和先前存在的精神障碍十分重要，精神分裂症也必须被排除，因为一些受影响的个体（如表现偏执的有精神分裂症的个体）可能错误地将症状归因于致幻剂的使用。

共病

其他致幻剂使用障碍与可卡因使用障碍、兴奋剂使用障碍、其他物质使用障碍、烟草使用障碍、人格障碍、创伤后应激障碍和惊恐发作高度相关。

苯环己哌啶中毒

诊断标准

A. 近期使用苯环己哌啶（或在药理学上与苯环己哌啶相似的物质）。

B. 在使用苯环己哌啶的过程中或不久后出现显著的有临床意义的问题行为（如好斗、攻击、冲动、不可预测性、精神运动性激越、判断力受损）。

C. 在 1 小时内出现下列八项体征或症状中的至少两项：

注：当个体以烟吸、嗅吸或静脉注射的方式使用苯环己哌啶时，体征或症状可能迅速出现。

1. 垂直性或水平性眼球震颤。
2. 高血压或心动过速。
3. 麻木或对疼痛的反应减弱。

4. 共济失调。
5. 构音障碍。
6. 肌肉僵硬。
7. 癫痫或昏迷。
8. 听觉过敏。

D. 这些体征或症状不能归因于其他躯体疾病，也不能用其他精神障碍（包括其他物质中毒）来更好地加以解释。

编码备注： ICD-10-CM 编码基于是否共病苯环己哌啶使用障碍。如果共病轻度苯环己哌啶使用障碍，ICD-10-CM 的编码为 F16.120；如果共病中度或重度苯环己哌啶使用障碍，ICD-10-CM 的编码为 F16.220；如果不共病苯环己哌啶使用障碍，ICD-10-CM 的编码为 F16. 920。

注： 除"苯环己哌啶中毒的功能性后果"部分外，其余部分可参见苯环己哌啶使用障碍。

诊断特征

苯环己哌啶中毒反映了个体在摄入该物质（或在药理学上与苯环己哌啶类似的物质）不久后出现的有临床意义的行为改变。苯环己哌啶中毒最常见的临床表现包括：失定向、无幻觉的混沌、眼球震颤、麻木或对疼痛的反应减弱、共济失调、构音障碍、肌肉僵硬、听觉过敏和不同严重程度的昏迷。与苯环己哌啶中毒有关的其他有临床意义的行为改变包括：暴力行为、极度激越、被害妄想、愉悦感、逆行性遗忘和高血压。

患病率

苯环己哌啶或相关物质（如氯胺酮）的使用情况可被用于评估中毒患病率。使用苯环己哌啶的个体很少。2018 年，对 12 岁及以上的美国人群的调查显示，只有不到 0.1% 的个体在过去的 12 个月使用了苯环己哌啶。一项对美国学生和年轻成人（从高中开始随访）进行的调查显示，约 1.2% 的十二年级学生和约 0.5% 的 19 ～ 28 岁的年轻成人在过去 12 个月使用过氯胺酮（与其他物质分开评估）。

诊断标志物

实验室测试可能对诊断有所帮助，因为个体在使用苯环己哌啶 8 天后，相关人员仍可在尿液中检测到该物质，但该物质的浓度与个体的临床表现相关度不高，因此它对案例管理是没有用的。苯环己哌啶中毒可能使肌酸磷酸激酶和谷草转氨酶水平升高。

苯环己哌啶中毒的功能性后果

苯环己哌啶中毒可导致心血管疾病和神经系统疾病（如癫痫发作、肌张力障碍、运动困难、全身僵硬、低体温症或高体温症）。

鉴别诊断

在个体缺乏完整的现实检验能力（如没有认识到感知异常是由物质使用导致的）时，应考虑额外给予苯环己哌啶所致的精神病性障碍的诊断。

其他物质中毒：苯环己哌啶中毒与其他物质（包括其他致幻剂、苯丙胺、可卡因或其他兴奋剂、抗胆碱能药）所致的中毒不同，也与苯二氮䓬类药物的戒断不同。个体的眼球震颤、古怪和暴力行为可能有助于临床工作者区分苯环己哌啶中毒与其他物质所致的中毒。毒理学测试可能也对鉴别有所帮助，但苯环己哌啶的定量浓度与临床表现相关度不高，这使得实验室发现对患者管理的实用性有所降低。

苯环己哌啶所致的精神障碍：苯环己哌啶中毒与苯环己哌啶所致的精神障碍（如于中毒期间发生的苯环己哌啶所致的抑郁障碍）的区别在于，后者的症状（如抑郁心境）通常超过苯环己哌啶中毒的相关症状，在临床表现中占主导地位，并且严重到引起临床关注。

其他躯体疾病：需要考虑的躯体疾病包括代谢障碍（如低血糖症和低血钠症）、中枢神经系统肿瘤、癫痫、败血症、神经阻滞剂恶性综合征及血管损伤。

共病

考虑到苯环己哌啶中毒与苯环己哌啶使用障碍的典型重叠性，若想了解与苯环己哌啶中毒共病相关的详细信息，可参见“苯环己哌啶使用障碍”中的“共病”部分。

其他致幻剂中毒

诊断标准

A. 近期使用一种致幻剂（非苯环己哌啶）。
B. 在使用致幻剂的过程中或不久后出现显著的有临床意义的问题行为或心理变化（如显著的焦虑或抑郁、牵连观念、害怕失去控制、偏执观念、判断力受损）。
C. 在使用致幻剂的过程中或不久后，在完全清醒和警觉的状态下出现感知改变的症状（如主观感知的强化、人格解体、现实解体、错觉、幻觉、联觉）。
D. 在致幻剂使用过程中或不久后出现下列七项体征或症状中的至少两项：
  1. 瞳孔扩大。
  2. 心动过速。
  3. 出汗。
  4. 心悸。
  5. 视力模糊。
  6. 震颤。
  7. 共济失调。
E. 这些体征或症状不能归因于其他躯体疾病，也不能用其他精神障碍（包括其他物质中毒）来更好地加以解释。

编码备注：ICD-10-CM 编码基于是否共病致幻剂使用障碍。如果共病轻度致幻剂使用障碍，ICD-10-CM 的编码为 F16.120；如果共病中度或重度致幻剂使用障碍，ICD-10-CM 的编码为 F16.220；如果不共病致幻剂使用障碍，ICD-10-CM 的编码为 F16.920。

注：若想了解与相关特征和与文化相关的诊断问题有关的信息，可参见其他致幻剂使用障碍的相应部分。

诊断特征

其他致幻剂中毒表现为个体在摄入致幻剂不久后出现有临床意义的行为变化或心理变化。有的致幻剂会使个体的中毒症状持续数分钟（如鼠尾草），有的致幻剂（如 LSD 或 MDMA）会使个体的中毒症状持续数小时或更长时间。

患病率

尚不完全清楚其他致幻剂中毒的患病率，临床工作者可通过个体对这些物质的使用情况来评估其患病率。2018 年，美国 1.5% 的 12 ～ 17 岁的个体报告自己在过去一年使用过致幻剂；18 ～ 25 岁的个体的患病率为 6.9%，26 岁及以上的个体的患病率为 1.3%。在每个年龄组中，男性的患病率都高于女性。

与自杀想法或行为的相关性

其他致幻剂中毒可能会导致个体自杀想法或自杀行为的增加，尽管使用致幻剂的个体很少自杀。值得注意的是，一项对超过 13.5 万名随机选择的美国成人（包括超过 1.9 万名使用致幻剂的个体）的研究显示，在考虑了社会人口统计学因素、其他毒品使用和儿童期抑郁后，没有证据证明终身使用致幻剂是心理健康问题、自杀想法或自杀企图的独立风险因素。此外，一项大型的针对美国人群的调查发现，终身使用致幻剂的病史与较轻的精神痛苦、较少的自杀想法或行为有关，但人们无法通过该调查结果推断致幻剂与较轻的痛苦之间的因果关系。基于以上发现，尚不确定其他致幻剂使用与自杀想法和行为的关系。

其他致幻剂中毒的功能性后果

其他致幻剂中毒可造成严重后果。与其他致幻剂中毒相关的感知紊乱和判断力受损可导致车祸、斗殴或无意的自伤（如因深度感知受损而被割伤或跌倒）。当个体同时使用其他致幻剂与其他物质（包括酒精）时，可能会发生昏迷，昏迷的持续时间和深度大于单独服用其他致幻剂所导致的昏迷的持续时间和深度。持续使用致幻剂（特别是 MDMA）也与神经毒性效应有关。使用其他致幻剂的不良反应包括：体温过高、快速性心律失常、气胸、高钠血症、运动失调、眼球震颤、坐立不安、幻觉或妄想、瞳孔散大、警觉性增加和高血压。更严重的反应包括：肾衰竭、肝衰竭、癫痫、脑梗死、横纹肌溶解、心脏并发症和肝毒性。

鉴别诊断

其他物质中毒：临床工作者应将其他致幻剂中毒与苯丙胺中毒、可卡因或其他兴奋剂中毒、抗胆碱能药中毒、吸入剂和苯环己哌啶中毒相区分。毒理学测试对鉴别诊断、确定使用途径有所帮助。

其他疾病：诊断时应考虑的其他障碍和疾病包括精神分裂症、抑郁、其他物质（如镇静剂和酒精）戒断、代谢障碍（如低血糖症）、癫痫、中枢神经系统肿瘤及血管损伤。

致幻剂持续性感知障碍：其他致幻剂中毒不同于致幻剂持续性感知障碍，后者的症状会在中毒后的数周（或更久）发作或持续性地存在。

致幻剂所致的精神障碍：其他致幻剂中毒不同于其他的致幻剂所致的精神障碍（如于中毒期间发生的致幻剂所致的焦虑障碍），因为后者的症状（如焦虑）通常超过其他致幻剂中毒的相关症状，在临床表现中占主导地位，并严重到引起独立的临床关注。

共病

考虑到其他致幻剂中毒与其他致幻剂使用障碍的典型重叠性，若想了解与其他致幻剂中毒共病相关的详细信息，可参见“其他致幻剂使用障碍”中的“共病”部分。

致幻剂持续性感知障碍

诊断标准　　F16.983

A. 在停用一种致幻剂后，个体再次体验到一种或多种在致幻剂中毒期间体验到的感知症状（如几何图形幻觉、周围视野中出现错误的运动感知、颜色闪烁、色彩强化、感知到运动物体的形象余迹、正后像、在物体周围看到光环、视物显大、视物显小）。
B. 诊断标准 A 的体征或症状引起显著的有临床意义的痛苦，或导致个体社交、职业或其他重要功能受损。
C. 这些症状不能归因于其他躯体疾病（如解剖上的损伤、大脑感染、视觉癫痫），也不能用其他精神障碍（如谵妄、重度神经认知障碍、精神分裂症）或初醒幻觉来更好地加以解释。

诊断特征

致幻剂持续性感知障碍的核心特征是个体在清醒时再次体验到在致幻剂中毒期间体验到的感知紊乱（诊断标准 A）。症状可能包括各种感知紊乱，但主要表现为视觉紊乱。典型的视感知异常的表现包括：几何图形幻觉、周围视野中错误的运动感知、颜色闪烁、色彩强化、感知到运动物体的形象余迹（形象停留在物体运动的路径上，正如在频闪摄影中所见）、全物感、视雪、正后像、在物体周围看到光环、错误的形象感知（如视物显大或视物显小）。视觉紊乱可能是阵发性的，也可能长期持续，其症状必须引起有临床意义的痛苦，或导致社交、职业或其他重要功能受损（诊断标准 B）。该紊乱可能持续数周、数月或数年。其他可解释该紊乱的疾病（如脑损伤、先前存在的精神病性障碍、癫痫、没有头痛的偏头痛先兆）必须被排除（诊断标准 C）。

致幻剂持续性感知障碍主要发生在使用 LSD 后，但其他物质也会导致致幻剂持续性感知障碍。致幻剂持续性感知障碍与致幻剂摄入量之间没有强相关性，致幻剂持续性感知障碍也会出现在极少接触致幻剂的个体中。在一些案例中，使用其他物质（如大麻或酒精）、对黑暗环境的适应、锻炼、暴露于噪声、畏光也会促发致幻剂持续性感知障碍。

相关特征

有致幻剂持续性感知障碍的个体通常有完整的现实检验能力（如个体能觉知到该紊乱与物质效应有关）。如果个体的现实检验能力受损，其他障碍可能能更好地解释个体的异常觉知。

患病率

尚不清楚致幻剂持续性感知障碍的患病率。使用致幻剂的个体的初始患病率约为 4.2%。

发展与病程

目前人们对致幻剂持续性感知障碍的病程知之甚少。正如其名称所提示的那样，它的病程是持续的，其症状会持续数周或数月。对某些个体而言，其症状会持续数年。

风险与预后因素

目前几乎没有有关致幻剂持续性感知障碍的风险因素方面的信息，尽管在该障碍中，遗传因素也许能够解释 LSD 效应的基础易患性。

致幻剂持续性感知障碍的功能性后果

尽管致幻剂持续性感知障碍在一些案例中发展为慢性疾病，但许多有该障碍的个体能够抑制该紊乱并保持各项功能正常。

鉴别诊断

需要排除的疾病包括精神分裂症、其他物质效应、神经退行性疾病、卒中、脑肿瘤、感染及脑外伤。在致幻剂持续性感知障碍的案例中，个体的神经影像学结果通常是阴性的。正如之前提到的那样，有该障碍的个体通常有完整的现实检验能力（如个体能觉知到该紊乱与物质效应有关）；如果个体的现实检验能力受损，其他障碍（如精神病性障碍）和躯体疾病可能能更好地解释个体的知觉异常。

共病

经常与致幻剂持续性感知障碍共病的精神障碍是惊恐障碍、酒精使用障碍、重性抑郁障碍、双相Ⅰ型障碍和精神分裂症谱系障碍。

苯环己哌啶所致的精神障碍

本手册的其他章节已对其他苯环己哌啶所致的精神障碍进行了描述，这些障碍与其他章节的精神障碍有类似的临床表现（参见这些章节中的物质/药物所致的精神障碍）。这些障碍包括：苯环己哌啶所致的精神病性障碍（参见“精神分裂症谱系及其他精神病性障碍”）、苯环己哌啶所致的双相及相关障碍（参见“双相及相关障碍”）、苯环己哌啶所致的抑郁障碍（参见“抑郁障碍”）和苯环己哌啶所致的焦虑障碍（参见“焦虑障碍”）。了解苯环己哌啶所致的中毒性谵妄及按医嘱服用氯胺酮所致的谵妄，可参见“神经认知障碍”一章中谵妄的诊断标准和相关讨论。只有当症状严重到引起独立的临床关注时，才能给予苯环己哌啶所致的精神障碍的诊断，而非苯环己哌啶中毒。

致幻剂所致的精神障碍

本手册的其他章节已对下列致幻剂所致的精神障碍进行了描述，这些障碍与其他章节的精神障碍有类似的临床表现（参见这些章节中的物质/药物所致的精神障碍）。这些障碍包括：其他致幻剂所致的精神病性障碍（参见“精神分裂症谱系及其他精神病性障碍”）、其他致幻剂所致的双相及相关障碍（参见“双相及相关障碍”）、其他致幻剂所致的抑郁障碍（参见“抑郁障碍”）和其他致幻剂所致的焦虑障碍（参见“焦虑障碍”）。了解其他致幻剂所致的中毒性谵妄及按医嘱服用其他致幻剂所致的谵妄，可参见“神经认知障碍”一章中谵妄的诊断标准和相关讨论。只有当症状严重到引起独立的临床关注时，才能给予致幻剂所致的精神障碍的诊断，而非其他致幻剂中毒。

未特定的苯环己哌啶相关障碍

F16.99

此类型适用于那些具备苯环己哌啶相关障碍的典型症状，且引起显著的有临床意义的痛苦，或导致社交、职业或其他重要功能受损，但不符合任何一种特定的苯环己哌啶相关障碍或物质相关及成瘾障碍诊断类别中任何一种障碍的全部诊断标准的情况。

未特定的致幻剂相关障碍

F16.99

此类型适用于那些具备致幻剂相关障碍的典型症状，且引起显著的有临床意义的痛苦，或导致社交、职业或其他重要功能受损，但不符合任何一种特定的致幻剂相关障碍或物质相关及成瘾障碍诊断类别中任何一种障碍的全部诊断标准的情况。

吸入剂相关障碍

吸入剂使用障碍

诊断标准

A. 具有一种导致显著的有临床意义的损害或痛苦的有问题的烃基吸入剂物质使用模式，个体在 12 个月内至少有下列两项表现：
   1. 吸入剂物质的摄入量通常比预期摄入量更大，或摄入时间比预期摄入时间更长。
   2. 有试图减少或控制吸入剂物质使用的持久愿望并付出过努力，但并未成功。
   3. 将大量的时间花在获得吸入剂物质、使用吸入剂物质或从其效应中恢复的必要活动上。
   4. 对使用吸入剂物质有强烈的欲望或迫切的要求。
   5. 反复使用吸入剂物质导致个体不能履行其在工作、学校或家庭中所扮演的主要角色的义务。
   6. 尽管使用吸入剂物质会持续地、反复地引起或加重社会问题和人际交往问题，个体仍然继续使用它。
   7. 因使用吸入剂物质而放弃或减少重要的社交活动、职业活动或娱乐活动。
   8. 在对躯体有害的情况下反复使用吸入剂物质。
   9. 尽管认识到使用吸入剂物质可能会持续地、反复地引起或加重生理问题或心理问题，个体仍然继续使用它。
   10. 耐受，通过下列两项中的一项来定义：
       a. 需要显著增加吸入剂物质的摄入量，以达到过瘾的目的或实现预期的效应。
       b. 继续使用等量的吸入剂物质会使效应显著减弱。

标注**特定的吸入剂**：在可能的情况下，涉及的特定物质应当被命名（如“溶剂使用障碍”）。

标注如果是：

早期缓解：先前符合吸入剂使用障碍的全部诊断标准，但在至少 3 个月内（不超过 12 个月）不符合吸入剂使用障碍的任何一条诊断标准（但可能符合诊断标准

A4“对使用吸入剂物质有强烈的欲望或迫切的要求”)。

持续缓解:先前符合吸入剂使用障碍的全部诊断标准,在 12 个月内(或更长时间)不符合吸入剂使用障碍的任何一条诊断标准(但可能符合诊断标准 A4“对使用吸入剂物质有强烈的欲望或迫切的要求”)。

标注如果是:

在受控制的环境下:这一额外的标注适用于处在获得吸入剂物质受限的环境中的个体。

基于目前的严重程度 / 缓解情况编码:如果个体存在吸入剂中毒或其他吸入剂所致的精神障碍,则不使用下列吸入剂使用障碍的编码,而是使用吸入剂所致的精神障碍编码的第四位数字来表明共病吸入剂使用障碍(参见吸入剂中毒或特定的吸入剂所致的精神障碍的编码备注)。如果共病吸入剂所致的抑郁障碍和吸入剂使用障碍,则只给予吸入剂所致的抑郁障碍的编码,第四位数字表明共病的吸入剂使用障碍的严重程度。例如,F18.14 为轻度吸入剂使用障碍,伴吸入剂所致的抑郁障碍;F18.24 为中度或重度吸入剂使用障碍,伴吸入剂所致的抑郁障碍。

标注目前的严重程度 / 缓解情况:

F18.10 轻度:存在二至三项症状

F18.11 轻度、早期缓解;

F18.11 轻度、持续缓解。

F18.20 中度:存在四至五项症状

F18.21 中度、早期缓解;

F18.21 中度、持续缓解。

F18.20 重度:存在六项及以上症状

F18.21 重度、早期缓解;

F18.21 重度、持续缓解。

标注

如果个体既在缓解状态中,又在受控制的环境下,“在受控制的环境下”可作为缓解的进一步标注(如在受控制的环境下早期缓解,或在受控制的环境下持续缓解)。这些环境包括被密切监管且没有物质的监狱、治疗性社区和封闭式住院处。

临床工作者可依据个体符合诊断标准条目的数量来评估吸入剂使用障碍的严重程度。吸入剂使用障碍的严重程度随时间的变化而变化,随着时间的推移,个体的物质使用频率降低(如每月使用的天数)和 / 或使用剂量(如每日使用胶管的数量)减少。临床工作者可通过个体的自我报告、他人的报告、临床工作者的观察和生物学测试(可行时)来评估其严重程度。

诊断特征

吸入性物质包括挥发性烃,还包括胶水、燃料、油漆和其他挥发性化合物所产生的有毒气体。在可能的情况下，所涉及的特定物质应当被命名（如“甲苯使用障碍”）。然而，大多数可吸入的化合物是由多种能产生精神活性效应的物质所组成的混合物，人们经常难以确定引起该障碍的确切物质。除非有明确的证据表明个体使用了一种单一的、未混合的物质，否则临床工作者应使用通用术语吸入剂来记录该诊断。由一氧化二氮、亚硝酸异戊酯、亚硝酸丁酯、亚硝酸异丁酯等吸入剂引起的障碍应被记录为其他（或未知）物质使用障碍。

吸入剂使用障碍的特征包括个体反复使用吸入剂物质，尽管个体意识到该物质会对个体造成严重的损害（诊断标准 A9）。这些损害反映在诊断标准中。

该障碍对个体的工作产生影响或使个体在学业中缺勤，或导致个体不能履行工作或学业中的责任（诊断标准 A5）；尽管该障碍会引起家人或朋友的争论，使个体与他人打架，或造成其他社会或人际交往问题，个体仍然继续使用吸入剂物质（诊断标准 A6）。有该障碍的个体可能会减少与家人接触，无法承担工作职责或学业责任，不愿意参加娱乐活动（如运动、游戏、爱好）（诊断标准 A7）。有该障碍的个体也会在驾驶或操作危险设备时使用吸入剂（诊断标准 A8）。

约 10% 的使用吸入剂的个体报告自己存在耐受性（诊断标准 A10）。目前，尚不确定吸入剂使用是否会导致临床症状显著的戒断综合征，因此该障碍的诊断标准既不包括吸入剂戒断的诊断，也不包含戒断的主诉。使用吸入剂的个体和有中度至重度吸入剂使用障碍的个体可能出现戒断症状，这些症状的发生频率似乎与有中度至重度可卡因使用障碍的个体的戒断症状的发生频率相似。

相关特征

支持吸入剂使用障碍诊断的表现如下：标准毒品测试（并不测试吸入剂）结果为阴性但中毒反复发作，拥有吸入剂物质或身上有挥之不去的气味，口腔或鼻腔周围有嗅吸者皮疹，个体与其他使用吸入剂的个体有关联，个体是流行吸入剂使用团体的成员（如原住民社区的原住民、街头党中无家可归的儿童），个体易获得某些吸入剂物质，拥有随身用具，存在典型的躯体并发症（如脑白质病、横纹肌溶解），存在多种物质使用障碍。有吸入剂使用障碍的个体可能有恶性贫血、脊髓亚急性联合变性、重度或轻度神经认知障碍、脑萎缩、白质脑病和许多其他神经系统疾病的症状。

患病率

约 2.3% 的 12 ～ 17 岁的美国青年表示，自己在过去 12 个月内使用过吸入剂，0.1% 的个体的使用模式符合吸入剂使用障碍的诊断标准。约 0.21% 的 18 岁及以上的美国成人表示，自己在过去 12 个月内使用过吸入剂，其中 0.04% 的个体的使用模式符合吸入剂使用障碍的诊断标准。在青年中，非西班牙裔白人和拥有一个以上种族身份的个体的 12 个月患病率最高，美洲印第安人、阿拉斯加原住民的 12 个月患病率最低。在成人中，非西班牙裔白人的 12 个月患病率最高，非西班牙裔黑人、美洲印第安人、阿拉斯加原住民的 12 个月患病率最低。

发展与病程

在美国，青少年期后吸入剂使用率和吸入剂使用障碍患病率呈下降趋势（吸入剂使用率从青少年期的 2.3% 下降至成人早期的 0.1%，吸入剂使用障碍患病率从 0.1% 下降至 0.04%），这表明该障碍通常在成人早期缓解。吸入剂使用障碍在青少年期前的儿童中较为罕见，在青少年和年轻成人中最为常见，在老年人中不常见。14 岁个体最常因故意滥用吸入剂致电中毒控制中心。吸入剂使用障碍持续至成年期的个体通常较早使用吸入剂，他们会使用多种吸入剂，并且使用的频率较高。

风险与预后因素

气质的：吸入剂使用障碍的预测因素包括寻求刺激和冲动。

环境的：吸入性气体的广泛使用和合法获得会增加滥用的风险。儿童期虐待或创伤也与吸入剂使用障碍的发展有关。

遗传与生理的：行为脱抑制具有高度的遗传性。有吸入剂使用障碍的个体不以社会可接受的方式来限制自己的行为。他们破坏社会规范和规则，喜欢冒险，过分追求回报，尽管这些行为会造成不良的后果。有强烈行为脱抑制的青年所表现出的吸入剂使用障碍的风险因素包括：早期起病的物质使用障碍、使用多种物质、早期的行为问题。因为遗传因素对行为脱抑制的影响很强，所以如果家族成员有物质使用问题和反社会问题，青少年患吸入剂使用障碍的风险较高。

与文化相关的诊断问题

在国际上，某些与世隔绝的原住民社区的居民患病率较高。此外，在一些低收入国家和中等收入国家，由于贫困和物质的可获得性、可负担性，生活在街头的无家可归的儿童群体会出现广泛的吸入剂使用问题，他们将使用吸入剂作为应对无家可归问题的一种方式。

与性和性别相关的诊断问题

在美国青少年中，尽管吸入剂使用障碍的 12 个月患病率在男性和女性中几乎相等，但该障碍在成人女性中是罕见的。

诊断标志物

对于有吸入剂使用障碍的个体而言，尿液、呼吸或唾液测试可能有助于评估非吸入剂物质的合并使用情况，但分析成本较高，这使频繁进行生物测试不具有可行性。

与自杀想法或行为的相关性

在美国，青少年和成人（特别是那些有焦虑和抑郁症状、有创伤史的个体）的吸入剂使用和吸入剂使用障碍与自杀想法和行为有关。

吸入剂使用障碍的功能性后果

吸入剂有固有的毒性，因此吸入剂的使用经常是致命的。缺氧、心脏功能失调、极端的过敏反应、严重的肺损伤、呕吐、事故或伤害、中枢神经系统抑制会导致个体的死亡。此外，使用吸入性的挥发性烃类的个体可能因心律失常而吸气性猝死。使用吸入剂会损害神经行为功能，并引起神经、胃肠、心血管及肺部的各类问题。

长期使用吸入剂的个体患肺结核、艾滋病、性传播疾病、抑郁障碍、焦虑障碍、支气管炎、哮喘和鼻窦炎的风险较高。

鉴别诊断

源自工业或其他事故的吸入剂接触（无意的）：吸入剂使用障碍的诊断仅适用于故意接触吸入剂的情况。

吸入剂中毒，不符合吸入剂使用障碍的诊断标准：吸入剂中毒经常发生在有吸入剂使用障碍的个体中，但也可能发生在不符合吸入剂使用障碍诊断标准的个体中。

符合吸入剂使用障碍诊断标准的吸入剂中毒与吸入剂所致的精神障碍：吸入剂使用障碍不同于吸入剂中毒和吸入剂所致的精神障碍（如吸入剂所致的抑郁障碍）。吸入剂使用障碍是对吸入剂使用的问题模式的描述，其涉及个体对吸入剂使用的控制受损、可归因于吸入剂使用的社会损害、危险性的吸入剂使用（如在有躯体并发症的情况下仍使用吸入剂）和药理学症状（耐受性的形成）。吸入剂中毒和吸入剂所致的精神障碍是一种个体在重度使用吸入剂的情况下形成的精神疾病综合征。吸入剂中毒和吸入剂所致的精神障碍通常出现在有吸入剂使用障碍的个体中；在这种案例中，临床工作者不但应给予吸入剂使用障碍的诊断，还应给予吸入剂中毒或吸入剂所致的精神障碍的诊断，诊断编码中应注明吸入剂使用障碍的存在。

其他物质使用障碍，特别是那些具有镇静性的物质（如酒精、苯二氮䓬、巴比妥类物质）：吸入剂使用障碍通常与其他物质使用障碍同时出现，而且这些障碍的症状可能相似并重叠。询问个体哪些症状在不使用其中一些物质时仍持续存在对明确症状模式有所帮助。

共病

接受临床治疗的有吸入剂使用障碍的个体经常有其他物质使用障碍、心境障碍、焦虑障碍和人格障碍。吸入剂使用障碍通常与青少年品行障碍和反社会型人格障碍同时存在。有吸入剂使用障碍的个体可能出现肝损伤或肾损伤、横纹肌溶解、高铁血红蛋白血症，或其他胃肠道、心血管或肺部疾病。

吸入剂中毒

诊断标准

A. 近期在短时间内有意或无意地、大剂量地接触吸入剂物质，包括挥发性烃基化合物，如甲苯或汽油。

B. 在接触吸入剂的过程中或不久后出现显著的有临床意义的问题行为或心理变化

（如好战、攻击、淡漠、判断力受损）。

C. 在使用或接触吸入剂的过程中或不久后出现下列十三项体征或症状中的至少两项：
 1. 头晕。
 2. 眼球震颤。
 3. 共济失调。
 4. 口齿不清。
 5. 步态不稳。
 6. 昏睡。
 7. 反射抑制。
 8. 精神运动性迟滞。
 9. 震颤。
 10. 全身肌肉无力。
 11. 视力模糊或复视。
 12. 木僵或昏迷。
 13. 愉快。

D. 这些体征或症状不能归因于其他躯体疾病，也不能用其他精神障碍（包括其他物质中毒）来更好地加以解释。

编码备注：ICD-10-CM 编码基于是否共病吸入剂使用障碍。如果共病轻度吸入剂使用障碍，ICD-10-CM 的编码为 F18.120；如果共病中度或重度吸入剂使用障碍，ICD-10-CM 的编码为 F18.220；如果不共病吸入剂使用障碍，ICD-10-CM 的编码为 F18. 920。

注：若想了解吸入性中毒的发展与病程、风险与预后因素、与文化相关的诊断问题和诊断标志物，可参见吸入剂使用障碍的相应部分。

诊断特征

吸入性中毒的核心特征是个体在有意或无意吸入挥发性烃类物质的过程中或不久后立即出现有临床意义的问题行为或心理变化。在可能的情况下，所涉及的特定物质应当被命名（如甲苯中毒）。中毒症状通常会在接触结束后的数分钟到数小时内消除，因此吸入剂中毒经常以短期发作的形式出现，并可能会随着吸入剂的进一步使用而复发。

相关特征

支持吸入剂中毒诊断的表现包括：身上有挥之不去的吸入剂物质（如胶水、涂料稀释剂、汽油、丁烷打火机）的气味、愉快、放松、头痛、心跳加速、混沌、健谈、视力模糊、遗忘、言语不清、易激惹、恶心、疲劳、眼睛或喉咙灼热、夸大现实、胸痛、幻听、幻视及分离症状。

患病率

尚不清楚吸入剂中毒在一般人群中的实际患病率，但大多数吸入剂使用者可能在某个时期表现出符合吸入剂中毒诊断标准的行为或心理变化和症状。因此，吸入剂的使用率和吸入剂中毒的患病率可能较为相似。2017 年，在所有 12 岁以上的美国人中，0.6% 的个体报告在过去一年使用过吸入剂。12 ～ 17 岁的个体的患病率为 2.3%，18 ～ 25 岁的个体患病率为 1.6%，26 岁及以上的个体患病率为 0.3%。

与性和性别相关的诊断问题

尚不清楚吸入剂中毒患病率在一般人群中的性别差异。0.8% 的 12 岁以上的男性及 0.5% 的 12 岁以上的女性在过去一年中曾使用过吸入剂，但这种性别差异在较小年龄群体中极小，女孩的患病率可能略高（如在 12 ～ 17 岁的青少年中，2.4% 的女孩和 2.2% 的男孩在过去一年中使用过吸入剂）。

吸入剂中毒的功能性后果

在封闭容器中使用吸入性物质，如将头部包裹在塑料袋中，可能使个体失去知觉、缺氧和死亡。吸气性猝死可能源于心律失常或心跳停止，这种情况可能出现在多种挥发性吸入剂的使用中。毒性增强的挥发性吸入剂（如丁烷或丙烷），也会引起个体的死亡。尽管吸入剂中毒病程短，但它可能造成持续的躯体问题和神经系统问题，特别是在频繁中毒的情况下。吸入性中毒有临床意义的相关因素包括：不计后果的行为（如鲁莽地冒险、打架斗殴、无保护的性行为）、反社会行为（残忍、破坏财产、被逮捕）和发生严重事故。

鉴别诊断

其他物质中毒，特别是镇静性物质（如酒精、苯二氮䓬、巴比妥类物质）中毒： 这些障碍可能使个体出现相似的体征和症状，但中毒是否归因于其他物质可能需要通过毒理学筛查来确认。中毒来源的鉴别可能涉及本章在吸入剂使用障碍中所描述的吸入剂接触的证据。以下证据可能有助于吸入剂中毒的诊断：身上有挥之不去的吸入剂物质（如胶水、涂料稀释剂、汽油、丁烷打火机）的气味；拥有随身用具（如浓缩胶水烟气的布或袋子）；口周或鼻孔周围有胶水嗅吸者皮疹；家人或朋友报告中毒个体拥有或使用吸入剂；有明显的中毒症状，但标准毒品筛查（通常无法确定吸入剂）结果为阴性。

吸入剂所致的精神障碍： 吸入剂中毒不同于吸入剂所致的精神障碍（如于中毒期间发生的吸入剂所致的焦虑障碍）。因为后者的症状（如焦虑）通常超过吸入剂中毒的相关症状，在临床表现中占主导地位，并且严重到需要引起独立的临床关注。

其他损害脑功能与认知的毒性、代谢性、创伤性、肿瘤性或传染性疾病： 许多神经系统疾病和其他躯体疾病可能造成有临床意义的行为改变或心理改变（如好战、攻击、淡漠、判断力受损），这些也是吸入剂中毒的特征。

共病

鉴于吸入剂中毒与吸入剂使用障碍的典型重叠性，若想了解与吸入剂中毒共病相关的详细信息，可参见“吸入剂使用障碍”中的“共病”部分。

吸入剂所致的精神障碍

本手册其他章节已对下列吸入剂所致的精神障碍进行了描述，这些障碍与其他章节的精神障碍具有类似的临床表现（参见这些章节中的物质 / 药物所致的精神障碍）。这些障碍包括：吸入剂所致的精神病性障碍（参见“精神分裂症谱系及其他精神病性障碍”）、吸入剂所致的抑郁障碍（参见“抑郁障碍”）、吸入剂所致的焦虑障碍（参见“焦虑障碍”）和吸入剂所致的重度或轻度神经认知障碍（参见“神经认知障碍”）。了解吸入剂中毒性谵妄的相关内容，可参见“神经认知障碍”一章中谵妄的诊断标准和相关讨论。只有当症状严重到引起独立的临床关注时，才应给予吸入剂所致的精神障碍的诊断，而非吸入剂中毒。

未特定的吸入剂相关障碍

F18.99

此类型适用于那些具备吸入剂相关障碍的典型症状，且引起显著的有临床意义的痛苦，或导致社交、职业或其他重要功能受损，但不符合任何一种特定的吸入剂相关障碍或物质相关及成瘾障碍诊断类别中任何一种障碍的全部诊断标准的情况。

阿片类物质相关障碍

阿片类物质使用障碍
阿片类物质中毒
阿片类物质戒断
阿片类物质所致的精神障碍
未特定的阿片类物质相关障碍

阿片类物质使用障碍

诊断标准

A. 具有一种有问题的导致显著的有临床意义的损害或痛苦的阿片类物质使用模式，个体在 12 个月内至少有下列两项表现：
   1. 阿片类物质的摄入量通常比预期摄入量更大，或摄入时间比预期摄入时间更长。

2. 有试图减少或控制阿片类物质使用的持久愿望并付出过努力，但并未成功。
3. 将大量的时间花在获得阿片类物质、使用阿片类物质或从其效应中恢复的必要活动上。
4. 对使用阿片类物质有强烈的欲望或迫切的要求。
5. 反复使用阿片类物质导致个体不能履行其在工作、学校或家庭中所扮演的主要角色的义务。
6. 尽管阿片类物质的效应会持续地、反复地引起或加重社会问题和人际交往问题，个体仍然继续使用阿片类物质。
7. 因使用阿片类物质而放弃或减少重要的社交活动、职业活动或娱乐活动。
8. 在对躯体有害的情况下反复使用阿片类物质。
9. 尽管认识到该物质可能会持续地、反复地引起或加重生理问题或心理问题，个体仍然继续使用阿片类物质。
10. 耐受，通过下列两项中的一项来定义：
    a. 需要显著增加阿片类物质的摄入量，以达到过瘾的目的或实现预期的效应。
    b. 继续使用等量的阿片类物质会使效应显著减弱。

    注：此诊断标准不适用于仅在适当的医疗监管下使用阿片类物质的情况。
11. 戒断，表现为下列两项中的一项：
    a. 典型的阿片类物质戒断综合征（参见阿片类物质戒断诊断标准 A 和 B）。
    b. 为缓解症状或避免戒断症状出现而使用阿片类物质（或密切相关的物质）。

    注：此诊断标准不适用于仅在适当的医疗监管下使用阿片类物质的个体。

标注如果是：

早期缓解：先前符合阿片类物质使用障碍的全部诊断标准，但在至少 3 个月内（不超过 12 个月）不符合阿片类物质使用障碍的任何一条诊断标准（但可能符合诊断标准 A4“对使用阿片类物质有强烈的欲望或迫切的要求”）。

持续缓解：先前符合阿片类物质使用障碍的全部诊断标准，在 12 个月内（或更长时间）不符合阿片类物质使用障碍的任何一条诊断标准（但可能符合诊断标准 A4“对使用阿片类物质有强烈的欲望或迫切的要求”）。

标注如果是：

维持治疗：这一额外标注适用于按医嘱服用激动剂药物（如美沙酮或丁丙诺啡），且不符合阿片类物质使用障碍（不包括激动剂的耐受或戒断）诊断标准的个体。此类型也适用于那些通过使用部分激动剂、激动剂 / 拮抗剂或完全拮抗剂（如口服纳曲酮或肌注纳曲酮）来维持治疗的个体。

在受控制的环境下：这一额外标注适用于处在获得阿片类物质受限的环境中的个体。

基于目前的严重程度 / 缓解情况编码：如果个体存在阿片类物质中毒、阿片类物质戒断或其他阿片类物质所致的精神障碍，则不使用下列阿片类物质使用障碍的编码，而是使用阿片类物质所致的障碍编码的第四位数字来表明共病阿片类物质使用障碍（参见阿片类物质中毒、阿片类物质戒断或特定的阿片类物质所致的精神障碍的编码备注）。如果共病阿片类物质所致的抑郁障碍和阿片类物质使用障碍，则只给予阿片类物质所致的抑郁障碍的编码，第四位数字表明共病的阿片类物质使用障碍的严重程度。例如，F11.14 为轻度阿片类物质使用障碍，伴阿片类物质所致的抑郁障碍；F11.24 为中度或重度阿片类物质使用障碍，伴阿片类物质所致的抑郁障碍。

标注目前的严重程度 / 缓解情况：

F11.10 轻度：存在二至三项症状
F11.11 轻度、早期缓解；
F11.11 轻度、持续缓解。
F11.20 中度：存在四至五项症状
F11.21 中度、早期缓解；
F11.21 中度、持续缓解。
F11.20 重度：存在六项及以上症状
F11.21 重度、早期缓解；
F11.21 重度、持续缓解。

标注

如果个体既在缓解状态中，又接受了维持治疗，“维持治疗”的标注可作为缓解的进一步标注。如果个体既在缓解状态中，又在受控制的环境下，“在受控制的环境下”可作为缓解的进一步标注（如在受控制的环境下早期缓解，或在受控制的环境下持续缓解）。这些环境包括被密切监管且没有物质的监狱、治疗性社区和封闭式住院处。

吸入剂使用障碍的严重程度随时间的变化而变化，随着时间的推移，个体的使用频率（如每月使用的天数）下降和 / 或使用剂量（如注射量或药片的服用量）减少。个体的自我报告、其他知情人的报告、临床工作者的观察及生物测试可用于评估个体的严重程度。

诊断特征

阿片类物质包括天然阿片类物质（如吗啡、可待因）、半合成物（如海洛因、羟考酮、氢可酮、氢吗啡酮、羟吗啡酮）和具有吗啡样作用的合成物（如美沙酮、哌替啶、曲马多、芬太尼、卡芬太尼）。具有阿片激动剂和拮抗剂作用的药物（如喷他佐辛和丁丙诺啡）也包括在这一类中，因为它们的激动剂性质会使其产生与典型的阿片激动剂类似的生理和行为效应，特别是在较低剂量的情况下。阿片类物质被用作镇痛药、麻醉剂、止泻药或止咳药（需要处方）。海洛因是这类药物中最常被滥用的毒品之一，特别是当海洛因非常纯时。个体通常通过注射的方式使用海洛因，但个体也可通过烟吸或鼻吸的方式使用海洛因。个体通常以注射的形式使用芬太尼，人们对芬太尼的使用既有医学上的也有非医学上。芬太尼在医学上被用于经皮和经黏膜制剂。芬太尼也可用于止咳药和止泻药，个体可以口服的形式使用。其他阿片类物质的给药形式通常为注射和口服。

阿片类物质使用障碍可由处方阿片类药物或非法阿片类物质（如海洛因，特别是近年来与芬太尼相关的合成阿片类物质）引起。阿片类物质使用障碍的体征和症状包括：个体长期进行强迫性的阿片类物质自我给药，不以合法医疗为目的使用阿片类物质，或以非医疗方式使用阿片类物质（使用量大大超过了躯体疾病所需的量）。对于在适当剂量下为缓解疼痛而被给予阿片类处方镇痛药的个体而言，如果他们的使用量显著多于规定的量，并且增加使用量不是为了缓解持续性疼痛，则表明个体正在进行非医疗目的的阿片类物质使用，个体可能有阿片类物质使用障碍。大多数有阿片类物质使用障碍的个体有较高的耐受性，也会在突然中止使用阿片类物质时出现戒断症状。阿片类物质与其他精神活性物质的作用过程相似，有阿片类物质使用障碍的个体经常出现与毒品刺激相关的条件反射（如看到毒品图像或随身用具时出现反应性渴求）。这些反应可能促使障碍复发，使症状难以消除。在戒毒结束很长时间后，这些反应通常会持续存在。

有阿片类物质使用障碍的个体通常有规律性、强迫性的毒品使用模式，以至于其日常活动都围绕着获得和使用阿片类物质。个体可以通过家人或朋友获得非医疗使用的处方阿片类药物，也可以通过伪造或夸大躯体问题从医生那里获得阿片类药物。个体也可以通过同时得到几位医生的处方，或者通过在非法市场上购买获得阿片类药物或阿片类物质。有阿片类物质使用障碍的医疗卫生专业人员会经常给自己开处方或将开给患者的阿片类药物转移给自己，他们也会通过药品供应等途径获取阿片类物质。

相关特征

试图实现阿片类物质中毒可能导致具有致死性或非致死性的阿片类物质过量。阿片类物质过量的特征是无意识、呼吸抑制和瞳孔缩小。阿片类物质过量也可能发生在未寻求中毒的物质使用的情况下。自 1999 年以来，美国的阿片类物质过量的发生量呈指数级增长。截至 2009 年，阿片类物质过量主要是由处方阿片类药物导致的；但自 2010 年以来，海洛因过量的情况加剧。此外，自 2015 年以来，由除美沙酮外的合成阿片类物质（通常为芬太尼）导致的致死性过量的发生次数超过了由处方阿片类药物过量导致的致死性过量的发生次数。

阿片类物质使用障碍与和毒品相关的犯罪史（如拥有或分销毒品、伪造罪、入室盗窃、抢劫、偷盗、接受赃物）有关。医疗卫生专业人员和那些能够接触管制物质的个体经常有不同类型的违法行为，这类问题涉及州政府许可委员会、医院专业人员或其他管理部门。在所有社会经济阶层中，婚姻困难（包括离婚）、失业和不定期就业都经常与阿片类物质使用障碍有关。

患病率

在 18 岁及以上的美国成人中，在没有医疗处方的情况下，阿片类物质的使用率为4.1%～4.7%，18～25岁成人的使用率高于26岁及以上成人的使用率（分别为5.5%和3.4%）。在美国，海洛因的使用率为0.3%～0.4%，18～25岁成人的使用率（0.5%～0.7%）高于其他年龄组。在12～17岁的美国青少年中，2.8%～3.9%的个体在没有医疗处方的情况下使用阿片类物质，年龄较大的青少年的使用率高于年龄较小的青少年。海洛因的使用率（小于0.05%～0.1%）在青少年中相当低。

在18岁及以上的美国成人中，处方阿片类药物使用障碍的患病率（依据DSM-Ⅳ或DSM-5诊断标准）为0.6%～0.9%，海洛因使用障碍的患病率（依据DSM-Ⅳ或DSM-5诊断标准）为0.1%～0.3%。在12～17岁的人群中，处方阿片类药物使用障碍的患病率为0.4%，海洛因使用障碍则十分少见（患病率基本上为0）。在美国，在有阿片类物质（处方阿片类药物和海洛因）使用障碍的人群中，男性的患病率高于女性，年轻成人的患病率高于老年人，收入或教育水平较低的个体患病率更高。2012—2013年，在美国成人中，在没有医疗处方的情况下，阿片类物质使用障碍在不同民族/种族群体中的患病率如下：美国原住民的患病率为1.42%，非裔美国人的患病率为1.04%，非拉丁裔白人的患病率为0.96%，拉丁裔美国人的患病率为0.7%，亚裔美国人及太平洋裔的患病率为0.16%。基于家庭的对患病率的调查可能会使人们低估了全美患病率，因为这样的调查忽略了机构和监狱中的个体，而这些个体的患病率可能比其他个体高得多。

2016年，全球共有2680万例DSM-Ⅳ阿片类物质依赖案例，年龄标准化患病率为353/100000人，不同地理区域的阿片类物质依赖的患病率为0.14%～0.46%。

发展与病程

阿片类物质使用障碍可起病于任何年龄。在美国，最常在个体青少年晚期或20岁早期首次观察到与阿片类物质使用有关的问题，首次使用处方阿片类药物与障碍起病之间的间隔时间比首次使用海洛因与障碍起病之间的间隔时间更长。个体对阿片类物质的早期使用可以反映出其对缓解生活应激或心理痛苦的渴望。长期研究表明，如果出现需要接受治疗的阿片类物质使用障碍，这种障碍可能会持续多年，一些个体会短暂守戒，但只有少数个体会长期守戒。有一个例外，超过90%的在越南服役时依赖阿片类物质的军人在返回美国后长期守戒阿片类物质，尽管许多个体随后有与酒精、苯丙胺相关的问题，或存在自杀想法或行为。

风险与预后因素

成人处方阿片类药物使用障碍除了与频繁地在没有医疗处方的情况下使用阿片类物质有关，还与大多数其他物质使用障碍有关。阿片类物质使用障碍与追求新奇、冲动和脱抑制等外化特征高度有关。家庭、同伴和社会环境因素都会增加个体患阿片类物质使用障碍的风险。家庭和双生子研究也表明，遗传因素会在很大程度上增加阿片类物质使用障碍的患病风险，尽管导致遗传风险增加的特定遗传变异发展速度很慢。从遗传易患性的角度来看，个体对环境（包括同伴）的选择可能与同伴因素有关。

与文化相关的诊断问题

在有阿片类物质使用障碍的个体中，来自在历史上受过社会压迫的民族 / 种族群体的个体占比高，但随着时间的推移，阿片类物质使用障碍在白人中变得更加常见。这表明阿片类物质的广泛可获得性和其他社会因素（如贫困率和失业率的变化）对患病率有影响。尽管在阿片类物质使用障碍诊断标准条目的心理测量中，各民族 / 种族群体的测量结果存在微小差异，但阿片类物质使用障碍的诊断标准在各民族 / 种族群体中都有较好的适用性。

与性和性别相关的诊断问题

与男性相比，有阿片类物质使用障碍的女性似乎更有可能因性虐待和暴力而开始使用阿片类物质，而且因伴侣介绍而使用毒品的情况在女性中更常见。有大量证据表明，与男性相比，女性在首次使用后更容易出现使用障碍，正如意大利对海洛因使用者进行的大样本调查所显示的那样，女性在进入治疗机构时的病情似乎比男性严重。

诊断标志物

对于有阿片类物质使用障碍的个体而言，其常规尿液毒理学筛查结果经常为阿片类物质阳性。使用大多数阿片类物质（如海洛因、吗啡、可待因、羟考酮、右丙氧芬）后的 12 ～ 36 小时，尿液测试结果通常为阳性。一些阿片类物质（如芬太尼和羟考酮）无法通过标准尿液测试检测出来，但可在使用后的几天内通过专门的程序来识别。同样地，在阿片类物质的常规测试中，使用美沙酮、丁丙诺啡（或丁丙诺啡 / 纳洛酮混合物）的个体的测试结果也不会为阳性，如果想要检测这些物质，需要进行数天至一周以上的特定测试。

实验室证据表明，海洛因使用者常使用其他物质（如可卡因、大麻、酒精、苯丙胺、苯二氮䓬类物质），尽管这些物质不是阿片类物质使用障碍的特定标志物。以注射的方式使用阿片类物质的个体的甲型、乙型、丙型肝炎病毒筛查结果通常呈阳性，无论是肝炎抗原（代表活动性感染）或是肝炎抗体（代表过去感染）。轻度升高的肝功能测试结果是常见的，这是以注射的方式使用物质所造成的后果，或是在注射阿片类物质时由混合性污染物导致的肝脏毒性损害的后果。以注射的方式使用阿片类物质的个体也普遍是 HIV 感染者。在阿片类物质戒断后的 6 个月内，可观察到皮质醇分泌模式和体温调节模式的轻微改变。

与自杀想法或行为的相关性

阿片类物质使用障碍与自杀企图和自杀行为的风险升高有关。自杀的部分风险因素与阿片类物质使用障碍的风险因素相重叠。此外，反复的阿片类物质中毒或戒断可能与严重的抑郁有关，即使这种中毒或戒断是短暂的，足够严重时也会使个体出现自杀企图和自杀行为。非致死性的意外的阿片类物质过量使用与自杀企图是不同的，但这两种情况可能很难被区分，但如果可以被区分，则不应将二者混淆。

2010 年的全球疾病负担研究的结果表明，在滥用毒品的个体中，自杀是经常使用阿片类物质的个体的常见死因。有证据表明，在有关阿片类物质中毒的数据中，自杀经常被忽视或被错误地分类。一项对退伍军人健康管理局国家医疗记录的研究显示，在考虑了精神障碍共病的情况下，阿片类物质使用障碍会增加自杀死亡的风险，女性的自杀风险高于男性。另一项对退伍军人健康管理局国家医疗记录的研究显示，在使用处方阿片类药物治疗慢性疼痛的退伍军人中，自杀死亡率随着阿片类物质剂量的增加而增加（考虑了人口统计学因素和临床因素）。一项随访调查发现，有阿片类物质过量史的美国成人的标准化死亡率为25.9%，女性的标准化死亡率高于男性。一项综述认为，阿片类物质使用者自杀风险增加与共病精神障碍和疼痛有关。

阿片类物质使用障碍的功能性后果

从生理上看，阿片类物质使用与黏膜分泌物减少有关，个体会出现口干和鼻干的症状。胃肠活动的减慢和肠道运动的减少会使个体出现严重便秘。急性使用阿片类物质时，个体会出现瞳孔收缩，这可能使视觉敏感性受损。在以注射的方式使用阿片类物质的个体中，静脉硬化和上肢较低部分的刺痕是常见的。静脉有时会硬化得十分严重，以至于出现周围性水肿，个体会选择在腿部、脖子或腹股沟处进行静脉注射。当这些部位的静脉无法再被注射时，个体经常直接将物质注射到皮下（皮下注射），这会导致个体出现蜂窝织炎、脓肿，皮伤恢复后会出现突出的圆形疤痕。破伤风和肉毒杆菌感染相对罕见，这是注射阿片类物质所造成的极其严重的后果，使用受污染的针头的个体会出现这种情况。感染也可能出现于其他器官，个体可能会出现细菌性心内膜炎、肝炎和HIV感染。丙型肝炎感染可能出现在高达90%的以注射的方式使用阿片类物质的个体中。此外，注射物质的个体的HIV感染率较高，其中的大部分个体有阿片类物质使用障碍。在美国或俄罗斯的一些地区，有阿片类物质使用障碍的海洛因使用者的HIV感染率高达60%，其他地区的HIV感染率可能比美国和俄罗斯低得多，特别是那些注重清洁注射品和随身用具的地区。

通过静脉注射使用阿片类物质的个体通常有特别严重的肺结核，特别是那些海洛因依赖者，他们的感染经常是无症状的，只有结核菌素皮肤试验结果或结核血液试验（γ干扰素释放试验）结果呈阳性时，肺结核才会被发现。许多有阿片类物质使用障碍的个体（特别是HIV感染者）有活动性肺结核。这些个体经常受新近获得的感染的影响，其免疫功能也会因受损而使先前的感染再次被激活。

将海洛因或其他阿片类物质吸进鼻子（吹入或嗅吸）的个体经常有鼻黏膜激惹的相关表现，有时伴有鼻中隔穿孔。性功能障碍在这类个体中是常见的。在中毒或慢性使用期间，男性经常出现勃起功能失调，女性经常出现生殖功能紊乱和月经不调。

虽然急性使用阿片类物质有镇痛的作用，但慢性使用阿片类物质可导致痛觉过敏（以对疼痛的敏感性增加为特征）。在有阿片类物质使用障碍的女性所生的婴儿中，约有半数婴儿可能会出现对阿片类物质的生理依赖。这会使新生儿出现严重的戒断综合征，有这种综合征的婴儿需要接受医学治疗，并且这种综合征的患病率有显著增加的趋势。

有阿片类物质使用障碍的个体的死亡率是一般人群的6～20倍。自1999年以来，因过量使用处方阿片类药物而死亡的人数在美国急剧增加。自那时以来，美国有将近40万个相关的死亡案例。目前此类过量使用的发生率比1999年高出5倍。2010年，由过度使用海洛因导致死亡的人数急剧增加。自2013年以来，合成阿片类物质（如芬太尼）的使用率不断上升；2017年，合成阿片类物质过量使用的发生率几乎是处方阿片类药物或海洛因过量使用的发生率的2倍。导致个体住院或求助于急诊的非致命性阿片类物质过量的案例也有所增加。虽然阿片类物质使用障碍和阿片类物质过量的风险因素并不完全相同，但二者的风险因素存在很高的重叠性。阿片类物质过量是阿片类物质使用障碍最严重的潜在后果之一。许多躯体疾病（如肝炎、HIV感染、肺结核、心血管疾病）会使有阿片类物质使用障碍的个体的死亡风险增加。事故、受伤或其他一般躯体并发症也可能造成个体的死亡。

鉴别诊断

阿片类物质中毒、阿片类物质戒断与阿片类物质所致的精神障碍：阿片类物质使用障碍与阿片类物质中毒、阿片类物质戒断和阿片类物质所致的精神障碍（如阿片类物质所致的抑郁障碍）有所不同。阿片类物质使用障碍是对阿片类物质使用的问题模式的描述，该障碍涉及个体对阿片类物质使用的控制受损、可归因于阿片类物质使用的社会损伤、危险性阿片类物质使用（如有躯体并发症但仍继续使用阿片类物质）和药理学症状（耐受性或戒断的发展）。阿片类物质中毒、阿片类物质戒断和阿片类物质所致的精神障碍是个体在大量使用阿片类物质的背景下出现的精神疾病综合征。阿片类物质中毒、阿片类物质戒断和阿片类物质所致的精神障碍经常发生在有阿片类物质使用障碍的个体中；在这种案例中，除了应给予个体阿片类物质使用障碍的诊断，还应额外给予阿片类物质中毒、阿片类物质戒断或阿片类物质所致的精神障碍的诊断，诊断编码中应注明是否存在阿片类物质使用障碍。

其他物质中毒：酒精中毒及镇静剂、催眠药或抗焦虑药中毒的临床表现与阿片类物质中毒类似。在个体未出现瞳孔缩小、对纳洛酮催瘾无反应的情况下，通常应给予酒精中毒或镇静剂、催眠药或抗焦虑药中毒的诊断。在一些案例中，中毒可能是由阿片类物质、酒精或其他镇静剂导致的。在这些案例中，纳洛酮催瘾无法逆转所有的镇静作用。

其他戒断障碍：和阿片类物质戒断有关的焦虑和焦躁不安与镇静催眠药戒断所诱发的症状相似。阿片类物质戒断会伴随流涕、流泪和瞳孔扩大等症状，这些症状是镇静催眠药戒断所没有的。瞳孔扩大也可见于致幻剂中毒和兴奋剂中毒。其他物质戒断不存在阿片类物质戒断的恶心、呕吐、腹泻、腹部绞痛、流涕或流泪等体征或症状。

独立的精神障碍：阿片类物质所诱发的一些症状可能与独立的精神障碍（如持续性抑郁障碍）的症状（如抑郁心境）相似。与大多数物质相比，阿片类物质诱发精神障碍的可能性较小。

共病

最常见的与阿片类物质使用障碍有关的躯体疾病是病毒性感染（如HIV感染、丙型肝炎病毒）和细菌感染，特别是那些通过注射的形式使用阿片类物质的个体。这些感染在有处方阿片类药物使用障碍的个体中是少见的。

在美国，一项对具有全国代表性的样本的研究发现，阿片类物质使用障碍经常与其他物质（特别是烟草、酒精、大麻、兴奋剂和苯二氮䓬类物质）使用障碍有关。有阿片类物质使用障碍的个体有患持续性抑郁障碍或重性抑郁障碍的风险。个体的抑郁症状可能反映了阿片类物质所致的抑郁障碍或既往存在的独立的抑郁障碍的加重。抑郁在慢性中毒期间尤为常见，这种抑郁也和与阿片类物质使用障碍相关的躯体或心理社会应激源有关。有阿片类物质使用障碍的个体也常常失眠，尤其是在戒断期间。阿片类物质使用障碍还与双相Ⅰ型障碍、创伤后应激障碍、反社会型人格障碍、边缘型人格障碍和分裂型人格障碍有关。儿童期或青少年期品行障碍的病史也被视为物质相关障碍（尤其是阿片类物质使用障碍）的重要风险因素。此外，处方阿片类药物使用障碍和海洛因使用障碍通常与严重精神障碍有关。严重精神障碍是指导致严重功能受损且显著限制或干扰主要生活活动的精神障碍（排除物质使用障碍）。

阿片类物质中毒

诊断标准

A. 近期使用阿片类物质。
B. 在使用阿片类物质的过程中或不久后出现显著的有临床意义的问题行为或心理变化（如个体一开始有愉悦感，接着会出现淡漠、烦躁不安、精神运动性激越或迟滞、判断力受损的表现）。
C. 在使用阿片类物质的过程中或不久后瞳孔缩小（或严重中毒导致个体在缺氧时瞳孔扩大），并出现下列体征或症状中的至少一项：
  1. 嗜睡或昏迷。
  2. 口齿不清。
  3. 注意力或记忆力受损。
D. 这些体征或症状不能归因于其他躯体疾病，也不能用其他精神障碍（包括其他物质中毒）来更好地加以解释。

标注如果是：

伴感知紊乱：在幻觉伴完整的现实感测试时，或听觉、视觉、触觉的错觉出现在无谵妄时使用此标注。此标注在极少数情况下使用。

编码备注：ICD-10-CM编码基于是否共病阿片类物质使用障碍、是否伴有感知紊乱。

阿片类物质中毒，无感知紊乱：如果共病轻度阿片类物质使用障碍，ICD-10-CM编码为F11.120；如果共病中度或重度阿片类物质使用障碍，ICD-10-CM编码为 F11. 220；如果不共病阿片类物质使用障碍，ICD-10-CM 编码为 F11.920。

阿片类物质中毒，伴感知紊乱：如果共病轻度阿片类物质使用障碍，ICD-10-CM 编码为 F11.122；如果共病中度或重度阿片类物质使用障碍，ICD-10-CM 编码为 F11.222；如果不共病阿片类物质使用障碍，ICD-10-CM 编码为 F11.922。

诊断特征

阿片类物质中毒的核心特征是个体在使用阿片类物质的过程中或不久后出现有临床意义的问题行为或心理变化（如一开始有愉悦感，接着个体会出现淡漠、烦躁不安、精神运动性激越或迟滞、判断力受损的表现）（诊断标准 A 和 B）。中毒伴随瞳孔缩小（除非是严重服药过量导致的缺氧和瞳孔扩大）和一项及以上下列体征。这些特征包括嗜睡（被描述为"总是打瞌睡"）、口齿不清、注意力或记忆力受损（诊断标准 C），嗜睡可能发展为昏迷。有阿片类物质中毒的个体可能存在对环境不注意的表现，严重时个体会忽视有潜在风险的事件。阿片类物质中毒的体征或症状不能归因于其他躯体疾病，也不能用其他精神障碍来更好地加以解释（诊断标准 D）。

截至 2009 年，阿片类物质过量主要是由处方阿片类药物导致的；但从 2010 年开始，海洛因过量的情况开始加剧。自 2015 年以来，由除美沙酮外的合成阿片类物质（通常为芬太尼）导致的致死性过量的严重程度超过了处方阿片类药物。

相关特征

阿片类物质中毒的表现可能包括呼吸频率降低、血压降低以及轻度体温过低。阿片类物质中毒的持续时间会随着摄入的阿片类物质的药代动力学功能的变化而变化。阿片类物质中毒可能导致致死性或非致死性阿片类物质过量。阿片类物质过量的表现是无意识、呼吸抑制和瞳孔缩小。自 1999 年以来，致命性阿片类物质过量的案例数在美国呈指数级增长。

发展与病程

阿片类物质中毒可以发生在初次使用阿片类物质、偶尔使用阿片类物质、对阿片类物质有躯体依赖的个体中。阿片类物质的使用剂量会随着个体接触阿片类物质的状态的变化和病史（如耐受）的变化而变化。个体经常报告在重复使用阿片类物质后阿片类物质中毒所带来的愉快体验有所减弱。

鉴别诊断

其他物质中毒：酒精中毒和镇静催眠药中毒的临床表现与阿片类物质中毒相似。在个体未出现瞳孔缩小、对纳洛酮催瘾无反应的情况下，临床工作者通常应给予酒精中毒或镇静催眠药中毒的诊断。在一些案例中，中毒可能是由阿片类物质、酒精或其他镇静剂导致的；在这些案例中，纳洛酮催瘾无法逆转所有的镇静作用。个体对纳洛酮给药的反应可以支持阿片类物质中毒的诊断，无反应可能是由个体同时摄入阿片类物质与另一种物质（如苯二氮䓬类物质、酒精）或摄入更

高剂量和 / 或更高效力的阿片类物质（如芬太尼）导致的。

阿片类物质所致的精神障碍：阿片类物质中毒不同于阿片类物质所致的精神障碍（如于中毒期间发生的阿片类物质所致的抑郁障碍），因为后者的症状（如抑郁心境）通常超过阿片类物质中毒的相关症状，在临床表现中占主导地位，并且严重到需要引起临床关注。

共病

鉴于阿片类物质中毒与阿片类物质使用障碍的典型重叠性，若想了解与阿片类物质中毒共病相关的详细信息，可参见“阿片类物质使用障碍”中的“共病”部分。

阿片类物质戒断

诊断标准

A. 存在下列两项中的一项：
   1. 在长期（即数周或更长时间）大量使用阿片类物质后停止（或减少）使用。
   2. 在使用阿片类物质一段时间后使用阿片类物质拮抗剂。

B. 在符合诊断标准 A 的基础上，个体在数分钟或数天内出现下列体征或症状中的至少三项：
   1. 烦躁不安的心境。
   2. 恶心或呕吐。
   3. 肌肉疼痛。
   4. 流泪、流涕。
   5. 瞳孔扩大、竖毛或出汗增多。
   6. 腹泻。
   7. 打哈欠。
   8. 发热。
   9. 失眠。

C. 诊断标准 B 中的体征或症状引起显著的有临床意义的痛苦，或导致社交、职业或其他重要功能受损。

D. 这些体征或症状不能归因于其他躯体疾病，也不能用其他精神障碍（包括其他物质中毒或物质戒断）来更好地加以解释。

编码备注：ICD-10-CM 编码基于是否共病阿片类物质使用障碍。如果共病轻度阿片类物质使用障碍，ICD-10-CM 编码为 F11.13；如果共病中度或重度阿片类物质使用障碍，ICD-10-CM 编码为 F11.23；在无阿片类物质使用障碍的情况下发生的阿片类物质戒断（如个体仅在适当的医疗监管下使用阿片类物质）的 ICD-10-CM 编码为 F11.93。

诊断特征

阿片类物质戒断的核心特征是长期使用阿片类物质的个体在停止（或减少）使用后出现典型的戒断综合征（诊断标准 A1）。个体所使用的阿片类物质可能是非法获取的，也可能是合法获得的治疗疼痛的处方药。在使用一段时间的阿片类物质后使用阿片类物质拮抗剂（如纳洛酮、纳曲酮、纳美芬）会促发该戒断综合征（诊断标准 A2）。使用阿片类物质完全激动剂的个体在使用阿片类物质部分激动剂（如丁丙诺啡）后也会出现该戒断综合征。

阿片类物质戒断具有典型的体征和症状。个体的症状通常是主观的，个体有焦虑、焦躁不安和疼痛的主诉，特别是背部和腿部的疼痛，这种疼痛伴随着易激惹和疼痛敏感性的增加。若要给予阿片类物质戒断的诊断，个体必须存在下列三项及以上体征或症状。这些体征或症状包括：烦躁不安的心境，恶心或呕吐，肌肉疼痛，流泪或流涕，瞳孔扩大、竖毛或出汗增多，腹泻，打哈欠，发热，失眠（诊断标准 B）。竖毛和发热与较严重的戒断有关，在常规临床实践中不常见，有阿片类物质使用障碍的个体通常在戒断症状变严重之前就开始使用物质了。阿片类物质戒断的这些症状必须引起有临床意义的痛苦，或导致社交、职业或其他重要功能受损（诊断标准 C）。这些体征或症状不能归因于其他躯体疾病，也不能用其他精神障碍来更好地加以解释（诊断标准 D）。仅仅符合阿片类物质戒断的诊断标准并不足以给予阿片类物质使用障碍的诊断，但如果个体同时存在渴求和寻求物质的行为，则提示个体共病阿片类物质使用障碍。

相关特征

反复使用阿片类物质的个体在停止使用后会出现阿片类物质戒断。在对疼痛的医学治疗中，在对阿片类物质使用障碍进行阿片类物质激动剂治疗的过程中，在非法使用的背景下，在使用阿片类物质对精神障碍的症状进行自我治疗的尝试后，都会出现阿片类物质戒断。阿片类物质戒断是一种不同于阿片类物质成瘾或阿片类物质使用障碍的精神障碍，给予阿片类物质戒断的诊断并不需要个体存在与阿片类物质使用障碍相关的寻求毒品的行为。因此，阿片类物质戒断可能发生在没有阿片类物质使用障碍的个体中，阿片类物质戒断与阿片类物质使用障碍不应被混淆。有阿片类物质戒断的男性可能在觉醒时出现竖毛、出汗和自发性射精的症状。

患病率

在来自美国不同临床环境的人群中，阿片类物质戒断发生在 60% 的过去 12 个月至少使用了 1 次海洛因的个体中。在一段时间内经常使用阿片类物质（如用于止痛的处方阿片类药物、非法阿片类物质）的个体存在出现躯体依赖的风险（包括戒断、停止使用或显著减少使用）。

发展与病程

与阿片类物质有关的戒断速度和严重程度取决于个体所使用的阿片类物质的

半衰期。大多数在生理上依赖短效毒品（如海洛因）的个体会在最后一次使用后的6～12小时内出现戒断症状。在长效毒品(如美沙酮或丁丙诺啡)的使用案例中，个体在2～4天后才会出现相应的症状。短效阿片类物质（如海洛因）的急性戒断症状经常在1～3天内达到高峰，并在5～7天内逐渐消退。一些慢性症状（如焦虑、烦躁不安、缺乏快感、渴求、失眠）可持续数周到数月。阿片类物质戒断的严重程度因阿片类物质使用的持续时间的不同而不同。长期借助处方阿片类药物治疗疼痛的个体可通过缓慢减少药物剂量来减轻戒断症状。

有阿片类物质使用障碍的个体通常存在阿片类物质戒断，并企图缓解戒断症状。戒断过程可能是逐步升级的使用模式的一部分，在该模式中，个体通过使用阿片类物质减少戒断症状，进而导致戒断不断复发。

鉴别诊断

其他戒断障碍：阿片类物质戒断所诱发的焦虑和焦躁不安与镇静催眠药戒断的症状相似。阿片类物质戒断也伴随流涕、流泪和瞳孔扩大的症状，这些症状在镇静催眠药戒断中是不存在的。

其他物质中毒：瞳孔扩大也可见于致幻剂中毒和兴奋剂中毒，但这些类型的中毒不存在阿片类物质戒断的其他体征或症状，如恶心、呕吐、腹泻、腹部绞痛、流涕和流泪。

阿片类物质所致的精神障碍：阿片类物质戒断不同于阿片类物质所致的精神障碍（如于戒断期间发生的阿片类物质所致的抑郁障碍），因为后者的症状（如抑郁心境）通常超过阿片类物质戒断的相关症状，在临床表现中占主导地位，并且严重到需要引起临床关注。

共病

鉴于阿片类物质戒断与阿片类物质使用障碍的典型重叠性，若想了解与阿片类物质戒断共病相关的详细信息，可参见“阿片类物质使用障碍”中的“共病”部分。

阿片类物质所致的精神障碍

本手册其他章节已对下列阿片类物质所致的精神障碍进行了描述，这些障碍与其他章节的精神障碍具有类似的临床表现（参见这些章节中的物质/药物所致的精神障碍）。这些障碍包括：阿片类物质所致的抑郁障碍（参见“抑郁障碍”）、阿片类物质所致的焦虑障碍（参见“焦虑障碍”）、阿片类物质所致的睡眠障碍（参见“睡眠-觉醒障碍”）和阿片类物质所致的性功能失调（参见“性功能失调”）。了解阿片类物质中毒性谵妄、阿片类物质戒断性谵妄、按医嘱服用阿片类物质所致的谵妄的相关内容，可参见“神经认知障碍”一章中谵妄的诊断标准和相关讨论。只有当症状严重到引起独立的临床关注时，才能给予阿片类物质所致的精神障碍（而非阿片类物质中毒或阿片类物质戒断）的诊断。

未特定的阿片类物质相关障碍

F11.99

此类型适用于那些具备阿片类物质相关障碍的典型症状，且引起显著的有临床意义的痛苦，或导致社交、职业或其他重要功能受损，但不符合任何一种特定的阿片类物质相关障碍或物质相关及成瘾障碍诊断类别中任何一种障碍的全部诊断标准的情况。

镇静剂、催眠药或抗焦虑药相关障碍

镇静剂、催眠药或抗焦虑药使用障碍
镇静剂、催眠药或抗焦虑药中毒
镇静剂、催眠药或抗焦虑药戒断
镇静剂、催眠药或抗焦虑药所致的精神障碍
未特定的镇静剂、催眠药或抗焦虑药相关障碍

镇静剂、催眠药或抗焦虑药使用障碍

诊断标准

A. 具有一种有问题的导致显著的有临床意义的损害或痛苦的镇静剂、催眠药或抗焦虑药使用模式，个体在12个月内至少有下列两项表现：
   1. 镇静剂、催眠药或抗焦虑药的摄入量通常比预期摄入量更大，或摄入时间比预期摄入时间更长。
   2. 有试图减少或控制镇静剂、催眠药或抗焦虑药使用的持久愿望并付出过行动，但并未成功。
   3. 将大量的时间花在获得并使用镇静剂、催眠药或抗焦虑药的必要活动或从其效应中恢复的必要活动上。
   4. 对使用镇静剂、催眠药或抗焦虑药有强烈的欲望或迫切的要求。
   5. 反复使用镇静剂、催眠药或抗焦虑药导致个体不能履行其在工作、学校或家庭中所扮演的主要角色的义务（如与镇静剂、催眠药或抗焦虑药使用相关的反复的工作缺勤或工作表现不佳，与镇静剂、催眠药或抗焦虑药相关的缺课、停学或被学校开除，忽视儿童或家务）。
   6. 尽管镇静剂、催眠药或抗焦虑药的效应会持续地、反复地引起或加重社会问题和人际交往问题（如因中毒的后果与配偶争吵、打架），个体仍然继续使用镇静剂、催眠药或抗焦虑药。
   7. 因使用镇静剂、催眠药或抗焦虑药而放弃或减少重要的社交活动、职业活

动或娱乐活动。

8. 在对躯体有害的情况下（如个体在遭受镇静剂、催眠药或抗焦虑药的损害时开车或操作机器）反复使用镇静剂、催眠药或抗焦虑药。
9. 尽管认识到镇静剂、催眠药或抗焦虑药可能会持续地、反复地引起或加重生理问题或心理问题，个体仍然继续使用该类物质。
10. 耐受，通过下列两项中的一项来定义：
    a. 需要显著增加镇静剂、催眠药或抗焦虑药的摄入量，以达到过瘾的目的或实现预期的效应。
    b. 继续使用等量的镇静剂、催眠药或抗焦虑药会使效应显著减弱。

注：此诊断标准不适用于仅在适当的医疗监管下使用镇静剂、催眠药或抗焦虑药的个体。

11. 戒断，表现为下列两项中的一项：
    a. 典型的镇静剂、催眠药或抗焦虑药戒断综合征（参见镇静剂、催眠药或抗焦虑药戒断诊断标准 A 和 B）。
    b. 为了缓解症状或避免戒断症状出现而使用镇静剂、催眠药或抗焦虑药（或密切相关的物质，如酒精）。

注：此诊断标准不适用于仅在适当的医疗监管下使用镇静剂、催眠药或抗焦虑药的个体。

标注如果是:

早期缓解：先前符合镇静剂、催眠药或抗焦虑药使用障碍的全部诊断标准，但在至少 3 个月内（不超过 12 个月）不符合镇静剂、催眠药或抗焦虑药使用障碍的任何一条诊断标准（但可能符合诊断标准 A4“对使用镇静剂、催眠药或抗焦虑药有强烈的欲望或迫切的要求”）。

持续缓解：先前符合镇静剂、催眠药或抗焦虑药使用障碍的全部诊断标准，在 12 个月内（或更长时间）不符合镇静剂、催眠药或抗焦虑药使用障碍的任何一条诊断标准（但可能符合诊断标准 A4“对使用镇静剂、催眠药或抗焦虑药有强烈的欲望或迫切的要求”）。

标注如果是:

在受控制的环境下：这一额外标注适用于处在获得镇静剂、催眠药或抗焦虑药受限的环境中的个体。

基于目前的严重程度 / 缓解情况编码：如果个体存在镇静剂、催眠药或抗焦虑药中毒，镇静剂、催眠药或抗焦虑药戒断，或其他镇静剂、催眠药或抗焦虑药所致的精神障碍，则不使用下列镇静剂、催眠药或抗焦虑药使用障碍的编码，而是使用镇静剂、催眠药或抗焦虑药所致的精神障碍编码的第四位数字来表明共病镇静剂、催眠药或抗焦虑药使用障碍（参见镇静剂、催眠药或抗焦虑药中毒的编码备注，镇静剂、催眠药或抗焦虑药戒断的编码备注，或特定的镇静剂、催眠药或抗焦虑药所致的精神障碍的编码备注）。如果共病镇静剂、催眠药或抗焦虑药所致的抑郁障碍和镇静剂、催眠药或抗焦虑药使用障碍，则只给予镇静剂、催眠药或抗焦虑药所致的抑郁障碍的编码，第四位数字表明共病的镇静剂、催眠药或抗焦虑药使用障碍的严重程度。例如，F13.14 为轻度镇静剂、催眠药或抗焦虑药使用障碍，伴镇静剂、催眠药或抗焦虑药所致的抑郁障碍；F13.24 为中度或重度镇静剂、催眠药或抗焦虑药使用障碍，伴镇静剂、催眠药或抗焦虑药所致的抑郁障碍。

标注目前的严重程度 / 缓解情况：

F13.10 轻度：存在二至三项症状

F13.11 轻度、早期缓解；

F13.11 轻度、持续缓解。

F13.20 中度：存在四至五项症状

F13.21 中度、早期缓解；

F13.21 中度、持续缓解。

F13.20 重度：存在六项及以上症状

F13.21 重度、早期缓解；

F13.21 重度、持续缓解。

标注

如果个体既在缓解状态中，又在受控制的环境下，“在受控制的环境下”可作为缓解的进一步标注（如在受控制的环境下早期缓解，或在受控制的环境下持续缓解）。这些环境包括被密切监管且没有物质的监狱、治疗性社区和封闭式住院处。

诊断特征

镇静剂、催眠药或抗焦虑药物质包括苯二氮䓬类、苯二氮䓬样药物（如唑吡坦、扎来普隆）、氨基甲酸酯类（如苯乙哌啶酮、甲丙氨酯）、巴比妥类（如司可巴比妥）和巴比妥样催眠药（如苯乙哌啶酮、甲喹酮、异丙酚）。这类物质包括所有的处方类安眠药和几乎所有的处方类抗焦虑药。非苯二氮䓬类抗焦虑药（如丁螺环酮、吉哌隆）并不包括在此类中，因为它们似乎与显著的滥用无关。

这些药物和酒精一样，它们都是大脑抑制剂，个体在使用它们后都会出现相似的物质 / 药物所致的障碍和物质使用障碍。个体可通过处方或非法途径获得镇静剂、催眠药或抗焦虑药。一些通过处方获得这些物质的个体会出现镇静剂、催眠药或抗焦虑药使用障碍，而滥用这些物质或为了获得中毒反应而使用它们的其他个体不会出现该障碍。有的个体会为了获得中毒反应而使用快速起效和 / 或短到中效的镇静剂、催眠药或抗焦虑药，有的个体也会为了获得中毒反应而使用长效的镇静剂、催眠药或抗焦虑药。

个体在使用过程中或守戒期间对镇静剂、催眠药或抗焦虑药有强烈的欲望，这是镇静剂、催眠药或抗焦虑药使用障碍的典型特征（诊断标准 A4）。此类物质的滥用可能与其他物质的使用同时出现。例如，个体可能使用中毒剂量的镇静剂或苯二氮䓬类来使自己从可卡因或苯丙胺的效应中冷静下来，或使用高剂量的苯二氮䓬类来加强美沙酮的效应。

反复缺勤、工作表现不佳、缺课、停学或被开除、忽视儿童或家庭（诊断标准A5）可能与镇静剂、催眠药或抗焦虑药使用障碍相关。个体会因中毒后果与配偶争吵或打架，但其仍然可能继续使用物质（诊断标准A6）。与家人或朋友的联系减少，回避工作或学业，不再参与运动、游戏或放弃爱好可见于镇静剂、催眠药或抗焦虑药使用障碍（诊断标准A7）。驾驶时反复使用镇静剂、催眠药或抗焦虑药，或在遭受镇静剂、催眠药或抗焦虑药的损害时操作机器，也可见于镇静剂、催眠药或抗焦虑药使用障碍（诊断标准A8）。

个体会对镇静剂、催眠药或抗焦虑药产生非常强的耐受性，并出现显著的戒断反应。在未作出镇静剂、催眠药或抗焦虑药使用障碍这一诊断的情况下，长期使用处方和治疗剂量的苯二氮䓬类的个体可能在突然停止使用后出现耐受和戒断反应。在这些案例中，只有当个体符合其他诊断标准时，才能给予镇静剂、催眠药或抗焦虑药使用障碍的额外诊断。换言之，一些个体可能为了正当的医疗目的而使用镇静剂、催眠药或抗焦虑药。如果个体是为了正当的医疗目的而使用这些物质，并且按照规定使用，那么其所导致的耐受或戒断反应不符合镇静剂、催眠药或抗焦虑药使用障碍的诊断标准。临床工作者在给予诊断时有必要确定这些物质的处方和个体对物质的使用是否恰当（如为了获得物质而伪造躯体症状，超处方用药，从多位医生那里获得物质而没有告知他们）。

考虑到镇静剂、催眠药或抗焦虑药使用障碍的症状的一维性质，对其严重程度的判断应取决于个体所符合的诊断标准条目的数量。

相关特征

一项对具有全美代表性的样本的研究发现，镇静剂、催眠药或抗焦虑药使用障碍经常与其他物质使用障碍（如酒精使用障碍、大麻使用障碍、阿片类物质使用障碍、兴奋剂使用障碍）相关。镇静剂经常被用于缓解其他物质所产生的不良效应。个体对镇静剂、催眠药或抗焦虑药的重复使用会使其对镇静效应产生耐受性，个体的使用剂量会逐渐增加。个体对脑干抑制效应的耐受发展缓慢，当个体为获得快感或其他渴望的效应而使用更多的物质时，可能造成突发的呼吸抑制、血压降低并导致死亡。强烈的或反复出现的镇静剂、催眠药或抗焦虑药中毒可能与严重抑郁有关，尽管这种抑郁是短暂的，但可能导致个体的自杀企图和自杀行为。

患病率

在美国，在12～17岁的青少年和18岁及以上的成人中，DSM-Ⅳ镇静剂、催眠药或抗焦虑药使用障碍的12个月患病率约为0.3%，尽管这些药物的处方率有所增加，但该患病率较为稳定。在美国，DSM-Ⅳ镇静剂、催眠药或抗焦虑药使用障碍的患病率未显示出性别之间的一致性差异，但其他国家的数据显示，女性的患病率高于男性。在美国，DSM-Ⅳ镇静剂、催眠药或抗焦虑药使用障碍的

12 个月患病率随着年龄的增长而下降，18 ～ 29 岁的个体患病率最高（0.5%），65 岁及以上的个体患病率最低（0.04%）。

镇静剂、催眠药或抗焦虑药的使用情况、滥用情况（如无处方使用）及镇静剂、催眠药或抗焦虑药使用障碍的 12 个月患病率在不同的美国民族 / 种族群体中各不相同。在各民族 / 种族群体中，12 ～ 17 岁青少年的 12 个月患病率约为 0.6% ～ 2.5%，成人的 12 个月患病率约为 0.7% ～ 10.1%。

发展与病程

镇静剂、催眠药或抗焦虑药使用障碍通常涉及青少年或 20 多岁的个体，他们一开始会偶尔使用镇静剂、催眠药或抗焦虑药，之后他们对物质的使用会逐步升级，直至症状符合诊断标准。这一模式在有其他物质（如酒精、阿片类物质、兴奋剂）使用障碍的个体中更可能发生。最初的社交性间断使用模式（如聚会时）会导致使用日常化，耐受水平也不断上升。一旦出现这些情况，人际关系问题、认知功能失调和生理性戒断都会变得严重。

临床病程始于个体最初通过医生的处方获得该物质的情况较为少见，个体使用物质通常是为了治疗焦虑、失眠或躯体问题。当出现耐受或需要使用更高剂量的药物时，自我给药的剂量和频率会逐渐增加。个体可能在最初的焦虑或失眠症状的基础上继续为物质使用辩解，但个体寻求物质的行为会变得越发明显，并可能通过多位医生获得足够的药物。个体会出现高水平的耐受性和戒断反应（包括癫痫发作和戒断性谵妄）。

和许多物质使用障碍一样，镇静剂、催眠药或抗焦虑药使用障碍通常在青少年期或成人早期起病。在大约 30 岁以后，物质滥用和物质使用障碍的风险会随着年龄的增长而降低，但与精神活性物质有关的副作用可能随着个体年龄的增长而增加。随着年龄的增长，物质使用对认知的损害不断加剧。在年长的个体中，镇静剂、催眠药或抗焦虑药的代谢速度随着年龄的增长而下降。这些物质的急性和慢性毒性效应（特别是对认知、记忆和动作协调性的影响）可能随年龄的增长而增加，这是由药效学和药物代谢动力学方面的年龄相关的变化所导致的。有重度神经认知障碍的个体更有可能在使用较低剂量的物质时中毒并出现生理功能损伤。由于个体经常同时使用镇静剂、催眠药和抗焦虑药与其他精神活性物质，因此很难确定个体的功能后果归因于单一物质（如镇静剂）的使用还是多种物质的使用。

为获得快感而故意使用这些物质的情况常见于青少年和 20 多岁的个体。与镇静剂、催眠药或抗焦虑药有关的问题也可见于 40 多岁及以上的逐渐增加处方药使用剂量的个体。老年个体的中毒反应类似于进展性重度神经认知障碍。

风险与预后因素

气质的：个体冲动、追求新奇的气质倾向与物质使用障碍相关，但这种气质倾向可能是由基因决定的。人格障碍也会增加物质滥用和镇静剂、催眠药或抗焦虑药使用障碍的风险。

环境的：镇静剂、催眠药或抗焦虑药都是药品，该障碍的关键风险因素与物质的可获得性（无论是通过个体自己的处方获得物质，还是通过给家人和朋友开具的处方获得物质）相关。在美国，镇静剂、催眠药或抗焦虑药滥用的既往模式与处方使用模式相关。例如，巴比妥类处方药的显著减少与苯二氮䓬类处方药的增加有关。同伴因素可能与遗传易患性相关，这会影响个体对环境的选择。有酒精使用障碍的个体的患病风险较高，他们可能会因为与酒精相关的焦虑或失眠反复获取处方药。

遗传与生理的：在美国，一项基于双生子的登记研究发现，正如其他物质使用障碍那样，镇静剂、催眠药或抗焦虑药使用障碍的患病风险与个体、家庭、同伴、社会、环境等因素相关。在这些领域，遗传因素直接或间接地扮演着十分重要的角色。总的来说，纵观个体的病程，随着个体年龄的不断增长，遗传因素对镇静剂、催眠药或抗焦虑药使用障碍的起病的影响似乎越来越深。

病程影响因素：具有全美代表性的研究表明，早期的物质使用很可能与镇静剂、催眠药或抗焦虑药使用障碍有关。

与文化相关的诊断问题

这类物质的处方模式（和可获得性）因国家和人群而异，这可能导致镇静剂、催眠药或抗焦虑药使用障碍的患病率在各国和各类人群中存在差异。在美国，非拉丁裔白人对苯二氮䓬类的使用率高于拉丁裔美国人或非裔美国人。接触这些物质的个体可能有不同的患病风险。例如，在使用苯二氮䓬类的美国个体中，DSM-Ⅳ苯二氮䓬类使用障碍的 12 个月患病率在非裔美国人中为 3%，其患病率高于非拉丁裔"其他人"（2.6%）和非拉丁裔白人（1.3%）。

与性和性别相关的诊断问题

虽然个体研究的估计值不同，但镇静剂、催眠药或抗焦虑药使用障碍的患病率似乎不存在性别方面的差异。

诊断标志物

几乎所有的镇静剂、催眠药或抗焦虑药都能通过尿液或血液的实验室评估（后者可以对体内该类物质的数量进行量化）来确认。在使用长效物质（如安定或氟西泮）后，尿液检测结果可能在大约 1 周后仍呈阳性。

与自杀想法或行为的相关性

美国流行病学研究表明，催眠药与自杀有关，但尚不清楚这种关联是否归因于基础的精神障碍，如抑郁和失眠。这些障碍本身就是自杀的风险因素。

镇静剂、催眠药或抗焦虑药使用障碍的功能性后果

在脱抑制行为方面，镇静剂、催眠药或抗焦虑药使用障碍的社会和人际关系后果与酒精类似。事故、人际关系问题、工作或学业表现不佳都是常见的后果。和酒精一样，这些物质的脱抑制效应可能会导致个体争吵、打架或出现具有过度攻

击性的行为，并造成人际关系问题和法律问题。体格检查可能反映出大部分自主神经系统功能的轻微下降，包括脉搏较慢、呼吸频率轻微下降和血压轻微下降（最有可能发生在体位改变时）。

急性中毒会导致意外伤害和车祸。个体可能因中毒期间发生的意外而出现创伤性后果（如脑内出血或硬膜下血肿）。对于老年人而言，短期使用处方剂量的镇静药物也可能与认知损伤和跌倒风险增加有关。尚不清楚镇静剂、催眠药或抗焦虑药与重度神经认知障碍风险增加的相关性。

使用高剂量的镇静剂、催眠药或抗焦虑药是致命的，特别是将这些物质与其他中枢神经系统抑制剂（如阿片类物质或酒精）混合使用时。通过静脉注射的方式使用这些物质可能导致与使用污染针头相关的医学并发症（如肝炎和 HIV 感染）。

与在酒精使用障碍或反复的酒精中毒中所见的情况类似，有镇静剂、催眠药或抗焦虑药使用障碍的个体可能会无意地或故意地过量服药。用药过量可能与生命体征的恶化有关，表明个体即将发生医疗紧急情况（如由巴比妥类所致的呼吸抑制）。与单独使用苯二氮䓬类相比，同时使用酒精和苯二氮䓬类是十分危险的，美国的相关数据经常报告意外使用过量的案例。故意滥用巴比妥类和其他非苯二氮䓬类镇静剂（如甲喹酮）的个体也经常报告意外的使用过量，但由于这些物质的可获得性比苯二氮䓬类的可获得性小很多，在大多数环境中，个体过量使用这些物质的频率较低。

鉴别诊断

镇静剂、催眠药或抗焦虑药中毒，镇静剂、催眠药或抗焦虑药戒断与镇静剂、催眠药或抗焦虑药所致的精神障碍：应将镇静剂、催眠药或抗焦虑药使用障碍与镇静剂、催眠药或抗焦虑药中毒，镇静剂、催眠药或抗焦虑药戒断，以及镇静剂、催眠药或抗焦虑药所致的精神障碍（如镇静剂、催眠药或抗焦虑药所致的抑郁障碍）相区分。镇静剂、催眠药或抗焦虑药使用障碍是对镇静剂、催眠药或抗焦虑药使用的问题模式的描述，其涉及个体对物质使用的控制受损、可归因于物质使用的社会损害、对镇静剂、催眠药或抗焦虑药的危险性使用（如中毒时驾驶）和药理学症状（产生耐受性或戒断）。镇静剂、催眠药或抗焦虑药中毒，镇静剂、催眠药或抗焦虑药戒断与镇静剂、催眠药或抗焦虑药所致的精神障碍是个体在重度使用镇静剂、催眠药或抗焦虑药的情况下出现的精神疾病综合征。这些问题经常出现在有镇静剂、催眠药或抗焦虑药使用障碍的个体中；在这种案例中，除了应给予个体镇静剂、催眠药或抗焦虑药使用障碍的诊断外，还应额外给予镇静剂、催眠药或抗焦虑药中毒，镇静剂、催眠药或抗焦虑药戒断，或镇静剂、催眠药或抗焦虑药所致的精神障碍的诊断，并在诊断编码中注明其存在。

其他躯体疾病：口齿不清、共济失调和镇静剂、催眠药或抗焦虑药中毒所特有的其他有关特征可能是其他躯体疾病（如多发性硬化症）或先前存在的脑外伤（如硬膜下血肿）的后果。

酒精使用障碍：临床工作者必须将镇静剂、催眠药或抗焦虑药使用障碍与酒精使用障碍相区分。鉴别诊断主要通过临床病史来确定，肝损伤和其他慢性酒精中毒的潜在体征（如心肌病）可能提示个体患有酒精使用障碍，而非镇静剂、催眠药或抗焦虑药使用障碍。

镇静剂、催眠药或抗焦虑药在临床上的恰当使用：个体可能在医生的指导下在较长时间内持续使用苯二氮䓬类物质，以接受正当的医学治疗。即使出现了耐受或戒断的生理体征，许多个体也不会出现符合镇静剂、催眠药或抗焦虑药使用障碍诊断标准中的症状，因为他们并不专注于获得该物质，并且物质使用也没有妨碍他们在日常社会或职业角色中的表现。

共病

镇静剂、催眠药或抗焦虑药的非医疗使用与酒精使用障碍、烟草使用障碍和非法药品使用有关。镇静剂、催眠药或抗焦虑药使用障碍可能与反社会型人格障碍、抑郁障碍、双相障碍、焦虑障碍、其他物质使用障碍（如酒精使用障碍和非法药品使用障碍）有重叠性。如果个体通过非法途径获得该物质，则个体的反社会行为及反社会型人格障碍与镇静剂、催眠药或抗焦虑药使用障碍有关。与其他物质使用障碍和其他精神障碍的共病增加了个体从使用镇静剂、催眠药或抗焦虑药发展为镇静剂、催眠药或抗焦虑药使用障碍的风险，病情缓解的可能性也会有所减少。

镇静剂、催眠药或抗焦虑药中毒

诊断标准

A. 近期使用镇静剂、催眠药或抗焦虑药。

B. 在使用镇静剂、催眠药或抗焦虑药的过程中或不久后出现显著的有临床意义的适应不良行为或心理变化（如不当的性行为或攻击行为、情绪不稳定、判断力受损）。

C. 在使用镇静剂、催眠药或抗焦虑药的过程中或不久后出现下列体征或症状中的至少一项：
   1. 口齿不清。
   2. 共济失调。
   3. 步态不稳。
   4. 眼球震颤。
   5. 认知受损（如注意力、记忆力受损）。
   6. 木僵或昏迷。

D. 这些体征或症状不能归因于其他躯体疾病，也不能用其他精神障碍（包括其他物质中毒）来更好地加以解释。

编码备注：ICD-10-CM 编码基于是否共病镇静剂、催眠药或抗焦虑药使用障碍。如果共病轻度镇静剂、催眠药或抗焦虑药使用障碍，ICD-10-CM 编码为 F13.120；如果共病中度或重度镇静剂、催眠药或抗焦虑药使用障碍，ICD-10-CM 编码为

F13.220；如果不共病镇静剂、催眠药或抗焦虑药使用障碍，ICD-10-CM 编码为 F13.920。

注： 若想了解该障碍的发展与病程、风险与预后因素、与文化相关的诊断问题、诊断标志物，以及镇静剂、催眠药或抗焦虑药中毒的功能性后果和共病的相关信息，可参见镇静剂、催眠药或抗焦虑药使用障碍的相应部分。

诊断特征

镇静剂、催眠药或抗焦虑药中毒的核心特征是个体在使用镇静剂、催眠药或抗焦虑药的过程中或不久后出现有临床意义的适应不良行为或心理变化，如不当的性行为或攻击行为、情绪不稳定、判断力受损、社交或职业功能受损（诊断标准 A 和 B）。和其他大脑抑制剂（如酒精）一样，镇静剂、催眠药或抗焦虑药可能使个体口齿不清、共济失调（影响驾驶能力和正常活动，达到引起跌倒或造成车祸的程度）、步态不稳、眼球震颤、认知受损（如注意力或记忆力受损），以及木僵或昏迷（诊断标准 C）。记忆力受损是镇静剂、催眠药或抗焦虑药中毒的显著症状，个体的主要表现是顺延性遗忘（与酒精性黑矇相似），这会对个体造成困扰。个体的症状不能归因于其他躯体疾病，也不能用其他精神障碍来更好地加以解释（诊断标准 D）。中毒可能发生在以处方药的方式获得这些物质的个体、从朋友和亲戚那里借用药物的个体，或为了获得中毒反应而故意使用这些物质的个体中。个体通常会同时使用镇静剂、催眠药和抗焦虑药与其他精神活性物质，因此很难确定功能性后果是由镇静剂、催眠药或抗焦虑药引起的，还是由多种物质引起的。

相关特征

相关特征包括使用超过处方剂量的物质、使用多种物质，或将镇静剂、催眠药或抗焦虑药与酒精混合使用，这些使用方式会显著增加这些物质的效应。

患病率

尚不清楚镇静剂、催眠药或抗焦虑药中毒在一般人群中的患病率，但大多数不以医疗为目的使用镇静剂、催眠药或抗焦虑药的个体很可能会在一些时候出现符合镇静剂、催眠药或抗焦虑药中毒诊断标准的体征或症状。在这种情况下，在一般人群中，镇静剂、催眠药或抗焦虑药的非医疗使用率可能与镇静剂、催眠药或抗焦虑药中毒的患病率相似。2018 年，在美国 12 岁及以上人群中，有 2.4% 的个体存在对镇定剂或镇静剂的非医疗使用；在 18 ～ 25 岁的人群中，有 4.9% 的个体存在对镇定剂或镇静剂的非医疗使用。

鉴别诊断

酒精使用障碍： 临床工作者应将镇静剂、催眠药或抗焦虑药中毒与酒精使用障碍相区分，因为二者的临床表现可能是相同的。临床工作者可通过个体的自我报告、知情人报告或毒理学测试了解个体近期使用镇静剂、催眠药或抗焦虑药的情况。许多滥用镇静剂、催眠药或抗焦虑药的个体可能也滥用酒精和其他物质，临床工作者可给予这些个体多重中毒的诊断。

酒精中毒：临床工作者可通过明确个体的呼吸中是否存在酒精气味将酒精中毒与镇静剂、催眠药或抗焦虑药中毒相区分。如果不采取这种方式，临床工作者可能难以作出诊断，因为这两种障碍的特征可能是比较相似的。

镇静剂、催眠药或抗焦虑药所致的精神障碍：应将镇静剂、催眠药或抗焦虑药中毒与其他镇静剂、催眠药或抗焦虑药所致的精神障碍（如于戒断期间发生的镇静剂、催眠药或抗焦虑药所致的焦虑障碍）相区分，因为后者的症状（如焦虑）通常超过镇静剂、催眠药或抗焦虑药中毒的相关症状，在临床表现中占主导地位，且严重到需要引起临床关注。

神经认知障碍：在个体出现认知受损、创伤性脑损伤和由其他原因诱发的谵妄时，使用低剂量的镇静剂、催眠药或抗焦虑药就可能导致中毒。在复杂情况下，临床工作者应基于主要的综合征进行鉴别诊断。在这些问题同时存在的情况下，即使个体仅摄入了低剂量的物质，给予个体镇静剂、催眠药或抗焦虑药中毒的额外诊断也可能是恰当的。

共病

考虑到镇静剂、催眠药或抗焦虑药中毒与镇静剂、催眠药或抗焦虑药使用障碍的典型重叠性，若想了解与镇静剂、催眠药或抗焦虑药中毒共病相关的详细信息，可参见“镇静剂、催眠药或抗焦虑药使用障碍”的“共病”部分。

镇静剂、催眠药或抗焦虑药戒断

诊断标准

A. 在长期使用镇静剂、催眠药或抗焦虑药后停止（或减少）使用。

B. 个体在停止（或减少）使用镇静剂、催眠药或抗焦虑药后的数小时或数天内至少出现下列两项表现：

  1. 自主神经活动亢进（如出汗或脉搏超过 100 次 / 分）。
  2. 手部震颤。
  3. 失眠。
  4. 恶心或呕吐。
  5. 短暂性视幻觉、触幻觉、听幻觉或错觉。
  6. 精神运动性激越。
  7. 焦虑。
  8. 癫痫大发作。

C. 诊断标准 B 的体征或症状引起显著的有临床意义的痛苦，或导致社交、职业或其他重要功能受损。

D. 这些体征或症状不能归因于其他躯体疾病，也不能用其他精神障碍（包括其他物质中毒或物质戒断）来更好地加以解释。

标注如果是：

伴感知紊乱：此标注适用于幻觉伴完整的现实感测试时，或听错觉、视错觉、触错觉出现在无谵妄时。

编码备注：镇静剂、催眠药或抗焦虑药戒断的ICD-10-CM编码基于是否共病镇静剂、催眠药或抗焦虑药使用障碍和是否伴有感知紊乱。

镇静剂、催眠药或抗焦虑药戒断，无感知紊乱：如果共病轻度镇静剂、催眠药或抗焦虑药使用障碍，ICD-10-CM编码为F13.130；如果共病中度或重度镇静剂、催眠药或抗焦虑药使用障碍，ICD-10-CM编码为F13.230；如果不共病镇静剂、催眠药或抗焦虑药使用障碍（如个体仅在适当的医疗监管下使用镇静剂、催眠药或抗焦虑药），ICD-10-CM编码为F13.930。

镇静剂、催眠药或抗焦虑药戒断，伴感知紊乱：如果共病轻度镇静剂、催眠药或抗焦虑药使用障碍，ICD-10-CM编码为F13.132；如果共病中度或重度镇静剂、催眠药或抗焦虑药使用障碍，ICD-10-CM编码为F13.232；如果不共病镇静剂、催眠药或抗焦虑药使用障碍（如个体仅在适当的医疗监管下使用镇静剂、催眠药或抗焦虑药），ICD-10-CM编码为F13.932。

注：若想了解该障碍的发展与病程、风险与预后因素、与文化相关的诊断问题，以及镇静剂、催眠药或抗焦虑药戒断的功能性后果和共病的相关信息，可参见镇静剂、催眠药或抗焦虑药使用障碍的相应部分。

诊断特征

镇静剂、催眠药或抗焦虑药戒断的核心特征是规律性使用镇静剂、催眠药或抗焦虑药（数周或更久）的个体在显著减少用量或停止使用后出现典型的戒断综合征（诊断标准A和B）。有该戒断综合征的个体至少有下列症状中的两项症状（类似于酒精戒断），包括自主神经活动亢进（如心率加快、呼吸频率加快、血压上升、体温上升、出汗增加）、手部震颤、失眠、恶心（有时伴有呕吐）、焦虑及精神运动性激越。约20%～30%的未接受物质戒断治疗的个体可能出现癫痫大发作。有严重戒断反应的个体可能经常在谵妄的情况下出现视幻觉、触幻觉、听幻觉或错觉。如果个体有完整的现实检验能力（即个体知道幻觉是由物质引起的），并且错觉出现在感觉清晰时，可记录“伴感知紊乱”的标注。当幻觉出现在个体缺乏完整的现实检验能力时，那么应考虑物质/药物所致的精神病性障碍的诊断。这些症状引起有临床意义的痛苦，或导致社交、职业或其他重要功能受损（诊断标准C）。这些症状不能归因于其他躯体疾病，也不能用其他精神障碍（如酒精戒断或广泛性焦虑障碍）来更好地加以解释（诊断标准D）。如果镇静催眠药的使用使个体的戒断症状缓解，则支持镇静剂、催眠药或抗焦虑药戒断的诊断。

相关特征

戒断综合征的时间和严重程度因特定的物质及其药物代谢动力学和药效学而异。吸收速度快且没有活性代谢物的短效物质（如三唑仑）戒断可在停止物质使用后的数小时内开始，长效代谢物的物质（如地西泮）戒断可能在 1 ～ 2 天或更久后才出现。此类物质引起的戒断综合征可能以威胁生命的谵妄为特征。在缺乏镇静剂、催眠药或抗焦虑药使用障碍诊断的情况下，长期依据处方使用治疗剂量的苯二氮䓬类的个体在突然停止使用后可能出现耐受和戒断体征。

戒断综合征的病程通常由物质的半衰期决定。效应持续约 10 小时及以下的物质（如劳拉西泮、奥沙西泮、替马西泮）在血液水平下降的 6 ～ 8 小时内产生戒断症状，强度在第二天达到高峰，戒断症状在第四天或第五天显著改善。半衰期较长的物质(如地西泮)所引发的戒断症状在 1 周后才可能出现，强度在第二周达到高峰，戒断症状在第三周或第四周显著改善。一些强度更低的长期症状可能会持续数月。

物质使用的时间越长，使用剂量越大，个体越有可能出现严重的戒断反应。在几个月内每日仅使用 15 mg 地西泮（或等效的其他苯二氮䓬类）的个体也会出现戒断症状。每日使用约 40 mg 地西泮（或等效的物质）更有可能产生临床相关的戒断症状，而且使用更高剂量（如 100 mg 地西泮）的个体更有可能出现戒断性癫痫或谵妄。镇静剂、催眠药或抗焦虑药戒断性谵妄以意识和认知紊乱为特征，伴有视幻觉、触幻觉或听幻觉；当个体存在这些症状时，应给予镇静剂、催眠药或抗焦虑药戒断性谵妄的诊断，而非镇静剂、催眠药或抗焦虑药戒断。

患病率

尚不清楚镇静剂、催眠药或抗焦虑药戒断的患病率。

诊断标志物

如果个体在长期接触镇静剂、催眠药或抗焦虑药的情况下出现癫痫且自主神经不稳定，其患镇静剂、催眠药或抗焦虑药戒断的可能性较高。

鉴别诊断

其他躯体疾病：镇静剂、催眠药或抗焦虑药戒断的症状可能与其他躯体疾病（如低血糖症、糖尿病酮症酸中毒）类似。如果癫痫发作是镇静剂、催眠药或抗焦虑药戒断的特征，那么鉴别诊断时应考虑癫痫发作的多种病因（如感染、脑损伤、中毒）。

特发性震颤：特发性震颤是经常出现于家族中的一种神经系统疾病，这种疾病可能被错误地认为与镇静剂、催眠药或抗焦虑药戒断有关。

酒精戒断：酒精戒断与镇静剂、催眠药或抗焦虑药戒断非常相似。临床工作者主要通过临床病史来鉴别诊断，肝损伤和其他慢性酒精中毒的潜在体征（如心肌病）可能更提示酒精戒断，而不是镇静剂、催眠药或抗焦虑药戒断。

镇静剂、催眠药或抗焦虑药所致的精神障碍：临床工作者应将镇静剂、催眠药或抗焦虑药戒断与镇静剂、催眠药或抗焦虑药所致的精神障碍（如于戒断期间发生与镇静剂、催眠药或抗焦虑药所致的焦虑障碍）相区分，因为后者的症状（如焦虑）通常超过镇静剂、催眠药或抗焦虑药戒断的相关症状，在临床表现中占主导地位，且严重到需要引起临床关注。

焦虑障碍：基础性的焦虑障碍的复发或加重的症状与镇静剂、催眠药或抗焦虑药戒断相似。戒断的最为极端的表现不是任何焦虑障碍的症状，如震颤性谵妄或真性癫痫发作。当镇静剂、催眠药或抗焦虑药剂量突然减少，戒断应被怀疑。在减药期间区分戒断与基础的焦虑障碍是困难的。持续的戒断症状（如焦虑、情绪化和睡眠问题）会被误认为是独立的焦虑障碍（如广泛性焦虑障碍）或抑郁障碍的症状。

共病

考虑到镇静剂、催眠药或抗焦虑药戒断与镇静剂、催眠药或抗焦虑药使用障碍的典型重叠性，若想了解与镇静剂、催眠药或抗焦虑药戒断共病相关的详细信息，可参见“镇静剂、催眠药或抗焦虑药使用障碍”的“共病”部分。

镇静剂、催眠药或抗焦虑药所致的精神障碍

本手册其他章节已对下列镇静剂、催眠药或抗焦虑药所致的精神障碍进行了描述。这些障碍与其他章节的精神障碍具有类似的临床表现（参见这些章节中的物质/药物所致的精神障碍）。这些障碍包括：镇静剂、催眠药或抗焦虑药所致的精神病性障碍（参见“精神分裂症谱系及其他精神病性障碍”），镇静剂、催眠药或抗焦虑药所致的双相及相关障碍（参见“双相及相关障碍”），镇静剂、催眠药或抗焦虑药所致的抑郁障碍（参见“抑郁障碍”），镇静剂、催眠药或抗焦虑药所致的焦虑障碍（参见“焦虑障碍”），镇静剂、催眠药或抗焦虑药所致的睡眠障碍（参见“睡眠-觉醒障碍”），镇静剂、催眠药或抗焦虑药所致的性功能失调（参见“性功能失调”）和镇静剂、催眠药或抗焦虑药所致的重度或轻度神经认知障碍（参见“神经认知障碍”）。了解镇静剂、催眠药或抗焦虑药中毒性谵妄，镇静剂、催眠药或抗焦虑药戒断性谵妄，以及按医嘱服用镇静剂、催眠药或抗焦虑药所致的谵妄的相关内容，可参见“神经认知障碍”一章中谵妄的诊断标准和相关讨论。只有当症状严重到引起独立的临床关注时，才能给予镇静剂、催眠药或抗焦虑药所致的精神障碍（而非镇静剂、催眠药或抗焦虑药中毒或镇静剂、催眠药或抗焦虑药戒断）的诊断。

未特定的镇静剂、催眠药或抗焦虑药相关障碍

F13.99

此类型适用于那些具备镇静剂、催眠药或抗焦虑药相关障碍的典型症状，且引起显著的有临床意义的痛苦，或导致社交、职业或其他重要功能受损害，但不符合任何一种特定的镇静剂、催眠药或抗焦虑药相关障碍或物质相关及成瘾障碍诊断类别中任何一种障碍的全部诊断标准的情况。

兴奋剂相关障碍

兴奋剂使用障碍
兴奋剂中毒
兴奋剂戒断
兴奋剂所致的精神障碍
未特定的兴奋剂相关障碍

兴奋剂使用障碍

诊断标准

A. 具有一种导致显著的有临床意义的损害或痛苦的苯丙胺类物质、可卡因或其他兴奋剂使用模式，个体在 12 个月内至少有下列两项表现：
   1. 兴奋剂的摄入量通常比预期摄入量更大，或摄入时间比预期摄入时间更长。
   2. 有试图减少或控制兴奋剂使用的持久愿望并付出过努力，但并未成功。
   3. 将大量的时间花在获得并使用兴奋剂或从其效应中恢复的必要活动上。
   4. 对使用兴奋剂有强烈的欲望或迫切的要求。
   5. 反复使用兴奋剂导致个体不能履行其在工作、学校或家庭中所扮演的主要角色的义务。
   6. 尽管兴奋剂的效应会持续地、反复地引起或加重社会问题和人际交往问题，个体仍然继续使用兴奋剂。
   7. 因使用兴奋剂而放弃或减少重要的社交活动、职业活动或娱乐活动。
   8. 在对躯体有害的情况下反复使用兴奋剂。
   9. 尽管认识到该物质可能会持续地、反复地引起或加重生理问题或心理问题，个体仍然继续使用兴奋剂。
   10. 耐受，通过下列两项中的一项来定义：
      a. 需要显著增加兴奋剂的摄入量，以达到过瘾的目的或实现预期的效应。
      b. 继续使用等量的兴奋剂会使效应显著减弱。

      注：此诊断标准不适用于仅在适当的医疗监管下使用兴奋剂药物（如用于治疗注意缺陷 / 多动障碍或发作性睡病的药物）的个体。
   11. 戒断，表现为下列两项中的一项：
      a. 典型的兴奋剂戒断综合征（参见兴奋剂戒断诊断标准 A 和 B）。
      b. 为缓解症状或避免戒断症状出现而使兴奋剂（或密切相关的物质）。

      注：此诊断标准不适用于仅在适当的医疗监管下使用兴奋剂药物（如用于治疗注意缺陷 / 多动障碍或发作性睡病的药物）的个体。

标注如果是：

早期缓解：先前符合兴奋剂使用障碍的全部诊断标准，但在至少 3 个月内（不超过 12 个月）不符合兴奋剂使用障碍的任何一条诊断标准（但可能符合诊断标准 A4“对使用兴奋剂有强烈的欲望或迫切的要求”）。

持续缓解：先前符合兴奋剂使用障碍的全部诊断标准，在 12 个月内（或更长时间）不符合兴奋剂使用障碍的任何一条诊断标准（但可能符合诊断标准 A4“对使用兴奋剂有强烈的欲望或迫切的要求”）。

标注如果是：

在受控制的环境下：这一额外标注适用于处在获得兴奋剂受限的环境中的个体。

基于目前的严重程度 / 缓解情况编码：如果个体存在苯丙胺类物质中毒、苯丙胺类物质戒断或苯丙胺类物质所致的精神障碍，则不使用下列苯丙胺类物质使用障碍的编码，而是使用苯丙胺类物质所致的精神障碍编码的第四位数字来表明共病苯丙胺类物质使用障碍（参见苯丙胺类物质中毒、苯丙胺类物质戒断或特定的苯丙胺类物质所致的精神障碍的编码备注）。如果共病苯丙胺类物质所致的抑郁障碍和苯丙胺类物质使用障碍，则只给予苯丙胺类物质所致的抑郁障碍的编码，第四位数字表明共病的苯丙胺类物质使用障碍的严重程度。例如，F15.14 为轻度苯丙胺类物质使用障碍，伴苯丙胺类物质所致的抑郁障碍；F15.24 为中度或重度苯丙胺类物质使用障碍，伴苯丙胺类物质所致的抑郁障碍（对苯丙胺类物质的说明也适用于其他或未特定的兴奋剂中毒、其他或未特定的兴奋剂戒断，以及其他或未特定的兴奋剂所致的精神障碍）。同样地，如果共病可卡因所致的抑郁障碍和可卡因使用障碍，则只给予可卡因所致的抑郁障碍的编码，第四位数字表明共病的可卡因使用障碍的严重程度。例如，F14.14 为轻度可卡因使用障碍，伴可卡因所致的抑郁障碍；F14.24 为中度或重度可卡因使用障碍，伴可卡因所致的抑郁障碍。

标注目前的严重程度 / 缓解情况：

轻度：存在二至三项症状

F15.10 苯丙胺类物质；

F14.10 可卡因；

F15.10 其他或未特定的兴奋剂。

轻度、早期缓解

F15.11 苯丙胺类物质；

F14.11 可卡因；

F15.11 其他或未特定的兴奋剂。

轻度、持续缓解

F15.11 苯丙胺类物质；

F14.11 可卡因；

F15.11 其他或未特定的兴奋剂。

中度：存在四至五项症状

F15.20 苯丙胺类物质；

F14.20 可卡因；

F15.20 其他或未特定的兴奋剂。

中度、早期缓解

F15.21 苯丙胺类物质；

F14.21 可卡因；

F15.21 其他或未特定的兴奋剂。

中度、持续缓解

F15.21 苯丙胺类物质；

F14.21 可卡因；

F15.21 其他或未特定的兴奋剂。

重度：存在六项及以上症状

F15.20 苯丙胺类物质；

F14.20 可卡因；

F15.20 其他或未特定的兴奋剂。

重度、早期缓解

F15.21 苯丙胺类物质；

F14.21 可卡因；

F15.21 其他或未特定的兴奋剂。

重度、持续缓解

F15.21 苯丙胺类物质；

F14.21 可卡因；

F15.21 其他或未特定的兴奋剂。

标注

如果个体既在缓解状态中，又在受控制的环境下，“在受控制的环境下”可作为缓解的进一步标注（如在受控制的环境下早期缓解，或在受控制的环境下持续缓解）。这些环境包括被密切监管且没有物质的监狱、治疗性社区和封闭式住院处。

诊断特征

兴奋剂是一种精神活性物质，使用兴奋剂可以增加大脑的活性，暂时提高警觉性和感知力。本章所涉及的兴奋剂包括苯丙胺类物质和具有类似效应的处方兴奋剂（如哌甲酯）和可卡因。本章对涉及其他刺激性物质的物质相关障碍进行了分类。这些物质包括咖啡因（在咖啡因相关障碍中）、尼古丁（在烟草相关障碍中）和 MDMA（在其他致幻剂相关障碍中）。这些物质能够使人兴奋并具有致幻效应。

鉴于苯丙胺类物质所产生的影响与可卡因所产生的影响相似，苯丙胺相关障碍和可卡因相关障碍被归在“兴奋剂相关障碍”的单一标题下。苯丙胺类物质（和其他或未特定的兴奋剂）和可卡因有不同的 ICD-10-CM 编码（如 F15.10 轻度苯丙胺类物质使用障碍，F14.10 轻度可卡因使用障碍）。个体所使用的特定兴奋剂会被记录在诊断中（如甲基苯丙胺戒断、哌甲酯使用障碍、可卡因中毒）。

苯丙胺类物质包括替代苯乙胺结构的兴奋剂，如苯丙胺、右旋苯丙胺和甲基苯丙胺，也包括那些结构与苯丙胺类物质不同但具有相似效应的物质，如哌甲酯、莫达非尼和阿莫达非尼。个体通常通过口服或静脉注射的方式使用苯丙胺类物质，甲基苯丙胺也可通过嗅吸的方式被吸入。除了合成的苯丙胺类化合物，也有自然存在的、来自植物的兴奋剂，如 khât 及合成的化学衍生物（卡西酮）。

苯丙胺类物质及其他兴奋剂可能包括治疗肥胖症、注意缺陷/多动障碍和发作性睡病的处方药。处方兴奋剂可能流入黑市。

可卡因是古柯植物产生的一种天然物质。可卡因可用于多种制剂，如古柯叶、古柯膏、盐酸可卡因，以及可卡因生物碱（如精炼可卡因和快克）。它们的纯度和起效速度不同，因此它们的效应也不同。在所有形式的该类物质中，可卡因都是活性成分。个体经常通过鼻孔嗅吸或溶于水后静脉注射的方式使用盐酸可卡因粉。快克和其他可卡因生物碱很容易蒸发，也很容易被吸入，因此它们起效速度非常快。

接触苯丙胺类物质或可卡因的个体最快会在 1 周的时间内出现兴奋剂使用障碍，但个体的起病速度并非总是这么快。无论个体以何种途径用药，耐受都会随个体对物质的反复使用而出现。个体会出现戒断症状（特别是嗜睡、食欲增加和烦躁不安），对物质的渴求不断增加。大多数有兴奋剂使用障碍的个体会出现耐受或戒断反应。

苯丙胺类兴奋剂和可卡因的使用模式相似，两种使用障碍的病程也相似，因为两类物质都是潜在的中枢神经系统兴奋剂，它们有相似的精神活性和拟交感神经效应。苯丙胺类物质的活性比可卡因的活性更强，因此个体每日使用苯丙胺类物质的次数较少。个体对物质的使用可能是慢性的或阵发性的，伴有爆发性使用期和短暂的非使用期。个体通过烟吸、口服或静脉注射的方式使用物质时，常常会出现攻击或暴力行为。个体在使用高剂量的物质时会出现类似于惊恐障碍或广泛性焦虑障碍的强烈而短暂的焦虑，也会出现类似于精神分裂症的偏执观念。

戒断症状与短暂但强烈的抑郁症状（类似于重性抑郁发作）有关，但抑郁症状经常在 1 周内消退。个体对苯丙胺类物质的耐受会导致使用剂量增加，而一些使用苯丙胺类物质的个体比较敏感，其典型表现为物质的效应增强。

相关特征

当个体通过注射或烟吸的方式使用兴奋剂时，他们会在短时间内产生幸福、自信和欣快的感觉。戏剧性的行为改变会随着兴奋剂使用障碍的出现而快速出现。长期患有兴奋剂使用障碍的个体行为混乱、被社会隔离，出现攻击行为和性功能失调。

急性中毒的个体可能出现言语散乱、头痛、耳鸣的症状，并有短暂的牵连观念。个体可能出现偏执观念，并在感觉清晰时出现听幻觉和触幻觉，个体经常认识到这些是物质所产生的效应。个体可能会威胁他人或出现攻击行为。抑郁、自杀想法、易激惹、快感缺乏、情绪不稳定、注意力和专注力紊乱通常在个体戒断时出现。与可卡因使用有关的精神紊乱经常在个体停止使用后的数小时到数天内消退，但也可能持续 1 个月。兴奋剂戒断阶段的生理改变与中毒阶段相反，有时包括心动过缓的症状。个体短暂的抑郁症状可能符合重性抑郁发作的诊断标准。有兴奋剂使用障碍的个体的行为常常与惊恐发作者、有社交焦虑障碍的个体的行为相同，其病史与有广泛性焦虑综合征（或类似的综合征）的个体的病史相似。兴奋剂中毒的极端示例是兴奋剂所致的精神病性障碍，该障碍类似于精神分裂症（伴有妄想和幻觉）。

有兴奋剂使用障碍的个体经常有与物质刺激相关的条件反射（如对所有的白色粉样物质都有强烈的渴望）。这些反应会使障碍复发，使症状难以消失，个体在脱毒后持续使用物质。

有兴奋剂戒断的个体在最严重时会出现伴有自杀想法或行为的抑郁症状。

患病率

苯丙胺类物质使用障碍：在美国 12 岁及以上个体中，苯丙胺类物质使用障碍的 12 个月患病率约为 0.4%，12 ~ 17 岁个体的 12 个月患病率为 0.1%，18 ~ 25 岁个体的 12 个月患病率为 0.5%，26 岁及以上个体的 12 个月患病率为 0.4%。总体而言，男性的患病率为 0.5%，女性的患病率为 0.2%。西班牙裔和非西班牙裔白人的患病率约为 0.4%，非裔美国人和亚裔美国人的患病率约为 0.1%。由于样本量较小，很难确定美洲印第安人、阿拉斯加原住民、夏威夷原住民和太平洋裔的患病率，但一些证据表明美洲印第安人、阿拉斯加原住民的患病率较高。

在美国成人中，6.6% 的个体使用处方兴奋剂，4.5% 的个体使用但未滥用处方兴奋剂。1.9% 的个体滥用处方兴奋剂，但无使用障碍；0.2% 的个体有使用障碍。非西班牙裔白人更有可能在不以医疗为目的的情况下使用处方兴奋剂，而西班牙裔白人对处方兴奋剂的使用通常更频繁，处方兴奋剂使用障碍的患病率在西班牙裔白人中也更高。

可卡因使用障碍：在美国 12 岁及以上个体中，可卡因使用障碍的 12 个月患病率约为 0.4%，12 ~ 17 岁个体的患病率为 0.1%，18 ~ 25 岁个体的患病率为 0.7%，26 岁及以上个体的患病率为 0.3%。总体而言，男性的患病率为 0.5%，女性的患病率为 0.2%。非裔美国人和非西班牙裔白人的患病率为 0.4%，西班牙裔白人的患病率为 0.3%，亚裔美国人的患病率小于 0.1%。

发展与病程

在美国，兴奋剂使用障碍出现在社会各阶层中。与 12 ~ 17 岁或 26 岁及以上的个体相比，兴奋剂使用障碍在 18 ~ 25 岁的个体中更常见。一般来说，接受治疗的个体会在 23 岁左右首次使用兴奋剂。第一次因使用甲基苯丙胺住院接受治疗的个体的平均年龄为 34 岁，第一次因使用可卡因住院接受治疗的个体的平均年龄为 44 岁，其他个体的平均年龄为 37 岁。

一些个体最开始使用兴奋剂是为了控制体重或提高在学业、工作或体育中的表现。他们会获取他人用来治疗注意缺陷 / 多动障碍的处方药，如哌甲酯或苯丙胺盐类。在美国，在主要使用苯丙胺类物质且第一次接受住院治疗的个体中，61% 的个体的使用方式为烟吸，26% 的个体的使用方式为注射，9% 的个体的使用方式为嗅吸，这表明兴奋剂使用障碍可由多种使用方式发展而来。

兴奋剂使用模式包括个体对兴奋剂的阵发性使用或每日（或几乎每日）使用。阵发性使用是指两次使用时间间隔 2 天及以上（如在周末使用，或在 1 个或多个工作日大量使用）。爆发性使用是指在数小时内或数天内持续性高剂量使用，这种使用模式经常与躯体依赖有关。爆发性使用通常只在兴奋剂供应不足或个体出现衰竭时停止。个体每日对兴奋剂的慢性使用可能涉及高剂量或低剂量，个体的使用剂量经常会随着时间推移而增加。

烟吸和静脉注射的使用模式与严重的兴奋剂使用障碍的快速发展有关，该障碍经常会在数周或数月内出现。鼻内使用可卡因和口服使用苯丙胺类物质的个体的兴奋剂使用障碍发展得比较缓慢，该障碍会在数月或数年内出现。持续使用会使耐受性和烦躁不安的症状增加，并使愉快的效应减少。

风险与预后因素

气质的：共病的双相障碍、精神分裂症、反社会型人格障碍及其他物质使用障碍是发生兴奋剂使用障碍和可卡因使用复发的风险因素。美国的一些治疗样本显示，较高的应激反应与可卡因使用频率相关，儿童期品行障碍和反社会型人格障碍与兴奋剂相关障碍的发展有关。在美国，使用可卡因的风险因素包括：先前使用过其他物质、男性、有 B 类人格障碍、有物质使用障碍的家族史、分居、离婚或丧偶。男男性行为人群使用甲基苯丙胺的风险也较高。

环境的：在美国青少年中，可卡因使用的预测因素包括：胎儿期接触可卡因、出生后父母使用可卡因，以及儿童期接触社区暴力。对工业化国家的研究表明，遭受亲密伴侣暴力或儿童期受到虐待的个体（特别是女性）可能会使用兴奋剂。一组对美国女性的纵向随访表明，社会经济状况（包括食品不安全）对兴奋剂使用风险有剂量依赖性影响。对于青年而言，特别是女性，风险因素包括：居住在不稳定的家庭环境中、有精神疾病或犯罪行为、与贩毒者和使用者有关联。

与文化相关的诊断问题

2001—2002 年和 2012—2013 年，美国非拉丁裔白人、非裔美国人和拉丁裔的可卡因使用率都有所增加，但可卡因使用障碍的患病率仅在白人中增加。可卡因使用障碍和其他兴奋剂使用障碍的诊断标准在不同性别和民族 / 种族群体中基本相同（可能有微小的差异）。有限数据表明，与非西班牙裔白人相比，似乎美洲印第安人和阿拉斯加原住民患甲基苯丙胺使用障碍的风险较高，患可卡因使用障碍的风险较低，夏威夷原住民及太平洋裔的患病风险似乎与非西班牙裔白人相似。

在通过公共资助的物质滥用治疗项目治疗原发性甲基苯丙胺 / 苯丙胺相关障碍的个体中，约 64% 的个体为非西班牙裔白人，20% 的个体为西班牙裔、3% 的个体为亚裔和太平洋裔，6% 的个体为非西班牙裔黑人。在接受与烟吸可卡因相关的基础治疗的个体中，51% 的个体为非西班牙裔黑人，35% 的个体为非西班牙裔白人，8% 的个体为西班牙裔，1% 的个体为亚裔和太平洋裔。在入院的通过其他使用途径使用可卡因的个体中，47% 的个体为非西班牙裔白人，31% 的个体为非西班牙裔黑人，17% 的个体为西班牙裔，1% 的个体为亚裔和太平洋裔。临床样本中的障碍患病率应被谨慎解释，因为患病率会受到治疗途径、刑事定罪、污名化以及诊断和转诊治疗中的种族偏见的影响。

与性和性别相关的诊断问题

在美国，与男性相比，有可卡因使用障碍的女性更常共病精神障碍，如抑郁障碍和创伤后应激障碍。性激素会影响男性对可卡因的反应。与有可卡因使用障碍且孕酮水平较低的女性相比，有可卡因使用障碍且孕酮水平较高的女性的应激诱导和线索诱导的可卡因渴求较少，且线索诱导的血压变化较小。这可以解释为什么怀孕女性的可卡因使用率低于非怀孕女性。

诊断标志物

苯甲酰芽子碱是可卡因的代谢物。个体在使用该物质后，该物质可在尿液中留存 1 ～ 3 天；个体在反复高剂量使用该物质后，该物质可在尿液中留存 7 ～ 12 天。可卡因注射者或同时使用酒精的个体的肝功能检查指标会轻微升高。目前尚无可用于诊断的神经生物学标志物。若慢性可卡因使用者停止使用可卡因，可能导致脑电图的变化、催乳素分泌模式的改变和多巴胺受体的下调。

半衰期短的苯丙胺类物质（如甲基苯丙胺）可在 1 ～ 3 天内被检出，最长可留存 4 天。头发样本可用于测试苯丙胺类物质（长达 90 天）。可卡因使用障碍和苯丙胺使用障碍在实验室发现、躯体发现（如体重减轻、营养不良、卫生不良）等方面是较为相似的。

与自杀想法或行为的相关性

关于兴奋剂使用障碍和自杀之间相关性的数据很少，因为大多数对自杀想法和行为的研究主要基于兴奋剂的使用，而不是兴奋剂使用障碍。一项系统性综述表明，经常性或问题性的苯丙胺类物质使用（包括注射苯丙胺和 / 或因使用苯丙胺而接受治疗）与自杀死亡率上升有关。一项针对美国成人的研究发现，处方兴奋剂使用障碍与自杀想法之间存在相关性。一项对接受物质使用治疗的个体的研究发现，有可卡因使用障碍的个体比有其他物质使用障碍的个体更有可能出现自杀想法。一项针对美国退伍军人健康管理局中的男性和女性的研究显示，可卡因使用障碍和苯丙胺使用障碍都与自杀死亡率上升有关。

兴奋剂使用障碍的功能性后果

不同的使用方式可能造成不同的躯体疾病。鼻内使用者经常出现鼻窦炎、过敏、鼻黏膜出血和鼻中隔穿孔。通过烟吸使用物质的个体出现呼吸道问题（如咳嗽、支气管炎和肺炎）的风险会有所增加。注射者的前臂通常有针刺痕迹。经常性的静脉注射和不安全的性活动会使个体感染 HIV 和丙型肝炎的风险增加。有兴奋剂使用障碍的个体会出现性病、乙型肝炎、肺结核及其他肺部感染。体重减轻和营养不良在这类人群中也是常见的。

胸痛可能是兴奋剂中毒期间的常见症状。年轻个体和其他健康个体的心肌梗死、心悸、心律失常、由呼吸骤停或心搏骤停导致的猝死和卒中与兴奋剂使用有关。一些个体为使吸入的烟被更好地吸收而采用咽鼓管充气样操作法，这种做法会导致气胸。可卡因使用与胎盘血流量不规则、胎盘早剥、早产、过早分娩及婴儿出生体重极低有关。

有兴奋剂使用障碍的个体可能为了获取毒品或获得购买毒品的钱款而盗窃、卖淫或进行毒品交易。由暴力行为所致的创伤性损伤常见于非法交易毒品的个体。

神经认知障碍在甲基苯丙胺使用者和可卡因使用者中很常见，其表现为：冲动、注意力受损、语言学习能力或记忆能力受损、工作记忆能力和执行功能受损。长期使用可卡因或甲基苯丙胺的个体也会出现短暂性精神病性障碍和癫痫发作，这可能与使用模式或既存易患性加剧有关。苯丙胺的使用会产生与体温升高相关的毒性效应。有证据表明，长期使用苯丙胺会导致多巴胺能神经元出现神经炎症，并使其具有神经毒性。苯丙胺使用者的口腔健康问题包括："冰毒嘴"、牙龈疾病、蛀牙，以及与烟吸毒品所产生的毒性作用和中毒时出现的磨牙症相关的口腔溃疡。苯丙胺类物质对肺部的不良影响似乎比较少见，因为这类物质每日被烟吸的次数较少，但甲基苯丙胺的使用仍然与肺动脉高压的风险增加有关。因与兴奋剂相关的精神障碍症状、损伤、皮肤感染和牙科疾病而去急诊室就诊的情况是常见的。在美国，在住院后的随访评估中，有兴奋剂使用障碍的个体的 30 天再入院率上升了 20%（该数据用于评估医院的整体护理质量）。

鉴别诊断

苯环己哌啶中毒：苯环己哌啶中毒或合成的"设计师药物"（如甲氧麻黄酮，包括"浴盐"）中毒可能产生与兴奋剂使用障碍相似的临床表现，临床工作者只能通过尿液或血液样本中是否存在可卡因或苯丙胺类物质代谢物来进行区分。

兴奋剂中毒、兴奋剂戒断与兴奋剂所致的精神障碍：临床工作者应将兴奋剂使用障碍与兴奋剂中毒、兴奋剂戒断和兴奋剂所致的精神障碍（如兴奋剂所致的抑郁障碍）相区分。兴奋剂使用障碍是对兴奋剂使用的问题模式的描述，其涉及对兴奋剂使用的控制受损、归因于兴奋剂使用的社会损伤、危险性的兴奋剂使用（如在有医学并发症的情况下仍继续使用兴奋剂）和药理学症状（耐受性或戒断的发展）。兴奋剂中毒、兴奋剂戒断与兴奋剂所致的精神障碍是个体在重度使用兴奋剂的情况下发生的精神疾病综合征。兴奋剂中毒、兴奋剂戒断与兴奋剂所致的精神障碍常发生在有兴奋剂使用障碍的个体中；在这种案例中，临床工作者除了应给予兴奋剂使用障碍的诊断外，还应额外给予兴奋剂中毒、兴奋剂戒断或兴奋剂所致的精神障碍的诊断，并在诊断编码中注明是否存在兴奋剂使用障碍。

独立的精神障碍：兴奋剂所产生的一些效应可能类似于独立的精神障碍的症状，如精神病性症状（精神分裂症）和心境低落（重性抑郁障碍）。明确这些症状是否发生在使用物质前对于区分物质的急性效应和预先存在的精神障碍是十分重要的。

共病

兴奋剂相关障碍经常与其他物质使用障碍同时出现，特别是那些有镇静特征的物质，这些物质经常被用来缓解失眠、神经过敏和其他不良副作用。因可卡因使用而入院接受治疗的个体也可能使用海洛因、苯环己哌啶或酒精，因苯丙胺类物质使用障碍而入院接受治疗的个体也可能使用大麻、海洛因或酒精。兴奋剂使用障碍可能与创伤后应激障碍、反社会型人格障碍、注意缺陷 / 多动障碍和赌博障碍有关。心肺问题经常出现于因可卡因相关问题而寻求治疗的个体中，最常见的问题是胸痛。使用用作稀释剂的掺杂物会导致个体出现躯体问题。那些使用可卡因伴左旋咪唑（一种抗微生物剂和兽用药）的个体可能会出现粒细胞减少症和发热性中性粒细胞减少症。

兴奋剂中毒

诊断标准

A. 近期使用苯丙胺类物质、可卡因或其他兴奋剂。

B. 在使用兴奋剂的过程中或不久后出现显著的有临床意义的问题行为或心理变化（如愉快、情感迟钝、社交能力改变、过度警觉、人际关系敏感、焦虑、紧张、愤怒、刻板行为、判断力受损）。

C. 在使用兴奋剂的过程中或不久后出现下列体征或症状中的至少两项：
   1. 心动过速或心动过缓。
   2. 瞳孔扩大。
   3. 血压升高或降低。
   4. 出汗或寒战。
   5. 恶心或呕吐。
   6. 体重减轻。
   7. 精神运动性激越或迟滞。
   8. 肌力减弱、呼吸抑制、胸痛或心律失常。
   9. 意识模糊、癫痫、运动障碍、肌张力障碍或昏迷。

D. 这些体征或症状不能归因于其他躯体疾病，也不能用其他精神障碍（包括其他物质中毒）来更好地加以解释。

标注**特定的中毒物质**（即苯丙胺类物质、可卡因或其他兴奋剂）。

标注如果是:

伴感知紊乱：在幻觉伴完整的现实感测试时，或听觉、视觉、触觉的错觉出现在无谵妄时使用此标注。

编码备注：ICD-10-CM 编码基于兴奋剂是否是苯丙胺类物质、可卡因或其他兴奋剂，是否共病苯丙胺类物质使用障碍、可卡因使用障碍或其他兴奋剂使用障碍，以及是否伴有感知紊乱。

苯丙胺类物质、可卡因或其他兴奋剂中毒，无感知紊乱：如果共病轻度苯丙胺类物质使用障碍或其他兴奋剂使用障碍，ICD-10-CM 编码为 F15.120；如果共病中度或重度苯丙胺类物质使用障碍或其他兴奋剂使用障碍，ICD-10-CM 编码为 F15.220；如果不共病苯丙胺类物质使用障碍或其他兴奋剂使用障碍，ICD-10-CM 编码为 F15.920。同样地，如果共病轻度可卡因使用障碍，ICD-10-CM 编码为 F14.120；如果共病中度或重度可卡因使用障碍，ICD-10-CM 编码为 F14.220；如果不共病可卡因使用障碍，ICD-10-CM 编码为 F14.920。

苯丙胺类物质、可卡因或其他兴奋剂中毒，伴感知紊乱：如果共病轻度苯丙胺类物质使用障碍或其他兴奋剂使用障碍，ICD-10-CM 编码为 F15.122；如果共病中度或重度苯丙胺类物质使用障碍或其他兴奋剂使用障碍，ICD-10-CM 编码为 F15.222；如果不共病苯丙胺类物质使用障碍或其他兴奋剂使用障碍，ICD-10-CM 的编码为 F15.922。同样地，如果共病轻度可卡因使用障碍，ICD-10-CM 编码为 F14.122；如果共病中度或重度可卡因使用障碍，ICD-10-CM 编码为 F14.222；如果不共病可卡因使用障碍，ICD-10-CM 编码为 F14.922。

诊断特征

与苯丙胺类物质和可卡因相关的兴奋剂中毒的核心特征是个体在兴奋剂使用过程中或不久后存在有临床意义的问题行为或心理变化（诊断标准 A 和 B）。中毒的主要表现可能是听幻觉，也可能是偏执观念，这些症状必须与独立的精神病性障碍（如精神分裂症）相区分。兴奋剂中毒经常始于亢奋的感觉，并出现下列表现中的至少一项。这些表现包括：欣快并富有活力、合群性、活动过度、焦躁不安、过度警觉、人际关系敏感、爱说话、焦虑、紧张、警戒、夸张、刻板行为和重复行为、愤怒、判断力受损，以及伴疲劳、悲伤和社会退缩的情感迟钝（在慢性中毒的案例中）。个体有在使用兴奋剂的过程中或不久后存在下列两项及以上体征或症状。这些体征或症状包括：心动过速或心动过缓、瞳孔扩大、血压升高或降低、出汗或寒战、恶心或呕吐、体重减轻、精神运动性激越或迟滞、肌力减弱、呼吸抑制、胸痛、心律失常、意识模糊、癫痫、运动、肌张力障碍、昏迷（诊断标准 C）。中毒经常与社交或职业功能受损有关，无论这种中毒是急性的还是慢性的。严重的中毒会使个体癫痫、心律失常、体温过高，并导致死亡。在给予兴奋剂中毒的诊断时，个体的症状不能归因于其他躯体疾病，也不能用其他精神障碍来更好地加以解释（诊断标准 D）。当兴奋剂中毒出现在有兴奋剂使用障碍的个体中时，中毒并非兴奋剂使用障碍的诊断标准。只有个体的表现符合十一项诊断标准中的至少两项，才能给予兴奋剂使用障碍的诊断。

相关特征

行为和生理改变的程度和方向取决于许多变量，包括使用剂量、使用物质的个体特征和情境（如耐受性、吸收率、慢性使用、使用时的情境）。兴奋效应（如欣快、脉搏加快、血压上升、精神运动活动增加）在个体中是最为常见的。抑制效应（如悲伤、心动过缓、血压下降和精神运动活动减少）在个体中较不常见，通常只出现在慢性高剂量使用时。

患病率

虽然目前尚不清楚兴奋剂中毒的患病率，但兴奋剂的使用率可作为评估依据。许多使用兴奋剂的个体的症状可能不完全符合兴奋剂中毒的诊断标准（即个体需要“有临床意义的问题行为或心理变化”）。因此，兴奋剂使用率可视为兴奋剂中毒可能患病率的上限。

在美国，在12岁及以上个体中，2.2%的个体在过去12个月内使用过可卡因（12～17岁的个体占0.5%，18～25岁的个体占6.2%，26岁及以上的个体占1.7%）；同时，3%的男性/男孩和1.4%的女性/女孩在过去12个月内使用过可卡因。2.3%的白人、2.2%的西班牙裔、1.7%的非裔美国人和1%的亚裔美国人在过去的12个月内使用过可卡因。

在美国，在12岁及以上个体中，0.6%的个体在过去12个月内使用过甲基苯丙胺（12～17岁的个体占0.2%，18～25岁的个体占1.1%，26岁及以上的个体占0.6%）；同时，0.8%的男性/男孩和0.4%的女性/女孩在过去12个月内使用过甲基苯丙胺。0.7%的白人、0.6%的西班牙裔、0.2%的非裔美国人和0.1%的亚裔美国人在过去12个月内使用过甲基苯丙胺。由于样本量小，目前还难以估计美洲印第安人和阿拉斯加原住民的患病率。

鉴别诊断

兴奋剂所致的精神障碍：兴奋剂中毒不同于其他兴奋剂所致的精神障碍（如于中毒期间发生的兴奋剂所致的焦虑障碍），因为后者的症状（如焦虑）通常超过了兴奋剂中毒的相关症状，在临床表现中占主导地位，并且符合相关障碍的全部诊断标准。

独立的精神障碍：临床工作者应将与兴奋剂中毒相关的显著精神紊乱与本手册所描述的精神分裂症、双相障碍、抑郁障碍、广泛性焦虑障碍及惊恐障碍的症状相区分。

共病

鉴于兴奋剂中毒与兴奋剂使用障碍的典型重叠性，若想了解与兴奋剂中毒共病相关的详细信息，可参见“兴奋剂使用障碍”中的“共病”部分。

兴奋剂戒断

诊断标准

A. 在长期使用苯丙胺类物质、可卡因或其他兴奋剂后停止（或减少）使用。

B. 在符合诊断标准A的情况下，个体在数小时到数天内心境烦躁不安，且出现下列体征或症状中的至少两项：

   1. 疲乏。
   2. 生动而不愉快的梦。
   3. 失眠或嗜睡。

4. 食欲增加。
5. 精神运动性激越或迟滞。

C. 诊断标准 B 中的体征或症状引起显著的有临床意义的痛苦，或导致社交、职业或其他重要功能受损。

D. 这些体征或症状不能归因于其他躯体疾病，也不能用其他精神障碍（包括其他物质中毒或物质戒断）来更好地加以解释。

标注**引起戒断综合征的特定物质**（即苯丙胺类物质、可卡因或其他兴奋剂）。

编码备注：ICD-10-CM 编码基于兴奋剂是否属于苯丙胺类物质、可卡因或其他兴奋剂，以及是否共病苯丙胺类物质使用障碍、可卡因使用障碍或其他兴奋剂使用障碍。如果共病轻度苯丙胺类物质使用障碍或其他兴奋剂使用障碍，ICD-10-CM 编码为 F15.13；如果共病中度或重度苯丙胺类物质使用障碍或其他兴奋剂使用障碍，ICD-10-CM 编码为 F15.23；如果在无苯丙胺类物质使用障碍或其他兴奋剂使用障碍的情况下发生苯丙胺类物质戒断或其他兴奋剂戒断（如患者仅在适当的医疗监管下使用苯丙胺类物质），ICD-10-CM 编码为 F15.93。如果共病轻度可卡因使用障碍，ICD-10-CM 编码为 F14.13；如果共病中度或重度可卡因使用障碍，ICD-10-CM 编码为 F14.23；如果在无可卡因使用障碍的情况下发生可卡因戒断，ICD-10-CM 编码为 F14.93。

诊断特征

兴奋剂戒断的核心特征是长期使用兴奋剂（通常为高剂量）的个体在停止（或显著减少）使用后的数小时到数天内出现典型的戒断综合征（诊断标准 A）。该戒断综合征以烦躁心境为特征，伴有两项及以上的下列体征或症状，包括：疲乏、生动而不愉快的梦、失眠或嗜睡、食欲增加及精神运动性激越或迟滞（诊断标准 B）。有兴奋剂戒断的个体经常出现心动过缓，这是诊断兴奋剂戒断的可靠指标。

有兴奋剂戒断的个体经常缺乏快感并渴求毒品，但这并非诊断标准的一部分。这些症状引起有临床意义的痛苦，或导致社交、职业或其他重要功能受损（诊断标准 C）。这些症状不能归因于其他躯体疾病，也不能用其他精神障碍来更好地加以解释（诊断标准 D）。

相关特征

个体在一段时间内反复高剂量使用（连续使用或爆发性使用）兴奋剂之后会出现急性戒断症状（“坠落”）。戒断以强烈且不愉快的疲乏与抑郁和食欲增加为特征，个体通常需要休息和恢复数天。个体在严重时会出现伴有自杀想法或行为的抑郁症状（见于“坠落”期或其他形式的兴奋剂戒断）。许多有兴奋剂使用障碍的个体在某段时间都出现过戒断综合征。

鉴别诊断

兴奋剂所致的精神障碍：兴奋剂戒断不同于兴奋剂所致的精神障碍（如于戒断

期间发生的兴奋剂所致的抑郁障碍），因为后者的症状（如抑郁心境）通常超过兴奋剂戒断的相关症状，在临床表现中占主导地位，并且严重到引起临床关注。

共病

鉴于兴奋剂戒断与兴奋剂使用障碍的典型重叠性，若想了解与兴奋剂共病相关的详细信息，可参见“兴奋剂使用障碍”中的“共病”部分。

兴奋剂所致的精神障碍

本手册其他章节已对下列兴奋剂所致的精神障碍（包括苯丙胺类物质、可卡因和其他兴奋剂所致的精神障碍）进行了描述，这些障碍与其他章节的精神障碍具有类似的临床表现（参见这些章节中的物质 / 药物所致的精神障碍）。这些障碍包括：兴奋剂所致的精神病性障碍（参见“精神分裂症谱系及其他精神病性障碍”）、兴奋剂所致的双相及相关障碍（参见“双相及相关障碍”）、兴奋剂所致的抑郁障碍（参见“抑郁障碍”）、兴奋剂所致的焦虑障碍（参见“焦虑障碍”）、兴奋剂所致的强迫症（参见“强迫及相关障碍”）、兴奋剂所致的睡眠障碍（参见“睡眠-觉醒障碍”）、兴奋剂所致的性功能失调（参见“性功能失调”）和兴奋剂所致的轻度神经认知障碍（参见“神经认知障碍”）。了解兴奋剂中毒性谵妄和按医嘱服用兴奋剂所致的谵妄的相关内容，可参见“神经认知障碍”一章中谵妄的诊断标准和相关讨论。只有当症状严重到引起独立的临床关注时，才能给予兴奋剂所致的精神障碍（而非兴奋剂中毒或兴奋剂戒断）的诊断。

未特定的兴奋剂相关障碍

此类型适用于那些具备兴奋剂相关障碍的典型症状，且引起显著的有临床意义的痛苦，或导致社交、职业或其他重要功能受损，但不符合任何一种特定的兴奋剂相关障碍或物质相关及成瘾障碍诊断类别中任何一种障碍的全部诊断标准的情况。

编码备注：ICD-10-CM 编码基于兴奋剂是否属于苯丙胺类物质、可卡因或其他兴奋剂。未特定的苯丙胺类物质或其他兴奋剂相关障碍的 ICD-10-CM 编码为 F15.99。未特定的可卡因相关障碍的 ICD-10-CM 编码为 F14.99。

烟草相关障碍

烟草使用障碍
烟草戒断
烟草所致的精神障碍
未特定的烟草相关障碍

烟草使用障碍

诊断标准

A. 具有一种有问题的导致显著的有临床意义的损害或痛苦的烟草使用模式，个体在12个月内至少有下列两项表现：
   1. 烟草的摄入量通常比预期摄入量更大，或摄入时间比预期摄入时间更长。
   2. 有试图减少或控制烟草使用的持久愿望并付出过努力，但并未成功。
   3. 将大量的时间花在获得烟草、使用烟草或从其效应中恢复的必要活动上。
   4. 对使用烟草有强烈的欲望或迫切的要求。
   5. 反复使用烟草导致个体不能履行其在工作、学校或家庭中所扮演的主要角色的义务（如干扰工作）。
   6. 尽管烟草的效应会持续地、反复地引起或加重社会问题和人际交往问题（如因烟草的使用而与他人争吵），个体仍然继续使用烟草。
   7. 因使用烟草而放弃或减少重要的社交活动、职业活动或娱乐活动。
   8. 在对躯体有害的情况下反复使用烟草（如在床上吸烟）。
   9. 尽管认识到烟草可能会持续地、反复地引起或加重生理问题或心理问题，个体仍然继续使用烟草。
   10. 耐受，通过下列两项中的一项来定义：
       a. 需要显著增加烟草的摄入量以实现预期的效应。
       b. 继续使用等量的烟草会使效应显著减弱。
   11. 戒断，表现为下列两项中的一项：
       a. 典型的烟草戒断综合征（参见烟草戒断诊断标准A和B）。
       b. 为缓解症状或避免戒断症状出现而使用烟草（或密切相关的物质，如尼古丁）。

标注如果是：

早期缓解：先前符合烟草使用障碍的全部诊断标准，但在至少3个月内（不超过12个月）不符合烟草使用障碍的任何一条诊断标准（但可能符合诊断标准A4“对使用烟草有强烈的欲望或迫切的要求”）。

持续缓解：先前符合烟草使用障碍的全部诊断标准，在12个月内（或更长时间）不符合烟草使用障碍的任何一条诊断标准（但可能符合诊断标准A4“对使用烟草有强烈的欲望或迫切的要求”）。

标注如果是：

维持治疗：个体长期使用维持治疗的药物，如用尼古丁代替药物，且不符合烟草使用障碍的诊断标准（不包括尼古丁替代药物的耐受或戒断）。

在受控制的环境下：这一额外标注适用于处在获得烟草受限的环境中的个体。

基于目前的严重程度/缓解情况编码：如果个体存在烟草戒断或烟草所致的睡眠

障碍，则不使用下列烟草使用障碍的编码，而是使用烟草所致的精神障碍编码的第四位数字来表明共病烟草使用障碍（参见烟草戒断或烟草所致的睡眠障碍的编码备注）。如果共病烟草所致的睡眠障碍和烟草使用障碍，则只给予烟草所致的睡眠障碍的编码，第四位数字表明共病的烟草使用障碍的严重程度。F17.208 为中度或重度烟草使用障碍，伴烟草所致的睡眠障碍。共病轻度烟草使用障碍与烟草所致的睡眠障碍不得被编码。

标注目前的严重程度/缓解情况：

Z72.0 轻度：存在二至三项症状

F17.200 中度：存在四至五项症状

F17.201 中度、早期缓解；

F17.201 中度、持续缓解。

F17.200 重度：存在六项及以上症状

F17.201 重度、早期缓解；

F17.201 重度、持续缓解。

标注

如果个体既处于缓解状态中，又在维持治疗，“维持治疗”的标注可作为缓解的进一步标注。如果个体既在缓解状态中，又在受控制的环境下，“在受控制的环境下”可作为缓解的进一步标注（如在受控制的环境下早期缓解，或在受控制的环境下持续缓解）。这些环境包括被密切监管且没有物质的监狱、治疗性社区和封闭式住院处。

诊断特征

使用所有形式的烟草［如香烟、咀嚼烟草、鼻烟、烟斗、雪茄、电子尼古丁输送装置（如电子烟）］和含尼古丁的处方药（尼古丁贴剂）的个体都会出现烟草使用障碍。是否会导致烟草使用障碍或诱发戒断的相对能力与摄入途径（经口烟吸或经皮摄入）和产品的尼古丁含量相关。该物质类别的名称从“尼古丁”（之前版本的 DSM）变更为“烟草”（DSM-5），因为成瘾的危害主要与烟草有关，而与尼古丁的关系不大。

烟草使用障碍常见于每日使用香烟或无烟烟草的个体，在使用电子烟的个体中比较少见。烟草使用障碍在未每日使用烟草或尼古丁药物的个体中很罕见。烟草耐受表现为个体恶心和头晕的症状在反复摄入烟草后消失，并且每日第一次使用烟草时效应较强烈。戒烟会使个体出现明显的戒断综合征。许多有烟草使用障碍的个体用烟草来缓解或避免戒断症状（如从烟草使用受限制的环境中出来之后）。许多有烟草使用障碍的个体有与烟草相关的躯体症状或疾病，但这些个体仍继续吸烟。绝大多数个体报告在数小时不吸烟后对烟草有强烈的渴望。他们会花费大量时间来吸烟，其表现为连续不断地吸烟（如一支接一支不间断地吸烟）。因为烟草容易获得且能够合法获得，并且尼古丁中毒很少发生，所以花费大量时间企图获得烟草或从其效应中恢复的个体并不常见。有烟草使用障碍的个体会因为社交活动、职业活动或娱乐活动在禁烟区域而放弃参与。使用烟草很少会使个体无法履行主要角色义务（如干扰工作、无法承担家庭责任），但会造成持续性的社会问题、人际关系问题（如因使用烟草而与他人争吵，因他人反对吸烟而避免进入社交场所），或对躯体产生危害（如在床上吸烟、在易燃化学品周围吸烟）。尽管这些诊断标准中的症状在烟草使用者中并不常见，但如果出现，则预示其障碍较严重。

相关特征

起床 30 分钟内吸烟、每日吸烟、每日吸更多的烟、从夜里醒来后吸烟都与烟草使用障碍有关。环境线索可引起渴求和戒断。个体经常出现严重的躯体疾病，如肺癌和其他癌症、心脏疾病、肺部疾病、围产期问题、咳嗽、呼吸急促和皮肤加速老化。

患病率

香烟是最常被使用的烟草产品，但人们对其他烟草产品（尤其是电子烟）的使用也变得越来越普遍。在美国，19% 的成人在过去 12 个月中使用过烟草产品，19% 的成人使用过一种以上的产品，14% 的成人使用过香烟，4% 的成人使用过雪茄，3% 的成人使用过电子烟，2% 的成人使用过无烟烟草。24% 的美国烟民不是每日吸烟者。

2012—2013 年，在美国 18 岁及以上的成人中，DSM-5 烟草使用障碍的 12 个月患病率为 20%，美洲原住民的患病率为 29.6%，非拉丁裔白人的患病率为 22.3%，非裔美国人的患病率为 20.1%，拉丁裔美国人的患病率为 12.2%，亚裔美国人和太平洋裔的患病率为 11.2%。有以下情况的个体患病率较高：男性、年轻、未婚、受教育程度低、贫穷或居住在美国南部、有精神障碍。目前，每日吸烟者的患病率约为 50%。

在世界所有地理区域，男性每日吸烟的年龄标准化患病率高于女性，但性别比例差异很大，东亚地区的男女性别比例为 16.9:1，而澳大利亚的男女性别比例为 1.2:1。

发展与病程

约 20% 的美国高中生报告自己曾经吸过烟，约 5% 的个体在过去 30 天内吸过烟。大多数每月至少吸烟 1 次的青少年将来会成为每日烟草使用者。21 岁后开始吸烟的情况很罕见。一些烟草使用障碍的诊断标准症状（如强烈的欲望）在个体开始使用烟草之后会很快出现，这表明成瘾开始于对烟草的最初使用，但在多年之后，个体的症状才符合 DSM 的诊断标准。自 20 世纪 90 年代末以来，非日常吸烟在美国变得越来越普遍，特别是 18 ～ 34 岁的个体、黑人、西班牙裔和至少接受过大学教育的个体。

风险与预后因素

气质的： 有外化性人格特质的个体更有可能开始使用烟草。有注意缺陷 / 多动障碍或品行障碍的儿童以及有抑郁障碍、双相障碍、焦虑障碍、人格障碍、精神病性障碍或其他物质使用障碍的成人开始并继续使用烟草的风险较高，患烟草使用障碍的风险也较高。

环境的：收入低、教育水平低的个体更有可能开始使用烟草，他们停止使用的可能性也较小。

遗传与生理的：促发开始使用烟草、继续使用烟草和发生烟草使用障碍的遗传因素及遗传的程度与在其他物质使用障碍相似（即约 50%）。其中一些风险因素是烟草使用障碍所特有的，而另一些风险因素在各类物质使用障碍中是常见的。

与文化相关的诊断问题

文化背景不同，人们对烟草使用的接受程度也各不相同。每日吸烟的年龄标准化患病率在不同的地理区域差异很大，撒哈拉以南非洲西部人群的患病率为 4.7%，东欧人群的患病率为 24.2%。尚不清楚一个国家的收入水平、教育水平和烟草控制情况对这种地理差异会产生多大的影响。在美国，吸烟率因年龄、性别、民族 / 种族背景而异，黑人青年（尤其是年轻女性）由开始吸烟发展至每日吸烟的概率较低。不同民族 / 种族群体的转氨酶多态性存在差异，这可能影响尼古丁代谢，从而导致吸烟行为的差异。烟草使用障碍的患病率也与种族主义和种族歧视有关。在有 DSM-Ⅳ尼古丁依赖的成人中，男 / 女同性恋者和双性恋者的患病率高于异性恋者，这可能与对性取向的相关歧视有关。在有 DSM-Ⅳ尼古丁依赖的个体中，较低的收入水平和教育水平与障碍的持续性有关。

与性和性别相关的诊断问题

美国吸烟者的男女性别比例约为 1.4:1，这一比例在 2004—2014 年保持稳定。在收入水平和教育水平不同的个体中，这一性别比例基本保持不变。随着年龄的增长，吸烟的男性越来越少，因此吸烟者的比例在年龄较大的群体中有所下降。多份美国文献表明，负强化（即通过吸烟缓解负性情绪）对女性的促进作用大于男性。月经周期对吸烟的影响并不一致，但黄体期的戒断症状比卵泡期的戒断症状更严重。怀孕女性的吸烟率低于非怀孕女性，但吸烟女性会在分娩后迅速恢复吸烟。

诊断标志物

呼吸中的一氧化碳和血液、唾液或尿液中的尼古丁及其代谢物可替宁可用于测量个体对烟草或尼古丁的使用程度，但这些生物标志物与烟草使用障碍呈弱相关。

与自杀想法或行为的相关性

美国全国性调查数据显示，烟草使用使个体出现自杀想法和自杀行为风险，首次使用烟草的年龄越小，风险越高。来自美国退伍军人健康管理局的证据表明，在控制变量后，烟草使用障碍与自杀风险增加有关。一项对芬兰双生子进行的大型研究发现，烟草使用与自杀之间的关系以剂量反应的方式增加；对于烟草使用不一致的同卵双生子而言，烟草使用与自杀风险增加 6 倍有关。

烟草使用障碍的功能性后果

烟草使用的躯体后果经常出现于 40 多岁的烟草使用者，并且躯体问题经常随着时间的推移而变得越来越严重。将近一半的不停止烟草使用的吸烟者因烟草相关疾病而过早死亡，半数以上的烟草使用者的病情与吸烟相关。大多数躯体疾病是由一氧化碳、焦油和烟草中的其他非尼古丁成分所导致的。可逆转的主要预测因素是吸烟的持续时间。二手烟使个体患心脏疾病和癌症的风险增加30%。长期使用尼古丁药物似乎并不会引起躯体损害。

共病

最常见的源自吸烟的躯体疾病是心血管疾病、慢性阻塞性肺疾病和癌症。吸烟也会使围产期问题增加，如婴儿出生体重低、流产。有重性抑郁障碍的个体的吸烟率几乎是正常人的2倍。在美国，尽管社会经济地位低的个体吸烟率较高，但有抑郁障碍的个体的吸烟率的增加与社会经济地位无关。与吸烟相关的最常见的精神障碍共病为酒精使用障碍、其他物质使用障碍、抑郁障碍、双相障碍、焦虑障碍、人格障碍和注意缺陷/多动障碍。在美国，有精神障碍的个体患烟草使用障碍的概率是其他个体的3倍。有DSM-5烟草使用障碍的成人明显比其他成人更容易共病精神障碍，包括DSM-5物质使用障碍、重性抑郁障碍、双相Ⅰ型障碍、惊恐障碍、广泛性焦虑障碍、创伤后应激障碍、边缘型人格障碍和反社会型人格障碍。

烟草戒断

诊断标准 F17.203

A. 每日使用烟草并持续至少数周。
B. 在突然停止烟草使用或减少烟草使用量后，个体在随后的24小时内出现下列体征或症状中的至少四项：
   1. 易激惹、挫折感、愤怒。
   2. 焦虑。
   3. 注意力难以集中。
   4. 食欲增加。
   5. 坐立不安。
   6. 心境抑郁。
   7. 失眠。
C. 诊断标准B中的体征或症状引起显著的有临床意义的痛苦，或导致社交、职业或其他重要功能受损。
D. 这些体征或症状不能归因于其他躯体疾病，也不能用其他精神障碍（包括其他物质中毒或物质戒断）来更好地加以解释。

编码备注：烟草戒断的ICD-10-CM编码为F17.203。需要注意的是，ICD-10-CM编码表明共病中度或重度烟草使用障碍，这说明烟草戒断只能出现于中度或重度烟草使用障碍中。

诊断特征

戒断症状会损害个体停止烟草使用的能力。烟草守戒后出现的症状在很大程度上是由尼古丁剥夺导致的。烟草戒断常见于停止或减少烟草使用的每日使用者。吸烟者和每天使用无烟烟草或电子烟的个体的症状更为严重。一些个体的症状更为明显，这可能是因为吸烟时尼古丁发挥作用的速度更快或尼古丁浓度更高。非每日烟草使用者或仅使用尼古丁药物的个体不常有明显的戒断症状。

一般来说，在停止吸烟的最初数天，个体的心率每分钟会下降 5 ～ 12 次，并且个体的体重在停止吸烟的第一年会平均增加 4 ～ 7 磅（约为 1.81 ～ 3.17 千克）。烟草戒断会引起有临床意义的心境改变和功能损害。受条件反射的影响，戒断可由环境线索促发，如看到他人吸烟。逐渐减少烟草使用量可降低戒断症状的严重程度。

相关特征

对烟草或尼古丁的渴求在守戒期间非常常见，这种渴求会对守戒能力产生很大的影响。守戒会使个体更加冲动、缺乏快感，并会减少个体的正性情感。戒烟或戒尼古丁似乎也会使个体增加对甜食或含糖食物的渴求。个体在需要警醒的工作中表现不佳。个体可通过吸烟增加许多用来治疗精神障碍的药物的代谢率，停止吸烟会增加这些药物的血液浓度水平，这会导致有临床意义的后果。这些效应似乎不是由尼古丁造成的，而是由其他烟草中的化合物造成的。

患病率

约 50% 的停止使用烟草 2 天或更久的个体会出现四种及以上的戒断症状。最常出现的体征和症状是焦虑、易激惹和注意力难以集中。最不常出现的症状是抑郁和失眠。

发展与病程

烟草戒断经常在个体停止或减少烟草使用后的 24 小时内开始，其症状在守戒后的 2 ～ 3 天达到高峰，并通常持续 2 ～ 3 周。烟草戒断症状会出现在青少年烟草使用者中，一些青少年使用者甚至在每日烟草使用之前就出现过戒断症状。一些个体可能会出现超过 1 个月的长期症状，但这种情况并不常见。

风险与预后因素

气质的：有抑郁障碍、双相障碍、焦虑障碍、注意缺陷 / 多动障碍及其他物质使用障碍的吸烟者有更严重的戒断。

遗传与生理的：基因类型可能影响守戒后出现戒断的概率。

诊断标志物

呼吸中的一氧化碳和血液、唾液或尿液中的尼古丁及其代谢物可替宁可用于测量个体对烟草或尼古丁的使用程度，但这些生物标志物与烟草戒断呈弱相关。

烟草戒断的功能性后果

烟草戒断可能会造成少数吸烟者的显著痛苦，并使其功能受损，但这种情况可能并不常见。戒断会损害个体停止或控制烟草使用的能力。关于烟草戒断是否会促发新的精神障碍或导致精神障碍复发，目前还尚存争议，但如果这些情况发生，也只会出现在一小部分烟草使用者中。

鉴别诊断

烟草戒断的症状与其他物质戒断综合征（如酒精戒断，镇静剂、催眠药或抗焦虑药戒断，兴奋剂戒断，咖啡因戒断，阿片类物质戒断）、咖啡因中毒、焦虑障碍、抑郁障碍、双相障碍、睡眠障碍及药物所致的静坐不能的症状具有重叠性。住进无烟住院病房或自愿停止吸烟的个体会出现戒断症状，这些症状会加剧或掩盖其他障碍，或被视为治疗精神障碍的药物所产生的副作用（如认为易激惹是由酒精戒断导致的，但这可能是由烟草戒断导致的）。个体在使用尼古丁后症状缓解有助于明确该诊断。

共病

鉴于烟草戒断与烟草使用障碍的典型重叠性，若想了解与烟草戒断共病相关的详细信息，可参见“烟草使用障碍”中的“共病”部分。

烟草所致的精神障碍

“睡眠-觉醒障碍”一章已对烟草所致的睡眠障碍进行了讨论（参见“物质/药物所致的睡眠障碍”）。

未特定的烟草相关障碍

F17.209

此类型适用于那些具备烟草相关障碍的典型症状，且引起显著的有临床意义的痛苦，或导致社交、职业或其他重要功能受损，但不符合任何一种特定的烟草相关障碍或物质相关及成瘾障碍诊断类别中任何一种障碍的全部诊断标准的情况。

其他（或未知）物质相关障碍

其他（或未知）物质使用障碍

诊断标准

A. 具有一种有问题的导致显著的有临床意义的损害或痛苦的使用模式，不包括酒精、咖啡因、大麻、致幻剂（苯环己哌啶或其他）、吸入剂、阿片类物质、镇静剂、催眠药、抗焦虑药、兴奋剂或烟草中的有毒物质，个体在12个月内至少有下列两项表现：
   1. 此物质的摄入量通常比预期摄入量更大，或摄入时间比预期摄入时间更长。
   2. 有试图减少或控制使用此物质的持久愿望并付出过努力，但并未成功。
   3. 将大量的时间花在获得并使用此物质或从其效应中恢复的必要活动上。
   4. 对使用此物质有强烈的欲望或迫切的要求。
   5. 反复使用此物质导致个体不能履行其在工作、学校或家庭中所扮演的主要角色的义务。
   6. 尽管此物质的效应会持续地、反复地引起或加重社会问题和人际交往问题，个体仍然继续使用此物质。
   7. 因使用此物质而放弃或减少重要的社交活动、职业活动或娱乐活动。
   8. 在对躯体有害的情况下反复使用此物质。
   9. 尽管认识到此物质可能会持续地、反复地引起或加重生理问题或心理问题，个体仍然继续使用此物质。
   10. 耐受，通过下列两项中的一项来定义：
       a. 需要显著增加此物质的摄入量，以达到过瘾的目的或实现预期的效应。
       b. 继续使用等量的此物质会使效应显著减弱。
   11. 戒断，表现为下列两项中的一项：
       a. 典型的其他（或未知）物质戒断综合征［参见其他（或未知）物质戒断诊断标准A和B］。
       b. 为缓解症状或避免戒断症状出现而使用此物质（或密切相关的物质）。

标注如果是：

早期缓解：先前符合其他（或未知）物质使用障碍的全部诊断标准，但在至少3个月内（不超过12个月）不符合其他（或未知）物质使用障碍的任何一条诊断标准（但可能符合诊断标准A4“对使用此物质有强烈的欲望或迫切的要求”）。

持续缓解：先前符合其他（或未知）物质使用障碍的全部诊断标准，在12个月内（或更长时间）不符合其他（或未知）物质使用障碍的任何一条诊断标准（但可能符合诊断标准A4“对使用此物质有强烈的欲望或迫切的要求”）。

标注如果是：

在受控制的环境下：这一额外标注适用于处在获得此物质受限的环境中的个体。

基于目前的严重程度/缓解情况编码：如果存在其他（或未知）物质中毒、其他（或未知)物质戒断及其他(或未知)物质所致的精神障碍，则不使用下列其他(或未知)物质使用障碍的编码，而是使用其他（或未知）物质所致的精神障碍编码的第四位数字来表明共病其他（或未知）物质使用障碍［参见其他（或未知）物质中毒、其他（或未知）物质戒断及特定的其他（或未知）物质所致的精神障碍的编码备注］。如果共病其他(或未知)物质所致的抑郁障碍和其他(或未知)物质使用障碍，则只给予其他（或未知）物质所致的抑郁障碍的编码，第四位数字表明共病的其他（或未知）物质使用障碍的严重程度。F19.14 为其他（或未知）物质使用障碍，伴其他（或未知）物质所致的抑郁障碍；F19.24 为中度或重度其他（或未知）物质使用障碍，伴其他（或未知）物质所致的抑郁障碍。

标注目前的严重程度/缓解情况：

F19.10 轻度：存在二至三项症状

F19.11 轻度、早期缓解；

F19.11 轻度、持续缓解。

F19.20 中度：存在四至五项症状

F19.21 中度、早期缓解；

F19.21 中度、持续缓解。

F19.20 重度：存在六项及以上症状

F19.21 重度、早期缓解；

F19.21 重度、持续缓解。

标注

如果个体既在缓解状态中，又在受控制的环境下，“在受控制的环境下”可作为缓解的进一步标注（如在受控制的环境下早期缓解，或在受控制的环境下持续缓解）。这些环境包括被密切监管且没有物质的监狱、治疗性社区和封闭式住院处。

诊断特征

其他（或未知）物质相关障碍这一诊断类别所涉及的物质不包括本章之前介绍过的各类物质；这些物质包括：酒精，咖啡因，大麻，致幻剂（苯环己哌啶及其他致幻剂），吸入剂，阿片类物质，镇静剂、催眠药或抗焦虑药，兴奋剂，烟草。其他（或未知）物质相关障碍所涉及的物质包括：合成类固醇、非甾体抗炎药、皮质醇、抗帕金森病药物、抗组胺药、一氧化二氮、亚硝酸异戊酯、亚硝酸丁酯、亚硝酸异丁酯、槟榔（许多地区的个体通过咀嚼槟榔获得轻微的愉悦感和漂浮感）、卡瓦（来自南太平洋的胡椒科植物）。需要注意的是，气态物质只有在属于烃制剂时才会被划分为吸入剂这一类别，其他气体物质（包括一氧化二氮）则被划分为其他（或未知）物质。未知物质的相关障碍与未确认的物质有关，如个体无法确认引起中毒的毒品，或物质使用障碍涉及新的未确定的黑市毒品，或用假的名称非法贩卖人们所熟悉的毒品。

需要注意的是，如果某种物质属于某一物质类别，应根据其归属的物质类别对其进行编码，不应被纳入其他物质类别中。例如，将合成大麻素归为大麻类物质，将丙泊酚归为镇静剂、催眠药或抗焦虑药，将卡西酮（包括 khât 植物药剂和合成的化学衍生物）归为兴奋剂。

其他（或未知）物质使用障碍是一种精神障碍，有该障碍的个体反复使用其他或未知物质，尽管个体知道该物质引起了严重的问题，但仍然继续使用。这些问题反映在其他（或未知）物质使用障碍的诊断标准中。当物质是已知的，但不属于上述九种物质类别中的任何一种时，障碍的名称应体现该物质，如记录为“一氧化二氮使用障碍”，并使用其他（或未知）物质使用障碍的编码。

相关特征

下列情况中的任何一项都有助于支持其他（或未知）物质使用障碍的诊断，包括：个体所涉及的物质不在物质相关及成瘾障碍所列的九种类别中；中毒反复出现，且标准毒品测试（可能无法测试新物质或罕见的物质）的结果为阴性；个体存在新近出现在个体所在社区中的不明物质所造成的典型症状。

某些人群中的成员可以接触到一氧化二氮（又被称为“笑气”），这可能与个体频繁使用该物质有关，并可能与一氧化二氮使用障碍的诊断有关。这种气体是一种麻醉剂，这会导致该气体被一些医疗人员和牙科专业人员滥用。这种气体也可作为商品推进剂（如鲜奶油分配器），这会导致该气体被一些食品服务工作者滥用。青少年和年轻成人对一氧化二氮的滥用较为显著，一些频繁使用一氧化二氮的个体可能出现严重的医学并发症和精神障碍，包括脊髓神经病变、脊髓亚急性联合变性、周围神经病变和各类精神障碍。

男同性恋者和青少年（特别是有品行障碍的个体）经常使用亚硝酸异戊酯、亚硝酸丁酯和亚硝酸异丁酯（和类似的）气体。

物质使用障碍通常与自杀风险增加有关，暂未发现其他（或未知）物质使用障碍所特有的自杀风险因素。

患病率

由于相关数据极为有限，大多数其他（或未知）物质使用障碍的患病率可能低于上述九种物质使用障碍的患病率。某些气体物质的使用率较低（美国家庭人口调查数据显示，在 12 岁及以上个体中，一氧化二氮使用障碍的终身患病率约为 4.6%，亚硝酸盐使用障碍的终身患病率约为 2.5%），但尚不清楚使用模式符合使用障碍的频率。

发展与病程

没有单一的发展与病程模式能够体现其他（或未知）物质使用障碍的典型的药理学变化。当某个未知物质最终被确定时，未知物质使用障碍通常会被重新分类。

风险与预后因素

其他（或未知）物质使用障碍的风险与预后因素和其他大多数物质使用障碍相似。例如，个体及其家人的其他物质使用障碍、品行障碍或反社会型人格障碍，早期出现的物质使用问题，物质在个体环境中的易得性，儿童期受虐待或儿童期创伤，有限的早期自我控制与行为脱抑制。

与文化相关的诊断问题

某些文化可能与其他（或未知）物质使用障碍有关，这些文化涉及文化区域内的特定本土物质，如槟榔。

诊断标志物

尿液、呼吸或唾液测试可以正确地识别被错误地作为新产品出售的常用物质，但常规临床测试通常无法识别不常见的物质或新的物质，这可能需要专门的实验室测试。

鉴别诊断

不符合其他（或未知）物质使用障碍的诊断标准的其他（或未知）物质使用：未知物质使用在青少年中并不少见，但大多数个体的使用情况在过去 12 个月中并不符合两项及以上其他（或未知）物质使用障碍的诊断标准。

物质使用障碍：其他（或未知）物质使用障碍可能与前面所介绍的九种物质使用障碍中的任何一种同时发生，并且这些障碍的症状可能是相似的或重叠的。询问个体哪些症状在不使用其中一些物质期间仍持续存在对明确症状模式有所帮助。

其他（或未知）物质中毒、其他（或未知）物质戒断与其他（或未知）物质所致的精神障碍：临床工作者应将其他（或未知）物质使用障碍与其他（或未知）物质中毒、其他（或未知）物质戒断、其他（或未知）物质所致的精神障碍（如皮质类固醇所致的双相及相关障碍）相区分。其他（或未知）物质使用障碍是对其他（或未知）物质的有问题的使用模式的描述，其涉及个体对物质使用的控制受损、归因于物质使用的社会损伤、物质的危险性使用（如在有医学并发症的情况下仍继续使用）和药理学症状（产生耐受性或戒断）。其他（或未知）物质中毒、其他（或未知）物质戒断和其他（或未知）物质所致的精神障碍是个体在重度使用的背景下出现的精神疾病综合征。其他（或未知）物质中毒、其他（或未知）物质戒断和其他（或未知）物质所致的精神障碍可能发生在有其他（或未知）物质使用障碍的个体中；在这种案例中，除了给予其他（或未知）物质使用障碍的诊断外，还应额外给予其他（或未知）物质中毒、其他（或未知）物质戒断或其他（或未知）物质所致的精神障碍的诊断，并在诊断编码中注明这些障碍的存在。

共病

各类物质使用障碍通常相互共病，其中也包括其他（或未知）物质使用障碍。各类物质使用障碍也通常与青少年期出现的品行障碍和反社会型人格障碍共病。

其他（或未知）物质中毒

诊断标准

A. 个体因近期摄入（或接触）一种在其他地方未被列出的物质或未知的物质而出现一种可逆的特定物质综合征。
B. 在使用此物质的过程中或不久后，由于此物质影响了中枢神经系统，个体出现显著的有临床意义的问题行为或心理变化（如运动协调性受损、精神运动性激越或迟缓、欣快、焦虑、好斗、心境不稳定、认知损害、判断力受损、社交退缩）。
C. 这些体征或症状不能归因于其他躯体疾病，也不能用其他精神障碍（包括其他物质中毒）来更好地加以解释。

标注如果是：

伴感知紊乱：在幻觉（通常为视觉或触觉）伴完整的现实感测试时，或听觉、视觉、触觉的错觉出现在无谵妄时使用此标注。

编码备注：ICD-10-CM 编码基于是否共病涉及同类物质的其他（或未知）物质使用障碍，以及是否伴有感知紊乱。

对于其他（或未知）物质中毒，无感知紊乱：如果共病轻度其他（或未知）物质使用障碍，ICD-10-CM 编码为 F19.120；如果共病中度或重度其他（或未知）物质使用障碍，ICD-10-CM 编码为 F19.220；如果不共病其他（或未知）物质使用障碍，ICD-10-CM 编码为 F19.920。

对于其他（或未知）物质中毒，伴感知紊乱：如果共病轻度其他（或未知）物质使用障碍，ICD-10-CM 编码为 F19.122；如果共病中度或重度其他（或未知）物质使用障碍，ICD-10-CM 编码为 F19.222；如果不共病其他（或未知）物质使用障碍，ICD-10-CM 编码为 F19.922。

注：若想了解其他（或未知）物质中毒的风险与预后因素、与文化相关的诊断问题和诊断标志物，可参见其他（或未知）物质使用障碍的相应部分。

诊断特征

其他（或未知）物质中毒出现在物质使用过程中或不久后，有该障碍的个体会出现有临床意义的问题行为或心理变化。其他（或未知）物质中毒所涉及的物质不属于上述九种物质，或属于未知物质。如果该物质是已知的，则该物质应体现在障碍名称中（如“卡瓦酒中毒”）。

其他（或未知）物质中毒的诊断标准在应用上非常具有挑战性。诊断标准 A 要求个体出现一种可逆的特定物质综合征，但如果该物质是未知的，那么该综合征通常也是未知的。为了解决这一冲突，临床工作者可询问个体或侧面了解病史，了解个体是否在使用了有相同“街头名”或来源相同的物质后出现了相似的症状。同样地，医院急诊室有时在数天后才能识别出某个严重的、不熟悉的中毒综合征的诸多表现(源自一种新近获得的先前未知的物质)。因为可导致中毒的物质是多种多样的，所以诊断标准B只能提供一些泛泛的中毒的体征与症状的示例，并未提供诊断所需的症状数量的阈值，临床工作者可通过临床判断作出诊断。诊断标准C要求临床工作者排除个体的其他躯体疾病、精神障碍或中毒。

患病率

尚不清楚其他（或未知）物质中毒的患病率。

发展与病程

中毒症状通常在物质使用后的数分钟到数小时内出现，并随后达到高峰，但中毒的起病和病程因物质和使用途径的不同而有所不同。一般来说，如果个体通过肺部吸入和静脉注射的方式使用物质，起效速度最快；如果个体通过口腔摄入物质，并且物质需要代谢为活性成分，起效速度就会很慢（如食用某种蘑菇的个体在数天后才出现致命性中毒的第一个体征）。中毒效应通常在数小时到数天内消退。然而，在一些情况下，一些麻醉气体在个体停止使用后的数分钟就能彻底在体内消失，如一氧化二氮。另一种极端是，一些“肇事逃逸”的中毒物质会毒害人体系统，造成永久的损害。例如，1-甲基-4-苯基-1,2,3,6-四氢吡啶（MPTP）是某种合成阿片类物质的副产品污染物，寻求阿片类物质中毒的个体在使用MPTP后，身体中的多巴胺细胞会被杀死，MPTP还会使个体患上永久性的帕金森综合征。

其他（或未知）物质中毒的功能性后果

任何物质中毒所造成的损害都可能造成严重后果，包括工作表现不佳、社交轻率、人际交往困难、不能履行角色义务、造成交通事故、打架、行为风险高(如无保护措施的性行为)，以及过量服用物质 / 药物。不同的物质通常有不同的后果模式。

鉴别诊断

不符合其他（或未知）物质中毒诊断标准的其他（或未知）物质使用：个体使用了其他（或未知）物质，但剂量不符合其他（或未知）物质中毒的诊断标准。

物质中毒或其他物质 / 药物所致的精神障碍：人们常见的物质可能被作为新产品在黑市上贩卖，个体可能因使用这些物质而中毒。病史、毒理学筛查或针对该物质进行的化学测试可能有助于明确具体物质。其他物质中毒不同于其他物质 / 药物所致的精神障碍（如皮质类固醇所致的焦虑障碍)，因为后者的症状（如焦虑）通常超过与特定物质中毒的相关症状（如果已知)，在临床表现中占主导地位，并且严重到引起临床关注。

损害脑功能和认知的其他毒性、代谢性、创伤性、肿瘤性、血管性或传染性障碍：多种神经性疾病和其他躯体疾病可能产生与快速发生的中毒相似的体征和症状，包括诊断标准 B 中的示例。尽管有些自相矛盾，但毒品戒断也必须被排除，如昏睡可能是一种毒品戒断或另一种毒品中毒的表现。

共病

和所有的物质相关障碍一样，青少年期出现的品行障碍、反社会型人格障碍和其他物质使用障碍倾向于与其他（或未知）物质中毒同时出现。

其他（或未知）物质戒断

诊断标准

A. 在大量和长期使用此物质后停止（或减少）使用。

B. 个体在停止（或减少）使用此物质不久后出现特定物质综合征。

C. 特定物质综合征引起显著的有临床意义的痛苦，或导致社交、职业或其他重要功能受损。

D. 这些症状不能归因于其他躯体疾病，也不能用其他精神障碍（包括其他物质戒断）来更好地加以解释。

E. 所涉及的物质无法被归入任何其他类别（酒精，咖啡因，大麻，阿片类物质，镇静剂、催眠药或抗焦虑药，兴奋剂，烟草）中或是人们所未知的。

标注如果是:

伴感知紊乱：在幻觉伴完整的现实感测试时，或听觉、视觉、触觉的错觉出现在无谵妄时使用此标注。

编码备注：ICD-10-CM 编码基于是否共病其他（或未知）物质使用障碍，以及是否伴有感知紊乱。

对于其他（或未知）物质戒断，无感知紊乱：如果共病轻度其他（或未知）物质使用障碍，ICD-10-CM 编码为 F19.130；如果共病中度或重度其他（或未知）物质使用障碍，ICD-10-CM 编码为 F19.230；如果不共病其他（或未知）物质使用障碍 [如仅在适当的医疗监管下使用其他（或未知）物质]，ICD-10-CM 编码为 F19.930。

对于其他（或未知）物质戒断，伴感知紊乱：如果共病轻度其他（或未知）物质使用障碍，ICD-10-CM 编码为 F19.132；如果共病中度或重度其他（或未知）物质使用障碍，ICD-10-CM 编码为 F19.232；如果不共病其他（或未知）物质使用障碍 [如仅在适当的医疗监管下使用其他（或未知）物质]，ICD-10-CM 编码为 F19.932。

注：若想了解其他（或未知）物质戒断的风险与预后因素和诊断标志物，可参见其他（或未知）物质使用障碍的相应部分。

诊断特征

其他（或未知）物质戒断是一种有临床意义的综合征，该综合征出现在减少或停止物质使用的过程中或数小时到数天内（诊断标准A和B）。尽管个体停止使用或使用剂量减少在病史中是清晰的，但如果该物质是未知的，其他诊断程序则非常具有挑战性。诊断标准B要求个体出现特定物质综合征（即个体的体征和症状必须与由最近停止使用的物质所导致的已知的戒断综合征相对应），未知物质很难符合这一要求。因此，当信息有限时，临床工作者应通过临床判断作出诊断。诊断标准D要求临床工作者排除其他躯体疾病、精神障碍或熟悉的物质戒断。当该物质是已知的，物质名称应体现在障碍名称中（如“槟榔戒断”）。

患病率

尚不清楚其他（或未知）物质戒断的患病率。

发展与病程

戒断体征通常在停止使用物质后的数小时内出现，但戒断的起病与病程变化很大，这取决于个体的日常使用剂量和特定物质从体内排出的速度。在最严重时，一些物质戒断的症状只会造成个体中等水平的不适，而一些物质的戒断症状可能是致命的。与戒断有关的烦躁不安经常导致个体恢复对物质的使用。戒断症状在数天、数周或数月后逐渐减轻，个体的缓解程度取决于特定物质和个体的耐受剂量。

其他（或未知）物质戒断的功能性后果

任何物质戒断都可能造成严重后果，其后果包括：躯体体征和症状（如萎靡不振、生命体征变化、腹痛、头痛）、强烈渴求毒品、焦虑、抑郁、激越、精神病性症状或认知损害。这些后果可能使个体工作表现不佳、人际交往困难、无法履行角色义务、出现交通事故、打架、出现高风险行为（如无保护措施的性行为）、出现自杀企图或服用过量的物质/药物。不同的物质通常有不同的后果模式。

鉴别诊断

过度使用后减少使用剂量，但不符合其他（或未知）物质戒断的诊断标准：个体使用其他（或未知）物质，但使用剂量不符合其他（或未知）物质戒断的诊断标准。

物质戒断或其他物质/药物所致的精神障碍：常见的物质可能被作为新产品在黑市上贩卖，当停止使用这些物质时，个体可能出现物质戒断。病史、毒理学筛查或针对该物质进行的化学测试可能有助于识别物质。其他物质戒断与其他物质/药物所致的精神障碍（如于戒断期间发生的文拉法辛所致的焦虑障碍）不同，因为后者的症状（如焦虑）通常超过特定物质戒断的相关症状（如果已知），在临床表现中占主导地位，并且严重到需要引起临床关注。

损害脑功能和认知的其他毒性、代谢性、创伤性、肿瘤性、血管性或传染性障碍：多种神经性疾病和其他躯体疾病可能产生与快速发生的戒断类似的体征和症状。尽管有些自相矛盾，但毒品中毒也必须被排除，如昏睡可能是一种毒品戒断或另一种毒品中毒的表现。

共病

和所有物质相关障碍一样，青少年期出现的品行障碍、反社会型人格障碍和其他物质使用障碍可能与其他（或未知）物质戒断同时出现。

其他（或未知）物质所致的精神障碍

因为其他（或未知）物质这一类别在本质上是不清晰的，所以由其所导致的精神障碍的程度和范围是不确定的。然而，其他（或未知）物质所致的精神障碍是有可能出现的，且本手册已对那些与它们具有类似临床表现的其他障碍进行了描述（参见这些章节中的物质 / 药物所致的精神障碍）。这些障碍包括：其他（或未知）物质所致的精神病性障碍（参见“精神分裂症谱系及其他精神病性障碍”）、其他（或未知）物质所致的双相及相关障碍（参见“双相及相关障碍”）、其他（或未知）物质所致的抑郁障碍（参见“抑郁障碍”）、其他（或未知）物质所致的焦虑障碍（参见“焦虑障碍”）、其他（或未知）物质所致的强迫症（参见“强迫及相关障碍”）、其他（或未知）物质所致的睡眠障碍（参见“睡眠-觉醒障碍”）、其他（或未知）物质所致的性功能失调（参见“性功能失调”）和其他（或未知）物质所致的轻度或重度神经认知障碍（参见“神经认知障碍”）。了解其他（或未知）物质所致的中毒性谵妄、其他（或未知）物质所致的戒断性谵妄，以及按医嘱服用其他（或未知）物质所致的谵妄，可参见“神经认知障碍”一章中谵妄的诊断标准和相关讨论。只有当症状严重到需要独立的临床关注时，才能给予其他（或未知）物质所致的精神障碍的诊断，而不是给予其他（或未知）物质中毒或其他（或未知）物质戒断的诊断。

未特定的其他（或未知）物质相关障碍

F19.99

此类型适用于那些具备其他（或未知）物质相关障碍的典型症状，且引起显著的有临床意义的痛苦，或导致社交、职业或其他重要功能受损，但未能符合任何一种特定的其他（或未知）物质相关障碍或物质相关障碍诊断类别中任何一种障碍的全部诊断标准的情况。

非物质相关障碍

赌博障碍

诊断标准 F63.0

A. 个体有持久而反复的有问题的赌博行为，引起显著的有临床意义的损害和痛苦，个体在12个月内出现下列表现中的至少四项：
  1. 在赌博中通过加大赌注获得预期的兴奋感。
  2. 在试图减少或停止赌博时出现坐立不安或易激惹的表现。
  3. 试图反复控制、减少或停止赌博并付出过努力，但并未成功。
  4. 沉湎于赌博（如不断地重温过去的赌博经历、教训，计划下一次赌博，想尽办法获得金钱去赌博）。
  5. 经常在感到痛苦（如无助、内疚、焦虑、抑郁）时赌博。
  6. 在赌博输钱后，经常想在另一天把钱再赢回来（追回损失）。
  7. 在参与赌博的程度方面对他人撒谎。
  8. 赌博损害了个体的重要关系，使个体失去工作机会、教育机会或职业机会。
  9. 依靠他人提供的金钱来缓解赌博造成的严重财务状况。

B. 赌博行为不能用躁狂发作来更好地加以解释。

标注如果是：

阵发性：符合诊断标准的次数超过1次，症状在赌博障碍未发作时有所缓解（至少数月）。

持续性：症状持续符合诊断标准（持续数年）。

标注如果是：

早期缓解：先前符合赌博障碍的全部诊断标准，但在至少3个月内（不超过12个月）不符合赌博障碍的任何一条诊断标准。

持续缓解：先前符合赌博障碍的全部诊断标准，在12个月内（或更长时间）不符合赌博障碍的任何一条诊断标准。

标注目前的严重程度：

轻度：符合四至五项标准；

中度：符合六至七项标准；

重度：符合八至九项标准。

注：尽管一些不涉及物质摄入的行为问题与物质相关障碍相似，但只有赌博障碍可列入该部分。

标注

赌博障碍的严重程度取决于个体符合诊断标准的条目数量。有轻度赌博障碍的个体可能有四至五项诊断标准中的表现，最常出现的表现通常与沉湎于赌博和追回损失相关。有中度赌博障碍的个体有更多（即六至七项）符合诊断标准的表现。有重度赌博障碍的个体有全部或大部分诊断标准中的表现（即八至九项）。最不经常出现的表现是个体因赌博而使人际关系受损并失去职业机会，以及依赖他人提供的钱款弥补赌博的损失，有较为严重的赌博障碍的个体最常出现这些表现。因赌博障碍而寻求治疗的个体通常有中度到重度的障碍。

诊断特征

赌博的个体用一些有价值的东西冒险，并希望获得更有价值的东西。在许多文化中，人们会在游戏或事件中打赌，这些行为大多不存在问题，但一些个体因与赌博障碍相关的问题而显著受损。赌博障碍的核心特征是个体存在持续且反复的适应不良的赌博行为，该行为对个体、家庭和 / 或职业发展造成影响，有赌博障碍的个体在 12 个月内有诊断标准 A 所列出的表现中的至少四项（诊断标准 A）。

有该障碍的个体可能出现追回损失的行为模式，这些个体对赌博有迫切的需求（通常加大赌注或冒更大的风险），他们想通过赌博挽回一个损失或一系列损失。个体可能放弃自己的赌博策略，并试着把输掉的钱一次性赢回来。尽管许多赌博者可能在短期内有较为常见的追回损失的行为，但长期的追回损失的行为是赌博障碍的典型特征（诊断标准 A6）。个体可能对家人、治疗师或其他人说谎，以掩盖参与赌博的程度，这种欺骗可能包括但不限于通过伪造、欺诈、盗窃或挪用等违法行为获得赌博所需的钱款（诊断标准 A7）。个体也可能会出现紧急求助的行为，他们会通过向家人或其他人求助来缓解赌博造成的严重财务状况（诊断标准 A9）。

在某些案例中，赌博障碍诊断标准中的表现可能是服用多巴胺能药物（如用于治疗帕金森病的药物）的直接生理后果。如果这些症状是由药物引起的，有这些症状的个体将被诊断为赌博障碍。

相关特征

有赌博障碍的个体可能存在思维扭曲（如否认、迷信、对偶发事件的结果有力量感和控制感、过度自信）的表现。许多有赌博障碍的个体相信，钱款既是他们问题的起因，又是解决问题的办法。一些有赌博障碍的个体是冲动的、竞争性的、精力充沛的、坐立不安的和容易厌烦的；他们可能过度在意他人的认同，并可能在赢钱后过度慷慨，甚至达到奢侈的程度。还有一些有赌博障碍的个体是抑郁的、孤独的，他们可能会在无助、内疚或抑郁时赌博。

患病率

在美国的一般人群中，赌博障碍的患病率约为 0.2% ～ 0.3%；国际研究数据显示，赌博障碍的患病率约为 0.1% ～ 0.7%。在美国的一般人群中，赌博障碍的终身患病率约为 0.4% ～ 1%。女性的终身患病率约为 0.2%，男性的终身患病率约为 0.6%。DSM-5 赌博障碍的 12 个月患病率在美国不同民族 / 种族群体中存在差异，非裔美国人的 12 个月患病率为 0.52%，拉丁裔的 12 个月患病率为 0.25%，非拉丁裔白人的 12 个月患病率为 0.23%。

发展与病程

赌博障碍可能起病于青少年期或成人早期，也可能出现在成人中期甚至成人晚期。一般来说，赌博障碍在发作数年后出现，女性的发展速度似乎快于男性。美国和加拿大的数据显示，大多数有赌博障碍的个体的赌博频率和赌注有逐渐增加的趋势。当然，轻度的赌博障碍会发展为较严重的赌博障碍。尽管有赌博障碍的个体会参与许多形式的赌博，但大多数个体会报告一两种对他们影响最大的赌博形式，个体参与某种形式的赌博（如每日购买刮开式彩票）的频率可能比参与其他形式的赌博（如每周在赌场玩老虎机或二十一点）的频率更高。在所有的赌博障碍的案例中，赌博频率与赌博形式的相关性高于赌博频率与严重程度的相关性。例如，每日购买 1 张刮开式彩票可能问题不大，而频率较低的赌场赌博、体育赌博或纸牌赌博可能是赌博障碍的表现。同样地，临床工作者不能依据花在赌注上的钱款数量的大小来判断个体是否有赌博障碍。一些个体每月下注几千美金，但没有赌博问题；一些人可能下注数量很小，但有显著的与赌博相关的问题。

赌博模式可以是规律性的或阵发性的，赌博障碍可以持续或缓解。在应激或抑郁期间和物质使用或守戒期间，赌博行为可能增加。个体可能处于严重赌博阶段、完全守戒阶段、非问题性赌博阶段。赌博障碍有时与自发的长期缓解有关。不过，一些个体低估了自己的易患性，赌博障碍在病情缓解后复发。如果个体处在缓解期，他们可能会错误地认为自己在控制赌博方面没有问题。他们可能进行不存在问题的赌博，但这些赌博行为会导致赌博障碍复发。

与年轻女性相比，赌博障碍的早期表现在年轻男性（18 ～ 21 岁）中更为常见。青年时开始赌博的个体通常与家人或朋友一起赌博。较早起病的赌博障碍似乎与冲动和物质滥用有关。互联网赌博与青年参与的危险的、有问题的赌博有关，个体可能以一种更孤立的（非同伴）方式参与赌博。一些视频游戏的特征（如装有随机奖品的战利品盒或战利品箱，其价值或吸引力可能较高或较低）与赌博行为的特征相似，并且可能影响赌博障碍的病程。随着时间的推移，许多有赌博障碍的高中生和大学生不再出现该障碍，但对一些个体来说，赌博障碍可能成为终身的问题。与男性相比，中年或晚年起病的赌博障碍在女性中更为常见。

赌博活动的形式和赌博障碍的患病率存在年龄和性别方面的差异。在美国，与老年人相比，赌博障碍在年轻人和中年人中更常见。在美国青年人（18 ～ 21 岁）中，与青年女性相比，这种障碍在青年男性中更普遍。年轻个体更喜欢不同形式的赌博（如体育博彩），而老年人更有可能玩老虎机和宾果赌博游戏。在美国各年龄群体中，因赌博障碍寻求治疗的比例都比较低，年轻个体特别不愿意寻求治疗。

风险与预后因素

气质的：从儿童期或青少年早期开始赌博与赌博障碍的患病率上升有关。赌博障碍似乎也与反社会型人格障碍、抑郁障碍、双相障碍及其他物质使用障碍（特别是酒精使用障碍）有关。

遗传与生理的：赌博障碍具有家族性，该效应似乎与环境因素和遗传因素有关。与异卵双生子相比，赌博障碍在同卵双生子中更为常见。与普通人群相比，有中度到重度酒精使用障碍的个体的一级亲属更容易出现赌博障碍。

病程影响因素：随着时间的推移，许多个体（包括青少年和年轻成人）的与赌博障碍有关的问题会逐渐得到解决，尽管先前的赌博问题是未来出现赌博障碍的强烈预兆。注意缺陷 / 多动障碍和焦虑障碍与赌博障碍起病风险增加相关，也与赌博障碍症状的持续时间相关。

与文化相关的诊断问题

有不同文化背景的个体和不同民族 / 种族群体倾向于参加不同类型的赌博活动（如牌九、斗鸡、二十一点、赛马）。加拿大、新西兰和美国的一些原住民有很高的患病率，这可能与有限的经济机会相关。与来到美国的第一代移民相比，于美国出生的个体的患病率更高。不同民族 / 种族群体对特定的障碍诊断标准有不同的看法。例如，在有赌博障碍的个体中，与其他群体相比，亚裔美国人可能更不愿意承认自己沉湎于赌博（诊断标准 A4），而非裔美国人和拉丁裔美国人更可能承认自己有反复的、失败的控制赌博的尝试行为（诊断标准 A3）。

与性和性别相关的诊断问题

男性出现赌博障碍的概率高于女性，但这种性别差异可能正在缩小。来自寻求治疗人群的数据表明，女性在开始赌博后可能会更快地出现赌博问题，尽管一般人群数据表明，男性发展为赌博障碍的速度更快。尽管女性比男性更早寻求治疗，但美国全国调查显示，无论是男性还是女性，有赌博障碍的个体寻求治疗的比例都很低（小于 10%）。

对女性而言，赌博可能是一种应对负性情绪的不良方式，而男性参与赌博更多是为了获得刺激。与男性相比，女性可能会体验到更多的与赌博有关的羞耻感。与女性相比，男性更倾向于在不同形式的赌博中下注，纸牌赌博、体育赌博和赛马赌博在男性中更流行，而老虎机和宾果赌博在女性中更流行。与有赌博障碍的男性相比，有赌博障碍的女性更容易患抑郁障碍、双相障碍和焦虑障碍。

与自杀想法或行为的相关性

美国的一项研究表明，在康涅狄格州接受赌博障碍治疗的个体中，多达半数的个体报告有自杀想法，约 17% 的个体报告有自杀企图。瑞典的一项全国性登记研究表明，在 20 ～ 74 岁的个体中，有赌博障碍的个体的自杀死亡率是没有赌博障碍的个体的 16 倍。

赌博障碍的功能性后果

赌博障碍可能对个体的心理社会功能、躯体健康和精神健康产生不利影响。有赌博障碍的个体可能因为参与赌博而使重要人际关系受损。有这些问题的个体可能向他人反复说谎，以掩饰参与赌博的程度，或为了赌博或还赌债而向他人要钱。赌博障碍也会对工作或教育产生不利影响。缺勤、工作表现不佳或学业表现不佳等表现会出现在有赌博障碍的个体中，因为这些个体可能在工作或上学时间赌博。在美国，有赌博障碍的个体的总体健康状况欠佳，并且接受医疗服务的比例较高。

鉴别诊断

非障碍性赌博：临床工作者必须将赌博障碍与职业性赌博或社交性赌博相区分。参与职业性赌博的个体是训练有素的，所以他们所承担的风险是有限的。一些个体经常与朋友或同事进行社交性赌博，这种赌博行为持续时间较短，由其所带来的损失是个体可以承受的。一些个体会出现与赌博有关的问题（如短期的追回损失的行为、失控），但其表现并不符合赌博障碍的全部诊断标准。

躁狂发作：失去判断力和过度赌博可能出现在躁狂发作期间。只有当赌博行为不能用躁狂发作来更好地进行解释时（如个体在未出现躁狂发作时有不良的赌博行为），才能给予赌博障碍的额外诊断。有赌博障碍的个体可能在赌博期间出现类似躁狂发作的行为，但个体一旦远离赌博，这些躁狂的相关特征就会消失。

人格障碍：赌博问题可能出现在有反社会型人格障碍及其他人格障碍的个体中。如果个体同时符合两种障碍的诊断标准，则可以给予两种诊断。

多巴胺能药物所致的与赌博相关的症状：一些使用多巴胺能药物的个体（如有帕金森病的个体）可能有赌博的冲动，这种赌博冲动可能是令人痛苦的，严重时个体的表现符合赌博障碍的诊断标准。在这种案例中，给予赌博障碍的诊断是合理的。

共病

赌博障碍与总体健康状况欠佳有关。此外，当其他物质使用障碍（包括烟草使用障碍）的病情得到控制时，与普通人群相比，有赌博障碍的个体更容易出现某些特定的躯体体征或症状，如心动过速和心绞痛。美国国家调查显示，有赌博障碍的个体更容易出现其他精神障碍，如物质使用障碍、抑郁障碍、焦虑障碍和人格障碍。对于一些个体来说，其他精神障碍的起病时间可能早于赌博障碍。在个体出现赌博障碍期间，其他精神障碍可能会消失，也可能继续存在。赌博障碍的起病时间也可能早于其他精神障碍，特别是双相及相关障碍、焦虑障碍和物质使用障碍。美国的一项全国性调查显示，约四分之三的有赌博障碍和其他精神障碍的个体在赌博障碍出现之前有其他精神方面的问题。

神经认知障碍

神经认知障碍（NCD）始于谵妄，接着是重度或轻度神经认知障碍综合征和它们的病因学的亚型。重度或轻度神经认知障碍的亚型是：由阿尔茨海默病所致的神经认知障碍，血管性神经认知障碍，神经认知障碍伴路易体，由帕金森病所致的神经认知障碍，额颞叶神经认知障碍，由创伤性脑损伤所致的神经认知障碍，由 HIV 感染所致的神经认知障碍，物质 / 药物所致的神经认知障碍，由亨廷顿病所致的神经认知障碍，由朊病毒病所致的神经认知障碍，由其他躯体疾病所致的神经认知障碍，由多种病因所致的神经认知障碍和未特定的神经认知障碍。神经认知障碍的类别包括主要临床缺陷为认知功能的一组障碍，且是获得性的而非发育性的。尽管认知缺陷在许多精神障碍（如精神分裂症、双相障碍）中存在，但只有其核心特征为认知障碍的才被包括在神经认知障碍的类别中。神经认知障碍认知功能的损害并非自出生后或在非常早年的生活中就存在，因此它代表先前已经获得的功能水平的衰退。

神经认知障碍在 DSM-5 的类别中是独特的，因为这些综合征的基础病理和病因经常可能被确定。不同的基础疾病实体都已被广泛研究，也是基于临床经验的，以及在诊断标准方面达成了专家共识。这些障碍的 DSM-5 诊断标准是每一组疾病实体的专家组密切磋商的结果，并且尽可能地与目前每一种疾病的共识性诊断标准相一致。潜在的生物标志物的使用也在相关的诊断中被探讨。痴呆被替换为新命名的疾病实体*重度神经认知障碍*，尽管病因学的亚型仍然包括*痴呆*的术语，且在那里此术语是标准的。而且，DSM-5 认可不太严重的认知障碍，*轻度神经认知障碍*，它也可以是服务的焦点。本章提供了这两个综合征实体的诊断标准，接着是对不同病因学亚型的诊断标准。数种神经认知障碍经常彼此共同存在，它们的关系在不同章节的小标题下可能被多次描述，包括"鉴别诊断"（如由阿尔茨海默病所致的神经认知障碍与血管性神经认知障碍），"风险与预后因素"（如血管性病理增加了阿尔茨海默病的临床表现），和 / 或"共病"（如混合性阿尔茨海默病-血管性病理）。

为了其连续性，术语*痴呆*被保留在 DSM-5 中，在临床工作者和患者都熟悉这个术语的场所可能被使用到。尽管对于像退行性痴呆这样的障碍而言，痴呆是习惯性术语，它通常影响老年人，而术语*神经认知障碍*则被更广泛地使用，它往往被用来描述那些影响年轻个体的障碍，如继发于创伤性脑损伤或 HIV 感染的损害。而且，重度神经认知障碍的定义比术语*痴呆*更广泛，个体在单一功能领域的显著下降可以使用该诊断，而 ICD-10 和 ICD-11（以及之前的 DSM-Ⅳ）中的痴呆诊断需要有多个认知缺陷。因此，符合 ICD-10 和 ICD-11（以及之前的 DSM-Ⅳ）诊断为记忆障碍（无其他认知缺陷的记忆损害）的案例在DSM-5中被诊断为重度神经认知障碍。

神经认知领域

不同的NCD的诊断标准均基于明确的认知领域。表1为每个关键领域提供了操作定义、症状的实例或对日常活动损害的观察以及评估的实例。由此，明确的领域与临床阈值的准则一起，构成了NCD、它们的程度及其亚型的诊断基础。

表1　神经认知领域

认知领域	症状或观察的实例	评估的实例
复杂的注意力（持续性注意力、分配性注意力、选择性注意力、信息加工速度）	重度：在多重刺激源的环境中困难增加（电视、广播、对话）；在竞争性事件的环境中容易分神。除非输入源是局限的和简单的，否则不能集中注意力。难以记住新信息，如回忆刚被给予的电话号码或地址，或报告刚才所说的内容。无法进行心算。所有的思考都需要比平时更长的时间，且需要加工的内容必须被简化为一个或少数几个 轻度：完成正常的任务需要比先前更长的时间。在日常任务中开始发现失误；工作需要比先前更多的双重检查。当不存在其他竞争性事件（广播、电视、其他对话、电话、驾驶）时，思考更容易	持续性注意力：维持注意力一段时间（如每次听到声调时按下一个按钮，并维持一段时间） 选择性注意力：尽管存在竞争性刺激源和／或干扰物，仍能维持注意力，如同时听到数字和字母时，只说出字母 分配性注意力：在同一时间段内注意两个任务：学习一个阅读故事时快速叩击。如果给任何一项任务定时的话，其信息加工速度都可以被量化（例如，完成组块设计的时间；匹配数字和符号的时间；反应速度，如数数的速度或连续减3的速度）
执行功能（计划、决策、工作记忆、反馈／错误利用，克服习惯/抑制，心理／认知灵活性）	重度：放弃复杂的项目。一段时间只能专注于一项任务。计划日常生活的重要活动或作决定时依赖他人 轻度：完成多阶段的任务需要作出更多努力。处理多重任务的难度增加，或被访客或电话打断后难以恢复一个任务。可能抱怨由于组织、计划和作决定需要额外的努力而引起疲劳感。可能报告在大型社交聚会中，由于追随话题转换需要额外努力而感到更费力和更少的愉悦感	计划：找到迷宫出口的能力；解释连续的图片或物体的安排 决策：评估面对竞争性替代品，进行决策过程的任务表现（如模拟赌博） 工作记忆：将信息保持一个短暂的时期和进行操作的能力（如将列表数字相加或反向重复一系列的数字或字词） 反馈／错误利用：从反馈中找到解决问题规则的推理能力 克服习惯／抑制：选择更复杂、更需努力的正确的解决方案的能力（如看向箭头所示相反的方向；说出一个字的字体颜色而非说出这个字） 心理／认知灵活性：在两个概念、任务或反应规则之间变换的能力（例如，从数字到字母，从语言到按键反应，从累加数字到数字排序，从按大小排列物品到按颜色排列物品）
学习和记忆［瞬时记忆、近期记忆（包括自由回忆、线索回忆和识别记忆）、长期记忆（语义记忆、自传记忆）、内隐学习］	重度：经常在同一个对话中，自我重复。无法记住购物时简短的物品清单或当天的计划。需要频繁提醒以适应手边的任务 轻度：难以回忆起最近发生的事件，且越来越依赖列表或日历。偶尔需要提醒或重新阅读以跟踪一个电影或小说的角色。偶尔可能会在数周内对同一个人自我重复。无法记住账单是否已经支付	瞬时记忆：重复一个列表的字母或数字的能力。注：瞬时记忆有时归入工作记忆（参见“执行功能”） 近期记忆：评估编码新信息的过程（如单词列表、简短的故事或画图）。检验近期记忆包括：①自由回忆（被要求尽可能多地回忆一个故事中的字、图表或内容）；②线索回忆（通过提供的语义线索帮助被试回忆，如“列出所有清单上的食物项目”或“说出故事中所有儿童的名字”）；③识别记忆（向被试询问特定的条目，如“列表上有‘苹果’吗？”

续表

认知领域	症状或观察的实例	评估的实例
	注：除了严重型的重度 NCD，与近期记忆相比，其语义记忆、自传记忆和内隐记忆相对完整	或“你看到这幅图表或图像了吗？”） 其他记忆方面的评估包括语义记忆（记忆事实）、自传记忆（与个人事件或人有关的记忆）、内隐（程序）学习（无意识的学习技能）
语言［表达性语言（包括命名、找词、流畅性以及语法和句法）和感受性语言］	重度：表达或感受语言存在显著的困难。经常使用通用的语句，如“那个东西”和“你知道我的意思”，并且更喜欢一般的代名词而不是名称。当存在严重损害时，甚至可能无法回忆起亲密朋友和家人的名字。出现特殊字词的使用、语法的错误以及自发性表达和节约性表达。出现刻板性语言；通常在缄默症之前出现模仿性和自动性语言 轻度：存在明显的找词困难。可能用一般性的字词替换特定的术语。可能避免使用熟人的特定名字。语法错误涉及微小的省略或不正确地使用冠词、介词、助动词等	表达性语言：对抗性命名（识别物品或图片）；流畅性［例如，在 1 分钟内，以语义的形式说出尽可能多的条目（如动物）或以语音的形式（如以“f”开头的单词）］ 语法和句法（省略或不正确地使用冠词、介词、助动词等）：把在命名和流畅性测验中观察到的错误与常模相比，用以评估错误的频率及与正常的口误相比较 感受性语言：综合性理解（词的定义和目标指向任务，涉及活动的刺激源和不活动的刺激源）——根据语言指令的行动 / 活动的表现
感知运动（包括下列术语所描述的能力：视觉感知、视觉构造、感知运动、实践和真知）	重度：从事先前熟悉的活动（使用工具、驾驶汽车）存在显著的困难，在熟悉的环境中需要使用导航；在黄昏时往往更混沌，当出现阴影和光亮度降低时，会影响感知 轻度：可能更多地需要依赖地图或他人来指路。去一个新的地方需要使用笔记或跟随他人。当注意力没有集中在任务上时，可能发现自己迷失了或在原地转圈。停车时不够准确。需要耗费更大的努力来完成空间任务，如木工、装配、缝纫或针织	视觉感知：等分线段的任务可以用于检测基本视觉缺陷或注意力疏忽。无运动的感知任务（包括面部识别）需要确认和 / 或匹配图像——最好在任务不能被口头表达时（如图像不是物品）；一些情况需要判断图像是否是“真的”或不是基于维度的 视觉构造：物品装配要求手眼协调，如绘画、复制和组块装配 感知运动：整合感知和有目的的运动（例如，在没有视觉线索的情况下，将组块插入到木板中；迅速将楔子插入开槽的木板中） 实践：整合学习到的运动，如模仿手势的能力（挥手告别）或根据命令模仿使用物品（“展示你如何使用锤子”） 真知：觉知和识别的感知整合，如识别面部和颜色
社交认知（情绪识别、心理理论）	重度：行为明显超出了可接受的社交范围；表现出对着装的得体性或谈论政治、宗教或性话题的社交规范的不敏感。过度聚焦在那些团体不感兴趣或已有直接反馈的话题上。行为意图不考虑家人或朋友。作决定时不顾安全（例如，与天气或社交场所不适宜的着装）。通常对这些变化几乎没有自知力 轻度：在行为或态度上发生了微小的变化，经常被描述为性格改变，如识别社交线索或读懂面部表情的能力减弱，共情减少，外向或内向增加，抑制降低，或微小的或阵发性的情感淡漠或坐立不安	情绪识别：对代表不同正性和负性的面部情绪表达的确认 心理理论：考虑另一个人的精神状态（想法、欲望、意图）或经历的能力——使用附有问题的故事卡来引出关于故事卡上人物的精神状态的信息，如“女孩在哪里寻找她丢失的包？”或“为什么男孩感到悲伤？”

谵妄

诊断标准

A. 注意力障碍（即定向、聚焦、维持和转移注意力的能力减弱），伴随着对环境觉知的降低。

B.. 这种障碍在较短时间（通常为数小时到数天）内发生，表现为与基线注意力和觉知相比的变化，以及在 1 天的病程中严重程度的波动。

C. 额外的认知障碍（例如，记忆力缺陷、定向障碍、语言、视觉空间能力或感知）。

D. 诊断标准 A 和 C 中的障碍不能用其他已患的、已经确立的或正在进行的神经认知障碍来更好地解释，也不能出现在唤醒水平严重降低的背景下，如昏迷。

E. 病史、体格检查或实验室发现的证据表明，这种障碍是其他躯体疾病、物质中毒或戒断（即滥用毒品或药物）或接触毒素或多种病因的直接的生理性后果。

标注是否是:

急性：持续数小时或数天。

持续性：持续数周或数月。

标注如果是:

活动过度：个体的精神运动活动处于活动过度的水平，可伴有心境不稳定、激越，和 / 或拒绝与医疗服务合作。

活动减退：个体的精神运动活动处于活动减退的水平，可伴有迟缓和接近木僵的昏睡。

混合性活动水平：个体的精神运动活动处于正常水平，尽管注意力和觉知是紊乱的，也包括活动水平快速波动的个体。

标注是否是:

物质中毒性谵妄：当诊断标准 A 和 C 中的症状在临床表现中占主导地位，且严重到足以需要引起临床关注时，应给予此诊断，而不是物质中毒的诊断。

编码备注：下表是 ICD-10-CM 中（特定物质）中毒性谵妄的编码。注意 ICD-10-CM 编码基于是否存在共病同一类物质的使用障碍。如果一个轻度的物质使用障碍共病物质中毒性谵妄，则第四位的数字为“1”，临床工作者应在物质中毒性谵妄之前记录“轻度（物质）使用障碍”（如“轻度可卡因使用障碍伴可卡因中毒性谵妄”）。如果一个中度或重度的物质使用障碍共病物质中毒性谵妄，则第四位的数字为“2”，临床工作者应根据共病物质使用障碍的严重程度来记录“中度（物质）使用障碍”或“重度（物质）使用障碍”。如果无共病物质使用障碍（如仅 1 次高剂量物质使用后），则第四位的数字为“9”，临床工作者应只记录物质中毒性谵妄。

物质中毒性谵妄	ICD-10-CM		
	伴轻度使用障碍	伴中度或重度使用障碍	无使用障碍
酒精	F10.121	F10.221	F10.921
大麻	F12.121	F12.221	F12.921
苯环己哌啶	F16.121	F16.221	F16.921
其他致幻剂	F16.121	F16.221	F16.921
吸入剂	F18.121	F18.221	F18.921
阿片类物质	F11.121	F11.221	F11.921
镇静剂、催眠药或抗焦虑药	F13.121	F13.221	F13.921
苯丙胺类物质（或其他兴奋剂）	F15.121	F15.221	F15.921
可卡因	F14.121	F14.221	F14.921
其他（或未知）物质	F19.121	F19.221	F19.921

物质戒断性谵妄：当诊断标准 A 和 C 中的症状在临床表现中占主导地位，且严重到足以需要引起临床关注时，应给予此诊断，而不是物质戒断的诊断。

编码备注：下表是 ICD-10-CM 中（特定物质）戒断性谵妄的编码。注意 ICD-10-CM 编码基于是否存在共病同一类物质的使用障碍。如果一个轻度的物质使用障碍共病物质戒断性谵妄，则第四位的数字为“1”，临床工作者应在物质戒断性谵妄之前记录“轻度（物质）使用障碍”（如“轻度酒精使用障碍伴酒精戒断性谵妄”）。如果一个中度或重度的物质使用障碍共病物质戒断性谵妄，则第四位的数字为“2”，临床工作者应根据共病物质使用障碍的严重程度来记录“中度（物质）使用障碍”或“重度（物质）使用障碍”。如果无共病物质使用障碍（如定期按医嘱服用抗焦虑药物后），则第四位的数字为“9”，临床工作者应只记录物质戒断性谵妄。

物质戒断性谵妄	ICD-10-CM		
	伴轻度使用障碍	伴中度或重度使用障碍	无使用障碍
酒精	F10.131	F10.231	F10.931
阿片类物质	F11.188	F11.288	F11.988
镇静剂、催眠药或抗焦虑药	F13.131	F13.231	F13.931
其他（或未知）物质	F19.131	F19.231	F19.931

药物所致的谵妄：此诊断适用于诊断标准 A 和 C 的症状作为已服用的处方药的副作用出现的时候。

编码（特定药物）所致的谵妄：如果处方药是阿片类物质，则编码为 F11.921（或如果按医嘱在阿片类药物的撤药期间，则编码为 F11.988）。如果处方药是药用大麻受体激动剂，则编码为 F12.921。如果处方药是镇静剂、催眠药或抗焦虑药，则编码为 F13.921（或如果按医嘱在镇静剂、催眠剂或抗焦虑剂的撤药期间，则编码为 F13.931）。如果处方药是苯丙胺类物质或其他兴奋剂，则编码为 F15.921。如果按处方服用或出于医疗原因服用氯胺酮或其他致幻剂，则编码为 F16.921。如果药物不属于任何类别（如地塞米松），以及在一种物质被判断为致病因素，但其特定物质的类别是未知的情况时，则编码为 F19.921（或如果按医嘱撤去不属于任何类别的药物时，则编码为 F19.931）。

F05 由其他躯体疾病所致的谵妄：病史、体格检查或实验室检查的证据表明，这种障碍归因于其他躯体疾病的生理性后果。

编码备注：谵妄的名称中应包括其他躯体疾病的名称（如 F05 由肝性脑病所致的谵妄）。在由其他躯体疾病所致的谵妄之前，其他躯体疾病也应被编码和分别列出（例如，K76.82 肝性脑病，F05 由肝性脑病所致的谵妄）。

F05 由多种病因所致的谵妄：病史、体格检查或实验室检查的证据表明，这种谵妄具有一种以上的病因（例如，超过一种病因的躯体疾病；其他躯体疾病加上物质中毒或药物的副作用）。

编码备注：使用多个单独的编码反映特定谵妄的病因（例如，K76.82 肝性脑病，F05 由肝功能衰竭所致的谵妄，F10.231 酒精戒断性谵妄）。注意：病因性躯体疾病既要出现在谵妄编码之前作为单独编码，也要置换在由“其他躯体疾病”所致的谵妄的诊断中。

记录步骤

物质中毒性谵妄：物质中毒性谵妄的名称由假设能导致谵妄的特定物质（如可卡因）开始。诊断编码从诊断标准部分的表格中选择，该表格基于物质类别和是否存在共病的物质使用障碍。对于不属于任何类别的物质（如地塞米松），应使用“其他物质”的编码；如果一种物质被判断为致病因素，但具体物质类别未知，这种情况应使用“未知物质”的编码。

当记录障碍名称时，共病的物质使用障碍（若有）应列在前面，接着记录“伴”这个字，后面记录物质中毒性谵妄的名称，接着记录病程（即急性、持续性），再接着记录精神运动活动水平的标注（即活动过度、活动减退、混合性活动水平）。例如，在有重度可卡因使用障碍的个体出现急性活动过度的中毒性谵妄的情况下，其诊断为 F14.221 重度可卡因使用障碍伴可卡因中毒性谵妄、急性、活动过度，不再给予单独的共病的重度可卡因使用障碍的诊断。如果中毒性谵妄出现在无共病物质使用障碍的情况下（如仅 1 次高剂量物质使用后），则无须记录伴随的物质使用障碍（例如，F16.921 苯环己哌啶中毒性谵妄，急性，活动减退）。

物质戒断性谵妄：物质戒断性谵妄的名称由假设能导致戒断性谵妄的特定物质（如酒精）开始。诊断编码从“诊断标准”的“编码备注”中的特定物质编码中选择。当记录障碍名称时，共病的物质使用障碍（若有）应列在前面，接着记录“伴”这个字，后面记录物质戒断性谵妄的名称，接着记录病程（即急性、持续性），再接着记录精神运动活动水平的标注（即活动过度、活动减退、混合性活动水平）。例如，在有重度酒精使用障碍的个体出现急性活动过度的戒断性谵妄的情况下，其诊断为 F10. 231 重度酒精使用障碍伴酒精戒断性谵妄、急性、活动过度，不再给予单独的共病的重度酒精使用障碍的诊断。

药物所致的谵妄：药物所致的谵妄的名称由假设能导致谵妄的特定物质（如地

塞米松）开始。在这种障碍的名称后面记录病程（即急性、持续性），再接着表明精神运动活动水平的标注（即活动过度、活动减退、混合性活动水平）。例如，在某人使用地塞米松作为处方药出现急性活动过度的药物所致的谵妄的案例中，其诊断为 F19.921 地塞米松所致的谵妄、急性、活动过度。

标注

关于病程，在住院场所中，谵妄通常持续约 1 周，但一些症状即使在个体出院后仍经常持续。

有谵妄的个体可能在活动过度和活动减退的状态之间快速转换。活动过度状态可能更常见或更频繁地被识别，且往往是与药物的副作用和毒品戒断有关。活动减退状态在老年人中可能更频繁，在急诊室和医院中的老年人中通常无法被识别。

诊断特征

谵妄的核心特征是意识的急性损害，其特征是注意力障碍伴随着对环境的觉知减少，这两种都是正常意识的核心特征。由于这些缺陷反映了意识状态的改变，影响了大脑皮层的许多高级大脑皮层功能，因此它们伴随着其他认知功能较基线的改变，且这些变化不能用已患的或发展中的 NCD 来更好地解释。注意力的障碍（诊断标准 A）表现为定向、聚焦、维持和转移注意力的能力下降。因为个体的注意力分散，所以问题必须被重复，或个体可能还保持在先前问题的答案中，而不是恰当地转移注意力。个体很容易被无关刺激分神。觉知障碍会影响个体内部思维和自知力，也会导致个体难以理解外部环境中发生的事情。

该障碍在很短的时间内发展，通常为数小时至数天，倾向于在 1 天的过程中波动，当外界的定向刺激减少时，经常在傍晚和夜晚加重（诊断标准 B）。从病史、体格检查或实验室发现的证据表明，该障碍是基础的躯体疾病、药物中毒或戒断、药物使用或接触毒物，或这些因素组合的生理性后果（诊断标准 E）。应根据病因学上恰当的亚型编码病因（即物质或药物中毒、物质戒断、其他躯体疾病或多种病因）。谵妄经常出现在基础的 NCD 的背景下。伴有轻度或重度 NCD 脑功能损害的个体更易发生谵妄。

至少伴有一个其他领域的改变，包括记忆和学习（特别是近期记忆）、定向障碍（特别是对时间和地点）、语言的改变（特别是语义理解）或感知的扭曲或感知运动障碍（诊断标准 C）。伴随谵妄的感知障碍包括误解、错觉或幻觉；这些障碍通常是视觉的，但也可能以其他形式出现，其范围从简单的和一致的到高度复杂的。

正常的注意 / 觉醒、谵妄和昏迷，三者之间是一个连续的过程。昏迷被定义为一种无意识的状态，缺乏认知或睡眠-觉醒周期，以及对言语或物理刺激缺乏任何有意义的反应。谵妄是一种在大脑皮层被唤醒的情况下意识受损的状态。评估诊断谵妄的认知能力取决于是否存在足以对言语刺激作出反应的皮层唤醒和觉醒水平。因此，谵妄不应在昏迷的背景下被诊断（诊断标准 D）。木僵的个体也会降低大脑的唤醒水平，但不会达到昏迷时完全无意识的程度。昏迷和木僵可能是由神经系统疾病或药物引起的，如重症监护室（ICU）环境中的医源性深度镇静或全身麻醉。那些对言语或躯体刺激只有最小反应的个体，无法参与标准化测评及访谈。这种不能参与的情况应该被归类为唤醒障碍，如昏迷或木僵，而不是谵妄。然而，谵妄可以是昏迷或木僵后出现的一个阶段，特别是当昏迷是神经系统疾病的后果时。此外，谵妄中昼夜节律紊乱的睡眠-觉醒周期紊乱的特征可以干扰处于睡眠阶段的个体的全面评估，这应与大脑唤醒障碍相区分。

相关特征

谵妄经常与睡眠-觉醒周期的紊乱有关。该障碍可能包括日间困倦、夜间激越、入睡困难、整个日间过度困倦或整夜清醒。在一些案例中，可能出现完全的昼夜睡眠-觉醒周期的反转。睡眠-觉醒周期的紊乱在谵妄中非常常见，已被提议作为该诊断的核心标准。

有谵妄的个体可能表现为情绪障碍，如焦虑、恐惧、抑郁、易激惹、愤怒、欣快和情感淡漠，可能会从一种情绪状态快速地、不可预测地转换到另一种情绪状态。紊乱的情绪状态可能以呼喊、尖叫、诅咒、咕哝、呻吟或制造其他声音表现出来。这些行为在夜间，在缺乏刺激和环境因素的状况下特别容易出现。

患病率

谵妄的患病率在住院的老年个体中最高，其变化取决于个体的特质、服务的环境和检测方法的敏感性。来自美国和芬兰的数据表明，谵妄的患病率在社区中一般来说是低的（1% ～ 2%）。在北美急诊科就诊的老年人中，谵妄的患病率为 8% ～ 17%，谵妄通常表明其有躯体疾病。

根据不同国家的数据，住院患者谵妄的患病率为 18% ～ 35%，综合医院人群住院期间谵妄的患病率估计为 29% ～ 64%。在国际上，谵妄发生在 11% ～ 51% 的老年人术后，而在 ICU 的老年人中谵妄发生率则高达 81%。在医疗养老院或急性期过后的照料场所中，谵妄的患病率为 20% ～ 22%；在患有绝症的临终个体中，谵妄的患病率高达 88%。在对美国 ICU 患者的一项大型案例系列研究中报告，尽管年轻的非裔美国人有较高的谵妄风险因素，如心血管疾病、败血症和呼吸衰竭，但与相似年龄的白人个体相比，他们谵妄的患病率较低。

发展与病程

尽管大多数有谵妄的个体，特别是非老年人的个体无论是否治疗都可以完全康复。谵妄可能进展为木僵、昏迷、癫痫或死亡，特别是如果未被发现以及基础病因未得到治疗时。

越来越多的证据表明，在长期随访中，谵妄可能与老年人的认知下降或重度 NCD 有关，尤其是在先前存在基础认知损害的老年人中。住院的有谵妄的个体的死亡率较高，多达 38% ～ 41% 的有谵妄的个体在确诊后 1 年内死亡；在那些有恶性肿瘤和其他显著的基础躯体疾病的个体中，死亡的风险特别高。

风险与预后因素

在功能损害、先前存在认知损害、感觉损害（如视力 / 听力）、年龄增长、疾病严重程度或共病、感染、抑郁、卒中史和饮酒史的背景下，患谵妄的可能性会增加。重度和轻度 NCD 都可能增加谵妄的风险，并使病程复杂化。跌倒可能是谵妄的后果，但未发现是风险因素。在 1990—2016 年研究的元分析中，抗胆碱能药物的使用不是谵妄的有效预测因素。

与年轻个体相比，老年个体更容易出现谵妄。在儿童中，婴儿期和整个儿童期对谵妄的易感性可能与显著的儿童期发病率和死亡率有关；而成人早期至中期的个体可能对谵妄的易感性较低，且死亡风险较低。

与性和性别相关的诊断问题

与谵妄有关的症状在男性和女性中可能不同。男性更常表现为运动激越和情感不稳定，而女性更常表现为活动减退性谵妄。男性性别是谵妄的风险因素，与性或性别相关的因素可能与其他风险因素相互作用。

诊断标志物

除了实验室的基础的躯体疾病的典型发现（或在中毒或戒断状态），通常，脑电图上存在广泛的、不规律的 θ 波减慢，偶尔会发现快速的活动（如一些酒精戒断性谵妄的案例）。然而，除非减慢在异常的 θ 或 δ 频率范围内，否则在不与发病前基线 α 节律进行比较的情况下，脑电图无法检测与谵妄有关的减慢。

谵妄的功能性后果

谵妄与功能衰退的增加和机构性安置的风险有关。住院的 65 岁或以上有谵妄的个体出院后发生不良后果的风险更高，包括死亡率、机构性安置和痴呆。

鉴别诊断

精神病性障碍、双相障碍与抑郁障碍伴精神病性特征：谵妄的特征性表现是形象的幻觉、妄想、语言障碍和激越，必须与短暂精神病性障碍、精神分裂症、精神分裂症样障碍和其他精神病性障碍以及双相障碍和抑郁障碍伴精神病性特征相区分。

急性应激障碍：与害怕、焦虑和分离症状有关的谵妄，如人格解体，必须与急性应激障碍相区分，急性应激障碍是由严重的创伤性事件所触发。

诈病与做作性障碍：谵妄可以基于诈病和做作性障碍的非典型的临床表现，以及在病因学上缺乏与明显的认知障碍相关的躯体疾病或物质使用来与这些障碍相区分。

其他神经认知障碍：当评估老年人的混沌时，最常见的鉴别诊断的问题是鉴别谵妄和重度 NCD 的症状。临床工作者必须确定：个体是否有谵妄；在已患 NCD 上叠加谵妄，如由阿尔茨海默病所致的谵妄；或无谵妄的 NCD。对于已患有可能未被识别的 NCD 或在谵妄发作后出现持续性认知损害的老年个体，根据发作的急性程度和时间病程对谵妄和重度NCD进行传统区分尤其困难。当谵妄和重度NCD共病时，通常应优先考虑谵妄的治疗。

其他特定的谵妄

F05

此类型适用于那些具备谵妄的典型症状，且引起有临床意义的痛苦，或导致社交、职业或其他重要功能方面的损害，但未能符合谵妄或神经认知障碍诊断类别中任何一种障碍的全部诊断标准。可在下列情况下使用其他特定的谵妄这一诊断：临床工作者选择用它来交流未能符合谵妄或任何特定的神经认知障碍的诊断标准的特定原因。通过记录“其他特定的谵妄”，接着记录其特定原因（如“亚综合征性谵妄”）来表明。

能够归类为“其他特定”名称的示例如下：

亚综合征性谵妄：这是一种谵妄样表现，涉及注意力、高级思维和昼夜节律的障碍，其中认知障碍的严重程度低于诊断谵妄所需。

未特定的谵妄

F05

此类型适用于那些具备谵妄的典型症状，且引起有临床意义的痛苦，或导致社交、职业或其他重要功能方面的损害，但未能符合谵妄或神经认知障碍诊断类别中任何一种障碍的全部诊断标准。可在下列情况下使用未特定的谵妄这一诊断：临床工作者选择不标注未能符合任何一种谵妄的诊断标准的特定原因及包括因信息不足而无法作出更特定的诊断（如在急诊室的环境下）。

重度和轻度神经认知障碍

重度神经认知障碍

诊断标准

A. 在一个或多个认知领域（复杂的注意力、执行功能、学习和记忆、语言、感知运动或社交认知）内，与先前表现的水平相比存在显著的认知衰退，其证据基于：
   1. 个体、知情人或临床工作者对认知功能显著下降的担心；
   2. 认知功能显著损害，最好能被标准化的神经心理测评证实，或者当其缺乏时，能被另一个量化的临床评估证实。

B. 认知缺陷干扰了日常活动的独立性（即最低限度而言，日常生活中复杂的重要活动需要帮助，如支付账单或管理药物）。

C. 认知缺陷不仅仅发生在谵妄时。

D. 认知缺陷不能用其他精神障碍（如重性抑郁障碍、精神分裂症）来更好地解释。

标注是否是由于：

注：列出的每个亚型都有特定的诊断标准和相应的文字说明，接着是对重度和轻度神经认知障碍的一般性讨论。

阿尔茨海默病
额颞叶变性
路易体病
血管性疾病
创伤性脑损伤
物质 / 药物使用
HIV 感染
朊病毒病
帕金森病
亨廷顿病
其他躯体疾病
多种病因
未特定病因

编码备注：基于躯体或物质病因编码。在大多数重度 NCD 的案例中，如果知道病因性的躯体疾病，则需要给予额外的编码，如第 670 页的编码表中所述。对于被判断为可疑的躯体疾病病因（即由可疑的阿尔茨海默病、由可疑的额颞叶变性、由可疑的路易体病、可疑由血管性疾病、可疑由帕金森病所致的重度 NCD），不能给予额外的编码。

标注目前的严重程度（详见编码表）：

轻度：在日常生活中进行重要活动困难（如做家务、管理钱）。

中度：在日常生活中进行基本活动困难（如进食、穿衣）。

重度：完全依赖。

标注（参见编码表）：

伴激越：如果认知紊乱伴有临床意义的激越。

伴焦虑：如果认知紊乱伴有临床意义的焦虑。

伴心境症状：如果认知紊乱伴有临床意义的心境症状（如烦躁、易激惹、欣快）。

伴精神病性障碍：如果认知紊乱伴有妄想或幻觉。

伴其他行为或心理紊乱：如果认知紊乱伴其他有临床意义的行为或心理异常（如情感淡漠、攻击性、脱抑制、破坏性行为或发声、睡眠或食欲 / 进食障碍）。

无行为或心理紊乱：如果认知紊乱不伴有任何有临床意义的行为或心理紊乱。

编码和记录步骤

以下是对不同类型的重度 NCD 进行编码和记录的示例。在有一种以上相关行为或心理紊乱的案例中，每一种都单独编码。（更多信息参见第 670 页的编码表以及每种重度和轻度 NCD 亚型的特定诊断标准中的编码备注）：

由可能的阿尔茨海默病所致的重度神经认知障碍，轻度，伴焦虑：G30.9 阿尔茨海默病；F02.A4 由可能的阿尔茨海默病所致的重度神经认知障碍，轻度，伴焦虑。

由可疑的阿尔茨海默病所致的重度神经认知障碍，中度，伴心境症状：F03.B3 由可能的阿尔茨海默病所致的重度神经认知障碍，中度，伴心境症状。

由创伤性脑损伤所致的重度神经认知障碍，中度，伴心理紊乱和激越：S06.2XAS 弥漫性创伤性脑损伤伴未特定时间段的意识丧失，后遗症；F02.B2 由创伤性脑损伤所致的重度神经认知障碍，中度，伴精神病性障碍；F02.B11 由创伤性脑损伤所致的重度神经认知障碍，中度，伴易激惹。

由未知病因所致的重度神经认知障碍，重度，伴心境症状：F03.C3 由未知病因所致的重度神经认知障碍，重度，伴心境症状。

轻度神经认知障碍

诊断标准

A. 在一个或多个认知领域内（复杂的注意力、执行功能、学习和记忆、语言、感知运动或社交认知），与先前表现的水平相比存在轻微的认知衰退，其证据基于：
   1. 个体、知情人或临床工作者对认知功能轻度下降的担心。
   2. 认知表现的轻度损害，最好能被标准化的神经心理测评证实，或者当其缺乏时，能被另一个量化的临床评估证实。

B. 认知缺陷不干扰日常活动的独立性能力（即在日常生活中仍能进行复杂的重要活动，如支付账单或管理药物，但可能需要更大的努力、代偿性策略或适应）。

C. 认知缺陷不仅仅发生在谵妄时。

D. 认知缺陷不能用其他精神障碍（如重性抑郁障碍、精神分裂症）来更好地解释。

标注是否是由于：

注：列出的每个亚型都有特定的诊断标准和相应的文字说明，接着是对重度和轻度神经认知障碍的一般性讨论。

阿尔茨海默病

额颞叶变性

路易体病

血管性疾病

创伤性脑损伤

物质/药物使用

HIV 感染

朊病毒病

帕金森病

亨廷顿病

其他躯体疾病

多种病因

未特定病因

编码备注：基于躯体或物质病因编码。额外的编码表明，病因性躯体疾病必须先于由躯体疾病所致的轻度 NCD 的诊断编码 F06.7z。对于那些被认为是“可疑的”躯体疾病，不使用额外的编码（例如，由可疑的阿尔茨海默病、由可疑的额颞叶变性、由可疑的路易体病所致的轻度 NCD，可疑的由血管性疾病、可疑的由帕金森病所致的轻度 NCD）。参见第 670 页的编码表。物质/药物所致的轻度 NCD，按物质类型编码；参见“物质/药物所致的重度或轻度神经认知障碍”。注：G31.84 用于由未知病因所致的轻度 NCD 和由可疑的躯体疾病（如可疑的阿尔茨海默病）所致的轻度 NCD；对于躯体或物质病因，不使用额外的编码。

标注（详见编码表）：

无行为紊乱：如果认知紊乱不伴有任何有临床意义的行为紊乱。

伴行为紊乱（标注紊乱）：如果认知紊乱伴有临床意义的行为紊乱（如情感淡漠、激越、焦虑、心境症状、精神病性障碍或其他行为症状）。

编码备注：使用额外的编码（s）来表明导致轻度 NCD 的同一躯体疾病所致的临床显著的精神疾病症状（例如，F06.2 由创伤性脑损伤所致的精神病性障碍，伴妄想；F06.32 由 HIV 疾病所致的抑郁障碍，伴重性抑郁样发作）。注：由其他躯体疾病所致的精神障碍被包括在与其有类似临床表现的障碍中（如由其他躯体疾病所致的抑郁障碍，参见“抑郁障碍”一章）。

编码与记录步骤

以下是不同类型的轻度 NCD 的编码和记录示例（更多信息参见第 670 页的编码表以及每种重度和轻度 NCD 亚型的特定诊断标准中的编码备注）：

由可能的阿尔茨海默病所致的轻度神经认知障碍，无行为紊乱：G30.9 阿尔茨海默病；F06.70 由可能的阿尔茨海默病所致的轻度神经认知障碍，无行为紊乱。

由可疑的阿尔茨海默病所致的轻度神经认知障碍，无行为紊乱：G31.84 由可疑的阿尔茨海默病所致的轻度神经认知障碍，无行为紊乱。

由创伤性脑损伤所致的轻度神经认知障碍，伴行为紊乱：S06.2XAS 弥漫性创伤性脑损伤伴未特定时间段的意识丧失，后遗症；F06.71 由创伤性脑损伤所致的轻度神经认知障碍，伴行为紊乱（伴抑郁障碍）；F06.31 由创伤性脑损伤所致的抑郁障碍，伴抑郁特征。

病因亚型	与重度或轻度 NCD 有关的病因医学 编码	重度 NCD 编码	轻度 NCD 编码
阿尔茨海默病，可能的 阿尔茨海默病，可疑的	G30.9[a] 没有额外的医学编码	F02.xy[b,c] F03.xy[b,c]	F06.7z[d] G31.84
额颞叶变性，可能的 额颞叶变性，可疑的	G31.09[a] 没有额外的医学编码	F02.xy[b,c] F03.xy[b,c]	F06.7z[d] G31.84
路易体病，可能的 路易体病，可疑的	G31.83[a] 没有额外的医学编码	F02.xy[b,c] F03.xy[b,c]	F06.7z[d] G31.84
血管性疾病，由可能的所致的 血管性疾病，由可疑的所致的	I67.9（仅适用于轻度血管性 NCD） 没有额外的医学编码	F01.xy[b,c] 没有额外的医学编码 F03.xy[b,c]	F06.7z[d] G31.84
创伤性脑损伤 物质 / 药物所致的 HIV 感染 朊病毒病	S06.2XAS[a] 没有额外的医学编码 B20[a] A81.9[a]	F02.xy[b,c] 编码基于导致重度 NCD 的物质类型 e,f,g F02.xy[b,c] F02.xy[b,c]	F06.7z[d] 编码基于导致轻度 NCD 的物质类型 e,g F06.7z[d] F06.7z[d]
帕金森病，由可能的所致的 帕金森病，由可疑的所致的	G20[a] 没有额外的医学编码	F02.xy[b,c] F03.xy[b,c]	F06.7z[d] G31.84
亨廷顿病 由其他躯体疾病所致的	G10[a] 首先编码其他躯体疾病（如 G35 多发性硬化症）。	F02.xy[b,c] F02.xy[b,c]	F06.7z[d] F06.7z[d]
由多种病因所致的 由未知病因所致的	首先对所有病因的躯体疾病进行编码。如果血管性病导致轻度 NCD，那么编码 I67.9（脑血管性疾病），伴其他病因的躯体疾病；I67.9 不用于重度血管性 NCD 没有额外的医学编码	F02.xy[b,c]（由于所有适用的病因，编码重度 NCD）。如果存在由可能的血管性病所致的重度 NCD，那么编码 F01.xy[b,c]。如果物质或药物在病因中起作用，则还需编码相关的物质 / 药物所致的重度 NCD F03.xy[b,c]	F06.7z[d]（由于所有适用的病因，编码轻度 NCD，包括如果存在由可能的血管性病所致的轻度 NCD）。如果物质或药物在病因中起作用，则还应编码相关物质 / 药物所致的轻度 NCD G31.84

注：脚注 a-d 不适用于物质 / 药物所致的 NCD。

[a] 首先编码病因躯体疾病（即在重度或轻度 NCD 编码之前）。

[b] 重度 NCD：接下来编码严重程度［第四个字符（表中占位符“x”）］如下：.Ay 轻度，.By 中度，.Cy 重度。（“y”是伴行为或心理紊乱的占位符，在下文脚注 c 中描述。）

[c] 重度 NCD：然后编码任何伴随的行为或心理紊乱［第五个和第六个字符（表格中的占位符“y”）］：.x11，伴激越；.x4 伴焦虑；.x3 伴心境症状；.x2 伴精神病性障碍；.x18 伴其他行为或心理紊乱（如情感淡漠）；.x0，无行为或心理紊乱。

[d] 轻度 NCD：基于伴随行为紊乱的编码，如有［第五个字符（表格中占位符“z”）］，无行为紊乱的 F06.70 或伴行为紊乱的 F06.71（如情感淡漠、激越、焦虑、心境症状、精神病性障碍或其他行为症状）。

[e] 对于 ICD-10-CM 编码，参见“物质 / 药物所致的重度或轻度神经认知障碍”的编码表。

[f] 严重程度标注“轻度”“中度”和“重度”不能被编码，但应予以记录物质 / 药物所致的重度 NCD。

[g] 伴随症状标注“伴激越”“伴焦虑”“伴心境症状”“伴精神病性障碍”“伴其他行为或心理紊乱”和“无行为或心理紊乱”不能编码，但仍应记录。

编码备注：对于由［医学病因］和可能的（包括“可能由”）病因所致的重度NCD，当发生多种具有临床意义的行为和心理紊乱时，需要多个ICD-10-CM编码。例如，对于由可能的阿尔茨海默病所致的重度NCD，重度，伴激越、妄想和抑郁，需要四个编码：G30.9阿尔茨海默病；F02.C11（伴激越）；F02.C2（伴精神病性障碍）；F02.C3（伴心境症状）。

对于由未知病因和可疑的（包括“可疑由”）病因所致的重度NCD，当出现多种具有临床意义的行为和心理紊乱时，需要多个ICD-10-CM编码。如对于由可疑的阿尔茨海默病所致的重度NCD，重度，伴激越、妄想和抑郁，需要三个编码：F03.C11（伴激越）；F03.C2（伴精神病性障碍）；和F03.C3（伴心境症状）。

亚型

重度和轻度NCD主要根据已知或假设的病因/病理的实体，或为基础的认知衰退的实体来划分亚型。这些亚型能够通过时间病程、受影响的特征性功能领域和有关症状的组合进行区分。对一些病因学的亚型，其诊断主要基于是否存在潜在的致病实体，如帕金森病和亨廷顿病、创伤性脑损伤，或在相应时间段内的卒中。对于其他病因学的亚型（一般是神经退行性疾病，如阿尔茨海默病、额颞叶变性和路易体病），其诊断主要基于认知、行为和功能症状。通常，这些缺少独立的可识别病因实体的综合征之间的鉴别，在重度NCD的水平上比在轻度NCD的水平上清楚，但有时在轻度的水平上也存在特征性症状和有关特征。

NCD经常由不同专业的临床工作者进行治疗。对于许多亚型，基于那些与基础的脑病理相关的临床病理，多专业的国际专家组已经发展出了特定的共识性的诊断标准。这里的亚型标准与那些专家标准一致。

标注

NCD的行为特征的证据已经被认可，尤其是在精神病性症状和抑郁症方面。精神病性特征在许多NCD中是常见的，特别是在由阿尔茨海默病、路易体病、额颞叶变性所致的重度NCD的轻度到中度阶段。如果判断精神病性症状是由阿尔茨海默病、路易体病或额颞叶变性所致的，则可以给予由阿尔茨海默病所致的精神病性障碍、由路易体病所致的精神病性障碍或由额颞叶变性所致的精神病性障碍的额外诊断。偏执和其他妄想是常见的特征，被害性主题往往是妄想的主要方面。相对于早期生活阶段起病的精神病性障碍（如精神分裂症），紊乱的言语和行为并非NCD特征性的精神病性症状。幻觉可能以任何形式出现，但视幻觉在NCD中比在抑郁障碍、双相障碍或精神病性障碍中更常见。

抑郁、焦虑、情绪高涨等心境紊乱可能会出现。抑郁常见于由阿尔茨海默病和帕金森病所致的NCD的病程早期（包括在轻度NCD水平上），而情绪高涨更常见于额颞叶变性。如果判断情绪紊乱是由阿尔茨海默病、帕金森病或额颞叶变性所致的，则可以给予由阿尔茨海默病所致的抑郁障碍、由帕金森病所致的抑郁障碍或由额颞叶变性所致的双相及相关障碍的额外诊断。心境症状逐渐被认为是轻度NCD早期阶段的重要特征，因此临床的识别和干预可能非常重要。

在各种不同的NCD中，激越是很常见的，尤其是在中到重度严重程度的重度NCD中，并且经常出现在混沌或挫折的情况下。激越可能表现为有好斗的行为，特别是在被照料时抵抗，如洗澡、穿衣。激越的特征性表现为破坏性的运动或言语活动，倾向于出现在所有NCD的认知损害的晚期阶段。

有NCD的个体可能表现出广泛的不同的行为症状，它们是治疗的焦点。睡眠障碍（包括失眠、嗜睡和昼夜节律紊乱的症状）是常见的症状，可能需要临床关注。

情感淡漠在轻度NCD和重度NCD的阶段中是常见的症状，特别易于在由阿尔茨海默病所致的NCD中被观察到，它也可能是由额颞叶变性所致的NCD的显著特征。情感淡漠的典型特征为动机减少和目标导向行为的减少，并伴有情绪反应的减少。情感淡漠的症状可能出现在NCD病程的早期，患者被观察到失去追求日常活动或爱好的动机。

其他重要的行为症状包括四处游荡、脱抑制、摄食过量和囤积。其中一些症状在相关章节讨论的特定障碍的特征中提到。当一种以上的行为紊乱被观察到时，每一种类型都应用"伴行为症状"的标注来书面记录。

诊断特征

重度和轻度NCD存在于认知和功能损害的谱系中。重度NCD对应的状况是ICD-10和ICD-11（以及DSM-Ⅳ）中的*痴呆*。NCD的核心特征是在一个或更多认知领域中已获得的认知的衰退（诊断标准A），基于以下两个方面：（1）个体、知情人或临床工作者在认知方面的担心；（2）客观评估时，其表现低于预期水平，或被观察到随着时间的推移而衰退。担心和客观证据两者都是需要的，因为它们是互补的。当只聚焦于客观测评时，在高功能的个体中，该障碍不能被诊断：其目前"正常"的表现实际上代表了功能的显著衰退或该障碍可能被错误地诊断；其目前"低"的表现并不代表与他们自身基线相比的改变，可能是外源性因素的结果（如测评的条件或所患的疾病）。或者，过度强调主观症状可能导致那些洞察力差的个体、知情人否认或未能注意到他们的症状的个体、过度焦虑和过于敏感的个体无法被诊断该障碍。

认知方面的担心不同于主诉，它可能自发或不自发地被提及。而且，它可能需要通过仔细问询特定的症状来引出，它经常出现在那些有认知缺陷的个体身上（参见本章表1的介绍）。例如，对记忆的担心包括难以记住短的购物清单或追踪电视节目的剧情；执行功能的担心包括中断任务后难以重新开始、整理税务记录或筹备一次节日大餐。在轻度NCD的水平上，个体可能难以描述这些任务或需要额外的时间、努力或代偿策略。在重度NCD的水平上，这样的任务只能靠援助完成或干脆放弃。在轻度NCD的水平上，个体（特别是老年人）及其家庭可能没有注意到这些症状或视它们为正常的；因此，仔细收集病史非常重要。这些困难必须代表了改变而不是终身的模式：个体或知情人可以澄清这些问题，或临床工作者可以从患者先前的经验或职业或其他线索来推断这些改变。确定这些困难与认知丧失相关而不是与运动或感觉的局限性相关，这是非常关键的决定。

神经心理测评，其表现相较于与患者的年龄、性别、教育程度、文化背景匹配的常模，是 NCD 标准评估的一部分，特别在轻度 NCD 的评估中非常重要。首选使用经过文化验证的评估工具，其可用于许多种族 / 民族和语言的人群。对于重度 NCD，其测评表现通常是低于常模两个或更多的标准差（第三个百分位数或以下）。对于轻度 NCD，其测评表现通常在一至两个标准差的范围内（在第三个和第十六个百分位数之间）。然而，神经心理测评并非在所有场所都能得到，且神经心理的阈值对于特定的测评、使用的常模、测评的条件、感觉的局限性和并发的障碍是敏感的。多种简短的基于办公室或“病床边”的评估，如本章表 1 所述，在神经心理测评难以获得或不可行的场所也可能提供客观的数据。在任何情况下，像认知方面的担心，客观的表现必须依据个体先前的表现来解释。在理想情况下，该信息最好从先前的同一种测评中得到，但通常它必须根据适当的常模来推断，也要参考个体的教育史、职业和其他因素。在教育水平非常高或非常低的人群中，以及那些在其母语或文化以外进行测评的人群中，用常模来解释个体更具挑战性。

诊断标准 B 与个体日常功能的独立性水平相关。有重度 NCD 的个体将有干扰其独立性的严重损害，以至于他人不得不接管个体先前能够自己完成的任务。有轻度 NCD 的个体将保留其独立性，尽管可能有轻微的功能干扰，或报告需要比先前更多的努力或更多的时间来完成任务。

重度和轻度 NCD 的区别是人为划分的，且该障碍是连续存在的。因此很难确定精确的阈值。必须仔细收集病史、观察结果，并与其他的发现相整合，当个体的临床表现处于分界点时，应考虑诊断给个体带来的影响。

相关特征

通常，支持重度或轻度 NCD 诊断的有关特征，对于病因学的亚型（如神经阻滞剂敏感性和视幻觉在由路易体病所致的 NCD 中）是特定的。对于每一种亚型的特定诊断特征可参见相关章节。

患病率

NCD 的患病率依据年龄和病因学的亚型而广泛变化。一般只有对老年人群的总患病率的估计。在年龄超过 60 岁的个体中，患病率随着年龄的增长而急剧增加，相比广泛的类别，如“大于 65 岁”，在更窄的年龄段，患病率的估计更准确（平均年龄随给定人口的预期寿命而变化很大）。对于那些出现在整个生命周期的病因学亚型，如果可以获得 NCD 患病率的估计，也仅是那些在相关疾病（如创伤性脑损伤、HIV 感染）下发生 NCD 的个体的一小部分。

女性总体上痴呆，尤其是阿尔茨海默病的患病率更高，但这种差异即使不是全部也可以主要归因于女性的寿命更长。

总体而言，对于痴呆的国际患病率的估计，在 65 岁时约为 1% ～ 2%，在 85

岁时高达30%（主要与重度NCD一致）。轻度NCD的患病率对该障碍的定义非常敏感，特别是在社区环境下，其评估是不详细的。此外，对照临床场所，在那里为寻找和得到照料，患者认知关注程度较高，社区个体与其基线功能相比衰退不明显。对轻度认知损害患病率的估计在老年人群中变化较大（主要与轻度NCD一致），65岁时为2%～10%，85岁时为5%～25%。

在美国，痴呆的患病率和发病率在全国范围内以及在不同民族和种族的人群中各不相同，尽管方法学上的差异使患病率的统计变得复杂化。美国一些研究发现，非裔美国人的发病率最高，其次是美洲印第安人/阿拉斯加原住民、拉丁裔、太平洋裔、非拉丁裔白人和亚裔美国人。在四个亚裔美国人群中，菲律宾裔美国人的发病率最高，其次是日裔美国人、华裔美国人和亚裔－印度裔美国人。已经发现美国的拉丁美洲亚群在痴呆的患病率和发病率方面有相当大的差异；在美国的一些研究中，加勒比地区的西班牙裔美国人比墨西哥裔美国人的患病率高得多。

发展与病程

NCD的病程依据病因学的亚型而不同，这种变化对于鉴别诊断是有用的。一些亚型（如那些与创伤性脑损伤或卒中相关的）通常开始于特定的时间（至少在与炎症或肿胀消退相关的初始症状之后）和保持稳定的状态。其他的可能随着时间而波动（如果这种情况出现，应该考虑在NCD的基础上发生谵妄的可能性）。由于神经退行性疾病，如由阿尔茨海默病或额颞叶变性所致的NCD通常以隐匿起病和逐渐加重为标志，且认知缺陷的起病模式和有关特征有助于对它们进行区分。

儿童期和青少年期发生的NCD可能对社交能力和智力的发育产生广泛影响，在这些场景中，智力发育障碍（智力障碍）或其他神经发育障碍也可以被诊断，以获取诊断的全貌和确保提供更广泛的服务。在老年个体中，NCD经常出现在有躯体疾病的背景下，虚弱和感觉丧失使诊断和临床治疗变得更加复杂。

当认知丧失出现在青年期到中年期时，个体和家庭都可能寻求治疗。NCD通常在年轻的个体中更容易被发现，尽管在一些情况下可能需要考虑诈病或做作性障碍。在生命晚期，认知症状可能不会引起担心或未被注意到。在晚年生活中，尽管对正常老龄化的描述中显著的一部分可能代表了不同NCD的前驱期，但轻度NCD还是必须与正常老龄化相关的轻微缺陷相区分。此外，随着年龄的增长，躯体疾病和感觉缺陷的患病率增加，识别轻度NCD变得更加困难。随着年龄的增长，因为有神经认知衰退的多种潜在来源，所以难以鉴别不同的亚型。

风险与预后因素

风险因素不仅根据不同的病因学的亚型而变化，在亚型之内也因发生的年龄不同而变化。一些亚型贯穿整个生命周期，而其他亚型只出现或主要出现在生命的晚期。即使在衰老引起的NCD中，相对的患病率也随着年龄不同而变化：阿尔茨海默病在60岁之前不常见，此后的患病率显著增加；而总体上较少见的额颞叶变性较早发生，且它代表了衰老引起的NCD的一小部分。重度和轻度NCD最强的风险因素是年龄，主要是因为年龄增加了神经变性和脑血管性疾病的风险。

NCD的风险因不同的民族和种族背景而不同，并与基础疾病（如高血压、糖尿病）风险的变化、诱发条件（如头部受伤）、环境（如获得营养食物、安全的运动空间）和其他因素有关。例如，在美国，非裔美国人和拉丁裔人患血管性痴呆的风险往往高于白人。教育程度和识字率较低是NCD的风险因素，由于不同种族/民族群体对不利的健康社会决定因素的暴露程度不同，这些风险因素也会有所不同。

与文化相关的诊断问题

个体和家庭对神经认知症状的觉知水平和担心因民族、种族背景和职业人群而不同。关于认知能力下降是否被认为是衰老的正常部分（“正常化”）和与痴呆相关的社会偏见的文化差异可能会延迟家庭对问题的识别，并可能减少认知丧失早期阶段个体的求助。例如，在一些服务不足的民族和种族群体（如华裔美国人、韩裔美国人）中，社会偏见似乎与认知损害服务的利用不足有关。

在那些从事复杂职业、家务劳动或娱乐活动的个体中，神经认知症状（特别是在轻度水平）可能会被注意到。此外，神经测评的常模只适用于广泛的人群，因此它们可能不易适用于低于高中教育或那些在其母语和文化之外被评估的个体。与文化相关的诊断挑战包括：评估结果时考虑种族内差异的解释；评估神经心理测评的效果，①受试者的刻板印象威胁（即由于担心他或她会因表现不佳，从而证实对该民族或种族化群体的负性刻板印象而产生的焦虑），和/或，②临床工作者对测试解释的不言明（无意识）的偏见；以及在评估双语个体时选择适当的语言。

双语痴呆患者可能会丧失习得非母语的能力，这可能会影响他们与照料者交流的能力。照顾的环境可能会受到家庭照顾老年人责任的文化规范的影响，例如，影响是否在家中或护理机构照顾有NCD的老年人的决定。在一些文化中，成年子女被期望照顾他们的年老父母（如孝顺），对于受照顾的老人或家庭而言，这样的功能限制可能不是很明显。

与性和性别相关的诊断问题

一些研究表明，男性和女性在重度和轻度NCD方面的表现不同。性和性别相关因素可能影响重度和轻度NCD的发病率和患病率、病因学（风险和保护性因素）和临床表现。由于寿命较长，女性患重度NCD的人数多于男性。因此，特定年龄的女性在死亡前发生重度NCD的累积风险高于同龄男性。发病率的差异不太清楚，可能由于性别相关因素（如教育、职业、家庭角色、应激）而随不同人群和时间变化。如在过去30年中，几个高收入国家的痴呆发病率有所下降，而且各国男性和女性的下降情况不同。女性倾向于表现出更广泛的症状，尤其是女性更容易出现抑郁、焦虑和妄想等精神障碍症状；男性倾向于表现出更多的攻击性、情感淡漠和植物神经系统症状。

年龄、文化、职业、性和性别等问题可能影响个体对认知症状的担心和觉知。此外，对于生命晚期的NCD，年龄更大、有更多的躯体共病且可能独自生活的女性使评估和治疗变得复杂。此外，一些病因学的亚型的出现频率也存在性和性别差异。

诊断标志物

除了详细的病史，神经心理评估是诊断NCD的关键措施，特别是在轻度水平上，其功能性的变化是最小的，且症状更轻微。在理想情况下，个体将被转介做正式的神经心理测评，这将提供所有相关领域的定量评估，从而帮助诊断；对可能需要更多帮助的个体的家庭提供指导；作为进一步衰退或对治疗反应的基准。当这样的测评无法获得或不可行时，表1中简短的测评可以帮助了解每个功能领域。更多全面而简短的精神状态检查可能有帮助，但它们可能对单一领域的轻微变化或起病前能力高的人群不敏感，同时又可能对起病前能力低的人群过于敏感。

在区分各种病因学的亚型时，额外的诊断标志物可能发挥作用，特别是神经影像学检查，如核磁共振扫描和正电子断层扫描。此外，特定的标志物可能涉及特定亚型的评估，也可能随着额外的研究的长期积累而变得更重要，如在相关章节中讨论的那样。

与自杀想法或行为的相关性

大规模研究表明，与没有NCD的个体相比，由于各种病因，有NCD的个体的自杀行为发生率升高。中国台湾地区的一项研究报告表明，生命晚期的自杀企图与随后的痴呆有关。

重度和轻度神经认知障碍的功能性后果

根据定义，基于认知功能在人类生活中的核心作用，重度和轻度NCD会影响功能。因此，该障碍的诊断标准和鉴别轻度与重度NCD的阈值部分基于对功能的评估。重度NCD有广泛的功能性损害，用严重程度的标注来表示。此外，那些受到损害的特定功能可以帮助确定受到影响的认知领域，特别是当神经心理测评无法获得或难以解释时。

鉴别诊断

正常认知：在正常认知和轻度NCD之间的鉴别诊断与轻度和重度NCD之间的鉴别诊断都是具有挑战性的，因为其界限是主观的。仔细地收集病史和客观评估是鉴别它们的关键，使用量化的长程评估是发现轻度NCD的关键。

谵妄：轻度和重度NCD可能很难与持续性谵妄相区分，它们可能同时出现。对注意力和觉醒的仔细评估将有助于区分它们。

重性抑郁障碍：区分轻度NCD和可能与NCD同时出现的重性抑郁障碍，也是具有挑战性的。特定的认知缺陷模式对区分它们可能是有帮助的。例如，持续的记忆和执行功能缺陷是典型的阿尔茨海默病，非特定的或变化的认知缺陷则见于重性抑郁障碍。或者，为了作出诊断，需要对抑郁障碍进行治疗，并随着时间的推移反复观察。

特定学习障碍与其他神经发育障碍：仔细澄清个体的基线状态，将有助于区分NCD与特定学习障碍或其他神经发育障碍。对特定病因学亚型的鉴别诊断可能会有额外的问题，如在相关章节中的讨论。

共病

NCD在老年个体中是常见的，因此它经常与多种年龄相关的疾病共同出现，使诊断和治疗变得复杂。其中最值得注意的是谵妄，因为NCD会增加它的风险。在许多住院的老年个体谵妄案例中，NCD第一次被观察到，尽管详细的病史往往显示了早期衰退的证据。混合性NCD在老年个体中也很常见，因为引起NCD的许多病因学中的疾病实体的患病率随着年龄的增长而增加。在年轻个体中，NCD经常与神经发育障碍同时出现。例如，学龄前儿童的脑损伤可能导致显著的发育和学习问题。额外的NCD共病经常与病因学的亚型相关，如在相关章节中的讨论。

由阿尔茨海默病所致的重度或轻度神经认知障碍

诊断标准

A. 符合重度或轻度神经认知障碍的诊断标准。
B. 隐匿起病，且在一个或多个认知领域有逐渐进展的损害（重度神经认知障碍至少有两个领域受到损害）。
C. 符合下列可能的或可疑的阿尔茨海默病的诊断标准。

对于重度神经认知障碍：

如果下列任何一项存在，则诊断为**可能的阿尔茨海默病**；否则应诊断为**可疑的阿尔茨海默病**。

1. 来自家族史或基因检测的阿尔茨海默病致病基因突变的证据。
2. 下列三项全部存在：
   a. 有学习和记忆能力的下降，以及至少有一个在其他认知领域下降的明确证据（基于详细的病史或系列的神经心理测评）。
   b. 稳步地进展，认知能力逐渐下降，且没有很长的平台期。
   c. 没有混合性病因的证据（即缺乏其他神经退行性疾病或脑血管性疾病，或其他神经的、精神的或系统性疾病，或可能导致认知下降的疾病）。

对于轻度神经认知障碍：

如果有来自基因检测或家族史的阿尔茨海默病致病基因突变的证据，则诊断为**可能的阿尔茨海默病**。

如果没有来自基因检测或家族史的阿尔茨海默病致病基因突变的证据，且下列三项全部存在，则诊断为**可疑的阿尔茨海默病**：

1. 有记忆和学习能力下降的明确证据。
2. 稳步地进展，认知能力逐渐下降，且没有很长的平台期。
3. 没有混合性病因的证据（即缺少其他神经退行性疾病或脑血管性疾病，或其他神经的或系统性疾病，或可能导致认知下降的疾病）。

D. 这种障碍不能用脑血管性疾病，其他神经退行性疾病，物质的效应，或其他精神的、神经的或系统性障碍来更好地解释。

编码备注（参见第670页的编码表）：

对于由可能的阿尔茨海默病所致的重度NCD：（1）首先编码G30.9阿尔茨海默病；（2）然后是F02；（3）接下来，对目前认知紊乱的严重程度（轻度、中度、重度）进行编码；（4）注明是否伴有行为或心理紊乱。例如，对于由可能的阿尔茨海默病所致的重度NCD，中度，伴有精神病性障碍，ICD-10-CM编码为F02.B2。

对于由可疑的阿尔茨海默病所致的重度NCD：（1）首先编码F03（没有额外的医学编码）；（2）接下来，对目前认知紊乱的严重程度（轻度、中度、重度）进行编码；（3）注明是否伴有行为或心理紊乱。例如，对于由可疑的阿尔茨海默病所致的重度NCD，轻度，伴有心境症状，ICD-10-CM编码为F03.A3。

对于由可能的阿尔茨海默病所致的轻度NCD：（1）首先编码G30.9阿尔茨海默病。（2）然后是F06.70，表示由阿尔茨海默病所致的轻度NCD，无行为紊乱；或F06.71，表示由阿尔茨海默病所致的轻度NCD，伴有行为紊乱。使用额外的编码来表明由阿尔茨海默病所致的具有临床意义的精神障碍症状（例如，F06.2由阿尔茨海默病所致的精神病性障碍，伴有妄想；F06.32由阿尔茨海默病所致的抑郁障碍，伴有重性抑郁样发作）。

对于由可疑的阿尔茨海默病所致的轻度NCD，编码为G31.84。（注：没有额外的医学编码。“伴行为紊乱”和“无行为紊乱”不能被编码，但仍应记录。）

诊断特征

除了NCD综合征（诊断标准A）外，由阿尔茨海默病所致的重度和轻度NCD的核心特征包括隐匿起病、认知与行为症状的逐渐进展（诊断标准B）。典型表现是遗忘（即伴有记忆和学习能力损害）。不常见的非遗忘的表现，特别是视觉空间和原发性进行性失语的变异型也存在。很大一部分的个体（可能半数以上），在认知症状起病之前，首先表现为行为症状；行为紊乱的存在应该注意使用恰当的标注编码。在轻度NCD阶段，阿尔茨海默病表现为典型的记忆和学习能力的损害，有时伴有执行功能缺陷。在重度NCD阶段，视觉构造/感知运动能力和语言（如词语检索）也会受损，尤其当NCD是中度到重度的时候。社会认知倾向被保留，直到病程的晚期，但具有较不常见的变异伴有显著执行障碍和行为紊乱的个体除外。

诊断的确定性水平，必须特定地注明阿尔茨海默病是作为“可能的”或“可疑的”的病因（诊断标准C）。如果有阿尔茨海默病的致病基因的证据，不管是来自基因检测，还是来自一个常染色体显性遗传的家族史加尸检确认，或在一个受影响的家庭成员中有基因检测的结果，那么在重度和轻度 NCD 中可以诊断可能的阿尔茨海默病。目前，“可能的”名称代表了在目前诊断标准框架中最高水平的诊断确定性。然而，目前生物标志物的发展继续提高了诊断的确定性［例如，当大脑正电子发射断层成像（PET）扫描可能表明阿尔茨海默病的病理表现，如淀粉样蛋白和 / 或影像陶（tau）蛋白沉积的证据或脑脊液（CSF）分析］。对于重度 NCD，典型的临床表现，没有很长的平台期或混合的病因证据，也可以被诊断为是由可能的阿尔茨海默病所致的。然而，有些个体可能会有很长一段时间进展非常缓慢或极小。对于轻度 NCD，考虑到那些缺陷将继续进展的确定性较低，这些特征只够充分地诊断可疑的阿尔茨海默病的病因。然而，如上所述，新的生物标志物的方法可能在轻度 NCD 中影响“可能的”和“可疑的”的使用。如果病因看起来是混合的，则应诊断为由多种病因所致的轻度 NCD。在任何情况下，对由阿尔茨海默病所致的轻度和重度 NCD 来说，临床特征不提示存在其他导致 NCD 的原发性病因（诊断标准 D）。随着生物标志物数据继续揭示基础病理学的性质，未来可能会更系统地绘制多种病因的存在，以更好地识别由多种病因所致的 NCD 的诊断变异。

相关特征

对于由阿尔茨海默病所致的 NCD 个体，症状超出认知缺陷，包括神经精神症状，如激越、情感淡漠、抑郁、妄想和睡眠障碍。神经精神症状也可被描述为痴呆的行为和心理症状，并已在所有病因的 NCD 被中观察到。这些症状在阿尔茨海默病中几乎是普遍存在的，在美国两个人群样本中得到了证实，其中一个 5 年的随访报告显示，98% 的由阿尔茨海默病所致的 NCD 个体出现神经精神症状。神经精神症状可导致失能、生活质量恶化、日常生活的活动受损更严重、认知和功能下降更快、照料者负担加重、机构性安置更早和死亡率更高。神经精神症状往往比认知表现更痛苦，以及经常是寻求医疗帮助的原因。这些症状也经常出现在轻度 NCD 阶段，有证据表明，半数以上患痴呆的个体从神经精神症状开始。在轻度 NCD 阶段或重度 NCD 的轻度水平上，抑郁、易激惹和 / 或情感淡漠是常见的。对于中重度水平的重度 NCD，常见妄想、激越、好斗和四处游荡的情况。在疾病晚期，可观察到步态不稳、吞咽困难、失禁、肌阵挛和癫痫发作。

患病率

由阿尔茨海默病所致的 NCD 的整体患病率随着年龄的增长而显著上升。在高收入国家，60 ～ 69 岁这个年龄段的患病率为 5% ～ 10%，此后至少达到 25%。据估计，2016 年，美国所有年龄段的人因阿尔茨海默病而患有痴呆的达 540 万人，其中约 20 万人在 65 岁之前起病。在由阿尔茨海默病所致的痴呆中发现，其中 11% 的人在 65 岁及以上，32% 的人在 85 岁及以上。根据美国人口普查数据估计，由阿尔茨海默病所致的痴呆的发病率表明，81% 有该障碍的个体年龄为 75 岁或以上。可归因于阿尔茨海默病的痴呆的比例约为 60% ～ 90%，取决于临床场所和诊断标准。由阿尔茨海默病所致的轻度 NCD 可能在轻度认知损害中占有显著的比例。

研究表明，由阿尔茨海默病所致的痴呆的患病率往往因民族 / 种族背景而异。例如，在美国，65 岁及以上人群的患病率为 3.5% ～ 14.4%，这取决于民族 / 种族、年龄和评估方法。在调整性别和临床共病后，发现在非裔美国人和来自加勒比的美国拉丁裔中患病率更高。

发展与病程

由阿尔茨海默病所致的重度或轻度 NCD 是逐渐发展的，有时伴短暂的平台期，再到严重的痴呆直至死亡。诊断后平均生存期约为 10 年，这反映了大多数个体的年龄较大，而不是疾病的病程；有些患病的个体患病后能够存活长达 20 年。晚期阶段的个体最终是缄默的和卧床的情况。那些经历了整个病程的个体的死亡经常是由误吸所致的。由阿尔茨海默病所致的轻度 NCD，其损害随着时间的推移而加重，功能状态逐渐衰退，直至症状达到重度 NCD 的诊断阈值。

症状通常在 70 ～ 89 岁出现；那些见于 40 ～ 59 岁的早发形式经常与已知的致病基因突变相关，但也并非总是如此。症状和病理在不同的起病年龄并没有显著不同。然而，年轻个体更可能经历疾病的整个病程，而老年个体更可能患有众多影响该疾病病程和管理的躯体共病。在老年个体中，诊断的复杂性更高，因为共病躯体疾病和混合病理的可能性增加。症状的起始年龄、认知能力下降的速度及存活率随民族 / 种族背景而变化。例如，与非拉丁裔白人相比，美国拉丁裔最多可早 4 年出现阿尔茨海默病的症状，非裔美国人往往表现出认知衰退较慢，这两个服务不足的群体可能都有较长的生存期。

风险与预后因素

许多风险因素已经被确定，包括低教育水平、中年高血压、肥胖症、听力损失、晚年吸烟、抑郁、躯体活动不足、社会孤立和糖尿病。多种血管性风险因素同时发生也会增加阿尔茨海默病的风险，并且可能通过增加脑血管性疾病理或直接影响阿尔茨海默病的病理造成。创伤性脑损伤尤其是男性，可能会增加由阿尔茨海默病所致的重度或轻度 NCD 的风险，但这种关系仍存在争议。

遗传与生理。正如患病率估计显示，年龄是阿尔茨海默病最强的风险因素。强大的遗传易感性（60% ～ 80% 的归因风险）已被证明。罕见染色体 1、14 和 21 的突变遵循孟德尔遗传 , 导致常染色体显性形式。如果有唐氏综合征（21-三体综合征）者能够生存到中年，可能发展为阿尔茨海默病。最常见的风险因素是多基因，目前已被确定的超过四十五个，通常对风险的影响较小。最强遗传易感性的多态性蛋白 E4（APOE * E4）会增加患病风险和降低起病年龄，特别是在纯合子的个体中，尽管一些纯合个体生存到年老也没有出现症状。

种族和民族起源与阿尔茨海默病的遗传易感性谱相关。虽然 APOE * E4 与阿尔茨海默病的风险相关，但这种相关性尚未在所有民族和种族化群体中得到一致性的发现。例如，一些研究在有阿尔茨海默病的波多黎各血统个体中鉴定了 *Gly206Ala*

早老蛋白1基因中的独特突变，其也与早期起病相关。此外，一些研究发现，与*ABCA7*（一种蛋白质转运体基因）的关联性在非裔美国人中比在美国白人中更强。

与文化相关的诊断问题

在一些文化和社会经济环境中，NCD的发现可能会更加困难，因为在某些环境中，老年人丧失记忆被认为是正常的，老年人在日常生活中的认知需求更少，或较低的教育水平给认知的客观评估造成更大挑战。

与性和性别相关的诊断问题

几项欧洲的研究发现，女性阿尔茨海默病的发病率高于男性；但大多数北美的研究发现，男性和女性的发病率相似。一些研究表明，痴呆症状在女性中比在男性中进展得更快。然而，因为同龄的女性比男性在一些语言记忆测试中有更好的表现，所以性别差异也可能反映了用于支持诊断的测试的划界分数。当评估轻度认知损害时，对男性和女性采取不同的划界分数的方式可能是有用的。

诊断标志物

淀粉样蛋白为主的神经斑块和陶蛋白为主的神经纤维缠结以及显微镜下观察到的神经元丢失或区域皮质萎缩（如海马、顶叶和额叶）等表现，是阿尔茨海默病病理诊断的特征性标志，且可以通过尸检组织病理的检查来确认。对于早期发生的常染色体显性遗传案例，可能涉及下列已知的阿尔茨海默病致病基因之一的突变——淀粉样前体蛋白（*APP*）、早老蛋白1（*PSENl*）或早老蛋白2（*PSEN2*）——对这些突变的基因检测是可以购买到的，但通常没有临床适用性。APOE * E4不能作为诊断标志物，因为它只是风险因素（对于疾病的出现，既不是必要条件也不是充分条件），在罕见的情况下在这个位点的基因检测可能在临床场所中具有适用性。

因为淀粉样蛋白beta-42在脑内的沉积出现在病理生理连锁反应的早期，所以基于淀粉样蛋白的诊断测试，如淀粉样蛋白在大脑PET扫描和在CSF中淀粉样beta-42降低的水平可能有诊断价值。类似地，陶蛋白PET影像或CSF分析可用于升高的总陶蛋白或磷酸化陶蛋白水平，可供临床使用。神经损伤的体征为神经损伤提供了证据，例如：在核磁共振扫描中海马回和颞顶叶皮层萎缩，在氟脱氧葡萄糖PET扫描中颞顶叶代谢降低，但这些对于阿尔茨海默病而言其特异性较小。目前，这些生物标志物大部分已经经过了验证，并被广泛应用在三级医疗场所。阿尔茨海默病的血液生物标志物正在开发中，并可能成为临床上可用的诊断、预后和治疗诊断指标。

与自杀想法或行为的相关性

阿尔茨海默病与中等的自杀风险有关，甚至在诊断多年后仍是如此，因此持续评估心境和自杀倾向是合适的。丹麦的一项大规模人群研究发现，被医院诊断为痴呆的个体的自杀风险是非痴呆个体的3～8倍。相反，其他一些研究发现了关于阿尔茨海默病患者自杀风险的混合性后果。对老年人自杀的神经生物学综述发现了与认知缺陷（特别是关于决策受损和认知抑制减少）和老年人自杀行为相关的初步证据。

由阿尔茨海默病所致的重度或轻度神经认知障碍的功能性后果

由于影响认知、行为和功能，由阿尔茨海默病所致的NCD对患者及其照料者和家庭有严重和显著的影响。在发病早期，记忆丧失、定向障碍和心境症状会对患者的独立性产生不利的影响，并产生安全性的问题（如在驾驶时）。对于起病年龄较早的个体，由阿尔茨海默病所致的NCD可能导致提前退休。随着疾病的进展，个体的工具性和基本日常生活活动能力逐渐下降，慢慢地变得完全依赖他人。由阿尔茨海默病所致的NCD患者的照料者经常会发现他们的社交网络恶化，并发展为一系列对照料者和阿尔茨海默病所致的NCD患者产生不利影响后果的健康和精神健康问题。

鉴别诊断

其他神经认知障碍： 由其他神经退行性过程（如路易体病、额颞叶变性）所致的重度和轻度NCD与由阿尔茨海默病所致的NCD一样，都有隐匿起病和逐渐衰退的特征，但也具有它们自己独特的核心特征（并不总是存在）。例如，NCD伴路易体病的典型特征是疾病早期认知频繁波动、帕金森特征、步态不平衡和幻视。有额颞叶NCD的个体可能表现出明显的行为或语言变异。行为变异通常首先表现为社会行为的突出变化，如脱抑制、情感淡漠或持续的行为，这可能频繁导致原发性精神障碍的诊断。相比之下，额颞叶NCD的语言变异可能体现在表达性语言或单词理解功能的损害上。

在重度和轻度血管性NCD中，有典型的与认知损伤，以及在大脑影像中观察到的脑梗死或含铁血黄素沉积在时间上相关的卒中病史，可被判断为足以解释其临床表现。然而，重度和轻度血管性NCD可能与阿尔茨海默病有许多共同的临床特征，阿尔茨海默病的病理经常单独存在或与血管性病理合并存在。应该注意的是，如果其他的诊断考虑支持阿尔茨海默病所致的NCD，白质改变本身不构成足够的脑血管性疾病的证据，从而提出混合性病因。对于在神经影像学上出现的皮质下缺血性改变，必须根据是否存在共病的阿尔茨海默病的病理进行仔细地解释。

其他并发的、活动性的神经或系统性疾病： 如果有恰当的时间关系和严重程度来解释其临床表现，则应考虑其他神经或系统性疾病。在轻度NCD的水平上，可能难以区分究竟是阿尔茨海默病还是其他躯体疾病（如甲状腺疾病、维生素B_{12}缺乏）是病因。

重性抑郁障碍： 特别是在轻度NCD水平上，鉴别诊断也包括重性抑郁障碍。抑郁的存在可能与日常功能下降和不良的注意力有关，可能与NCD相似，但是抑郁会随着治疗而改善可能有助于区分二者。如果符合重性抑郁发作的诊断标准的症状被判断为是由阿尔茨海默病的生理效应所致的，则应诊断为由阿尔茨海默病所致的抑郁障碍伴重性抑郁样发作，而不是重性抑郁障碍。

共病

大多数有阿尔茨海默病的个体都是老年人，且有多种躯体疾病，这可能使诊断变得复杂，影响临床病程。由阿尔茨海默病所致的重度和轻度 NCD 通常与脑血管性疾病同时出现，它也影响了临床表现。在有阿尔茨海默病的个体中，当共病的疾病也影响 NCD 时，则应诊断为由多种病因所致的 NCD。

重度或轻度额颞叶神经认知障碍

诊断标准

A. 符合重度或轻度神经认知障碍的诊断标准。
B. 这种障碍隐匿起病，且逐渐进展。
C. 下列两项之一：
  1. 行为变异。
    a. 下列三项或更多的行为症状：
      i. 行为脱抑制。
      ii. 情感淡漠或迟钝。
      iii. 丧失同情和共情。
      iv. 持续的、刻板的或强迫 / 仪式化的行为。
      v. 将不能吃的东西放入口中和饮食改变。
    b. 社交认知和 / 或执行能力显著下降。
  2. 语言变异。
    a. 语言能力显著下降，表现在言语生成、找词、物品命名、语法或词语的综合理解方面。
D. 相对保留了学习、记忆和感知运动功能。
E. 这种障碍不能用脑血管性疾病，其他神经退行性疾病，物质的效应，或其他精神的、神经的或系统性障碍来更好地解释。

如果存在下列任何一项，则诊断为**可能的额颞叶神经认知障碍**；否则诊断为**可疑的额颞叶神经认知障碍**：

1. 来自家族史或基因检测的额颞叶神经认知障碍致病基因突变的证据。
2. 神经影像学检查发现不相称的额叶和 / 或颞叶受损的证据。

如果没有基因突变的证据和未做神经影像学检查，则诊断为**可疑的额颞叶神经认知障碍**。

编码备注（参见第 670 页的编码表）：

对于由可能的额颞叶变性所致的重度 NCD：（1）首先编码 G31.9 额颞叶变性；

（2）然后是 F02；（3）接下来，对目前认知紊乱的严重程度（轻度、中度、重度）进行编码；（4）注明是否伴行为或心理紊乱。例如，对于由可能的额颞叶变性所致的重度 NCD，中度，伴精神病性障碍，ICD-10-CM 编码为 F02.B2。

对于由可疑的额颞叶变性所致的重度 NCD：（1）首先编码 F03（没有额外的医学编码）；（2）接下来，对目前认知紊乱的严重程度（轻度、中度、重度）进行编码；（3）注明是否伴行为或心理紊乱。例如，对于由可疑的额颞叶变性所致的重度 NCD，轻度，伴心境症状，ICD-10-CM 编码为 F03.A3。

对于由可能的额颞叶变性所致的轻度 NCD：（1）首先编码 G31.09 额颞叶变性。（2）然后是 F06.70 表示由额颞叶变性所致的轻度 NCD，无行为紊乱；F06.71 表示由额颞叶变性所致的轻度 NCD，伴行为紊乱。使用额外的编码来表明由额颞叶变性所致的有临床意义的精神障碍症状（例如，F06.33 由额颞叶变性所致的双相及相关障碍，伴躁狂特征；F07.0 由额颞叶变性所致的人格改变，脱抑制型）。

对于由可疑的额颞叶变性所致的轻度 NCD，编码为 G31.84。（**注：**没有额外的医学编码。"伴行为紊乱"和"无行为紊乱"不能被编码，但仍应记录。）

诊断特征

重度或轻度额颞叶 NCD 是由数个不同的综合征组成，特征性地表现为进展性的行为及人格改变和 / 或语言损害。行为变异和两个语言变异（语义和语法 / 非流畅性）表现出独特的脑萎缩模式和一些不同的神经病理。必须符合行为或语言变异的诊断标准才能作出诊断，但许多个体表现为两者皆有的特征。

有行为变异的重度或轻度额颞叶 NCD 的个体表现出不同程度的情感淡漠或脱抑制。他们可能会失去在社交、自我照料和个人责任方面的兴趣，或表现出不恰当的社交行为。其自知力通常受损，这往往会延误就医。患者常被首次转诊给精神科医生。个体可能在社交风格、宗教和政治信仰方面发生改变，伴有重复运动、囤积、饮食行为的改变和本能亢进。在晚期阶段，可能失去对括约肌的控制。认知衰退不是主要的，并且在早期阶段，正式测评显示出的缺陷可能相对较少。常见的神经认知症状是缺乏计划性和组织性，且注意力分散和判断力差。执行功能的缺陷，如在心理灵活性、抽象推理和反应抑制等方面的测评中存在不良表现，但学习和记忆是相对完整的，感知–运动能力在早期阶段几乎始终保留。

有语言–变异的重度或轻度额颞叶 NCD 的个体表现为逐渐起病的原发性进展性失语，两种亚型通常被描述为：语义变异型和语法 / 非流畅性变异型，每一种变异都具有各自的特征和相应的神经病理学表现。第三种形式的进行性语言衰退，称为少词型进行性失语，与左颞顶功能紊乱有关，通常是由阿尔茨海默病的病理所致的。

区别于"可疑的""可能的"额颞叶 NCD 存在致病的遗传因素（如编码与微管有关的陶蛋白的基因突变），或存在独特的萎缩，或在结构或功能性影像学上额颞叶区域的活动减少。

相关特征

在某些案例中锥体外系的表现可能比较明显，它与进行性核上性麻痹和皮层基底神经节变性的综合征重叠。在某些案例中可能存在运动神经元疾病的特征（如肌萎缩、无力），一部分个体会出现视幻觉。

患病率

在 65 岁以下个体中，重度或轻度额颞叶 NCD 是早期 NCD 发生的常见病因。在国际研究中，人群患病率估计为每 10 万人中有 2 ～ 31 人；尽管各研究之间存在差异，但总体上男性和女性的患病率大致相等。约 20% ～ 25% 的额颞叶 NCD 案例发生在 65 岁以上个体中。在非选择性的尸检系列中，额颞叶 NCD 约占所有痴呆案例的 5%。行为变异是最常见的由额颞叶变性所致的 NCD，在约 60% 的案例中发生。

发展与病程

重度或轻度额颞叶 NCD 通常出现在 50 多岁，尽管起病年龄从 20 多岁到 80 多岁不等。这种障碍是逐渐进展的，在症状出现后的平均生存期为 6 ～ 11 年，诊断后的平均生存期为 3 ～ 4 年。重度或轻度额颞叶 NCD 与典型的阿尔茨海默病相比，生存期短且衰退快。

风险与预后因素

遗传与生理的：约 40% 的有重度或轻度 NCD 的个体有早期发生的 NCD 的家族史，约 10% 表现为常染色体显性遗传。数种遗传因素已经被确定，如编码与微管有关的陶蛋白基因（*MAPT*）、颗粒蛋白基因（*GRN*）和 C90RF72 基因（*C9orf72*）的突变。数种家族性致病突变已经被确定（参见该障碍的“诊断标志物”部分），但许多有已知家族性传递的个体并没有已知的基因突变。运动神经元病的存在与更迅速地恶化有关。

诊断标志物

计算机断层扫描（CT）或结构性核磁共振成像（MRI）显示出独特的萎缩模式。在行为变异的重度或轻度额颞叶 NCD 中，前额叶（特别是内侧额叶）和前颞叶均萎缩。在语义语言-变异型重度或轻度额颞叶 NCD 中，中间的、下面的和前颞叶双侧萎缩但不对称，左侧通常受影响更大。非流畅性语言-变异型重度或轻度额颞叶 NCD 主要与左后侧额-脑岛萎缩有关。功能性影像学证明相应脑区域的低灌注和 / 或皮层低代谢活动，这在缺少结构性异常的早期阶段就可能存在。新出现的阿尔茨海默病的生物标志物（例如，CSF 淀粉样 β 和陶蛋白水平，淀粉样蛋白成像）可能有助于鉴别诊断，但在与阿尔茨海默病的区分上可能比较困难。

在家族性额颞叶 NCD 案例中，基因突变的确认有助于确定诊断。与额颞叶 NCD 有关的基因突变包括：编码与微管有关的陶蛋白（MAPT）和颗粒蛋白（GRN），C9ORF72 交互响应 43kDa DNA 结合蛋白（TDP-43 或 TARDBP），含缬酪肽蛋白

（VCP），染色质修饰蛋白 2B（CHMP2B）和肉瘤融合蛋白（FUS）。

重度或轻度额颞叶神经认知障碍的功能性后果

因为该障碍的起病年龄相对较早，所以它往往会影响工作和家庭生活。由于涉及语言和 / 或行为，通常在病程相对早期的阶段，功能受到更严重的损害。对于有行为变异的个体，在明确诊断之前，可能因为不恰当的社交行为出现家庭破裂、司法介入和工作场所的问题。由于行为改变和语言功能失调导致的功能损害，包括本能亢进、冲动性四处游荡和其他脱抑制行为，可能远远超过认知障碍导致的损害，并可能导致医疗养老或机构性安置。即使在结构化的照料场所，这些行为也可能有严重的破坏性，特别是当个体是健康的且不虚弱，也没有其他躯体共病时。

鉴别诊断

其他神经认知障碍：其他神经退行性疾病可以通过它们的典型特征与重度或轻度额颞叶 NCD 相区分。由阿尔茨海默病所致的重度或轻度 NCD 的早期特征是学习和记忆功能的衰退。然而 10% ～ 30% 表现出重度或轻度额颞叶 NCD 的个体，在尸检时发现有阿尔茨海默病的病理。这更常见于那些表现为缺乏行为改变或运动障碍的进行性的丧失执行功能综合征的个体或有少词型变异的个体中。

重度或轻度 NCD 伴路易体，必须存在路易体的核心及提示性特征。由帕金森病所致的重度或轻度 NCD，自发性帕金森综合征出现在认知衰退之前。重度或轻度血管性 NCD，可能也会出现丧失执行能力和行为改变，如情感淡漠，这取决于受影响的大脑区域，所以该障碍应被考虑在鉴别诊断中。然而，脑血管性疾病的病史在时间上与重度或轻度血管性 NCD 认知损害的发生相关，并且神经影像学检查显示的梗死或白质病变能够充分解释其临床表现。

其他神经系统疾病：重度或轻度额颞叶 NCD 与进行性核上性麻痹、皮层基底节变性和运动神经元病在临床上和病理上有重叠。进行性核上性麻痹的特征表现为核上性对视麻痹和轴性为主的帕金森综合征。可能存在假性球麻痹的体征，经常有明显的后冲步态（向后失去平衡）。神经认知评估显示精神运动迟缓、工作记忆不良和执行功能失调。皮层基底节变性表现为非对称的僵直、肢体失用、姿势不稳、肌阵挛、陌生肢体现象和皮层性感觉丧失。有行为变异的重度或轻度额颞叶 NCD 的许多个体表现为运动神经元病的特征，它倾向于上下混合的但主要为下运动神经元病。

其他精神障碍与躯体疾病：行为变异型重度或轻度额颞叶 NCD 可能被误诊为原发性精神障碍，如重性抑郁障碍、双相障碍或精神分裂症，且这种变异型的个体经常首先就诊于精神科。随着时间的推移，进行性神经认知困难的发展将有助于作出区分。仔细的医学评估将有助于排除 NCD 可治疗的病因，如代谢性障碍、营养缺乏和感染。如果原发性精神障碍的症状特征（如妄想）被判断为是由额颞叶变性的生理效应所致的，则应给予由额颞叶变性所致的恰当的精神障碍的诊断，而不是原发性精神障碍（例如，由额颞叶变性所致的精神病性障碍，伴妄想）。

重度或轻度神经认知障碍伴路易体

诊断标准

A. 符合重度或轻度神经认知障碍的诊断标准。

B. 这种障碍隐匿起病，且逐渐进展。

C. 这种障碍符合神经认知障碍伴可能的或可疑的路易体的核心诊断特征和建议诊断特征的组合。

可能的重度或轻度神经认知障碍伴路易体，个体有两个核心诊断特征，或一个建议诊断特征伴一个或多个核心诊断特征。

可疑的重度或轻度神经认知障碍伴路易体，个体只有一个核心诊断特征，或有一个或多个建议诊断特征。

1. 核心诊断特征：
   a. 波动的认知，伴注意力和警觉度的显著变化。
   b. 反复的视幻觉，且是完整的和详尽的。
   c. 自发的帕金森病的特征，且在认知能力下降后发生。
2. 建议诊断特征：
   a. 符合快速眼动睡眠行为障碍的诊断标准。
   b. 对神经阻滞剂高度敏感。

D. 这种障碍不能用脑血管性疾病，其他神经退行性疾病，物质的效应，或其他精神的、神经的或系统性障碍来更好地解释。

编码备注（参见第 670 页的编码表）：

对于重度 NCD 伴可能的路易体：（1）首先编码 G31.83 路易体病；（2）然后是 F02；（3）接下来，对目前认知紊乱的严重程度（轻度、中度、重度）进行编码；（4）注明是否伴行为或心理紊乱。例如，对于重度 NCD 伴可能的路易体，中度，伴精神病性障碍，ICD-10-CM 编码为 F02.B2。

对于重度 NCD 伴可疑的路易体：（1）首先编码 F03（没有额外的医学编码）；（2）接下来，对目前认知紊乱的严重程度（轻度、中度、重度）进行编码；（3）注明是否伴行为或心理紊乱。例如，对于重度 NCD 伴可疑的路易体，轻度，伴心境症状，ICD-10-CM 编码为 F03.A3。

对于轻度 NCD 伴可能的路易体：（1）首先编码 G31.83 路易体病。（2）然后是 F06.70，表示轻度 NCD 伴路易体病，无行为紊乱；F06.71 表示轻度 NCD 伴路易体病，伴行为紊乱。使用额外的编码来表明由路易体病所致的有临床意义的精神障碍症状（例如，F06.0 由路易体病所致的精神病性障碍，伴幻觉；F06.31 由路易体病所致的抑郁障碍，伴抑郁特征）。

对于轻度 NCD 伴可疑的路易体，编码为 G31.84。（注：没有额外的医学编码。

“伴行为紊乱”和“无行为紊乱”不能被编码，但仍应记录。）

诊断特征

重度神经认知障碍伴路易体对应的疾病为痴呆伴路易体（DLB）。重度或轻度神经认知障碍伴路易体（NCDLB）的类别包括进行性的认知损害（复杂的注意力、执行功能和视感知能力的早期改变，而不是学习和记忆），反复的、复杂的视幻觉，同时出现快速眼动（REM）睡眠行为障碍的症状（这是非常早期的表现），以及其他感觉形式的幻觉、情感淡漠、焦虑、抑郁和妄想。认知症状波动的模式与谵妄相似，可能找到也可能找不到充分的诱发因素。NCDLB症状的多样化表现使得一次简短的临床访谈就观察到所有症状的可能性减少，所以有必要进行全面的评估，这包括对照料者的观察。使用那些特别为评估波动性而设计的量表可能有助于诊断。另一个核心特征是自发性帕金森综合征，这通常是相对轻度的，并且对左旋多巴治疗的反应程度是可变的。高达25%的疑似有NCDLB的患者可能从未出现锥体外系体征，这些体征对于诊断也不是必需的。帕金森综合征必须与药物所致的锥体外系体征区分开来。准确的诊断对安全的治疗计划至关重要，因为高达50%有NCDLB的患者对神经阻滞剂非常敏感，在疑似有NCDLB诊断的患者中使用这些药物时应格外谨慎。

当认知或功能损害没有严重到符合重度NCD的诊断标准时，特别是当非遗忘性认知缺陷突出时，那些表现出核心临床特征的个体，诊断为轻度NCDLB是恰当的。然而，对所有轻度NCD而言，经常没有充足的证据表明任何单一的病因，此时使用未特定的诊断可能更为恰当。

相关特征

有NCDLB的个体经常出现反复的跌倒和昏厥，以及其他短暂的无反应性发作；自主神经功能失调，如可以观察到体位性低血压、便秘和尿失禁；还可以观察到嗜睡和嗅觉减退。

患病率

来自数个高收入和中低收入国家的有限数据显示，基于人群的NCDLB患病率估计占一般老年群体的0～1.2%，占所有痴呆病例的0～9.7%。在社区中，重度NCDLB的平均患病率占所有痴呆的4.2%，在基于临床的研究中，该患病率增加至占所有痴呆的7.5%。在有痴呆的个体中，重度NCDLB的临床患病率似乎不受年龄或性别的显著影响。在美国和英国的研究中，20%～35%的痴呆病例存在路易体的病理损伤。在明尼苏达州一项基于人群的研究中，根据医疗记录，65岁或以上男性NCDLB的发病率约为女性的3倍。

发展与病程

NCDLB是一种逐渐进展伴隐匿起病的障碍。然而，它经常有急性起病的混沌发作（谵妄）的病前史，经常因疾病或手术加重。NCDLB 的路易体主要位于边缘系统（有或没有新皮质受累），由帕金森病所致的重度或轻度 NCD 的病变主要在脑干，两者的区别在于认知和运动症状出现的顺序不同。在 NCDLB 中，认知衰退出现在疾病病程的早期（参见该障碍的“鉴别诊断”部分）。

通常在 50 ～ 89 岁的个体中观察到症状的发作，在大多数病例中症状是在 70 多岁的个体中发作。疾病病程的特征是偶尔出现平台期，但最终进展为严重的痴呆直至死亡。从认知能力下降开始的平均生存期为 5.5 ～ 7.7 年。

风险与预后因素

遗传与生理的：可能出现家族性聚集，数个风险基因已被确定，但大多数 NCDLB 案例没有家族史。现有的研究表明，遗传风险因素在 NCDLB 中与在阿尔茨海默病或帕金森病中一样重要。

诊断标志物

可认为指示 NCDLB 的生物标志物具有与核心临床特征相当的诊断权重。这些包括在单光子发射计算机断层扫描（SPECT）或 PET 扫描中纹状体多巴胺转运蛋白摄取低，不正常的（低摄取）（MIBG）心肌闪烁照相法提示心脏交感神经失支配，以及多导睡眠图证实快速眼动睡眠无肌张力缺乏。相关的快速眼动睡眠行为障碍可以通过正式的睡眠研究来诊断，或者通过询问个体或知情人了解有关症状来确认。基础神经变性疾病主要与 α-突触核蛋白的错误折叠和聚集有关，这可通过尸检组织病理学检查来证实。除了使用简单的筛查工具外，神经心理学测试可能是清晰地确定认知缺陷所必需的。用来测量波动性的量表可能是有用的。

生物标志物支持 NCDLB，但诊断价值更有限的证据包括：MRI 上与阿尔茨海默病相关的内侧颞叶体积保留，SPECT /PET 灌注扫描上普遍摄取低，伴枕叶活性下降，伴或不伴扣带岛迹象（在氟脱氧葡萄糖-PET 影像上，后扣带皮层相对于楔前叶 + 楔片减小），以及脑电图上有明显的慢波活动，在 α/θ 波前区有周期性波动。

重度或轻度神经认知障碍伴路易体的功能性后果

相对于那些有其他神经变性疾病（如阿尔茨海默病）的个体的认知损害，有 NCDLB 的个体有更多的功能损害。这主要是运动和自主神经损害的后果，它引起如厕、移动和进食的问题。睡眠障碍和显著的精神障碍症状也增加了功能上的困难。因此，有 NCDLB 的个体的生活质量往往比有阿尔茨海默病的个体更差。

鉴别诊断

由帕金森病所致的重度或轻度神经认知障碍：可以通过运动症状和认知症状出现的时间顺序来区分 NCDLB 和由帕金森病所致的 NCD。DLB 的共识诊断标准可以区分 NCDLB 和由帕金森病所致的 NCD，通过特定归因于帕金森病的痴呆至少在认知衰退达到重度 NCD 的 1 年之前就存在帕金森病的诊断；而对于 NCDLB，认知症状可能在帕金森综合征之前开始，伴或不伴有帕金森综合征。相比之下，帕金森病的专家共识诊断标准建议，如果认知衰退出现在运动诊断之前，则仍然可以给予帕金森病的诊断。因此，临床工作者可以将认知衰退归因于帕金森病，并诊断由帕金森病所致的 NCD。所以，对于有重度 NCD 的个体，在帕金森病起病 12 个月之前或之内，临床工作者可以选择诊断为由帕金森病所致的 NCD 或 NCDLB。在这种情况下，临床工作者决定哪一种诊断更恰当。如果在认知症状起病 1 年前就已经诊断了帕金森病，那么两个专家诊断标准认为这诊断为由帕金森病所致的 NCD 是恰当的。帕金森病和轻度 NCD 起病的时间和顺序可能难以确定，在临床进展顺序变得明显之前，可能需要诊断为未特定的 NCD。

共病

路易体的病理经常与阿尔茨海默病的病理共存，交互反应 DNA 结合蛋白 43（TDP-43）相关病理也与脑血管性疾病的病理共存，特别是在老年人群中。在一系列神经变性疾病中，包括肌萎缩性脊髓侧索硬化症和额颞叶变性，TDP-43 已被确定是蛋白质病理的来源之一。多个病理病变的存在影响疾病预后，并可能与更快的认知衰退和更短的生存时间有关。

重度或轻度血管性神经认知障碍

诊断标准

A. 符合重度或轻度神经认知障碍的诊断标准。

B. 临床特征与血管性病因一致，由下列两项之一提示：

   1. 认知缺陷起病的时间与一个或更多的脑血管性事件相关。
   2. 有复杂注意力（包括加工速度）和额叶执行功能显著下降的证据。

C. 来自病史、体格检查和 / 或神经影像学的存在脑血管性病的证据，足以解释这种神经认知缺陷。

D. 这些症状不能用其他脑疾病或系统性障碍来更好地解释。

如果存在下列其中一项，则诊断为**可能的血管性神经认知障碍**；否则诊断为**可疑的血管性神经认知障碍**：

   1. 临床诊断标准被归因于脑血管性疾病的显著的脑实质损伤的神经影像学证据所支持（神经影像学支持的）。
   2. 神经认知综合征的时间与一个或更多有记录的脑血管性事件相关。
   3. 同时存在脑血管性疾病的临床的和遗传学的证据（如脑常染色体显性遗传动脉病，伴皮质下梗死和白质脑病）。

如果符合临床诊断标准，但神经影像学不可获得，且神经认知综合征与一个或更多脑血管性事件的时间关系不能确定，则诊断为**可疑的血管性神经认知障碍**。

编码备注（参见第 670 页的编码表）：

对于可能由血管性疾病所致的重度 NCD：(1) 首先编码 F01（没有额外的医学编码）;(2) 接下来，对目前认知紊乱的严重程度（轻度、中度、重度）进行编码;(3) 注明是否伴行为或心理紊乱。例如，对于可能由血管性疾病所致的重度 NCD，中度，伴精神病性障碍，ICD-10-CM 编码为 F01.B2。

对于可疑由血管性疾病所致的重度 NCD：(1) 首先编码 F03（没有额外的医学编码）;(2) 接下来，对目前认知紊乱的严重程度（轻度、中度、重度）进行编码;(3) 注明是否伴行为或心理紊乱。例如，对于可疑由血管性疾病所致的重度 NCD，轻度，伴心境症状，ICD-10-CM 编码为 F03.A3。

对于可能由血管性疾病所致的轻度 NCD：(1) 首先编码 I67.9 脑血管性疾病。(2) 然后是 F06.70 表示轻度血管性 NCD，无行为紊乱；F06.71 表示轻度血管性 NCD，伴行为紊乱。使用额外的编码来表明由脑血管性疾病所致的有临床意义的精神障碍症状（例如，F06.2 由脑血管性疾病所致的精神病性障碍，伴妄想；F06.32 由脑血管性疾病所致的抑郁障碍，伴重性抑郁样发作）。

对于可疑由血管性疾病所致的轻度 NCD，编码为 G31.84。(注：没有额外的医学编码。“伴行为紊乱”和“无行为紊乱”不能被编码，但仍应记录。)

诊断特征

重度或轻度血管性 NCD 的诊断需要存在 NCD（诊断标准 A），并确定脑血管性疾病即使不是解释该认知缺陷的唯一病理，也是主要病理（诊断标准 B 和 C）。血管性病因从大血管卒中到微血管疾病；临床表现非常多样化，取决于血管性疾病变的类型、范围和位置。病变可能是局灶性的、多局灶的或弥漫性的，或者出现不同的组合。脑实质损伤的致病机制包括低灌注和缺氧、氧化应激和炎症导致内皮功能紊乱、自身调节损害和神经血管偶联中断。

许多有重度或轻度血管性 NCD 的个体表现有多发性梗死，伴急性的阶梯性或波动性认知衰退，以及间歇性稳定期，甚至有一些改善。其他的可能是逐渐发生伴缓慢进展，或缺陷快速发展随后进入相对稳定期，或其他复杂的表现。重度或轻度血管性 NCD 伴逐渐起病和缓慢进展，一般是归因于小血管性疾病导致的白质、基底神经节或丘脑的病变。在这些案例中，缓慢的进展经常因急性病变而中断，且急性病变会遗留轻微的神经系统缺陷。在这些案例中，认知缺陷可以归因于皮层-皮层下环路的破坏，复杂注意力特别是信息的处理速度和执行能力可能会受到影响。血管性 NCD 的临床亚型已被描述，包括：(1) 卒中后 NCD，在卒中后立即表现；(2) 皮质下缺血性血管性 NCD；(3) 多发性梗死性（皮质的）NCD；(4) 皮质-皮质下血管性 NCD。

评估脑血管性疾病的存在依赖于病史、体格检查和神经影像学检查（诊断标准 C）。确定病因需要神经影像学检查异常的证据。缺乏神经影像学检查可能会遗漏“沉默的”脑梗死和白质病变，导致严重的诊断不准确。然而，如果神经认知损害在时间上与一个或多个已经发生的卒中有关，那么在缺少神经影像学检查的情况下，也可以作出可能的诊断。临床脑血管性疾病的证据包括有记录的卒中史及与该事件在时间上有关的认知缺陷或与卒中一致的体征（如偏瘫、假性球麻痹综合征、视野缺损）。神经影像学检查（MRI 或 CT）脑血管性疾病的证据包括以下一个或多个：1 次或多次大血管梗死或出血，1 次重要位置的单个梗死或出血（如角回、丘脑、基底前脑），2 次或多次脑干之外的腔隙性梗死，或广泛的融合的白质病变。在临床神经影像学的评估上，后者经常被称为小血管性疾病或皮层下缺血性改变。MRI 是首选的神经影像学检查方式，人们对使用专门的 MRI 技术检测脑微出血、皮质微梗死、血管周围间隙扩张以及白质束和网络连接性的弥散分析感兴趣。

一般来说，对于轻度血管性 NCD，单个卒中或广泛的白质病变的病史是充分的。一般来说，对于重度血管性 NCD，2 次或多次卒中、1 次重要位置的卒中，或白质病变和 1 次或多次腔梗的组合是必要的。然而，通过神经影像学检查确认脑血管性疾病变与认知症状之间的关系尚不完善，通常需要通过临床判断将血管性疾病变与认知综合征联系起来。

神经认知症状不能用其他躯体疾病或精神障碍来更好地解释。例如，在病程早期显著的记忆缺陷可能支持由阿尔茨海默病所致的 NCD，早期显著的帕金森特征可能支持由帕金森病所致的 NCD，且认知起病和抑郁症状之间的密切关系可能提示由抑郁所致的认知损害。

许多国际专家团体对血管性 NCD 也进行了类似的定义和分类，这些内容通常与 DSM-5 诊断标准有良好的对应关系。

相关特征

神经系统的评估往往显示卒中或短暂性脑缺血发作的病史，并指示脑梗死的体征。通常也与人格和心境改变、意志减退、抑郁和情绪不稳定有关。晚期发生的抑郁症状伴有精神运动迟缓和执行功能失调，是有进展性小血管缺血性疾病（所谓的血管性抑郁）的老年人的一种常见的表现。

患病率

血管性疾病是继阿尔茨海默病之后第二大引起 NCD 的常见病因。在美国，血管性痴呆的患病率在 71 ～ 79 岁群体中的估计值为 0.98%，在 80 ～ 89 岁群体中的估计值为 4.09%，在 90 岁或以上群体中的估计值为 6.19%。在发生卒中后 3 个月内，20% ～ 30% 的个体被诊断为痴呆。在欧洲 60 ～ 103 岁的死者尸检中，纯血管性痴呆的患病率为 12.3%。其中，60 ～ 69 岁的个体的患病率（15.0%）比 90 岁及以上的个体（8.7%）更高。混合性痴呆（阿尔茨海默病 + 血管性病理）在整体人群的患病率为 5.5%，与 60 ～ 69 岁的个体（5.2%）相比，90 岁以上个体的患病率更高（10.6%）。与非拉丁裔白人相比，非裔美国人、墨西哥裔美国人和南亚裔美国人中血管性痴呆的患病率更高，可能是因为他们糖尿病和心血管疾病等风险因素的发生率较高。在日本和其他数个亚洲国家，相对于血管性痴呆，由阿尔茨海默病所致的痴呆的患病率随着时间的推移而增加。目前，日裔美国人中由阿尔茨海默病所致的痴呆的患病率是血管性痴呆的 2.6 倍。

卒中在 65 岁以下的男性中更常见，但在 65 岁以上的女性中更常见。整体而言，在一些研究中，男性的血管性 NCD 患病率较高。

发展与病程

尽管重度或轻度血管性 NCD 的患病率在 65 岁以上群体中会成倍增长，但它可能发生在任何年龄阶段。在老年个体中，部分额外的病理可能可以解释神经认知缺陷。病程可能会有所不同，从急性发作伴部分改善到阶梯性衰退，再到缓慢衰退，伴有波动和不同时长的平台期。单纯的皮层下的重度或轻度血管性 NCD 会有一个缓慢进展的病程，类似于由阿尔茨海默病所致的重度或轻度 NCD。非裔美国人的缺血性卒中在 5 年内进展为血管性 NCD 的风险几乎是美国非拉丁裔白人的 2 倍，并且发生在更年轻的群体中。这可能是高血压、糖尿病的高患病率和已知可加重痴呆风险的精神健康不良社会决定因素（如有限的正规教育和低社会经济地位）所致的。

风险与预后因素

环境的：血管性脑损伤的神经认知后果被神经可塑性因素影响，如教育、体育锻炼及精神活动。

遗传与生理的：重度或轻度血管性 NCD 的主要风险因素与脑血管性疾病和卒中的相同，包括高血压、糖尿病、吸烟、肥胖症、高胆固醇水平、高同型半胱氨酸水平，其他粥样硬化和动脉粥样硬化的风险因素，房颤以及引起脑栓塞风险的其他疾病。由动脉血管内的淀粉样沉积所致的脑淀粉样血管性疾病会导致脑出血，这也是一种重要的风险因素。一个遗传风险因素是遗传性疾病脑常染色体显性动脉病变伴皮层下梗死和白质脑病或 CADASIL。其他罕见形式的遗传性疾病与血管性 NCD 存在有关，但总体来说，影响很小。

诊断标志物

结构性神经影像，使用 MRI 或 CT，在诊断过程中具有重要作用。没有其他已确定的重度或轻度血管性 NCD 的生物标志物。

重度或轻度血管性 NCD 的功能性后果。

重度或轻度血管性 NCD 经常与引起额外失能的躯体缺陷有关。

鉴别诊断

其他神经认知障碍：因为偶发的脑梗死和白质病变在老年个体中是常见的，所以 NCD 存在于白质病变的个体中时，重要的是考虑其他可能的病因。在病程早期出现记忆缺陷的病史，记忆、语言、执行功能和感知运动能力逐渐恶化，并在脑影像学上缺少相应的局部病变，则提示主要诊断为阿尔茨海默病。目前，对阿尔茨海默病有效的潜在的生物标志物，如 CSF β-淀粉和磷酸化陶蛋白水平以及淀粉样和陶蛋白成像，可能在鉴别诊断方面有帮助。NCD 伴路易体与重度或轻度血管性NCD的区别在于，NCD伴路易体具有波动性的认知、视幻觉和自发性帕金森综合征等核心特征。当执行功能和语言缺陷出现在重度或轻度血管性NCD时，行为特征或语言损害的隐匿起病和逐渐进展，是额颞叶NCD的特征，而不是典型的血管性病因的特征。

其他躯体疾病：如果存在其他疾病（如脑肿瘤、多发性硬化症、脑炎、中毒或代谢性疾病），且严重到足以解释认知损害时，则不能给予重度或轻度血管性NCD的诊断。

其他精神障碍：如果症状可以完全归因于谵妄，那么给予重度或轻度血管性NCD的诊断是不恰当的；有时谵妄可能叠加在已患的重度或轻度血管性NCD上，这种案例应给予两种诊断。如果符合重性抑郁障碍的诊断标准，且认知损害与抑郁的可能发生在时间上相关，则不应给予重度或轻度血管性NCD的诊断。然而，如果NCD先于抑郁发生，或认知损害的严重程度与抑郁的严重程度不成比例，则应诊断为由脑血管性疾病所致的抑郁障碍，而不是重性抑郁障碍。

共病

由阿尔茨海默病所致的重度或轻度NCD经常与重度或轻度血管性NCD共同出现，这类案例应给予两种诊断。重度或轻度血管性NCD与抑郁经常共同出现。

由创伤性脑损伤所致的重度或轻度神经认知障碍

诊断标准

A. 符合重度或轻度神经认知障碍的诊断标准。

B. 有创伤性脑损伤的证据——即对大脑的撞击或其他机制，颅内大脑的快速移动或移位，存在下列一项或更多：
   1. 意识丧失。
   2. 创伤后遗忘。
   3. 定向障碍和意识错乱。
   4. 神经系统体征（如神经影像学证明的损伤、视野缺损、嗅觉障碍、偏瘫、偏身感觉缺失、皮质盲、失语症、失用症、无力、失平衡、不能用周围神经或其他原因来解释的其他感觉丧失）。

C. 创伤性脑损伤发生后或意识恢复后立即出现神经认知障碍，以及在急性脑损伤后持续存在。

编码备注（参见第670页的编码表）：

对于由创伤性脑损伤所致的重度神经认知障碍：（1）首先编码S06.2XAS弥漫性创伤性脑损伤，伴未特定时间段的意识丧失，后遗症；（2）然后是F02；（3）接下来，对目前认知紊乱的严重程度（轻度、中度、重度）进行编码；（4）注明是否伴行为或心理紊乱。例如，对于由创伤性脑损伤所致的重度NCD，中度，伴精神病性障碍，ICD-10-CM 编码为 F02.B2。

对于伴多种有临床意义的行为和心理紊乱的重度 NCD，需要多个 ICD-10-CM 编码。例如，对于由创伤性脑损伤所致的重度 NCD，重度，伴有激越、妄想和抑郁，需要四个编码：S06.2XAS 弥漫性创伤性脑损伤伴未特定时间段的意识丧失，后遗症；F02.C11（伴激越）；F02.C2（伴精神病性障碍）；F02.C3（伴心境症状）。

对于由创伤性脑损伤所致的轻度 NCD：(1) 首先编码 S06.2XAS 弥漫性创伤性脑损伤，伴未特定时间段的意识丧失，后遗症。(2) 然后是 F06.70 表示由创伤性脑损伤所致的轻度 NCD，无行为紊乱；F06.71 表示由创伤性脑损伤所致的轻度 NCD，伴行为紊乱。使用额外的编码来表明由创伤性脑损伤所致的有临床意义的精神障碍症状（例如，F06.0 由创伤性脑损伤所致的精神病性障碍，伴幻觉；F06.31 由创伤性脑损伤所致的抑郁障碍，伴抑郁特征）。

标注

评估的是 NCD 的严重程度，而不是基础的创伤性脑损伤（参见该障碍的“发展与病程”部分）。

诊断特征

创伤性脑损伤（TBI）所致的重度或轻度 NCD 是由创伤性脑损伤所致的获得性和持续性认知障碍。创伤性脑损伤定义为应用生物力学的力量（包括加速 / 减速力和爆炸相关力）导致的脑结构和 / 或功能的破坏，表现为以下一种或多种临床体征：意识丧失、对受伤之前或之后事件的记忆丧失（创伤后遗忘）、精神状态改变（如混沌、定向力障碍、思维迟缓）或局灶性神经性体征（如轻偏瘫、偏侧感觉丧失、皮质盲、失语、失用、无力、平衡丧失、不能由外周或其他病因解释的其他感觉丧失）（诊断标准 B）。TBI 的这些表现一定不是由酒精或其他毒品或药物、其他损伤或治疗（如面部损伤、插管、或躯体 / 系统损伤）、心理创伤、语言障碍、共病的躯体疾病所致的。

根据表 2 中的阈值，TBI 的严重程度分为轻度、复杂性轻度、中度或重度。个体的损伤在现象上符合轻度 TBI 的诊断标准，但在 TBI 后急性期的 CT 或 MRI 显示创伤性颅内异常（即外伤性硬膜外或硬膜下血肿、蛛网膜下或脑内出血、脑挫伤或裂伤）被分类为复杂性轻度 TBI。有复杂性轻度 TBI 的个体的后果与有中度 TBI 的个体的后果相似，而不像有非复杂性轻度 TBI 的个体的后果。

如果归因于 TBI，NCD 必须在脑损伤发生后立即出现，或者必须在个体脑损伤后恢复意识之后立即出现，且在急性创伤后阶段持续存在（诊断标准 C）。

虽然与 TBI 所致的重度或轻度 NCD 有关的特定的认知损害是多样化的，但复杂注意力、信息加工速度、学习和记忆、执行功能的损害以及社会认知障碍是常见的。在更严重的 TBI（存在脑挫伤、颅内出血或贯穿性损伤）中，可能存在与大脑受影响区域和脑组织损失体积有关的额外神经认知损害（如失语、失用、感知运动功能障碍）。

表 2　创伤性脑损伤（TBI）严重程度分类

TBI 严重程度	轻度 TBI	复杂性轻度 TBI	中度 TBI	重度 TBI
失去意识的持续时间	≤ 30 分钟	≤ 30 分钟	30 分钟～ 24 小时	≥ 24 小时
创伤后失忆的持续时间（新学习能力严重受损）	≤ 1 天	≤ 1 天	1 ～ 7 天	≥ 7 天
意识改变的持续时间（如混沌、定向力障碍、思维迟缓）	≤ 1 天	≤ 1 天	1 ～ 7 天	≥ 7 天
格拉斯哥昏迷量表评分（事件发生后 30 分钟）	13 ～ 15	13 ～ 15	9 ～ 12	3 ～ 8
脑部 CT 或 MRI	正常	异常	正常或异常	正常或异常

相关特征

轻微的神经系统体征（如眉间征、口鼻部反应、掌颏反射等多个原始反射）可支持诊断；迅速扫视和平滑追踪眼动缺陷与额叶介导的认知损害，如复杂的注意力问题、加工速度慢、受损的记忆检索或执行功能紊乱同时发生也可支持诊断。特别是在一些贯穿性 TBI 的案例中，以某一部位局灶性发作的创伤后癫痫可支持由 TBI 所致的 NCD 的诊断，该部位对应于个体表现出损伤的认知领域的解剖结构（如内侧颞叶癫痫发作和情景记忆损害；额叶癫痫发作和执行功能紊乱或社会认知损害）。

患病率

由 TBI 所致的重度和轻度 NCD 的患病率随损伤严重程度和损伤后时间的不同而变化，损伤较严重和损伤后处于急性/亚急性阶段的个体的患病率最高。在美国，每年有超过 287 万例 TBI，其中儿童 TBI 超过 83.7 万例。这些 TBI 每年导致 250 万次急诊就诊、28.8 万次住院和超过 5.6 万例死亡。在急诊室就诊的 TBI 患者中，男性患病率为 547.6/100000，女性为 385.9/100000。在 75 岁以下的每个年龄组中，男性的 TBI 患病率都高于女性；在 75 岁后，男性和女性的 TBI 患病率接近相等。在美国，TBI 的主要病因是跌倒（178.4/100000）、与移动或静止物体的碰撞（称为“被击中/撞”事件）（92.7/100000）、机动车碰撞（74.7/100000）和袭击（50.6/100000）。运动中的脑震荡越来越被认为是轻度 TBI 的一个病因。

在青年和成人群体中，男性比女性约高出 40% 的可能经历 TBI；但在 65 岁之后，女性可能具有更高的 TBI 风险。有研究表明，有中度或重度 TBI 的男性可能比具有相同严重程度的女性的预后更差，但该研究结果也存在争议。TBI 的病因也因性别而异：男性更容易在工作、机动车事故和军事活动中受伤，而女性更容易受到攻击和家庭暴力。

发展与病程

TBI 康复的病程是多样化的，它不仅取决于特定的损伤，还取决于损伤前和损伤后的因素(包括：年龄，TBI既往史，神经系统、精神和物质使用共病和并发症，遗传、医疗和康复干预的及时性和有效性，社会心理支持，等等)。这些因素中有的可能会有利于康复，有的会阻碍康复。

神经认知损伤在 TBI 后的急性期最为严重，可能伴有情绪和行为紊乱。在 TBI 严重程度的范围内，预期神经认知和有关精神和神经症状及体征会有显著改善。神经认知结果的恢复程度与病情的反复性反映了 TBI 的严重程度，轻度 TBI 完全恢复是很典型的，而更重度的 TBI 恢复后反复的可能性更大，且通常不能完全恢复。

与轻度 TBI 有关的神经认知损害通常在受伤后的数天到数周内消退，在受伤后 3 ～ 12 个月内完全消退。那些潜在的与神经认知症状同时出现的其他症状（如抑郁、易激惹、疲劳、头痛、光敏感、睡眠紊乱）也常常在轻度 TBI 后的数周内消退。轻度 TBI 后的持续症状或随后的神经认知恶化应引发对神经认知症状和功能限制的其他潜在病因的考虑，包括重性抑郁障碍、创伤后应激障碍（PTSD）、焦虑障碍、物质使用障碍、睡眠障碍、负性损伤感知和对康复的不良期望。尽管对其他潜在病因进行了治疗，但当轻度 TBI（包括重复性轻度 TBI）后神经认知症状和功能限制持续存在时，给予由 TBI 所致的 NCD 的诊断可能是恰当的。

中度和重度 TBI 引起的神经认知损伤和有关功能限制通常在受伤后数周至数月内会改善，但在受伤更严重的个体中，长期神经认知通常不能完全康复。尽管如此，中度或重度 TBI 后神经认知和功能的改善可能要持续数年，在受伤后的前 5 年内，认知改善的个体多于认知衰退的个体。对于中度和重度 TBI，除了持续的神经认知缺陷外，还可能存在有关神经系统、躯体、情绪和行为的并发症。(特别是在第一年）这些症状包括癫痫发作、光敏感、听觉过敏、易激惹、攻击性、抑郁、睡眠紊乱、疲劳、情感淡漠、无法恢复到伤前水平的职业和社会功能以及人际关系恶化。中度和重度 TBI 与抑郁、攻击性和可能的神经变性疾病（如阿尔茨海默病、路易体病和额颞叶变性）的风险增加有关。

由 TBI 所致的持续性重度或轻度 NCD 的特征随着年龄、特定的损伤和共同因素而变化。婴儿或儿童与 TBI 相关的持续性损害可能反映在达到发育水平的标志性事件的延迟（如语言习得）、不良的学业表现，并有可能损害社交功能发展。对于年龄较大的青少年和成人，持续的症状可能包括不同的神经认知缺陷、易激惹、对光和声音敏感、易疲劳和心境改变，包括抑郁、焦虑、敌对或情感淡漠。有轻度 TBI 的老年个体产生的神经认知后果可能与有中度或重度 TBI 的年轻个体类似。

风险与预后因素

TBI 后不良认知后果的风险因素包括：年龄大于 40 岁、受伤前认知能力较低(尤其是以教育或学术能力为指标)、受伤前抑郁症状、可能存在受伤前失业和受伤的严重程度。不良认知后果的其他风险因素包括：创伤后遗忘持续时间较长，早期 CT 或 MRI 研究中创伤性颅内异常的证据（即外伤性硬膜外或硬膜下血肿、蛛网膜下腔或脑内出血、脑挫伤或裂伤、弥漫性轴突损伤）和神经遗传学特征(例如，*APOE*E4* 等位基因携带者状态，儿茶酚 O-甲基转移酶基因型，*ANKK1*

Taq1A 等位基因状态）。受伤前酒精或物质使用障碍增加了发生 TBI 的风险以及不良认知后果的风险，包括记忆损害和执行功能失调。

诊断标志物

由 TBI 所致的重度或轻度 NCD 的诊断可能得到同期的涉及个体表现出特定认知领域损害的大脑区域或网络的 CT 或 MRI 结果的支持（如局灶性萎缩，脑软化、神经胶质增生、白质异常）。细微的神经病学体征（如眉间征、口鼻部反应、掌颏反射等多个原始反射）可支持诊断；迅速扫视和平滑追踪眼动缺陷与额叶介导的认知损害，如复杂的注意力问题，加工速度变慢，记忆检索受损或执行功能紊乱会同时发生。特别是在一些贯穿性 TBI 的案例中，创伤后癫痫的局灶性发作位置可支持由 TBI 所致的 NCD 的诊断，该位置对应于个体表现出损伤的认知领域的解剖结构（如内侧颞叶癫痫发作和情景记忆损害；额叶癫痫发作和执行功能紊乱或社会认知损害）。

在常用的一般认知筛查指标上的表现，特别是当使用大规模、基于人群的规范性数据进行解释时，可能有助于确认需要进一步神经诊断评估的个体。然而，由 TBI 所致的重度或轻度 NCD 的诊断取决于根据个体既往的表现（如受伤前认知能力的神经心理学评估或恰当的规范）和功能状态的评估。

尽管神经影像学检查和其他临床评估（如细微的神经病学体征）可能提供支持性信息，但它们无法单独诊断出由 TBI 所致的 NCD。目前，由 TBI 所致的重度或轻度 NCD 没有其他确定的生物标志物。

与自杀想法或行为的相关性

TBI 患者包括中度或重度 TBI 患者，长期自杀风险增加。虽然抑郁是导致自杀风险的重要因素，但它并不能完全解释自杀的原因。在 TBI 发生后的前 20 年，自杀意念的发生率高达 10%，自杀企图的发生率为 0.8% ～ 1.7%。受伤后 1 年抑郁和 / 或自杀行为的发生与 TBI 后 5 年抑郁和自杀行为发生率持续升高相关。虽然 TBI 发生后认知损害和自杀风险之间的关系很复杂，但评估自杀风险是评估由 TBI 所致的重度或轻度 NCD 个体的重要因素。

有脑震荡的年轻个体可能有更高的自杀行为风险。在有 TBI 的退伍军人和平民队列中自杀的风险增加，寻求精神健康服务的个体可能有 TBI 的病史。寻求 TBI 康复治疗的个体也有更高的自杀想法和行为的风险。

由创伤性脑损伤所致的重度或轻度神经认知障碍的功能性后果

美国约有 317 万人（约占总人口的 1.1%）患有与 TBI 相关的失能，其中包括神经认知损害，它会损害工作或日常活动能力，并需要持续的医疗护理、康复、支持和服务。认知损害会影响功能独立性、生产性就业和社区参与，并可能降低对生活的满意度。认知损害对功能状态的影响因这些损害的类型和严重程度而异，与同时存在的精神、物质使用、神经系统和躯体疾病及其严重程度有关，并与家庭、其他心理社会和医疗支持也有关。

由TBI所致的轻度NCD，个体可能会报告认知效率降低、难以集中注意力和进行日常活动的能力降低。由TBI所致的重度NCD，个体可能难以独立生活和自我照料。由TBI所致的重度NCD可能存在显著的神经运动特征，如严重的不协调、共济失调和运动缓慢，并可能增加功能困难。

有TBI病史的个体会报告更多的抑郁和焦虑症状，这些症状可以放大认知主诉并恶化功能性后果。此外，情绪控制丧失包括攻击性或不恰当的情感和情感淡漠，可能会出现在更严重的TBI之后，伴更严重的神经认知损害。这些特征可能会影响功能独立，增加自我照料的难度。

鉴别诊断

其他精神障碍与躯体疾病：可能导致或解释TBI患者认知损害的精神障碍(如重性抑郁障碍、焦虑障碍、PTSD、酒精和其他物质使用障碍、睡眠紊乱)、处方药（如典型抗精神病性药物、苯二氮䓬类、抗胆碱能药物及抗癫痫药物）和其他躯体疾病，在由TBI所致的重度或轻度NCD的鉴别诊断中需要考虑。

做作性障碍与诈病：当神经认知症状的严重程度和功能限制与TBI后预期的认知后果不一致时（尤其是轻度TBI时），以及当神经心理学评估显示效果不佳或无法有效解释时，应考虑神经认知症状的替代解释。在这种情况下，应考虑做作性障碍或诈病的可能性（特别是在可能存在外部激励的情况下，如获得经济补偿）。

共病

由TBI所致的重度或轻度NCD可能伴有其他特定或未特定的抑郁或焦虑障碍，其特征为情绪功能紊乱（如易激惹、容易受挫、紧张和焦虑、情感不稳定）。其他特定的或未特定的人格障碍也可能是脱抑制、情感淡漠、多疑或攻击性等症状的后果。躯体共病可能与神经系统和躯体紊乱一起发生，其特征为头痛、疲乏、睡眠障碍、眩晕或头晕、耳鸣或听觉过敏、光敏感、嗅觉丧失、对精神活性药物的耐受性降低。尤其是在更严重的TBI中存在神经病学症状和体征（如癫痫发作、轻偏瘫、视觉紊乱、颅神经缺陷）和骨科损伤的证据。与中重度TBI相关的最常见的躯体和精神障碍的共病是（按发生频率排序）：背痛、抑郁、高血压、焦虑、骨折、高血胆固醇、睡眠障碍、惊恐发作、骨关节炎和糖尿病。

在有物质使用障碍的个体中，物质的神经认知影响导致或加重了TBI相关的认知紊乱，特别是在有两种或多种TBI的个体中。

PTSD可以与TBI同时发生在平民、军人和退伍军人人群中。TBI和PTSD会产生类似的神经认知症状（如复杂注意力、加工速度、学习和记忆以及执行功能的紊乱），这两种障碍可单独出现或同时出现。同时发生的抑郁和睡眠紊乱可以解释患有这些共病的个体的神经认知症状。

物质 / 药物所致的重度或轻度神经认知障碍

诊断标准

A. 符合重度或轻度神经认知障碍的诊断标准。

B. 神经认知损害不仅发生在谵妄时，而且持续时间超过中毒与急性戒断的通常病程。

C. 所涉及的物质或药物及其使用的时间段和范围能够产生神经认知损害。

D. 神经认知缺陷的病程与物质或药物的使用和禁戒的时间相符（如经过一段时间的禁戒后缺陷保持稳定或改善）。

E. 这种神经认知障碍既不能归因于其他躯体疾病，也不能用其他精神障碍来更好地解释。

编码备注（也可参见第 670 页的编码表）：

下表中列出了 ICD-10-CM 中（特定的物质 / 药物）所致的神经认知障碍的编码。注意 ICD-10-CM 的编码基于是否存在共病同一类物质的使用障碍。在任何情况下，都不需要给予额外的物质使用障碍的单独诊断。

物质所致的重度神经认知障碍：如果一个轻度的物质使用障碍共病物质所致的重度 NCD，则第四位的数字为“1”，而且临床工作者应在物质所致的重度 NCD 之前记录“轻度（物质）使用障碍”（例如，轻度吸入剂使用障碍伴吸入剂所致的重度 NCD）。对于酒精、镇静剂、催眠药或抗焦虑药，轻度的物质使用障碍不足以引起物质所致的重度 NCD，因此这种组合没有 ICD-10-CM 编码。如果一个中度或重度的物质使用障碍共病物质所致的重度 NCD，则第四位的数字为“2”，临床工作者应根据共病物质使用障碍的严重程度来记录“中度（物质）使用障碍”或“重度（物质）使用障碍”。如果没有共病物质使用障碍，则第四位的数字为“9”，并且临床工作者应只记录物质所致的重度 NCD。注：严重程度标注“轻度”“中度”“重度”不能编码为 NCD 的严重性，但仍应记录。

物质所致的轻度神经认知障碍：如果一个轻度的物质使用障碍共病物质所致的轻度 NCD，则第四位的数字为“1”，而且临床工作者应在物质所致的轻度 NCD 之前记录“轻度（物质）使用障碍”（例如，轻度可卡因使用障碍伴可卡因所致的轻度 NCD）。如果一个中度或重度的物质使用障碍共病物质所致的轻度 NCD，则第四位的数字为“2”，临床工作者应根据共病物质使用障碍的严重程度来记录“中度（物质）使用障碍”或“重度（物质）使用障碍”。如果没有共病物质使用障碍，则第四位的数字为“9”，并且临床工作者应只记录物质所致的轻度 NCD。

物质所致的重度或轻度神经认知障碍：伴随症状标注“伴激越”“伴焦虑”“伴心境症状”“伴精神病性障碍”“伴其他行为或心理紊乱”和“无行为或心理紊乱”不能被编码，但仍应记录。

项目	ICD-10-CM		
	伴轻度使用障碍	伴中度或重度使用障碍	无使用障碍
物质所致的重度NCD			
酒精（重度NCD）、非遗忘-虚构型	NA	F10.27	F10.97
酒精（重度NCD）、遗忘-虚构型	NA	F10.26	F10.96
吸入剂（重度NCD）	F18.17	F18.27	F18.97
镇静剂、催眠药或抗焦虑药（重度NCD）	NA	F13.27	F13.97
其他（或未知）物质（重度NCD）	F19.17	F19.27	F19.97
物质所致的轻度NCD			
酒精（轻度NCD）	F10.188	F10.288	F10.988
吸入剂（轻度NCD）	F18.188	F18.288	F18.988
镇静剂、催眠药或抗焦虑药（轻度NCD）	F13.188	F13.288	F13.988
苯丙胺类物质（或其他兴奋剂）（轻度NCD）	F15.188	F15.288	F15.988
可卡因（轻度NCD）	F14.188	F14.288	F14.988
其他（或未知）物质（轻度NCD）	F19.188	F19.288	F19.988

标注如果是：

持续性：长时间的禁戒后神经认知损害仍然显著。

记录步骤

物质/药物所致的NCD的名称由假设能导致神经认知症状的特定物质（如酒精）开始。与物质类别对应的ICD-10-CM编码从“诊断标准”部分的表格中选择。对于不属于任何类别的物质（如鞘内注射甲氨蝶呤），应使用ICD-10-CM“其他（或未知）物质”的编码，并且记录特定物质的名称（如F19.988鞘内注射甲氨蝶呤所致的轻度NCD）。如果一种物质被判断为病因，但具体物质未知，则使用ICD-10-CM中“其他（或未知）物质”的编码，并记录物质未知的事实（如F19.97未知物质所致的重度NCD）。

当记录障碍名称时，共病的“物质使用障碍”（若有）应列在前面，接着记录“伴”这个字，后面接着记录障碍的名称[即（特定物质）所致的重度NCD或（特定物质）所致的轻度NCD]，在酒精的案例中接着记录类型（如非遗忘-虚构型或遗忘-虚构型），最后记录病程（即持续性）。例如，在有重度酒精使用障碍的个体出现持续性遗忘-虚构症状的情况时，其诊断为F10.26重度酒精使用障碍伴酒精所致的重度NCD、遗忘-虚构型、持续性，不再给予单独的共病的重度酒精使用障碍的诊断。如果物质所致的NCD出现在没有共病的物质使用障碍时（如仅1次高剂量吸入剂使用后），则无须记录“无伴随的物质使用障碍”[如F18. 988（特定吸入剂）所致的轻度NCD]。

诊断特征

物质/药物所致的重度或轻度NCD的特征为神经认知损害，且神经认知损害的持续时间超出中毒和急性戒断的通常病程（诊断标准B)。最初，这些表现可以反映出长时间的物质使用后脑功能的缓慢康复和神经认知的改善，并且可在发病后的数月中看到脑成像指标的改善。如果该障碍持续时间较长，应标注持续性。给定的物质及其使用必须是已知的能够引起可观察到的损害（诊断标准C)。非特定的认知能力下降可能出现在几乎所有物质和药物的滥用中，但一些模式可能在某些药物种类中出现得更频繁。例如，镇静剂、催眠药或抗焦虑药所致的NCD（如苯二氮䓬类、苯巴比妥类）相比其他认知功能，更可能表现为记忆方面的严重障碍：酒精所致的NCD往往表现为执行功能、记忆和学习领域损害的组合。物质所致的NCD的病程必须与给定物质的使用时间相一致(诊断标准D)。酒精所致的遗忘－虚构型［科萨科夫综合征（Korsakoff syndrome）］NCD的特征是近期记忆受损，与其他NCD的症状不成比例。其特征包括显著的遗忘（学习新信息严重困难伴随快速遗忘）和虚构倾向，在近期记忆严重减退时也可观察到虚构。这些表现可能会与硫胺素脑病的体征同时出现［韦尼克脑病（Wernicke encephalopathy）］，并伴随有关的特征，如眼震和共济失调。韦尼克脑病的眼瘫特征通常表现为侧视麻痹。与吸入剂滥用有关的神经认知缺陷包括执行功能下降、认知速度减慢及威斯康星州卡片分类和Stroop测试方面的额外表现受损。与兴奋剂使用有关的神经认知症状包括学习和记忆及执行功能障碍。甲基苯丙胺的使用也可能与血管损伤的证据（如局灶性无力、单侧不协调、不对称反射)有关。最常见的神经认知特征与血管性NCD相似。其他(或未知)物质类别中包含的引起NCD的物质包括鞘内甲氨蝶呤和有机磷杀虫剂以及滥用和已知会引起不良认知效应但特征不充分的化合物（如植物卡痛树/美丽帽蕊木）。

在确定NCD与任何一组毒品之间的关系时，重要的是要考虑在使用该物质之前是否存在认知缺陷，因此不能归因于该物质——甚至可能导致判断失误，造成该物质的使用。例如，据报告，冲动控制能力下降和执行功能相关损害的证据与开始使用兴奋剂和其他毒品有关。在物质使用前仔细评估神经认知功能，然后对受试者进行数月或更长时间的随访研究中，尚不清楚除了酒精、其他镇静剂和吸入剂以外的其他毒品引起具有临床意义的持续性NCD的能力。

相关特征

吸入剂所致的NCD可能与个体呼吸中吸入剂的气味或个体鼻或口周围因从容器中“吹气”毒品而出现皮疹有关。这些最常见于其他毒品有限使用的个体，他们有吸入剂使用史以及早期使用多种物质，特别是如果他们的症状符合品行或反社会型人格障碍的诊断标准。在工作场所接触溶剂的工人也有很高的风险。有中枢神经系统镇静作用的毒品所致的轻度NCD可能表现为增加的易激惹、焦虑、睡眠紊乱和烦躁的症状。兴奋剂类毒品所致的NCD可表现为反跳性抑郁、嗜睡和情感淡漠。在严重形式的物质/药物所致的重度NCD(如与长期酒精使用有关的)中，可能存在显著的神经运动特征，如不协调、与小脑损伤有关的共济失调和运动缓慢以及躯体并发症（如低钾血症和心律失常）；也可能会失去情绪控制能力，包括攻击性或不恰当的情感或情感淡漠。

患病率

这些障碍的患病率尚不清楚。与 NCD 相比，这些物质和相关物质使用障碍有更多可用的患病率数据。物质 / 药物所致的重度或轻度 NCD 更可能出现在那些年龄大的、长期使用物质的、有其他风险因素（如营养缺乏）的个体中。

对于酒精使用障碍，轻度 NCD 的患病率在戒酒的前 2 个月中约为 30% ～ 40%。轻度 NCD 可能会持续存在，特别是在那些直到 50 岁还没有达到稳定戒酒的个体中。重度 NCD 是罕见的，可能由于同时存在营养缺乏而引起，如在酒精所致的遗忘-虚构型 NCD 中。酒精所致的重度 NCD 可能在男性中更常见。

关于其他大脑镇静毒品（即镇静剂、催眠药或抗焦虑药）引起的 NCD 的患病率的研究很少，这可能反映了对这些毒品的物质使用障碍研究相对较少。与酒精、大麻和许多其他毒品相比，镇静剂、催眠药或抗焦虑药的大量和持续“娱乐性”使用水平相对较低。

关于吸入剂使用的患病率有更多的数据可用。在高收入和低收入人群中，这种接触与重度和轻度 NCD 的持续时间有关。然而，据估计，持续使用至发展为 NCD 的人数不到美国人口的 1%。

兴奋剂（甲基苯丙胺和可卡因）也可能导致脑血管性疾病，导致弥漫性或局灶性脑损伤，这可能是轻度或重度 NCD 的水平。

发展与病程

物质使用障碍的起病通常发生在青春期后期，且在 20 岁和 30 岁时达到高峰。虽然较长的重度物质使用障碍病史与较大的 NCD 可能性有关，但这种关系并不直接。在 50 岁以前达到稳定禁戒的个体中，神经认知功能的恢复是很常见的，甚至可能完全恢复。在超过 50 岁仍有物质使用障碍的个体中，物质 / 药物所致的重度或轻度 NCD 很可能持续存在，这可能是因为神经可塑性降低及其他年龄相关的大脑变化的共同影响。

NCD 可能涉及神经认知损害的相当快的起病，其病史包括多种类型的毒品滥用，特别是早期开始使用物质。早期开始重度使用（特别是酒精）可能导致晚期神经发育的缺陷（如额叶神经环路成熟的晚期阶段），这可能会影响社会认知和其他神经认知能力。对于酒精所致的 NCD，可能有老龄化和酒精所致的脑损伤的累加效应。

风险与预后因素

物质 / 药物所致的 NCD 的风险因素包括年龄较大、长期使用、50 岁以上持续使用。

长期缺乏营养、肝脏疾病、血管风险因素、心血管性疾病和脑血管性疾病可增加酒精所致的 NCD 风险。在遗传性转酮醇酶缺乏以及营养不良的情况下，酒精所致的遗忘-虚构型 NCD 的风险会增加。

镇静剂、催眠药或抗焦虑药所致的 NCD 尚未得到充分研究，但在已连续数月或数年服用苯二氮䓬类药物或其他催眠类药物且剂量逐渐增加的长期患有焦虑障碍或睡眠损害患者中，这些问题可能会增加。

诊断标志物

慢性酒精滥用的个体的MRI经常显示脑皮质变薄、白质丢失和脑回、脑室扩大。虽然神经影像学检查异常在那些有NCD的个体中更常见，但是也可能在无神经影像学检查异常的个体中观察到NCD，反之亦然。特定的技术（如弥散张量成像）可能显示特定的白质传导素的损伤。磁共振波谱分析可以显示N-乙酰天冬氨酸的减少和炎性标志物（如肌醇）的增加或白质（如胆碱）损伤。许多脑影像学上的改变和神经认知的表现随着成功的戒断而逆转。在有甲基苯丙胺使用障碍的个体中，MRI可能显示高密度的信号，提示微出血或大面积脑梗死。

物质/药物所致的重度或轻度神经认知障碍的功能性后果

认知效率下降和难以集中注意力有时会使物质/药物所致的轻度NCD的功能性后果更加严重，这超出了在许多其他NCD中所见。此外，在重度和轻度水平上的物质/药物所致的NCD可能与运动综合征有关，这加深了功能损害的程度。

鉴别诊断

有物质使用障碍、物质中毒和物质戒断的个体会增加患其他疾病的风险，它可以独立或通过综合效应导致神经认知紊乱。这些包括创伤性脑损伤和那些伴随物质使用障碍的感染病史（如HIV、丙型肝炎病毒、梅毒）。因此，物质/药物所致的重度或轻度NCD应该与物质使用、中毒和戒断范围之外的其他因素引起的NCD区别开来，包括这些伴随的疾病（如创伤性脑损伤）。

共病

物质使用障碍、物质中毒和物质戒断经常与其他精神障碍共病。一般而言，滥用毒品的接触程度越高，物质或药物所致的NCD风险越大。共病的创伤后应激障碍、精神病性障碍、抑郁和双相障碍及神经发育障碍可能导致物质使用者的神经认知损害。创伤性脑损伤常与物质使用共同出现，这也使得确定此类案例中NCD的病因变得更加复杂。严重的、长期的酒精使用障碍可能与主要器官系统疾病有关，包括脑血管性疾病和肝硬化。吸入剂使用障碍与较高的肾和肝损伤发生率有关。苯丙胺和可卡因所致的NCD可伴有继发于兴奋剂的使用的重度或轻度的血管性NCD。

由HIV感染所致的重度或轻度神经认知障碍

诊断标准

A. 符合重度或轻度神经认知障碍的诊断标准。

B. 有感染HIV的记录。

C. 这种神经认知障碍不能用非 HIV 疾病，包括继发性脑疾病，如渐进性多灶性白质脑病或隐球菌脑膜炎来更好地解释。

D. 这种神经认知障碍既不能归因于其他躯体疾病，也不能用其他精神障碍来更好地解释。

编码备注（参见第 670 页的编码表）：

对于由 HIV 感染所致的重度 NCD：（1）首先编码 B20 HIV 感染；（2）然后是 F02；（3）接下来，对目前认知紊乱的严重程度（轻度、中度、重度）进行编码；（4）注明是否伴行为或心理紊乱。例如，对于由 HIV 感染所致的重度 NCD，中度，伴精神病性障碍，ICD-10-CM 编码为 F02.B2。

对于伴多种有临床意义的行为和心理紊乱的重度 NCD，需要多个 ICD-10-CM 编码。例如，对于由 HIV 感染所致的重度 NCD，重度，伴有激越、妄想和抑郁，需要四个编码：B20 HIV 感染；F02.C11（伴激越）；F02.C2（伴精神病性障碍）；F02.C3（伴心境症状）。

对于由 HIV 感染所致的轻度 NCD：（1）首先编码 B20 HIV 感染。（2）然后是 F06.70 表示由 HIV 感染所致的轻度 NCD，无行为紊乱；或 F06.71 表示由 HIV 感染所致的轻度 NCD，伴行为紊乱。使用额外的编码来表明由 HIV 感染所致的有临床意义的精神障碍症状（例如，F06.34 由 HIV 感染所致的双相及相关障碍，伴混合特征；F07.0 由 HIV 感染所致的人格改变，冷漠型）。

诊断特征

HIV 疾病是由人类免疫缺陷病毒 1 型（HIV-1）感染引起的，它是经由注射性毒品使用、无保护的性接触、意外或医源性接触（如医务人员的针刺伤）接触感染者的体液所致的。HIV 感染的种类型的细胞，最特别的是辅助“T”淋巴细胞（CD4）和单核细胞。随着时间的推移，感染可能导致 CD4 的数量严重下降、严重的免疫缺陷、机会性感染和肿瘤。感染的单核细胞可进入中枢神经系统，会导致巨噬细胞和小胶质细胞感染。一小部分星形胶质细胞可能存在生产性 HIV 感染。严重形式的 HIV 感染被称为获得性免疫缺陷综合征（AIDS）。HIV 的诊断通过已确定的实验室方法来确认［如 HIV 的 RNA 逆转录聚合酶链式反应（RT-PCR）分析和抗体 / 抗原组合试验］。值得注意的是，现在也可以在家中进行 HIV 自我检测。

一些有 HIV 感染的个体发展为 NCD，通常显示皮层下模式，伴有显著的执行功能损害、信息加工速度的减慢、执行需要注意力的任务存在问题、学习新信息较困难，但回忆已学习的信息较轻松。在重度 NCD 中，迟缓是显著的。语言困难如失语不常见，但可以观察到语言流畅程度有所降低。HIV 的致病过程可能影响大脑的任何部位，因此其他模式也可能出现。

相关特征

由 HIV 感染所致的重度或轻度 NCD 在年龄更大、教育水平较低、性别为女性及有重性抑郁障碍、酒精或其他物质使用障碍和躯体共病（尤其是糖尿病和高血压）的个体中更为常见。以下任何一种情况也会增加由HIV感染所致的NCD的风险：既往免疫抑制发作，CSF中病毒载量高，外周血中肿瘤坏死因子-α（TNF-α）、白细胞介素-6（IL-6）、C反应蛋白、D-二聚体、sCD14、sCD163和神经丝轻链水平升高，以及晚期HIV疾病的临床实验室指标，如CD4细胞最低点降低、贫血和低白蛋白血症。有重度NCD的个体可能表现出更突出的神经运动特征，如严重的不协调、共济失调和运动迟缓。随着NCD疾病的进展，这些特征可能会变得更加突出。

患病率

根据HIV疾病的临床分期，约三分之一至二分之一的HIV感染者至少有一些神经认知紊乱的证据，但这些紊乱大多数不符合轻度NCD的诊断标准，而是代表无症状神经认知损害（ANI）的个体，这些个体在一项或多项神经认知能力测试中表现不合格，但功能状态无任何损害。北美和西欧的患病率在很大程度上表明，ANI是神经认知紊乱的主要原因，而由HIV感染所致的轻度NCD约占25%，通常不到5%的与HIV相关的神经认知紊乱的个体符合重度NCD的诊断标准。在德国，HIV门诊患者中与HIV有关的NCD的总体患病率为43%，其中90%的个体正在接受治疗：20%有ANI，17%有轻度NCD，6%有HIV相关的痴呆。在低收入和中等收入国家，未经治疗的有HIV的个体中与HIV有关的NCD的患病率较高。在世界其他地区及在主要由接受有效抗逆转录病毒治疗的HIV感染者组成的队列中，采用综合认知测试组合进行测试，发现认知损害的总体患病率约为25%～35%。

在美国，每一个种族群体中，男性感染HIV的发病率都高于女性。然而，有证据支持，由HIV感染所致的NCD存在性别差异，女性神经认知损害（包括在多变量分析中性别仍作为风险因素时）更为常见，女性损害率较高可能与教育质量的差异有关。

发展与病程

在由HIV感染所致的NCD的发展和病程中，当HIV感染无症状时，个体可能存在神经认知损害。美国疾病控制与预防中心将基础的HIV感染分为三个阶段：无症状、早期症状和晚期症状/AIDS。由HIV感染所致的NCD的病程可能会缓解、改善、稳定、缓慢加重、快速加重或反复波动。在目前可以获得组合式抗逆转录病毒治疗的情况下，尽管快速进展的神经认知损害并不常见，但这在与年龄较大相关的亚群中以及与促进认知损害的特定共病相关的情况下仍可能发生。然而，对于绝大多数HIV感染者，如果在精神状态方面突然发生变化，那么需要立即评估其认知改变的其他医学原因，包括继发性感染。因为HIV感染在疾病的病程中倾向于影响皮层下的区域，包括深部脑白质，所以该障碍的进展遵循皮层下模式。皮层下模式的认知损害的特征是与运动功能紊乱、程序性学习缺陷和自由回忆缺陷有关的心理迟缓，而相对地保留了识别记忆、语言抽象和命名功能。

因为 HIV 感染可能影响不同的大脑区域，且可能基于有关的共病和 HIV 的后果呈现出许多不同的发展轨迹，所以由 HIV 感染所致的 NCD 的整体病程存在相当大的异质性。在生命历程中，皮层下神经认知的概貌可能与年龄相互影响，这样的相互影响发生在年龄和 HIV 疾病的临床分期之间，在阵发性记忆和运动损害（如步态放缓）领域。这种相互影响增加了神经认知损害的总体患病率，并可能在后期生活中更加明显。

在高收入国家，HIV 感染通常发生在成人中，通过高危险行为获得（如无保护的性接触、注射性物质的使用），始于青春期后期，在青年期或中年期达到高峰，通常持续到老年期。在低收入地区，孕妇的 HIV 检测和抗逆转录病毒的治疗较难开展，所以围产期传染是常见的。在这些感染 HIV 的婴儿和儿童中的 NCD 可能主要表现为神经发育延迟。对于那些经过治疗存活到老年的个体，HIV 和其他 NCD（如由阿尔茨海默病所致的、由帕金森病所致的）及衰老相累加和相互作用的神经认知影响是可能的。在美国，超过 50% 的 HIV 感染者年龄超过 50 岁。长期的抗逆转录病毒治疗适用于持续控制 HIV 感染。然而，一些抗逆转录病毒治疗可能与炎症、神经毒性作用和代谢变化有关，这些变化可导致血管受损，并间接增加神经认知损害，同时伴有衰老和可能使认知恶化的躯体共病。

风险与预后因素

矛盾的是，由 HIV 感染所致的 NCD 没有随着有效抗逆转录病毒治疗的出现而显著减少，当然最严重的表现（符合重度 NCD 的诊断）已经大幅下降。参与因素可能包括在中枢神经系统（CNS）中对 HIV 控制不足、耐药病毒株的进化，慢性长期系统性炎症和脑炎的影响，共病因素（如衰老、物质使用障碍、高血压、糖尿病、过去 CNS 创伤的病史）的影响，以及共同感染（如丙型肝炎病毒）。慢性接触抗逆转录病毒药物本身也与神经毒性有关。

诊断标志物

HIV 可以通过对血液、唾液或尿液进行检测来诊断。此外，如果 HIV 在 CSF 中比在血浆中显示了不相称的高病毒载量，或者如果存在高水平的神经炎症的指标，那么 CSF 中 HIV 的特征性表现可能是有帮助的。神经影像学检查（如 MRI）可显示整体脑容积减少，皮层变薄，白质容积的减少和片状异常的脑白质（高密度）。MRI 或腰椎穿刺有助于排除特定的躯体疾病（如隐球菌脑膜炎、脑膜脑炎、单纯疱疹病毒 1 型或 2 型脑炎、进行性多灶性白质脑病），它们在 AIDS 的背景下可能促进 CNS 的改变。特定的技术（如弥散张量成像）可显示特定的白质纤维束的损害。动脉自旋标记（ASL）作为一种新型的 MRI（ASL-MRI），在不注入外源性示踪剂的情况下，可在 3 ～ 5 分钟内显示脑灌注的局部变化，而转运蛋白 18 kDa（TSPO）PET 可显示神经炎症。

由 HIV 感染所致的重度或轻度神经认知障碍的功能性后果

由 HIV 感染所致的重度或轻度 NCD 的功能性后果会依据不同的个体而变化。因此，尽管有效的抗逆转录病毒治疗自实施以来已大大简化，但执行功能受损和信息加工速度减缓可能会严重影响患者对该治疗方法的坚持。因此，必须评估功能状态并直接映射到神经认知损害，以确定 NCD 的严重程度。与由 HIV 感染所致的神经认知损害相关的功能状态应与可影响神经认知功能的其他共病障碍所致的功能失调相区分。

鉴别诊断

在存在共病的情况下，如其他感染（如丙型肝炎病毒，梅毒）、物质使用障碍（如甲基苯丙胺使用障碍）、先前的创伤性脑损伤或神经发育性疾病，如果有证据表明 HIV 感染加重了由这些已患的或共病的疾病所致的 NCD，那么可以诊断为由 HIV 感染所致的重度或轻度 NCD。在老年人中，需要对与脑血管性疾病或原发性神经变性疾病（如由阿尔茨海默病所致的重度或轻度 NCD）相关的神经认知衰退的发生加以鉴别。与由 HIV 感染所致的 NCD 相比，这些障碍可能表现为相对更加渐进的衰退过程。HIV 感染本身会增加脑血管性疾病的风险。因为更严重的免疫缺陷可导致大脑机会性感染（如弓形体病、隐球菌病）和肿瘤（如 CNS 淋巴瘤），所以 NCD 的突然发生或加重需要积极检查非 HIV 病因。重要的是需要考虑谵妄，因为它在 HIV 感染者的病程中经常发生，并且可能是由多种病因（包括 SARS-CoV-2 合并感染）所致的。

共病

HIV 伴随慢性系统性炎症和 CNS 炎症及可能与 NCD 有关的疾病。这些并发症可能是重度或轻度 NCD 及由 HIV 感染所致的 ANI 病理成因的一部分。HIV 经常与物质使用障碍和其他性传播感染等疾病同时出现。躯体疾病和精神障碍的共病已被确定增加了由 HIV 感染所致的 NCD 的诊断可能性。在女性和服务不足的民族和种族群体中，由 HIV 感染所致的 NCD 有关的共病发生率可能存在差异。

由朊病毒病所致的重度或轻度神经认知障碍

诊断标准

A. 符合重度或轻度神经认知障碍的诊断标准。

B. 隐匿起病，且发展迅速的损害是常见的。

C. 有朊病毒病的运动特征（如肌阵挛或共济失调），或有生物标志物证据。

D. 这种神经认知障碍不能归因于其他躯体疾病，也不能用其他精神障碍来更好地解释。

编码备注（参见第 670 页的编码表）：

对于由朊病毒病所致的重度 NCD：（1）首先编码 A81.9 朊病毒病；（2）然后是 F02；（3）接下来，对目前认知紊乱的严重程度（轻度、中度、重度）进行编码；（4）注明是否伴行为或心理紊乱。例如，对于由朊病毒病所致的重度 NCD，中度，伴精神病性障碍，ICD-10-CM 编码为 F02.B2。

对于伴多种有临床意义的行为和心理紊乱的重度 NCD，需要多个 ICD-10-CM 编码。例如，对于重度 NCD 伴朊病毒病，重度，伴有激越、妄想和抑郁，需要四个编码：A81.9 朊病毒病；F02.C11（伴激越）；F02.C2（伴精神病性障碍）；F02.C3（伴心境症状）。

对于由朊病毒病所致的轻度 NCD：（1）首先编码 A81.9 朊病毒病。（2）然后是 F06.70 表示由朊病毒病所致的轻度 NCD，无行为紊乱；F06.71 表示由朊病毒病所致的轻度 NCD，伴行为紊乱。使用额外的编码来表明由朊病毒病所致的有临床意义的精神障碍症状（例如，F06.34 由朊病毒病所致的双相及相关障碍，伴混合特征；F07.0 由朊病毒病所致的人格改变，冷漠型）。

诊断特征

由朊病毒病所致的重度或轻度 NCD 的分类包括一组由亚急性海绵状脑病所致的 NCD［包括散发性克-雅氏病（CJD）、遗传性 CJD、医源性 CJD、变异型 CJD、可变蛋白酶敏感性朊病毒病、库鲁病（在巴布亚新几内亚的福尔人中发现）、格斯特曼综合征和致命性失眠症］，它们是由被称为朊病毒的传染性病原体所致的。最常见的类型是散发性，通常也被称为单纯的 CJD。变异型 CJD 非常罕见，与牛的海绵状脑病的传染有关，也被称为“疯牛病”。通常，有 CJD 的个体会表现为神经认知缺陷、共济失调和运动异常（如肌阵挛、舞蹈病或肌张力障碍），此外，惊跳反射也是常见的。通常，病史显示，快速进展到重度 NCD 最短仅需 6 个月的时间，因此，该障碍通常只在重度水平上可以看到。然而，许多有该障碍的个体可能有非典型的表现，而且该障碍只能通过活检或尸检来确诊。与其他类型的朊病毒病的个体相比，有变异型 CJD 的个体可能更常表现为精神障碍症状，特征性表现为心境低落、退缩和焦虑。尽管生物标志物的证据不是该诊断所必需的，但如果特征性生物标志物存在，朊病毒病的运动特征（如肌阵挛、共济失调）也存在，则由朊病毒病所致的 NCD 的诊断的可信度会显著增加。

患病率

因为生存期非常短，所以患病率是未知的。来自九个高收入国家或地区的数据显示，散发性 CJD 的年发病率约为每百万人中出现 1 例或 2 例。该病发病率随年龄而变化，在那些 65 岁或以上的人群中最高（4.8/1000000 个体），且白人比黑人高。

发展与病程

朊病毒病可能在成人的任何年龄发生——散发性 CJD 发病的高峰年龄约为 67

岁——尽管有报告称它出现在从青少年期到晚年的个体中。与在美国的其他民族和种族的人群相比，非拉丁裔白人的平均起病年龄更大。朊病毒病起病前的症状包括疲劳、焦虑、食欲和睡眠的问题或注意力集中困难，数周后，可能接着出现不协调、视觉变化、步态异常、肌阵挛、舞蹈手足徐动症或投掷，伴快速进行性痴呆。通常，经过数月，该疾病非常快速地进展至重度损害的水平。发展超过 2 年的，表现类似于其他 NCD 的病程，是比较罕见的。

风险与预后因素

环境的：已证实朊病毒感染在不同物种间进行传播，其病原体与人的相关性高（例如，在 20 世纪 90 年代中期，在英国，牛海绵状脑病引起变异型 CJD 的爆发）。已经有记载该疾病可以通过角膜移植、尸体硬脑膜移植、受污染的神经外科器械、尸体来源的人类生长激素和垂体促性腺激素注射及输血（仅在变异型 CJD 案例中）传播。研究并未证明医务工作者患散发性 CJD 的风险会增加。

遗传与生理的：在多达 15% 的朊病毒病的案例中，有常染色体显性基因在朊病毒蛋白基因（*PRNP*）上的突变，它编码一个正常的神经元膜结合蛋白。*PRNP* 的密码子 129 多态性调节了散发性和获得性朊病毒病的风险，并改变了其临床表现、起病年龄和疾病病程。

诊断标志物

朊病毒病只能通过脑活检或尸检来确诊。有几种 CSF 的蛋白质是神经元损伤的标志物，在朊病毒病中常常升高；最常用于诊断目的的是 14-3-3 蛋白和陶蛋白，它们具有高的灵敏度，但特异性变化大。实时震荡诱导转化（RT-QuIC）是另一个 CSF 的诊断测试，能够扩增微量致病朊病毒蛋白质并具有极高的特异性。目前，MRI 被认为是最敏感的诊断检查，当使用磁共振弥散加权成像（DWI）时，最常发现的是皮层下和 / 或皮层区出现多处灰质的高密度信号。在一些个体中，脑电图显示的周期性尖波，通常是三尖波，并且在该障碍病程的某一个时间点，出现频率为 0.5 ～ 2 Hz 的同步性放电。值得注意的是，上述诊断标志物在不同朊病毒病类型（如散发性 CJD、遗传性 CJD、变异型 CJD）中不同。

鉴别诊断

其他重度神经认知障碍：由朊病毒病所致的重度 NCD 可能表现为与其他 NCD 相似的病程，但朊病毒病的典型特点是快速进展和显著的小脑及运动症状。

由帕金森病所致的重度或轻度神经认知障碍

诊断标准

A. 符合重度或轻度神经认知障碍的诊断标准。

B. 这种障碍出现在已确诊帕金森病的背景下。

C. 隐匿起病，且损害逐渐进展。

D. 这种神经认知障碍既不能归因于其他躯体疾病，也不能用其他精神障碍来更好地解释。

如果下列 1 和 2 都符合，则诊断为**可能由帕金森病所致的重度或轻度神经认知障碍**。如果下列 1 或 2 符合，则诊断为**可疑由帕金森病所致的重度或轻度神经认知障碍**。

1. 没有证据表明存在混合性病因（即缺乏其他神经退行性疾病或脑血管性疾病，或其他神经的、精神的或系统性疾病，或可能导致认知能力下降的状况）。

2. 帕金森病明显先于神经认知障碍发生。

编码备注（参见第 670 页的编码表）：

对于可能由帕金森病所致的重度 NCD：（1）首先编码 G20.C 帕金森病；（2）然后是 F02；（3）接下来，对目前认知紊乱的严重程度（轻度、中度、重度）进行编码；（4）注明是否伴行为或心理紊乱。例如，对于可能由帕金森病所致的重度 NCD，中度，伴精神病性障碍，ICD-10-CM 编码为 F02.B2。

对于可疑由帕金森病所致的重度 NCD：（1）首先编码 F03（没有额外的医学编码）；（2）接下来，对目前认知紊乱的严重程度（轻度、中度、重度）进行编码；（3）注明是否伴行为或心理紊乱。例如，对于可疑由帕金森病所致的重度 NCD，轻度，伴心境症状，ICD-10-CM 编码为 F03.A3。

对于可能由帕金森病所致的轻度 NCD：（1）首先编码 G20.C 帕金森病。（2）然后是 F06.70 表示由帕金森病所致的轻度 NCD，无行为紊乱；F06.71 表示由帕金森病所致的轻度 NCD，伴行为紊乱。使用额外的编码来表明由帕金森病所致的有临床意义的精神障碍症状（例如，F06.0 由帕金森病所致的精神病性障碍，伴幻觉；F06.31 由帕金森病所致的抑郁障碍，伴抑郁特征；F07.0 由帕金森病所致的人格改变，冷漠型）。

对于可疑由帕金森病所致的轻度 NCD，编码为 G31.84。（注：没有额外的医学编码。“伴行为紊乱”和“无行为紊乱”不能被编码，但仍应记录。）

诊断特征

由帕金森病所致的重度或轻度 NCD 的核心特征，是特发性帕金森病起病后的认知衰退。该障碍必须出现在已确诊的帕金森病的背景下（诊断标准 B），且该缺陷必须是逐渐进展的（诊断标准 C）。认知缺陷的进展速度可能不同；对于一些具有轻度缺陷的个体，随着时间的推移，变化可能非常小。

当没有证据表明其他疾病造成了认知的衰退，且当帕金森病明显先于 NCD 起病时，NCD 被视为由可能的帕金森病所致。当仅满足其中一个条件而非两个条件时，NCD 被考虑为由可疑的帕金森病所致。在认知改变起病之前诊断帕金森病增加了 NCD 归因于帕金森病的诊断可信度，如可能的名称所示。

相关特征

经常出现的特征包括情感淡漠、抑郁心境、焦虑心境、幻觉、妄想、人格改变、快速眼动睡眠行为障碍、过度的日间嗜睡、步态冻结、跌倒、疾病早期双侧受累、姿势不稳和步态紊乱（PIGD）亚型、嗅觉减退。姿势和步态不稳定的组合可能发生在疾病早期，可以用术语 PIGD 亚型来描述，以区别于震颤为主的帕金森病。

患病率

在美国，帕金森病的患病率随着年龄的增长而稳步增加，60 ～ 69 岁的个体的帕金森病的患病率约 0.4%，而 80 ～ 89 岁的个体患病率增加到了 1.4%。帕金森病在男性中比在女性中更常见。同样，男性的由帕金森病所致的 NCD 的患病率高于女性。但目前尚不清楚由帕金森病所致的 NCD 的男性发病率是否高于女性。多达 80% 的帕金森病患者最终会发展成重度 NCD。在那些没有发生重度 NCD 的帕金森病患者中，轻度 NCD 的患病率估计为 25% ～ 27%。对于未经治疗的帕金森病的患者，9% ～ 19% 有轻度 NCD；而其他研究报告称，新诊断的未治疗的帕金森病患者中 24% 有重度 NCD。非裔美国人患帕金森病的风险通常低于非拉丁裔白人，但患痴呆的风险通常较高。

发展与病程

帕金森病通常起病于 50 ～ 89 岁，大多数表现出现在 60 岁出头。轻度 NCD 经常在帕金森病的较早时期发生，而重度损害通常不会发生，直到晚年。

风险与预后因素

环境的：帕金森病的风险因素包括接触杀虫剂、溶剂及可能的创伤性脑损伤。

遗传与生理的：在有帕金森病的个体中，NCD 的潜在风险因素包括起病年龄较大、疾病严重程度增加、步态症状突出、严重的自主神经紊乱（尤其是体位性低血压）、快速眼动睡眠行为障碍，以及可能是男性且接受正规教育的年数较少。有横向和纵向研究表明，携带葡萄糖脑苷脂酶基因（*GBA*）突变和 *APOE*E4* 基因型的帕金森病患者的认知功能较差。

与文化相关的诊断问题

关岛痴呆是一种迟发性NCD，在8.8%的65岁及以上的查莫罗人（关岛原住民）中观察到。它以神经原纤维缠结为特征，但没有阿尔茨海默病中发现的淀粉样斑块，被认为可能与一种独特的帕金森-痴呆综合体和肌萎缩性侧索硬化相关。研究发现，其与加工和食用苏铁种子有关。

诊断标志物

聚焦于不依赖运动功能（即不定时或不需要用手）的神经心理测评，在探测核心认知缺陷方面至关重要，尤其是在轻度 NCD 阶段。在神经心理测评中观察到的疾病早期特征可能包括注意力下降、执行功能失调、信息加工减慢、记忆和视觉空间功能缺陷，而许多语言技能可能保持完整。

多巴胺转运体扫描，如 DaT 扫描，可以区分路易体相关的痴呆（即由帕金森病所致的 NCD，NCD 伴路易体）与非路易体相关的痴呆（如由阿尔茨海默病所致的 NCD）。

鉴别诊断

重度或轻度神经认知障碍伴路易体（NCDLB）：NCDLB 和由帕金森病所致的 NCD 之间的区别是基于运动症状和认知症状的时间和顺序。痴呆伴路易体的共识诊断标准将 NCDLB 与由帕金森病所致的 NCD 相区分，通过如下特定：归因于帕金森病的痴呆，帕金森病的诊断必须至少在认知衰退已达到重度 NCD 水平的 1 年前出现；对于 NCDLB，认知症状可以在帕金森综合征之前、与它同时或在它不存在之时开始。相比之下，帕金森病的专家共识诊断标准提出，如果在运动诊断之前发生认知衰退，仍然可以给予帕金森病的诊断，因此临床工作者可将认知衰退归因于帕金森病，并诊断为由帕金森病所致的 NCD。因此，对于在诊断帕金森病之前或 12 个月内开始有重度 NCD 的个体，临床工作者可以选择诊断为由帕金森病所致的 NCD 或 NCDLB。在这种情况下，临床工作者可以决定哪种诊断更为恰当。如果在认知症状起病前至少 1 年就已诊断出帕金森病，那么两项专家共识诊断标准均认为诊断为由帕金森病所致的 NCD 通常是恰当的。帕金森病和轻度 NCD 的时间和顺序可能特别难以确定，直到临床进展的顺序变得明显，之前可能需要诊断为未特定的 NCD。

由阿尔茨海默病所致的重度或轻度神经认知障碍：运动特征是区分由帕金森病所致的重度或轻度 NCD 和由阿尔茨海默病所致的重度或轻度 NCD 的关键。然而，这两种障碍可能同时存在，有已确诊的阿尔茨海默病的个体可以发展为轻度帕金森综合征。

重度或轻度血管性神经认知障碍：重度或轻度血管性 NCD 可能出现帕金森病的特征，它可能作为弥漫性皮质或皮质下小血管性疾病的后果出现。然而，这些帕金森病的特征通常不足以诊断帕金森病，且 NCD 的病程通常明显与脑血管的改变有关。

由其他躯体疾病所致的神经认知障碍（如神经退行性变疾病）：当考虑由帕金森病所致的重度或轻度 NCD 时，必须与其他脑病（如进行性核上性麻痹、皮层基底节变性、多系统萎缩、肿瘤和脑积水）相区分。

抗精神病药（或其他多巴胺受体拮抗剂）所致的帕金森综合征：抗精神病药（或其他多巴胺受体拮抗剂）所致的帕金森综合征可能发生在其他有 NCD 个体中，特别是当使用抗精神病药来治疗这些障碍的行为表现时。

共病

帕金森病可能与阿尔茨海默病和脑血管性疾病共存，尤其是在老年个体中。由帕金森病所致的NCD患者可能表现出临床或生物标志物特征，提示存在帕金森病和其他病理。混合病因的证据并不排除帕金森病是NCD的病因。多个病理性特征的综合影响可能降低帕金森病患者的功能性能力。运动症状和经常并存的抑郁、精神病性障碍、快速眼动睡眠行为障碍或情感淡漠可能使功能损害更加严重。

由亨廷顿病所致的重度或轻度神经认知障碍

诊断特征

A. 符合重度或轻度神经认知障碍的诊断标准。
B. 隐匿起病，且逐渐进展。
C. 有临床上已确定的亨廷顿病，或基于家族史或基因检测的亨廷顿病的风险。
D. 这种神经认知障碍不能归因于其他躯体疾病，也不能用其他精神障碍来更好地解释。

编码备注（参见第670页的编码表）：

对于由亨廷顿病所致的重度NCD：（1）首先编码G10亨廷顿病；（2）然后是F02；（3）接下来，对目前认知紊乱的严重程度（轻度、中度、重度）进行编码；（4）注明是否伴行为或心理紊乱。例如，对于由亨廷顿病所致的重度NCD，中度，伴精神病性障碍，ICD-10-CM编码为F02.B2。

对于伴多种有临床意义的行为和心理紊乱的重度NCD，需要多个ICD-10-CM编码。例如，对于重度NCD伴亨廷顿病，重度，伴有激越、妄想和抑郁，需要四个编码：G10亨廷顿病；F02.C11（伴激越）；F02.C2（伴精神病性障碍）；以及F02.C3（伴心境症状）。

对于由亨廷顿病所致的轻度NCD：（1）首先编码G10亨廷顿病。（2）然后是F06.70表示由亨廷顿病所致的轻度NCD，无行为紊乱；F06.71表示由亨廷顿病所致的轻度NCD，伴行为紊乱。使用额外的编码来表明由亨廷顿病所致的有临床意义的精神障碍症状（例如，F06.31由亨廷顿病所致的抑郁障碍，伴抑郁特征；F06.4由亨廷顿病所致的焦虑障碍）。

诊断特征

进行性认知损害是亨廷顿病的一个核心特征，伴有早期执行功能（即加工速度、组织和计划）的改变，通常比学习和记忆能力的下降更显著。认知与相关行为的改变通常先于运动迟缓（即自主运动减慢）和舞蹈病（即不自主的抽搐运动）等典型的运动异常的出现。确定性地诊断亨廷顿病需要有明确的锥体外系运动异常，在那些个体中，有亨廷顿病家族史或基因检测显示：在4号染色体上HTT基因中三核苷酸CAG存在重复扩张。

相关特征

亨廷顿病与易激惹、情感淡漠、焦虑、强迫症状和抑郁症状有关，较罕见地与精神病性症状有关，这些症状经常出现在运动症状发生之前。

患病率

神经认知缺陷是亨廷顿病的最终后果。全球患病率估计为每10万人中有2.7人。亨廷顿病的患病率在北美、欧洲、澳大利亚是每10万人中有5.7人；在亚洲的患病率较低，是每10万人中有0.4人。

发展与病程

亨廷顿病的诊断年龄跨度很大，但症状通常在35～45岁被观察到。起病年龄与CAG扩张的长度呈负相关。青春型亨廷顿病（20岁以前起病）通常可能出现运动迟缓、肌张力障碍和僵直，而不会出现成人期起病的舞蹈性运动特征。这种疾病会逐渐进展，平均生存时长约为临床诊断后的10～20年，但患病可能表现出疾病进展的显著差异。

亨廷顿病的表型表达存在运动、认知、精神障碍症状的多样性。精神和认知异常可能比运动异常提早10年或以上。需要照料的最初症状通常包括易激惹、焦虑或抑郁心境。其他异常行为可能包括显著的情感淡漠、脱抑制、冲动和受损的自知力，随着时间的推移，情感淡漠经常变得更明显。早期运动症状可能包括四肢多动和轻度失用（即目的性运动困难），特别是在精细的运动任务中。随着疾病的进展，其他的运动问题包括步态异常（共济失调）和姿势不稳。运动障碍将最终影响语音的产生（构音障碍），从而使讲话变得让人难以理解，这可能导致在相对完整的认知背景下由于沟通障碍产生严重的痛苦。晚期的运动疾病将严重影响步态，伴进行性共济失调，最终个体将变得无法行动。晚期阶段的运动疾病损害了饮食和吞咽的运动控制，吸入性肺炎通常是个体死亡的主要原因。

风险与预后因素

遗传与生理的：亨廷顿病的遗传学基础是完全外显的三核苷酸CAG常染色体显性扩张，通常称为亨廷顿基因的CAG重复。四十个或更多的重复长度确定与亨廷顿病有关，更长的重复长度与较早的起病年龄有关。36～39范围内的CAG重复长度被认为是部分外显的，这意味着该长度可能会也可能不会导致亨廷顿病。如果亨廷顿病的重复序列长度在该范围内，那么更常与晚年起病（70岁后诊断）相关。

诊断标志物

基因检测是确诊亨廷顿病的主要实验室检查，其结果是常染色体显性疾病伴完全外显。在4号染色体上，编码亨廷顿蛋白的基因有三核苷酸CAG的重复扩张。只有基因扩张不能诊断为亨廷顿病，只有在症状变得明显后才能诊断。一些有阳性家族史的个体要求在症状发生之前进行基因检测。有关特征也可能包括神经影像学检查的改变；基底神经节体积的减小，特别是尾状核和豆状核的减小，是已知的随着疾病病程的出现和进展的症状。脑影像学检查中还可以观察到其他结构和功能的变化，但仍只是研究手段。

与自杀想法或行为的相关性

与一般人群相比，亨廷顿病患者的自杀风险升高已有充分的记录。一项文献综述和一项大型观察性研究的数据报告发现，自杀是亨廷顿病的主要死亡原因之一。亨廷顿病患者自杀想法的风险升高，已在亨廷顿病运动症状出现之前和之后的诊断个体中显示。自杀想法的风险因素包括抑郁症状、焦虑、易激惹、精神病性症状和情感淡漠——强调在临床监测期间治疗抑郁症状和评估自杀想法的重要性。类似地，一项针对亨廷顿病的大型欧洲队列研究发现，最常见的死亡原因是肺炎（19.5%）、其他感染（6.9%）和自杀（6.6%）。

由亨廷顿病所致的重度或轻度神经认知障碍的功能性后果

在起病前和诊断早期，职业功能的衰退是最常见的症状，多数个体报告他们失去了一部分从事正常工作的能力。亨廷顿病在情绪、行为和认知方面的改变，如脱抑制和人格的改变与功能性衰退高度有关。导致大多数功能衰退的认知缺陷可能是信息加工速度、启动和注意力的衰退，而不是记忆损害。亨廷顿病通常发生在生命中最高产的年龄，所以该疾病可能对工作场所的表现及社会生活、家庭生活和日常功能的重要方面（如驾驶），产生非常破坏性的影响。随着疾病的进展，失能方面的问题如步态异常、构音障碍及冲动和易激惹的行为，可能显著增加损害的水平和日常照料的需要，远超由认知衰退导致的照料需要。严重的舞蹈性运动可能干扰洗澡、穿衣和如厕等照料的提供。

鉴别诊断

其他精神障碍： 亨廷顿病的早期症状可能包括心境不稳定、易激惹或强迫行为，这可能提示另一种精神障碍的存在。然而，基因检测和运动症状的发展可以区分亨廷顿病是否存在。在这种案例中，如果心境症状是临床关注的焦点，那么可通过由亨廷顿病所致的抑郁障碍，伴抑郁特征的额外诊断来表明。

其他神经认知障碍： 亨廷顿病的早期症状，特别是执行功能失调和精神运动速度损害的症状，可能类似于其他 NCD，如重度或轻度血管性 NCD。

其他运动障碍： 亨廷顿病也必须与其他障碍或与舞蹈病有关的疾病相鉴别，如威尔森病、药物所致的迟发性运动障碍、西德纳姆舞蹈病、系统性红斑狼疮或老年性舞蹈病。极少的个体也可能表现出与亨廷顿病相似的病程，但没有阳性的基因检测结果，这被认为是不同潜在遗传因素所致的亨廷顿病的拟表型复制。

由其他躯体疾病所致的重度或轻度神经认知障碍

诊断标准

A. 符合重度或轻度神经认知障碍的诊断标准。

B. 来自病史、体格检查、实验室发现的证据表明神经认知障碍是其他躯体疾病（如多发性硬化症）的病理生理性后果。

C. 这种认知缺陷不能用其他精神障碍（重性抑郁障碍）或其他特定的神经认知障碍（如由阿尔茨海默病所致的重度神经认知障碍）来更好地解释。

编码备注（参见第 670 页的编码表）：

对于由其他躯体疾病所致的重度 NCD：（1）首先编码躯体疾病（如 G35 多发性硬化症）；（2）然后是 F02；（3）接下来，对目前认知紊乱的严重程度（轻度、中度、重度）进行编码；（4）注明是否伴行为或心理紊乱。例如，对于由多发性硬化症所致的重度 NCD，中度，伴精神病性障碍，ICD-10-CM 编码为 F02.B2。

对于伴多种有临床意义的行为和心理紊乱的重度 NCD，需要多个 ICD-10-CM 编码。例如，对于由多发性硬化症所致的重度 NCD，重度，伴有激越、妄想和抑郁，需要四个编码：G35 多发性硬化症；F02.C11（伴激越）；F02.C2（伴精神病性障碍）；；F02.C3（伴心境症状）。

对于由其他躯体疾病所致的轻度 NCD：（1）首先编码躯体疾病（如 G35 多发性硬化症）。（2）然后是 F06.70 表示由多发性硬化症所致的轻度 NCD，无行为紊乱；F06.71 表示由多发性硬化症所致的轻度 NCD，伴行为紊乱。使用额外的编码表示由导致轻度 NCD 的相同躯体疾病而导致的有临床意义的精神障碍症状（例如，F06.31 由多发性硬化症所致的抑郁障碍，伴抑郁特征；F06.4 由多发性硬化症所致的焦虑障碍）。

诊断特征

许多其他躯体疾病能够引起 NCD，而不是那些先前已被纳入本章 NCD 诊断标准的特定病因（如阿尔茨海默病）。这些疾病包括：结构性病变（如原发或继发性脑肿瘤、硬膜下血肿及缓慢进展的或正常颅压脑积水），与由心衰所致的低灌注相关的缺氧，内分泌疾病（如甲状腺功能减退、高钙血症、低血糖），营养疾病（如硫胺素或烟酸缺乏），其他传染性疾病（如神经性梅毒、隐球菌感染），免疫性疾病（如颞动脉炎、系统性红斑狼疮），肝或肾功能衰竭，代谢性疾病（如库夫斯病、肾上腺脑白质营养不良、异染性脑白质营养不良及其他成人期和儿童期的贮积病），以及其他神经系统疾病（如癫痫、多发性硬化症）。不常见的中枢神经系统损伤的病因，如电休克或颅内放射，通常有明显的病史。躯体疾病的发生或加重与认知缺陷之间的时间关联，有力地支持了 NCD 是躯体疾病的病理生理后果。如果神经认知缺陷在躯体疾病治疗的背景下得到部分改善或稳定，那么就增加了这种关系诊断的确定性。

发展与病程

通常NCD病程的进展在一定程度上与基础躯体疾病的进展相关联。在躯体疾病（如甲状腺功能减退）能被治疗的情况下，神经认知缺陷可能会得到改善或至少不再进展。当躯体疾病（如继发性进行性多发性硬化症）有逐渐加重的病程时，神经认知缺陷将随着疾病的时间推移而进展。

诊断标志物

有关的体格检查、实验室检查及其他临床特征取决于躯体疾病的性质和严重程度。

鉴别诊断

其他重度或轻度神经认知障碍：虽然个体存在一种可归因的躯体疾病，但并不能完全排除其他重度或轻度NCD存在的可能性。如果在有关的躯体疾病成功治疗后，认知缺陷依然持续存在，那么该认知衰退可能是由其他病因所致的。

由多种病因所致的重度或轻度神经认知障碍

诊断标准

A. 符合重度或轻度神经认知障碍的诊断标准。

B. 来自病史、体格检查、实验室检查的证据表明神经认知障碍（如由阿尔茨海默病所致的神经认知障碍，伴后续发生的血管性神经认知障碍）是一种以上病因过程的病理生理性后果，不包括物质。

注：用由特定躯体疾病所致的各种神经认知障碍的诊断标准作为指南，来确定特定的病因。

C. 这种认知缺陷既不能用其他精神障碍来更好地解释，也不仅仅发生在谵妄时。

编码备注（参见第670页的编码表）：

对于由多种病因（包括可能的病因）所致的重度NCD：（1）首先编码所有病因性躯体疾病（脑血管性疾病除外，不编码）；（2）然后是F02。（3）接下来，对目前认知紊乱的严重程度（轻度、中度、重度）进行编码；（4）注明是否伴有行为或心理紊乱；（5）如果可能的脑血管性疾病是多种病因性躯体疾病中的一种，那么编码F01（没有额外的医学编码），然后编码目前认知紊乱的严重程度（轻度、中度、重度）以及是否伴有行为或心理紊乱。例如，对于重度NCD，中度，伴精神病性障碍（被判定为由阿尔茨海默病、脑血管性疾病和HIV感染所致的），且重度慢性酒精使用被判定为促发因素，则编码如下：G30.9阿尔茨海默病；B20 HIV感染；F02.B2由阿尔茨海默病和HIV感染所致的重度NCD，中度，伴精神病性障碍；F01.B2可能由血管性疾病所致的重度NCD，中度，伴精神病性障碍；F10.27酒精所致的重度NCD，非遗忘-虚构型，伴中度酒精使用障碍。

对于由多种病因所致的轻度NCD，包括可能的病因：（1）首先编码所有躯体疾病（包括 I67.9 脑血管性疾病，如果存在）；（2）然后是 F06.70 由多种病因所致的轻度 NCD，无行为紊乱；F06.71 由多种病因所致的轻度 NCD，伴行为紊乱。例如，对于同时由阿尔茨海默病和血管性疾病所致的轻度 NCD，无行为紊乱，则编码如下：G30.9 阿尔茨海默病，I67.9 脑血管性疾病；F06.70 由可能的阿尔茨海默病和脑血管性疾病所致的轻度 NCD，无行为紊乱。使用额外的编码表示由各种医学病因所致的有临床意义的精神障碍症状（例如，F06.31 由脑血管性疾病所致的抑郁障碍，伴抑郁特征；F06.4 由阿尔茨海默病所致的焦虑障碍）。

这一类型包括 NCD 的临床表现，有证据表明，多种躯体疾病在 NCD 的发展中可能起到了作用。除了那些表明存在能够引起 NCD 的多种躯体疾病的证据（如从病史和体格检查及实验室检查的发现）以外，参考各种躯体疾病病因（如由帕金森病所致的 NCD）的诊断标准和文本可能是有帮助的，以获取更多确定特定的躯体疾病在病因学上关联的信息。

由未知病因所致的重度或轻度神经认知障碍

诊断标准

A. 符合重度或轻度神经认知障碍的诊断标准。

B. 在病史、体格检查或实验室检查结果中有证据表明神经认知障碍是假定的躯体疾病、躯体疾病的组合或躯体疾病与物质或药物组合的病理生理后果，但没有足够的信息来确定特定的病因。

C. 认知缺陷不能用其他精神障碍或物质/药物所致的神经认知障碍来更好地解释，并且不仅仅出现在谵妄的病程中。

编码备注（参见第 670 页的编码表）：

对于由未知病因所致的重度 NCD：（1）首先编码 F03（没有额外的医学编码）。（2）接下来，编码目前认知紊乱的严重程度（轻度、中度、重度）。（3）注明是否伴行为或心理紊乱。例如，由未知病因所致的重度 NCD，中度，伴精神病性障碍，ICD-10-CM 的编码为 F03.B2。

对于伴多种有临床意义的行为和心理紊乱的重度 NCD，需要多个 ICD-10-CM 编码。例如，由未知病因所致的重度 NCD，重度，伴有激越、妄想和抑郁，需要三个编码：F03.C11（伴激越）；F03.C2（伴精神病性障碍）；F03.C3（伴心境症状）。

对于由未知病因所致的轻度 NCD，编码 G31.84。（注："伴行为紊乱"和"无行为紊乱"不能被编码，但仍应记录。）

这一类型包括重度或轻度 NCD 的临床表现，有来自病史、体格检查或实验室发现的证据表明存在躯体疾病或躯体疾病与某种物质或药物使用的组合，但没有足够的信息来确定特定的病因。

未特定的神经认知障碍

R41.9

此类型适用于那些具备神经认知障碍的典型症状，且引起个体有临床意义的痛苦，或导致社交、职业或其他重要功能方面的损害，但未能符合神经认知障碍诊断类别中任何一种障碍的全部诊断标准的情况。

人格障碍

本章从对十种特定人格障碍都适用的一般定义开始。人格障碍是指明显偏离了个体文化规范和预期的内心体验以及行为的持久模式，普遍且缺乏弹性，起始于青少年期或成人早期，随着时间的推移逐渐变得稳定，并导致痛苦或损害发生。

随着不断回顾，尤其对于复杂性的总结，出现了不同的观点，我们尽力顾及各个方面。因此，人格障碍同时被写入本手册第二部分和第三部分。第二部分反映了与 DSM-5 中发现的相同诊断标准有关的文本更新（从 DSM-Ⅳ-TR 继续），而第三部分包括了由 DSM-5 人格与人格障碍工作组提出的人格障碍诊断和概念化的建议模型。随着该领域的发展，希望这两个部分能够分别服务于临床实践和研究计划。

本章包括如下人格障碍：

- **偏执型人格障碍**是一种不信任和猜疑的模式，在这种模式下，他人的动机被解释为恶意的。
- **分裂样人格障碍**是一种脱离社交关系和情感表达受限的模式。
- **分裂型人格障碍**是一种对亲密关系感到强烈的不舒服，且认知或感知扭曲以及行为古怪的模式。
- **反社会型人格障碍**是一种漠视或侵犯他人权利、犯罪、冲动且不能从经验中学习的模式。
- **边缘型人格障碍**是一种人际关系、自我形象和情感不稳定以及表现出显著冲动的模式。
- **表演型人格障碍**是一种过分情绪化和追求他人注意的模式。
- **自恋型人格障碍**是一种夸大的、需要他人赞扬且缺乏共情的模式。
- **回避型人格障碍**是一种社交抑制、自我感觉能力不足和对负性评价极其敏感的模式。
- **依赖型人格障碍**是一种与过度需要他人照顾相关的顺从和依附的行为的模式。
- **强迫型人格障碍**是一种专注于有秩序、完美和控制的模式。
- **由其他躯体疾病所致的人格改变**是一种持续性的人格障碍，被认为是一种躯体疾病（如额叶病变）的直接生理效应。
- **其他特定的人格障碍**的分类适用于以下两种情况：①个体的人格模式符合人格障碍的一般诊断标准，具有数种不同人格障碍的特质，但不符合任何一种特定人格障碍的诊断标准；②个体的人格模式符合人格障碍的一般诊断标准，但认为个体的人格障碍未被包括在 DSM-5 分类中（如被动-攻击型人格障碍）。
- **未特定的人格障碍**是指存在人格障碍的症状特征，但没有足够的信息做出更特定的诊断。

根据描述上的相似性，人格障碍被分成三组。A组包括偏执型人格障碍、分裂样人格障碍和分裂型人格障碍。有这些障碍的个体通常表现得奇特或古怪。B组包括反社会型人格障碍、边缘型人格障碍、表演型人格障碍和自恋型人格障碍。有这些障碍的个体通常显得戏剧化、情绪化或不稳定。C组包括回避型人格障碍、依赖型人格障碍和强迫型人格障碍。有这些障碍的个体通常表现得焦虑或恐惧。值得注意的是，尽管这个群组分类系统有助于一些研究和教学工作，但具有严重的局限性，而且尚无一致性验证。例如，不同群组的两种或多种人格障碍，或其中数种群组的特质，经常可以同时发生，并且在强度和普遍性上有所不同。

对数个国家流行病学研究的综述发现：A组障碍的中位患病率为3.6%，B组障碍的中位患病率为4.5%，C组障碍的中位患病率为2.8%，以及任何一种类型的人格障碍的中位患病率为10.5%。患病率似乎因不同国家和种族而异，这就提出了关于真正的跨文化差异和不同定义及患病率评估的诊断工具的影响的问题。

人格障碍的维度模型

本手册采用的诊断方法代表了类别的诊断角度，认为人格障碍是性质上完全不同的临床综合征。与该分类方法不同的另一个方法是人格障碍的维度方法，它认为人格障碍代表了多种适应不良的人格特质，可以不被察觉地融入正常状态，也可以彼此互相融合。人格障碍维度模型的完整描述参见第三部分。DSM-5中的人格障碍群组（即奇特–古怪性，戏剧–情绪性，焦虑–恐惧性）也可被视为维度，代表与其他精神障碍所处的连续谱系上的人格失调的范畴。替代的维度模型有很多共通之处，共同覆盖了人格失调的很多重要方面。它们的整合性、临床实用性，以及与人格障碍诊断类别的关系和人格失调的不同方面，仍在积极研究中。这包括研究维度模型是否可以澄清类别模型中所见的跨文化患病率差异。

一般人格障碍

诊断标准

A. 明显偏离了个体文化背景预期的内心体验和行为的持久模式，表现为下列症状中的两项（或更多）：
   1. 认知（即对自我、他人和事件的感知和解释方式）。
   2. 情感（即情绪反应的范围、强度、不稳定性和恰当性）。
   3. 人际关系功能。
   4. 冲动控制。

B. 这种持久的模式是缺乏弹性和泛化的，涉及个人和社会情境的诸多方面。

C. 这种持久的模式引起有临床意义的痛苦，或导致社交、职业、其他重要功能方面的损害。

D. 这种模式在长时间内是稳定不变的，其发生可以追溯到青少年期或成人早期。

E. 这种持久的模式不能用其他精神障碍的表现或后果来更好地解释。
F. 这种持久的模式不能归因于某种物质（如滥用毒品、药物）的生理效应或其他躯体疾病（如头部外伤）。

诊断特征

人格特质是感知、联系和思考环境及自身的持久模式，在广泛的社会和个体的背景下表现出来。只有当人格特质是缺乏弹性、适应不良并导致显著的功能损害或主观痛苦时，才构成人格障碍。人格障碍的核心特征是明显偏离了个体文化的规范和预期的内心体验以及行为的持久模式，至少表现为下列两个方面：认知、情感、人际功能或冲动控制（诊断标准 A）。这种持久的模式是缺乏弹性和普遍的，涉及个体和社交情境的诸多方面（诊断标准 B），并导致有临床意义的痛苦，或导致社交、职业、其他重要功能方面的损害（诊断标准 C）。这种模式在长时间内是稳定不变的，起病可以至少追溯到青少年期或成人早期（诊断标准 D）。这种持久的模式不能用其他精神障碍的表现或后果来更好地解释（诊断标准 E），并且不能归因于某种物质的生理效应（如滥用的毒品、药物、接触毒素）或其他躯体疾病（如头部外伤）（诊断标准 F）。本章也包括了每种人格障碍的特定诊断标准。

人格障碍的诊断需要对个体长期的功能模式进行评估，而且该特定的人格特质必须在成人早期就已显现。用以定义这些障碍的人格特质也必须区别于对特定情境性应激源的特征性反应或短暂性精神状态（如双相障碍、抑郁障碍或焦虑障碍；物质中毒），临床工作者应对人格特质的稳定性进行持续的和跨情境的评估。尽管有些时候，与个体的一次访谈就足以作出诊断，但通常需要进行一次以上的访谈，并且访谈之间需要间隔一段时间。对于定义人格障碍的特征，个体可能并不认为是有问题的，这令评估更加复杂（即这些特征通常是自我协调的）。其他知情者的补充信息可能对克服这个困难是有帮助的。

发展与病程

人格障碍的特征通常在青少年期或成人早期变得可识别。从定义上来说，人格障碍是思维、情感和行为的持久模式，在长时间内相对稳定。有一些类型的人格障碍（特别是反社会型人格障碍和边缘型人格障碍）倾向于随着年龄的增长变得不明显或缓解，而其他一些类型（如强迫型人格障碍和分裂型人格障碍）则并非如此。

在相对少数的情况下，如果个体特定的适应不良的人格特质表现出普遍性、持续性，而且并不局限于某个特定的发育阶段或其他精神障碍，那么人格障碍的类别可以适用于儿童或青少年。需要认识到，儿童期出现的人格障碍的特质在进入成人期后并非一成不变。如果要在 18 岁之前给个体做出人格障碍的诊断，那么该特征必须至少已存在 1 年。反社会型人格障碍是一个例外，该人格障碍不能在个体 18 岁之前作出诊断。尽管，从定义上来说，人格障碍的起病需要不晚于成人早期，但个体常常在相对较晚时才引起临床关注。人格障碍可能因为个体失去重要的支持者（如配偶）或离开原先稳定的社会环境（如工作）而加重。然而，在中年或晚年出现的人格改变需要进行全面的评估，以判断是否存在由其他躯体疾病所致的人格改变或未识别的物质使用障碍。

与文化相关的诊断问题

人格的核心方面如情绪调节和人际功能，受到文化的影响，文化也提供了保护和同化的方式以及接受和谴责特定行为和人格特质的规范。对人格功能的判断必须考虑个体的种族、文化和社会背景。人格障碍不应与移徙后的文化适应或基于个体文化背景或环境的习惯、习俗或宗教和政治价值观有关的问题相混淆。行为模式似乎是人格障碍的僵化和功能失调的方面，可能反映了对文化限制的适应性反应。例如，在一个禁止离婚的小社区里，依赖虐待关系可能并不反映病理性的依赖；出于良知的政治抗议而使朋友和家人面临与当局对抗的危险或与法律的规范发生冲突，并不一定反映病理性的无情。在不同文化、民族和种族群体中，人格障碍的识别和诊断存在显著差异。关注自我和依恋的文化模式概念、临床工作者自身文化背景或使用不适用于被评估人群的诊断工具导致的评估偏差及社会决定因素（如贫困、文化适应压力、种族主义和歧视）对情感、认知和行为的影响，可以提高诊断的准确性。在对来自不同背景的个体进行评估时，从熟悉相应文化背景的知情人那里取得额外的信息，对临床工作者是有用的。

与性和性别相关的诊断问题

一些人格障碍（如反社会型人格障碍）在男性中更常见。另一些诊断（如边缘型人格障碍、表演型人格障碍和依赖型人格障碍）在女性中更常见，但就边缘型人格障碍而言，这可能是因为女性寻求帮助的人数较多。尽管如此，临床工作者依然必须谨慎，避免因对于典型的性别角色和行为的社会刻板印象而在女性或男性中对某种人格障碍做出过度诊断或诊断不足。目前没有足够的证据表明顺性别和跨性别个体在人格障碍的流行病学或临床表现方面存在差异，因此无法得出有意义的结论。

鉴别诊断

其他精神障碍与人格特质：许多人格障碍的特定诊断标准所描述的特征（如多疑、依赖、不敏感）也是其他精神障碍发作时的特征。只有当这些定义性特征出现于成人早期之前，代表了个体典型的长期功能，而且并非仅仅出现在其他精神障碍发作的情况下，才能诊断为人格障碍。将人格障碍与持续性精神障碍（如起病早、病程持久和相对稳定的持续性抑郁障碍）相区分会特别困难（而且并非特别有用）。根据现象学或生物学上的相似性或家族聚集性，有些人格障碍可能与其他精神障碍（例如，分裂型人格障碍与精神分裂症，回避型人格障碍与社交焦虑障碍）有一种“谱系”关系。

人格障碍必须与那些未达到人格障碍阈值的人格特质区分开。只有当这些人格特质是缺乏弹性的、适应不良的、持续性的，并导致显著的功能损害或主观痛苦时，才能诊断为人格障碍。

精神病性障碍：对可能与精神病性障碍相关的三种人格障碍（即偏执型人格障碍、分裂样人格障碍和分裂型人格障碍），有一条排除标准：要求行为的模式必须并非仅仅出现在精神分裂症、双相障碍或抑郁障碍伴精神病性特征或其他精神病性障碍的病程中。当个体有一种持续性精神障碍（如精神分裂症）之前已经有人格障碍存在时，那么人格障碍也需要被记录，并在括号内加注“病前”。

焦虑障碍与抑郁障碍：临床工作者焦虑障碍或在抑郁障碍发作时作出人格障碍的诊断必须谨慎，因为这些障碍可能有类似于人格特质的跨类别的症状特征，并可能更难对个体长期功能模式进行回顾性评估。

创伤后应激障碍：当人格改变是在个体接触极端的应激之后出现并持续时，应考虑创伤后应激障碍的诊断。

物质使用障碍：当个体有物质使用障碍时，不能仅根据物质中毒或戒断的后果性行为或与维持物质使用有关的行为（如反社会行为）来给予人格障碍的诊断。

由其他躯体疾病所致的人格改变：当持久的人格改变是由其他躯体疾病（如脑肿瘤）的生理效应所致时，应考虑诊断为由其他躯体疾病所致的人格改变。

A 组人格障碍

偏执型人格障碍

诊断标准 F60.0

A. 对他人的普遍不信任和猜疑以至于把他人的动机解释为恶意的，起始不晚于成人早期，存在于各种情境下，表现为下列症状中的四项（或更多）：
   1. 没有足够依据地猜疑他人在剥削、伤害或欺骗自己。
   2. 有不公正地怀疑朋友或同事对自己的忠诚和信任的先占观念。
   3. 对信任他人很犹豫，因为毫无根据地恐惧一些信息会被恶意地用来对付自己。
   4. 善意的谈论或事件会被当作隐含有贬低或威胁性的意义。
   5. 持久地心怀怨恨（如不能原谅他人的侮辱、伤害或轻视）。
   6. 感知自己的人格或名誉受到打击，但这在他人看来并不明显，且迅速作出愤怒的反应或作出反击。
   7. 反复没有证据地猜疑配偶或性伴侣的忠贞。

B. 并非仅仅出现于精神分裂症、双相障碍或抑郁障碍伴精神病性特征或其他精神病性障碍的病程之中，也不能归因于其他躯体疾病的生理效应。

注：如在精神分裂症起病之前已符合此诊断标准，可加注“病前”，即“偏执型人格障碍（病前）”。

诊断特征

偏执型人格障碍的核心特征是普遍的不信任和猜疑，以至于把他人的动机解释为恶意的。该模式始于成人早期，并出现在各种背景下。

有该障碍的个体假设他人会剥削、伤害或欺骗自己，即使没有证据支持这种预期（诊断标准 A1）。他们基于很少的证据甚至在完全没有证据的情况下，怀疑他人在设局陷害自己，在任何时刻、没有任何理由的情况下都可能会突然攻击自己。他们常常觉得自己被他人深深地、不可逆地伤害，哪怕并没有客观证据。他们沉湎于不公正地怀疑朋友或同事对自己的忠诚和信任，仔细审查他人的行为以找到恶意的证据（诊断标准 A2）。任何感知到的信任或忠诚的偏差都被用来支持他们的基础假设。当朋友或同事表示忠诚时，他们会感到惊讶以至于无法信任或相信。他们如果惹上了麻烦，会预想朋友或同事要么攻击他们，要么忽视他们。

有偏执型人格障碍的个体不愿意信任或接近他人，因为他们担心与他人分享的信息会被恶意地用来对付自己（诊断标准 A3）。他们可能拒绝回答个人问题，说该信息“与别人无关”。善意的谈论或事件会被当作隐含有贬低或威胁性的意义（诊断标准 A4）。例如，有该障碍的个体可能把一个诚实的店员的失误，理解为蓄意地少找了钱，或者把同事的幽默言语看作是严重的人身攻击。他人的赞誉也常被他们误解（如对新添置的东西的赞誉被误解为是对其自私的批评；对某项成就的赞誉被误解为是强迫他去取得更多更好的业绩）。他们可能把别人提供的帮助当作是在批评自己做得不够好。

有该障碍的个体持久地心怀怨恨，不愿意原谅他们认为曾经受到的侮辱、伤害或轻视（诊断标准 A5）。轻微的怠慢都会激起他们严重的敌意，并且敌意的感受会持续很长时间。因为不断地对他人的有害意图保持警觉，他们常常感到自己的品质或名声受到攻击或被以别的方式轻视。对于他们感受到的侮辱，他们会迅速作出反击或作出愤怒的反应（诊断标准 A6）。有该障碍的个体可能有病态的忌妒，即使没有任何足够的证据，也会常常对配偶或性伴侣的忠贞反复地表示猜疑（诊断标准 A7）。他们可能会收集微小的和客观的“证据”来支持自己的忌妒性信念。他们想保持对亲密关系的完全控制，以免被背叛，并不停地责问和挑战他们的配偶或伴侣的去向、行动、意图和忠贞。

如果上述行为模式只出现在精神分裂症、双相障碍或抑郁障碍伴精神病性特征或其他精神病性障碍的病程中，或能够归因于一种神经系统疾病（如颞叶癫痫）或其他躯体疾病的生理效应，那么不能诊断为偏执型人格障碍（诊断标准 B）。

相关特征

有偏执型人格障碍的个体一般难以相处，常常有亲近关系问题。他们的过度怀疑和敌意可能会通过明显的争执、反复的抱怨或敌意的疏远表达出来。他们表现出易变的情感，以敌意、固执和嘲讽的表达为主。他们好斗和多疑的本性可能会引起别人敌意的回应，而这会被用以确认他们初始的预想。

有偏执型人格障碍的个体缺乏对他人的信任，需要对周围的人有高度的控制。

他们通常是僵化的，对他人挑剔，无法合作，但他们难以自我批评。他们可能会把自己的缺点归咎于他人。因为他们会对自己感知到的身边的威胁作出快速反击，所以他们可能会提起诉讼，并经常卷入法律纠纷中。有该障碍的个体会寻求他们先前就有的对所遇到的人或情境的负性信念的证据，把他们自身的恐惧投射为别人的恶意动机。他们可能会表现出浅显的、不现实的夸大幻想，这些幻想常常与权力和地位有关，并倾向于对他人，尤其是对与他们截然不同的人产生负性的刻板印象。他们会被简单的世界观所吸引，常常对模糊的情境保持警惕。他们可能被视为“狂热者”并与其他同样有偏执信念体系的个体形成紧密的“邪教”或团体。

患病率

在美国第二次国家共病调查的第二部分中，根据概率子样本估计，偏执型人格障碍的患病率为2.3%。美国国家酒精及相关疾病流行病学调查的数据显示偏执型人格障碍的患病率为4.4%。一个对六项流行病学研究（四项在美国）的综述发现，偏执型人格的中位患病率为3.2%。在司法场所中，估计患病率高达23%。

发展与病程

偏执型人格障碍可能最先在儿童期和青少年期变得明显，表现为孤僻、同伴关系差、社交焦虑、学校成绩差和人际关系过度敏感。青少年期起病的偏执型人格障碍与儿童期虐待、外化性症状、同伴欺凌和人际攻击的成人表现的既往史有关。

风险及预后因素

环境的：社会应激的暴露（如社会经济不平等、边缘化和种族主义等）与信任下降有关，这在某些案例中是具有适应性的。社会应激和儿童期的虐待相结合是面临种族歧视的社会群体偏执症状患病率上升的原因。纵向和横向研究证实，儿童期创伤是偏执型人格障碍的风险因素。

遗传与生理的：一些证据提示在精神分裂症的先证者的亲属中，偏执型人格障碍的患病率增加，并且该人格障碍与被害型妄想障碍有更特定的家族关系。

与文化相关的诊断问题

有些受社会文化背景或特定生活情况所影响的行为可能被错误地认为是偏执，并可能被临床评估过程所强化。移民、受社会压迫的民族和种族人群及面临社会逆境、种族主义和歧视的其他群体，因为不熟悉（如语言障碍或缺乏规章制度的知识）或者感知到主流社会对其忽视、敌意或漠然，他们可能表现出警惕或防御行为。有些文化中的群体普遍信任度较低，尤其是对群体外成员的信任度较低，这可能会导致被误判为偏执的行为。这些因素包括警惕性、有限的外化性情绪、认知僵化、社交距离，以及在经历不公平或歧视的情境下的敌意或防御性。这些行为反过来又会在包括临床工作者在内的其他人身上产生愤怒和挫败感，由此开启一个双方互不信任的恶性循环，这些行为不应与偏执型特质或偏执型人格障碍相混淆。

与性和性别相关的诊断问题

虽然依赖于临床和社区样本的元分析发现，偏执型人格障碍在男性中比在女性中更常见，但美国国家酒精及相关疾病流行病学调查发现，偏执型人格障碍在女性中更常见。

鉴别诊断

其他精神障碍伴精神病性症状：偏执型人格障碍能够与被害型妄想障碍、精神分裂症以及双相障碍或抑郁障碍伴精神病性特征相鉴别，因为这些障碍的特征都是具有一段持续性的精神病性症状（如妄想和幻觉）。如果要额外给予偏执型人格障碍的诊断，则人格障碍必须出现在精神病性症状发生之前，而当精神病性症状缓解时，人格障碍必须依然持续存在。当个体还有另一个持续性的精神障碍（如精神分裂症），而偏执型人格障碍先于它存在时，偏执型人格障碍也应被记录，可以在其后的括号内加注“病前”。

由其他躯体疾病所致的人格改变：偏执型人格障碍必须与由其他躯体疾病所致的人格改变相区分，后者出现的该人格特质可以归因于其他躯体疾病的直接生理后果。

物质使用障碍：偏执型人格障碍必须与持续性物质使用有关的症状相区分。

与躯体伤残有关的偏执型特质：该障碍也必须与躯体伤残有关的偏执型特质相区分（如听力损害）。

其他人格障碍与人格特质：由于具备一些共同特征，偏执型人格障碍可能与其他人格障碍相混淆。因此，根据典型特征来区分这些障碍很重要。然而，如果个体的人格特质除了符合偏执型人格障碍的诊断标准外，还符合其他一种或多种人格障碍的诊断标准，那么这些人格障碍都可以被诊断。偏执型人格障碍和分裂型人格障碍都具有多疑、人际关系冷漠和偏执观念的特质，但分裂型人格障碍也包括如魔幻思维、不同寻常的感知体验以及古怪的想法和言语。行为符合分裂样人格障碍诊断标准的个体常被认为是疏远的、古怪的、冷淡的和冷漠的，但他们通常没有显著的偏执观念。有偏执型人格障碍的个体有对轻微刺激作出愤怒反应的倾向，也见于边缘型人格障碍和表演型人格障碍。但是，这些障碍不一定与普遍的多疑有关，边缘型人格障碍表现出更高水平的冲动和自毁行为。有回避型人格障碍的个体也可能不愿意向别人袒露内心，但这更多的是出于害怕难堪或能力不足，而非出于害怕他人的恶意企图。尽管有些偏执型人格障碍的个体可能表现出反社会行为，但这些行为通常并不是被反社会型人格障碍所具有的个人获利或剥削他人的欲望所驱动的，而更多的归因于报复的欲望。有自恋型人格障碍的个体可能偶尔表现出多疑、社交退缩或疏离，但这主要源于害怕自己的不完美或缺陷被发现。

偏执型特质可能是适应性的，特别是在威胁性的环境中。只有当这些特质是缺乏弹性的、适应不良的、持续的，并导致显著的功能损害或主观痛苦时，才能诊断偏执型人格障碍。

共病

特别是在应对应激时，有该障碍的个体可能会体验到短暂（持续数分钟到数小时）精神病性发作。在有些情况下，偏执型人格障碍可能表现为妄想障碍或精神分裂症的发病前先兆。有偏执型人格障碍的个体可能会发展出重性抑郁障碍，而且，患场所恐怖症和强迫症（OCD）的风险也会增加。酒精和其他物质使用障碍也频繁发生。与该障碍同时出现的人格障碍有分裂型人格障碍、分裂样人格障碍、自恋型人格障碍、回避型人格障碍和边缘型人格障碍。

分裂样人格障碍

诊断标准　　F60.1

A. 一种脱离社交关系且在人际交往时情感表达受限的普遍模式，起始不晚于成人早期，存在于各种情境下，表现为下列症状中的四项（或更多）：
   1. 既不渴望也不享受亲密关系，包括成为一个家庭的一部分。
   2. 几乎总是选择独自活动。
   3. 如果有也很少有兴趣与他人发生性行为。
   4. 如果有也很少有活动令其感到乐趣。
   5. 除了一级血缘亲属外，缺少亲密的朋友或知己。
   6. 对他人的赞扬或批评表现得无动于衷。
   7. 表现为情绪冷淡、脱离或情感平淡。

B. 并非仅仅出现于精神分裂症、双相障碍或抑郁障碍伴精神病性特征及其他精神病性障碍或自闭症（孤独症）谱系障碍的病程之中，也不能归因于其他躯体疾病的生理效应。

注：如果在精神分裂症起病之前已符合此诊断标准，可加注“病前”，即“分裂样人格障碍（病前）。

诊断特征

分裂样人格障碍的核心特征是社交关系的脱离和人际交往中情感表达受限。这种模式始于成人早期，并存在于各种情境下。

有分裂样人格障碍的个体表现出缺少对亲密关系的欲望，对发展亲密关系的机会无动于衷，以及并不以作为家庭或其他社会团体的一部分而获得满足（诊断标准A1）。他们偏好独处而不是与别人在一起。他们常常表现出社会性的隔离，或是“独行者”，而且几乎都选择独自的、不会与他人有互动的活动或爱好（诊断标准A2）。他们偏好机械或抽象的任务，如电脑或数学游戏。他们很少有兴趣与其他人发生性行为（诊断标准A3），哪怕有的话，也很少从中获得乐趣（诊断标准A4）。他们通常从感觉、躯体或人际体验中获得的乐趣减少，如日落时在海滩上散步或发生性行为等情况。除了一级血缘亲属外，这些个体没有亲密的朋友或知己（诊断标准A5）。

有分裂样人格障碍的个体通常对他人的肯定或批评显得无所谓，不会因别人的看法而感到困扰（诊断标准A6）。他们可能会忽视社交互动中的微妙之处，并常常不能对社交线索给出恰当的回应，在社交中显得笨拙、肤浅和我行我素。他们通常显得“呆板”，没有明显的情绪反应，并极少以如微笑、点头等姿势或面部表情进行回应（诊断标准A7）。他们声称很少体验到如愤怒或喜悦等强烈情感。他们通常表现出情感受限，显得冷淡和冷漠。然而，在一些非常少见的情境中，这些个体可以暂时地、自如地敞开自己，他们可能会承认痛苦的感觉，特别是与社交互动相关的痛苦。

如果该模式仅仅出现于精神分裂症、双相障碍或抑郁障碍伴精神病性特征及其他精神病性障碍或自闭症（孤独症）谱系障碍的病程中，或可归因于神经系统疾病（如颞叶癫痫）或其他躯体疾病的生理效应，则不应诊断分裂样人格障碍（诊断标准B）。

相关特征

有分裂样人格障碍的个体可能特别难以表达愤怒，哪怕面对直接的挑衅，这可能给他人造成缺乏情绪反应的印象。他们的生活有时显得没有方向，看起来是在他们的目标中“漂移”。这些个体对逆境的反应被动，并对生活中的重要事件难以给出恰当的回应。因为他们缺乏社交技能，缺乏对性体验的欲望，所以有该障碍的个体少有朋友，极少约会，常常不结婚。他们的职业功能可能受损，特别是对于需要人际交往的职业，但有该障碍的个体可能胜任社交需求少的工作。

患病率

分裂样人格障碍在临床中并不常见。在美国第二次国家共病调查的第二部分，根据概率子样本估计，分裂样人格障碍的患病率为4.9%。在美国国家酒精及相关疾病流行病学调查中，分裂样人格障碍的患病率为3.1%。一个对六项流行病学研究（四项在美国）的综述发现，该障碍的中位患病率为1.3%。

发展与病程

分裂样人格障碍可能首先在儿童期和青少年期表现出孤僻、不良的伙伴关系以及学业不佳，此类情况使这些儿童或青少年不合群并遭受奚落。

风险与预后因素

遗传与生理的：在精神分裂症或分裂型人格障碍个体的亲属中，分裂样人格障碍的患病率可能增加。

与文化相关的诊断问题

来自不同文化背景的个体所展示出的防御性行为和人际风格，有时可能会被错误地认为是“分裂样”。例如，那些从农村搬到大都市环境的个体，可能会有持续数月“情感冻结”的反应，表现为单独活动、情感受限和沟通上的其他缺陷。来自其他国家的移民有时会被错误地感知为冷淡、敌意或无动于衷，这可能是对东道国社会排斥的反应。

与性和性别相关的诊断问题

虽然一些研究表明，分裂样人格障碍可能在男性中更常见，但其他研究表明，在患病率方面没有性别差异。

鉴别诊断

其他精神障碍伴精神病性症状：分裂样人格障碍可以与妄想障碍、精神分裂症、双相障碍或抑郁障碍伴有精神病性症状相区分，因为这些障碍都以一段持续性的精神病性症状为特征（如妄想和幻觉）。要给予分裂样人格障碍的额外诊断，该人格障碍必须在精神病性症状出现之前就存在，而且必须在精神病性症状缓解后继续存在。当个体有一种持续性的精神病性障碍（如精神分裂症）时，而分裂样人格障碍出现在之前的话，也需记录分裂样人格障碍，并在随后的括号内加注“病前”。

自闭症（孤独症）谱系障碍：非常难以鉴别有分裂样人格障碍的个体与有自闭症（孤独症）谱系障碍的个体，特别是其中一种障碍是轻度时，因为两者都包括对与他人交往表面上的无动于衷。不过自闭症（孤独症）谱系障碍可以根据刻板的行为和兴趣加以鉴别。

由其他躯体疾病所致的人格改变：分裂样人格障碍必须与由其他躯体疾病所致的人格改变相区分，后者人格特质的出现是其他躯体疾病的直接生理后果。

物质使用障碍：分裂样人格障碍必须与持续性物质使用有关的症状相区分。

其他人格障碍与人格特质：由于具备一些共同的特征，其他人格障碍可能会与分裂样人格障碍相混淆。因此，根据典型特征来区分这些障碍很重要。然而，如果个体除了符合分裂样人格障碍的诊断标准外，还符合其他一个或多个人格障碍的诊断标准，那么这些障碍都可以被诊断。尽管社会隔离和情感受限等特征是分裂样人格障碍、分裂型人格障碍和偏执型人格障碍共有的特征，但分裂样人格障碍可以因为认知和感知扭曲的缺乏而与分裂型人格障碍相区分，因为多疑和偏执观念的缺乏而与偏执型人格障碍相区分。分裂样人格障碍的社会隔离可以与回避型人格障碍相区分，后者的社会隔离可以归因于害怕难堪或害怕被发现不足以及对拒绝的过度担心。作为对比，有分裂样人格障碍的个体有着更普遍的疏离和有限的对社交亲密的欲望。有强迫型人格障碍的个体源于对工作的投入和情感的不自在，也可能表现出明显的社会疏离，但他们通常具备与人亲密的基础能力。

“独行者”所表现出来的人格特质可能会被考虑为是分裂样的，这与分裂样人格障碍作为病理性内向性 / 分离所定义的障碍的广泛的概念化一致。只有当这些特征是缺少弹性的、适应不良的，并导致显著的功能损害或主观痛苦时，才构成分裂样人格障碍。

共病

特别是在应对应激时，有该障碍的个体可能会体验到短暂（持续数分钟到数小时）精神病性发作。在有些情况下，分裂样人格障碍可能是妄想障碍或精神分裂症的发病先兆。有该障碍的个体有时可能患有重性抑郁障碍。分裂样人格障碍最常与分裂型人格障碍、偏执型人格障碍和回避型人格障碍共病。

分裂型人格障碍

诊断标准　　F21

A. 一种社交和人际关系缺陷的普遍模式，表现为对亲密关系感到强烈的不舒服和建立亲密关系的能力下降，且认知或感知扭曲和行为古怪，起始不晚于成人早期，存在于各种情境下，表现为下列症状中的五项（或更多）：
 1. 牵连观念（不包括关系妄想）。
 2. 影响行为的古怪信念或魔幻思维，且与亚文化常模不一致（如迷信、相信千里眼、心灵感应或第六感；儿童或青少年可表现为怪异的幻想或先占观念）。
 3. 不寻常的感知体验，包括躯体错觉。
 4. 古怪的思维和言语（如含糊的、赘述的、隐喻的、过分渲染的或刻板的）。
 5. 猜疑或偏执观念。
 6. 不恰当的或受限制的情感。
 7. 古怪的、反常的或特别的行为或外表。
 8. 除了一级血缘亲属外，缺少亲密的朋友或知己。
 9. 过度的社交焦虑，并不随着熟悉程度而减弱，且与偏执性的恐惧有关，而不是对自己的负性判断。

B. 并非仅仅出现于精神分裂症、双相障碍或抑郁障碍伴精神病性特征及其他精神病性障碍或自闭症（孤独症）谱系障碍的病程之中。

注：如果在精神分裂症起病之前已符合此诊断标准，可加注“病前”，即“分裂型人格障碍（病前）”。

诊断特征

分裂型人格障碍的核心特征是社交和人际关系缺陷，表现为对亲密关系感到强烈的不舒服和建立亲密关系的能力减弱，且认知或感知扭曲和行为古怪。该模式从成人早期开始，并存在于各种情境下。

有分裂型人格障碍的个体常有牵连观念（如对偶发事件和外在事件错误地解释为对自己具有特别和不同寻常的意义）（诊断标准 A1）。这需要与关系妄想相区分，关系妄想的信念属于妄想性坚信。这些个体可能迷信或对其亚文化常模之外的异常现象有先占观念（诊断标准 A2）。他们可能相信自己具有特异功能，对事件有预感，或者可以读出其他人的想法。他们可能相信自己可以用魔力控制他人，这种控制可以直接实现（如相信他的配偶出去遛狗是他在一小时前想法的直接后果）或者通过遵从魔幻性仪式来间接实现（如在某个特定物体前走过三次以避免某种有害的后果）。他们可能存在感知的改变（如感到有另一个人存在或听到有人在轻唤他的名字）（诊断标准 A3）。他们的言语包括不同寻常或离奇的词语和结构，通常是松散的、离题的或含糊的，但不是真正跑题的或不连贯的（诊断标准 A4）。他们的回应可能会过分具体或过分抽象，有时会以不同寻常的方式运用词语和概念（如个体可能会说在工作中他不是“爱讲话的”）。

有该障碍个体通常会猜疑，有偏执观念（如相信同事在上司面前有意诋毁他们的名誉）（诊断标准 A5）。他们通常无法协调成功的关系所需的全面的情感和人际线索，因此会在人际交往中表现得不恰当、僵化或受限制（诊断标准 A6）。因为不同寻常的做派、常常衣衫不整或“搭配不得体”，以及不注意常规的社会习俗（如个体可能回避目光接触，穿着沾染墨汁的、不合身的衣服，无法参与同事之间的相互调侃），这些个体常被认为是古怪的或反常的（诊断标准 A7）。

有分裂型人格障碍的个体的人际关系是有问题的，与他人互动也会感到不舒服。尽管他们可能会因人际关系缺乏而表示苦恼，但他们的行为提示其对亲密接触的欲望较少。因此，除了一级血缘亲属外，他们常常没有或少有亲密的朋友或知己（诊断标准 A8）。他们在社交场所会感到焦虑，特别是在有不熟悉的人参与的时候（诊断标准 A9）。当不得已时，他们会与其他人互动，但还是偏好独处，因为他们觉得自己与众不同，只是“不合群”。他们的社交焦虑不会轻易降低，哪怕他们已经待了更长时间或与别人变得更熟悉，因为他们的焦虑往往与怀疑他人的动机有关。例如，参加晚宴时，有分裂型人格障碍的个体不会随着时间的流逝而变得更放松，他们反而会变得更紧张和怀疑。

如果该行为模式仅仅出现于精神分裂症、双相障碍或抑郁障碍伴精神病性特征或其他精神病性障碍或自闭症（孤独症）谱系障碍的病程中，那么不应诊断为分裂型人格障碍（诊断标准 B）。

相关特征

有分裂型人格障碍的个体寻求治疗常常是为与焦虑或抑郁有关的症状，而非人格障碍的特征。

患病率

在美国第二次国家共病调查的第二部分，根据概率子样本估计，分裂型人格障碍患病率为 3.3%，而美国国家酒精及相关疾病流行病学调查数据中，分裂型人格障碍的患病率为 3.9%。一个对五项流行病学研究（三项在美国）的综述发现，分裂型人格障碍的中位患病率为 0.6%。

发展与病程

分裂型人格障碍的病程相对稳定，只有小部分个体会发展成精神分裂症或其他精神病性障碍。分裂型人格障碍可能首先在儿童期和青少年期表现出孤僻、不良的伙伴关系、社交焦虑、学业不佳、高度敏感、独特的思维和言语以及古怪的幻想。这些儿童可能表现得“奇特”或“古怪”并易遭受奚落。

风险与预后因素

遗传与生理的：分裂型人格障碍表现出家族聚集性，有精神分裂症的个体的一级血缘亲属的分裂型人格障碍的患病率高于普通人群。分裂型人格碍先证者的亲属中，患精神分裂症和其他精神病性障碍的概率也有一定程度的增加。对双生子的研究表明，高度稳定的遗传因素和短暂的环境因素增加了分裂型综合征的风险，精神分裂症的遗传风险变异可能与分裂型人格障碍有关。神经影像学研究将有分裂型人格障碍的个体与健康个体、有精神分裂症的个体、有其他人格障碍的个体相比，以探明特定脑区大小和功能具有组别水平的差异。

与文化相关的诊断问题

对认知和感知上的扭曲的评估必须以个体所处的文化环境作为背景。那些普遍由文化决定的特征现象，尤其是与超自然、宗教信仰和仪式有关的现象（如来生、舌语、巫术、萨满教、读心、第六感、魔眼、有关健康和疾病的神奇信念），可能在不知情的临床工作者看来是分裂型。因此，所观察到的分裂型特征的患病率和表达的跨国家和跨种族差异可能是一个真正的流行病学发现，也可能是由于这些经历的文化接受度的差异所致的。

与性和性别相关的诊断问题

分裂型人格障碍似乎在男性中比在女性中略常见。

鉴别诊断

其他精神障碍伴精神病性症状：分裂型人格障碍可以与妄想障碍、精神分裂症、双相障碍或抑郁障碍伴精神病性特征相区分，因为这些障碍都以一段持续性的精神病性症状（如妄想和幻觉）为特征。要给予分裂型人格障碍额外诊断，该人格障碍必须在精神病性症状出现之前就存在，而且必须在精神病性症状缓解后继续存在。当个体患有一种持续性的精神病性障碍（如精神分裂症）时，若分裂型人格障碍出现在之前，则分裂型人格障碍也需记录，并在随后的括号内加注“病前”。

神经发育障碍：鉴别有分裂型人格障碍的儿童与孤独、古怪的儿童这一异质群体，可能会有很大的困难，后者的行为特征是显著的社会隔离、离奇或独特的言语，他们的诊断可能包括轻度自闭症（孤独症）谱系障碍或语言交流障碍。交流障碍可以经由语言障碍的首要性和严重程度加以区分，也可以经由特殊的语言评估所发现的语言受损的特征加以区分。轻度自闭症（孤独症）谱系障碍也可由社会觉知和情感互动更明显的缺失以及刻板行为和兴趣来加以鉴别。

由其他躯体疾病所致的人格改变：分裂型人格障碍必须与由其他躯体疾病所致的人格改变相区分，后者人格特质的出现是其他躯体疾病的直接生理后果。

物质使用障碍：分裂型人格障碍必须与持续性物质使用有关的症状相区分。

其他人格障碍与人格特质：由于具备一些共同特征，其他人格障碍可能会与分裂型人格障碍相混淆。因此，根据典型特征来区分这些障碍很重要。然而，如果个体除了符合分裂型人格障碍的诊断标准外，还符合其他一种或更多人格障碍的诊断标准，那么所有障碍都可以被诊断。尽管社会疏离和情感受限等特征也可见于偏执型人格障碍和分裂样人格障碍，但分裂型人格障碍因有认知或感知扭曲及明显的反常或古怪而被区分开。在分裂型人格障碍和回避型人格障碍中都有亲近关系的受限。然而，回避型人格障碍具有对关系的主动欲求，但是受到害怕拒绝的限制；而分裂型人格障碍缺乏对关系的欲求，并有持久的疏离。有自恋型人格障碍的个体也可以表现出多疑、社交退缩或疏远，但自恋型人格障碍的这些特质源于害怕不完美或缺陷被发现。有边缘型人格障碍的个体可能会有短暂的、精神病样的症状，但这些通常与对应激反应的情感变化（如强烈的愤怒、焦虑、失望）有更紧密的关系，通常也会有更多的分离症状（如现实解体、人格解体）。相反，有分裂型人格障碍的个体更有可能具有持久的精神病样症状，并在应激下加重，但较少与显著的情感症状有关。尽管社会隔离也在边缘型人格障碍中发生，但它通常继发于由愤怒爆发、频繁的情绪变化所致的人际关系反复的失败，而并非持久地缺乏社会接触或对亲密感的欲求。而且，有分裂型人格障碍的个体通常不会表现出边缘型人格障碍所具有的冲动或操纵行为。但这两种人格障碍具有高共病率，因此这样进行区分并非总是可行。青少年期的分裂型特征可能反映了暂时的情感风暴，而非持久的人格障碍。

共病

特别是在应对应激时，有该障碍的个体可能经历短暂（持续数分钟至数小时）精神病性发作，但它们通常在病程上不足以支持短暂精神病性障碍或精神分裂症样障碍的额外诊断。在一些案例中可能出现一些符合短暂精神病性障碍、精神分裂症样障碍、妄想障碍或精神分裂症诊断标准的临床显著的精神病性症状。分裂型人格障碍也与分裂样人格障碍、偏执型人格障碍、回避型人格障碍和边缘型人格障碍有相当高的共病率。

B 组人格障碍

反社会型人格障碍

诊断标准 F60.2

A. 一种漠视或侵犯他人权利的普遍模式，始于 15 岁，表现为下列症状中的三项（或更多）：

1. 不能遵守与合法行为有关的社会规范，表现为多次作出可被拘捕的行动。
2. 欺诈，表现出为了个人利益或乐趣而多次说谎，使用假名或对他人进行诈骗。

3. 冲动或不事先计划。
4. 易激惹和攻击性，表现为重复性地打架或攻击。
5. 鲁莽且不顾自身或他人的安全。
6. 一贯不负责任，表现为重复性地不坚持工作或不履行经济义务。
7. 缺乏懊悔，表现为作出伤害、虐待或偷窃他人的行为后显得不在乎或合理化。

B. 个体至少 18 岁。
C. 在 15 岁之前，存在品行障碍的证据。
D. 反社会行为并非仅仅出现于精神分裂症或双相障碍的病程之中。

诊断特征

反社会型人格障碍的基本特征是一种漠视或侵犯他人权利的普遍模式，始于儿童期或青少年早期并持续到成人期。该模式也被称为心理病态人格障碍、社会病态人格障碍或逆社会型人格障碍。由于欺诈和操纵是反社会型人格障碍的核心特征，所以把系统性临床评估所得的信息和从间接来源所得的信息进行整合可能会特别有帮助。

个体必须年满 18 岁，才能给予该诊断（诊断标准 B），必须在 15 岁之前具有品行障碍的证据（诊断标准 C）。品行障碍包括反复而持久的行为模式，对他人基本权利或对适应其年龄的主要社会规范或规则的侵犯。品行障碍的典型行为符合四个类别之一：攻击他人或动物，破坏财产，欺诈或盗窃，严重违反规则。

反社会行为的模式持续到成人期。有反社会型人格障碍的个体不尊重符合社会常规的合法行为（诊断标准 A1）。他们可能反复作出可被拘捕的行动（无论他们是否被拘捕），如破坏财产、骚扰他人、盗窃或从事非法职业。有该障碍的个体漠视他人的愿望、权利或感受。他们为了获得个人利益或愉悦（如获得金钱、性或权力），常常欺诈或操纵他人（诊断标准 A2）。他们可能反复地撒谎、用假名、欺骗别人或诈病。冲动性模式可以体现为事先不制订计划（诊断标准 A3）。他们通常冲动地作出决定，既不事先考量，又不考虑对自己或他人的后果，这可能导致突然变换工作、住所或人际关系。有反社会型人格障碍的个体倾向于表现得易激惹和具有攻击性，可能会反复斗殴或进行人身攻击（包括殴打配偶或子女）（诊断标准 A4）（出于自我防卫或防卫他人而作的攻击性行为不被考虑为此项证据）。这些个体可能表现为不在意自身或他人的安全（诊断标准 A5）。这可能体现在他们的驾驶行为（如在反复超速、中毒状态下驾驶，事故多发）中。他们可能进行有伤害性后果的高风险性行为或物质使用，他们可能忽视或不能照顾好子女，置子女于危险中。

有反社会型人格障碍的个体倾向于一贯的极其不负责任（诊断标准 A6）。不负责的工作行为可能体现为尽管有工作机会但长期失业，或在没有找到另一份工作的现实计划前就放弃几份工作，也有可能存在反复旷工，而自己或家人都没有可以解释其旷工的疾病。经济上的不负责则体现在不支付债务、不抚养子女或不规律性地支持其他依赖他的人。有反社会型人格障碍的个体对他们行为的后果缺乏懊悔之心（诊断标准 A7）。他们作出伤害、虐待或偷窃他人的行为后，显得不在乎或提供肤浅的合理化解释（如“生活是不公平的”“失败者只配失败”）。这些个体可能会责备受害者愚蠢、无助或活该（如“他本该如此”）；可能对行为的有害后果轻描淡写，或显得满不在乎。他们一般不能为自己的行为作出补偿或感到需要悔改。他们可能相信每个人都应该帮他这个“老大”，每个人都应该不顾一切避免受人欺负。

反社会行为必须并非仅仅出现于精神分裂症或双相障碍的病程中（诊断标准 D）。

相关特征

有反社会型人格障碍的个体常常缺乏同理心，对他人的感受、权利和痛苦倾向于显得无情、愤世嫉俗和蔑视。他们可能有膨胀和夸大的自我评估（例如，对普通工作不屑一顾或者对他们目前的问题或未来缺乏现实的担心）。他们可能带着强烈的见解、自我肯定或自大。他们可能表现得谈吐流利，看起来迷人，可以侃侃而谈、语言流畅（例如，使用技术性语言或术语可能会给那些不熟悉该话题的个体留下印象）。他们缺乏同理心、自我评价膨胀、看起来迷人等特征常被纳入心理病态的传统概念中，特别用以鉴别该障碍。而在犯罪、违法或攻击性行为可能不具特异性的监狱或司法场所中，这些特征更能预测重新犯罪。这些个体可能在性关系中也不负责任，并有剥削性。他们可能有很多的性伴侣，但是可能永远无法维持单一的关系。他们可能是不负责任的父母，体现为：子女营养不良；因缺乏基本的卫生导致子女生病、子女需要依靠邻居或不住在一起的亲戚提供食物和住处，当这些个体不在家时，不为年幼的子女安排照料者；反复挥霍家用需要的钱。这些个体可能从军队中非光荣退役，可能无法支撑自己的生活，可能变得贫穷或甚至无家可归，或可能在惩戒机构里待了很多年。有反社会型人格障碍的个体比一般人群中的个体更容易因自然原因和自杀而过早死亡。

患病率

在美国第二次国家共病调查的第二部分，根据概率子样本估计，反社会型人格障碍患病率为 0.6%。在美国国家酒精及相关疾病流行病学调查数据中，反社会型人格障碍的患病率为 3.6%。一个对七项流行病学研究（六项在美国）的综述发现，反社会型人格障碍的中位患病率为 3.6%。反社会型人格障碍的最高患病率（高于 70%）见于最严重的有酒精使用障碍的男性以及物质滥用诊所、监狱或其他司法场所。非拉丁裔白人和黑人个体反社会型人格障碍的终身患病率似乎相似，拉丁裔和亚裔美国人的终身患病率较低。在受到不良社会经济（如贫困）或社会文化（如迁徙）因素影响的样本中，反社会型人格障碍的患病率较高。

发展与病程

反社会型人格障碍具有慢性病程，但随着个体年龄的增加，尤其在 40 岁之后，可能变得不太明显或缓解。这种缓解在参与犯罪行为方面显得格外明显，在反社会性和物质使用的整个行为谱系中有可能也会降低。根据定义，反社会型人格障碍的诊断不能早于 18 岁。

风险与预后因素

环境的：虐待或忽视儿童，不稳定或混乱的养育方式或不一致的父母管教会增加品行障碍发展为反社会型人格障碍的可能性。

遗传与生理的：与一般人群相比，有反社会型人格障碍的个体的一级血缘亲属中该障碍更多见。有该障碍的个体的血缘亲属的躯体化障碍（DSM-5 中的诊断被躯体症状障碍所取代）和物质使用障碍的风险也会增加。在有成员患反社会型人格障碍的家庭中，男性更多地患有反社会型人格障碍和物质使用障碍，而女性则更多见躯体化障碍。

与文化相关的诊断问题

反社会型人格障碍表现为与社会经济地位低下和城市场所有关。在有些场所中，反社会行为似乎是保护性生存策略的一部分，这些个体有时会被错误地被诊断（如在暴力和歧视高发的城市地区形成青年帮派）。儿童虐待率或暴力暴露率高的社会文化背景也会提高反社会行为的患病率，这表明反社会型人格障碍发展的潜在风险因素，可能是引发反应性和背景性反社会行为的不利环境，而这些反社会行为并不代表人格障碍的普遍性和持久性的特征。在评估反社会特质时，临床工作者同时考虑到个体行为发生的社会背景和经济背景，将会是有帮助的。在美国国家酒精及相关疾病流行病学调查中，美国不同种族和民族人群的患病率似乎有所不同，可能是由于真实患病率的差异、测量的人为因素及不良环境的影响，这些不利环境产生的行为类似于反社会型人格障碍，但却是反应性和情境性的。来自一些社会受压迫群体的个体可能更容易被误诊或过度诊断为反社会型人格障碍，因为他们在青少年期更容易被误诊为品行障碍，而品行障碍是诊断反社会型人格障碍的一个要求。

与性和性别相关的诊断问题

反社会型人格障碍在男性中是在女性中的 3 倍。与男性相比，反社会型人格障碍的女性患者更有可能经历儿童期和成人期的不良经历，如性虐待。男性患者和女性患者的临床表现可能有所不同，与女性相比，男性更常表现为易激惹 / 攻击性和鲁莽地不顾他人安全。物质使用障碍的共病在男性中更为常见，而心境障碍和焦虑障碍的共病在女性中更为常见。有人担心，反社会型人格障碍在女性中可能诊断不足，尤其因为在品行障碍的定义中强调攻击性的条目。

鉴别诊断

反社会型人格障碍的诊断不适用于 18 岁以下的个体，而且只有在 15 岁之前有品行障碍的证据时才能诊断。在 18 岁以上的个体中，只有在不符合反社会型人格障碍的诊断标准时，才能给予品行障碍的诊断。

物质使用障碍：当成人的反社会行为与物质使用障碍有关时，除非反社会型人格障碍的体征在儿童期就存在并持续到成人期，才能给予反社会型人格障碍的诊断。当物质使用和反社会行为都始于儿童期并持续到成人期时，即使某些反社会行为（例如，非法贩卖毒品，为获得购买毒品的钱而偷盗）可能是物质使用障碍的后果，但如果两者的诊断标准都符合，那么物质使用障碍和反社会型人格障碍两者都需给予诊断。

精神分裂症与双相障碍：反社会行为如果仅仅出现于精神分裂症或双相障碍的病程中，那么不应诊断为反社会型人格障碍。

其他人格障碍：由于具备一些共同特征，反社会型人格障碍可能与其他人格障碍相混淆。因此，根据典型特征来区分这些障碍很重要。然而，如果个体的人格特质除了符合反社会型人格障碍的诊断标准外，还符合别的一种或多种人格障碍的诊断标准，那么这些人格障碍都可以被诊断。有反社会型人格障碍和有自恋型人格障碍的个体共有的倾向是心肠硬、巧舌如簧、肤浅、剥削性和缺乏同理心。但自恋型人格障碍不包括冲动、攻击和欺骗等特征。此外，有反社会型人格障碍的个体可能不需要他人的景仰和忌妒；有自恋型人格障碍的个体可能缺乏儿童期品行障碍的病史，或成人期的犯罪行为。有反社会型人格障碍和有表演型人格障碍的个体都具有冲动、肤浅、寻求刺激、鲁莽、诱惑和操纵性，但有表演型人格障碍的个体在情感上倾向于更夸大，但不以反社会行为为特征。有表演型人格障碍和边缘型人格障碍的个体都会操纵以获得关爱，而那些有反社会型人格障碍的个体则是通过操纵去获得利益、权力或其他物质满足。有反社会型人格障碍的个体比有边缘型人格障碍的个体的情感不稳定性更少，攻击性更多。尽管一些有偏执型人格障碍的个体可能出现反社会行为，但通常不以反社会型人格障碍的个人获利或剥削他人的欲望为动机，而更多地归因于报复的欲望。

与精神障碍无关的犯罪行为：反社会型人格障碍必须与由精神障碍所致的反社会行为相区分，例如：为获取利益而从事的犯罪行为，不伴有该障碍的人格特征。在这些案例中，可以对成人反社会行为的状况进行编码（参见“可能成为临床关注焦点的其他状况”一章）。

共病

有反社会型人格障碍的个体也可能感到烦躁，包括诉说紧张感、不能承受无聊及抑郁心境。他们可能也存在有关的焦虑障碍、心境障碍、物质使用障碍、躯体症状障碍和赌博障碍。有反社会型人格障碍的个体也有符合其他人格障碍诊断标准的，特别是边缘型人格障碍、表演型人格障碍和自恋型人格障碍。如果个体有儿童期（10 岁之前）起病的品行障碍，并伴有注意缺陷 / 多动障碍，那么在成人期发展出反社会型人格障碍的可能性会增加。

边缘型人格障碍

诊断标准　　F60.3

一种人际关系、自我形象和情感不稳定及显著冲动的普遍模式；起始不晚于成人早期，存在于各种情境下，表现为下列症状中的五项（或更多）：

1. 极力避免真正的或想象的被遗弃（注：不包括诊断标准 5 中的自杀或自残行为）。
2. 一种不稳定的、紧张的人际关系模式，以极端理想化和贬低交替为特征。
3. 身份紊乱：显著的和持续的不稳定的自我形象或自我感觉。
4. 至少在两个方面有潜在自我损伤的冲动性（如消费、性行为、物质滥用、鲁莽驾驶、暴食）。（注：不包括诊断标准 5 中的自杀或自残行为）。
5. 反复的自杀行为、自杀姿态或威胁，或自残行为。
6. 由于显著的心境反应所致的情感不稳定（例如，强烈的阵发性烦躁、易激惹或焦虑，通常持续数小时，很少超过数天）。
7. 慢性的空虚感。
8. 不恰当的强烈愤怒或难以控制地发怒（如经常发脾气、持续发怒、反复打架）。
9. 短暂的与应激有关的偏执观念或严重的分离症状。

诊断特征

边缘型人格障碍的核心特征是普遍的一种人际关系、自我形象和情感的不稳定及显著冲动的模式，始于成人早期，存在于各种情境下。

有边缘型人格障碍的个体会作出疯狂的努力以避免真正的或想象出的被遗弃（诊断标准 1）。他们认为分离或拒绝即将来临或失去外部支持，可以导致自我形象、情感、认知和行为上的深刻改变。这些个体对环境变化非常敏感。即使当他们面对现实中的、短暂的分离或不可避免的计划变更时，也会体验到极度的被遗弃的恐惧和不恰当的愤怒（例如，对临床工作者宣布治疗时间到了所产生的突然的绝望反应；当某个对他们很重要的个体迟到哪怕数分钟或必须取消约会而表现出惊恐或大怒）。他们可能相信“遗弃”意味着他们是“坏的”。这些遗弃恐惧与无法承受独处及需要有他人在身边有关。他们为了免遭遗弃的疯狂努力可能包括自残或自杀等冲动行为（参见本人格障碍的“与自杀想法或行为的相关性”），这些在诊断标准 5 中会另述。

有边缘型人格障碍的个体会有一种不稳定的、紧张的人际关系模式（诊断标准 2），他们可能在第一、二次见面后理想化照料者或爱人，要求多待在一起，并在关系早期分享最为亲密的细节。但是，他们可能很快就会在对他人极端理想化和极端贬低之间变换，觉得对方关心不够、给予不够或不能“随叫随到”。这些个体只有在期待他人也可以“随叫随到”来满足他们自己的需求时，能够有同理心并关爱他人。这些个体对他人的看法很容易出现突然的和戏剧化的变化，他人可能被交替地认为是善意支持性的或残酷惩罚性的。这种变化往往反映了有边缘型人格障碍的个体对照料者的幻想破灭，因为他们或者将照料者的关爱性质理想化，或者预料自己会被照料者拒绝或遗弃。

有边缘型人格障碍的个体可能有身份紊乱的问题，其特征为显著的、持续不稳定的自我形象或自我意识（诊断标准 3）。自我形象会有突然和急剧的变化（例如，突然从一个需要帮助的可怜的乞求者的角色转变为一个对过去的虐待进行正义复仇的角色）。尽管有该障碍的个体通常有基于坏的或邪恶的自我形象，他们可能有时觉得自己完全不存在。这对患有该人格障碍的个体而言，可能是痛苦和恐惧的。这些经验通常在个体感觉缺乏有意义的人际关系、关爱和支持的情况下发生。在非结构化的工作或学校环境中，这些个体可能表现得更差。完整而持久的身份认同的缺乏使得边缘型人格障碍患者很难确认不适应的行为模式，并可能导致重复的、有问题的人际关系模式。

有边缘型人格障碍的个体至少在两个方面有潜在的自伤的冲动（诊断标准 4）。他们可能会赌博、乱花钱、暴食、滥用物质、进行不安全的性行为或鲁莽驾驶。该障碍表现出反复的自杀行为、自杀姿态或威胁及自残行为（诊断标准 5）。反复出现的自杀观念或行为往往是这些个体前来求助的原因。这些自我毁坏的行为通常由分离或拒绝的威胁或被期待需要承担更多的责任而引发。自残行为（如切割或灼烧）在边缘型人格障碍群体中是非常常见的，并且可能在个体经历分离症状期间发生。这些行为通常通过重新确认个体的感受能力或为个体感觉到的邪恶感进行赎罪而带来释然的感觉。

有边缘型人格障碍的个体可能由于显著的心境反应而导致情感不稳定（例如，强烈的阵发性烦躁、易激惹或焦虑，通常持续数小时，很少超过数天）（诊断标准 6）。有边缘型人格障碍的个体的烦躁心境常被一段时间的愤怒、惊恐、绝望所打断，很少因一段时间的安适或满足而缓解。这些发作可能反映了个体对人际应激的极端反应。

有边缘型人格障碍的个体可能受慢性空虚感的困扰，这种感觉可能与痛苦的孤独感同时出现（诊断标准 7）。他们很容易感到无聊，可能经常寻求刺激来避免空虚感。

有该人格障碍的个体常常表达不恰当的、强烈的愤怒或难以控制地发怒（诊断标准 8）。他们可能表现出极端的讽刺、持久的刻薄或爆粗口。当照料者或爱人被他们认为忽略他们、对他们有所保留及不关心或遗弃他们的时候，通常会引发他们的愤怒。这样的愤怒表达后随之而来的是羞耻和内疚，这使得他们感到自己是邪恶的。

在极度紧张时，有该人格障碍的个体可能出现暂时性的偏执观念或分离症状（如人格解体）（诊断标准 9），但这些症状的严重程度或持续时间通常不支持给予额外的诊断。这些发作最常见于对真实的或想象中的被遗弃的反应。症状倾向于短暂出现，持续数分钟到数小时。真实的或感受到的照料者关爱的回归，可能带来症状的缓解。

相关特征

有边缘型人格障碍的个体可能会在目标即将实现时出现自我毁坏的模式（例

如，毕业即将来临时辍学，在讨论治疗进行得很顺利之后出现严重退行，当关系可以明确继续进行时将它破坏）。有些个体在应激下可以发展出精神病样症状（如幻觉、体像扭曲、牵连观念、临睡前的幻觉现象）。比起人际关系，过渡性客体（如宠物或某种无生命的物件）可能会使有该障碍的个体感到更加安全。自杀导致的过早死亡可能发生在边缘型人格障碍的患者中，尤其是在那些同时有抑郁障碍或物质使用障碍的患者中。然而，在边缘型人格障碍群体中，其他原因造成的死亡率（如意外事故或疾病）超过自杀死亡率的 2 倍。自虐行为或自杀未遂可能导致有该人格障碍的个体的躯体残疾。反复失业、教育中断、分居或离婚在有边缘型人格障碍的群体中很常见。躯体和性虐待、忽视、敌意的冲突、早年父母丧失在有边缘型人格障碍的个体的儿童期较常见。

患病率

在美国第二次国家共病调查的第二部分，根据概率子样本估计，边缘型人格障碍的患病率为 1.4%。在美国国家酒精及相关疾病流行病学调查数据中，边缘型人格障碍的患病率为 5.9%。一个对七项流行病学研究（六项在美国）的综述发现，该人格障碍的中位患病率为 2.7%。边缘型人格障碍的患病率在初级医疗服务场所约为 6%，在精神健康门诊中约为 10%，在精神科住院患者中约为 20%。

发展与病程

边缘型人格障碍通常被认为是一种成人期起病的障碍。然而，在治疗场所发现，12 岁或 13 岁青少年的症状可符合该障碍的全部诊断标准。目前尚不清楚第一次进入治疗的成人实际上是早期起病的边缘型人格障碍有多少比例。

边缘型人格障碍长期以来一直被认为是一种症状病程不佳的障碍，随着边缘型人格障碍患者进入 30 多岁和 40 多岁，其严重程度往往会减轻。前瞻性随访研究发现，1 ～ 8 年的稳定缓解很常见。边缘型人格障碍的冲动症状缓解得最快，而情感症状的缓解速度要慢得多。相比之下，边缘型人格障碍的康复（即同时症状缓解和良好的心理社会功能）更难实现，并且随着时间的推移更不稳定。难以康复与依靠残疾福利金养活自己和躯体健康状况不佳有关。

风险与预后因素

环境的：边缘型人格障碍也被发现与各种形式的儿童期虐待和情感忽视的高发生率有关。然而，有该人格障碍的住院患者报告的性虐待发生率高于门诊患者，这表明性虐待史是边缘型精神病理学严重程度的风险因素，就像是障碍本身的风险因素一样。此外，一个基于经验的共识已经出现，表明儿童期报告的性虐待史对于边缘型人格障碍的发展既不必要也不充分。

遗传与生理的：边缘型人格障碍在有该人格障碍的个体的一级血缘亲属中比在一般人群中要常见 5 倍。物质使用障碍、焦虑障碍、反社会型人格障碍和抑郁障碍或双相障碍的家族性风险也有所增加。

与文化相关的诊断问题

边缘型人格障碍的行为模式已经在世界各地的许多环境中得到了确认。以引起自我肯定和被他人接受的社会需求、与权威人物的模糊或冲突的关系、适应中的显著不确定性为特征的社会背景可以促进冲动、情绪不稳定、爆发性或攻击性行为及与边缘型人格障碍相关的分离性体验，或与对那些可能使边缘型人格障碍混淆的环境的短暂性和情境性反应相关的分离性体验。考虑到心理和自我模型的精神动力学、认知、行为和正念方面在不同的文化中存在差异，提示边缘型人格障碍存在的症状或特征（如性伴侣的数量、关系之间的转换、物质使用）必须根据文化规范来评估以作出有效的诊断。

与性和性别相关的诊断问题

虽然在临床样本中，边缘型人格障碍在女性中比男性更常见，但社区样本显示男女之间的患病率没有差异。这种差异可能反映出女性寻求帮助的程度较高，导致她们进入临床场所。有边缘型人格障碍的男性和女性的临床特征似乎相似，但男孩和男性可能有更高程度的外化性行为，而女孩和女性可能有更高程度的内化性行为。

与自杀想法或行为的相关性

在一项纵向研究中，边缘型人格障碍患者的冲动和反社会行为与自杀风险增加有关。在一项长达 24 年的对边缘型人格障碍住院患者的前瞻性研究样本中，约 6% 的患者死于自杀，相比之下；在非边缘型人格障碍的人格障碍患者的对照样本中，这一比例为 1.4%。一项对边缘型人格障碍患者进行了 10 年的随访研究发现，反复出现自杀行为是边缘型人格障碍的一个定义特征，与自杀企图发生率随时间的推移从 79% 下降到 13% 有关。

鉴别诊断

抑郁障碍与双相障碍：边缘型人格障碍常与抑郁障碍或双相障碍共病，如果符合诊断标准，两者都可以被诊断。因为边缘型人格障碍跨类别的表现可能类似于抑郁障碍或双相障碍的发作，所以如果没有记录在案的起病早、病程持久的行为模式，临床工作者应避免仅根据跨类别的表现而给予边缘型人格障碍的额外诊断。

成人分离焦虑障碍：分离焦虑障碍和边缘型人格障碍的特征是害怕被所爱的人抛弃，但身份认同、自我导向、人际功能和冲动等问题是边缘型人格障碍的核心。

其他人格障碍：由于具备一些共同特征，边缘型人格障碍可能会与其他人格障碍相混淆。因此，根据典型特征来区分这些障碍很重要。然而，如果个体的人格特质除了符合边缘型人格障碍的诊断标准外，还符合别的一种或多种人格障碍诊断标准，那么这些人格障碍都可以被诊断。尽管表演型人格障碍也具有寻求注意、操纵性行为和急速变换情绪等特征，但可以通过边缘型人格障碍自我损害、亲密关系的愤怒式破裂及慢性的空虚和孤独感的特征来区分二者。有边缘型人格障碍和有分裂型人格障碍的个体可能都会出现偏执性的观念或错觉，但在有边缘型人格障碍的个体中，这些症状更加短暂、更具有人际反应性，有对外在环境的反应性。尽管有偏执型人格障碍的个体和有自恋型人格障碍的个体也会对微小的刺激作出愤怒的反应，但这两种人格障碍相对稳定的自我形象及相对缺少自我损害性、重复冲动性和遭遗弃的顾虑等特征可以与边缘型人格障碍相区分。尽管反社会型人格障碍和边缘型人格障碍都有操纵性行为的特征，但有反社会型人格障碍的个体是通过操纵去获得利益、权力或其他物质满足，而有边缘型人格障碍的个体的目标则在于获得照料者的关心。有依赖型人格障碍的个体和有边缘型人格障碍的个体都有害怕遭遗弃的特征，但有边缘型人格障碍的个体对被遗弃的反应是情感上的空虚、愤怒和强烈的要求；而有依赖型人格障碍的个体的反应则是加剧地讨好、顺从，并急于寻找替代的关系以获得照顾和支持。边缘型人格障碍可以进一步通过典型的不稳定和紧张的人际关系模式与依赖型人格障碍相区分。

由其他躯体疾病所致的人格改变：边缘型人格障碍必须与由其他躯体疾病所致的人格改变相区分，在由其他躯体疾病所致的人格改变中，人格特质是其他躯体疾病的直接生理后果。

物质使用障碍：边缘型人格障碍必须与持续性物质使用有关的症状相区分。

身份问题：边缘型人格障碍需要与身份问题相区分，后者只用于描述与发育阶段（如青少年）的身份问题相关但不是精神障碍的问题。在有身份问题的青少年和年轻成人中（特别是伴有物质使用时），可能会暂时地表现出一些会被误以为是边缘型人格障碍的行为。这种情况的特征是情绪不稳定、“生存”困境、不确定性、引发焦虑的选择、关于性取向的冲突及决定职业生涯的竞争性社会压力。

共病

常见的共病障碍包括抑郁障碍和双相障碍、物质使用障碍、焦虑障碍（特别是惊恐障碍和社交焦虑障碍）、进食障碍（特别是神经性贪食和暴食障碍）、创伤后应激障碍以及注意缺陷/多动障碍。边缘型人格障碍也常与其他人格障碍共病。

表演型人格障碍

诊断标准　　F60.4

一种过度的情绪化和寻求关注的普遍模式；起始不晚于成人早期，存在于各种情境下，表现为下列症状中的五项（或更多）：

1. 在自己不能成为关注的中心时，会感到不舒服；
2. 与他人交往时往往带有不恰当的性诱惑或挑逗行为；
3. 情绪表达变换迅速而肤浅；
4. 总是利用身体外表来吸引他人对自己的关注；
5. 言语风格是印象深刻和缺乏细节的；
6. 表现为自我戏剧化、舞台化或夸张的情绪表达；
7. 易受暗示（即容易被他人或环境所影响）；
8. 认为关系比实际上更为亲密。

诊断特征

表演型人格障碍的核心特征是一种普遍的过度情绪化和追求他人注意的模式。这种模式始于成人早期，存在于各种情境下。

有表演型人格障碍的个体在自己不能成为人们关注的中心时，会感到不舒服或不被重视（诊断标准1）。通常，他们显得活泼和戏剧性，常常引人注意，并在开始时可以凭他们的热情、明显的开放性或挑逗，让新认识的朋友觉得他们有魅力。但这些品质不能持久，因为这些个体持续地要求成为关注的中心。他们强占了“聚会”的主要角色。他们如果不是关注的中心，可能会做些戏剧性的事情（如编故事、制造话题）来把注意力引向自己。在他们与临床工作者接触时，这种需求常体现在他们的行为（例如，奉承、带礼物、对躯体和心理症状的夸张描述，并且每次来访都会有新的症状）上。

有该人格障碍的个体的外表和行为往往带有不恰当的性诱惑或挑逗性（诊断标准2）。该行为不仅只针对那些他有性兴趣或浪漫兴趣的个体，而且出现在普遍的社交、职业和专业关系中，即使在该社交背景下这种行为是不恰当的。他们的情绪表达变换肤浅而迅速（诊断标准3）。有该障碍的个体总是利用身体外表来吸引他人的注意（诊断标准4）。他们过度关注经由外表给人留下印象，花大量时间、精力和金钱在衣物和打扮上。他们可能追求他人对其外表的“赞美”，可能很容易因他人对自己形象的批判性评论或自己认为不好看的照片而过度懊恼。

这些个体的言语风格过度追求使人印象深刻，缺乏细节（诊断标准5）。他们戏剧性地表达强烈的见解，但基础的理由通常是模糊和松散的，没有事实和细节作支持。例如，有表演型人格障碍的个体可能评论说某个人是很好的人，但他不能提供任何具体的示例来支持这个观点。有该障碍的个体具有自我戏剧化、舞台化和夸张的情绪表达特征（诊断标准6）。他们过度公开表露情绪可能会令朋友和熟人感到尴尬（例如，极度热情地拥抱一般的熟人，为一些小的伤心事失控地哭泣、发脾气）。然而，他们的情绪似乎通常开启和关闭都过快，以至于无法深入体会，这可能让别人指责他们在假装这些情感。

有表演型人格障碍的个体易受暗示（诊断标准7）。他们的观点和情感很容易受他人和时尚的影响。他们可能过度相信别人，特别相信他们见到的强大的权威人物会神奇地解决他们的问题。他们往往凭直觉行事，并轻信信念。有该障碍的个体常常认为自己与他人的关系比实际上的更为密切，并几乎把每个认识的人都描述为“我亲爱的”“亲爱的朋友”或者用名字来称呼在专业环境中只碰到过一两次的医生（诊断标准8）。

相关特征

一般来说，表演型人格障碍的损害程度往往低于许多其他人格障碍。与表演型人格障碍最有关的损害似乎是人际关系性质的。有表演型人格障碍的个体具有以社会支配为特征的人际交往风格，可覆盖一个谱系的行为，由包括本质上具有侵入性的“温暖支配”（例如，需要成为关注的中心；表现狂的）转变为包括傲慢、控制和攻击行为的“较冷支配”。浪漫关系似乎尤其容易受损，有证据表明，有表演型人格障碍的个体更有可能离婚或永远不结婚。表演型人格障碍患者可能难以在浪漫关系或性关系中获得情感亲密。有该人格障碍的个体与同性朋友的关系常受损害，因为他们具有性挑逗意味的人际交往风格看上去可能是对朋友关系的一种威胁。这些个体可能因为需要不断地被关注而使朋友远离。当他们不是关注的中心时，他们常常变得抑郁和懊恼。他们可能渴望新鲜、刺激和兴奋，并厌倦常规。这些个体常常不能忍受或困扰于那些需要延迟满足的情况，他们的行动常常指向获得即时满足。尽管他们常常会带着极大的热情开始一份工作或一个项目，但他们的兴趣可能很快就消退。长期的关系常常被他们忽略，需要为带来兴奋的新关系让路。

患病率

在美国第二次国家共病调查的第二部分，根据概率子样本估计，表演型人格障碍的患病率为 0，而美国国家酒精及相关疾病流行病学调查的数据显示，表演型人格障碍的患病率为 1.8%。一个对五项流行病学研究（四项在美国）的综述发现，表演型人格障碍的中位患病率为 0.9%。

与文化相关的诊断问题

人际行为、个人外表及情感表达的规范在不同文化、性别和年龄组中有着很大的差异。在考虑各种特征（例如，情感性、诱惑性、戏剧化的人际交往风格，寻求新鲜感、社交性、魅力、敏感性、躯体化倾向）作为诊断表演型人格障碍的证据之前，评估它们是否造成临床上显著的损害或痛苦是很重要的。表演型人格障碍的存在应与这些特征的反应性和情境性表达相区分，这些特征如果是在竞争性同伴群体的社会化压力下产生的，包括“需要被喜欢”，那么不代表与人格障碍一致的普遍的和持久的特质。

与性和性别相关的诊断问题

在临床场所中，更多女性被诊断为该人格障碍；但该性别比与在该环境中女性的性别比并没有显著差异。作为对比，一些使用结构性评估的研究报告认为，男性和女性的患病率相似。

与自杀想法或行为的相关性

实际的自杀风险未知，但临床经验显示，有该人格障碍的个体具有更高的自杀姿态和威胁自杀的风险。

鉴别诊断

其他人格障碍与人格特质：由于具备一些共同特征，表演型人格障碍可能会与其他人格障碍相混淆。因此，根据典型特征来区分这些障碍很重要。然而，如果个体的人格特质除了符合表演型人格障碍的诊断标准外，还符合别的一种或多种人格障碍诊断标准，那么这些人格障碍都可以被诊断。尽管边缘型人格障碍也可以有寻求注意、操纵性行为及快速变化的情绪等特征，但可以通过边缘型人格障碍自我损害、亲密关系的愤怒式破裂及慢性的深刻的空虚感和身份紊乱的特征来区分二者。有反社会型人格障碍的个体和有表演型人格障碍的个体都具有冲动性、肤浅、寻求刺激、鲁莽、诱惑和操纵性的倾向，但有表演型人格障碍的个体在情感上往往更具夸张性，并且不会有典型的反社会行为。有表演型人格障碍的个体操纵他人以获得关爱，而有反社会型人格障碍的个体操纵他人以获得利益、权力或其他物质满足。尽管有自恋型人格障碍的个体也会渴望他人的注意，但他们通常想要的是他人对自己的“优越”的赞美；而有表演型人格障碍的个体只要能帮助其获得关注，也愿意被看作是脆弱或喜欢依赖的。有自恋型人格障碍的个体可能夸大与他人的亲密关系，但他们更倾向于强调朋友们的“贵宾”地位或财富。有依赖型人格障碍的个体过度依赖他人的赞美和指导，但并没有表演型人格障碍患者所具有的炫耀、夸张、情绪化的特征。

很多个体可能表现出表演型人格特质，但只有当该人格特质是缺乏弹性的、适应不良的、持久的，并导致严重的功能受损或主观痛苦时，才构成表演型人格障碍。

由其他躯体疾病所致的人格改变：表演型人格障碍必须与由其他躯体疾病所致的人格改变相区分，在由其他躯体疾病所致的人格改变中，人格特质的出现是其他躯体疾病的直接生理后果。

物质使用障碍：表演型人格障碍必须与持续性物质使用有关的症状相区分。

共病

表演型人格障碍与边缘型人格障碍、自恋型人格障碍、偏执型人格障碍、依赖型人格障碍、反社会型人格障碍、酒精和其他物质的使用和滥用，以及攻击和暴力的更高患病率有关。表演型人格障碍也被认为与躯体症状障碍、功能性神经症状障碍（转换障碍）和重性抑郁障碍相关。

自恋型人格障碍

诊断标准 F60.81

一种需要他人赞扬且缺乏共情的自大（幻想或行为）的普遍模式；起始不晚于成人早期，存在于各种情境下，表现为下列症状中的五项（或更多）：

1. 自我重要性的夸大（例如，夸大成就和才能，在没有相应成就时却盼望被认为是优胜者）。
2. 有幻想无限成功、权力、才华、美丽或理想爱情的先占观念。
3. 认为他或她是“特殊的”和独特的，只能被其他特殊的或地位高的人（或机构）所理解或与他们交往。

4. 要求过度的赞美。
5. 有权利感（即不合理地期望特殊的优待或他人自动顺从他或她的期望）。
6. 在人际关系上剥削他人（即为了达到他或她自己的目的而利用他人）。
7. 缺乏共情：不愿识别或认同他人的感受和需求。
8. 经常妒忌他或她，或认为他人妒忌他或她。
9. 表现为高傲、傲慢的行为或态度。

诊断特征

自恋型人格障碍的核心特征是一种普遍夸大的、需要他人赞扬且缺乏共情的模式；这种模式始于成人早期，存在于各种情境下。

有该人格障碍的个体具有自我重要性的夸大感，可能表现为夸大的或不切实际的优越感、价值感或能力感（诊断标准 1）。他们常常高估自己的能力，夸大自己的成就，表现得自负和狂妄。他们可能轻率地以为别人会对他们的努力给予同样的评价，而当他们没有获得期待和预感自己应得的赞誉时，会感到惊讶。对自身成就夸大的判断往往隐含着对他人贡献的低估或贬低。有自恋型人格障碍的个体常常有着幻想无限的成功、权力、才华、美丽或理想爱情的先占观念（诊断标准 2）。他们可能玩味外界"姗姗来迟"的钦佩和特权，并将自己与名人或有特权的人们相媲美。

有自恋型人格障碍的个体相信自己是特殊的或独特的，并期望他人能够认识到这些（诊断标准 3）。当他们期待并感觉自己应得的赞誉没有得到时，他们可能感到惊讶甚至崩溃。他们可能觉得自己只能被地位高的人所理解，也只应该与他们交往，并可能会用"独特""完美"或"有天赋"等特征来形容与他们交往的人。有该人格障碍的个体相信他们的需求很特殊，超出常人的理解。他们通过把理想化的价值加在与他们交往的人身上来增强自尊(即"镜像")。他们可能坚持只要"顶尖"的人（医生、律师、理发师、教练）或希望隶属于"最好"的机构，但会对那些令他们失望的人的资质加以贬低。

有该人格障碍的个体常要求过度的赞扬（诊断标准 4）。他们的自尊几乎总是很脆弱，他们与严重的内在自我怀疑、自我批评和空虚作斗争，导致他们需要积极寻求他人的钦佩。他们可能对自己做得如何好及如何受人重视念念不忘。他们可能期望别人大张旗鼓地迎接自己的到来，如果别人不觊觎他们所拥有的，会令他们感到惊讶。他们可能不断地追寻赞美，经常表现自己的魅力。

这些个体有着明显的权利感，根植于他们扭曲的自我价值感，在这些人对特殊优待的不合理期望中表现得很明显（诊断标准 5）。他们希望被照顾，倘若没有，会感到困惑或愤怒。例如，他们可能认为自己无须排队或自己的优先是如此重要，以至于其他人都应该听从他们；如果别人没能协助"他们非常重要的工作"时，他们会恼怒。他们期望得到自己想要的或感觉需要的任何东西，无论这对其他人意味着什么。例如，这些个体可能期望他人付出巨大的努力，并且可能使他人过度工作，而不考虑对他人生活的影响。权利感加之对他人的需要和需求缺乏理解及不敏感，可能导致其对他人有意或无意地剥削（诊断标准6）。他们往往只与那些可能推进他们的目标或能以别的方式增强他们自尊的人发展友谊或浪漫关系。他们经常篡夺特权和额外的资源并相信这是自己应得的。有些自恋型人格障碍的患者为了自己的目的和利益，故意地、有目的地在情感上、社交上、智力上或经济上利用他人。

有自恋型人格障碍的个体常常缺乏同理心，难以认识到或认同他人的需求、主观体验和感受（诊断标准7）。他们往往有一定程度的认知共情（在智力层面上理解他人的观点），但缺乏情感共情（直接感受他人的情感）。这些个体对他们的言语可能带来的伤害全然不顾（例如，热情洋溢地告诉昔日的情人"我现在终于找到真爱了"，在生病的人面前吹嘘自己的健康）。当认识到他人的需求、欲望或感情时，他们很可能会轻蔑地将之视为软弱或脆弱。那些与有自恋型人格障碍的个体相处的人通常会发现他们情感冷淡，缺少互惠互利。

这些个体常会忌妒别人或相信别人会忌妒他们（诊断标准8）。他们可能会忌妒别人的成功或财产，因为他们觉得自己更配得上这些成就、仰慕或特权。他们可能严厉地贬损他人的贡献，特别是当那些人因他们的成就而已经得到确认或称赞时。这些个体的行为以高傲、傲慢为特征，往往显得势利、对人轻蔑或态度傲慢（诊断标准9）。

相关特征

有自恋型人格障碍的个体脆弱的自尊令他们对批评或失败带来的"伤害"非常敏感，尽管他们不一定表现出来，但批评可能困扰着他们，令他们感到羞愧、羞辱、卑微、空洞和空虚。他们可能以蔑视、狂怒或挑衅性的反击来应对。这样的体验常会导致社交退缩，或以表面的谦卑来掩饰和保护其浮夸。由于有与自我关注、权利感、对钦佩的需求及对他人敏感性的相对忽视相关的问题，他们的人际关系通常受损。

自恋型人格障碍患者可能可以胜任工作，并在职业和社会上取得成功，也可能有不同程度的功能损害。专业能力与自我控制、坚忍、保持人际交往距离和最低限度的自我表露相结合，可以支持他们持续参与生活，甚至可以发展婚姻关系和社会关系。有时候，他们的野心和暂时的自信会带来高成就，但也会由于自信的波动和无法忍受批评或失败而导致其成就受损。一些自恋型人格障碍患者的职业功能非常低，表现为在有竞争性或其他可能失败的情况下不愿冒险。

低自尊伴自卑、脆弱、持续的羞耻感、忌妒心和羞辱感伴随着自我批评和不安全感，会使自恋型人格障碍患者容易出现社交退缩、空虚和抑郁心境。完美主义者的高标准通常与对暴露在不完美、失败和压倒性情绪中的严重恐惧有关。

患病率

在美国第二次国家共病调查的第二部分，根据概率子样本估计，自恋型人格障碍的患病率为0，而美国国家酒精及相关疾病流行病学调查数据显示，自恋型人格障碍的患病率为6.2%。一个对五项流行病学研究（四项在美国）的综述发现，自恋型人格障碍的中位患病率为1.6%。

发展与病程

自恋特质在青少年中可能特别常见，但并不一定代表个体在成年后会发展为自恋型人格障碍。该人格障碍占主导的自恋特质或表现可能首先引起临床关注，或在意外或极具挑战性的生活经历或危机（如破产、降职、失业或离婚）的背景下加剧。此外，有自恋型人格障碍的个体可能特别难以适应衰老过程中必然出现的躯体上和职业上的局限。然而，生活经验如新的持久关系、真正的成功性成就、可容忍的失望和挫折都可以纠正并有助于改变和改善有该人格障碍的个体特质。

与文化相关的诊断问题

自恋的特质可能在强调个人主义和个人自主而非集体主义目标的社会文化情境下被提升。与集体主义情境相比，在个人主义情境中，自恋特质可能需要较少的临床关注或较少导致社交关系损害。

与性和性别相关的诊断问题

在18岁及以上被诊断为自恋型人格障碍的成人中，50%～75%是男性。有该人格障碍的成人的性别差异包括男性对应激的反应性更强、移情过程受损，而女性则专注于自我和退缩。基于文化的性别模式和期望也可能导致自恋型人格障碍的特质和模式的性别差异。

与自杀想法或行为的相关性

在严重的应激情境下，完美主义往往与自恋型人格障碍有关，暴露在不完美、失败和压倒性的情绪中会引发自杀意念。与其他人格障碍患者的自杀企图相比，自恋型人格障碍患者的自杀企图往往不那么冲动，而且具有更高的致死率。

鉴别诊断

其他人格障碍与人格特质：由于具备一些共同特征，自恋型人格障碍可能与其他人格障碍相混淆。因此，根据典型特征来区分这些障碍很重要。然而，如果个体的人格特质除了符合自恋型人格障碍的诊断标准外，还符合别的一种或多种人格障碍诊断标准，那么这些人格障碍都可以被诊断。从表演型人格障碍、反社会型人格障碍和边缘型人格障碍中区分自恋型人格障碍最有用的特征是交往风格，这几种人格障碍的交往风格分别是轻佻的、无情的和有需求的，而自恋型人格障碍的交往风格是浮夸的。自我形象的相对稳定，自我破坏、冲动、对分离的不安全感和情绪反应性的相对缺乏的特征，也有助于将自恋型人格障碍从边缘型人格障碍中区分出来。

对成就的过分骄傲、情感表现的相对缺乏及对他人感受的忽视或蔑视的特征有助于区分自恋型人格障碍和表演型人格障碍。尽管有边缘型人格障碍、表演型人格障碍和自恋型人格障碍的个体可能都需要很多关注，但有自恋型人格障碍的个体特别需要被仰慕的关注。有反社会型人格障碍和自恋型人格障碍的个体都有心肠硬、伶牙俐齿、肤浅、剥削性和无同理心的倾向，但有自恋型人格障碍的个体并不一定具有冲动性攻击和欺骗等特征。此外，有反社会型人格障碍的个体可能对他人的反应或批评更冷漠、更不敏感，而有自恋型人格障碍的个体常缺乏儿童期品行障碍的病史或成人期的犯罪行为。

有自恋型人格障碍的个体和有强迫型人格障碍的个体可能都会宣称自己致力于完美主义，并认为其他人做事情做得不好。但是，强迫型人格障碍患者往往更倾向于追求与秩序和僵化相关的完美主义，但自恋型人格障碍患者往往会设定很高的完美主义标准，尤其是在外表和表现方面，如果达不到标准，他们会非常担心。

多疑和社交退缩常常能帮助区分分裂型人格障碍、回避型人格障碍或偏执型人格障碍与自恋型人格障碍。当这些特征出现在有自恋型人格障碍的个体中时，主要来自羞愧和对失败的恐惧，或恐惧不完美或缺陷被发现。

很多高度成功的个体表现出的人格特质可以被认为是自恋的，只有当该人格特质是缺乏弹性的、适应不良的、持久的，并导致严重的功能受损或主观痛苦时，才构成自恋型人格障碍。

躁狂或轻躁狂：浮夸可能出现于躁狂或轻躁狂的发作，但与心境变化有关的功能损害有助于把这些发作与自恋型人格障碍区分开。

物质使用障碍：自恋型人格障碍必须与持续性物质使用有关的症状相区分。

持续性抑郁障碍：威胁自尊的经历会引起自恋型人格障碍患者深深的自卑感、持续的羞耻感、忌妒心、自我批评和不安全感，从而导致持续的负性感受，类似于持续性抑郁障碍。如果也符合持续性抑郁障碍的诊断标准，则可给予两种诊断。

共病

自恋型人格障碍与抑郁障碍（持续性抑郁障碍和重性抑郁障碍）、神经性厌食和物质使用障碍（尤其是与可卡因相关的）有关。表演型人格障碍、边缘型人格障碍、反社会型人格障碍和偏执型人格障碍也可能与自恋型人格障碍有关。

C 组人格障碍

回避型人格障碍

诊断标准 F60.6

一种社交抑制、能力不足感和对负性评价极其敏感的普遍模式；起始不晚于成人早期，存在于各种情境下，表现为下列症状中的四项（或更多）：

1. 因为恐惧批评、否定或排斥而回避涉及人际接触较多的职业活动。

2. 不愿与人打交道，除非确定能被喜欢。
3. 因为恐惧被羞辱或嘲弄而在亲密关系中表现拘谨。
4. 有在社交场所被批评或被排斥的先占观念。
5. 因为能力不足感而在新的人际关系情况下受抑制。
6. 认为自己在社交方面笨拙、缺乏个人吸引力或低人一等。
7. 因为可能出现窘迫而非常不情愿冒个人风险或参加任何新的活动。

诊断特征

回避型人格障碍的核心特征是一种普遍的社交抑制、自感能力不足和对负性评价极其敏感的模式；这种模式始于成人早期，存在于各种情境下。

有回避型人格障碍的个体因为害怕批评、否定或排斥而回避涉及显著人际接触的职业活动（诊断标准 1）。他们因为新职责有可能招致同事的批评而拒绝升迁。这些个体回避交新朋友，除非肯定自己能被喜欢并被不加批评地接受（诊断标准 2）。有该障碍的个体，常认为他人是挑剔的和反对的，除非通过严格考验证实了他们是相反的。有该人格障碍的个体非常回避集体活动。尽管，在确认了无批评的接纳时，这些个体能够建立亲密关系，但人际间的亲密对他们来说通常还是困难的。因为害怕暴露、被嘲弄或被羞辱，他们可能会表现拘谨，不愿讨论自己及抑制亲密的感觉（诊断标准 3）。

因为有该人格障碍的个体具有在社交场所被批评或被拒绝的先占观念，他们可能对发现这些反应的阈值特别低（诊断标准 4）。如果有人作出即使是轻微的不赞同或批评，他们可能也会觉得特别受伤。他们往往是害羞、安静、抑制和"隐匿"的，因为他们担心任何的关注都可能是贬低或拒绝的。他们预设自己无论说什么，别人都会认为是"错的"，所以他们可能什么都不说。他们会对微妙的暗示讽刺或嘲笑的线索作出强烈反应，可能会将中性的手势或表达误解为批评或拒绝。尽管他们渴望积极参与社交生活，但他们害怕把自己的心理健康交到别人手中。有回避型人格障碍的个体由于感到能力不足和低自尊，而在新的人际交往中显得拘谨（诊断标准 5）。这些个体认为自己在社交方面笨拙、缺乏个人魅力或低人一等（诊断标准 6）。在与陌生人交往的场所，有该人格障碍的个体对自身社交能力和个人魅力产生怀疑，且表现得格外明显。但还有许多个体报告：在通常会分享个人信息的情况下，重复互动方面存在更多困难，因此，在个体的感知中，暴露他们不足的机会会增加，以至于他们会被排斥。当开始一项新的持续的社会或职业工作，需要反复的人际互动时，个体可能会在数周或数月内逐渐形成一种信念，认为其他人或同事会认为他们是不足的或没有价值，这会导致他们无法忍受的痛苦或焦虑，从而促使他们辞职。因此，有该人格障碍的个体可能存在反复换工作的历史。有该人格障碍的个体通常非常不愿冒个人风险或参加任何新的活动，因为他们认为这些可能令自己难为情（诊断标准 7）。他们很容易夸大一般情况下的潜在危险，由于对确定性和安全性的过高需求，可能导致其生活方式受限。

相关特征

有回避型人格障碍的个体经常警觉地评估他们所接触的人的举动和表达。他们很可能误以为社会反应是批评，这反过来又证实了他们的自我怀疑。他们被别人描述成“害羞的”“胆怯的”“孤独的”和“隔离的”。与该人格障碍有关的主要问题出现在社交和职业功能中。低自尊和对拒绝的高度敏感与人际接触的局限有关。这些个体可能变得相对隔离，并通常没有在危急时刻帮助他们渡过难关的大社会支持网络。他们渴望亲情和接纳，并可能幻想与他人的理想化关系。回避行为通常可能给职业功能带来不利影响，因为这些个体尽量避免社交场所，而这些社交场所可能对满足其工作的基本要求或升迁很重要。

有回避型人格障碍的个体不安全型依恋风格的特征是渴望情感依恋（可能包括对以前和现在的人际关系的先占观念），但他们担心别人可能不重视自己或伤害自己，这可能会导致他们以被动、愤怒或恐惧来回应。根据研究者所采用的模型，这些依恋模式被称为“专注的”或“恐惧的”。

患病率

在美国第二次国家共病调查的第二部分，根据概率子样本估计，回避型人格障碍的估计患病率为 5.2%。在美国国家酒精及相关疾病流行病学调查中，回避型人格障碍的患病率为 2.4%。一个对六项流行病学研究（四项在美国）的综述发现，回避型人格障碍的中位患病率为 2.1%。

发展与病程

回避行为通常始于婴儿期或儿童期，伴害羞、隔离和对陌生人和新环境的害怕。尽管儿童期的害羞是回避型人格障碍常见的前奏，但在大多数个体中，这种情况往往随着年龄的增长而逐渐消失。相比之下，发展出回避型人格障碍的个体可能在青少年期及成人早期，与新的人的社交关系变得尤其重要的时候变得愈加害羞和回避。有些成人相关的证据表明，回避型人格障碍的特征随年龄增长会变得不太明显或缓解；在 65 岁以上的成人中的患病率估计为 0.8%。在儿童期和青少年期要慎用该诊断，因为害羞和回避行为可能是与发育相适应的。

与文化相关的诊断问题

不同文化和族裔的人群认为哪种程度的不自信和回避是合适的，是可能存在差异的。而且，回避行为可能是迁徙所带来的文化适应问题的后果。在某些社会文化背景下，明显的回避可能发生在社交尴尬（“丢面子”）或未能实现主要的生活目标之后，而不是性格害羞。在这些场所，回避的目标包括故意减少社交互动，以维护社会和谐或防止公众冒犯。

与性和性别相关的诊断问题

在社区调查中，回避型人格障碍在女性中似乎比男性更常见。这种患病率的性别差异很小，但差异在基于人群的大样本中始终存在。

鉴别诊断

社交焦虑障碍：回避型人格障碍和社交焦虑障碍的特征似乎有很多重叠。根据建议，它们可能代表类似基础问题的不同表现，或回避型人格障碍可能是一种更严重形式的社交焦虑障碍。然而，二者的差异也被描述，尤其是与自我概念相关的内容（如在回避型人格障碍中的自尊和自卑感）：社交焦虑障碍是间接证据，因为它表明社交焦虑障碍中的负性自我概念可能不稳定，因此它不如回避型人格障碍中的负性自我概念那样普遍和根深蒂固。此外，研究表明，回避型人格障碍经常发生在没有社交焦虑障碍的情况下，一些独立的风险因素已经确定，为保留两个独立的诊断类别提供了支持。

场所恐怖症：回避是回避型人格障碍和场所恐怖症的共同特征，它们经常同时发生。它们可以通过回避的动机(如场所恐怖症中害怕惊恐发作或躯体伤害)来区分。

其他人格障碍与人格特质：由于具备一些共同特征，回避型人格障碍可能会与其他人格障碍相混淆。因此，根据典型特征来区分这些障碍很重要。然而，如果个体的人格特质除了符合回避型人格障碍的诊断标准外，还符合别的一种或多种人格障碍诊断标准，那么这些障碍都可以被诊断。回避型人格障碍和依赖型人格障碍都以感觉能力不足、对批评高度敏感及需要保证等为特征。尽管相似的行为（如不自信）和属性（如低自尊和低自信）在依赖型人格障碍和回避型人格障碍中都可以观察到。但是二者在其他行为方面明显不同，例如，回避型人格障碍中回避社交接近，而在依赖型人格障碍中寻求接近。类似行为背后的动机可能也大不相同，例如，回避型人格障碍的不自信被描述为与恐惧被拒绝或羞辱更密切相关，而依赖型人格障碍的不自信则是由避免被抛弃而自己照顾自己的愿望所驱动。同时，回避型人格障碍和依赖型人格障碍可能经常共存。与回避型人格障碍相似，分裂样人格障碍和分裂型人格障碍都以社交隔离为特征。然而，有回避型人格障碍的个体想要与他人建立关系并深刻地感到孤独，而有分裂样人格障碍或分裂型人格障碍的个体可能满足于甚至偏爱社交隔离。偏执型人格障碍和回避型人格障碍都以不愿意对他人敞开心扉为特征。然而，在回避型人格障碍中，这种不情愿更多地归因于害怕窘迫或被发现能力不足，而非害怕别人的恶意企图。

很多个体会表现出回避型人格的特质。但只有当该人格特质是缺乏弹性的、适应不良的、持久的，并导致严重的功能受损或主观痛苦时，才构成回避型人格障碍。

由其他躯体疾病所致的人格改变：回避型人格障碍必须与由其他躯体疾病所致的人格改变相区分，在由其他躯体疾病所致的人格改变中，人格特质的出现是其他躯体疾病的直接生理后果。

物质使用障碍：回避型人格障碍必须与持续性物质使用有关的症状相区分。

共病

通常与回避型人格障碍共同被诊断的障碍包括抑郁障碍、双相障碍和焦虑障碍，尤其是社交焦虑障碍。回避型人格障碍也倾向于被诊断为分裂样人格障碍。回避型人格障碍与物质使用障碍的患病率增加相关，其患病率与广泛形式的社交焦虑障碍相似。

依赖型人格障碍

诊断标准 F60.7

一种过度需要他人照顾导致产生顺从或依附行为并恐惧分离的普遍模式；起始不晚于成人早期，存在于各种情境下，表现为下列症状中的五项（或更多）：

1. 如果没有他人过度的建议和保证，便难以作出日常决定。
2. 需要他人为他或她的大多数生活领域承担责任。
3. 因为对失去支持或赞同的恐惧而难以表达不同的意见（注：不包括对被报复的现实的恐惧）。
4. 他或她难以自己开始一些项目或做一些事情（因为对自己的判断或能力缺乏信心，而不是缺乏动机或能量）。
5. 为了获得他人的培养或支持而过度努力，甚至甘愿做一些令人不愉快的事情。
6. 因为过于恐惧不能照顾他或她自己而在独处时感到不舒服或无助。
7. 在一段亲密的人际关系结束时，迫切寻求另一段关系作为照顾和支持的来源。
8. 有不现实的对只剩自己照顾自己的恐惧的先占观念。

诊断特征

依赖型人格障碍的核心特征是一种普遍的过度需要他人照顾，以至于产生顺从和依附行为并害怕分离的模式；这种模式始于成人早期，存在于各种情境下。依赖和顺从行为是为了得到照顾，源自在没有他人的帮助下无法充分发挥功能的自我感知。

有依赖型人格障碍的个体如果没有他人的过度的建议和保证，就难以作出日常决定（如上班穿什么颜色的衬衣或是否带上雨伞）（诊断标准 1）。这些个体往往显得被动，并让他人（通常是某一个人）主动并承担大部分主要生活领域的责任（诊断标准 2）。有该人格障碍的成人通常依赖父母或配偶来决定他们应该在哪里生活，应该拥有什么样的工作，以及与哪些邻居交好。有该人格障碍的青少年可能会让父母决定他们该穿什么衣服，该与谁交往，该如何打发空闲时间，以及该上哪个学校。这种需要他人担当责任的需求超出其年龄和处境下需要他人帮助的合理需求（如儿童、老年人和残疾人的特定需求）。依赖型人格障碍可能出现于有某种严重躯体疾病或失能的个体中，但是在这样的情况下，担当责任的困难必须超过与这种疾病或失能有关的正常需求。

因害怕失去支持或赞同而难以表示不同意别人的意见，特别是对那些他们所依赖的人（诊断标准 3）。这些个体觉得自己无法独自发挥功能，以至于他们会同意自己觉得错误的事情，而不会冒险失去他们寻求指导的人的帮助。由于害怕那些支持和关爱他们的人疏远他们，个体无法合适地表达愤怒。如果个体对表达不同意见的后果的担心是现实的（如现实地恐惧配偶的虐待性报复），该行为就不应被作为依赖型人格障碍的证据。

有该人格障碍的个体难以自己开始某一个项目或独立做事情（诊断标准 4）。他们缺乏自信，认为他们在开始和执行工作的过程中需要帮助。他们会等别人先开始做事情，因为他们一贯相信别人能够做得比他们更好。这些个体确信他们没有能力独立生活，并表现得无能和经常需要协助。然而，当他们得到会有别人的监督和称赞的保证，就可能充分发挥自己的能力。他们可能害怕变得或看上去更加胜任，因为相信那将导致失去支持。他们总是依赖别人来处理问题，通常不学习独立生活的技能，因此加剧了依赖性。

有依赖型人格障碍的个体会为了获得他们所需的关爱和支持而过度努力，如果这样的行为会给他们带来所需的照顾，他们甚至甘愿做一些令人不愉快的事情（诊断标准 5）。即使别人的要求并不合理，他们也愿意服从。他们维持重要关系的需求常常导致关系中的不平衡或扭曲。他们可能作出极大的自我牺牲，或承受言语的、躯体的或性方面的虐待（注意：只有当有明显证据表明该个体还有其他选择的时候，该行为才可以被认为是依赖型人格障碍的证据）。有该人格障碍的个体在独处时会觉得不舒服或无助，因为他们过分地恐惧自己无法照顾自己（诊断标准 6）。

当亲密关系结束（如与情人分手或照料者死亡）时，有依赖型人格障碍的个体会急切地寻找可以提供关爱和支持的另一个关系（诊断标准 7）。没有亲密关系就无法发挥功能的想法促使这些个体快速地、不加选择地依附于另一个人。有该人格障碍的个体常有害怕被抛弃而需要自己照顾自己的先占观念（诊断标准 8）。他们觉得自己是如此完全地依赖于另一个重要的人的建议和帮助，以至于在没有任何理由证明这种担心的时候，也会害怕被抛弃。要作为该诊断标准的证据，该恐惧必须是过度的和不现实的。例如，身患癌症的老年男子为了得到照顾而搬到儿子家里，这里所表现出来的依赖行为对于该个体的生活境况来说是合适的。

相关特征

有依赖型人格障碍的个体常以悲观、自我怀疑为特征，往往会低估自己的能力和资源。他们把批评和不赞同作为自己没有价值的证据，并对自己失去信心。他们可能从他人那里寻求过度保护和支配。他们如果必须独立工作的话，那么其职业功能会受到损害。他们可能要回避担当责任的职位，并在面临决定时会变得焦虑。

患病率

在美国第二次国家共病调查的第二部分，根据概率子样本估计，依赖型人格障碍的患病率为 0.6%。在美国国家酒精及相关疾病流行病学调查中，依赖型人格障碍的患病率为 0.5%。一个对六项流行病学研究（四项在美国）的综述发现，依赖型人格障碍的中位患病率为 0.4%。

发展与病程

对在儿童期和青少年期的个体，如果真要给予该诊断，需要十分谨慎，因为依赖行为可能对发育来说是恰当的。

与文化相关的诊断问题

在何种程度上依赖行为被认为是恰当的，随着不同年龄和社会文化群体而有极大的差异。在评估每个诊断标准的阈值时，需要考虑年龄因素和文化因素。只有当依赖行为明显超过了个体所在文化的规范或反映了不现实的顾虑时，这些行为才被认为是依赖型人格障碍的特征。在某些文化环境中强调被动、礼貌和差异对待的特点可能被误以为是依赖型人格障碍的特征。同样，社会在对依赖行为的培育和消退上，可能存在男女性别的差异。依赖型人格障碍患者普遍表现出无法作出决定、持续的被征服感，缺乏主动性，沉默和保持社交距离，这些都远远超出了通常的礼貌和有目的被动的文化规范。

与性和性别相关的诊断问题

在临床和社区场所，依赖型人格障碍在女性中的诊断频率高于男性。

鉴别诊断

成人分离焦虑障碍：有分离焦虑障碍的成人通常过度关心他们的后代、配偶、父母和宠物，当与他们分离时会感到明显的不适。相比之下，有依赖型人格障碍的个体在独处时会感到不舒服或无助，因为他们过分恐惧自己无法照顾自己。

其他精神障碍与躯体疾病：依赖型人格障碍必须与其他精神障碍（如抑郁障碍、惊恐障碍和场所恐怖症）所带来的依赖性以及其他躯体疾病的后果相区分。

其他人格障碍与人格特质：由于具备一些共同特征，依赖型人格障碍可能与其他人格障碍相混淆。因此，根据典型特征来区分这些障碍很重要。然而，如果个体的人格特质除了符合依赖型人格障碍的诊断标准外，还符合别的一种或多种人格障碍诊断标准，那么这些障碍都可以被诊断。尽管很多种人格障碍都有依赖的特征，但依赖型人格障碍有显著的顺从和依附行为，并认为没有他人的帮助和支持就无法充分发挥功能的自我感知。依赖型人格障碍和边缘型人格障碍都以害怕被抛弃为特征，然而，有边缘型人格障碍的个体对抛弃的特征性反应是情感的空虚感、暴怒、强烈的要求；而有依赖型人格障碍的个体的反应则更多的是让步和顺从，并急切寻找可以提供照顾和支持的替代关系。边缘型人格障碍可以通过典型的不稳定和强烈的关系模式进一步与依赖型人格障碍相区分。与有依赖型人格障碍的个体相似，有表演型人格障碍的个体具有对保证和赞同的强烈需要，并可能表现得孩子气和缠人。但与有依赖型人格障碍的个体的谦恭和顺从不同，有表演型人格障碍的个体以公开炫耀及主动要求关注为特征。此外，与依赖型人格障碍患者相比，表演型人格障碍患者通常对基础的依赖需求缺乏洞察力。有依赖型人格障碍的个体和有回避型人格障碍的个体都有感觉自己能力不足、对批评有高敏感性和需要保证的特征，但有回避型人格障碍的个体对羞辱和拒绝的强烈恐惧会导致他们退缩，直到他们被接受。相较而言，有依赖型人格障碍的个体是寻找和保持与重要他人的连接，而不是回避或从关系中退缩。

很多个体表现出依赖型人格特质，只有当该人格特质是缺乏弹性的、适应不良的、持久的，并导致严重的功能受损或主观痛苦时，才构成依赖型人格障碍。

由其他躯体疾病所致的人格改变：依赖型人格障碍必须与由其他躯体疾病所致的人格改变相区分，在由其他躯体疾病所致的人格改变中，人格特质的出现是其他躯体疾病的直接生理后果。

物质使用障碍：依赖型人格障碍必须与持续性物质使用有关的症状相区分。

共病

抑郁障碍、焦虑障碍和适应障碍的风险都可能增加。依赖型人格障碍常与其他人格障碍共存，尤其是边缘型人格障碍、回避型人格障碍和表演型人格障碍。儿童期或青少年期的慢性躯体疾病或持续性分离焦虑障碍可能令个体易患该人格障碍。

强迫型人格障碍

诊断标准 F60.5

一种沉湎于有秩序、完美及精神和人际关系上的控制而牺牲灵活性、开放性和效率的普遍模式；起始不晚于成人早期，存在于各种情境下，表现为下列症状中的四项（或更多）：

1. 沉湎于细节、规则、清单、秩序、组织或日程导致忽略了活动的要点。
2. 表现为妨碍任务完成的完美主义（例如，因为不符合他或她过分严格的标准而不能完成一个项目）。
3. 过度投入工作或追求绩效导致无法顾及娱乐活动和朋友关系（不能用明显的经济需求来解释）。
4. 对道德、伦理或价值观念过度在意、小心谨慎和缺乏弹性（不能用文化或宗教认同来解释）。
5. 不愿丢弃用坏的或无价值的物品，哪怕这些物品毫无情感纪念价值。
6. 不情愿将任务委托给他人或与他人共同工作，除非他人能精确地按照他或她的方式行事。
7. 对自己和他人都采取吝啬的消费方式，认为金钱可以囤积起来应对未来的灾难。
8. 表现为僵化和固执。

诊断特征

强迫型人格障碍的核心特征是一种普遍的沉湎于有秩序、完美及精神和人际关系上的控制，而不惜牺牲灵活性、开放性和效率的模式。这种模式始于成人早期，存在于各种情境下。

有强迫型人格障碍的个体试图通过对规则、细节、程序、条目、日程或形式等煞费苦心的关注来维持一种控制感，以至于忽略了活动的主要方面（诊断标准 1）。

他们过于谨慎，容易重复，对细节格外注意，反复检查可能出现的错误，并在这个过程中忘记了时间。例如，当有该人格障碍的个体把任务清单弄丢时，往往会花过多的时间寻找清单，而不是花点时间根据记忆重新制作清单，并着手去完成任务。这种行为带来的延误和不便常常令别人感到恼火，但他们无视该事实，因为他们更倾向于对自己犯错误的焦虑或对事情应该如何做的坚持作出反应。他们分配不好时间，最重要的任务往往被留到最后一刻。完美主义和自我强加的高标准造成这些个体显著的功能失调和痛苦。他们可能太投入于任务的每一个细节、力求完美，以至于项目永远无法完成（诊断标准 2）。例如，由于花费时间对那些不够"完美"的书面报告进行无数次的重写，延误了书面报告的完成时间。经常错过截止日期或个体需要付出非凡的努力（如通宵工作、不吃饭）以便赶上截止日期，并且个人生活中不属于目前活动重点的各个方面可能会陷入混乱。

有强迫型人格障碍的个体过度献身于工作或追求绩效，以至于无法顾及娱乐活动和朋友（诊断标准 3）。该行为并非由于明显的经济原因所致的。他们常感到没有时间在傍晚或周末休息、外出或只是放松。他们可能一直推迟诸如度假等愉快的活动，以至于这些活动从来不会去做。当他们有时间参加愉快的活动时，除非他们带上一些可以做的工作，不至于觉得这是在"浪费时间"，不然他们会很不舒服。他们可能在家务活上花很大的精力（例如，反复过度地打扫卫生，以至于"可以把地板都毁了"）。如果他们花时间与朋友在一起，很可能会参与一些正式的、有组织的活动（如运动）。爱好或娱乐活动被当作严肃的任务或需要有条理地进行，需要精心组织和辛苦工作来掌握。他们讲究完美的表现。这些个体把玩耍变成结构化的任务（例如，会纠正婴儿没有把套环按正确的顺序套在柱子上，告诉蹒跚学步的孩子按直线骑三轮车，把垒球比赛变成严厉的"训练"）。

有强迫型人格障碍的个体对道德、伦理或价值观过分在意、小心谨慎和缺乏弹性（诊断标准 4）。他们可能强迫自己和他人遵循僵硬的道德准则和非常严格的绩效标准。他们也可能毫不留情地对自己的错误作自我批评，或对他人的道德或伦理错误进行严厉的评判。有该障碍的个体严格顺从权威和规则，并非常坚持要切实地合乎规矩，对情有可原的情况也不能通融。例如，他们不会把一美元借给一个没有足够车费的朋友，因为他们认为"既不能借债，也不能放债"，或这样对个人的品格"不好"。这些特征不能用文化或宗教认同来解释。

有该人格障碍的个体可能无法丢弃用坏了的或没有价值的物品，即便这些物品毫无情感纪念价值（诊断标准 5）。通常这些个体会承认自己是"囤积狂"。他们认为扔东西是浪费，因为"你永远不知道你什么时候可能需要什么东西"。杂乱也可能是由于积累了部分阅读的学习材料或未完成的项目，这些项目是他们打算在某一天完成的，但由于拖延和 / 或细致而缓慢的工作风格而被搁置。如果有人想尝试扔掉他们存留的东西时，他们会感到懊恼。他们的配偶或室友可能抱怨被旧零件、成堆的阅读材料及坏了的用具等占去空间。

有强迫型人格障碍的个体不愿将任务委托给他人或与他人一起工作（诊断标

准6）。他们固执地、不合理地坚持所有事情都需要按他们的方式去办，他人必须遵从他们的处事方式。他们常常给予非常详尽的、有关如何做事的说明（例如，有一种且仅有一种除草、洗碗、装入洗碗机、搭建狗窝的方式）；甚至到了微观管理别人的地步，如果别人提出创造性的替代方法，他们会既吃惊又恼怒。有时候，哪怕他们已经落后于日程，也会拒绝别人提供的帮助，因为他们相信没有人能做得正确。

有该人格障碍的个体可能吝啬、抠门（难以为自己和他人花钱），维持一种远低于他们所能够承担的生活水准，相信必须严格控制花销，以防患于未然（诊断标准7）。强迫型人格障碍具有强直和固执的特征（诊断标准8），有该人格障碍的个体非常在意应以“正确”的方式去做事情，以至于无法听从他人的意见。这些个体事先会做缜密的规划，而不愿考虑改变这些规划或他们的日常生活。他们完全沉浸在自己的视角里，难以认可他人的观点。朋友和同事可能为这种持久的强直感到沮丧。即使有强迫型人格障碍的个体可能认识到妥协对他们有利，也可能顽固地拒绝这样做，认为“这是做事的原则”。

相关特征

当规则和既定程序没有规定正确答案的时候，决策可能成为一个费时、常常也是痛苦的过程（如在购买之前详尽地研究选项）。有强迫型人格障碍的个体有可能难以决定哪些任务优先或什么是做某个特定任务的最佳方法，以至于往往无法开始做任何事。当自己不能保持对躯体或人际环境的控制时，尽管他们通常不直接表达愤怒，但很容易变得懊恼或愤怒。例如，当餐厅的服务很差时，他们可能生气，但不会去向管理人员抱怨，而是反复掂量该留多少小费。在其他一些场所，他们可能在看似细小的事情上经由正义的愤慨来表达愤怒。有该人格障碍的个体可能特别在意在主导—顺从关系中的相对地位，对他们尊重的权威会显示过度的尊崇，而对他们不尊重的权威则会显示过度的抵抗。

有该人格障碍的个体很难关联和分享情绪。例如，有该人格障碍个体通常以一种高度控制或不自然的方式表达情感，在有善于表达情感的人在场时可能感到不舒服。他们在日常关系中往往显得正式和严肃，在别人可能微笑、快乐的情况下，他们可能显得生硬（如在机场迎接情人）。他们谨慎地克制自己直到确定他们所说的一切都是完美的。他们可能对逻辑和智力斤斤计较，并无法忍受他人的感性表现。他们常常难以表达温柔的情感，极少赞美。有人格该障碍的个体可能经历职业困难和痛苦，尤其当他们面临需要弹性和妥协的新情况时。

患病率

在美国第二次国家共病调查的第二部分，根据概率子样本估计，强迫型人格障碍的患病率为2.4%。在美国国家酒精及相关疾病流行病学调查中，强迫型人格障碍的患病率为7.9%。一个对五项流行病学研究（三项在美国）的综述发现，强迫型人格障碍的中位患病率为4.7%。

与文化相关的诊断问题

在评估有强迫型人格障碍的个体时，临床工作者不应包括那些反映习惯、习俗或人际风格的行为，这些行为是个体参照群体在文化上所认可的。某些文化社区非常强调工作和生产力，一些社会文化群体（如某些宗教团体、职业、移民）的成员有时可能会僵硬地接受行为守则、工作需要、限制性的社会环境、行为准则或强调过分认真、道德上的顾虑和追求完美主义的标准，这些标准可能会被文化群体的规范所强化。这些行为本身不应被认为是强迫型人格障碍的表现。

与性和性别相关的诊断问题

在大规模的人群研究中，强迫型人格障碍似乎在男性和女性中同样普遍。

鉴别诊断

强迫症（OCD）：尽管名称相似，但 OCD 具有的真正的强迫思维和强迫行为通常可以将它与强迫型人格障碍相区分。当同时符合强迫型人格障碍和 OCD 的诊断标准时，可以同时给予两种诊断。

囤积障碍：当囤积非常严重（例如，无价值的东西累积成堆，造成了火灾隐患，使得别人在房子里难以走动）时，应该考虑囤积障碍的诊断。当同时符合强迫型人格障碍和囤积障碍的诊断标准时，可以同时给予两种诊断。

其他人格障碍与人格特质：由于具备一些共同特征，强迫型人格障碍可能与其他人格障碍相混淆。因此，根据典型特征来区分这些障碍很重要。然而，如果个体的人格特质除了符合强迫型人格障碍的诊断标准外，还符合别的一种或多种人格障碍诊断标准，那么这些障碍都可以被诊断。有自恋型人格障碍的个体也可能追求完美，并认为别人无法把事情做得一样好，但这些个体更有可能认为自己已经达到了完美，而有强迫型人格障碍的个体常常会自我批评。有自恋型人格障碍或反社会型人格障碍的个体对他人缺乏慷慨但放纵自己，而有强迫型人格障碍的个体对自己和他人在花销上都很吝啬。分裂样人格障碍和强迫型人格障碍可能都有明显的拘谨和社交疏离。在有强迫型人格障碍的个体中，这来自对情感的不舒适及对工作的过度投入，而在有分裂样人格障碍的个体中则从根本上缺乏亲密的能力。

适度的强迫型人格特质可能特别具有适应性，尤其是在那些奖励高绩效的环境中。只有当该人格特质是缺乏弹性的、适应不良的、持久的，并导致严重的功能受损或主观痛苦时，才构成强迫型人格障碍。

由其他躯体疾病所致的人格改变：强迫型人格障碍必须与由其他躯体疾病所致的人格改变相区分，在由其他躯体疾病所致的人格改变中，人格特质的出现是其他躯体疾病的直接生理后果。

物质使用障碍：强迫型人格障碍必须与持续性物质使用有关的症状相区分。

共病

有焦虑障碍（如广泛性焦虑障碍、分离焦虑障碍、社交焦虑障碍、特定恐怖症）及 OCD 的个体中，符合强迫型人格障碍诊断标准的人格障碍的可能性增加。即便如此，似乎大多数有 OCD 的个体并不具有符合这种人格障碍诊断标准的行为模式。强迫型人格障碍的许多特征与“A 型”人格特质有很多交叉（如专注于工作、竞争性、对时间的紧迫感），而具有这些特征的个体，可能有心肌梗死的风险。强迫型人格障碍可能与抑郁和双相障碍及进食障碍有关。

其他人格障碍

由其他躯体疾病所致的人格改变

诊断标准 F07.0

A. 一种持续性的人格障碍，代表与个体先前特征性的人格模式相比的变化。

注：在儿童群体中，这种障碍涉及显著偏离正常发育或儿童常见行为模式的显著变化，且持续至少 1 年。

B. 来自病史、体格检查或实验室检查的证据表明，这种障碍是其他躯体疾病的直接的病理生理性后果。

C. 这种障碍不能用其他精神障碍来更好地解释（包括由其他躯体疾病所致的其他精神障碍）。

D. 这种障碍并非仅仅出现于谵妄时。

E. 这种障碍引起有临床意义的痛苦，或导致社交、职业或其他重要功能方面的损害。

标注是否是：

不稳定型：如果主要特征为情感的不稳定。

脱抑制型：如果主要特征为不良的冲动控制，如轻率的性行为等。

攻击型：如果主要特征为攻击行为。

冷漠型：如果主要特征为显著的冷漠和无动于衷。

偏执型：如果主要特征为多疑或偏执观念。

其他型：如果临床表现的特征不符合上述任何一种亚型。

组合型：如果有一种以上的特征为主要的临床表现。

未特定型

编码备注：包括其他躯体疾病的名称（如 F07.0 由颞叶癫痫所致的人格改变）。在由其他躯体疾病所致的人格改变之前，其他躯体疾病应该被编码和分别列出（如 G40. 209 颞叶癫痫；F07.0 由颞叶癫痫所致的人格改变）。

亚型

特定的人格改变可以由临床中占主导地位的症状表现来加以确定。

诊断特征

由其他躯体疾病所致的人格改变的核心特征是一种持续性的人格障碍，被认为是由其他躯体疾病的生理后果。该人格障碍代表个体与先前特征性的人格模式相比的改变。在儿童群体中，该状况表现为显著偏离正常发育，而非稳定人格模式的改变（诊断标准 A）。需要有来自病史、体格检查或实验室检查的证据显示，该人格改变是其他躯体疾病的直接生理后果（诊断标准 B）。如果该障碍可以更好地用其他精神障碍来解释，那么不能给予该诊断（诊断标准 C）。如果该障碍仅仅出现于谵妄状态时，那么不能给予该诊断（诊断标准 D）。该障碍必须引起有临床意义的痛苦，或导致社交、职业或其他重要功能方面的损害（诊断标准 E）。

常见的人格改变的表现包括情感不稳定，冲动控制差，对任何促发性心理社会应激不成比例的攻击性或愤怒爆发，明显的淡漠、多疑或偏执观念。在诊断标准中列出的亚型表明了该人格变化的现象。有该障碍的个体的特征是常被别人当作“不是他自己（或她自己）”。尽管与其他人格障碍共用“人格”一词，但该诊断因其特定的病因、不同的现象和起病与病程上的差异而不同。

在某一特定个体中，临床表现可能取决于病理过程的性质和部位。例如，额叶损伤可能产生诸如缺乏判断力和预见性、滑稽、脱抑制和欣快等症状。在这个示例中，如果持续性人格障碍是个体在损伤之前的特征性人格模式的偏离（诊断标准 A），那么可以给予由额叶损伤所致的人格改变的诊断。右半脑卒中常常引发与单侧空间忽略、疾病感缺失（例如，个体不能识别躯体的或功能的缺损，偏瘫的存在）有关的人格改变、不能持续运动和其他神经功能缺陷。

相关特征

各种神经系统和其他躯体疾病都可能导致人格改变，包括中枢神经系统肿瘤、脑外伤、脑血管性疾病、亨廷顿病、癫痫、涉及中枢神经系统的传染病（如 HIV）、内分泌疾病（如甲状腺功能减退、肾上腺皮质激素功能减退和亢进）及涉及中枢神经系统的自身免疫病（如系统性红斑狼疮）。有关体格检查、实验室检查、患病模式和起病可以反映出所涉及的神经系统或其他躯体疾病。

鉴别诊断

与疼痛和失能有关的慢性躯体疾病：与疼痛和失能有关的慢性躯体疾病也会与人格改变有关。只有确认了直接的病理生理机制后，才能诊断由其他躯体疾病所致的人格改变。如果改变是对其他躯体疾病的行为或心理方面的应对或适应，那么不能给予该诊断（例如，因严重脑外伤、心血管性疾病或痴呆而需要他人的协助所导致的依赖行为）。

谵妄或重度神经认知障碍：人格改变常常是谵妄或重度神经认知障碍的有关特

征。如果该改变仅仅出现在谵妄病程中，那么不能给予由其他躯体疾病所致的人格改变的额外诊断。如果人格改变被判断为导致神经认知障碍的病理过程的生理后果，并且如果人格改变是临床表现的主要部分，那么在重度神经认知障碍的诊断外，可以给予由其他躯体疾病所致的人格改变的诊断。

由其他躯体疾病所致的其他精神障碍：如果该障碍可以更好地用由其他躯体疾病所致的其他精神障碍（如由脑肿瘤所致的抑郁障碍）来解释，那么不能给予由其他躯体疾病所致的人格改变的诊断。

物质使用障碍：人格改变也可以出现在物质使用障碍的背景下，特别是当该障碍长期存在时。临床工作者应仔细询问物质使用的性质和程度。如果临床工作者想表明人格改变与物质使用之间的病因学关系，那么可以使用对特定物质的其他特定类别（如其他特定的兴奋剂相关障碍伴人格改变）的诊断。

其他精神障碍：显著的人格改变也可能是其他精神障碍（例如，精神分裂症，妄想障碍，抑郁障碍和双相障碍，其他特定的和未特定的破坏性行为、冲动控制及品行障碍，惊恐障碍）的有关特征。然而，在这些障碍中，没有特定的生理因素被认为与人格改变有病因学上的相关性。

其他人格障碍：由其他躯体疾病所致的人格改变可以与人格障碍相区分，前者需要与基线的人格功能相比具有临床意义的改变，并存在特定的病因学上的躯体疾病。

其他特定的人格障碍

F60.89

此类型适用于那些具备人格障碍的典型症状，且引起有临床意义的痛苦，或导致社交、职业或其他重要功能方面的损害，但未能符合人格障碍诊断类别中任何一种障碍的全部诊断标准。可在下列情况下使用其他特定的人格障碍这一诊断：临床工作者选择用它来交流未能符合任何一种人格障碍诊断标准的特定原因。通过记录“其他特定的人格障碍”，接着记录其特定原因（如“混合性人格特质”）来表明。

未特定的人格障碍

F60.9

此类型适用于那些具备人格障碍的典型症状，且引起有临床意义的痛苦，或导致社交、职业或其他重要功能方面的损害，但未能符合人格障碍诊断类别中任何一种障碍的全部诊断标准。此种未特定的人格障碍可在下列情况下使用：临床工作者选择不标注未能符合任何一种人格障碍诊断标准的特定原因及包括因信息不足而无法作出更特定的诊断。

性欲倒错障碍

本手册中的性欲倒错障碍包括窥阴障碍（偷窥他人的私密活动）、露阴障碍（暴露生殖器）、摩擦障碍（在未经他人允许的情况下触摸或摩擦对方）、性受虐障碍（承受羞辱、捆绑或折磨）、性施虐障碍（使他人承受羞辱、捆绑或折磨）、恋童障碍（性聚焦于儿童）、恋物障碍（使用无生命物体或高度聚焦于非生殖器的躯体部位）和异装障碍（穿着具有性唤起效果的异性装束）。基于下述两个主要原因，这些精神障碍传统上被选择列在此处并在DSM系列中配有详细的诊断标准：与其他性欲倒错障碍相比，这些问题相对常见；其中一些性欲倒错的性满足涉及对他人造成直接或潜在伤害的行为，因而可能是一种犯罪行为。以上列出的八种精神障碍并未囊括全部可能存在的性欲倒错障碍。已经有数十种明确的性欲倒错被确定和命名，并且它们中的任何一种，由于其对个体和他人的负性影响，几乎都可以被升级到性欲倒错障碍的水平上。

本章所列出的性欲倒错障碍，其呈现顺序大致与对这些障碍常见的分类相对应。第一组障碍分类是基于*异常的活动偏好*。此类障碍被细分为：*求偶障碍*，代表着扭曲的人类求偶行为元素（窥阴障碍、露阴障碍和摩擦障碍）；*虐待障碍*，涉及疼痛与痛苦（性受虐障碍和性施虐障碍）。第二组障碍分类是基于*异常的目标偏好*。此类障碍涉及一种指向其他人类的（恋童障碍）和两种指向其他事物的（恋物障碍和异装障碍）。

*性欲倒错*这一专业术语特指除了与正常的、生理成熟的、事先征得同意的人类性伴侣进行生殖器刺激或前戏爱抚之外的其他强烈和持续的性兴趣。在一些情况下，"强烈和持续的"这一标准可能难以适用，例如，当评估对象年事已高或有躯体疾病时，评估对象可能没有任何"强烈"的性兴趣。在这种情况下，*性欲倒错*这一术语也可以被定义为强度超过或等同于正常性兴趣的任何性兴趣。还有一些特定的性欲倒错通常被描述为偏好的性兴趣而不是强烈的性兴趣。

有些性欲倒错主要是关于个体的性活动，而另一些主要是关于个体的性目标。前者的示例包括对另一个体施以掌掴、鞭笞、刀割、捆绑和勒喉的强烈和持续的兴趣，或对上述活动的兴趣等同于或超过个体对性交或性爱互动的兴趣。后者的示例包括对儿童、尸体、被截肢者（作为一种类型）的强烈和持续的兴趣，以及对非人类的动物（如马或狗），或对无生命的物体（如鞋或橡胶制品）的强烈或偏好的兴趣。个体的性欲倒错兴趣模式常常反映在他或她对色情作品的选择上。

*性欲倒错障碍*就是一种性欲倒错导致个体的痛苦或损害，或一种性欲倒错的性满足涉及对他人的伤害或风险。性欲倒错是性欲倒错障碍诊断的必要而非充分条

件，并且性欲倒错本身并不必须接受临床干预。

在列出的每种性欲倒错障碍的诊断标准中，诊断标准A特别证明了性欲倒错的量化特质（如性聚焦于儿童或对陌生人暴露生殖器），诊断标准B特别证明了性欲倒错的负性后果（即痛苦、损害或对他人的伤害）。为了在性欲倒错和性欲倒错障碍两者之间作出有效区分，个体只有在满足A和B两个诊断标准时，才能给予诊断（即个体有性欲倒错障碍）。如果一个个体特定的性欲倒错符合诊断标准A但不符合诊断标准B——当临床调查一些其他疾病时，发现良性的性欲倒错，这种情况可能出现——则该个体会被定义为性欲倒错而不是性欲倒错障碍。

同一个体表现出两种或更多性欲倒错的情况并不罕见。在一些情况下，性欲倒错的焦点是密切相关的，并且这些性欲倒错之间的联系（如恋足症和恋鞋症）是易于被理解的。在另一些情况下，性欲倒错之间的联系并不明显，并且多重性欲倒错可能是巧合或与一些性心理发展异常的普遍易患性有关。在任何情况下，如果超过一种性欲倒错导致个体痛苦或他人受到伤害，那么共病的分别的性欲倒错障碍的诊断就可以成立。

因为性欲倒错诊断的两重性，临床工作者评估、自我评估及严重程度评估能够判断性欲倒错本身的强度或后果的严重程度。尽管诊断标准B中所描述的痛苦和损害特指性欲倒错导致的即刻后果或最终后果，而不是其他因素的主要后果，但反应性抑郁、焦虑、内疚、不良的工作记录、受损的社会关系及其他现象并不是独特的，它们可以通过多用途的心理社交功能或生活质量测评进行量化。

窥阴障碍

诊断标准 F65.3

A. 在至少6个月的时间里，通过窥视一个毫不知情者的裸体、脱衣过程或性活动，从而激起个体反复的、强烈的性唤起，表现为幻想、冲动或行为。
B. 个体将其性冲动实施在未经同意者（a nonconsenting person）身上，或其性冲动或性幻想引起有临床意义的痛苦，或导致社交、职业、其他重要功能方面的损害。
C. 个体体验性唤起和/或实施性冲动至少已有18岁。

标注如果是：

在受控制的环境下：此标注主要适用于那些生活在机构或其他场所的个体，在那里从事偷窥行为的机会受限。

完全缓解：个体在不受控制的环境下持续至少5年的时间里，没有将其性冲动实施在未经同意者身上，也没有痛苦或社交、职业、其他功能方面的损害。

标注

“完全缓解”这一标注，并不表示窥阴本身持续存在或不存在，因为在行为和痛苦缓解后，窥阴可能仍然存在。

诊断特征

窥阴障碍的诊断标准可以适用于那些或多或少自由地透露有性欲倒错兴趣的个体，以及那些绝对否认自己通过观察未经同意者的裸体、脱衣或从事性活动而获得性唤起的个体（即使有充足的客观证据证明该事实）。如果透露自身困扰的个体同时报告，他们因窥阴的性偏好导致痛苦或心理社会问题，那么应被诊断为窥阴障碍。如果他们宣称没有痛苦，表现为对于性欲倒错的冲动缺乏焦虑、强迫观念、内疚或羞耻感，并且该性兴趣没有导致其他重要功能方面的损害，同时他们的精神障碍史或司法记录表明他们没有采取过行动，他们可以被确认为具有窥阴性质的性兴趣，但不应被诊断为窥阴障碍。

不透露窥阴的个体包括：例如，已知该个体曾经在不同场所重复窥探未经同意者的裸体或性活动，但其否认针对以上性行为有任何性冲动或性幻想，并且可能报告这些观看不知情者的裸体和性活动的事件全都是意外和与性无关；还有一些个体可能透露曾经观察过不知情者的裸体和性活动，但辩解自己对此类行为没有显著或持久的性兴趣。因为这些个体否认对观看他人的裸体或性活动产生性幻想或性冲动，相应来说，他们也会否认由此类性冲动带来的主观感受的痛苦或社交功能的损害。即使他们不透露自己的问题，此类个体仍然可以被诊断为窥阴障碍。反复的窥阴行为构成了对窥阴的充分支持（符合诊断标准 A），同时表明由这种性欲倒错驱动的行为给他人造成了伤害（符合诊断标准 B）。

“反复”窥探未经同意者的裸体或性活动可能被解释为需要多个受害者，每个受害者都在不同的场所。这种对不同场所多个受害者的需求是与诊断相关的，因为它增加了临床推断的可信度，即个体是由窥阴障碍所驱动的。如果个体对同一个受害者进行了多次观看，或有确凿的证据表明个体对偷窥未经同意者的裸体和性行为有明确和优先的兴趣，那么即使受害者较少，这种情况也可以被解释为符合该诊断标准。注意：多个受害者，如前面建议的一样，是作出诊断的充分而非必要条件，如果个体承认强烈的窥阴性兴趣也可以符合诊断标准。

青少年和青少年期通常会增加性好奇和性活动。为了降低将青少年的正常性兴趣和行为病理化的风险，窥阴障碍的最小诊断年龄为 18 岁（诊断标准 C）。

患病率

目前尚不清楚表现符合窥阴障碍全部诊断标准的个体的人群患病率。然而，窥阴行为是最常见的可能违法的性行为。例如，在加拿大魁北克的一项互联网和电话调查样本中报告，窥阴行为的终身患病率高达 34.5%（男性为 50.3%，女性为 21.2%）。同一项研究发现，因为“强烈欲望”和“持续性行为”发生的频率要低得多（分别为 9.6% 和 2.1%），所以窥阴障碍的患病率可能要低得多。在魁北克样本中，男性和女性的窥阴行为比例约为 2:1；在瑞典一般人群样本中，男性与女性的窥阴行为比例为 3:1。在一项“在因性犯罪而被监禁的个体中普遍存在哪些特定障碍？”的研究中，通过对奥地利 1346 名被监禁的性犯罪者的研究发现，窥阴障碍的患病率为 3.7%。

发展与病程

有窥阴障碍的成年男性初次觉知到他们对秘密窥探不知情者的性兴趣通常是在青少年期。然而，鉴别窥阴和与青少年期相关的性好奇及性活动确实很困难，因此诊断为窥阴障碍的最小年龄是 18 岁。随着时间的推移，窥阴的持续性尚不清楚。无论是否治疗窥阴障碍，主观痛苦（如内疚、羞耻、强烈的性挫折感、孤独）或该障碍造成的损害可能随时间而改变，许多可能潜在影响该障碍病程的因素如精神障碍发病率、性欲亢进和性冲动也可能改变。因此，严重程度和病程可能随时间而变化。与其他性偏好一样，年龄的增长可能与窥阴性偏好和行为的减少有关。

风险与预后因素

气质的：窥阴是窥阴障碍诊断的一个必要先决条件，因此窥阴的风险因素也会增加窥阴障碍的风险。

环境的：儿童期的性虐待、物质滥用和对性的先占观念 / 性欲亢进是其风险因素，虽然这些因素与窥阴的因果关系及其特异性尚不清楚。

与性和性别相关的诊断问题

临床环境中，窥阴障碍在女性中是非常罕见的，而单次窥阴行为的性唤起男女比例不太极端，可能为 2:1 或 3:1。

鉴别诊断

窥阴：有窥阴经历的个体在观察一个未经同意者的裸体、脱衣服或从事性活动时，会经历反复的、强烈的性唤起。除非个体对未经同意者的这些冲动付诸了行动（如偷偷地从邻居的窗户偷窥），或除非伴有临床上显著的痛苦或在社会、职业或其他重要功能领域的损害，否则不能诊断为窥阴障碍。

躁狂发作、重度神经认知障碍、智力发育障碍（智力障碍）、由其他躯体疾病所致的人格改变、物质中毒与精神分裂症：有重度神经认知障碍、智力发育障碍（智力障碍）、由其他躯体疾病所致的人格改变或精神分裂症的个体或处于躁狂发作或经历物质中毒的个体，可能会出现性脱抑制、判断力或冲动控制受损并从事窥阴行为。除非这种行为有时发生在这些障碍的背景之外，否则不应诊断为窥阴障碍。

品行障碍与反社会型人格障碍：青少年的品行障碍和反社会型人格障碍具有额外的打破常规和反社会行为的特征，并且对秘密观看未经同意者的裸体和性活动缺少特定的性兴趣。

共病

已知的窥阴障碍的共病研究在很大程度上基于可疑或确认有偷窥未经同意者的裸体和性活动行为的男性。因此，这些共病可能并不能适用于有窥阴障碍的所有个体。与窥阴障碍共病的障碍包括性欲亢进和其他性欲倒错障碍，特别是露阴障碍。抑郁障碍、双相障碍、焦虑障碍和物质使用障碍，注意缺陷/多动障碍以及品行障碍和反社会型人格障碍也是常见的共病。

露阴障碍

诊断标准 F65.2

A. 在至少 6 个月的时间里，通过将自己的生殖器暴露给毫不知情的人，从而激起个体反复的、强烈的性唤起，表现为幻想、冲动或行为。
B. 个体将其性冲动实施在未经同意者身上，或其性冲动或性幻想引起有临床意义的痛苦，或导致社交、职业、其他重要功能方面的损害。

标注是否是:

通过将生殖器暴露给青春期前的儿童达到性唤起
通过将生殖器暴露给躯体成熟的个体达到性唤起
通过将生殖器暴露给青春期前的儿童和躯体成熟的个体达到性唤起

标注如果是:

在受控制的环境下：此标注主要适用于那些生活在机构或其他场所的个体，在那里暴露生殖器的机会受限。

完全缓解：个体在不受控制的环境下持续至少 5 年的时间里，没有将其性冲动实施在未经同意者身上，也没有痛苦或社交、职业、其他功能方面的损害。

亚型

露阴障碍亚型是基于露阴者将自己的生殖器暴露给未经同意者的年龄或躯体成熟度。未经同意者可能是青少年期前的儿童、成人，或两者皆有。该标注可以帮助临床工作者对有露阴障碍的个体的受害者的特征引起足够关注，以防忽略同时出现的恋童障碍。有露阴障碍的个体通过将自己的生殖器暴露给儿童而获得性吸引，不能排除恋童障碍的诊断。

标注

“完全缓解”这一标注，并不表示露阴本身持续存在或不存在，因为在行为和痛苦缓解后，露阴可能仍然存在。

诊断特征

露阴障碍的诊断标准可以适用于那些或多或少透露自己有性欲倒错兴趣的个体，以及那些绝对否认自己通过将生殖器暴露给未经同意者而获得性唤起的个体（尽管有充足的客观证据证明该事实）。如果透露自身困扰的个体同时报告，他们因为露阴的性偏好导致痛苦或心理社会问题，那么应被诊断为露阴障碍。如果他们宣称没有痛苦（表现为对性欲倒错的冲动缺乏焦虑、强迫观念、内疚或羞耻感），并且该性兴趣没有导致其他重要功能方面的损害，同时他们的精神障碍史或司法记录表明他们没有对这些冲动付诸行动，他们可以被确认为具有露阴性质的性兴趣，但不应被诊断为露阴障碍。

不透露的个体包括已知该个体曾经在不同场所重复将生殖器暴露给毫不知情的对象，但否认针对以上性行为有任何性冲动或性幻想，并且报告这些暴露的发作全都是意外且与性无关。还有一些个体可能透露曾经有过暴露生殖器的行为，但辩解自己对此类行为没有显著或持久的性兴趣。因为这些个体否认对暴露生殖器有性幻想或性冲动，相应来说，他们也会否认由此类性冲动带来的主观感受的痛苦或社交功能损害。即使他们的自我报告为阴性，此类个体也可以被诊断为露阴障碍。反复的露阴行为构成了对露阴的充分支持（诊断标准 A），同时表明由这种性欲倒错驱动的行为给他人造成了伤害（诊断标准 B）。

生殖器“反复”暴露给毫不知情的人的行为可能被解释为该个体需要多个受害者，每个受害者都在不同的场所。这种对不同场所多个受害者的需求与诊断是相关的，因为它增加了临床推断的可信度，即该个体是由露阴障碍所驱动的。如果个体对同一受害者进行了多次暴露生殖器，或有确凿的证据表明个体对未经同意者暴露生殖器有强烈和优先的兴趣，那么即使受害者较少，这种情况也可以被解释为符合该诊断标准。注意：多个受害者，如前面建议的一样，是作出诊断的充分而非必要条件，如果个体承认对露阴有强烈的性兴趣并伴有痛苦或损害，那么也可以符合该诊断标准。

患病率

虽然露阳障碍在女性中非常罕见，但表现符合该障碍全部诊断标准的个体的人群患病率尚不清楚。然而，女性的露阴行为并不罕见，女性发生单次性唤起露阴行为的频率是男性的一半。在加拿大魁北克的一项互联网和电话调查样本中，露阴行为的终身患病率报告为 30.9%（男性为 32.6%，女性为 29.4%）。同一项研究发现，因为“强烈欲望”和“持续性行为”发生的频率要低得多（分别为 4.8% 和 0.8%），所以露阴障碍的患病率可能要低得多。瑞典的一项研究表明，在一般人群中，露阴障碍的终身患病率在男性中为 4.1%，在女性中为 2.1%。

发展与病程

有露阴障碍的成年男性报告，初次意识到他们对将自己的生殖器暴露给毫不知情对象的性兴趣通常是在青少年期，大致晚于男性和女性通常发展正常性兴趣的时间。虽然对于露阴障碍诊断没有最低的年龄要求，但鉴别露阴和青少年期相关的性好奇可能存在困难。露阴冲动大致出现在青少年和成人早期，随着时间的推移，持续性尚不清楚。无论是否治疗露阴障碍，主观痛苦（如内疚、羞耻、强烈的性挫折感、孤独）或该障碍造成的损害可能随时间而改变，许多可能潜在影响该障碍病程的因素如精神障碍发病率、性欲亢进和性冲动也可能改变。因此，严重程度和病程可能随时间而变化。与其他性偏好一样，年龄的增长可能与露阴性偏好和行为的减少有关。

风险与预后因素

气质的：因为露阴是露阴障碍诊断的一个必要先决条件，露阴的风险因素也会增加露阴障碍的风险。反社会史、反社会型人格障碍、酒精滥用及恋童的性偏好可能会增加露阴罪犯再犯罪的风险。因此，反社会型人格障碍、酒精使用障碍和恋童兴趣在有露阴性偏好的男性中，被考虑为露阴障碍的风险因素。

环境的：儿童期遭受性虐待和情感虐待及对性的先占观念 / 性欲亢进被认为是露阴的风险因素，但这些风险因素和露阴的因果关系还不确定，并且特异性尚不清楚。

鉴别诊断

露阴：有露阴经验的个体会在未经同意者面前暴露他们的生殖器，并经历反复的、强烈的性唤起。除非个体对未经同意者的这些冲动付诸了行动（如将其生殖器暴露给火车上的乘客），或伴有临床上显著的痛苦或在社会、职业、其他重要功能领域的损害，否则不能诊断为露阴障碍。

躁狂发作、重度神经认知障碍、智力发育障碍（智力障碍）、由其他躯体疾病所致的人格改变、物质中毒与精神分裂症：有重度神经认知障碍、智力发育障碍（智力障碍）、由其他躯体疾病所致的人格改变或精神分裂症的个体，或处于躁狂发作或经历物质中毒的个体，可能会出现性脱抑制、判断力或冲动控制受损并从事露阴行为。除非这种行为有时发生在这些障碍的背景之外，否则这些个体不应被诊断为露阴障碍。

品行障碍与反社会型人格障碍：青少年的品行障碍与反社会型人格障碍具有额外打破常规和反社会行为的特征，并且对暴露生殖器缺少特定的性兴趣。

共病

已知的露阴障碍的共病研究在很大程度上基于确认有“对未经同意的对象暴露生殖器”犯罪行为的个体（几乎全部为男性）。因此，这些共病可能并不能适用于符合露阴障碍诊断的所有个体。与露阴障碍共病概率高的障碍包括抑郁障碍、双相障碍、焦虑障碍和物质使用障碍、性欲亢进、注意缺陷 / 多动障碍、其他性欲倒错障碍以及反社会型人格障碍。

摩擦障碍

诊断标准 F65.81

A. 在至少 6 个月的时间里，通过接触或摩擦未经同意者，从而激起个体反复的、强烈的性唤起，表现为幻想、冲动或行为。

B. 个体将其性冲动实施在未经同意者身上，或其性冲动或性幻想引起有临床意义的痛苦或导致社交、职业、其他重要功能方面的损害。

标注如果是：

在受控制的环境下：此标注主要适用于如果那些生活在机构或其他场所的个体，在那里接触或摩擦未经同意者的机会受限。

完全缓解：个体在不受控制的环境下持续至少 5 年的时间里，没有将其性冲动实施在未经同意者身上，也没有痛苦或社交、职业、其他重要功能方面的损害。

标注

“缓解”这一标注，并不表示摩擦本身持续存在或不存在，因为在行为和痛苦缓解后，摩擦可能仍然存在。

诊断特征

摩擦障碍的诊断标准适用于那些或多或少自由地透露有性欲倒错兴趣的个体，以及那些绝对否认自己接触或摩擦未经同意者而获得性唤起的个体（尽管有充足的客观证据证明该事实）。如果个体透露因为接触或摩擦未经同意者的性偏好导致痛苦或心理社会问题，那么应被诊断为摩擦障碍。如果他们宣称对这些性欲倒错的冲动没有那么痛苦（表现为缺乏焦虑、强迫观念、内疚或羞耻感），并且该性兴趣没有导致其他重要功能方面的损害，同时他们的精神障碍史或司法记录表明他们没有采取过行为，他们可以被确认为具有摩擦的性兴趣，但不应被诊断为摩擦障碍。

不透露的个体包括已知该个体曾经在不同场所接触或摩擦未经同意者，但否认针对以上性行为有任何性冲动或性幻想。上述个体可能报告这些接触或摩擦未经同意者的已知事件全都不是故意的，且是与性无关的。还有一些个体可能透露曾经有过接触或摩擦未经同意者的行为，但辩解自己对此类行为没有强烈或持久的性兴趣。因为这些个体否认对接触或摩擦产生性幻想或性冲动，所以他们也会相应否认由此类性冲动带来的痛苦感受或心理社交功能损害。尽管他们不透露自己的问题，此类个体仍然可以被诊断为摩擦障碍。反复的摩擦行为构成了对摩擦的充分支持（通过符合诊断标准 A），同时表明由这种性欲倒错驱动的行为给他人造成了伤害（通过符合诊断标准 B）。

“反复”接触或摩擦未经同意者可能被解释为需要多个受害者，每个受害者都在不同的场所。这种在不同场所对多个受害者的需求是与诊断相关的，因为它增加了临床推断的可信度，即该个体是由摩擦障碍所驱动的。如果个体对同一位未经同意者在多个场所进行接触或摩擦，或有确凿的证据证明其对接触或摩擦未经同意者有强烈和优先的兴趣，那么即使受害者较少，这种情况也可以被解释为符合该诊断标准。注意：多个受害者是作出诊断的充分而非必要条件；如果个体承认对摩擦有强烈的性兴趣，并伴有临床显著的痛苦和 / 或损害，也可以符合诊断标准。

患病率

表现符合摩擦障碍全部诊断标准的个体的人群患病率尚不清楚。但美国和加拿大一般人群中高达 30% 的男性可能出现摩擦行为，包括对另一个个体进行未经允许的性接触或摩擦。同时，考虑到“强烈欲望”和“持续性行为”很少被报告（分别为 3.8% 和 0.7%），所以摩擦障碍的患病率肯定要低得多。在性欲倒错障碍和性欲亢进男性门诊中，约 10% ～ 14% 患者的临床表现符合摩擦障碍的诊断标准。在女性中，摩擦障碍的患病率可能较低。

发展与病程

有摩擦障碍的成年男性报告，初次觉知到自己对秘密接触未经同意者的性兴趣通常在青少年晚期或成人早期。但儿童和青少年在没有摩擦障碍诊断时，也可能接触和摩擦未经同意者。虽然对于摩擦障碍的诊断没有最低的年龄要求，但鉴别摩擦障碍和较年轻的年龄没有性驱动的品行障碍是困难的。随着时间的推移，持续性尚不清楚。无论是否治疗摩擦障碍，主观痛苦（如内疚、羞耻、强烈的性挫折感，孤独）或该障碍造成的损害可能随时间而改变，许多可能潜在影响该障碍病程的因素如精神障碍发病率、性欲亢进和性冲动也可能改变。因此，严重程度和病程可能随时间而变化。与其他性偏好一样，年龄的增长可能与摩擦性偏好和行为的减少有关。

风险与预后因素

气质的：非性的反社会行为以及对性的先占观念 / 性欲亢进可能是非特异性的风险因素，尽管与摩擦的因果关系尚不确定，并且特异性尚不清晰。摩擦是作出摩擦障碍诊断的必要先决条件，所以摩擦的风险因素也会增加摩擦障碍的风险。

鉴别诊断

摩擦：有摩擦经验的个体在接触或摩擦未经同意者时会经历反复的、强烈的性唤起。除非个体对未经同意者的这些冲动付诸了行动（例如，在拥挤的地铁车厢中用他的生殖器摩擦乘客），或除非伴有临床上显著的痛苦或在社会、职业、其他重要功能领域的损害，否则不能诊断为摩擦障碍。

躁狂发作、重度神经认知障碍、智力发育障碍（智力障碍）、由其他躯体疾病所致的人格改变、物质中毒与精神分裂症：有重度神经认知障碍、智力发育障碍（智力障碍）、由其他躯体疾病所致的人格改变或精神分裂症的个体或处于躁狂发作或经历物质中毒的个体，可能出现性脱抑制、判断力或冲动控制受损，并发生摩擦行为。除非这种行为有时发生在这些障碍的背景之外，否则不应诊断为摩擦障碍。

品行障碍与反社会型人格障碍：青少年的品行障碍与反社会型人格障碍具有额外打破常规和反社会行为的特征，并且对接触或摩擦未经同意者缺少特定的性兴趣。

共病

已知的摩擦障碍的共病研究在很大程度上基于一些被怀疑或定罪的男性罪犯，他们的行为涉及了性驱动的对未经同意者的接触或摩擦。因此，这些共病可能不适用于其他对性兴趣有主观痛苦而给予摩擦障碍诊断的个体。与摩擦障碍同时出现的障碍包括性欲亢进及其他性欲倒错障碍，特别是露阴障碍和窥阴障碍。品行障碍、反社会型人格障碍、抑郁障碍、双相障碍、焦虑障碍和物质使用障碍也可能同时出现。

性受虐障碍

诊断标准　　F65.51

A. 在至少 6 个月的时间里，通过被羞辱、殴打、捆绑或其他令人痛苦的方式而激起个体反复的、强烈的性唤起，表现为幻想、冲动或行为。
B. 这种幻想、性冲动或行为引起有临床意义的痛苦，或导致社交、职业或其他重要功能方面的损害。

标注如果是：

伴性窒息：如果个体进行与限制呼吸相关的获得性兴奋的活动。

标注如果是：

在受控制的环境下：此标注主要适用于那些生活在机构或其他场所的个体，在那里参与性受虐行为的机会受限。

完全缓解：个体在不受控制的环境下持续至少 5 年的时间里，没有痛苦或社交、职业、其他功能方面的损害。

诊断特征

性受虐障碍的诊断标准旨在适用于直接承认有此类性欲倒错兴趣的个体。此类个体公开承认自己通过被羞辱、殴打、捆绑或其他令人痛苦的方式获得强烈的性唤起，表现为性幻想、性冲动或性行为。如果这些个体同时报告，由于他们通过被羞辱、殴打、捆绑或其他令人痛苦的方式获得性吸引或偏好导致心理社会困难，他们可以被诊断为性受虐障碍。如果他们宣称此类性欲倒错的冲动没有导致痛苦，如焦虑、强迫观念、内疚或羞耻感，并且性欲倒错没有阻碍他们追求其他个人目标，他们应当被确认为具有性受虐的兴趣，但不应被诊断为性受虐障碍。

束缚-支配-施虐-受虐（BDSM）一词被广泛用于指性受虐和/或性施虐的个体（以及其他具有相似性兴趣的个体）所作出的各种行为，例如，约束或限制、惩罚、掌掴、扇耳光、感觉剥夺（如使用眼罩），以及涉及诸如主人/被奴役者、主人/宠物或绑架者/受害者等支配-服从角色的主题扮演。

相关特征

大量使用涉及被羞辱、殴打、捆绑或其他令人痛苦的方式的色情制品，有时是性受虐障碍的相关特征。那些的施虐、受虐性行为的个体可能对疼痛感觉迟钝，但还不清楚这一发现是否适用于那些有性受虐障碍的个体。此外，虽然人们经常假设有受虐倾向性兴趣的个体有儿童期性虐待经历的病史，但没有足够的证据支持这种关联。

患病率

表现符合性受虐障碍全部诊断标准的个体的人群患病率尚不清楚。在澳大利亚，估计 2.2% 的男性和 1.3% 的女性在过去 12 个月中曾经参与 BDSM 行为。

发展与病程

在社区中，有性欲倒错的个体曾经报告，开始性受虐的平均年龄为 19.3 岁，虽然更为年幼的个体，包括处于青少年期和儿童期的个体，也曾经报告有受虐幻想的发生。随着时间的推移，其持续性尚不清楚。无论是否治疗性受虐障碍，主观痛苦（如内疚、羞耻、强烈的性挫折感、孤独）或该障碍导致的损害可能随时间而改变，许多可能潜在影响该障碍病程的因素如精神障碍发病率、性欲亢进和性冲动也可能改变。因此，严重程度和病程可能随时间而变化。与其他性偏好一样，年龄的增长可能与性受虐倾向和行为的减少有关。

与文化相关的诊断问题

要重点区分集体接受的宗教和精神实践中发生的自伤行为与为了性唤起的施虐受虐行为。例如，各种宗教和社会中的集体仪式包括从钩子上吊起来、自我鞭刑、自我惩罚和其他痛苦的折磨。性唤起或性快感在这些行为中的作用尚不清楚。

与自杀想法或行为的相关性

性受虐障碍与自杀观念或行为的关系尚不清楚。一项对 321 名支持 BDSM 成人的研究发现，与偏见相关的羞耻感和内疚感与自杀意念有关。

性受虐障碍的功能性后果

性受虐障碍的功能性后果是未知的。报告对性窒息有性兴趣的个体似乎比一般人群经历了更多的性痛苦和心理不适应。作出受虐行为的个体在实施性窒息或其他自慰手段时有意外死亡的风险，但在这些死者中性兴趣和性行为符合性受虐障碍诊断标准的比例尚不清楚。

鉴别诊断

性受虐：有性受虐的个体在遭受羞辱、殴打、捆绑或其他痛苦时，会经历反复的、强烈的性唤起。除非性冲动、性幻想或涉及羞辱或痛苦的行为伴有临床上显著的痛苦或社会、职业、其他重要功能领域的损害，否则不能诊断为性受虐障碍。

共病

已知的性受虐障碍的共病研究在很大程度上是基于那些在治疗中的个体。与性受虐障碍共病的精神障碍通常包括其他性欲倒错障碍，如异装障碍。一些迹象表明，性受虐障碍与边缘型人格障碍之间存在关联（基于一个小样本的临床数据，包括患有和没有边缘型人格障碍的女性）。

性施虐障碍

诊断标准　　　　F65.52

A. 在至少 6 个月的时间里，通过使另一个人遭受心理或躯体的痛苦而激起个体反复的、强烈的性唤起，表现为幻想、冲动或行为。

B. 个体将其性冲动实施在未经同意者身上，或其性冲动或性幻想引起有临床意义的痛苦，或导致社交、职业或其他重要功能方面的损害。

标注如果是:

在受控制的环境下：此标注主要适用于那些生活在机构或其他场所的个体，在那里作出性施虐行为的机会受限。

完全缓解：个体在不受控制的环境下持续至少 5 年的时间里，没有将其性冲动实施在未经同意者身上，也没有痛苦和社交、职业、其他功能方面的损害。

诊断特征

性施虐障碍的诊断标准适用于那些直接承认自己有性欲倒错兴趣的个体，以及否认对使另一个个体遭受躯体或心理痛苦有性兴趣的个体（但有充足的客观证据证明该事实）。公开承认自己对“使他人遭受躯体或心理痛苦”有强烈的性兴趣的个体被称为承认者。这些个体如果同时报告由于他们通过使另一个个体遭受躯体或心理痛苦获得性吸引或偏好导致心理社会困难，那么就可以被诊断为性施虐障碍。如果承认者宣称没有痛苦，表现为对性欲倒错的冲动缺乏焦虑、强迫观念、内疚或羞耻感，同时并没有妨碍他们追求其他目标，并且他们的自我报告、精神障碍史或司法记录表明他们不会对非自愿者采取行动，他们可以被确认为具有施虐的性兴趣，但没有达到性施虐障碍的诊断标准。

否认自己对使另一个个体遭受躯体或心理痛苦有任何兴趣的个体包括：已知该个体曾经在不同场所对多个受害者施加疼痛或折磨，但否认针对以上性行为有任何性冲动或性幻想，以上个体可能进一步报告已知的这些性侵犯事件全都不是故意的或是与性无关的。其他个体可能承认过去曾经有过涉及对未经同意的个体施加疼痛或折磨的性行为事件，但辩解自己对使另一个个体遭受躯体或心理痛苦没有显著或持续的性兴趣。因为这些个体否认涉及对疼痛与痛苦的性唤起有性幻想或性冲动，所以他们也会相应否认由此类性冲动带来的主观痛苦感受或社交功能损害。即使他们的自我报告为阴性，此类个体仍然可以诊断为性施虐障碍。反复的行为充分支持存在性施虐的性欲倒错（符合诊断标准 A），同时表明由这种性欲倒错驱动的行为给他人造成了有临床意义的痛苦、伤害或伤害他人的风险（符合诊断标准 B）。

“反复”对未经同意个体的性施虐可能被解释为需要多个受害者，每个受害者都在不同的场所；这种对不同场所中多个受害者的需求与诊断是相关的，因为它增加了临床推断的可信度，即该个体是由性施虐障碍所驱动的。如果导致同一个受害者遭受多次疼痛与痛苦，或有确凿的证据表明个体对涉及多个受害者的疼痛与痛苦有强烈和偏好的兴趣，那么更少的受害者也可以被解释为符合该诊断标准。注意：如前面建议的一样，多个受害者是作出诊断的充分而非必要条件，如果个体承认强烈的性施虐兴趣，也符合诊断标准。

BDSM 一词被广泛用于指性受虐和 / 或性施虐的个体（以及其他具有相似性兴趣的个体）所作出的各种行为，例如，约束或限制、惩罚、掌掴、扇耳光、感觉剥夺（如使用眼罩），以及涉及诸如主人 / 被奴役者、主人 / 宠物或绑架者 / 受害者等支配-服从角色的主题扮演。

相关特征

大量使用涉及施加疼痛与痛苦的色情制品，有时是性施虐障碍的相关特征。

患病率

表现符合性施虐障碍全部诊断标准的个体的人群患病率尚不清楚，这些个体主要来源于司法场所中。在美国的民事性犯罪者中，只有不到 10% 的个体有性施虐障碍。在犯下性驱动杀人罪的个体中，性施虐行为的比例约为三分之一。

在司法样本中，有性施虐障碍的个体几乎都是男性，但基于澳大利亚人群的一个代表性样本报告称，2.2% 的男性和 1.3% 的女性表示，他们在前一年曾有过 BDSM 行为。一项基于芬兰人群的抽样调查中显示，性施虐行为的终身患病率在男性中为 2.7%，在女性中为 2.3%。

发展与病程

关于性施虐障碍发展与病程的信息是极其有限的。虽然性施虐本身可能具有终身性的特征，但性施虐障碍可能随着个体主观的痛苦或伤害未经同意者的倾向性而波动。与其他性偏好一样，年龄的增长可能与性施虐偏好和行为的减少有关。关于性施虐倾向，许多参与 BDSM 行为的个体在青少年期就觉知到了他们有相应的兴趣。

与文化相关的诊断问题

各个国家和社会对性施虐行为的法律重视程度有差异，这表明痛苦（因为文化接受程度的差异）和功能损害（因为法律地位）可能存在潜在差异。

与自杀想法或行为的相关性

性施虐障碍与自杀观念或行为的关系尚不清楚。一项对 321 名支持 BDSM 成人的研究发现，与偏见相关的羞耻感和内疚感与自杀意念有关。

鉴别诊断

性施虐：有性施虐经验的个体会从另一个个体遭受躯体或心理的痛苦中经历反复的、强烈的性唤起。除非性冲动使另一个个体在躯体或心理上遭受痛苦是在未经同意的情况下发生的，或者除非伴随有临床上显著的痛苦或社会、职业、其他重要功能领域的损害，否则不能诊断为性施虐障碍。绝大多数活跃在社区网络中作出性施虐与性受虐行为的个体，他们对自己的性兴趣未表示任何不满，并且他们的行为也尚未达到 DSM-5 中性施虐障碍的诊断标准。

在性犯罪过程中施加躯体或心理痛苦：实施强奸或其他性攻击的个体可能因强奸行为或在制服或限制受害者实施性攻击的过程中给受害者造成痛苦。这种起作用的疼痛的施加不应被认为是性施虐障碍的指征，除非有证据表明个体从施加疼痛及受害者由此遭受的痛苦中获得快感（例如，特别地承认自己由疼痛唤起，有证据表明偏爱涉及性施虐主题的色情制品，过度使用引起疼痛的暴力，超出了实施性攻击过程中可能必要的程度）。

品行障碍与反社会型人格障碍：有品行障碍和反社会型人格障碍的个体可能在躯体上残忍对待他人，并强迫他人进行性活动。在患有品行障碍或反社会型人格障碍的背景下发生的强制性行为或施虐性行为，但不反映来自他人躯体或心理痛苦的潜在性唤起模式，不应作为诊断性施虐障碍的基础。在同时符合性施虐障碍和品行障碍 / 反社会型人格障碍的诊断标准的案例中，可以诊断为两种障碍。

共病

已知的性施虐障碍的共病在很大程度上是基于那些对未经同意的受害者有性施虐行为的已被定罪的个体（几乎全是男性）。因此，这些共病可能并不适用于，从未参与对未经同意的受害者进行性施虐活动但由于对自身性兴趣的主观痛苦符合性施虐障碍诊断的所有个体。常见的与性施虐障碍共病的精神障碍包括其他性欲倒错障碍。根据一项以芬兰人群为基础的研究显示，有性施虐行为的个体也有其他类型的性欲倒错行为，即（按共病率递减的顺序）受虐障碍（68.8%）、窥阴障碍（33.3%）、异装障碍（9.2%）和露阴障碍（6.4%）。

恋童障碍

诊断标准 F65.4

A. 在至少 6 个月的时间里，通过与青少年期前的儿童（通常年龄为 13 岁或更小）的性活动而激起个体反复的、强烈的性唤起，表现为幻想、冲动或行为。

B. 个体因这些性冲动采取了行动，或这些性冲动、性幻想引起了显著的痛苦或人际关系困难。

C. 个体至少有16岁，且比诊断标准A中提及的儿童至少年长5岁。

注：不包括个体在青春期后期与12岁或13岁的人有持续的性关系。

标注是否是：

专一型（仅被儿童吸引）

非专一型

标注如果是：

仅被男性吸引

仅被女性吸引

被两性吸引

标注如果是：

限于乱伦

诊断特征

恋童障碍的诊断标准旨在适用于直接透露这一性欲倒错的个体，以及否认对青少年期前的儿童（通常年龄为13岁或更小）有任何性吸引的个体（有充足的客观证据证明该事实）。13岁或更小的年龄指南仅为近似值，因为青少年期的起始因人而异，并且有充分证据表明青少年期起始时的平均年龄随时间推移而下降，并且在种族和文化之间存在差异。透露这一性欲倒错的示例包括：坦白承认对儿童有一种强烈的性兴趣，并且表示对儿童的性兴趣等同于或超过了对躯体成熟个体的性兴趣。如果个体同时声称他们对儿童的性吸引或性偏好导致了心理社会困难，他们可以被诊断为恋童障碍。如果他们报告对这些性冲动缺乏内疚、羞耻或焦虑的感受，而自身的性欲倒错冲动并没有导致功能受限（根据自我报告、客观评估，或两者都使用），并且他们的自我报告及司法记录表明，他们从未对自己的冲动采取行动，那么就认为这些个体具有恋童的性取向但不是恋童障碍。当试图鉴别有恋童障碍的对儿童的性罪犯和没有恋童障碍的对儿童的性罪犯时，提示诊断为恋童障碍的因素包括：罪犯自我报告的对儿童的兴趣，使用儿童色情制品，有多个儿童受害者、男孩受害者和无亲属关系的儿童受害者的历史。

否认儿童对自己有性吸引的示例包括：已知该个体曾经在不同场所对多个儿童进行性接触，但否认针对涉及儿童的性行为有任何性冲动或性幻想，以上个体可能进一步宣称已知的这些躯体接触全都不是故意的且是与性无关的。其他个体可能承认过去曾经有过涉及儿童的性行为，但否认对儿童有任何显著或持续的性兴趣。因为这些个体否认涉及儿童的性经历、性冲动或性幻想的体验，所以他们也会否认主观的痛苦感受。即使他们没有自我报告的痛苦，此类个体仍然可以被诊断为恋童障碍，条件是有行为反复持续6个月的证据（诊断标准A），以及个体在性冲动的基础上实施了性行为或体验到人际关系困扰的证据（诊断标准B）。恋童障碍者的行为包括与儿童的性互动，无论是否涉及躯体接触（如一些恋童障碍患者将自己暴露于儿童）。尽管使用露骨的性相关内容描绘青少年期前的儿童是具有恋童性兴趣的个体的典型特征，并可能提供与诊断标准 A 的评价相关的重要信息，但在个体没有与儿童进行性互动（即亲自对这些性冲动采取行动）的情况下不足以得出符合诊断标准 B 的结论。

正如前面所讨论的，存在多个受害者是作出诊断的充分而非必要条件：即个体仅仅承认对儿童有强烈或偏好的性兴趣，该个体仍然符合诊断标准 A。

相关特征

恋童障碍患者可能会体验到与儿童的情感和认知的亲和力，有时被称为对儿童的情绪一致性。对儿童的情绪一致性可以表现在不同的方面，包括：更喜欢与儿童而不是成人的社交互动，感觉自己与儿童的共同点比与成人的共同点多，选择经常与儿童在一起的职业或志愿者角色。有研究表明，对儿童的情绪一致性与恋童的性兴趣和性犯罪者再次性犯罪的可能性有关。

患病率

表现符合恋童障碍全部诊断标准的个体的人群患病率未知，但在国际研究中男性可能低于 3%。恋童障碍在女性人群的患病率更不确定，但可能只是男性患病率的一小部分。

发展与病程

有恋童障碍的成年男性可能表示他们在青少年期开始意识到自己对儿童的强烈或偏好的性兴趣，在这同一时间段，那些后来更喜欢躯体成熟的性伴侣的男性觉知到他们对女性或男性的性兴趣。试图在恋童最初显现的年龄就作出诊断是有问题的，因为在青少年发展期，很难把恋童和对同辈与年龄相符的性兴趣和性好奇相鉴别。因此，诊断标准 C 中要求诊断为恋童障碍的最低年龄为 16 岁，并且比诊断标准 A 中提及的儿童至少年长 5 岁。

恋童本身看似是一种终身的状况。然而，无论是否治疗，恋童障碍必须包含其他可能随着时间而改变的因素：主观痛苦（如内疚感、羞耻感、强烈的性挫败感或孤独）、心理社会损害，对儿童实施性行为的倾向，或两者皆有。因此，恋童障碍的病程可能会随着年龄增长而波动、增加或减少。

有恋童障碍的成人可能报告，对儿童的性兴趣的觉知早于采取涉及儿童的性行为或自我认知为恋童障碍。正如其他性欲倒错驱动的或非性欲倒错的性行为一样，随着年龄的增长，涉及儿童的性行为出现的频率可能会出现递减效应。

风险与预后因素

气质的：恋童和反社会型人格特质之间看似有某种交互作用，如冷漠、冲动和不充分考虑后果就愿意冒险。具有恋童性兴趣和反社会型人格特质的男性更有可能对儿童实施性行为，因此符合恋童障碍的诊断。所以，反社会型人格障碍可以被作为男性恋童障碍的风险因素。

环境的： 恋童的成年男性经常报告曾经在儿童期遭受过性虐待。然而，并不清楚这一相关性是否反映了儿童期曾受性虐待对成年后恋童有因果影响。

遗传与生理的： 因为恋童是恋童障碍诊断的必要条件，任何增加恋童的因素也会增加恋童障碍的风险。有一些证据显示，在子宫内的神经发育紊乱增加了发展为恋童性兴趣的可能性。

与性和性别相关的诊断问题

对性兴趣的实验室测评，即对描绘儿童的性刺激的心理生理反应，有时对诊断男性恋童障碍是有用的，而对诊断女性恋童障碍未必有用，因为对女性恋童性兴趣评估的研究非常有限。

诊断标志物

当个体的病史表明可能存在恋童障碍，但该个体否认对儿童有强烈或偏好的性吸引时，对其性兴趣进行心理生理学测评有时可能是有帮助的。被全面研究过并被使用最久的此类测评是*阴茎体积描记法*，诊断的敏感性和特异性可能因部位而异，因此不同部位经常需要使用不同的刺激、程序和评分。观看影像的时间，使用裸体或穿极少衣服者的照片作为视觉刺激，也被用于诊断恋童障碍，特别是与自我报告测评结合使用。美国的临床工作者应该觉知到，持有描述儿童的视觉刺激物，即使是以诊断为目的，仍然可能违反关于持有儿童色情影像的美国法律，从而使得临床工作者可能受到犯罪指控。在阴茎体积描记法中，可以选择使用描述性互动的音频刺激。在所有心理生理学方法中，诊断标志物是对描述儿童的刺激与描述成人的刺激相比的相对性反应，而不是对儿童刺激的绝对性反应。

鉴别诊断

恋童： 有恋童的个体会反复出现强烈的性幻想或性冲动，涉及与青少年期前的一个或多个儿童发生性行为。除非个体曾对青少年期前儿童的性冲动采取过行动，或者性冲动或性幻想导致显著的痛苦或人际交往困难，否则不能诊断为恋童障碍。

其他性欲倒错障碍： 有时个体表现出不同的性欲倒错障碍，但被转诊进行可能的恋童障碍评估（例如，当被诊断为有露阴障碍的个体将其自身暴露于儿童和成人时）。在某些案例中，两种诊断都适用；而在其他案例中，一种性欲倒错障碍的诊断就足够了。例如，一个个体如果只将自己暴露于青少年期前的儿童，可能同时患有露阴障碍和恋童障碍；而另一个个体如果将自己暴露于受害者，无论受害者的年龄如何，都可能被认为只患有露阴障碍。

反社会型人格障碍： 一些有反社会型人格障碍的个体会对儿童进行性虐待，这反映了一个事实，即反社会型人格障碍的存在增加了一个主要被成熟的人吸引的个体在相对接近儿童的基础上对儿童进行性接触的可能性。只有当有证据表明在至少 6 个月的时间里，个体也有反复出现的、强烈的、性唤起的幻想、性冲动或涉及与青少年期前的儿童发生性活动的行为时，才应考虑恋童障碍的额外诊断。

物质中毒：物质中毒的脱抑制效应可能也会增加主要被成熟的人吸引的个体对儿童进行性接触的可能性。

强迫症：偶尔有个体报告自相矛盾的想法并且担心自己对儿童可能有性吸引。在临床访谈中，这些个体通常显示对这些想法缺乏积极的感觉，这些想法和性行为之间没有关联（如对这些想法自慰），有时会有额外的自相矛盾的侵入性的性观念（如关于同性恋的担忧）。

共病

恋童障碍共病的精神障碍包括：物质使用障碍，抑郁障碍、双相障碍和焦虑障碍，反社会型人格障碍以及其他性欲倒错障碍。然而，关于共病的精神障碍的发现大部分来自因对儿童实施性侵犯而被定罪的个体（几乎全是男性），并且不能泛化到其他有恋童障碍的个体（如从未对儿童进行性接触，但基于主观痛苦符合恋童障碍诊断的个体）。

恋物障碍

诊断标准　　F65.0

A. 在至少 6 个月的时间里，通过使用无生命物体或高度特定地聚焦于非生殖器的躯体部位而激起个体反复的、强烈的性唤起，表现为幻想、冲动或行为。

B. 这种幻想、性冲动或行为引起有临床意义的痛苦，或导致社交、职业或其他重要功能方面的损害。

C. 恋物的对象不限于用于变装的衣物（如在异装障碍中）或为达到生殖器触觉刺激而专门设计的器具（如振动器）。

标注：

躯体部位

无生命物体

其他

标注如果是：

在受控制的环境下：此标注主要适用于那些生活在机构或其他场所的个体，在那里作出恋物行为的机会受限。

完全缓解：个体在不受控制的环境下持续至少 5 年的时间里，没有痛苦或社交、职业、其他功能方面的损害。

标注

尽管有恋物障碍的个体可能报告对无生命物体或某个特定的躯体部位有强烈的、反复的性唤起，非互相排斥的恋物组合的发生是常见的。因此，个体可能有与某种无生命物体（如女性内衣）有关的恋物障碍，或聚焦于某个激起强烈性欲的躯体部位（如脚、头发）的恋物障碍，或他或她的恋物兴趣可能符合这些标注的不同组合的诊断标准（如袜子、鞋和脚）。

诊断特征

作为与性唤起有关的主要因素，恋物障碍的性欲倒错的焦点涉及持续反复地使用或依赖于无生命物体，或高度聚焦于某个特定的躯体部位（通常不是生殖器）（诊断标准 A）。恋物障碍的诊断必须包括有临床意义的个人痛苦或社会、职业、其他重要功能领域的损害（诊断标准 B）。常见的恋物对象包括女性内衣、男性或女性鞋袜、橡胶制品、皮革服装、尿布或其他可穿戴的衣物。与恋物障碍有关，高度色情化的躯体部位包括脚、脚趾和头发。与性有关的恋物同时包括无生命物体和躯体部位（如脏袜子和脚）是常见的，因此，恋物障碍的定义现在重新包含了躯体部位恋物障碍（即对某个躯体部位的高度聚焦）。躯体部位恋物障碍在 DSM-Ⅳ -TR 中被考虑为未特定的恋物障碍，在 DSM-Ⅲ之前已经被纳入到恋物中。

许多自我认定为恋物障碍的个体并不一定报告与其恋物行为有关的临床损害。这些个体可以被考虑为恋物的性兴趣（即由于使用无生命物体或高度聚焦于非生殖器的躯体部位而引起的反复出现的、强烈的性唤起，表现为幻想、冲动或行为），但这不是恋物障碍。恋物障碍的诊断需要同时符合诊断标准 A 中的行为和诊断标准 B 中有临床意义的痛苦或功能损害。

相关特征

恋物障碍可以是一种多重感官的体验，包括：在自慰的同时手握、品尝、摩擦、插入、嗅闻恋物对象，或在性接触的过程中让性伴侣穿戴或使用某种恋物对象。值得注意的是，许多有恋物性兴趣的个体也在不使用他们的恋物对象的情况下享受与伴侣的性体验。然而，我们也应该注意到，有恋物性兴趣的个体常常发现，进行有他们的恋物对象的性体验比没有恋物对象的性体验更能让他们感到性满足。而对于少数有恋物性兴趣的个体来说，他们的恋物对象必须被性唤起和 / 或性满足。一些个体可能有大量高度渴望的恋物对象的收藏品。

发展与病程

性欲倒错通常始于青少年期，但恋物性兴趣可以在青少年期前出现。恋物障碍一旦确立，往往会成为一个持续的病程，在性冲动或性行为的强度和频率上有所波动。

与文化相关的诊断问题

了解和适当考虑性行为的规范性是建立恋物障碍临床诊断以及区分该临床诊断和能够被社会接受的性行为之间的重要因素。

与性和性别相关的诊断问题

恋物行为发生在男性中较多，但也发生在女性中。这种性别差异在恋物幻想中比在实际的恋物行为中要小。在临床样本中，恋物障碍几乎只在男性中有报告。

恋物障碍的功能性后果

与恋物障碍有关的典型损害包括：当所偏好的恋物对象或躯体部位在前戏和性交中无法获取时，在浪漫的交互关系中可能出现性功能失调。一些有恋物障碍的个体即使正处于一段有意义的、交互的及有感情的关系中，也可能更倾向于进行与其恋物偏好有关的单独的性行为。

鉴别诊断

异装障碍：与恋物障碍最相近的诊断是异装障碍。正如诊断标准中注明的一样，当恋物对象仅限于用于变装的衣物（如在异装障碍中）或为了生殖器刺激而专门设计的器具（如振动器）时，不能给予恋物障碍的诊断。

性受虐障碍或其他性欲倒错障碍：恋物障碍可能与其他性欲倒错障碍同时出现，特别是性施虐与受虐行为或兴趣和异装障碍。当个体对“被迫变装”进行性幻想或参与其中，且主要通过伴随这些性幻想或重复活动的支配或受辱获得性唤起，并经历痛苦或功能损害时，应给予性受虐障碍的诊断。

恋物：个体使用恋物对象来激发性唤起（恋物），但没有任何有关的痛苦或心理社会角色损害，或其他不良后果，这些个体不符合诊断标准 B 规定的阈值，因而不符合恋物障碍的诊断标准。例如，个体的性伴侣分享性兴趣或能够把他对爱抚、嗅闻或舔舐脚或脚趾的性兴趣成功整合为性交前戏的一个重要组成部分，那么这种情况不应被诊断为恋物障碍；如果个体倾向于作出与穿戴橡胶衣物或皮靴有关的单独性行为，并且没有引起痛苦或损害，也不应诊断为恋物障碍。

共病

恋物障碍可能与其他性欲倒错障碍及性欲亢进同时出现。在极少数情况下，恋物障碍可能与神经系统疾病有关。

异装障碍

诊断标准 F65.1

A. 在至少 6 个月的时间里，通过变装激起个体反复的、强烈的性唤起，表现为幻想、冲动或行为。

B. 这种幻想、性冲动或行为引起有临床意义的痛苦，或导致社交、职业、其他重要功能方面的损害。

标注如果是：

伴恋物：如果通过纤维织物、材料或服装激起性唤起。

伴性别幻想：如果通过自己是女性的想法或想象激起性唤起。

标注如果是：

在受控制的环境下：此标注主要适用于那些生活在机构或其他场所的个体，在那里变装的机会受限。

完全缓解：个体在不受控制的环境下持续至少 5 年的时间里，没有痛苦或社交、职业、其他功能方面的损害。

标注

存在恋物会减少有异装障碍的男性的性别烦躁。存在性别幻想会增加有异装障碍的男性的性别烦躁。

诊断特征

异装障碍的诊断不适用于所有装扮为异性的个体，即使是在日常生活中也装扮为异性的个体。该诊断适用于变装，或变装的想法总是（经常）伴随性兴奋的个体（诊断标准 A）；由于这一模式导致了情感痛苦，或由于这一模式损害了社会功能或人际关系功能的个体（诊断标准 B）。这种变装可能只涉及一类或两类服装（如对于男性，可能只涉及女性内衣），或这种变装可能涉及由内而外完全穿着异性的衣物，以及（对于男性）可能包括使用女性的假发和化妆品。性唤起最显著的形式是阴茎勃起，可能以多种方式与变装同时出现。在年轻的男性中，变装通常会导致自慰，随后任何女性衣物会被去除。年长的男性通常会避免自慰或做任何刺激阴茎的行为，这样通过避免射精能让他们延长自己的变装时间。男性和女性有时会通过与其性伴侣性交来完成一次变装过程，并且有些个体如果没有变装（或关于变装的个人性幻想），就很难保持足够的性唤起。

对痛苦或损害的临床评估，如对异装性唤起的临床评估，通常依赖于个体的自我报告。“去除与获取”的行为模式经常表示有异装障碍的个体伴有痛苦。在该行为模式中，个体（通常是男性）在花费了大量金钱购买女性衣物和其他服饰（如鞋、假发）后，克服变装冲动尝试丢弃这些物品（即去除它们），但随后又开始重新获取女性服装。

相关特征

男性异装障碍经常伴随性别幻想（即男性通过“自己是女性”的想法或形象而获得性唤起的性欲倒错倾向）。性别幻想和行为可能聚焦于展现女性的生理功能（如哺乳、月经），从事刻板印象中女性的典型行为（如编织），或拥有女性的生理结构（如乳房）。

患病率

异装障碍的患病率是未知的。但是，男性的患病率似乎比女性高得多。只有不到 3% 的瑞典男性报告曾经通过穿女装来激发性唤起。在一生中曾经不止一次或数次进行伴有性唤起的变装的个体的比例更低。

发展与病程

对男性来说，异装障碍的最初迹象可能出现于儿童期，以强烈迷恋女性服饰的某个物件的形式出现。在青少年期前，变装会使个体有广泛的愉悦兴奋的感觉。随着青少年期的到来，穿着女性的衣物会开始引起个体阴茎勃起，以及在一些案例中，直接导致初次射精。在许多案例中，随着个体年龄的增长，变装引起的性兴奋会越来越少，最终可能完全不会引起任何可识别的阴茎反应，但同时变装的欲望保持不变，或变得更加强烈。报告以上性反应减少的个体，通常报告由变装引起的性兴奋已经被舒适感或幸福感所代替。

在有些案例中，异装障碍的病程是持续的；在有些案例中，其是阵发的。当有异装障碍的男性最初与女性相爱并开始一段恋爱关系时，他们会失去对变装的兴趣，这种情况并不少见，但是这种症状减缓被证明通常是暂时的。当变装的欲望回归时，有关的痛苦也一并回归。

在有一些案例中，异装障碍会发展为性别烦躁。在青少年期或儿童早期可能无法区分这些案例中的男性与其他异装障碍患者的区别，他们逐渐发展出保留更长时间女性角色且将自己的生理结构女性化的愿望。性别烦躁的发展通常伴随着与变装有关的性唤起的减少或消失（根据自我报告）。

正如其他性欲倒错及非性欲倒错的性兴趣的表现一样，在阴茎勃起和刺激中，异装的表现在青少年期和成人早期最为强烈。在成人期，异装障碍最严重，这个时期正是异装的驱动力最有可能与异性恋性交表现及结婚成家的愿望发生冲突的时候。中年和更为年长的有异装史的男性，与性别烦躁相比，较少表现为异装障碍。

异装障碍的功能性后果

从事异装行为可能会对异性恋的关系产生妨碍或分心。这可能会成为那些希望与女性保持传统婚姻或浪漫关系的男性的痛苦来源。

鉴别诊断

异装：有异装的个体会因变装而反复出现强烈的性唤起。除非幻想、性冲动或涉及变装的行为伴有临床上显著的痛苦或社会、职业、其他重要功能领域的损害，否则不能诊断为异装障碍。

恋物障碍：该精神障碍可能与异装障碍类似，特别是有恋物的男性穿上女性内衣同时自慰时。区分异装障碍取决于个体在上述活动中的特定想法（如是否有任何成为女性的想法，如像一个女性或装扮得像女性）及是否存在其他恋物的情况（如柔软、丝绸的面料，无论这些面料被用于服装还是其他物品）。

性别烦躁：有异装障碍的个体不报告他们自我体验的性别和实际性别之间的不一致，也没有成为另一性别的愿望；并且他们通常没有儿童期扮演相反性别角色的行为史，但该行为史在有性别烦躁的个体中是存在的。个体的表现如果符合异装障碍和性别烦躁的全部诊断标准，应给予两种诊断。

共病

异装障碍经常被发现与其他性欲倒错有关。最常见的是同时出现的性欲倒错是恋物的性兴趣或行为，以及受虐的性兴趣或行为。受虐的性兴趣或行为的一种特定的危险形式——性窒息，在相当一部分致死案例中都与异装的性兴趣或行为有关。

其他特定的性欲倒错障碍

F65.89

此类型适用于那些具备性欲倒错障碍的典型症状，且引起有临床意义的痛苦，或导致社交、职业、其他重要功能方面的损害，但未能符合性欲倒错障碍诊断类别中任何一种障碍的全部诊断标准。可在下列情况下使用其他特定的性欲倒错障碍这一诊断：临床工作者选择用它来交流未能符合任何一种性欲倒错障碍诊断标准的特定原因。通过记录"其他特定的性欲倒错障碍"，接着记录其特定原因（如"恋兽症"）来表明。

可使用"其他特定的"名称的临床示例包括但不限于，反复的和强烈的性唤起涉及猥亵电话（淫秽电话）、恋尸症（尸体）、恋兽症（动物）、嗜粪症（粪便）、灌肠症（灌肠）或恋尿症（尿），存在至少 6 个月的时间，且引起显著的痛苦，或导致社交、职业、其他重要功能方面的损害。其他特定的性欲倒错障碍可以被标注为缓解和 / 或出现在受控制的环境下。

未特定的性欲倒错障碍

F65.9

此类型适用于那些具备性欲倒错障碍的典型症状，且引起有临床意义的痛苦，或导致社交、职业、其他重要功能方面的损害，但未能符合性欲倒错障碍诊断类别中任何一种障碍的全部诊断标准的情况。此种未特定的性欲倒错障碍可在下列情况下使用：临床工作者选择不标注未能符合任何一种性欲倒错障碍诊断标准的特定原因及包括因信息不足而无法作出更特定的诊断。

其他精神障碍和额外编码

本章提供了属于精神障碍的精神病学表现的诊断编码（即症状导致临床显著痛苦或社交、职业、其他重要功能领域的损害），但不符合前面第二部分章节中任何一种精神障碍的诊断要求。这些编码允许对这些未分类的精神障碍进行记录和编码。本章还包括一个额外的编码“无诊断或疾病”，该编码用于对个体进行评估并确定其不存在精神障碍的情况。

类别“（1）由其他躯体疾病所致的其他特定的精神障碍”和“（2）由其他躯体疾病所致的未特定的精神障碍”是用于已经确定精神障碍症状（如分离症状）是其他躯体疾病的直接生理后果，但不符合前述第二部分中由其他躯体疾病所致的精神障碍的诊断标准。对于由其他躯体疾病所致的其他特定或未特定的精神障碍的诊断，需要首先编码和列出该躯体疾病（如 B20 HIV 疾病），然后是由其他躯体疾病所致的其他特定或未特定的精神障碍的合适编码。

类别“（1）其他特定的精神障碍”和“（2）未特定的精神障碍”是在符合以下所有考虑因素时使用的剩余类别：精神病学表现是精神障碍（即症状引起临床上显著的痛苦或社交、职业、其他重要功能领域的损害），表现不符合前述第二部分中任何特定的精神障碍的诊断标准，表现也不符合第二部分中列出的任何其他特定的和未特定的精神障碍类别的定义要求，也没有其他精神障碍的诊断可适用。

与 DSM-5 中其他特定和未特定类别的案例相同，当临床工作者选择标注表现不符合任何现有类别诊断标准的特定原因时，使用其他特定的类别（如由复杂部分性癫痫发作所致的其他特定的精神障碍，伴分离症状）；当临床工作者选择不标注原因时，使用未特定的类别。

由其他躯体疾病所致的其他特定的精神障碍

F06.8

此类型适用于那些具备由其他躯体疾病所致的精神障碍的典型症状，且引起有临床意义的痛苦，或导致社交、职业、其他重要功能方面的损害，但未能符合能够归因于其他躯体疾病的任何特定的精神障碍的全部诊断标准的情况。可在下列情况下使用由其他躯体疾病所致的其他特定的精神障碍这一诊断：临床工作者选择用它来交流未能符合能够归因于其他躯体疾病的任何特定的精神障碍的诊断标准的特定原因。通过记录该障碍的名称，并用特定的病因性躯体疾病替换“其他躯体疾病”，接着记录不符合由其他躯体疾病所致的任何特定的精神障碍的诊断标准的特定症状表现来表明。此外，在编码由其他躯体疾病所致的其他特定的精神障碍之前，必须列出特定的躯体疾病的诊断编码。例如，由复杂部分性癫痫所致的分离症状，编码和记录为G40.209复杂部分性癫痫，F06.8由复杂部分性癫痫所致的其他特定的精神障碍，分离症状。

能够使用“其他特定”名称的示例如下：

分离症状：如包括在复杂部分性癫痫中出现的症状。

由其他躯体疾病所致的未特定的精神障碍

F09

此类型适用于那些具备由其他躯体疾病所致的精神障碍的典型症状，且引起有临床意义的痛苦，或导致社交、职业、其他重要功能方面的损害，但未能符合由其他躯体疾病所致的任何特定的精神障碍的全部诊断标准的情况。可在下列情况下使用由其他躯体疾病所致的未特定的精神障碍这一诊断：临床工作者选择不标注未能符合任何一种由其他躯体疾病所致的未特定的精神障碍的诊断标准的特定原因及包括因信息不足而无法作出更特定的诊断（如在急诊室的环境下）。通过记录该障碍的名称，并用特定的病因性躯体疾病替换“其他躯体疾病”。此外，在编码由其他躯体疾病所致的未特定的精神障碍之前，必须列出特定的躯体疾病的诊断编码。例如，由复杂部分性癫痫所致的分离症状，编码和记录为G40. 209复杂部分性癫痫，F09由复杂部分性癫痫所致的未特定的精神障碍。

其他特定的精神障碍

F99

此类型适用于那些具备精神障碍的典型症状，且引起有临床意义的痛苦，或导致社交、职业、其他重要功能方面的损害，但未能符合任何特定的精神障碍的全部诊断标准的情况。可在下列情况下使用其他特定的精神障碍这一诊断：临床工作者选择用它来交流未能符合任何特定的精神障碍的诊断标准的特定原因。通过记录“其他特定的精神障碍”，接着记录其特定原因来表明。

未特定的精神障碍

F99

此类型适用于那些具备精神障碍的典型症状，且引起有临床意义的痛苦，或导致社交、职业、其他重要功能方面的损害，但未能符合任何精神障碍的全部诊断标准的情况。可在下列情况下使用未特定的精神障碍这一诊断：临床工作者选择不标注未能符合特定的精神障碍诊断标准的特定原因及包括因信息不足而无法作出更特定的诊断（如在急诊室的环境下）。

额外的编码

Z03.89 无诊断或疾病

此编码适用于已对个体进行评估并确定其不存在精神障碍或疾病的情况。

药物所致的运动障碍及其他药物不良反应

药物所致的运动障碍被纳入 DSM-5-TR 的第二部分，因为它们的重要性在于：（1）精神障碍或其他躯体疾病的药物使用；（2）精神障碍的鉴别诊断 [例如，焦虑障碍对比药物所致的静坐不能；恶性紧张症（一种特别严重且可能危及生命的紧张症）对比神经阻滞剂恶性综合征；迟发性运动障碍对比舞蹈病]。尽管这些运动障碍被标为“药物所致的”，但往往很难建立药物接触和运动障碍发生之间的因果关系，特别是一些运动障碍也可能发生在无药物接触的情况下。本章罗列的这些疾病和问题并不是精神障碍。

术语神经阻滞剂已经过时，因为它强调抗精神病药物引起异常运动的倾向，在许多情况下，它正被抗精神病药物和其他多巴胺受体拮抗剂这一术语所取代。虽然新型的抗精神病药物较少引起一些药物所致的运动障碍，但这些障碍仍然会出现。抗精神病药物和其他多巴胺受体拮抗剂包括所谓传统的、“典型的”或第一代抗精神病药物（如氯丙嗪、氟哌啶醇、氟奋乃静）；“非典型的”或第二代抗精神病药物（如氯氮平、利培酮、奥氮平、喹硫平）；某些用于治疗恶心、胃轻瘫等症状的多巴胺受体阻滞药物（如丙氯拉嗪、异丙嗪、曲美苄胺、硫乙拉嗪、甲氧氯普胺）；以及作为抗抑郁药的阿莫沙平。

药物所致的帕金森综合征

G21.11　抗精神病药物和其他多巴胺受体拮抗剂所致的帕金森综合征

G21.19　其他药物所致的帕金森综合征

药物所致的帕金森综合征（MIP）是继帕金森病之后的第二大常见的帕金森综合征的病因，它与严重的发病率、致残和治疗不依从性有关，尤其是在患有精神障碍的个体中。因为早期识别很重要，所以任何新的帕金森综合征的案例都应该提供完整的用药史，这对于 MIP 的诊断至关重要。开始用药和帕金森综合征发生之间的时间关系应该是明显的。在患有精神障碍的个体中开出的许多药物也可能导致帕金森综合征，但 MIP 最常见于接触阻断多巴胺 D_2 受体的抗精神病药物。对多巴胺 D_2 受体具有更高效价的抗精神病药物（如氟哌啶醇、氟奋乃静和利培酮）发生 MIP 的概率更高，但第一代和第二代抗精神病药物的帕金森综合征的临床特征没有差异。

其他可引起 MIP 的药物包括钙通道拮抗剂（如氟桂利嗪、桂利嗪）、多巴胺消耗剂（如利血平、丁苯那嗪）、抗癫痫药（如苯妥英、丙戊酸盐、左乙拉西坦）、抗抑郁药（如选择性 5-羟色胺再摄取抑制药、单胺氧化酶抑制剂）、锂、化疗药物

（如阿糖胞苷、环磷酰胺、长春新碱、多柔比星、紫杉醇、依托泊苷）和免疫抑制剂（如环孢素、他克莫司）。毒素［如1-甲基-4-苯基-1,2,3,6-四氢吡啶（MPTP）、有机磷农药、锰、甲醇、氰化物、一氧化碳和二硫化碳］也可能导致MIP。

MIP发展的时间历程各不相同。通常，MIP出现在开始使用已知可导致帕金森综合征的药物或增加其剂量后，或出现在减少抗帕金森药物（如抗胆碱能药物）后的数周内。这些抗帕金森药物用于治疗或预防药物所致的肌张力障碍或帕金森症状。MIP也可能在开始或增加药物剂量后迅速发展，或在接触数月后隐匿发作。使用抗精神病药物或其他多巴胺受体拮抗剂时，MIP最典型的是在开始用药后的2～4周出现，一般在3个月。主要使用钙通道阻滞剂时，约1年后出现第二个症状发生的高峰。

报告的MIP发生率受到缺乏规范的诊断标准、错误诊断或将MIP体征错误归因于路易体病（如帕金森病）或精神障碍及总体缺乏认识的影响，尤其是在较轻的案例中。据估计，在接受长期典型的抗精神病药物治疗的门诊患者中，至少有50%在其治疗过程中的某个时间点出现过帕金森症状或体征。

没有临床特征能可靠地区分MIP和帕金森病。由于帕金森病的运动体征和症状开始于单侧且不对称进展，因此在开始使用抗精神病药物或其他引起MIP的药物后数周内出现双侧帕金森综合征的亚急性发作高度提示为MIP。MIP的帕金森体征通常是对称的，但不对称的模式也是常见的，不能因此排除MIP的诊断。此外，帕金森综合征的病程和临床表现不能用以下精神症状来更好地解释，例如：紧张症、精神分裂症的阴性症状或重性抑郁发作中的精神运动性迟滞，其他非帕金森药物所致的运动障碍，其他神经病性或一般性躯体疾病（如帕金森病、威尔逊病），或抗精神病药物加重的帕金森病。

在MIP中，强直和运动迟缓更常见，而震颤则较少发生且可能是缺乏的。帕金森震颤也被称为"滚丸震颤"，是一种稳定的、有节奏的振荡运动（每秒3～6个周期），在休息时很明显，通常比其他震颤慢。它可能是间歇性的、单侧或双侧的，或取决于肢体位置（即体位性震颤）。震颤可能涉及四肢、头部、下颌、嘴、唇（兔子综合征）或舌。震颤在休息时存在，但可以被抑制，特别是当个体试图用颤抖的肢体执行任务时。个体可能将震颤描述为"颤抖"，并报告说震颤可能因焦虑、压力或疲劳而加重。

帕金森强直表现为四肢、肩部、颈部或躯干肌肉的不自主僵硬和不灵活。通过评估肌张力或当检查者被动移动关节周围的肢体（并拉伸肌肉）时存在的阻力来评估强直。在铅管样强直中，增加的张力在整个运动范围内是恒定的（相对于折刀样强直而言）。齿轮样强直被认为代表了叠加在强直上的震颤。它最常见于手腕和肘部，当肌肉在关节周围被动移动时，表现为有节奏的、棘轮状的阻力（齿轮）。帕金森强直患者可能主述全身肌肉压痛或僵硬、四肢紧绷、肌肉或关节疼痛、身体疼痛或缺乏协调。

运动迟缓和运动不能分别是可观察的自发运动活动减少或缺失的状态。在启动和执行运动方面存在整体放缓和缓慢。一些日常行为（如梳理头发）可能难以正常进行，并且可能会减少。个体可能主述无精打采、缺乏自发性和驱动力或疲劳。

帕金森强直和运动迟缓表现为步态异常，包括：步幅缩短，手臂摆动或步行的整体自发性减少。其他体征包括弯腰驼背的姿势、凝视的面部表情和小碎步。流涎增多可能是咽部运动活动和吞咽减少的后果。但由于这些药物的抗胆碱能特性，与其他引起 MIP 的药物相比，在抗精神病药物引起的帕金森综合征中流涎可能较少发生。

MIP 与增加的步态失调、跌倒和疗养院安置有关。因此，MIP 在老年人中是一种严重的医源性运动障碍，需要识别和早期诊断。相关的行为症状可能包括抑郁和精神分裂症阴性症状的加重。其他帕金森体征和症状包括小字迹（显微书写）、运动灵活性降低、声音减弱、呕吐反射降低、吞咽困难、姿势不稳、面部表情和眨眼减少及皮脂溢出。当帕金森综合征与严重的运动活动减少有关时，帕金森综合征的医学并发症包括挛缩、褥疮、肺栓塞、尿失禁、吸入性肺炎、体重减轻和髋部骨折。

持续的风险因素包括女性性别、年龄较大、认知损害、其他并发的神经系统疾病、HIV 感染、帕金森病家族史和严重的精神症状。继发于抗精神病药物的 MIP 也可见于儿童。如果个体服用抗胆碱能药物，那么 MIP 的风险会降低。

鉴别诊断

帕金森病和帕金森症候群（如多系统萎缩、进行性核上性麻痹和威尔逊病）与 MIP 的区别在于伴随帕金森综合征的其他体征和症状。例如，帕金森病诊断的证据是需要帕金森病的三个或更多核心特征（如静止性震颤、强直、运动迟缓、姿势不稳）、嗅觉减退、睡眠障碍［如快速眼动（REM）睡眠行为障碍］和泌尿系统及其他常见于帕金森病的自主神经症状，但这些特征不太可能出现在 MIP 中。有原发性神经系统病因的帕金森病的个体，如果使用引起 MIP 的药物治疗，也容易加重症状。

非帕金森震颤往往更精细（如幅度更小）和更快（每秒 10 个周期），并且在有意图时（如当伸手去抓一个物体时）加重。随着撤药，通常伴有反射亢进和自主神经症状增加。在小脑疾病中，震颤会因有意图而加重，并且可能与眼球震颤、共济失调或断续言语有关。与迟发性运动障碍相关的舞蹈样运动不具有帕金森震颤的稳定节律性。卒中和其他中枢神经系统病变可导致局灶性神经系统症状或因弛缓性或痉挛性麻痹而无法活动，其特征是肌力下降和被动运动时肌张力增加，当进一步施压时消失（即折刀样强直）。这与 MIP 中的铅管样强直和正常肌力形成对比。

MIP 的替代诊断：有家族史的遗传性神经系统疾病，不能用最近的精神活性药物改变来解释的快速进展性帕金森综合征或存在局灶性神经系统体征（如额叶释放体征、颅神经异常、巴宾斯基征阳性）及神经阻滞剂恶性综合征，其涉及严重的运动不能和强直，但也有特征性的躯体和实验室发现的结果（如发热、肌酸磷酸激酶升高）。

重性抑郁障碍中出现的精神运动迟滞、不活动和冷漠可能难以与 MIP 中出现的运动迟缓或运动不能进行区分，但重性抑郁障碍更可能包括自主神经系统的体征（如早醒）、无希望和绝望。精神分裂症的阴性症状、与精神分裂症有关的紧张症或伴紧张症特征的心境障碍也可能难以与药物所致的运动不能相区分。强直也可能表现在精神病性障碍、谵妄、重度神经认知障碍、焦虑障碍和功能性神经症状障碍（转换障碍）中。在帕金森强直中，对被动运动的抵抗在整个运动范围内是恒定的，而在精神障碍或其他表现为强直的神经系统疾病中则不一致。一般来说，与帕金森震颤、强直和运动迟缓有关的检查出的躯体体征和症状有助于鉴别与 MIP 有关的强直、运动迟缓以及由其他原发性精神障碍引起的强直、运动减少。

神经阻滞剂恶性综合征

G21.0　神经阻滞剂恶性综合征

有神经阻滞剂恶性综合征的个体一般在症状发生前的 72 小时内，接触过多巴胺受体拮抗剂。伴大量出汗的体温过高（至少 2 次口腔测量＞ 100.4 ℉或＞ 38.0 ℃）是神经阻滞剂恶性综合征具有鉴别性的特征，使其不同于抗精神病药物和其他多巴胺受体拮抗剂的其他神经系统副作用。极端的体温升高反映了中枢性体温调节被破坏，更可能支持神经阻滞剂恶性综合征的诊断。广泛的强直最严重的形式被描述为“铅管”，通常对抗帕金森药物无效，这是该障碍的核心特征，并可能与其他神经系统症状（如震颤、流涎、运动不能、肌张力障碍、牙关紧闭、肌阵挛、构音障碍、吞咽困难、横纹肌溶解症）有关。经常可见肌酸激酶升高至至少正常上限的 4 倍。精神状态改变的特征为谵妄或从木僵到昏迷的意识改变，这往往是神经阻滞剂恶性综合征的早期体征。受到影响的个体可能看起来是清醒的，但是会出现眩晕和反应迟钝，且与紧张症性木僵一致。自主神经的激活和不稳定表现为心动过速（心率＞基线的 25%）、出汗、血压升高（收缩压或舒张压＞基线的 25%）或波动（24 小时内，舒张压变化＞ 20 mmHg 或收缩压变化＞ 25 mmHg）、尿失禁和面色苍白，这些表现可能在任何时间被观察到，但为诊断提供了早期线索。呼吸急促（呼吸频率＞基线的 50%）是常见的，以及呼吸窘迫（由于代谢性酸中毒、代谢亢进、胸壁受限、吸入性肺炎或肺栓塞引起）可能出现并导致突然的呼吸停止。

尽管数种实验室检查结果的异常与神经阻滞剂恶性综合征有关，但均对诊断无特异性。患有神经阻滞剂恶性综合征的个体可能伴有白细胞增多、代谢性酸中毒、缺氧、血清铁浓度降低、血清肌酶和儿茶酚胺增加。脑脊液分析和神经影像学检查的结果一般都是正常的，而脑电图则显示为广泛性减慢。死亡案例的尸检结果是非特异的和多变的，这取决于并发症。

数据库研究的证据表明，神经阻滞剂恶性综合征的发病率为使用抗精神病药物治疗个体的 0.01% ～ 0.02%。在中国香港进行的一项基于人群的研究发现，接受抗精神病药物治疗的个体的发病风险为 0.11%。

体征和症状的时间进程为神经阻滞剂恶性综合征的诊断和预后提供了重要线索。精神状态的改变和其他神经系统体征通常先于系统性体征。症状在药物使用后的数小时到数天内发生。一些案例在药物使用后的 24 小时内发生，大多数案例在第一周发生，几乎所有案例都在 30 天内。一旦神经阻滞剂恶性综合征被诊断，口服抗精神病药物和其他多巴胺受体拮抗剂被停用后，神经阻滞剂恶性综合征在大多数案例中是自限的。停药后的恢复时间平均为 7 ～ 10 天，大多数个体在 1 周内可以恢复，几乎所有个体都可在 30 天内恢复。当使用长效抗精神病药物时，此病程可能延长。亦有报告，个体急性高代谢症状消失后，残留的神经系统体征会持续数周。在大多数神经阻滞剂恶性综合征的案例中，症状可以完全消失；但当该障碍未被识别时，已有报告显示其致死率为 10% ～ 20%。当重新使用抗精神病药物时，尽管许多个体未再出现神经阻滞剂恶性综合征，但也有一些个体有可能再次出现，尤其是发作后不久就恢复使用抗精神病药物的个体。

对于使用抗精神病药物或其他多巴胺受体拮抗剂进行治疗的所有个体而言，神经阻滞剂恶性综合征都是一个潜在的风险。它对于任何神经精神的诊断都无特异，也可能出现在没有诊断为精神障碍但接受多巴胺受体拮抗剂的个体身上。与神经阻滞剂恶性综合征风险升高有关的临床的、系统的和代谢的因素包括激越、全身耗竭、脱水和铁缺乏。在 15% ～ 20% 的报告案例中，有与抗精神病药物和其他多巴胺受体拮抗剂有关的先前发作，表明一些个体存在潜在的易感性；但基于神经递质受体多态性的遗传学发现尚未被持续地重复。

几乎所有的抗精神病药物和其他多巴胺受体拮抗剂都与神经阻滞剂恶性综合征有关，但高效价的抗精神病药物与低效价和非典型的抗精神病药物相比，存在更大的风险。部分的或轻度的形式可能与新一代抗精神病药物有关。即使使用老一代药物，神经阻滞剂恶性综合征的严重程度仍然存在变异。在医疗环境下使用多巴胺受体拮抗剂（如甲氧氯普胺、丙氯拉嗪）也可引起不良反应。肠外给药途径、快速滴定及更高的药物总量与风险增加有关，但神经阻滞剂恶性综合征通常出现在抗精神病药物和其他多巴胺受体拮抗剂的治疗剂量范围内。

鉴别诊断

神经阻滞剂恶性综合征必须区别于其他严重的神经系统或躯体疾病，包括中枢神经系统感染、炎症和自身免疫性疾病、癫痫持续状态、皮层下结构性损伤及系统性疾病（如嗜铬细胞瘤、甲状腺毒症、破伤风、中暑）。

神经阻滞剂恶性综合征也必须区别于使用其他物质或药物所致的类似综合征。例如，5-羟色胺综合征，突然停用多巴胺受体激动剂所致的帕金森高热综合征，酒精或镇静剂戒断，麻醉中出现的恶性高热，与兴奋剂和致幻剂滥用有关的高热，抗胆碱能药物所致的阿托品中毒。

在罕见的情况下，患有精神分裂症或心境障碍的个体可能会出现恶性紧张症，这可能无法与神经阻滞剂恶性综合征相鉴别。一些研究者认为，神经阻滞剂恶性综合征是一种药物所致的恶性紧张症。

药物所致的急性肌张力障碍

G24.02　药物所致的急性肌张力障碍

药物所致的急性肌张力障碍的核心特征是，与使用已知能导致急性肌张力障碍的药物有关的持续的、异常的肌肉收缩（肌张力增加）和姿势。任何阻断多巴胺 D_2 受体的药物都会诱发急性肌张力障碍反应（ADR）。ADR 发生在接触抗精神病药物、止吐药和促动力药后是最常见的。据报道，多种其他药物类别也可诱发 ADR，包括选择性 5-羟色胺再摄取抑制药、胆碱酯酶抑制剂、阿片类药物和哌甲酯。

肌张力障碍反应的严重程度和部位差异很大，可以是局灶性的、分段的或广泛性的。它们最常影响头部和颈部肌肉，可以延伸到上肢和下肢或躯干。常见的表现是急性口下颌（下颌）肌张力障碍，涉及舌和嘴突出，或张开嘴或做鬼脸的姿势影响言语（构音障碍）和吞咽（吞咽困难），并可能演变成明显的牙关紧闭（锁颌）。眼部肌肉受累（眼动危象）表现为眼睛不自主地被迫和持续地向上、向下或侧向的同向偏移，可持续数分钟至数小时。眼睑痉挛也可能会发生。颈部肌张力障碍表现为头部和颈部相对于身体的异常向前、向后、侧向或扭转位置（如前颈、后颈、侧颈和斜颈）。局灶性肢体肌张力障碍通常比近端更远，比萨综合征（躯干横向弯曲，倾向于向一侧倾斜）和可能演变成角弓反张（头部、颈部和脊柱向后拱起）的背部拱起。急性喉肌张力障碍是危及生命的，会导致气道阻塞，表现为"卡住喉咙"、喘鸣、发音困难、吞咽困难、呼吸困难及药物对声带和喉部肌肉的影响而导致的呼吸窘迫。

至少 50% 的个体在开始或快速增加抗精神病药物或其他多巴胺受体拮抗剂的剂量，或减少用于治疗或预防急性锥体外系症状的药物（如抗胆碱能药物）的 24 ～ 48 小时内发生 ADR。约 90% 的受影响的个体在 5 天内出现 ADR。这些症状不能用精神障碍（如紧张症）来更好地解释，也不能是由原发性神经系统或其他躯体疾病或药物所致的迟发性运动障碍所致的。

恐惧和焦虑通常伴随着 ADR，因为它们强烈的性质，个体无法控制或停止运动，并且当其出现时会导致呼吸、说话或吞咽困难。一些个体会在受影响的肌肉中感到疼痛或痉挛。不知道可能发生药物所致的肌张力障碍的个体可能会特别痛苦，从而增加后续药物不依从性的可能性。精神病患者的思维障碍、妄想或行为举止可能导致受影响的个体或他人错误地将他或她的肌张力障碍症状视为精神障碍的特征，这可能引起致病药物的剂量增加。儿童和 40 岁以下患有精神病的成人发生 ADR 的风险最高。在儿童和成人中，男性的发病率高于女性。发生 ADR 的其他风险因素包括先前对抗精神病药物或其他多巴胺受体拮抗剂的肌张力障碍反应，以及使用高效、典型的抗精神病药物。

鉴别诊断

区分药物所致的 ADR 和其他原因所致的肌张力障碍非常重要，尤其是在接受抗精神病药物或其他多巴胺受体拮抗剂治疗的个体中。基于时间进程和肌张力障碍症状的演变（例如，肌张力障碍在接触抗精神病药物之前或在药物没有改变的情况下进展），原发性神经系统或其他躯体疾病是明显的，并可能有其他局灶性神经系统体征的证据。特发性的局灶性或节段性肌张力障碍通常持续数天或数周，与药物无关。肌张力障碍的家族史可能存在。继发于药物接触的迟发性肌张力障碍，包括抗精神病药物或其他多巴胺受体拮抗剂，没有急性发作，并且在降低抗精神病药物的剂量时可能变得明显。其他神经系统疾病(如癫痫发作、病毒和细菌感染、外伤、周围或中枢神经系统中的占位性病变）和内分泌病（如甲状旁腺功能减退）也可能产生类似于药物所致的急性肌张力障碍的症状（如手足抽搐）。其他类似急性药物所致的肌张力障碍的诊断包括过敏反应、迟发性喉肌张力障碍和呼吸运动障碍。神经阻滞剂恶性综合征也可产生肌张力障碍，但不同之处在于它还伴有发热和全身强直。

与心境障碍或精神分裂症有关的紧张症可以通过症状、抗精神病药物治疗（例如，在接触抗精神病药物前出现肌张力障碍）、对药物干预的反应（例如，降低抗精神病药物剂量后或使用抗胆碱能药物后没有改善)之间的时间关系来区分。此外，患有药物所致的急性肌张力障碍的个体通常对肌张力障碍的反应感到痛苦，并通常寻求干预。相比之下，患有迟滞型紧张症的个体通常是缄默的和脱离的，并且不会对自己的疾病表达主观痛苦。

药物所致的急性静坐不能

G25.71　药物所致的急性静坐不能

药物所致的急性静坐不能的核心特征是主诉坐立不安，并至少观察到以下一种运动：坐下时坐立不安或摆动双腿，站立时双脚交替摇摆或“原地行走”，踱步以缓解不安，或至少数分钟内无法静坐或站立。经历最严重形式的药物所致的急性静坐不能的个体可能无法超过几秒钟保持任何姿势。主诉包括：内在的坐立不安感，最常见于腿部；强迫移动自己的腿，如果个体被要求不要移动自己的腿就会感到痛苦；烦躁和焦虑。这些症状通常在开始使用可引起静坐不能的药物或增加其剂量后的 4 周内出现，包括抗精神病药物和其他多巴胺受体拮抗剂、三环类抗抑郁药、选择性 5-羟色胺再摄取抑制药、多巴胺激动剂和钙通道阻滞剂，并且可以偶尔出现在减少治疗或使用预防急性锥体外系症状的药物后(如抗胆碱能药物)。不能用精神障碍（例如，精神分裂症、药物戒断、重性抑郁或躁狂发作引起的激越，注意缺陷 / 多动障碍中的多动）来更好地解释这些症状，这些症状也不是由神经系统或其他躯体疾病所致的(如帕金森病、缺铁性贫血)。

静坐不能引起的主观痛苦是显著的，并可能导致对抗精神病药物或抗抑郁药治疗的不依从。静坐不能与烦躁、易激惹、攻击性或自杀企图有关。精神病性症状或行为失控的恶化可能导致药物剂量增加，这可能会加剧该问题。在开始或增加致病药物后，静坐不能会发展得非常迅速。静坐不能的发展似乎是有剂量依赖性的，并且更经常与特定的高效价抗精神病药物或对中枢多巴胺受体具有更高亲和力的药物有关。尽管急性静坐不能的强度可能会随着时间的推移而波动，但是只要继续使用致病药物，急性静坐不能就会持续存在。在接受抗精神病药物或其他多巴胺受体拮抗剂的个体中，报告的静坐不能发生率差异很大（20% ～ 75%)。报告患病率的差异可能归因于定义、抗精神病药物的使用习惯及实验设计和所研究人群的人口统计数据缺乏一致性等因素。

鉴别诊断

药物所致的急性静坐不能在临床上与某些神经系统或其他躯体疾病所致的坐立不安综合征及作为精神障碍（如躁狂发作）的一部分出现的激越难以区分。帕金森病和缺铁性贫血的静坐不能在症状上与药物所致的急性静坐不能类似。在开始或增加药物治疗后不久，经常突然出现的坐立不安通常能够帮助鉴别诊断药物所致的急性静坐不能。

选择性 5-羟色胺再摄取抑制药可能会产生静坐不能，它与由抗精神病药物或其他多巴胺受体拮抗剂所致的静坐不能在症状和治疗反应上似乎是相同的。在使用抗精神病药物或其他多巴胺拮抗剂的个体中，迟发性运动障碍也可能与静坐不能共病，也经常存在部分的广泛性坐立不安。抗精神病药物和其他多巴胺拮抗剂所致的急性静坐不能与抗精神病药物和其他多巴胺拮抗剂所致的迟发性运动障碍的区别在于，运动的性质及其与开始用药的关系。与药物剂量变化有关的症状表现的时间进程可能有助于鉴别。抗精神病药物的增加通常会加剧静坐不能，而它往往也会暂时缓解迟发性运动障碍的症状。

需要将药物所致的急性静坐不能与能用精神障碍来更好地解释的症状相区分。患有抑郁发作、躁狂发作、广泛性焦虑障碍、精神分裂症谱系及其他精神病性障碍、注意缺陷/多动障碍、重度神经认知障碍、谵妄、物质（如可卡因）中毒或物质（如阿片类药物）戒断的个体可能表现出难以与静坐不能区分的激越。其中一些个体能够通过他们对静坐不能的体验与以前经历的感觉不同，从而将静坐不能与精神障碍的焦虑、坐立不安和激越特征相区分。能用精神障碍来更好地解释的坐立不安或激越的其他证据包括：在接触致病药物之前出现激越，随着致病药物剂量的增加，坐立不安没有增加，药物干预没有缓解（例如，减少致病药物的剂量或使用另一种旨在治疗静坐不能的药物后症状没有改善）。

迟发性运动障碍

G24.01 迟发性运动障碍

迟发性运动障碍的核心特征是舌、下颌、躯干或四肢的异常、不自主运动，这些运动与使用阻断突触后多巴胺受体的药物有关，例如，第一代和第二代抗精神病药物和其他药物、用于胃肠道疾病的甲氧氯普胺。这些运动至少持续 4 周，并且在本质上可能是舞蹈形式（快速、急拉、不重复）、手足徐动症（缓慢、弯曲、连续）或半节律性（如刻板的）；这些运动与药物所致的帕金森综合征中常见的有节奏的震颤（3 ～ 6 Hz）明显不同。迟发性运动障碍的体征或症状在接触抗精神病药物或其他多巴胺拮抗剂期间，或在停用口服药物后 4 周内（或在停用长效注射剂后 8 周内）出现，且必须有使用这类药物至少 3 个月的病史（60 岁或以上的个体为 1 个月）。尽管大量流行病学研究已经确定了多巴胺拮抗剂的使用与迟发性运动障碍之间的病因关系，但接受抗精神病药物治疗个体的运动障碍不一定都是迟发性运动障碍。

异常的口面部运动是迟发性运动障碍最明显的表现，并且能够在大多数患有迟发性运动障碍的个体中观察到；约一半的个体可能有肢体受累，多达四分之一的个体可能有颈部、肩部或躯干的轴向运动障碍；有些个体可能会出现其他肌肉群（如咽、膈肌、腹部）的受累，但并不常见，尤其是在没有口面部、四肢或躯干运动障碍的情况下。没有口面部受累的肢体或躯干运动障碍在年轻人中可能更常见，而口面部运动障碍在老年人中是典型的。

迟发性运动障碍的症状往往会因兴奋剂、抗精神病药物撤药和抗胆碱能药物（如苯扎托品，通常用于治疗药物所致的帕金森综合征）而加重，并且可能因未受累的躯体部位的自主运动期间的情绪唤醒、压力和分神而暂时加重。运动障碍的异常运动通过放松和身体受累部位的自主运动而暂时减少。它们通常在睡眠时消失。通过增加抗精神病药物的剂量，至少可以暂时抑制运动障碍。

接受长期抗精神病药物治疗的个体，其迟发性运动障碍的总患病率约为 20% ～ 30%。年轻人的总发病率每年约为 3% ～ 5%。中老年人似乎更常出现迟发性运动障碍，据报道，在平均累计接触抗精神病药物 1 年后，患病率高达 50%，发病率为 25% ～ 30%。患病率也因环境而异，迟发性运动障碍往往长期在机构中的个体中更为常见。报告患病率的差异可能归因于迟发性运动障碍的定义、抗精神病药物的使用习惯及实验设计和被研究人群的人口统计数据缺乏一致性等。但是尽管绝经后女性的风险可能更高，迟发性运动障碍的易感性没有明显的性别差异。抗精神病药物的累积量增加和急性锥体外系副作用（如药物所致的帕金森综合征）的早期发展是迟发性运动障碍的两个最一致的风险因素。心境障碍（尤其是重性抑郁障碍）、神经系统疾病和酒精使用障碍也被发现是某些人群出现迟发性运动障碍的风险因素。与第一代抗精神病药物相比，第二代抗精神病药物的迟发性运动障碍的发生率略低，但差异并没有想象的那么大，尤其是考虑到第一代抗精神病药物的剂量时；迟发性运动障碍最重要的风险因素是年龄和累积接触。

迟发性运动障碍可能发生在任何年龄，并且几乎总是隐匿的。这些体征通常在起病时是轻微到轻度的，除非是敏锐的观察者，否则难以注意到。在许多案例中，迟发性运动障碍客观上是轻度的，尽管它被认为是一个影响外观的问题，但可能与严重的痛苦和社交回避有关。在症状严重的案例中，它可能与医疗并发症有关（例如，脸颊和舌头溃疡，牙齿脱落，巨舌，行走、吞咽或呼吸困难，说话低沉，体重减轻，抑郁，自杀观念）。在老年人中，随着继续使用抗精神病药物，迟发性运动障碍可能变得更严重或更普遍。停用抗精神病药物后，一些个体的症状会随着时间的推移而改善；对于有些个体来说，迟发性运动障碍可能是持久的。

鉴别诊断

必须区分药物所致的帕金森综合征和迟发性运动障碍，因为通常用于药物所致的帕金森综合征的治疗（即抗胆碱能药物）可能会加重与迟发性运动障碍有关的异常运动。此外，用于迟发性运动障碍的治疗［即囊泡单胺转运体 2（VMAT2）抑制剂］可能会加重药物所致的帕金森综合征的症状。

在抗精神病药物或其他多巴胺受体拮抗剂撤药期间出现的运动障碍可能会随着药物的持续撤药而缓解。如果运动障碍持续 4 周以上，那么可能需要诊断为迟发性运动障碍。迟发性运动障碍必须与其他病因所致的口面部和身体运动障碍相区分。这些疾病包括亨廷顿病、威尔逊病、西德纳姆舞蹈病、系统性红斑狼疮、甲状腺毒症、重金属中毒、不合适的假牙、由左旋多巴或溴隐亭等其他药物所致的运动障碍以及自发性运动障碍。可能有助于鉴别的因素是，症状在接触抗精神病药物或其他多巴胺受体拮抗剂之前就存在或存在其他局灶性神经系统体征。应该注意的是，其他运动障碍可能与迟发性运动障碍共病。由于迟发性运动障碍可发生在超过 5% 的个体中，并且在老年人中更为常见，因此可能难以证明抗精神病药物会在特定个体中促发迟发性运动障碍。迟发性运动障碍必须与药物所致的急性运动障碍（如药物所致的帕金森综合征、急性肌张力障碍、急性静坐不能）引起的症状相区分。一方面，急性肌张力障碍和急性静坐不能在数小时到数天内迅速发展，药物所致的帕金森综合征出现在开始使用抗精神病药物或其他多巴胺受体拮抗剂或增加其剂量的数周内（或减少用于治疗急性锥体外系症状的药物剂量时）。另一方面，迟发性运动障碍通常在更长时间（数月至数年）地接触抗精神病药物后出现，并且可能在抗精神病药物撤药后出现；诊断迟发性运动障碍所需的最低接触史是使用抗精神病药物至少 3 个月（中老年人为 1 个月）。

迟发性肌张力障碍

迟发性静坐不能

G24.09　迟发性肌张力障碍

G25.71　迟发性静坐不能

此类别适用于涉及其他类型运动问题的迟发性综合征，如肌张力障碍或静坐不能，区别在于其在治疗过程中出现较晚，并且可能潜在地存在数月至数年，即使是在停用抗精神病药物或其他多巴胺受体拮抗剂或剂量减少的情况下。

药物所致的体位性震颤

G25.1　药物所致的体位性震颤

这种疾病的核心特征是在试图保持姿势时发生的精细震颤，与药物的使用有关。可能与这种震颤有关的药物包括锂、β-肾上腺素能药物（如异丙肾上腺素）、兴奋剂（如苯丙胺类）、多巴胺能药物、抗惊厥药物（如丙戊酸）、抗抑郁药和甲基黄嘌呤（如咖啡因、茶碱）。震颤是四肢（最常见的是手和手指）、头部、嘴或舌的有规律、有节奏的振动，最常见的频率每秒 8 ～ 12 个周期。当受累的躯体部位保持一个持续的姿势（如双手张开、嘴巴张开）时，震颤最容易被观察到。当受累的躯体部位被有目的的移动（运动性或动作性震颤）时，震颤可能会加重。当个体描述的震颤与体位性震颤的临床表现一致，但临床工作者没有直接观察到震颤时，尝试重现震颤发生的情况（如从杯子和茶碟中喝水）可能有所帮助。

大多数情况下涉及锂盐所致的震颤。锂震颤是常见的，它通常是良性的，是耐受良好的治疗剂量的副作用。但它也可能会导致一些个体出现社交尴尬、职业困难和依从性差。随着血清锂浓度接近中毒水平，震颤可能变得更粗，并伴有肌肉抽搐、肌束震颤或共济失调。随着时间的推移，非毒性的锂震颤可能自发改善。多种因素可能会增加锂震颤的风险（例如，年龄增加、高血清锂浓度，同时使用抗抑郁药或抗精神病药物或其他多巴胺受体拮抗剂、过量摄入咖啡因、震颤的个人史或家族史、存在酒精使用障碍和伴随的焦虑）。个体对震颤的抱怨频率似乎随着锂盐治疗的时间而减少。可能加剧震颤的因素包括焦虑、压力、疲劳、低血糖、甲状腺毒症、嗜铬细胞瘤、体温过低和酒精戒断。震颤也可能是 5-羟色胺综合征的早期特征。

鉴别诊断

药物所致的体位性震颤应与非药物作用所致的先前存在的震颤相区分。有助于确定震颤预先存在的因素包括其与开始用药的时间关系，与药物的血清浓度缺乏相关性以及停药后的持续性。如果存在先前的、非药物所致的震颤（如特发性震颤），并因药物治疗而加重，那么这种震颤不被认为是药物所致的体位性震颤。上述可能加剧药物所致的体位性震颤的因素（如焦虑、压力、疲劳、低血糖、甲状腺毒症、嗜铬细胞瘤、体温过低、酒精戒断）也可能是与药物无关的震颤的病因。

如果震颤可以用药物所致的帕金森综合征来更好地解释，那么不给予以药物所致的体位性震颤的诊断。药物所致的体位性震颤通常在休息时消失，而当受累的部位开始活动或保持在持续位置时会加重。相比之下，与药物所致的帕金森综合征有关的震颤通常频率较低（3 ～ 6 Hz），在休息时加重，在有目的的运动时受到抑制，并且通常与药物所致的帕金森综合征的其他症状（如运动不能、强直）有关。

其他药物所致的运动障碍

G25.79　其他药物所致的运动障碍

此类别适用于之前列出的任何特定障碍所未涵盖的药物所致的运动障碍。其示例包括：（1）与抗精神病药物和其他多巴胺受体拮抗剂以外的药物有关的类似神经阻滞剂恶性综合征的表现；（2）其他药物所致的迟发性疾病。

抗抑郁药撤药综合征

T43.205A　初诊

T43.205D　复诊

T43.205S　后遗症诊治

使用所有类型的抗抑郁药治疗后均可能出现撤药症状，其发生率取决于所服用药物的剂量和半衰期及药物逐渐减量的速度。突然撤药（或当剂量显著减少时）而不是逐渐减量的半衰期短的药物可能会带来最大的风险。短效抗抑郁药帕罗西汀和文拉法辛是最常出现有关撤药症状的药物。抗抑郁药撤药综合征可能发生在间歇性不依从治疗的情况下，因此可能不规则地出现在一些实际上并未停止服药的个体中，对于半衰期很短的药物（如文拉法辛）尤其如此。相比之下，像氟西汀这类半衰期长的药物很少产生显著的撤药效应。

与阿片类药物、酒精和其他物质有关的戒断综合征不同，抗抑郁药撤药综合征没有特异症状。相反，症状往往是模糊的和多变的。症状通常在使用最后一剂抗抑郁药后 2 ～ 4 天开始出现。对于选择性 5-羟色胺再摄取抑制药，可出现头晕、耳鸣、“电击”样感觉、失眠和急性焦虑等症状。撤药前抗抑郁药的使用不能引起轻躁狂或混合状态（即应确信抗抑郁药撤药综合征不是与先前治疗有关的情绪稳定性波动的后果）。对于三环类抗抑郁药，突然撤药与胃肠道症状（痉挛——反映在停止抗胆碱能三环类抗抑郁药后的胆碱能过度活跃）和反跳性轻躁狂有关。

抗抑郁药撤药综合征仅基于药理因素，与抗抑郁药的增强作用无关。与阿片类药物等具有增强作用物质的撤药不同，抗抑郁药撤药不会出现药物渴求。此外，当兴奋剂作为增强抗抑郁药时，突然停药可能会导致兴奋剂戒断症状（参见“物质相关及成瘾障碍”一章中的“兴奋剂戒断”），而不是此处描述的抗抑郁药撤药综合征。

抗抑郁药撤药综合征的患病率是未知的，但被认为因以下因素而有差异：撤药前的剂量，半衰期（即更常见于半衰期短的药物），药物的受体结合亲和力（如 5-羟色胺再摄取抑制药更可能发生），以及个体对这种药物代谢率的遗传影响。因此，半衰期短的药物会更频繁地发生撤药反应，但也可能受到代谢抗抑郁药的细胞色素酶的快速或超快速代谢状态的影响。

由于缺乏纵向研究，对抗抑郁药撤药综合征的临床病程知之甚少。随着剂量的逐渐减少，症状似乎随着时间的推移而减轻。症状通常是短暂的，持续不超过 2 周，该综合征很少在撤药后存在超过 3 周。

鉴别诊断

抗抑郁药撤药综合征的鉴别诊断包括：与撤药有关的障碍（如抑郁障碍或惊恐障碍）复发，躯体症状障碍、双相 I 型障碍或双相 II 型障碍伴混合特征，物质使用障碍、偏头痛或脑血管性疾病。撤药症状往往与此药物最初治疗的持续性焦虑障碍的症状或抑郁障碍的躯体症状的复发相似。重要的是，不要将抗抑郁药撤药综合征与正在使用该药物治疗的原发性抑郁或焦虑障碍复发相混淆。抗抑郁药撤药综合征与物质戒断的不同之处在于，抗抑郁药本身没有增强或欣快效应，个体通常不会自行增加药物剂量，并且他们通常没有觅药行为以获得额外的药物，这不符合物质使用障碍的诊断标准。

其他药物不良反应

T50.905A　初诊

T50.905D　复诊

T50.905S　后遗症诊治

当这些不良反应成为临床关注的主要焦点时，临床工作者可选择使用此类别来编码药物的副作用（运动症状除外）。其示例包括严重的低血压、心律失常和阴茎异常勃起。

可能成为临床关注焦点的其他状况

本章包括可能成为临床关注焦点或以其他方式影响个体精神障碍的诊断、病程、预后或治疗的状况和心理社会或环境问题。这些状况用 ICD-10-CM 的相应编码（通常是 Z 码）来呈现。在以下情况下，本章中的状况或问题可以被编码：（1）它是目前就诊的原因；（2）它有助于解释检查、医疗操作或治疗的需要；（3）它在精神障碍的诱发或加重中起作用；（4）构成总体治疗计划中应该考虑的问题。

本章中所列出的状况和问题不属于精神障碍，将它们纳入 DSM-5-TR，旨在引起临床工作者对常规临床实践中可能遇到的额外问题的关注，并提供系统清单，这可能对临床工作者记录这些问题有用。

要快速参考本章中的所有编码，可参见 DSM-5-TR 的分类。可能成为临床关注焦点的状况和问题在后续的文本中列出：

1. **自杀行为**（潜在的自伤行为，至少有一些死亡意图）和**非自杀性自伤**（在没有自杀意图的情况下故意对身体造成伤害）。
2. **虐待和忽视**（例如，儿童和成人的虐待和忽视问题，包括躯体虐待、性虐待、忽视和心理虐待）。
3. **关系问题**（例如，亲子关系问题、兄弟姐妹关系问题、配偶或亲密伴侣关系问题、分居或离婚所致的家庭破裂问题）。
4. **教育问题**（例如，文盲或读写能力低下、没有学校或无法上学、学校考试不及格、学业成绩不佳）。
5. **职业问题**（例如，失业、工作改变、失业的威胁、紧张的工作日程、与老板和同事的关系不和谐）。
6. **住房问题**（例如，无家可归，住房不足，与邻居、房客或房东关系不和谐）。
7. **经济问题**（例如，缺乏足够的食物或安全的饮用水，极端贫困，低收入）。
8. **与社会环境相关的问题**（例如，与独居、文化适应困难、社会排斥或拒绝相关的问题）。
9. **与法律系统互动相关的问题**（例如，刑事诉讼中的定罪、监禁或其他拘押相关的问题，与从监狱释放相关的问题，与其他法律情况相关的问题）。
10. **与其他社会心理、个人和环境情况相关的问题**（例如，与意外怀孕、犯罪受害者、恐怖主义受害者相关的问题）。
11. **与获得医疗和其他健康服务相关的问题**（例如，无法获得或不能使用健康服务机构）。
12. **个人史的情况**（例如，心理创伤的个人史、军事派遣）。

13. **其他与健康服务有关的咨询和医疗建议**（例如，性咨询、其他咨询或会诊）。
14. **可能成为临床关注焦点的其他情况或问题**（例如，与精神障碍有关的流浪、非复杂性丧痛、生命阶段问题）。

自杀行为和非自杀性自伤

ICD-10-CM　自杀行为的编码备注

仅适用于 T 编码，第六个字符应编码如下：

A（初诊）：用于个体接受针对该状况的主动治疗时（如急诊室初诊、由新的临床工作者评估和治疗）；或

D（复诊）：用于个体接受针对该状况的主动治疗后的复诊，以及他或她在愈合或恢复阶段针对该状况的常规治疗时（如药物调整、其他调养和随诊）。

自杀行为

此类别可用于有潜在自伤行为，且至少有一些死亡意图的个体。意图结束生命的证据可以是明确的，也可以是从行为或环境中推断出来的。自杀企图可能会也可能不会导致实际的自伤。如果个体在开始行为之前被他人劝阻或改变主意，则此类别不适用。

目前的自杀行为

T14.91XA　初诊：如果自杀行为是初诊中临床表现的一部分。

T14.91XD　复诊：如果自杀行为是后续就诊中临床表现的一部分。

Z91.51　自杀行为史

如果在个体一生中发生过自杀行为。

非自杀性自伤

此类别可用于个体在没有自杀意图的情况下，故意对他们的身体造成自伤的行为，可能导致流血、瘀伤或疼痛（如割伤、灼伤、刺伤、击打、过度摩擦）。

R45.88　目前非自杀性自伤

如果非自杀性自伤行为是临床表现的一部分。

Z91.52　非自杀性自伤史

如果个体一生中发生过非自杀性自伤行为。

虐待与忽视

遭受家庭成员（如照料者、亲密的成人伴侣）或非亲属的虐待是目前临床关注的焦点，或此虐待是患有精神障碍或其他躯体疾病的个体评估和治疗中的一个重要因素。由于虐待和忽视涉及法律问题，临床工作者评估这些状况和给予编码时要小心谨慎。存在虐待或忽视的既往史会影响诸多精神障碍的诊断和治疗反应，也可以随同诊断作出标注。

在下列类别中，除了列出确认的或可疑的虐待或忽视事件清单，还为当前临床就诊是为虐待或忽视的受害者或施虐者提供精神卫生服务的情况提供其他编码。一个单独的编码用于表明虐待或忽视的既往史。

ICD-10-CM 对于虐待与忽视状况的编码备注

第七位编码仅用于 T 码，编码如下：

A(初诊)：用于个体接受针对该状况的主动治疗时（如手术治疗、急诊室初诊、由新的临床工作者评估和治疗）；或

D（复诊）：用于个体接受针对该状况的主动治疗后的复诊，以及他或她在愈合或恢复阶段针对该状况的常规治疗时（例如，更换或移除石膏、移除外部或内部的固定装置、药物调整、其他调养和随诊）。

儿童虐待与忽视问题

儿童躯体虐待

当儿童躯体虐待成为临床关注的焦点时，可以使用此类别。儿童躯体虐待是指有意的儿童躯体损伤——从轻微擦伤到严重骨折或死亡——作为拳打、打、踢、咬、摇晃、扔、刺伤、窒息、击打（用手、棍子、皮带或其他物品）、烧或任何其他方法的后果，由父母、照料者或其他对儿童负有责任的个体造成。无论照料者是否有意伤害儿童，这种损伤都被认为是虐待。躯体训练，如拍打或用戒尺打，只要是合理的且没有对儿童造成躯体损伤，则不被认为是虐待。

儿童躯体虐待，已确认

T74.12XA 初诊

T74.12XD 复诊

儿童躯体虐待，可疑

T76.12XA 初诊

T76.12XD 复诊

与儿童躯体虐待相关的其他情况

Z69.010 对父母躯体虐待儿童的受害者的精神卫生服务

Z69.020 对非父母躯体虐待儿童的受害者的精神卫生服务

Z62.810 儿童期躯体被虐待的个人史（既往史）

Z69.011 对父母躯体虐待儿童的施虐者的精神卫生服务

Z69.021 对非父母躯体虐待儿童的施虐者的精神卫生服务

儿童性虐待

当儿童性虐待成为临床关注的焦点时，可以使用此类别。儿童性虐待包括任何涉及儿童的性行为，其目的是为父母、照料者或其他对儿童负有责任的个体提供性满足。性虐待包括下述活动：抚摸儿童的生殖器，插入，乱伦，强奸，鸡奸，以及不得体的接触。性虐待还包括父母或照料者对儿童非接触式的利用。例如，

虽然儿童与施虐者之间没有直接的躯体接触，但其强迫、引诱、欺骗、恐吓或迫使儿童参与使他人获得性满足的活动。

儿童性虐待，已确认

T74.22XA 初诊

T74.22XD 复诊

儿童性虐待，可疑

T76.22XA 初诊

T76.22XD 复诊

与儿童性虐待相关的其他情况

Z69.010 对父母性虐待儿童的受害者的精神卫生服务

Z69.020 对非父母性虐待儿童的受害者的精神卫生服务

Z62.810 儿童期被性虐待的个人史（既往史）

Z69.011 对父母性虐待儿童的施虐者的精神卫生服务

Z69.021 对非父母性虐待儿童的施虐者的精神卫生服务

儿童忽视

当儿童忽视是临床关注的焦点时，可以使用此类别。儿童忽视被定义为，儿童的父母或其他照料者有剥夺与儿童年龄相符的基本需求的任何确认的或可疑的过分的行动或疏忽，并因此导致或可能潜在地导致儿童躯体或心理的伤害。儿童忽视包括：遗弃，缺少恰当的监管，未能满足必要的情感或心理需要，未能提供必要的教育、医疗服务、食物、住所和/或衣物。

儿童忽视，已确认

T74.02XA 初诊

T74.02XD 复诊

儿童忽视，可疑

T76.02XA 初诊

T76.02XD 复诊

与儿童忽视相关的其他情况

Z69.010 对父母忽视儿童的受害者的精神卫生服务

Z69.020 对非父母忽视儿童的受害者的精神卫生服务

Z62.812 儿童期被忽视的个人史（既往史）

Z69.011 对父母忽视儿童的施虐者的精神卫生服务

Z69.021 对非父母忽视儿童的施虐者的精神卫生服务

儿童心理虐待

当儿童心理虐待是临床关注的焦点时，可以使用此类别。儿童心理虐待是指儿童的父母或照料者通过有意的言语或象征性的行为，导致或可能潜在地导致儿童显著的心理伤害（躯体和性虐待行为不包括在此类别中）。儿童心理虐待的示例包括，训斥、贬低或羞辱儿童，威胁儿童，伤害 / 遗弃或表明被指控者将要伤害 / 遗弃儿童关心的人或事，禁闭儿童 [例如，将儿童的胳膊和腿捆绑在一起或把儿童捆绑在家具或另一件物品上，或将儿童禁闭在一个狭小的封闭区域（如衣橱）内]，过分地让儿童做“替罪羊”，强迫儿童对他或她自己施加痛苦，通过物理的或非物理的手段过度训练（即极端的高频率和持续时间，即使尚未达到躯体虐待的程度）儿童。

儿童心理虐待，已确认

T74.32XA 初诊

T74.32XD 复诊

儿童心理虐待，可疑

T76.32XA 初诊

T76.32XD 复诊

与儿童心理虐待相关的其他情况

Z69.010 对父母心理虐待儿童的受害者的精神卫生服务

Z69.020 对非父母心理虐待儿童的受害者的精神卫生服务

Z62.811 儿童期被心理虐待的个人史（既往史）

Z69.011 对父母心理虐待儿童的施虐者的精神卫生服务

Z69.021 对非父母心理虐待儿童的施虐者的精神卫生服务

成人虐待与忽视问题

配偶或伴侣躯体暴力

当配偶或伴侣躯体暴力是临床关注的焦点时，可以使用此类别。有意的躯体暴力行为导致或可能潜在地导致亲密伴侣的躯体受到伤害或引起伴侣显著的恐惧。有意的躯体暴力行为包括推、拍打、揪头发、掐、捆绑、摇晃、扔、咬、踢、用拳头或物品击打、烧、投毒、扼颈、切断空气供给、把头按到水下及使用武器。此类别不包括目的是保护自己或伴侣的躯体行为的情况。

配偶或伴侣躯体暴力，已确认

T74.11XA 初诊

T74.11XD 复诊

配偶或伴侣躯体暴力，可疑

T76.11XA 初诊

T76.11XD 复诊

与配偶或伴侣躯体暴力相关的其他情况

Z69.11 对配偶或伴侣躯体暴力的受害者的精神卫生服务

Z91.410 配偶或伴侣躯体暴力的个人史（既往史）

Z69.12　对配偶或伴侣躯体暴力的施虐者的精神卫生服务

配偶或伴侣性暴力

当配偶或伴侣性暴力是临床关注的焦点时，可以使用此类别。配偶或伴侣性暴力可能涉及使用躯体暴力或心理胁迫来强迫伴侣从事违背其意愿的性行为，无论该性行为是否完成。此类别也包括与那些无同意能力的亲密伴侣发生性行为的情况。

配偶或伴侣性暴力，已确认

T74.21XA　初诊

T74.21XD　复诊

配偶或伴侣性暴力，可疑

T76.21XA　初诊

T76.21XD　复诊

与配偶或伴侣性暴力相关的其他情况

Z69.81　对配偶或伴侣性暴力的受害者的精神卫生服务

Z91.410　配偶或伴侣性暴力的个人史（既往史）

Z69.12　对配偶或伴侣性暴力的施虐者的精神卫生服务

配偶或伴侣忽视

当配偶或伴侣忽视是临床关注的焦点时，可以使用此类别。配偶或伴侣忽视包括任何一种过分的行为或疏忽，是指一方剥夺对其依赖的另一方的基本需求，导致或可能潜在地导致对其依赖的伴侣的躯体或心理的伤害。此类别适用于这样的伴侣关系的背景下：其中一方在日常活动中极其依赖另一方的照顾或帮助。例如，一方由于显著的躯体、心理/智力或文化的局限性而不能自理（例如，因为处在外国文化中而不能与他人沟通和处理日常活动）。

配偶或伴侣忽视，已确认

T74.01XA　初诊

T74.01XD　复诊

配偶或伴侣忽视，可疑

T76.01XA　初诊

T76.01XD　复诊

与配偶或伴侣忽视相关的其他情况

Z69.11　对配偶或伴侣忽视的受害者的精神卫生服务

Z91.412　配偶或伴侣忽视的个人史（既往史）

Z69.12　对配偶或伴侣忽视的施虐者的精神卫生服务

配偶或伴侣心理虐待

当配偶或伴侣心理虐待是临床关注的焦点时，可以使用此类别。配偶或伴侣心理虐待包括，其中一方有意的言语或象征性行为，导致或可能潜在地导致另一方受到明显伤害。心理虐待行为包括：指责或羞辱受害者，审问受害者，限制受害者来去自由的能力，阻碍受害者获得帮助（例如，寻求警察、司法、保护性或医疗资源），用躯体伤害或性侵犯威胁受害者，伤害或威胁要伤害受害者关心的人或事，不合理地限制受害者获得或使用经济资源，隔离受害者的家庭、朋友或社会支持资源，追踪受害者，以及试图使受害者认为他或她是疯子（“煤气灯效应”）。

配偶或伴侣心理虐待，已确认

T74.31XA 初诊

T74.31XD 复诊

配偶或伴侣心理虐待，可疑

T76.31XA 初诊

T76.31XD 复诊

与配偶或伴侣心理虐待相关的其他情况

Z69.11 对配偶或伴侣心理虐待的受害者的精神卫生服务

Z91.411 配偶或伴侣心理虐待的个人史（既往史）

Z69.12 对配偶或伴侣心理虐待的施虐者的精神卫生服务

成人的非配偶或非伴侣虐待

当一个成人被另一个非亲密伴侣的成人虐待是临床关注的焦点时，可以使用此类别。这种虐待可能包括躯体行为、性或情感虐待。成人虐待的示例包括：有意的躯体暴力行为（如推/猛推、抓、拍打、扔可能造成伤害的东西、拳打、咬）导致或可能潜在地导致受害者受到躯体伤害或引起受害者显著的恐惧，强迫或胁迫进行性活动，潜在地造成心理伤害的言语或象征性的行为（指责或羞辱某人，审问某人，限制某人来去自由的能力，妨碍某人获得帮助，威胁某人，伤害或威胁某人关心的人或事，限制某人获得或使用经济资源，隔离某人的家庭、朋友或社会支持资源，追踪某人，试图使某人认为他或她是疯子）。此类别不包括目的是保护自己或他人的躯体行为的情况。

成人的非配偶或非伴侣躯体虐待，已确认

T74.11XA 初诊

T74.11XD 复诊

成人的非配偶或非伴侣躯体虐待，可疑

T76.11XA 初诊

T76.11XD 复诊

成人的非配偶或非伴侣性虐待，已确认

T74.21XA　初诊

T74.21XD　复诊

成人的非配偶或非伴侣性虐待，可疑

T76.21XA　初诊

T76.21XD　复诊

成人的非配偶或非伴侣心理虐待，已确认

T74.31XA　初诊

T74.31XD　复诊

成人的非配偶或非伴侣心理虐待，可疑

T76.31XA　初诊

T76.31XD　复诊

与成人的非配偶或非伴侣虐待相关的其他情况

Z69.81　对成人的非配偶或非伴侣虐待的受害者的精神卫生服务

Z69.82　对成人的非配偶或非伴侣虐待的施虐者的精神卫生服务

关系问题

关键的关系，特别是亲密的成人伴侣关系和家长／照料者－儿童的关系，对处于这些关系中的个体的健康有着显著的影响。这些关系可以促进和保护健康、对健康无利无害、损害健康。在极端的情况下，这些关系可能与虐待或忽视有关，且对受影响的个体带来显著的躯体上和心理上的伤害。由于关系问题可能是个体寻求健康服务的原因，或作为影响个体的精神障碍或其他躯体疾病的病程、预后或治疗的问题，从而引起临床关注。

亲子关系问题

Z62.820　父母－亲生子女

Z62.821　父母－领养子女

Z62.822　父母－寄养儿童

Z62.898　其他照料者－儿童

此类别中，术语*父母*是指儿童的主要照料者之一，可能是生物学的、收养的或寄养的父母或另一个亲属（如祖父母），他们担当了儿童父母的角色。当临床关注的主要焦点是强调亲子关系的质量，或亲子关系的质量影响到精神障碍或其他躯体疾病的病程、预后或治疗时，可以使用此类别。通常，亲子关系问题与行为、认知或情感领域的功能损害相关。行为问题的示例包括：父母对儿童控制、监管和参与的不足，父母的过度保护，父母过度的压力，争论升级为暴力威胁，没有解决方案时的回避。认知问题可能包括：对他人意图的消极归因，敌视他人或以他人为“替罪羊”，不必要的情感隔阂。情感问题可能包括，在关系中悲伤、冷漠或对他人愤怒的感觉。临床工作者应考虑儿童发育的需要和文化背景。

Z62.891 同胞关系问题

当临床关注的焦点是同胞间互动的模式，且其与个体或家庭功能的显著损害或与一个或更多同胞的症状发展有关，或同胞的关系问题影响到了同胞的精神障碍或其他躯体疾病的病程、预后或治疗时，可以使用此类别。如果焦点是兄弟姐妹的关系，那么此类别也可用于儿童或成人。此背景下的同胞包括完全血统的、半血统的、重组家庭的、寄养的和收养的同胞。

Z63.0 配偶或亲密伴侣关系困扰

当临床关注的主要焦点是解决亲密关系（配偶或伴侣）的质量，或者当这种关系的质量影响到了精神障碍或其他躯体疾病的病程、预后或治疗时，可以使用此类别。伴侣可以是同性或异性。通常，关系困扰与行为、认知或情感领域的功能损害有关。行为问题的示例包括解决冲突的困难、退缩和过度参与。认知问题可以表现为对他人意图的慢性消极归因或对伴侣积极行为的忽视。情感问题包括慢性悲伤、冷漠和 / 或对另一方的愤怒。

与家庭环境有关的问题

Z62.29 远离父母的养育

当临床关注的主要焦点涉及儿童远离父母养育有关的问题，或当分开养育影响其精神障碍或其他躯体疾病的病程、预后或治疗时，可以使用此类别。儿童可以被州政府监管，且被亲属照料或寄养照料。儿童也可以生活在非父母的亲属的家庭中，或与朋友一起生活，但这种家庭外的安置并非强制执行的或被法院要求的。那些生活在福利院或孤儿院的儿童的相关问题也涵盖其中。此类别不包括 Z59.3 与居住在寄宿机构相关的问题。

Z62.898 受父母关系困扰影响的儿童

当临床关注的焦点是父母关系不和谐对家庭中儿童的负面影响（如剧烈冲突、痛苦或轻视），包括对儿童的精神障碍或其他躯体疾病的影响时，可以使用此类别。

Z63.5 分居或离婚所致的家庭破裂

当亲密的成人夫妻由于亲密关系问题或处在离婚过程中而分居时，可以使用此类别。

Z63.8 家庭内高情绪表达水平

情绪表达是一种用来定性衡量情感“数量”的工具，特别是在家庭环境中表现出的敌意、情感的过度参与和对患病的家庭成员的挑剔。当临床关注的焦点是高情绪表达水平的家庭，或影响到家庭成员的精神障碍或其他躯体疾病的病程、预后或治疗时，可以使用此类别。

教育问题

当临床关注的焦点是教育问题，或其影响到个体的诊断、治疗或预后时，可以使用此类别。需要考虑的问题包括：文盲或读写能力低下，由于没有学校或无法参加而缺乏就学机会，学校考试不及格（例如，未能通过学校考试，分数或等级不及格），学业成绩不佳（低于个体智力水平相应的预期），与老师、学校工作人员或其他同学的关系不和谐，与教学不足有关的问题，以及其他与教育和/或读写能力有关的问题。

Z55.0 文盲和读写能力低下

Z55.1 没有学校或无法参加

Z55.2 学校考试不及格

Z55.3 学业成绩不佳

Z55.4 教育不适应和与老师、同学关系不和谐

Z55.8 与教学不足有关的问题

Z55.9 其他与教育和读写能力有关的问题

职业问题

当职业问题是临床关注的焦点或对个体的治疗或预后有影响时，可以使用此类别。需要考虑的领域涉及：就业问题或工作环境问题，包括与目前军事派遣状态相关的问题；失业；最近的工作改变；失业的威胁；紧张的工作日程；职业选择的不确定性；工作中的性骚扰；在工作环境中与老板、主管、同事或其他人的关系不和谐；不友好或有敌意的工作环境；其他与工作相关的躯体或精神压力；与就业和/或职业相关的其他问题。

Z56.82 与目前军事派遣状态相关的问题

当临床关注的焦点是个体直接与军事派遣状态相关的职业问题，或其影响到个体的诊断、治疗或预后时，可以使用此类别。个体对派遣的心理反应不包括在此类别中，此种反应可以更好地被归类为适应障碍或其他精神障碍。

Z56.0 失业

Z56.1 工作改变

Z56.2 失业的威胁

Z56.3 紧张的工作日程

Z56.4 与老板和同事的关系不和谐

Z56.5 不友好的工作环境

Z56.6 其他与工作有关的躯体和精神压力

Z56.81 工作中的性骚扰

Z56.9 与就业有关的其他问题

住房问题

Z59.01 有庇护的无家可归

当有庇护的无家可归对个体的治疗或预后产生影响时，可以使用此类别。个体

如果主要的夜间住所是无家可归者庇护所、取暖庇护所、家庭暴力庇护所、汽车旅馆或者临时性或过渡性的生活环境，那么被认为正在经历有庇护的无家可归。

Z59.02　无庇护的无家可归

当无庇护的无家可归对个体的治疗或预后产生影响时，可以使用此类别。个体如果居住在不适合人类居住的地方，例如公共空间（如隧道、交通站、商场）、非住宅用途的建筑物（如废弃的场所、闲置的工厂）、汽车、洞穴、纸箱或其他一些临时性居住场所，那么被认为正在经历无庇护的无家可归。

Z59.01　住房不足

当缺乏充足的住房条件影响到个体的治疗或预后时，可以使用此类别。不充足的住房状况的示例包括：缺乏供暖（处于低温下）或电力，被昆虫或啮齿动物成群侵扰，不合格的下水道和卫生设施，过分拥挤，缺乏足够的睡眠空间，过度的噪声。临床工作者在划归此类别前，考虑文化常模非常重要。

Z59.2　与邻居、房客或房东关系不和谐

当临床关注的焦点是与邻居、房客或房东关系不和谐，或其影响到个体的治疗或预后时，可以使用此类别。

Z59.3　与居住在寄宿机构相关的问题

当临床关注的焦点是与居住在寄宿机构相关的一个问题（或多个问题），或其影响到个体的治疗或预后时，可以使用此类别。对居住情境改变的心理反应不包括在此类别中，此种反应更适合归类为适应障碍。

Z59.9　其他住房问题

当问题与住房状况相关但不是上述特定分类时，可以使用此类别。

经济问题

当经济问题是临床关注的焦点或对个体的治疗或预后有影响时，可以使用此类别。需要考虑的领域包括：缺乏足够的食品（食品不安全）或安全的饮用水，极端贫困，低收入，社会或健康保险或福利支持不足，其他任何经济问题。

Z59.41 食品不安全

Z58.6　缺乏安全的饮用水

Z59.5　极端贫困

Z59.6　低收入

Z59.7　社会或健康保险或福利支持不足

当个体符合社会福利支持的资格标准，但没有得到这样的支持或得到了支持但不足以满足他们的需求，或无法获得必要的保险或支持项目时，可以使用此类别。示例包括：因缺乏恰当的文件或地址证明而无法获得福利支持，由于年龄或已患的疾病而无法获得充足的健康保险，以及由于收入或其他过于严格要求而被拒绝给予支持。

Z59.9　其他经济问题

当问题与经济状况相关但不是上述特定分类时，可以使用此类别。

与社会环境相关的问题

Z60.2　与独居相关的问题

当临床关注的焦点是与独居相关的问题，或其影响到个体的治疗或预后时，可以使用此类别。这种问题的示例包括慢性的孤独感、隔离感及日常生活活动缺乏规律（例如，吃饭和睡觉时间不规律、房屋维护的家务劳动表现时好时坏）。

Z60.3　文化适应困难

当对新的文化适应困难（如移民后）成为临床关注的焦点，或其影响到个体的治疗或预后时，可以使用此类别。

Z60.4　社会排斥或拒绝

当存在社会权力的不平衡，以致个体遭到他人反复的社会排斥或拒绝时，可以使用此类别。社会拒绝的示例包括：被他人霸凌、嘲笑和恐吓，是他人辱骂和羞辱的目标，被故意排斥在个体社交环境中的同伴、同事或他人的活动之外。

Z60.5　（感觉是）被歧视或被迫害的对象

当个体基于他或她作为一个特定类别的成员（或感知到的成员）感受到或经历到被歧视或被迫害时，可以使用此类别。通常，这些类别包括性别或性别认同、种族、民族、宗教、性取向、国籍、政治信仰、残疾状况、阶层、社会地位、体重和外表。

Z60.9　其他与社会环境相关的问题

当个体面临的社会环境相关的问题不是上述特定分类时，可以使用此类别。

与法律系统互动的相关问题

当与法律系统互动相关的问题是临床关注的焦点或对个体的治疗或预后有影响时，可以使用此类别。需要考虑的领域包括：刑事诉讼中的定罪、监禁或其他拘押，与从监狱释放相关的问题，与其他法律情况相关的问题（如民事诉讼、儿童监护或抚养程序）。

Z65.0　在刑事诉讼中被定罪但未被监禁

Z65.1　监禁或其他形式的拘押

Z65.2　与从监狱释放相关的问题

Z65.3　与其他法律情况相关的问题（如民事诉讼、儿童监护或抚养程序）

其他与心理社会、个人和环境情况相关的问题

Z72.9　与生活方式有关的问题

当与生活方式有关问题是治疗的特定焦点或直接影响到个体的精神障碍或其他躯体疾病的病程、预后或治疗时，可以使用此类别。与生活方式有关的问题的示例包括缺乏体育锻炼、饮食不当、高风险性行为和睡眠卫生差。那些应归因于精神障碍的症状的问题不能使用此编码，除非这些问题是治疗的特定焦点或直接影

响个体的病程、预后或治疗，但在这样的案例中，精神障碍和生活方式问题都应该被编码。

Z64.0 与意外怀孕相关的问题

Z64.1 与多胞胎相关的问题

Z64.4 与社会服务提供者（包括个案经理或社会工作者）关系不和谐

Z65.4 犯罪受害者

Z65.4 恐怖主义或酷刑的受害者

Z65.5 遭遇灾难、战争或其他敌对行动

与获得医疗和其他健康服务相关的问题

当与获得医疗或其他健康服务相关的问题是临床关注的焦点或对个体的治疗或预后有影响时，可以使用此类别。

Z75.3 无法获得或不能使用健康服务机构

Z75.4 无法获得或不能使用其他助人机构

个人史的情况

Z91.49 心理创伤的个人史

Z91.82 军事派遣的个人史

其他与健康服务有关的咨询和医疗建议

Z31.5 遗传咨询

当寻求遗传咨询的个体想了解他们自己和其他家庭成员，包括他们现有的孩子和未来的孩子，发生伴有重要遗传因素的精神障碍（如双相障碍）的风险时，可以使用此类别。

Z70.9 性咨询

当个体寻求与性教育、性行为、性取向、性态度（尴尬、胆怯），以及他人（如配偶、伴侣、儿童）的性行为或性取向、性愉悦或任何其他与性有关的问题的咨询时，可以使用此类别。

Z71.3 饮食咨询

当个体寻求与体重管理等相关的饮食问题的咨询时，可以使用此类别。

Z71.9 其他咨询或会诊

当他人寻求的咨询或建议 / 会诊探索的问题（如关于青少年毒品滥用预防的咨询），不是上述特定类别或出现在本章其他地方时，可以使用此类别。

可能成为临床关注焦点的其他情况或问题

Z91.83 与精神障碍有关的流浪

当患有精神障碍的个体的流浪导致显著的临床管理问题或安全问题时，可以使用此类别。例如，患有重度神经认知障碍或神经发育障碍的个体可能因为不安的冲动去流浪，使他们有跌倒的风险，并引起他们在没有陪伴的情况下离开被监管的场所。此类别不包括从不想要的住房环境中逃离的个体（例如，离家出走的儿童、不想留在医院的患者）或药物所致的静坐不能的个体进行的步行或踱步。

编码备注：首先编码有关的精神障碍［如重度神经认知障碍、自闭症（孤独症）谱系障碍］，然后编码 Z91.83 与（特定的精神障碍）相关的流浪。

Z63.4　非复杂性丧痛

当临床关注的焦点是对所爱的人死亡的正常反应时，可以使用此类别。作为丧痛反应的一部分，一些丧痛的个体表现出重性抑郁发作的特征性症状，如悲伤的感觉及有关的症状，如失眠、食欲减退和体重减轻。尽管有些个体可能会为了减轻有关症状（如失眠、厌食）而寻求专业的帮助，但丧痛的个体通常视抑郁心境为“正常的”。“正常的”丧痛的病程和表达在不同的文化群体中有显著的不同。临床工作者要进一步区分重性抑郁发作与延长哀伤障碍的指南在它们各自的章节中有所描述。

Z60.0　生命阶段问题

当临床关注的焦点是对生命周期过渡的适应问题（特定的发展阶段），或其影响到个体的治疗或预后时，可以使用此类别。这种过渡的示例包括上学或毕业、离开父母的控制、结婚、开始新的职业、成为父母、在孩子们离家后适应“空巢”及退休。

Z65.8　宗教或信仰问题

当临床关注的焦点是宗教或信仰问题时，可以使用此类别。示例包括：失去或质疑信仰的痛苦经历，转变信仰有关的问题，质疑那些可能不一定与有组织的教会或宗教机构相关的信仰价值。

Z72.811　成人的反社会行为

当临床关注的焦点是不能归因于精神障碍（如品行障碍、反社会型人格障碍）的成人反社会行为时，可以使用此类别。示例包括一些职业小偷、骗子或非法毒品贩子的行为。

Z72.810　儿童或青少年的反社会行为

当临床关注的焦点是不能归因于精神障碍（如间歇性暴怒障碍、品行障碍）的儿童或青少年的反社会行为时，可以使用此类别。示例包括儿童或青少年孤立的反社会行动（并非一种反社会行为模式）。

Z91.199　不依从医疗

当临床关注的焦点是不依从精神障碍或其他躯体疾病治疗的某一重要方面时，可以使用此类别。这种不依从的原因可能包括：治疗造成的不适（如药物的副作用），治疗费用，关于治疗建议的个人价值判断或宗教或文化信仰，与年龄相关的衰弱，存在某种精神障碍（如精神分裂症、人格障碍）。只有当问题严重到足以引起独立的临床关注，且不符合影响其他躯体疾病的心理因素的诊断标准时，才可以使用此类别。

E66.9 超重或肥胖

当临床关注的焦点是超重或肥胖时，可以使用此类别。

Z76.5 诈病

诈病的基本特征是由于外部动机（例如，逃避军事责任、回避工作、为获得经济补偿，逃避犯罪的处罚、为获得毒品），故意制造虚假的或夸大的躯体或心理症状。在一些情况下，诈病可能代表了一种适应性行为，例如，在战争中成为敌人的俘虏时，假装生病。如果出现下列任意组合时，应强烈怀疑为诈病：

1. 在法医学背景下的临床表现（例如，个体由律师转介给临床工作者做检查，或在面临诉讼或刑事指控时个体自我转介）。
2. 个体声称的应激或残障与客观的发现和观察之间存在显著的差异。
3. 在诊断性评估和依从处方治疗方面缺乏合作。
4. 存在反社会型人格障碍。

诈病不同于做作性障碍，对于症状的产生，诈病的犒赏是外源性的，而做作性障碍则缺乏外源性犒赏。在故意制造症状与显著的外源性犒赏这两个方面，诈病不同于功能性神经症状障碍（转换障碍）和其他与躯体症状相关的精神障碍。如果个体有明确的伪造证据的迹象（例如，有明确的证据表明，其功能丧失存在于检查过程中而不是在家里），那么支持诊断为做作性障碍；如果个体明显的目标是想充当患者的角色获得犒赏（如金钱），那么支持诊断为诈病。

R41.81 与年龄相关的认知能力下降

当临床关注的焦点是客观确定的由衰老过程导致的认知下降且考虑到个体的年龄，这种认知下降是在正常范围内时，可以使用此类别。有这种状况的个体可能会报告记住姓名或约会有问题，或在解决复杂问题时可能遇到困难。只有在确定认知损害不能更好地用特定的精神障碍来解释或归因于神经系统疾病时，才应考虑这一类别。

R41.83 边缘性智力功能

当临床关注的焦点是个体的边缘性智力功能，或其影响到个体的治疗或预后时，可以使用此类别。区分边缘性智力功能和轻度智力发育障碍（智力障碍），需要仔细评估智力和适应功能及其差异，特别是存在共病的精神障碍（如精神分裂症或注意缺陷 / 多动障碍伴严重的冲动）时，可能会影响个体进行标准化测试程序的依从性。

R45.89 损害性情绪爆发

当临床关注的焦点是用言语（例如，言语上的愤怒，不受控制地哭泣）和 / 或行为（如对人、财产或自身的躯体攻击）表达愤怒或痛苦的表现时，并导致个体显著的功能损害，可以使用此类别。除了在许多不同精神障碍的背景下发生 [如注意缺陷 / 多动障碍、自闭症（孤独症）谱系障碍、对立违抗障碍、广泛性焦虑障碍、创伤后应激障碍、心境和精神病性障碍]，它们也可以独立于其他疾病发生，如在幼儿案例中经常发生。

第三部分

新出现的量表和模式

这一部分包含能够加强临床实践、了解精神障碍的文化背景、促进需要对新出现的诊断进一步进行研究的工具和技术。这一部分的内容代表了将随着该领域发展而演变的动态 DSM-5。

在这一部分的工具中，“评估量表”一章提供了一级跨界症状量表的成人自我评估和父母 / 监护人评估两个版本，可用来对跨精神障碍做系统性的回顾总结。这一章也提供了对精神分裂症和其他精神病性障碍的严重程度进行评估的临床工作者评估量表，以及《世界卫生组织残疾评估量表 2.0》。一级跨界症状量表的两个版本和精神病症状严重程度维度的临床工作者评估量表可在线获得（www.psychiatry.org/dsm5），可用于探索对一级筛查的显著反应。

精神障碍和临床使用的文化概念化访谈的文化背景的综合性回顾在“文化与精神障碍诊断”一章中。文化概念化访谈的两个版本都可在线获得（www.psychiatry.org/dsm5）。这一章还包括了痛苦的文化概念的术语示例。

人格障碍的 DSM-5 替代模式是第二部分中人格障碍分类的替代选择。这种混合的维度-类别模式定义了人格障碍在人格功能和病理性人格特质方面的损害。

需要进一步研究的状况包括对那些作为研究焦点的新状况（如轻微精神病综合征和咖啡因使用障碍）的建议的诊断标准和描述性文本。

评估量表

越来越多的科研证据支持精神障碍诊断的维度概念。类别诊断方法的局限性包括：无法发现诊断之间的过渡地带（即精神障碍自然边界之间的区域）；需要像分裂情感性障碍这样的中间类别；共病率高；需要频繁使用其他或非特定的诊断；在进一步确认大多数精神障碍的独特先兆验证因素方面相对缺乏实用性；对各种诊断类别缺乏治疗特异性。

无论从临床的角度还是从研究的角度，都需要一种更具维度的方法与 DSM 类别诊断方法相结合，以更好地捕捉各种精神和物质使用障碍的异质性。这样的方法允许临床工作者或其他人更好地交流符合某种诊断标准的临床表现的特征的特定变化。这些特征包括个体症状（包括那些作为诊断特征一部分的症状，也包括与该障碍有关的症状）的严重程度，通过强度、持续时间和对功能的影响来衡量。这样的方法也允许临床工作者或其他人来识别那些不符合某种障碍的诊断标准但却比较严重且导致失能和需要治疗的状况。

预计随着对精神和物质使用障碍基本疾病机制的基于病理生理学、神经电路和基因与环境相互作用的理解的增加，更客观的精神病理学方法将被融入诊断标准中以提高其准确性。在此之前，现有的精神障碍评估指南强调，采用一种以个体主观报告的症状为主，同时结合临床工作者的解释的维度方法，是提升诊断实践的重要一步。

基于普通医学系统性回顾的跨界症状量表可作为审查跨年龄组和诊断的关键精神病理领域的方法。普通医学系统性回顾——按器官系统组织的一系列问题——对于发现个体可能或不可能出现的功能障碍和疾病的体征和症状至关重要，从而可促进诊断和治疗。对各个不同的精神系统（或领域）进行类似的回顾是跨界症状测量的目标，有助于在初始评估时对个体进行更全面的精神状态评估。对精神系统的回顾可以引起人们对可能对个人服务很重要的其他精神健康和功能领域的症状和体征的关注。跨界症状量表分为两级。第一级对成人（自我评估）的 13 个精神障碍领域，儿童（6 ～ 17 岁，父母 / 监护人评估）和青少年（11 ～ 17 岁，自我评估）的 12 个领域的每一项，询问 1 ～ 3 个问题，以识别新出现的体征和症状。第二级的问题对某些领域则提供了更多的深度评估（如抑郁、焦虑、躁狂、愤怒、易激惹、躯体症状）。制定这些量表是为了更好地开展初次访谈和后续访谈。因此，这些量表的使用可以形成基于测量的服务的关键部分，在这个过程中，标准化评估工具的运用及对个体随时间而发展的后果的追踪可以指导更精确的服务计划。使用这些量表的最终目标是提供基于测量的服务，通过确定新出现的症状和关注的领域，以及支持持续的症状监测、治疗调整，来改善对有精神和物质使用障碍个体的高质量服务的关键性后果。因此，这些跨界症状量表被认为是临床实践中精神障碍诊断评估的重要组成部分。

严重程度指标是针对特定障碍的，与构成相应障碍定义的诊断标准密切对应。它可以用于已经被诊断的个体或不完全符合诊断标准但有显著的临床意义的综合征（如对于症状符合精神分裂症诊断标准的个体可使用《精神病症状严重程度维度的临床工作者评估量表》），其中一些评估是患者通过自我评估完成的，而另一些评估则是临床工作者基于对患者的观察来完成的。与跨界症状量表一样，这些量表被用于进行初始访谈，以及随着时间的推移来追踪个体障碍的严重程度和对治疗的反应。这些评估有助于测量症状的频率、强度，病程，总体症状的严重程度或症状的类型（如抑郁、焦虑、睡眠障碍），可以帮助确定很多 DSM-5 的诊断［如广泛性焦虑障碍、社交焦虑障碍、精神病性障碍、创伤后应激障碍、自闭症谱系障碍和社交（语用）交流障碍］。使用这些针对障碍特异性的量表得来的数据可以帮助诊断并为症状监测和制订治疗计划提供信息。

《世界卫生组织残疾评估量表 2.0》由世界卫生组织开发，用于 6 个领域活动的个人能力评估：理解和沟通、出行、自我照顾、与他人相处、生活活动（如家务、工作 / 学校的活动），以及参与社会活动。该版本的量表可以自行使用，是为有任何躯体疾病（而不仅仅是精神障碍）的个体开发的。它与世界卫生组织的《国际功能、残疾和健康分类》中的概念相对应。这种评估也可以用来追踪个体功能水平随着时间的变化。功能评估是精神障碍诊断评估的关键部分，大多数 DSM-5 的诊断标准都要求障碍引起有临床意义的痛苦或功能损害。与有慢性躯体疾病的个体相比，有精神障碍的个体更可能出现严重的功能损害（如沟通或理解，与他人相处，在工作中、家中或学校进行日常活动，参与社交活动）。此外，许多个体就精神障碍寻求帮助是因为精神障碍对个体多个领域和场所的功能有直接的损害。这些功能损害可能影响跨诊断的预后，如果在症状缓解后残留的功能损害持续存在，可能导致相关障碍（如重性抑郁障碍和焦虑障碍）的复发。

本章主要介绍 DSM-5 一级跨界症状量表（成人自我评估和父母 / 监护人评估两个版本），《精神病症状严重程度维度的临床工作者评估量表》，以及《世界卫生组织残疾评估量表 2.0》。每一个量表都包括临床工作者的使用说明、评分信息和解释指南。鉴于条目、评分和临床工作者的使用说明与父母 / 监护人版本的总体相似性，儿童自我评估版本的量表内容未被包括在本手册的印刷版中。这些量表包括儿童自我评估版本和额外的维度评估，如诊断严重程度，可在 www.psychiatry.org/dsm5 网站上查询。

跨界症状量表

一级跨界症状量表

DSM-5 一级跨界症状量表是一种自我评估或知情人评估量表，用来评估跨精神障碍诊断的重要领域。该量表有助于临床工作者确定对个体的治疗和预后可能有显著影响的需要额外询问的领域。此外，该量表还可用于追踪随着时间的推移个体症状表现的改变。

DSM-5 一级跨界症状量表的成人自我评估版本由 23 个问题组成，用来评估 13 个精神障碍领域，包括抑郁、愤怒、躁狂、焦虑、躯体症状、自杀意念、精神病、睡眠问题、记忆、重复的想法和行为、分离、人格功能、物质使用（参见表 1）。每个领域都由 1 ～ 3 个问题组成。每个问题都需询问个体在过去 2 周内在多大程度上（或多频繁）被特定的症状困扰。如果个体（如有重度神经认知障碍的个体）能力受损且无法完成表格，那么了解情况的成年知情者可以帮助完成这个量表。

DSM-5 一级跨界症状量表的成人自我评估版本具有临床实用性，且美国和加拿大在成人临床样本中进行的 DSM-5 田野实验发现该量表具有良好的可靠性。在 DSM-5 田野实验中，个体的症状评级会在会面之前就分享给临床工作者，患者报告称，该量表的结果有助于促进临床接触时的沟通。类似地，大型学术医学研究机构和常规临床实践场所的临床工作者都发现该量表在临床上有用且可行，可将它整合到日常临床服务和专科临床场所工作中。除了 DSM-5 田野实验的结果外，一些研究还评估了该量表在各种人群中的心理测量特性。例如，一项针对全美不寻求治疗的大学生的大型研究结果证明了该量表有可接受的内部一致性和内部有效性。

DSM-5 一级跨界症状量表的父母 / 监护人评估版本（用于 6 ～ 17 岁儿童）由 25 个问题组成，用于评估 12 个精神障碍领域，包括躯体症状、睡眠问题、注意力不集中、抑郁、愤怒、易激惹、躁狂、焦虑、精神病、重复的想法和行为、物质使用、自杀意念 / 企图（参见表 2）。每个条目都需询问父母 / 监护人儿童在过去 2 周内在多大程度上（或多频繁）被特定的精神症状困扰。该量表被发现在临床上是有用的，且在美国各地的儿童临床样本中进行的 DSM-5 田野实验中被证明有很高的可靠性。对于 11 ～ 17 岁的青少年，除了可请父母 / 监护人评估其症状，临床工作者也可考虑让他们自己完成 DSM-5 一级跨界症状量表的儿童自我评估版本。儿童自我评估版本可以在 www.psychiatry.org/dsm5 网站上获取。

评分和解释：在成人自我评估版本中，每一个问题都采用 5 分制评分（0 分 = 无或完全没有；1 分 = 极轻度或罕见，少于 1 天或 2 天；2 分 = 轻度或数天；3 分 = 中度或超过一半的天数；4 分 = 重度或几乎每天）。

多问题领域中每个问题的分数都应由临床工作者进行审查，尤其是在二级跨界症状评估不适用的情况下，以了解某个领域哪个特定症状有最严重的问题（如精神病领域的幻听或思想传播），从而帮助指导进一步的病情询问。除了物质使用、自杀意念和精神病以外，其他领域的任何条目上，若评级为轻度或更严重（即 2 分或更高分），则强烈建议进行额外的询问和随访，以确定是否需要进行更详细的评估，其中可能包括该领域的二级跨界症状评估（参见表 1）。对于物质使用、自杀意念和精神病，若这些领域任何条目的评级为极轻度或更严重（即 1 分或更高分），则建议进行额外的询问和随访，以确定是否需要进行更详细的评估。因此，评估者应在“进一步询问的阈值”列中记录相应领域的最高分数。表 1 概述了可以指导对剩余领域进行进一步询问的阈值分数。

在父母 / 监护人评估版本（用于 6 ～ 17 岁儿童）的量表中，25 个条目中的 19 个是按 5 分制来评分的（0 分 = 无或完全没有；1 分 = 极轻度或罕见，少于 1 天或 2 天；2 分 = 轻度或数天；3 分 = 中度或超过一半的天数；4 分 = 重度或几乎每天）。自杀意念 / 企图和物质滥用领域采用“是、否或不知道”的等级。临床工作者应对一个领域每个条目的分数进行审查，以了解该领域的哪个特定症状有最严重的问题（如精神病领域的幻视或幻听），从而帮助指导进一步询问。除了注意力不集中和精神病以外，其他领域任何条目的 5 分制评分若为轻度或更重(即 2 分或更高分)，建议进行额外询问和随访，以确定是否需要进行更详细的评估，其中可能包括该领域的二级跨界症状评估（参见表 2）。对于注意力不集中和精神病，若为极轻度或更严重（即 1 分或更高分），则建议进行额外询问和随访。对于自杀意念 / 企图和任何物质使用，若父母或监护人的某项回答是“不知道”，尤其是对 11 ～ 17 岁儿童，则可对儿童进行额外询问，包括使用相关领域的儿童评估的二级跨界症状量表。因为额外的询问是基于某个领域相应条目的最高分来进行的，所以临床工作者应在“进一步询问的阈值”列中记录该分数。表 2 概述了可以指导对剩余领域进行进一步询问的阈值分数。儿童自我评估版本的临床工作者说明和指南除了“不知道”这个回答类别以外，其他都类似于上述父母 / 监护人评估版本。儿童自我评估版本中没有“不知道”这个回答类别（具体参见 www.psychiatry.org/dsm5）。

表 1　DSM-5 成人自我评估一级跨界症状量表：13 个领域、进一步询问的阈值以及有关的 DSM-5 二级跨界症状量表

领域	领域名称	进一步询问的阈值	DSM-5 二级跨界症状量表
Ⅰ	抑郁	轻度或更重	二级—抑郁—成人（PROMIS 情感痛苦—短表）
Ⅱ	愤怒	轻度或更重	二级—愤怒—成人（PROMIS 情感痛苦—愤怒—短表）
Ⅲ	躁狂	轻度或更重	二级—躁狂—成人［Altman 自我评估躁狂量表（ASRM）］
Ⅳ	焦虑	轻度或更重	二级—焦虑—成人［PROMIS 情感痛苦—焦虑—短表）
Ⅴ	躯体症状	轻度或更重	二级—躯体症状—成人［患者健康问卷-15（PHQ-15）躯体症状严重程度量表］
Ⅵ	自杀意念	极轻度或更重	无
Ⅶ	精神病	极轻度或更重	无
Ⅷ	睡眠问题	轻度或更重	二级—睡眠紊乱—成人（PROMIS 睡眠紊乱—短表）
Ⅸ	记忆	轻度或更重	无
Ⅹ	重复的想法和行为	轻度或更重	二级—重复的想法和行为—成人［佛罗里达强迫冲动详细目录（FOCI）严重程度量表］
Ⅺ	分离	轻度或更重	无
Ⅻ	人格功能	轻度或更重	无
XⅢ	物质使用	极轻度或更重	二级—物质使用—成人（改编自 NIDA 修订版的 ASSIST）

注：NIDA= 美国国家药物滥用研究所。

DSM-5 二级跨界症状量表可在 www.psychiatry.org/dsm5 网站上获取。

表 2　DSM-5 父母 / 监护人评估（用于 6 ～ 17 岁儿童）一级跨界症状量表：12 个领域、进一步询问的阈值以及有关的 DSM-5 二级跨界症状量表

领域	领域名称	进一步询问的阈值	DSM-5 二级跨界症状量表
Ⅰ	躯体症状	轻度或更重	二级—躯体症状—6 ～ 17 岁儿童的父母 / 监护人［患者健康问卷-15（PHQ-15）躯体症状严重程度量表］
Ⅱ	睡眠问题	轻度或更重	二级—睡眠紊乱—6 ～ 17 岁儿童的父母 / 监护人（PROMIS 睡眠紊乱 - 短表）
Ⅲ	注意力不集中	极轻度或更重	二级—注意力不集中—6 ～ 17 岁儿童的父母 / 监护人［Swanson，Nolan 与 Pelham，第四版（SNAP-Ⅳ）］（SNAP-Ⅳ）
Ⅳ	抑郁	轻度或更重	二级—抑郁—6 ～ 17 岁儿童的父母 / 监护人（PROMIS 情感痛苦—抑郁—父母条目集）
Ⅴ	愤怒	轻度或更重	二级—愤怒—6 ～ 17 岁儿童的父母 / 监护人（PROMIS 校准的愤怒量表—父母）
Ⅵ	易激惹	轻度或更重	二级—易激惹—6 ～ 17 岁儿童的父母 / 监护人［情感反应指数（ARI）］
Ⅶ	躁狂	轻度或更重	二级—躁狂—6 ～ 17 岁儿童的父母 / 监护人［Altman 自我评估躁狂量表（ASRM）］
Ⅷ	焦虑	轻度或更重	二级—焦虑—6 ～ 17 岁儿童的父母 / 监护人（PROMIS 情感痛苦—焦虑—父母条目集）
Ⅸ	精神病	极轻度或更重	无
Ⅹ	重复的想法和行为	轻度或更重	无
Ⅺ	物质使用	是	二级—物质使用—6 ～ 17 岁儿童的父母 / 监护人（改编自 NIDA 修订版的 ASSIST）
		不知道	改编自 NIDA 修订版的 ASSIST—儿童自我评估（11 ～ 17 岁）
Ⅻ	自杀意念 / 企图	是	无
		不知道	无

注：NIDA= 美国国家药物滥用研究所。
DSM-5 二级跨界症状量表可在 www.psychiatry.org/dsm5 网站上获取。

二级跨界症状量表

一级跨界症状量表的任何阈值分数（如表 1、表 2 和前文“评分和解释”中所述）表明可能需要进行详细的临床询问。二级跨界症状量表提供了一种获得有意义的潜在症状更深入信息的方法，以为诊断、制订治疗计划和随访提供信息。二级跨界症状量表可从 www.psychiatry.org/dsm5 网站上在线获取。表 1 和表 2 概括了每个一级领域，并确定了可用于更详细评估的 DSM-5 二级跨界症状量表的领域。大多数一级症状领域的成人和儿童（父母 / 监护人评估和儿童自我评估）版本都可在线获得。

跨界症状量表的使用频率

为了追踪个体的症状表现随时间推移的变化，可根据个体症状和治疗状态的稳定性，结合临床情况定期完成一级和相关的二级跨界症状量表。对于能力受损的个体和 6 ～ 17 岁儿童，该量表最好在随访时由同一位了解情况的知情者，即同一位父 / 母或其他监护人来完成。在特定领域持续出现高分数可能表明该个体有显著的问题症状，需要进一步评估、治疗和随访。临床判断应始终指导决策的制定。

DSM-5 一级跨界症状量表——成人自我评估

姓名：______________ **年龄：**______________ **日期：**______________

如果该量表由知情者完成，**你与被评估个体的关系是**______________

在平常的 1 周时间里，你大概有多少时间与该个体共处________ **小时 / 周**

使用说明：下列问题询问的是可能困扰你的事情。对于每一个问题，请圈出最贴近在过去 2 周里你被每一个问题困扰的程度（或发生频率）的描述。

序号		在过去 2 周里你被下述问题困扰的程度（或发生频率）	无或完全没有	极轻度或罕见，少于 1 天或 2 天	轻度或数天	中度或超过一半的天数	重度或几乎每天	最高领域分数（临床工作者）
I	1	做事情没有什么兴趣或愉悦感	0	1	2	3	4	
	2	感觉低落、抑郁或没有希望	0	1	2	3	4	
II	3	感觉比平常更容易被激惹、不满或愤怒	0	1	2	3	4	
III	4	比平常睡得少，但还是觉得精力充沛	0	1	2	3	4	
	5	比平常开始做更多的项目或做更冒险的事情	0	1	2	3	4	
IV	6	感觉紧张、焦虑、害怕、担心或烦躁	0	1	2	3	4	
	7	感觉惊恐或害怕	0	1	2	3	4	
	8	回避使自己焦虑的情境	0	1	2	3	4	
V	9	出现不能解释的疼痛（如头、背部、关节、腹部、腿部）	0	1	2	3	4	
	10	感觉自己的疾病没有被足够严肃地对待	0	1	2	3	4	
VI	11	存在实际伤害自己的想法	0	1	2	3	4	
VII	12	能听到他人听不到的声音，如即使周围没人的时候也能听到声音	0	1	2	3	4	
	13	感觉他人可以听到自己的想法或自己能听到他人的想法	0	1	2	3	4	
VIII	14	存在影响总体睡眠质量的睡眠问题	0	1	2	3	4	
IX	15	存在记忆问题（如学习新信息）或方位问题（如找到回家的路）	0	1	2	3	4	
X	16	不愉悦的想法、冲动或影像在脑中重复	0	1	2	3	4	
	17	感觉被迫反复从事某些行为或精神活动	0	1	2	3	4	
XI	18	感觉与自己、自己的躯体、自己周围的环境或自己的记忆脱离或远离	0	1	2	3	4	

续表

序号		在过去 2 周里你被下述问题困扰的程度（或发生频率）	无或完全没有	极轻度或罕见，少于 1 天或 2 天	轻度或数天	中度或超过一半的天数	重度或几乎每天	最高领域分数（临床工作者）
Ⅻ	19	不知道自己真正是谁或不知道从生活中想要什么	0	1	2	3	4	
	20	不能感觉与他人亲近或享受自己与他们的关系	0	1	2	3	4	
XIII	21	一天内饮用至少 4 杯任何种类的酒精饮料	0	1	2	3	4	
	22	吸烟、抽雪茄或烟斗、使用鼻烟或咀嚼烟草	0	1	2	3	4	
	23	自行使用下列药物，即没有医生的处方，剂量比处方大或更长时间：止痛片（如维柯丁）、兴奋剂（如哌甲酯或阿得拉）、镇静剂或安神剂（如安眠药或安定）、毒品［如大麻、可卡因或快克、俱乐部毒品（如摇头丸）］、致幻剂（如 LSD）、海洛因、吸入剂或溶剂（如胶水）、甲基苯丙胺（如快速丸）	0	1	2	3	4	

DSM-5 一级跨界症状量表——父母 / 监护人评估（用于 6 ~ 17 岁儿童）

儿童姓名：__________　**年龄：**__________　**日期：**__________

评估人与儿童的关系：__________

使用说明（给儿童的父母 / 监护人）：下列问题询问的是困扰儿童的事情。对于每一个问题，请圈出最贴近在过去 2 周里该儿童被每一个问题困扰的程度（或发生频率）的描述。

序号		在过去 2 周里儿童被下述问题困扰的程度（或发生频率）	无或完全没有	极轻度或罕见，少于 1 天或 2 天	轻度或数天	中度或超过一半的天数	重度或几乎每天	最高领域分数（临床工作者）
I	1	抱怨胃痛、头痛或其他疼痛	0	1	2	3	4	
	2	说他 / 她对健康担忧或觉得要生病了	0	1	2	3	4	
II	3	有睡眠问题，即入睡困难、难以维持睡眠或早醒	0	1	2	3	4	
III	4	他 / 她在上课、做作业、看书或玩游戏的时候有注意力的问题	0	1	2	3	4	
IV	5	他 / 她觉得做事情比以前没意思	0	1	2	3	4	
	6	看上去伤心或抑郁达数小时	0	1	2	3	4	

续表

序号		在过去 **2** 周里儿童被下述问题困扰的程度（或发生频率）	无或 完全没有	极轻度或 罕见，少于 1 天或 2 天	轻度或 数天	中度或 超过一半的 天数	重度或 几乎每天	最高领域分数 （临床工作者）
Ⅴ和Ⅵ	7	看上去比平常更容易被激惹或恼怒	0	1	2	3	4	
	8	看上去愤怒或发脾气	0	1	2	3	4	
Ⅶ	9	比平常开始做更多的事情或做更冒险的事情	0	1	2	3	4	
	10	比平常睡得少，但仍然精力充沛	0	1	2	3	4	
Ⅷ	11	说他 / 她感觉紧张、焦虑、害怕	0	1	2	3	4	
	12	不能停止担忧	0	1	2	3	4	
	13	说他 / 她因为紧张不能做想要做或应做的事情	0	1	2	3	4	
Ⅸ	14	说他 / 她能听到声音即使当周围没有人的时候，这个声音告诉他 / 她应该做什么或说他 / 她的坏话	0	1	2	3	4	
	15	说他 / 她完全清醒的时候能看到不存在的影像，即能看见他人看不到的事情或人	0	1	2	3	4	
Ⅹ	16	说他 / 她有反复的做坏事的想法或有坏事将发生在自己或他人身上的想法	0	1	2	3	4	
	17	说他 / 她感觉有反复检查某些事情的需要，如门是否锁上了或炉子是否关掉了	0	1	2	3	4	
	18	看起来很担心接触的东西很脏、有细菌或被下过毒	0	1	2	3	4	
	19	说他 / 她为了防止坏事发生不得不以某种方式做一些事情，如数数或大声说一些特别的事情	0	1	2	3	4	
在**过去 2 周**里，儿童是否有以下情况：								
Ⅺ	20	喝过酒精饮料（啤酒、葡萄酒、白酒等）	是	否	不知道			
	21	吸烟、抽雪茄或烟斗、使用鼻烟或咀嚼烟草	是	否	不知道			
	22	使用毒品［如大麻、可卡因或快克、俱乐部毒品（如摇头丸）］、致幻剂（如LSD）、海洛因、吸入剂或溶剂（如胶水）、甲基苯丙胺（如快速丸）	是	否	不知道			
	23	没有医生处方的情况下使用药物［如止痛片（如维柯丁）、兴奋剂（如利他林或阿得拉）、镇静剂或安神剂（如安眠药或安定）、类固醇类药物］	是	否	不知道			
Ⅻ	24	在过去 2 周里，他 / 她是否讨论过要杀死他 / 她自己或想结束自己的生命	是	否	不知道			
	25	他 / 她是否曾经尝试过自杀	是	否	不知道			

精神病症状严重程度维度的临床工作者评估

如在“精神分裂症谱系及其他精神病性障碍”一章中所述，精神病性障碍是异质的，并且症状严重程度可以预测疾病的重要方面，如认知和/或神经生物学缺陷的程度。维度评估可以捕捉症状严重程度上有意义的变化，这可能有助于制订治疗计划、做预后决策和进行病理生理机制研究。《精神病症状严重程度维度的临床工作者评估量表》提供了对精神病主要症状的维度评估，包括幻觉、妄想、言语紊乱、精神运动行为异常和阴性症状。该量表也包括了对认知损害的维度评估。许多有精神病性障碍的个体都有一定范围的认知领域的损害，它可预测功能性能力和预后。此外，该量表还提供了抑郁和躁狂的维度评估，可提醒临床工作者警惕同时出现的心境病理。精神病中心境症状的严重程度具有预后价值且可以指导治疗。

精神病症状严重程度维度的临床工作者评估是一个由临床工作者在临床评估时完成的包括8个条目的量表。每个条目都要求临床工作者对过去7天中最严重的时候个体经历的每一个症状的严重程度进行评估。

评分和解释

该量表中的每个条目都按5分制进行评分（0分=不存在；1分=不确定；2分=存在但轻度；3分=存在且中度；4分=存在且重度），每个评分水平都有相应特定症状的定义。临床工作者回顾可获得的个体的所有信息，并根据临床判断选择（做标记）最符合症状领域严重程度的水平，然后在“分数”一列填写每个条目的分数。

使用频率

为了追踪个体的症状严重程度随时间推移的变化，可根据个体症状和治疗状态的稳定性定期完成评估。某一领域的持续高分可能表明个体有显著且有问题的领域，可能需要进一步评估、治疗和随访。临床判断应始终指导决策制定。

精神病症状严重程度维度的临床工作者评估量表

姓名：____________　**年龄：**____________　**日期：**____________

使用说明：基于你对该个体的了解和你的临床判断，请对在过去7天里最严重的时候，该个体所经历的下列症状的严重程度作出评估（并标记）。

领域	0	1	2	3	4	分数
Ⅰ. 幻觉	不存在	不确定（严重程度或持续时间不足以被考虑为精神病）	存在但轻度（对幻听或其他类型的幻觉采取行动的压力很小，被幻觉困扰较轻）	存在且中度（有一些对幻听或其他类型的幻觉作出反应的压力，或者在一定程度上被幻觉困扰）	存在且重度（有很大的对幻听或其他类型的幻觉作出反应的压力，或者被幻觉严重困扰）	
Ⅱ. 妄想	不存在	不确定（严重程度或持续时间不足以被考虑为精神病）	存在但轻度（几乎没有对妄想信念采取行动的压力，或者被妄想信念困扰较轻）	存在且中度（有一些对妄想信念采取行动的压力，或者在一定程度上被妄想信念困扰）	存在且重度（有很大的对妄想信念采取行动的压力，或者被妄想信念严重困扰）	
Ⅲ. 言语紊乱	不存在	不确定（严重程度或持续时间不足以被考虑为紊乱）	存在但轻度（有些难以理解言语）	存在且中度（经常难以理解言语）	存在且重度（几乎不能理解言语）	
Ⅳ. 精神运动行为异常	不存在	不确定（严重程度或持续时间不足以被考虑为精神运动行为异常）	存在但轻度（偶尔有异常或古怪的运动行为或紧张症）	存在且中度（经常有异常或古怪的运动行为或紧张症）	存在且重度（几乎持续有异常或古怪的运动行为或紧张症）	
Ⅴ. 阴性症状（情感表达受限或意志缺乏）	不存在	面部表达、讲话韵律、姿势或自发行为可能减少	面部表达、讲话韵律、姿势或自发行为轻度减少	面部表达、讲话韵律、姿势或自发行为中度减少	面部表达、讲话韵律、姿势或自发行为重度减少	
Ⅵ. 认知损害	不存在	不确定（认知功能没有明显超出该年龄或SES的预期，即与平均值相差小于0.5个SD）	存在但轻度（认知功能有一些降低，低于该年龄或SES的预期，与平均值相差0.5～1个SD）	存在且中度（认知功能明确降低，低于该年龄或SES的预期，与平均值相差1～2个SD）	存在且重度（认知功能显著降低，低于该年龄或SES的预期，与平均值相差2个以上SD）	
Ⅶ. 抑郁	不存在	不确定（偶尔感觉难过、低落、抑郁或无望；担心做人或做事做不好，但并不沉湎于此）	存在但轻度（频繁感觉非常难过、低落、中度抑郁或无望；担心做人或做事做不好且有一些沉湎于此）	存在且中度（频繁感觉深度抑郁或无望；沉湎于内疚和犯错）	存在且重度（每日深度抑郁或无望；存在妄想性的、负疚或不合理的、与情境不成比例的自责）	
Ⅷ. 躁狂	不存在	不确定（偶尔有高涨、膨胀或易激惹的心境或一些烦躁不安）	存在但轻度（频繁地出现有些高涨、膨胀或易激惹的心境或烦躁不安）	存在且中度（频繁地出现广泛高涨、膨胀或易激惹的心境或烦躁不安）	存在且重度（每日出现广泛高涨、膨胀或易激惹的心境或烦躁不安）	

注：SD= 标准差。
SES= 社会经济地位。

《世界卫生组织残疾评估量表 2.0》

成人自我评估版的《世界卫生组织残疾评估量表 2.0》（World Health Organization Disability Assessment Schedule 2，WHODAS 2.0）是一个包含 36 个条目的量表，用于评估 18 岁及 18 岁以上成人的残疾情况。它已在全球多种文化中得到验证，并且有对变化的敏感性。它评估 6 个领域的残疾，包括理解和沟通、出行、自我照顾、与人相处、生活活动（即家务、学校 / 工作）、社会参与。如果个体（如重度神经认知障碍患者）能力受损且无法填写表格，了解情况的知情人可以完成该量表的代理人使用版本（该版本可在 www.psychiatry.org/dsm5 网站上获取）。WHODAS 2.0 的自我评估版中的每个条目都要求个体评估自己过去 30 天在特定功能领域遇到的困难程度。

《世界卫生组织残疾评估量表 2.0》评分使用说明

WHODAS 2.0 的总分：计算 WHODAS 2.0 中 36 个条目的总分有两种方法。

简单法：每个条目的分数［“无”（1 分）、“轻度”（2 分）、“中度”（3 分）、“重度”（4 分）和“极严重”（5 分）］相加，最高总原始分数为 180 分。这种方法被称为简单评分法，因为每个条目的分数被简单加起来而没有重新编码或跨类别总结，因此，没有加权衡量每个条目的权重。这种方法很实用，可作为手算评分的方法，可被当作繁忙的临床场所或纸笔访谈的首选方法。所有领域的条目得分的简单总和构成一个统计数字，足以描述功能受限的程度。

复杂法：复杂的评分方法被称为基于“条目-反应-理论”（IRT）的评分法。该方法考虑了 WHODAS 2.0 每个条目的多个难度级别，将每个条目的回答分别编码为“无”“轻度”“中度”“重度”和“极严重”，然后用计算机通过对各条目和严重程度的区分加权来计算总分。该计算机程序可从世界卫生组织的网站上获取。该评分法有三个步骤：

- 第一步：对每个领域中的各条目分数求和（即对于每个条目回答选项 1 ～ 5 对应转换为 0 ～ 4 分，最高总原始分数为 144 分）。
- 第二步：分别对 6 个领域的分数求和。
- 第三步：将总分转换为 0 ～ 100 的指标范围（其中 0 分 = 无残疾，100 分 = 完全残疾）。

WHODAS 2.0 领域分数：WHODAS 2.0 能够产生 6 个不同功能领域［理解和沟通、出行、自我照顾、与人相处、生活活动（即家务、工作 / 学校）和社会参与］的特定领域分数。

WHODAS 2.0 的常模：关于 WHODAS 2.0 基于 IRT 评分的人群常模及人群分布，参见由世界卫生组织发布的免费在线 PDF 手册中的表 6.1 和图 6.1（第 43 页）：“评估健康与残疾：WHO 残疾评估量表手册（WHODAS 2.0）”，2012 年 6 月。

对 DSM-5-TR 使用者的额外评分和解释指南

临床工作者被要求在临床访谈期间回顾个体对该量表中每个条目的反应，并在

“仅供临床工作者使用”一栏注明每个条目的个体自我报告分数。然而，如果临床工作者根据临床访谈和其他可获得的信息判定某个条目分数与个体自我报告的分数是不一样的，则可在“原始条目分数”列中注明校正分数。基于美国 6 个地点和加拿大 1 个地点成人患者样本的 DSM-5 田野实验发现 DSM-5-TR 建议计算和使用每个领域和一般残疾的平均分数。该平均分与 WHODAS 的 5 分制相当，允许临床工作者将个体的残疾划分为无（1 分）、轻度（2 分）、中度（3 分）、重度（4 分）或极严重（5 分）。平均领域分数和总残疾分数在 DSM-5 田野实验中被认为是可靠的、易于使用的，并且在临床上对临床工作者是有用的。平均领域分数是通过将原始总分数除以该领域的条目数计算出来的（例如，若“理解和沟通”这一领域的所有条目都被评为中度，则该领域平均分数为 18/6=3，表明为中度残疾）。平均的总残疾分数是通过将原始总分数除以量表中的总条目数（即 36）计算出来的。应鼓励个体完成 WHODAS 2.0 中的所有条目。如果对 10 个或更多的条目没有回答（即没有完成的条目数超过 36 个条目的 25%），则计算简单的和平均的一般残疾分数可能就没有帮助了。如果量表中有 10 个或更多的条目没有完成，但某些领域的条目完成度为 75% ～ 100%，则简单法或平均领域分数在这些领域还有意义。

使用频率

为了追踪个体残疾程度随时间推移的变化，可根据个体症状和治疗状态的稳定性定期完成评估。某一领域的持续高分可能表明个体有显著且有问题的方面，可能需要进一步评估和干预。

世界卫生组织残疾评估量表 2.0（WHODAS 2.0）
自我评估版（36 个条目）

患者姓名：____________ **年龄：**________________ **日期：**____________

该问卷询问因健康 / 精神卫生状况所致的困难。健康状况包括**疾病、其他可能的短期或长期持续的健康问题、受伤、精神或情绪问题，以及酒精或毒品问题**。回想**过去的 30 天里**从事以下活动的难度有多大并回答这些问题。对于每一个问题，请只圈出 **1 个**答案。

							仅供临床工作者使用		
每个条目的分数：		1	2	3	4	5	原始条目分数	原始领域分数	平均领域分数
在过去 30 天里，你在以下方面有困难的程度：									
理解和沟通									
D1.1	专注做一件事持续 10 分钟	无	轻度	中度	重度	极度或不能做		30	5
D1.2	记住去做重要的事情	无	轻度	中度	重度	极度或不能做			
D1.3	分析和发现日常生活中问题的解决方案	无	轻度	中度	重度	极度或不能做			
D1.4	学习一项新任务，如学会如何去一个新地方	无	轻度	中度	重度	极度或不能做			
D1.5	大概能理解人们说的话	无	轻度	中度	重度	极度或不能做			
D1.6	开始和维持一次对话	无	轻度	中度	重度	极度或不能做			
出行									
D2.1	长时间站立，如站立 30 分钟	无	轻度	中度	重度	极度或不能做		25	5
D2.2	从坐着到站起来	无	轻度	中度	重度	极度或不能做			

续表

							仅供临床工作者使用		
每个条目的分数：		1	2	3	4	5	原始条目分数	原始领域分数	平均领域分数
在过去 30 天里，你在以下方面有困难的程度：									
D2.3	在家里四处走动	无	轻度	中度	重度	极度或不能做			
D2.4	离开家	无	轻度	中度	重度	极度或不能做			
D2.5	步行长距离，如步行 1 千米（或相当的距离）	无	轻度	中度	重度	极度或不能做			
自我照顾									
D3.1	清洗全身	无	轻度	中度	重度	极度或不能做		20	5
D3.2	穿衣服	无	轻度	中度	重度	极度或不能做			
D3.3	进食	无	轻度	中度	重度	极度或不能做			
D3.4	独自待数天	无	轻度	中度	重度	极度或不能做			
与人相处									
D4.1	与陌生人打交道	无	轻度	中度	重度	极度或不能做		25	5
D4.2	维持一段友情	无	轻度	中度	重度	极度或不能做			
D4.3	与关系密切的人相处	无	轻度	中度	重度	极度或不能做			
D4.4	交新朋友	无	轻度	中度	重度	极度或不能做			
D4.5	性活动	无	轻度	中度	重度	极度或不能做			
生活活动（家务）									
D5.1	承担家务责任	无	轻度	中度	重度	极度或不能做		20	5
D5.2	能做好最重要的家务	无	轻度	中度	重度	极度或不能做			
D5.3	能完成你需做的所有家务	无	轻度	中度	重度	极度或不能做			
D5.4	能尽快完成家务	无	轻度	中度	重度	极度或不能做			
生活活动（学校 / 工作）									
如果在工作（有酬、无酬、自雇佣）或上学，回答以下 D5.5 ～ D5.8 的问题，否则跳至 D6.1									
因为你的健康状况，在过去 30 天里，你在以下方面有困难的程度：									
D5.5	你日常的工作 / 学业	无	轻度	中度	重度	极度或不能做		20	5
D5.6	能做好最重要的学业 / 工作任务	无	轻度	中度	重度	极度或不能做			
D5.7	能完成你需做的所有工作	无	轻度	中度	重度	极度或不能做			
D5.8	能尽快完成你的工作	无	轻度	中度	重度	极度或不能做			
社会参与									
在过去的 30 天里：									
D6.1	跟其他人一样参与社区活动（如节日、宗教或其他活动）的困难程度	无	轻度	中度	重度	极度或不能做		40	5
D6.2	因为周围的障碍或阻碍，你参与活动的困难程度	无	轻度	中度	重度	极度或不能做			
D6.3	因为他人的态度和行动，你有尊严地生活的困难程度	无	轻度	中度	重度	极度或不能做			
D6.4	你有多少时间花在健康状况或其后果上	无	轻度	中度	重度	极度或不能做			

续表

							仅供临床工作者使用		
每个条目的分数：		1	2	3	4	5	原始条目分数	原始领域分数	平均领域分数
在过去 30 天里，你在以下方面有困难的程度：									
D6.5	你在情绪上被健康状况影响多大	无	轻度	中度	重度	极度或不能做			
D6.6	你的健康对你或你的家庭的财务资源造成多大负担	无	轻度	中度	重度	极度或不能做			
D6.7	因为你的健康问题，你的家庭的困难程度	无	轻度	中度	重度	极度或不能做			
D6.8	你自己休闲或娱乐的困难程度	无	轻度	中度	重度	极度或不能做			
总残疾分数（合计）：								180	5

文化与精神障碍诊断

本章提供有关在临床诊断中整合文化和社会背景的基本信息，包括关键术语、文化概念化和痛苦的文化概念三部分。

- 关键术语部分定义了对本章其余部分至关重要的术语：文化、种族和民族。
- 文化概念化部分提出了系统的以人为本的文化评估大纲，旨在供广大临床工作者在任何服务场所为任何个体提供服务时使用。这一部分还包括一个访谈程序，即文化概念化访谈。症状表现、对促使服务的疾病或困境的解释以及对寻求帮助的期望，总是受到个体文化背景和社会文化背景的影响。无论个体的背景如何，以人为本的文化评估都有助于改善对每个个体的服务。文化概念化可能对受系统性劣势和歧视导致的医疗服务差异影响的个体尤其有帮助。
- 痛苦的文化概念部分描述了个体表达、报告和解释疾病和痛苦经历的方式。痛苦的文化概念包括痛苦的习语、文化解释或感知的原因和文化综合征。症状是通过痛苦的文化习语来表达和交流的——行为或语言术语、隐喻、短语或谈论症状、问题或痛苦的方式，这些常被具有相似文化背景的个体用来传达广泛的担忧。此类习语可用于表示广泛意义的痛苦，也许并不表示精神障碍。美国当代常见习语包括“倦息”“感到有压力”“神经崩溃”和“感到抑郁”，这些都有经历不满或沮丧的意思，但不符合任何精神障碍的诊断标准。文化特定的解释和综合征也很常见，并在人群中广泛地分布。这一部分还提供了来自不同地理区域的习语、解释和综合征的一些说明性示例。之所以选择这些示例，是因为它们已得到了充分研究，并且它们对于许多美国临床工作者来说并不熟悉，这突出它们特定的语言和行为表达以及交流功能。

关键术语

了解疾病经历的文化背景对进行有效的诊断评估和临床管理至关重要。

文化是指知识、概念、价值观、规范和实践的系统，它是可习得且能够代代相传的。文化包括语言、宗教和精神性、家庭结构、生命周期阶段、礼仪、习俗和理解健康及疾病的方式，以及道德、政治、经济和法律系统。文化是开放的、动态的系统，它随着时间的推移不断变化。在当代世界中，大多数个体和群体都暴露在多种文化背景下，他们用这些文化背景来塑造自己的身份并理解自己的经历。这个意义建构的过程源于特定文化背景的发展和日常社会经验，包括可能因人而异的医疗服务。许多文化都涉及隐含或假定的背景知识、价值观和假设，因此个体可能难以描述。文化的这些特征至关重要，不要在固定的文化特征方面过度概括文化信息或刻板印象人群。对于诊断而言，必须认识到：所有形式的疾病和痛苦，包括 DSM 中涵盖的障碍，都可以被文化背景塑造。文化会影响个体对自己身份的塑造，也会影响个体对症状及疾病的解释和应对。

种族是一种社会结构，而不是将人类基于各种肤浅的躯体特征而划分的生物结构，如肤色被错误地认为是群体固有的属性和能力的标志。种族分类和建构在不同历史和不同社会中都有所不同，并被用来作为压迫、奴役和种族灭绝的正当理由。种族建构对精神病学很重要，因为它可能导致形成种族意识形态、种族主义、歧视、社会压迫和排斥，这对精神健康有很大的负性影响。有证据表明，种族主义会加重许多精神障碍，导致不良后果，种族偏见也会影响诊断性评估。

民族是一种文化建构的群体身份，用于定义人民和社区。它可能植根于共同的历史、祖先、地理、语言、宗教或一个群体的其他共同特征，这些特征将该群体与其他群体相区分。民族可能是自我分配的，也可能是由外人赋予的。增加流动性、通婚和文化群体的混合定义了新的融合、多元或混合民族的身份。这些过程也可能导致民族认同的淡化。

文化、种族和民族可能与政治、经济和社会结构的不平等有关，这些不平等与种族主义和歧视相关，从而导致健康差异。文化、种族和民族身份可以成为增强韧性的力量和群体支持的来源。它们还可能导致心理、人际关系和代际的冲突或适应困难，需要社会和文化知情诊断以及临床评估。与种族化和种族主义相关的其他关键术语在“种族主义和歧视对精神障碍诊断的影响”这一部分中，这一部分在 DSM-5-TR 第一部分的“文化和社会结构问题”的标题下。

文化概念化

文化概念化概况

DSM-Ⅳ中引入的文化概念化概况提供了一个框架，用于评估有关个体精神健康问题的文化特征的信息，以及它如何与社会、文化背景和历史相关。该评估提供了与评估每个个体相关的社会背景和疾病经历的有用信息。DSM-5 和 DSM-5-TR 的更新包括提供概况的扩展版本和使用文化概念化访谈的评估方法，并在临床工作者、患者和随行亲属中进行了田野实验，证实这是一种可行的、可接受的和有用的文化评估工具。

文化概念化概况要求对以下类别进行系统评估：

- **个体的文化身份**：描述个体的人口统计信息（如年龄、性别、民族种族背景）或其他社会和文化定义的特征可能会影响人际关系、资源获取、发展和当前的挑战、冲突或困境。身份的其他临床相关方面可能包括宗教信仰和精神活动、社会经济阶层、等级（制度）、个人和家庭的出生地和成长地、移民状态、职业和性取向等。身份的哪些方面被个体优先考虑以及他们如何互动（交叉性）可能反映了临床场所和健康问题。对于移民，应注意他们参与原文化环境和新文化环境的程度和种类。类似地，对于认同种族化和族裔群体的个体，应注意个体与其自己的群体和其他社会部分的互动和认同。语言能力、偏好和使用模式与识别获取服务、社会整合和临床沟通方面的困难或对翻译人员的需求有关。

- **痛苦的文化概念：** 描述影响个体如何体验、理解和与他人交流自己的症状或问题的文化构建。这些构建包括痛苦的文化习语、文化解释或感知的原因和文化综合征。痛苦经历的严重程度和意义应根据个体文化背景的常模来进行评估。优先症状、感知的疾病严重程度、有关的偏见水平和预期的后果都是相关的。引出个体和家人或朋友对寻求帮助的期望和计划、自我应对的模式以及与个体痛苦的文化概念的相关性，包括过去的求助经历。对应对和寻求帮助模式的评估应考虑使用专业的和传统的、替代的或补充的服务资源。
- **易患性和韧性的心理社会应激源与文化特征：** 要确认个体所处社会环境中的主要应激源、挑战和支持（其中可能包括当地的和遥远的事件）。这些包括个体精神健康的社会决定因素［如资源获取（如住房、交通）和机会（如教育、就业）］，暴露于种族主义、歧视和结构性偏见，以及社会边缘化或排斥（结构性暴力）。还要评估宗教、家庭、其他人际关系以及社交网络（如朋友、邻居、同事、在线论坛或团体）在造成压力或提供情绪、工具和信息支持方面的作用。社会应激源和社会支持因社会背景、家庭结构、发展任务以及事件的文化意义而变化。应根据个体的文化背景来评估功能、失能和韧性的水平。
- **个体与临床工作者、治疗团队和机构之间关系的文化特征：** 要确认个体与临床工作者（或治疗团队、机构）在文化背景、语言、教育和社会地位等方面的差异，这些差异可能造成沟通困难，从而影响诊断和治疗。个体和临床工作者在社会中的地位以及他们在社会类别上相互感知的方式可能会影响评估过程。在更大的社会里，种族主义和歧视的经历可能会阻碍在临床诊断访谈中建立信任和安全感。影响可能包括引发与症状相关的问题、对症状和行为的文化及临床意义的误解，以及难以建立或维持准确评估和有效临床联盟所需的融洽关系。
- **整体文化评估：** 总结前几部分确定的文化概念化的内容对精神障碍的鉴别诊断、其他临床相关问题，以及适当的管理和治疗干预的影响。

文化概念化访谈

文化概念化访谈（Cultural Formulation Interview，CFI）是一组程序，临床工作者在进行精神健康评估时可用它获取有关文化对个体的临床表现和服务的关键方面影响的信息。CFI 由三部分组成：一是核心 CFI，共有 16 个问题，用于获取个体的初始评估信息；二是CFI的知情者版本，用于获取间接信息；三是一组补充模块，用于根据需要扩展评估。在CFI中，“文化”这一术语包括：

- 个体从不同社会群体（如种族群体、信仰群体、职业群体、退伍军人群体）和个体参与其中的社区的价值观、取向、知识和实践中为经验赋予意义的过程。
- 个体的背景、发展经历以及影响其观点的当前社会背景和地位的各个方面，如年龄、性别、社会阶层、籍贯、移民、语言、宗教、性取向、失能、民族或种族背景。
- 家人、朋友和其他社区成员（特别是个人社交网络）对个体疾病经历的影响。
- 健康服务工作者的文化背景以及嵌入在健康服务系统和机构的组织和操作中可能影响临床互动的价值观和设想。

文化过程涉及个体与当地和更大的社会背景的互动。因此，文化评估既评估个体的内部，也像评估个体那样在社会环境中评估个体所处的环境。

CFI是一个简短的半结构化访谈，用于系统地评估与任何个体服务有关的文化因素。CFI聚焦于个体的经历和临床问题、症状或顾虑的社会背景。CFI遵循以人为本的文化评估原则，从个体那里获取有关他或她自己的观点以及他或她社交网络中他人的观点。这种方法旨在避免刻板印象，因为每个个体的文化知识都会影响他/她如何解释疾病经历并指导他/她如何寻求帮助。因为CFI考虑个体的个人观点，因此对这些问题而言答案并没有正确或错误之分。核心CFI和CFI的知情者版本被包括在本章的稍后部分，并可在www.psychiatry.org/dsm5网站在线获取；补充模块也可在线获取。

核心CFI和CFI的知情者版本的表格分为两栏。左边一栏包含CFI的使用说明和对每个CFI访谈领域的目标的描述。右边一栏的问题说明了如何探索这些领域，但它们并不是详尽无遗的，可能需要提出后续问题来澄清个体的答案，这些问题可以根据需要重新措辞。CFI旨在成为文化评估的指南，使用者应灵活使用，以保持访谈的自然流程和与个体的融洽关系。

CFI最好与之前获得的人口统计信息结合使用，以使CFI的问题符合个体的背景和现状。CFI探索的具体人口统计领域因个体和场所不同而不同。综合评估，此领域可包括出生地、年龄、性别、民族或种族背景、婚姻状况、家庭构成、教育情况、语言流利程度、性取向、宗教或精神活动归属、职业、就业、收入和移民史。

无论个体或临床工作者的文化背景如何，CFI都可用于对处于任何临床场所的任何年龄个体进行初步评估。然而，即使个体和临床工作者有共同的文化背景，他们在与服务相关的方法上也可能有所不同。CFI可以整体使用，也可根据需要将部分内容整合入临床评估中使用。当发生以下任何情况时，CFI在临床实践中可能特别有帮助：

- 临床工作者与个体在文化、宗教或社会经济背景方面存在显著差异，导致诊断评估存在困难。

- 不确定文化的独特症状与诊断标准之间的相符程度。
- 难以判断疾病的严重程度或损害。
- 基于以往参与其他治疗和保健文化系统的经验，对症状的看法或服务期望存在不同的观点。
- 个体与临床工作者在服务过程方面存在分歧。
- 有创伤和被压迫史的个体对主流服务和机构的潜在不信任。
- 个体对治疗的参与和依从性有限。

核心 CFI 强调四个评估领域：问题的文化定义（问题 1 ～ 3），原因、背景和支持的文化感知（问题 4 ～ 10），影响自我应对和过去寻求帮助的文化因素（问题 11 ～ 13），影响目前寻求帮助的文化因素（问题 14 ～ 16）。以人为本的 CFI 访谈过程和所获得的信息有助于增强诊断评估的文化有效性，促进治疗计划的制订，并提升个体的参与度和满意度。为了实现这些目标，临床工作者应将从 CFI 中获得的信息与所有其他可用的临床资料整合到综合的临床和背景评估中。CFI 的知情者版本可以用于从家庭成员或照料者那里收集有关 CFI 领域的间接信息。

在核心 CFI 的各领域基础上延展而开发的补充模块，可为希望更深入探索这些领域的临床工作者提供指导。也有为特定人群开发的补充模块，如儿童和青少年、老年人、照料者、移民和难民。这些补充模块在核心 CFI 的子标题下，并且可在 www.psychiatry.org/dsm5 网站在线获取。

核心文化概念化访谈

（用于扩展每个 CFI 次主题的补充模块被记录在括号内）	
访谈者指南	**针对访谈者的使用说明是楷体字**
下述问题旨在从个体和其社交网络的其他成员（即家人、朋友或其他涉及目前问题的人）的角度澄清临床问题的关键方面。这包括问题的含义、潜在的帮助资源，以及对服务的期待	针对个体的介绍： 我想理解把你带到这里来的问题，这样可以更有效地帮助你。我想知道你的经历和想法。我会问一些问题，关于正在发生的事情，以及你是如何应对它们的，请记住答案没有对错之分
问题的文化定义	
问题的文化定义	
（解释的模式、功能水平）	
引出个体对核心问题和关键顾虑的看法 聚焦个体自己理解问题的方式 使用问题 1 中的术语、表达或简述来确定后续提问中的问题（如“你和你儿子的冲突”） 询问个体如何向其社交网络成员描述该问题 聚焦个体最在意的问题的方面	1. 是什么让你今天来到这里？ 如果个体提供的细节很少，或者仅提及症状或一个医学诊断，可询问： 人们经常以自己的方式来理解问题，可能与医生描述的问题相似或不同。你会如何描述你的问题？ 2. 有时人们用不同的方式向家人、朋友或社区中的其他人描述自己的问题。你会如何向他们描述你的问题？ 3. 在你的问题中，最困扰你的是什么？
原因、背景和支持的文化感知	
原因	
（解释的模式、社交网络、老年人）	
这个问题表明了对于个体而言该状况的含义，可能与临床服务有关	4. 你认为上述问题为什么会发生在你身上？你认为你的问题的原因是什么？

续表

<table>
<tr><td>注意，基于个体考虑问题的方面，他们可能会确认多种原因

聚焦个体社交网络成员的观点。这些观点可能与个体的观点不同且多样</td><td>如果需要，请进一步提示：
有些个体可能会将他们的问题解释为发生在他们生活中的坏事、他人的问题、躯体疾病、精神原因或许多其他原因的后果
5. 你家里的其他人、你的朋友或社区中的其他人认为是什么引起了你的问题？</td></tr>
<tr><td colspan="2">应激源与支持</td></tr>
<tr><td colspan="2">（社交网络、照料者、社会心理应激源、宗教和精神活动、移民和难民、文化认同、老年人、应对和寻求帮助）</td></tr>
<tr><td>询问有关个体生活背景的信息，聚焦资源、社会支持和韧性。也可以询问其他支持（如来自同事、所参与的宗教或精神活动的支持）
聚焦个体环境中的压力。还可以询问人际关系问题、工作或学校里的困难、受到的歧视</td><td>6. 有任何支持可以使你的问题改善吗，如来自家人、朋友或其他人的支持？

7. 有任何应激源使你的［问题］加重吗，如经济困难或家庭问题？</td></tr>
<tr><td colspan="2">文化身份的角色</td></tr>
<tr><td colspan="2">（文化身份、心理社会应激源、宗教和精神活动、移民和难民、老年人、儿童和青少年）</td></tr>
<tr><td>请个体反思他/她的文化身份中最重要的元素。
根据需要用这个信息来调整问题 9 ～ 10
引出使问题变好或变坏的背景或身份的某些方面
根据需要进行询问（如由移民状态、种族/民族或性取向的歧视而导致的临床症状加重）
根据需要进行询问（如与移民相关的问题、代际冲突或由性别角色所致的冲突）</td><td>有时人们的背景或身份等会使他们的问题变好或变坏。背景或身份包括你所属的社区、你说话使用的语言、你或你的家人来自哪里、你的种族或民族背景、你的性别或性取向、你的信仰或宗教等
8. 你的背景或身份对你来说最重要的方面是什么？
9. 你的背景或身份的哪些方面使你的问题变得不同？

10. 你的背景或身份的哪些方面引起了其他顾虑或带来了困难？</td></tr>
<tr><td colspan="2">影响自我应对和过去寻求帮助的文化因素</td></tr>
<tr><td colspan="2">自我应对</td></tr>
<tr><td colspan="2">（应对和寻求帮助、宗教和精神活动、老年人、照料者、心理社会应激源）</td></tr>
<tr><td>澄清对问题的自我应对</td><td>11. 有时人们处理问题有不同的方式。你自己曾做过什么来应对你的问题？</td></tr>
<tr><td colspan="2">过去寻求帮助</td></tr>
<tr><td colspan="2">（应对和寻求帮助、宗教和精神活动、老年人、照料者、心理社会应激源、移民和难民、社交网络、医患关系）</td></tr>
<tr><td>询问各种帮助资源（如医疗服务、心理健康治疗、支持团体、基于工作的咨询、民间疗法、宗教或精神咨询、其他形式的传统或替代治疗）

根据需要询问（如“还有哪些其他你用过的帮助资源？”）
澄清个体的经历和以前寻求过的帮助</td><td>12. 人们常常向许多不同的资源寻求帮助，包括不同类型的医生、提供帮助的人或治疗者。你过去有没有就你的问题去寻求治疗、帮助、建议或民间疗法？
如果没有描述所获帮助的有用性，可询问：
什么类型的帮助或治疗最有用或最没用？</td></tr>
<tr><td colspan="2">障碍</td></tr>
<tr><td colspan="2">（应对和寻求帮助、宗教和精神活动、老年人、心理社会应激源、移民和难民、社交网络、医患关系）</td></tr>
<tr><td>澄清社会障碍在寻求帮助、获得服务和以往治疗中出现的问题中的作用
根据需要询问细节（如“是什么阻碍了？”）</td><td>13. 有什么曾阻止你得到你需要的帮助吗？
根据需要询问：
如是金钱、工作或家庭责任、偏见或歧视，还是缺乏理解你的语言或背景的服务？</td></tr>
</table>

续表

影响目前寻求帮助的文化因素	
偏好	
（社交网络、照料者、宗教和精神活动、老年人、应对和寻求帮助）	
澄清个体目前感知的需求和广泛定义的帮助预期，如果个体只列出了一种帮助资源，可询问（如“还有哪些其他类型的帮助此时会对你有用？”） 聚焦对关于寻求帮助的社交网络的看法	14. 你认为什么样的帮助此时对你的问题最有用？ 15. 你的家人、朋友或其他人是否提及其他类型的帮助现在可能对你有用？
医患关系	
（医患关系、老年人）	
询问对诊所或医患关系的可能的顾虑，包括感知到的种族主义、语言障碍或文化差异，这些可能会破坏善意、沟通或护理服务 根据需要询问细节（如“以什么方式？”） 解决可能的服务障碍和之前提出的对诊所和医患关系的顾虑	有时因为来自不同的背景或有不同的期待，医生和患者之间会彼此误解 16. 你是否对此感到担忧？关于你需要的服务，我们可以做些什么？

文化概念化访谈——知情者版本

CFI 的知情者版本从知情者那里收集间接信息，这里的知情者应了解个体的临床问题和生活环境。该版本可用于为核心 CFI 获得的信息提供补充信息，或当个体（如访谈对象为儿童或青少年、有严重精神病性症状的个体、有认知损害的个体）无法提供信息时代替核心 CFI。

文化概念化访谈——知情者版本

访谈者指南	针对访谈者的使用说明是楷体字
下述问题旨在从知情者的角度澄清临床问题的关键方面。这包括问题的含义、潜在的帮助资源，以及对服务的期待	针对知情者的介绍： 我想理解把你的家人 / 朋友带到这里来的问题，这样可以更有效地帮助他 / 她。我想知道你的经历和想法。我会问一些问题，关于正在发生的事情以及你和你的家人 / 朋友是如何应对它的，请记住答案没有对错之分
与患者的关系	
澄清知情者与个体和 / 或个体的家庭的关系	1. 你会如何描述你们的关系（与个体或家庭）？ 如果不清楚，可询问： 你多久见（个体）一次？
问题的文化定义	
引出知情者对核心问题和关键顾虑的看法 聚焦知情者理解该个体的问题的方式 使用在问题 1 中的术语、表达或简述来确定后续提问的问题（如“她和她儿子的冲突”） 询问知情者如何向其社交网络成员描述该问题。 聚焦知情者最在意的问题的方面	2. 是什么让你的家人 / 朋友今天来到这里？ 如果知情者提供的细节很少，或者仅提及症状或一个医学诊断，可询问： 人们经常以他们自己的方式来理解问题，可能与医生的描述相似或不同。你会如何描述（个体）的问题？ 3. 有时人们用不同的方式向家人、朋友或社区中的其他人描述他们的问题。你会如何向他们描述（个体）的问题？ 4. 关于（个体）的问题，最困扰你的是什么？

续表

原因、背景和支持的文化感知	
原因	
这个问题表明对于知情者而言该状况的含义，可能与临床服务相关 注意，基于他们考虑问题的方面，知情者可能会确定多种原因	5. 你认为上述问题为什么会发生在（个体）身上？你认为他／她的问题的原因是什么？ 如果需要，进一步提示： 有些人可能会将他们的问题解释为发生在他们生活中的坏事、他人的问题、躯体疾病、精神原因或许多其他原因的后果
聚焦个体社交网络成员的观点。这些观点可能与知情者的观点不同且多样	6.（个体）的家人、朋友或社区中的其他人认为是什么引起了（个体）的（问题）？
应激源与支持	
询问有关个体生活背景的信息，聚焦资源、社会支持和韧性。也可以询问其他支持（如来自同事、所参与的宗教或精神活动的支持）	7. 有任何支持可以使他／她的问题变好吗，如来自家人、朋友或其他人的支持？
聚焦个体环境里的压力方面。还可以询问人际关系问题、工作或学校里的困难、受到的歧视	8. 有任何压力使他／她的问题变坏吗，如经济困难或家庭问题？
文化身份的角色	
	有时人们的背景或身份的某些方面会使他们的问题变好或变坏。背景或身份包括个体所属的社区、说话使用的语言、个体及其家人来自哪里、种族或民族背景、性别或性取向、信仰或宗教等
请知情者反思该个体的文化身份中最重要的元素 根据需要用这个信息来调整问题 10 ～ 11	9.（个体）的背景或身份对你来说最重要的是什么方面？
引出使问题变好或变坏的背景或身份的某些方面。根据需要进行询问（如由移民状态、种族／民族或性取向的歧视导致的临床症状加重）	10.（个体）的背景或身份有哪些方面对（个体）的问题产生了影响？
根据需要进行询问（如与移民相关的问题、代际冲突或由性别角色所致的冲突）	11.（个体）的背景或身份的哪些方面引起他／她的其他顾虑或带来其他困难？
影响自我应对和过去寻求帮助的文化因素	
自我应对	
澄清个体对问题的自我应对	12. 有时人们处理问题有不同的方式，你自己曾怎样应对自己的问题？
过去寻求帮助	
询问各种帮助资源（如医疗服务、心理健康治疗、支持团体、基于工作的咨询、民间疗法、宗教或精神咨询、其他替代疗法） 根据需要询问（如“还有其他哪些他／她用过的帮助资源？”） 澄清个体的经历和以前寻求过的帮助	13. 人们经常向许多不同的资源寻求帮助，包括不同类型的医生、提供帮助的人或治疗者。（个体）对他／她的问题，过去寻求过什么类型的治疗、帮助、建议或疗法？ 如果没有描述所获帮助的有用性，可询问： 什么类型的帮助或治疗最有用或最没用？
障碍	
澄清社会障碍在寻求帮助、获得服务以及以前寻求治疗的问题上的作用 根据需要询问细节（如“是什么阻碍了？”）	14. 有什么曾阻止（个体）得到他／她需要的帮助？ 根据需要询问： 如是金钱、工作或家庭责任、偏见或歧视，还是缺乏理解他／她的语言或背景的服务？

续表

影响目前寻求帮助的文化因素	
偏好	
从知情者的角度澄清个体目前感知的需求和广泛定义的帮助期待 如果知情者只列出了一种帮助资源，可询问[如“还有哪些其他类型的帮助此时会对（个体）有用？”] 聚焦关于寻求帮助的社交网络的看法	现在让我们再谈谈（个体）需要的帮助 15. 什么样的帮助此时对他 / 她的问题最有用？ 16.（个体）的家人、朋友或其他人曾经提及此时对他 / 她有用的其他类型的帮助吗？
医患关系	
询问对诊所或医患关系的可能的顾虑，包括感知到的种族主义、语言障碍或文化差异，这些可能会破坏善意、沟通或护理服务 根据需要询问细节（如“以什么方式？”） 解决可能的服务障碍或之前提出的对诊所和医患关系的顾虑	有时因为来自不同的背景或有不同的期待，医生和患者之间会彼此误解 17. 你是否对此感到担忧？关于他 / 她需要的服务，我们还可以做些什么？

痛苦的文化概念

诊断评估的相关性

术语“痛苦的文化概念”是指个体体验、理解和表达痛苦、行为问题或令人不安的想法和情绪的方式。痛苦的文化概念有三种主要的类型。痛苦的文化习语是指表达痛苦的方式，可能不涉及特定的症状或综合征，但提供了集体共通的方式来体验和讨论个体或社会的担忧，如日常讨论的“神经”或“抑郁”可能泛指不同形式的痛苦，而不是对应一组特定的临床症状、综合征或障碍。文化解释（或感知的原因）是指解释模型的标签、属性或特征，表明文化认可的症状、疾病或痛苦的意义或病因。文化综合征是指往往同时出现在特定文化群体、社区或环境中的个体中，并在当地被认为是一致的经验模式。

这三种痛苦的文化概念——痛苦的文化习语、文化解释和文化综合征——比旧的文化依从综合征的概念更与临床实践相关。具体而言，术语文化依从综合征忽略了一个事实：临床上重要的文化差异通常涉及对痛苦的解释或体验，而不是症状的文化特征。此外，术语文化依从过分强调了以局限于特定地理区域的高度独特经历为特征的痛苦的文化概念的程度。目前的概念化承认所有形式的痛苦都受当地的影响，包括 DSM 中所包括的精神障碍。从这个角度来看，许多 DSM 诊断可以被理解为始于文化综合征的操作原型，并因其临床和科研实用性而被广泛接受。症状、讨论痛苦的方式和当地感知的原因有跨群体的文化模式的差异，而这些又与应对策略和寻求帮助的模式有关。

痛苦的文化概念源于当地“民间”的或专业的精神和情绪痛苦诊断系统，它们也可能反映了生物医学概念的影响。与 DSM-5 精神障碍相关的痛苦的文化概念有四个关键特征：

- 很少有痛苦的文化概念与DSM的诊断实体存在一一对应的关系，两个方向都很可能是一对多的关系。症状或行为可能被DSM-5列入可能被包含在单一的痛苦的文化概念中的数种障碍，不同的表现可能被DSM-5作为单一疾病的变体，归入固有诊断系统的数个不同概念中。
- 痛苦的文化概念可能适用于一系列广泛的症状和功能损坏严重程度，包括不符合DSM任何精神障碍诊断标准的临床表现。例如，一个有急性丧痛或处于社会困境的个体可能与另一个患有严重精神障碍的人使用相同的表达痛苦的习语或表现出相同的文化综合征。
- 在一般用法中，相同的文化术语经常不只表示一种痛苦的文化概念。例如，“抑郁”可用于描述一种综合征（如重性抑郁障碍）、痛苦的习语（如常用表达“我感到抑郁了”）、解释或感知的原因（如“因为母亲在怀孕期间抑郁，所以婴儿出生时有情绪问题”）。
- 与文化和DSM一样，痛苦的文化概念可能会随着时间的推移而改变，以适应当地和全球的影响。

痛苦的文化概念对精神障碍的诊断很重要，原因如下：

- **加强对个体关注点的识别和对精神病理学的检测**：因为个体可能对这些痛苦的文化概念比专业术语更熟悉，在筛选工具或系统回顾中提及痛苦的文化概念有助于确认个体的担忧并加强对精神病理学的检测。
- **避免误诊**：症状和解释模型的文化差异与这些痛苦的文化概念有关，可能导致临床工作者误判问题的严重程度或给予错误的诊断（如合理的社会怀疑可能被误解为偏执，不熟悉的症状表现可能被误诊为精神病性症状）。
- **获得有用的临床信息**：症状和归因方面的文化差异可能与风险、韧性和后果的特定特征有关。对痛苦的文化概念的临床探索可以揭示特定的环境在症状发展过程中以及应对策略的反应中发挥的作用。
- **改善临床关系和参与度**：无论是从语言上，还是从个体对痛苦和比喻的主要文化概念上，“用患者的语言说话”可以促进更深入的沟通和更高的满意度，从而促进治疗沟通，并带来更高的黏滞度和依从性。
- **提高治疗效果**：文化影响疾病的心理机制，如特定文化的灾难性认知可能会导致症状加重至惊恐发作。这需要了解和解决，以提高临床疗效。
- **指导临床研究**：当地感知的痛苦的文化概念之间的联系可能有助于识别共病的模式和潜在的生物学基础。痛苦的文化概念，特别是文化综合征，也可能指出以前未被确认的障碍或其变异，这些可被包含在未来修订的障碍分类中（如在DSM-Ⅳ的基础上，DSM-5在分离性身份障碍的诊断标准中增加了附体的概念）。
- **澄清文化流行病学**：在特定文化背景下，痛苦的文化概念并未得到每个个体的一致认同。区分痛苦的文化习语、文化解释和文化综合征为研究疾病的文化特征在不同场所和地区的分布以及随着时间的推移的变化提供了方法。为加强文化研究的证据基础，痛苦的文化概念还提出了在临床和社区场所中有关风险、过程和后果的文化决定因素的问题。

为了提高诊断的准确性和临床评估的全面性，DSM-5 包括了痛苦的文化概念的信息。对于个体呈现的与痛苦的文化概念有关的临床表现，应确定他们的表现是否符合 DSM-5 特定障碍的诊断标准，或确定是否需要归入其他特定的诊断。一旦给出某种障碍的诊断，文化术语和解释应被包括在病例表述中，它们可能有助于澄清症状和病因学归因，否则可能会令人困惑。症状不符合 DSM 特定精神障碍诊断标准的个体可能仍期待并需要治疗，这应根据具体情况进行评估。除了核心 CFI 及其知情者版本和补充模块以外，本手册还包括在临床实践中整合文化信息时可能有用的下述信息和工具：

- **针对特定障碍的更新版的 DSM-5-TR 文本中的资料：**文本包括关于症状表达文化差异的信息、对障碍原因或诱因的归因、与不同人群患病率差异有关的因素分析、可能影响该状况的病理阈值和感知的严重程度的文化规范、评估受民族种族社会压迫影响的个体或边缘化群体时被误诊的风险、与痛苦的文化概念有关的因素、其他与文化有关的诊断相关资料。需要强调的是，DSM 中的障碍与痛苦的文化概念之间在类别上没有一一对应的关系。因此，对个体的鉴别诊断必须将有关文化差异的信息与 CFI 获得的信息相整合。
- **可能成为临床关注焦点的其他状况：**CFI 确定的一些临床担忧可能对应于本手册第二部分“可能成为临床关注焦点的其他状况”一章中所列的某一状况或问题（如文化适应问题、亲子关系问题、宗教或精神活动问题）及其有关的 ICD-10-CM 编码。

痛苦的文化概念的示例

临床工作者需要熟悉与个体有关的痛苦的文化概念，以理解个体的担忧并作出准确的诊断评估。使用文化概念化访谈可能在这方面有所帮助。以下选择的 10 个示例用来说明痛苦的文化概念可能以某些方式影响诊断的过程。这些示例所说明的原则可以应用于特定的文化背景下发现的无数其他痛苦的文化概念。

基于背景，同一术语可用于多种类型的痛苦的文化概念和临床表现。痛苦的文化概念可能单独发生或与任何精神障碍同时存在并影响临床表现、病程和后果。例如，在美国拉丁裔社区，Ataque de nervios 可以与几乎所有精神障碍共病。

以下每一个关于痛苦的文化概念的示例都包括“DSM-5-TR 中的相关状况”，以强调：（1）DSM-5 障碍在现象学上与痛苦的文化概念相重叠（如惊恐障碍和 Ataque de nervios，由于它们阵发性的性质和症状的相似性）；（2）经常归因于病因解释或习语的 DSM-5 障碍（如创伤后应激障碍和 Kufungisisa）。

Ataque de nervios

Ataque de nervios（神经质发作）是一种在拉丁文化背景下出现的综合征，其特征是存在强烈的情绪不安症状，包括急性焦虑、愤怒或悲伤，不受控制地尖叫和大喊，哭闹发作，发抖，胸部的热量上升到头部，言语和躯体上的攻击。分离体验（如人格解体、现实解体、健忘症）、癫痫样发作或昏厥发作，以及自杀行为在某些 Ataque de nervios 中很明显，但在另一些发作中则没有。Ataque de nervios 的一般特征是存在一种失控感。发作经常作为与家庭有关的应激事件的直接后果而发生，如听到近亲的人去世的消息、与配偶或子女发生冲突、目睹涉及家庭成员的事故。对于少数个体来说，没有特定的社会或人际事件触发他们的发作，他们失控通常由于积累的痛苦体验。

Ataque de nervios 与任何特定的精神障碍之间没有一一对应的关系，尽管有数种障碍，包括惊恐障碍、其他特定的或未特定的分离障碍和功能性神经症状障碍（转换障碍）与该发作有症状重叠。

在社区样本中，据报道，美国拉丁裔中有 7% ～ 15% 的成人和 4% ～ 9% 的青少年有过 Ataque de nervios 经历，具体取决于地区和拉丁裔亚群。在对精神障碍诊断、创伤暴露和其他协变量进行调整后，它与自杀观念、失能和精神科门诊使用率有关。然而，有些发作代表没有临床后遗症的急性痛苦的常规表达（如在葬礼上）。Ataque de nervios 一词也可以指痛苦的习语，包括任何“突发”的情绪发作（如歇斯底里地笑），并且可以用来表示对强烈的应激源失去控制的一次发作。

其他文化背景下的相关状况：如在海地发生的躯体不适、在数个西印度群岛和加勒比国家发生的黑矇、在美国南部发生的突然瘫倒。术语黑矇或突然瘫倒的使用不应与酒精或其他物质所致的黑矇或失忆相混淆。

DSM-5-TR 中的相关状况：如惊恐发作、惊恐障碍、其他特定的或未特定的分离障碍、功能性神经症状障碍（转换障碍）、间歇性暴怒障碍、其他特定的或未特定的焦虑障碍、其他特定的或未特定的创伤及应激相关障碍。

Dhat 综合征

Dhat 综合征是半个多世纪前在南亚被发明的一个术语，用于描述年轻男性由于精液流失而出现的常见临床表现。尽管有这个名字，但它并不是一种精确的综合征，而是一种个体对多种症状（如焦虑、疲劳、虚弱、体重减轻、勃起功能失调、其他多种躯体不适和情绪低落）的痛苦的文化解释。其核心特征是在没有任何确定的生理功能失调的情况下存在对失去 Dhat 的焦虑和痛苦。Dhat 被个体确定为在排便或排尿时出现的白色分泌物。关于这种物质的观点与印度医学系统 Ayurveda 中描述的 Dhatu（精液）的概念有关，作为七种基本体液之一，其平衡是维持健康所必需的。

尽管 Dhat 综合征被概念化为帮助当地临床实践的临床类别，但有关精液流失有害影响的相关想法已在一般人群中普遍存在，表明了一种解释与 Dhat 相关概念的健康问题和症状的文化倾向。健康服务场所的研究对 Dhat 综合征的患病率有不同的估计（如在印度，有 64% 的男性因性相关主诉而到精神科诊所就诊，在巴基斯坦有 30% 的男性到综合医疗诊所就诊）。尽管 Dhat 综合征在社会经济地位较低的年轻男性中最常见，但中年男性也可能受到影响。在女性中对白色阴道分泌物（白带）的类似担忧与该概念的变异有关。在没有心理痛苦的条件下，术语 Dhat 也可以用作性传播感染（如淋病、衣原体）的一个习语和病因解释。

其他文化背景下的相关状况：如东南亚尤其是新加坡的 Koro，以及中国的肾亏（“肾虚”）。

DSM-5-TR 中的相关状况：如重性抑郁障碍、持续性抑郁障碍、广泛性焦虑障碍、躯体症状障碍、疾病焦虑障碍、勃起障碍、早泄、其他特定的或未特定的性功能失调、教育问题。

Hikikomori

Hikikomori[由 hiku（退缩）和 moru（自我隔离）两个词组成的日文术语]是在日本观察到的一种长期的和严重的社会退缩综合征，可能导致与他人的面对面互动的完全停止。Hikikomori 的典型例子是青少年或年轻的成年男性从不离开他父母家中他自己的房间，没有与他人的面对面的社交互动。这种行为最初可能是自我协调的，但随着时间的推移通常会导致痛苦。它通常与高强度的互联网使用和虚拟的社交交流有关，其他特征包括对上学或工作没有兴趣或意愿。日本健康、劳动与社会福利部 2010 年的指南规定，达到 6 个月的社交退缩才能诊断为 Hikikomori。在 Hikikomori 中看到的极端的社会退缩可能发生在已确定的 DSM-5 障碍的背景下（“继发性”），也可能独立出现（“原发性”）。

其他文化背景下的相关状况：青少年和年轻成人的长期社交退缩在许多国家（包括澳大利亚、孟加拉国、巴西、中国、法国、印度、伊朗、意大利、阿曼、韩国、西班牙、泰国、美国等）都被报告过。在日本、印度、韩国和美国，有 Hikikomori 类行为的个体往往表现出高度的孤独感、有限的社交网络和中度的功能受损。

DSM-5-TR 中的相关状况：如社交焦虑障碍、重性抑郁障碍、广泛性焦虑障碍、创伤后应激障碍、自闭症谱系障碍、分裂样人格障碍、回避型人格障碍、精神分裂症或其他精神病性障碍。这种状况也可能与网络游戏障碍和青少年拒绝上学有关。

Khyâl cap

khyâl cap（Khyâl 发作或“被风攻击”）是在柬埔寨文化背景中发现的一种综合征。常见的症状包括惊恐发作，如头晕、心悸、气短和四肢冰冷，以及其他焦虑和自主神经系统唤起症状（如耳鸣和颈部酸痛）。Khyâl 发作包括灾难性的聚焦于担忧 Khyâl（风一样的物质）可能在体内升起的认知——与血液一起——引起一系列的严重效应（如压迫肺部导致呼吸急促和窒息，进入颅骨导致耳鸣、头晕、视力模糊和致命的晕厥）。Khyâl 发作有时可能在没有预警的情况下发生，但经常由触发因素引发，如令人担忧的想法、起立（即直立状态）、具有负性关联的特定气味，以及广场恐怖类的线索（如拥挤的空间或乘坐汽车）。Khyâl 发作通常符合惊恐发作的诊断标准，并可能影响个体对其他焦虑、创伤和应激源相关疾病的体验。Khyâl 发作可能与相当严重的失能有关。

其他文化背景下的相关状况：如老挝的 pen lom，斯里兰卡的 vata 和韩国的 hwa byung。

DSM-5-TR 中的相关状况：如惊恐发作、惊恐障碍、广泛性焦虑障碍、场所恐惧症、创伤后应激障碍、疾病焦虑障碍。

Kufungisisa

Kufungisisa（绍纳语中意为“想得太多”）是津巴布韦绍纳语中痛苦的习语和文化解释。作为解释，它被认为是焦虑、抑郁和躯体问题的原因（如“我心痛是因为我想得太多”）。作为表达心理社会痛苦的习语，它表示人际关系和社会困难（如婚姻问题、没钱照顾孩子、失业）。Kufungisisa 涉及对令人不安的想法的反刍，特别是担忧，包括对慢性躯体疾病（如与 HIV 相关的疾病）的担忧。

Kufungisisa 与一系列精神病理有关，包括焦虑症状、过度担忧、惊恐发作、抑郁症状、易激惹和创伤后应激障碍。在一项对随机社区样本的研究中，三分之二的案例通过普通的精神病理测评被确认有这些主诉。

其他文化背景下的相关状况：“想得太多”在许多国家和民族是一个常见的痛苦的习语和文化解释。尽管全球各地区存在一些共性，但“想得太多”显示出跨文化背景和相同文化背景的重要异质性。在非洲、亚洲、加勒比和拉丁美洲、中东和美国土著群体中都有对它的描述。“想得太多”也可能是文化综合征的一个关键组成部分，如尼日利亚的“脑疲劳”。在“脑疲劳”的状况下，“想得太多”主要归因于过度学习，这被认为特别会损害大脑，其症状包括脑内发热或有爬行感。

在跨文化中“想得太多”通常是指反刍的、侵入性的和/或焦虑的想法——有时聚焦于单一的担忧或过去的创伤，有时基于许多目前的担忧。在某些背景下，它被认为会导致更严重的障碍，如精神病性症状、自杀观念甚至死亡。

DSM-5-TR 中的相关状况：如重性抑郁障碍、持续性抑郁障碍、广泛性焦虑障碍、创伤后应激障碍、强迫症、延长哀伤障碍。

Maladi dyab

Maladi dyab 或 Maladi satan（字面意思是“魔鬼/撒旦病”，也被称为“发送疾病”）是海地社区对各种躯体疾病和精神障碍或其他负性经历和功能问题的文化解释。在这个解释模型里，互相嫉妒和恶意会驱使人们让巫师发送如精神病、抑郁、社交或学业失败等问题，使他人无法进行日常生活活动，以伤害他们的敌人。这些疾病有不同的名称（如 ekspedisyon、mòvè zespri、kout poud），具体取决于它们是如何“被发送的”。这种病因学的解释假设疾病可能是由他人的嫉妒和仇恨引起的，由证明受害者经济上成功的新工作或昂贵的购物行为触发。假设一个个体的收获会导致另一个个体的损失，所以引人注目的成功会使个体容易受到攻击。

“发送疾病”的标签更多地取决于发病方式、社会地位和证明有效的治疗方式，而不是症状表现。广泛的精神障碍可以归因于这种文化解释。新症状的急性发作或突然的行为改变会引起对精神性发作的怀疑。有吸引力、聪明或富有的个体被感知是特别脆弱的，甚至年轻健康的儿童也有风险。

其他文化背景下的相关状况：对由嫉妒或社会冲突引起的疾病（通常是躯体疾病）的担忧在不同文化背景下都很常见，而且通常以“邪恶之眼”的形式表达（如西班牙语中的 mal de ojo，意大利语中的 mal′occhiu）。

DSM-5-TR 中的相关状况：如亚综合征痛苦（如与社会环境、教育相关的问题），此外还有广泛的精神障碍。对超自然力量的文化解释可能导致被误诊为妄想障碍（被害妄想型）或精神分裂症。

Nervios

Nervios（神经）是在美国和拉丁美洲常见的痛苦和病因解释的拉丁文化习语。Nervios 是指易受紧张的生活经历和艰难的生活环境影响的一般状态。术语 Nervios 包括一系列广泛的情绪痛苦、躯体疾病和不能发挥功能的症状。最常见的归因于 Nervios 的症状包括头痛和“脑痛”（枕颈紧张）、易激惹、胃肠道紊乱、睡眠困难、紧张、易流泪、无法集中注意力、颤抖、刺痛感和眩晕（头晕、偶尔会出现眩晕样加重）。Nervios 是一个广泛描述痛苦的文化习语，涵盖严重程度从没有精神障碍的情况到类似适应障碍、焦虑障碍、抑郁障碍、分离障碍、躯体症状障碍或精神病性障碍的表现。该术语也可以指对多种形式的心理痛苦的文化解释，尤其是那些涉及虚弱、衰弱和焦虑的情况。Nervios 可能指有关神经系统的区域差异的一系列状况（字面意思是解剖学上的神经）。例如，在波多黎各社区里，Nervios 包括如“从小就紧张”之类的状况，这种状况更多地指的是一种个体的特质，可能早于社交焦虑障碍和“神经病”出现，与其他形式的 Nervios 相比，这更与精神障碍问题有关，尤其是分离和抑郁。

其他文化背景下的相关状况：北美希腊人中的 Nevra、北美西西里人中的 nierbi，阿巴拉契亚和纽芬兰白人的“神经（Nerves）”“紧张（Tension）”是南亚人群的一个相关习语和病因解释。

DSM-5-TR 中的相关状况：如重性抑郁障碍、持续性抑郁障碍、广泛性焦虑障碍、社交焦虑障碍、其他特定的或未特定的分离障碍、躯体症状障碍、精神分裂症。

Shenjing shuairuo

Shenjing shuairuo（神经衰弱，中文普通话中的“神经系统虚弱”）是一种将传统中医概念类别与神经衰弱症的西方观念相整合的文化综合征。在《中国精神障碍分类与诊断标准（第二版）》（CCMD-2-R）中，神经衰弱被定义为由下述五种症状中的三种组成的综合征：虚弱（如精神疲劳）、情绪（如感到烦恼）、兴奋（如回忆增加）、神经痛（如头痛）、睡眠问题（如失眠）。烦恼（感觉为难、焦急）

是一种形式的易激惹，混合了担忧、冲突的想法和未实现愿望的痛苦。《中国精神障碍分类与诊断标准》（第三版）（CCMD-3）保留了神经衰弱作为躯体形式障碍的除外诊断。中国 2011 年采用 ICD-10 作为官方分类系统以取代 CCMD，尽管 ICD-10 将神经衰弱列为诊断类别，但 ICD-11 没有。近年来，“神经衰弱”的使用大幅下降，它似乎已经被抑郁和焦虑的习语所取代，至少在城市地区是这样；但在精神健康临床工作者与传统患者的互动中仍在使用“神经衰弱”，这可能有助于促进沟通并减少与精神诊断有关的偏见。

神经衰弱的显著诱因包括工作或家庭相关的应激源、丢面子和强烈的失败感（如在学业上）。神经衰弱与有关精气不足的传统概念里的虚弱（虚）和健康失衡［如由于过度担忧导致气受到限制或停滞直至气（生命能量）耗竭］相关。在传统的解释中，由于各种社会和人际压力因素（如无法改变长期令人沮丧和痛苦的情况）导致躯体的通路（经）传递生命的力量（神）失调时，神经衰弱就会发生。多种精神障碍都与神经衰弱有关，尤其是心境障碍、焦虑障碍和躯体症状障碍。然而，在中国的医疗诊所中，高达 45% 有神经衰弱的患者没有符合任何 DSM-Ⅳ障碍诊断标准的症状。

其他文化背景下的相关状况：神经衰弱谱系的习语和综合征存在于许多文化背景中，包括印度（ashaktapanna）、蒙古（yadargaa）和日本（shinkei-suijaku）等。其他状况，如脑疲劳综合征、倦怠综合征和慢性疲劳综合征也与它密切相关。

DSM-5-TR 中的相关状况：如重性抑郁障碍、持续性抑郁障碍、广泛性焦虑障碍、躯体症状障碍、社交焦虑障碍、特定恐怖症，创伤后应激障碍。

Susto

Susto（恐惧）是北美洲、中美洲和南美洲的拉丁文化背景下的某些地区普遍存在的对痛苦和不幸的文化解释。它不被认为是加勒比地区拉丁裔的疾病类别。Susto 是一种归因于可怕事件的疾病，导致灵魂离开躯体，并使个体不快乐和生病，以及出现在关键的社会角色中使个体功能受损。症状可能出现在经历恐惧之后的数天到数年的任何时间。在极端的案例中，Susto 可能会导致死亡。Susto 没有特定的定义症状；然而，经常有个体报告 Susto 的症状包括食欲减退，睡眠不足或过度睡眠，烦扰的睡眠或梦境，感觉悲伤、低自尊或肮脏，人际敏感，以及做任何事情都缺乏动机。伴随 Susto 的躯体症状可能有肌肉酸痛、四肢发冷、苍白、头痛、胃痛和腹泻。Susto 的诱发事件多种多样，如自然现象、动物、人际关系和超自然因素等。

已确定有三种 Susto 综合征的类型（在 Zapotec 语言中被称为 cibih），每一种与精神障碍的诊断有不同的关系。人际间 Susto 特征性地表现为失落、感觉自己被遗弃和不被家人爱，伴有悲伤、自我形象感差和自杀想法等，似乎与重性抑郁障碍密切相关。当 Susto 由创伤事件引起，且创伤事件在症状形成和情绪处理中起主要作用时，给予创伤后应激障碍的诊断似乎更恰当。Susto 特征性地表现为各种反复的躯体症状——个体向多位医务工作者寻求健康服务——被认为类似于躯体症状障碍。

其他文化背景下的相关状况：类似的病因概念和症状构成在全球范围都有发现。在安第斯地区，Susto 被称为 espanto。南亚和东南亚的灵魂丧失状况也与 Susto 有共同特征。在灵魂丧失状况下，经历惊吓的个体被认为会暂时失去他们的灵魂或他们灵魂的一部分或多个灵魂之一。这使个体容易遭受其他躯体和心理形式的痛苦。

DSM-5-TR 中的相关状况：如重性抑郁障碍、创伤后应激障碍、其他特定的或未特定的创伤及应激相关障碍、躯体症状障碍。

Taijin kyofusho

Taijin kyofusho（日语中的“对人恐怖症”）是一种在日本文化背景中发现的综合征，其特征是因认为、感觉、确信个人在社交互动中的外表和行为不恰当或冒犯他人而产生焦虑或试图回避人际交往。Taijin kyofusho 包括两种与文化相关的形式：一种是“敏感型”，即对人际交往具有极端的社会敏感性和焦虑；另一种是“冒犯型”，即主要担忧冒犯他人。它的变体包括对面部发红（sekimen-kyofu）、令人不快的体味（jiko-shu-kyofu）、不恰当的凝视（过多或过少的目光接触，jiko-shisen-kyofu），以及僵硬或尴尬的面部表情、躯体动作（如僵硬、颤抖）或躯体畸形（shubo-kyofu）的严重担忧。

Taijin kyofusho 是比 DSM-5 中的社交焦虑障碍更广泛的概念。Taijin kyofusho 还包括具有躯体变形障碍、嗅觉牵涉综合征和妄想障碍特征的综合征。当担忧具有妄想性质时（对简单的保证反应不佳或起反作用），应考虑妄想障碍。

其他文化背景下的相关状况：Taijin kyofusho 的独特症状发生在特定的文化背景下，在某种程度上，伴随着严重的跨文化社交焦虑。在韩国（taein kong po）和其他非常强调在等级人际关系中自觉维护恰当的社会行为的社会中也发现了类似的综合征。相互依存的自我建构强调自我与集体的相关性，以及在社会角色和关系方面对自我的认同，这可能是不同文化中 Taijin kyofusho 症状的风险因素。担心不恰当的社交行为会冒犯他人是冒犯型 Taijin kyofusho 的特征，其他国家（如美国、澳大利亚、印度尼西亚和新西兰）也有对这种类型的描述。

DSM-5-TR 中的相关状况：如社交焦虑障碍、躯体变形障碍、妄想障碍、强迫症、嗅觉牵涉综合征（一种其他特定的强迫及相关障碍）。嗅觉牵涉综合征与 Taijin kyofusho 的 jiko-shu-kyofu 变体尤其相关，这种表现在日本以外的多种文化中都存在。

人格障碍的DSM-5替代模式

作为第二部分中现有的人格障碍分类的替代方案，第三部分中的这种混合维度和类别模式定义了按照人格功能的损害和病理性人格特质而言的人格障碍。在DSM-5中包含两种人格障碍诊断模式，这反映了APA董事会决定保持目前临床实践的连续性，同时引入一种替代方法，旨在解决第二部分中人格障碍模式的许多缺陷。例如，在第二部分的方法中，符合某种特定的人格障碍诊断标准的症状经常也符合其他人格障碍的诊断标准，并且其他特定的或未特定的人格障碍通常是正确的诊断（但大多情况下是没有帮助的），个体通常并不表现出对应一种且唯一一种人格障碍的症状模式。

在以下DSM-5的替代模式中，人格障碍特征性地表现为人格功能的损害和病理性人格特质。源自该模型的特定的人格障碍诊断包括反社会型人格障碍、回避型人格障碍、边缘型人格障碍、自恋型人格障碍、强迫型人格障碍和分裂型人格障碍。这种方法还包括特定特质型人格障碍（PD-TS）的诊断，当人格障碍被认为是存在的但不符合任何一种特定障碍的诊断标准时，可使用该诊断。

人格障碍的一般诊断标准

人格障碍的一般诊断标准

人格障碍的核心特征是：

A. 人格（自我/人际）功能有中度或以上损害。

B. 一种或多种病理性人格特质。

C. 人格功能损害和个体人格特质的表现相对没有弹性且普遍存在于多种个人和社会情境中。

D. 人格功能损害和个体人格特质的表现在时间上相对稳定，发病时间可追溯至至少青少年期或成人早期。

E. 人格功能损害和个体人格特质的表现不能用其他精神障碍来更好地解释。

F. 人格功能损害和个体人格特质的表现不能仅仅归因于某种物质或其他躯体疾病的生理效应（如严重的头部创伤）。

G. 人格功能损害和个体人格特质的表现不能理解为个体发育阶段或社会文化环境的正常情况。

人格障碍的诊断需要两个决定因素：（1）评估诊断标准 A 所需的人格功能损害的程度；（2）对病理性人格特质的评估，这是诊断标准 B 所必需的。人格功能损害和人格特质的表现相对没有弹性且普遍存在于多种个人和社会情境中（诊断标准 C）；在时间上相对稳定，发病时间可追溯至至少青少年期或成人早期（诊断标准 D）；不能用其他精神障碍来更好地解释（诊断标准 E）；不能仅仅归因于某种物质或其他躯体疾病（如严重的头部创伤）的生理效应（诊断标准 F），也不能理解为个体发育阶段或社会文化环境的正常情况（诊断标准 G）。基于诊断标准所描述的第三部分的所有人格障碍及 PD-TS 都从定义上符合这些一般诊断标准。

诊断标准 A：人格功能水平

自我功能和人际功能的障碍构成人格精神病理学的核心，在该替代诊断的模式中，它们是被连续评估的。自我功能包括身份和自我导向；人际功能包括共情和亲密感（参见本章表 1）。

人格功能水平量表（LPFS；参见本章表 2，第 872 ～ 874 页）使用这些元素来区分五个级别的损害：几乎没有或没有损害（即健康的、适应性的功能；0 级）、有些损害（1 级）、中度损害（2 级）、重度损害（3 级）、极重度损害（4 级）。

人格功能损害预示着人格障碍的存在，损害的严重程度可以预测个体是患有不止一种人格障碍，还是患有多种典型的严重的人格障碍中的一种。人格功能中度损害是诊断人格障碍所必需的。该阈值是基于经验性证据：中度损害能最大限度地提高临床工作者准确有效地确定人格障碍病理的能力。

诊断标准 B：病理性人格特质

病理性人格特质分为五个大的领域：负性情感、分离、对抗、脱抑制和精神质。这五大特质领域包括二十五个特定的人格特质方面，最初是通过对现有的人格特质模式的回顾，然后通过对寻求精神健康服务的个体的样本进行迭代研究而发展出来的。完整的特质分类如表 3（参见第 874 ～ 875 页）所示。特定人格障碍的诊断标准 B 由二十五个特质方面的亚类组成，它是基于特质间关系到 DSM-Ⅳ人格障碍诊断的元分析的回顾和经验性资料。

诊断标准 C 和 D：广泛性和稳定性

人格功能损害和病理性人格特质在多种个人和社会情境中是相对普遍存在的，因为人格被定义为与环境和自己相关的一种感知和思考的模式。术语相对反映了一个事实，除了最极端的病理性人格外，所有的人格都表现出一定程度的适应性。人格障碍的模式适应不良且相对没有弹性，导致社会、职业或其他重要功能的失能。即使面对证明他们的方法行不通的证据，个体也无法改变他们的思想或行为，功能和人格特质的损害也是相对稳定的。人格特质——以某些方式行动或感受的倾向——比这些倾向的症状表达更稳定，但人格特质也是可以改变的。人格功能损害比症状更稳定。

表 1 人格功能的元素

自我功能：
1. *身份*：个体的经历是独一无二的，在自己和他人之间有明确的界限；自尊的稳定性和自我评价的准确性；有能力且能够调节较大范围的情绪体验。
2. *自我导向*：追求连贯且有意义的短期目标和人生目标；利用建设性和亲社会的内部行为标准；有效的自我反省的能力。
人际功能：
1. *共情*：理解和尊重他人的经验和动机；容忍不同的观点；了解自己的行为对他人的影响。
2. *亲密感*：与他人联系的深度和持续时间；亲近的愿望和能力；在人际行为中体现出相互尊重。

诊断标准 E、F 和 G：人格病理的替代解释（鉴别诊断）

在某些情况下，该障碍看似是人格障碍，但可能能用另一种精神障碍、某种物质或其他躯体疾病的生理效应、正常发育阶段（如青少年期、晚年）、个体的社会文化环境来更好地解释。一方面，当存在另一种精神障碍时，如果人格障碍的表现明显是其他精神障碍的表现，那么不应诊断为人格障碍（例如，如果分裂型人格障碍的特征仅出现在精神分裂症的背景下）。另一方面，人格障碍可以在存在另一种精神障碍（如重性抑郁障碍）的情况下被准确诊断，有其他精神障碍的患者也应该评估共病人格障碍，因为人格障碍通常会影响其他精神障碍的病程。因此，评估人格功能和病理性人格特质作为其他精神病理的背景，总是恰当的。

特定的人格障碍

第三部分包括反社会型人格障碍、回避型人格障碍、边缘型人格障碍、自恋型人格障碍、强迫型人格障碍和分裂型人格障碍的诊断标准。每一种人格障碍都被定义为典型的人格功能损害（诊断标准 A）和特征性病理性人格特质（诊断标准 B）：

- **反社会型人格障碍**的典型特征是不遵守合法行为和伦理行为，以自我为中心、冷酷无情、不关心他人，伴有欺骗、不负责任、操纵和 / 或冒险。
- **回避型人格障碍**的典型特征是回避社交情境及与不称职和能力不足的感觉相关的人际关系的抑制，焦虑性沉湎于负性评价和拒绝，害怕被嘲笑或感到尴尬。
- **边缘型人格障碍**的典型特征是自我形象、个人目标、人际关系和情感的不稳定，伴有冲动、冒险行为和 / 或敌意。
- **自恋型人格障碍**的典型特征是多变和脆弱的自尊，试图通过关注和寻求认可来进行调节，且有公开的或隐蔽的夸大。
- **强迫型人格障碍**的典型特征是难以建立和维持亲密关系，与僵化的完美主义、没有弹性和情感表达受限有关。
- **分裂型人格障碍**的典型特征是社交和发展亲密关系的能力受损，以及与扭曲的自我形象和不连贯的个人目标有关的认知、感知和行为方面的古怪，伴有多疑和受限的情绪表达。

以下是这六种特定的人格障碍和 PD-TS 的诊断标准 A 和 B。所有的人格障碍都符合人格障碍的一般诊断标准中的 C 到 G。

反社会型人格障碍

反社会型人格障碍的典型特征是不遵守合法行为和伦理行为，以自我为中心、冷酷无情、不关心他人，伴有欺骗、不负责任、操纵和/或冒险。如下所述，在身份、自我导向、共情和/或亲密感方面的特征性困难较明显，并伴有对抗和脱抑制领域的特定的适应不良特质。

建议的诊断标准

A. 中度或更严重的人格功能损害，表现为以下四个方面中的两个或更多方面的特征性困难：

1. **身份**：以自我为中心，自尊来自个人的利益、权力或快乐。
2. **自我导向**：基于个人满足来设定目标；缺乏亲社会的内在标准，与不遵守合法行为或文化规范内的伦理行为有关。
3. **共情**：不关心他人的感受、需要或痛苦，在伤害或虐待他人之后缺乏悔意。
4. **亲密感**：没有建立相互亲密关系的能力，剥削是其主要的与他人交往的方式，包括欺骗和胁迫；使用支配地位或恐吓来控制他人。

B. 表现为以下七种病理性人格特质中的六种或更多：

1. **操纵**（**对抗的**一个方面）：经常使用诡计来影响或控制他人，使用诱惑、魅力、花言巧语或奉承来达到个人目的。
2. **无情**（**对抗的**一个方面）：缺乏对他人的感受或问题的担忧，对自己的行为对他人的负性或有害影响缺乏内疚或悔意，攻击性，虐待。
3. **欺骗**（**对抗的**一个方面）：不诚实和欺诈，不实地陈述自己，在陈述事件时进行修饰或捏造。
4. **敌意**（**对抗**的一个方面）：持续或频繁的愤怒情绪，对轻微的怠慢和侮辱的反应为愤怒或易激惹，卑鄙、令人厌恶的或报复性的行为。
5. **冒险行为**（**脱抑制**的一个方面）：从事危险的、有风险的和可能带来自伤的活动，没有必要且不考虑后果；有容易无聊的倾向，为应对无聊轻率地采取行动；不考虑自己的局限性和否认给个体带来危险的现实情况。
6. **冲动**（**脱抑制**的一个方面）：对即时刺激作出一时冲动的反应，在没有计划或没有考虑后果的情况下采取仓促的行动，难以制订和遵循计划。
7. **不负责任**（**脱抑制**的一个方面）：无视和不尊重经济上的和其他的义务或承诺，对协议和承诺缺乏尊重和贯彻执行。

注：个体至少年满 18 岁。

标注如果是：

伴精神病态特征

标注：一种通常被称为精神病态（或“原发性”精神病态）的变异型，以缺乏焦虑或恐惧及大胆的人际交往方式为特征，这种风格可能会掩盖适应不良的行为（如欺诈）。这种精神病态变异型的特征是低水平的焦虑（负性情感领域）和退缩（分离领域）以及寻求高水平关注（对抗领域）。寻求高水平的关注和低水平的退缩概括了精神病态的社交能力部分（自信 / 强势），而低焦虑则概括了压力免疫部分（情绪的稳定性 / 韧性）。

除了精神病态的特征外，特质和人格功能的标注可用于记录可能存在于反社会型人格障碍中的其他人格特征，但并不是诊断所需的。例如，负性情感的特质（如焦虑）不是反社会型人格障碍的诊断标准（诊断标准 B），但也可以在适当时标注。此外，尽管中度或更严重的人格功能损害是诊断反社会型人格障碍所需的（诊断标准 A），但人格功能的水平也可以被标注。

回避型人格障碍

回避型人格障碍的典型特征是回避社交情境及与不称职和能力不足的感觉相关的人际关系的抑制，焦虑性沉湎于负性评价和拒绝，害怕被嘲笑或感到尴尬。如下所述，在身份、自我导向、共情和 / 或亲密感方面的特征性困难较明显，并伴有负性情感和分离领域的特定的适应不良特质。

建议的诊断标准

A. 中度或更严重的人格功能损害，表现为以下四个方面中的两个或更多方面的特征性困难：
   1. **身份**：与自我评价为社交无能、没有个人吸引力或与不如他人有关的低自尊，过度的羞耻感。
   2. **自我导向**：与不愿意追求目标、承担个人风险或从事涉及人际交往接触的新活动有关的不切实际的行为标准。
   3. **共情**：沉湎于批评或对拒绝敏感，与将他人的观点扭曲地推断为是负性的有关。
   4. **亲密感**：除非确定他人喜欢自己，否则不愿与人交往；因为害怕被羞辱或嘲笑，所以减少亲密关系中的互动。

B. 表现为以下四种病理性人格特质中的三种或更多，其中一种必须是“1. 焦虑”：
   1. **焦虑**（**负性情感**的一个方面）：强烈的不安、紧张或恐慌的感觉，通常是对社交情境的反应；担心已经过去的不愉快的经历的负性影响及未来可能出现的负性事件；对不确定性感到害怕、担忧或感觉受到威胁；害怕窘迫。
   2. **退缩**（**分离**的一个方面）：在社交情境中保持沉默，回避社交接触和活动，在社交接触中缺乏主动性。
   3. **快感缺失**（**分离**的一个方面）：缺乏对生活经历的享受、参与或能量，感受快乐或对事物产生兴趣的能力不足。

4. **回避亲密**（**分离**的一个方面）：回避亲密或浪漫的关系、人际依赖和亲密的性关系。

标注：在诊断为回避型人格障碍的个体中，发现有相当大的异质性以额外的人格特质形式存在。人格功能的特质和水平的标注可用于记录可能存在于回避型人格障碍中的其他人格特质。例如，其他负性情感特质（如抑郁、分离的不安全感，顺从、多疑、敌意）不是回避型人格障碍的诊断标准（诊断标准 B），但也可以在适当时标注。此外，尽管中度或更严重的人格功能损害是诊断回避型人格障碍所需的（诊断标准 A），但人格功能的水平也可以被标注。

边缘型人格障碍

边缘型人格障碍的典型特征是自我形象、个人目标、人际关系和情感的不稳定，伴有冲动、冒险行为和 / 或敌意。如下所述，其在身份、自我导向、共情和 / 或亲密感中的特征性困难较明显，并伴有在负性情感及对抗和 / 或脱抑制领域中特定的适应不良特质。

建议的诊断标准

A. 中度或更严重的人格功能损害，表现为以下四个方面中的两个或更多方面的特征性困难：
   1. **身份**：明显贫乏的、发育不良的或不稳定的自我形象，通常与过度的自我批评有关；慢性的空虚感；在压力下的分离状态。
   2. **自我导向**：目标、抱负、价值观或职业规划上的不稳定。
   3. **共情**：识别他人感受和需求的能力受损，与人际交往过度敏感有关（即容易感到被怠慢或侮辱）；对他人的感知选择性地偏向负性属性或弱点。
   4. **亲密感**：强烈的、不稳定的和冲突的亲密关系，以不信任、需求高、沉湎于对真实或想象的被遗弃的焦虑为特征；亲密关系经常被极端地视为理想化的或没有价值的，以及在过度参与和退缩之间交替。

B. 表现为以下七种病理性人格特质中的四种或更多，其中一种必须是“5. 冲动”或“6. 冒险行为”或“7. 敌意”：
   1. **情绪不稳定**（**负性情感**的一个方面）：不稳定的情绪体验和频繁的情绪变化，容易激起的、强烈的和 / 或与事件和情境不成比例的情绪。
   2. **焦虑**（**负性情感**的一个方面）：强烈的不安、紧张或恐慌的感觉，通常是对人际压力的反应；担心已经过去的不愉快的经历的负性影响及未来可能出现的负性事件；对不确定性感到恐惧、担忧或感觉受到的威胁；害怕崩溃或失去控制。
   3. **分离的不安全感**（**负性情感**的一个方面）：害怕被有重要关系的人拒绝和 / 或与其分开，与害怕过度依赖和完全丧失自主权有关。

4. **抑郁**（**负性情感**的一个方面）：经常感到沮丧、悲观和 / 或绝望，难以从这种情绪中恢复，对未来感到悲观，泛化的羞耻感，自卑感，自杀想法和自杀行为。
5. **冲动**（**脱抑制**的一个方面）：对即时刺激作出一时冲动的反应，在没有计划或没有考虑后果的情况下采取仓促的行动，难以制订和遵循计划，情绪高压下的紧迫感及自残行为。
6. **冒险行为**（**脱抑制**的一个方面）：从事危险的、有风险的和可能带来自伤的活动，没有必要且不考虑后果；有容易无聊的倾向，为应对无聊轻率地采取行动；不考虑自己的局限性和否认给个体带来危险的现实情况。
7. **敌意**（**对抗**的一个方面）：持续或频繁的愤怒情绪，对轻微的怠慢和侮辱的反应为愤怒或易激惹。

标注：特质和人格功能水平的标注可用于记录可能存在于边缘型人格障碍中的其他人格特质，但并不是诊断所需的。例如，精神质的特质（如认知和感知失调）不是边缘型人格障碍的诊断标准（诊断标准 B），但也可以在适当时标注。此外，尽管中度或更严重的人格功能损害是诊断边缘型人格障碍所需的（诊断标准 A），但人格功能的水平也可以被标注。

自恋型人格障碍

自恋型人格障碍的典型特征是多变和脆弱的自尊，试图通过关注和寻求认可来进行调节，且有公开或隐蔽的夸大。如下所述，在身份、自我导向、共情和 / 或亲密感方面的特征性困难较明显，并伴有对抗领域特定的适应不良特质。

建议的诊断标准

A. 中度或更严重的人格功能损害，表现为以下四个方面中的两个或更多方面的特征性困难：
  1. **身份**：过度参考他人进行自我定义和自尊调节；夸张的自我评价，夸大或贬低或在极端之间摇摆不定；情绪调节反映了自尊的波动。
  2. **自我导向**：在为获得他人认可的基础上设定目标；为了使自己显得特别优秀将个人标准定得不合情理的高，或基于权利感将标准定得过低；往往不能觉知自己的动机。
  3. **共情**：对他人的感受和需求的认知或识别能力受损；过度迎合他人的反应，但只有在感知到与自己相关的情况下；高估或低估自己对他人的影响。
  4. **亲密感**：大部分关系是肤浅的，且是为了调节自尊而存在；由于对他人的经历缺乏真正的兴趣及对个人利益的需求占主导地位，关系的相互性受到限制。

B. 同时具有以下两种病理性人格特质：
  1. **夸大**（**对抗**的一个方面）：公开或隐蔽的权利感；以自我为中心；坚信自

己优于他人；对他人态度傲慢。

2. **寻求关注**（**对抗**的一个方面）：过分地想要吸引他人的注意并成为他人关注的焦点；寻求赞赏。

标注：特质和人格功能标注可用于记录可能存在于自恋型人格障碍中的其他人格特质，但并不是诊断所需的。例如，对抗的其他特质（如操纵、欺骗、冷酷）不是自恋型人格障碍的诊断标准（诊断标准 B），但如果有更泛化的对抗特征（如恶性自恋）存在时，也可以标注。负性情感的其他特质（如抑郁、焦虑）可以被标注以记录更多脆弱的表现。此外，尽管中度或更严重的人格功能损害是诊断自恋型人格障碍所需的（诊断标准 A），但人格功能的水平也可以被标注。

强迫型人格障碍

强迫型人格障碍的典型特征是难以建立和维持亲密关系，与僵化的完美主义、没有弹性和情感表达受限有关。如下所述，在身份、自我导向、共情和/或亲密感方面的特征性困难较明显，并伴有在负性情感和/或分离领域的特定的适应不良特质。

建议的诊断标准

A. 中度或更严重的人格功能损害，表现为以下四个方面中的两个或更多方面的特征性困难：

1. **身份**：自我意识主要来自工作或工作成效，强烈情绪的体验和表达受限。
2. **自我导向**：难以完成任务和实现目标，与机械的、过分高的、没有弹性的内在行为标准有关；过分认真和有道德的态度。
3. **共情**：难以理解和欣赏他人的意见、感受或行为。
4. **亲密感**：人际关系被视为次于工作和工作成效；机械和固执会对与他人的关系产生负性影响。

B. 表现为以下四种病理性人格特质中的三种或更多，其中一种必须是“1. 机械的完美主义”：

1. **机械的完美主义**（**极端尽责**的一个方面［与脱抑制相反］）：严格坚持所有事情都无瑕、完美、无错误或过失，包括自己和他人的表现；牺牲时效以确保每个细节的正确性；相信只有一种做对事情的方式；难以改变主意和/或观点；专注于细节、组织和秩序。
2. **固执**（**负性情感**的一个方面）：在行为不再起作用或不再有效后的很长一段时间仍继续坚持任务；尽管屡次失败，但仍继续相同的行为。
3. **回避亲密**（**分离**的一个方面）：避免亲密或浪漫的关系、人际依附和亲密的性关系。
4. **情感受限**（**分离**的一个方面）：对唤起情绪的情境几乎没有反应；受限的情感体验和表达；漠视或冷淡。

标注：特质和人格功能标注可用于记录可能存在于强迫型人格障碍中的其他人格特质，但并不是诊断所需的。例如，负性情感的其他特质（如焦虑）不是强迫型人格障碍的诊断标准（诊断标准 B），但也可以在适当时标注。此外，尽管中度或更严重的人格功能损害是诊断强迫型人格障碍所需的（诊断标准 A），但人格功能的水平也可以被标注。

分裂型人格障碍

分裂型人格障碍的典型特征是社交和发展亲密关系的能力受损，以及与扭曲的自我形象和不连贯的个人目标有关的认知、感知和行为方面的古怪，伴有多疑和受限的情绪表达。在身份、自我导向、共情和/或亲密感方面的特征性困难较明显，并伴有在精神质和分离领域的特定的适应不良特质。

建议的诊断标准

A. 中度或更严重的人格功能损害，表现为以下四个方面中的两个或更多方面的特征性困难：
   1. **身份**：混淆自己与他人的边界，扭曲的自我概念，情感表达通常与情境或内部体验不协调。
   2. **自我导向**：不切实际或不合逻辑的目标，没有一套明确的内在标准。
   3. **共情**：很难理解自己的行为对他人的影响，经常误解他人的动机和行为。
   4. **亲密感**：在发展亲密关系方面的能力有显著的损害，与不信任和焦虑有关。

B. 表现为以下六种病理性人格特质中的四种或更多：
   1. **认知和感知失调**（**精神质**的一个方面）：奇怪或不寻常的思维过程，含糊的、间接的、隐喻的、过度阐述的或刻板的想法或言论，各种感官方式的奇怪感觉。
   2. **不寻常的信念和体验**（**精神质**的一个方面）：思维内容或对现实的观点被他人视为离奇的或特殊的，异常的现实体验。
   3. **古怪**（**精神质**的一个方面）：古怪、不寻常或离奇的行为或外表，说不寻常或不恰当的事情。
   4. **情感受限**（**分离**的一个方面）：对唤起情绪的情境几乎没有反应，受限的情感体验和表达，漠视或冷淡。
   5. **退缩**（**分离**的一个方面）：偏爱独处而不是与他人相处，在社交情境保持沉默，回避社交接触和活动，很少发起社会接触。
   6. **多疑**（**分离**的一个方面）：对人际关系中的恶意和伤害的迹象有预期或过于敏感，怀疑他人的忠诚和忠心，被迫害感。

标注：特质和人格功能标注可用于记录可能存在分裂型人格障碍中的其他人格特质，但并不是诊断所需的。例如，负性情感的特质（如抑郁、焦虑）不是分裂型

人格障碍的诊断标准（诊断标准 B），但也可以在适当时标注。此外，尽管中度或更严重的人格功能损害是诊断分裂型人格障碍所需的（诊断标准 A），但人格功能的水平也可以被标注。

特定特质型人格障碍

建议的诊断标准

A. 中度或更严重的人格功能损害，表现为以下四个方面中的两个或更多方面的特征性困难：
   1. **身份**。
   2. **自我导向**。
   3. **共情**。
   4. **亲密感**。

B. 一个或多个病理性人格特质领域或某领域内的特定特质方面，考虑以下所有领域：
   1. **负性情感**（相对于情绪稳定）：频繁、强烈地体验高水平的、广泛的负性情绪（如焦虑、抑郁、内疚 / 羞耻、担忧、愤怒）、行为表现（如自伤）及人际关系表现（如依赖性）。
   2. **分离**（相对于外向）：回避社交情感体验，包括人际交往，从随意的日常互动、友谊到亲密关系的退缩，以及情感体验和表达受限，特别是享乐的能力受限。
   3. **对抗**（相对于随和）：行为使个体与他人产生分歧，包括夸大的自我重要性伴有对特殊待遇的期望，以及冷漠地反感他人，包括不能觉知他人的需求和感受，以及经常利用他人来为自己服务。
   4. **脱抑制**（相对于尽责）：以即时满足为导向，导致作出由目前的想法、感受和外部刺激驱动的冲动行为，不考虑过去的教训或未来的后果。
   5. **精神质**（相对于清醒）：表现出广泛的与文化不协调的古怪、离奇或不寻常的行为和认知，包括过程（如感知和分离）和内容（如信念）。

亚型：因为人格特质沿着多个特质维度不断变化，PD-TS 的一整套潜在表现可以用 DSM-5 的适应不良人格特质变体的维度模型来表示（参见本章表 3，第 874 ～ 875 页）。因此，PD-TS 不需要划分亚型，而是提供了基于经验的模型排列出构成人格的描述性元素。这种安排允许临床工作者根据个体的人格障碍的概貌描述，考虑所有五个广泛领域的人格特质变体，按需使用这些领域的描述性特征来描述个体的特征。

标注：个体特定的人格特质总是记录在诊断标准 B 中，因此描述个体人格特质的组合构成了对每一个案例的标注。例如，两个个体都特征性地表现为情绪易变、有敌意和抑郁，区分这两个个体在于第一个个体的另外一个特征是冷漠，而第二个不是。

人格障碍评分方法

六种人格障碍都必须有四项诊断标注 A 中的任意两项的要求，是基于最大化这些诊断标准与其相应的人格障碍的关系。诊断标注 B 的诊断阈值也是根据经验设定的，以尽量减少 DSM-Ⅳ障碍患病率的变化及与其他人格障碍重叠，也会最大限度地提高与功能损害的关系。由此产生的诊断标准在不同严重程度的人格功能核心损害和病理性人格特质方面，代表了具有临床实用性的、高保真度的人格障碍。

人格障碍诊断

具有人格功能损害和适应不良的特质模式的个体，如果符合六种已定义的人格障碍中的一种特征，应诊断为该人格障碍。如果该个体除了诊断所需的要求，还有一个甚至数个可能具有临床相关性的突出特质（如自恋型人格障碍），则可以选择它们作为标注。如果个体表现出的人格功能或特质模式与这六种特定的人格障碍都显著不同，那么应诊断为 PD-TS。该个体可能不符合 A 或 B 的必需的诊断标准条目，因此表现为低于阈值的人格障碍。个体可能具有多种人格障碍的混合特征或具有对于某种人格障碍而言不典型的特征，则需更准确地被认为是混合的或非典型的表现。个体人格特质的人格功能损害的具体程度和病理性人格特质可以使用人格功能水平量表（参见本章表 2，第 872 ～ 874 页）和病理性特质分类表（参见本章表 3，第 874 ～ 875 页）来标注 PD-TS。目前对偏执型人格障碍、分裂型人格障碍、表演型人格障碍和依赖型人格障碍的诊断也被包括在 PD-TS 的诊断中；这些被定义为中度或更严重的人格功能损害，并且可标注相关的病理性人格特质的组合。

人格功能水平

像大多数人类倾向一样，人格功能的分布是连续性的。功能和适应的核心是个体思考、了解自己及与他人互动的具有特征性的方式。一个功能最佳的个体有复杂的、全面的和整合良好的心理世界，这主要包括：积极的、有意志的和适应性的自我概念，丰富的、广泛的和可适当调节的情感生活，以及作为有生产力的社会成员，具有建立互惠和充实的人际关系的行为能力。在这种连续性的相反的一端，具有严重人格病理的个体的心理世界是贫乏的、杂乱无章的和 / 或有冲突矛盾的，包括脆弱、不明确和适应不良的自我概念；倾向于消极的、失调的情绪；以及适应人际功能和社会行为的能力匮乏。

自我与人际功能的维度定义

在评估人格精神病理中并发的和预期的功能失调方面，广泛的严重程度可能是最重要的单一预测因素。人格障碍最具特征的表现为广泛的人格严重程度的连续性，伴有额外的、源自人格障碍症状群和人格特质的风格元素。同时，人格精神病理的核心是关于自我和人际关系的主意和感觉受损。该观点与多个人格障碍的理论及其研究基础一致。人格功能水平量表的组成部分——身份、自我导向、共情和亲密感（参见本章表1，第861页）——是描述人格功能连续性的核心。

自我和人际关系的精神表现是相互影响且密不可分的，会影响个体与精神健康专业人员互动的性质，并对治疗效果和后果产生重大影响，强调评估个体特征性的自我概念及其对他人和人际关系的看法的重要性。尽管自我和人际交往功能的紊乱程度是连续分布的，但是考虑功能受损的水平对临床特征、治疗计划和预后是有帮助的。

人格功能水平评级

在使用人格功能水平量表（LPFS）时，临床工作者可以选择最能捕捉到个体人格功能损害方面目前的总体水平的标准。该量表对于诊断人格障碍（中度或更严重）是必需的，并可用于标注有任何人格障碍的个体在特定时间存在的损害的严重程度。LPFS也可用作人格功能的总指标，且无需说明具体某种人格障碍的诊断；或用于没有达到人格障碍诊断标准阈值的情况。

人格特质

定义和描述

替代模型中的诊断标准B涉及对五个领域的人格特质的评估。人格特质是感觉、感知、行为和思维的倾向，以相对一致的方式跨时间和跨情境地体现出该特质。例如，具有高焦虑人格特质的个体容易感到焦虑，包括在大多数个体会平静和放松的情况下，高焦虑特质的个体也会比该特质水平较低的个体更频繁地感知到引起焦虑的情境，并倾向于采取行动来回避这些他们认为使他们更焦虑的情境。因此，跟其他人相比，他们倾向于认为世界更容易引起焦虑。

重要的是，具有高焦虑人格特质的个体不一定会在所有时间和所有情境下都焦虑。个体的特质水平可以且确实会在整个生命过程中发生变化。有些变化非常广泛，反映了个体的成熟（例如，青少年通常比老年人的冲动特质水平更高）；而有些变化则反映了个体的生活经历。

人格特质的维度。所有个体都可以在特质的维度的范围内被定位；即人格特质在不同程度上适用于每个个体，而不是有或没有。此外，人格特质包括那些在第三部分的模式中已确定的存在于两个相反极点范围内的。例如，与冷漠特质相反的是同情和善良的倾向，即使在大多数个体不会有这种感觉的情况下也是如此。因此，尽管在第三部分中，这个特质被标记为冷漠，因为该维度的极点是主要的焦点，它可被完整地描述为冷漠相对于善良。此外，它的相反极是可以识别的，并且不可能在所有情况下都具有适应性（例如，个体由于极度的善良，一再允许自己被不法分子利用）。

人格的分级结构。有些术语具有特定性（如健谈），描述了狭窄的行为范围；

而其有些术语则相当广泛（如分离），特征性地描述了广泛的行为倾向。特定的特质维度被称为方面，广泛的特质维度被称为领域。人格特质领域包括一系列更特定的往往会一起出现的人格特质方面。例如，退缩和快感缺失是分离特质领域中特定的特质方面。尽管人格特质方面存在一些跨文化的差异，但其广泛的领域在不同文化中的集体构成是相对一致的。

人格特质模型

第三部分人格特质系统包括人格特质变异的五个广泛领域：负性情感（相对于情绪稳定）、分离（相对于外向）、对抗（相对于随和）、脱抑制（相对于尽责）和精神质（相对于清醒），由二十五个特定的人格特质方面组成。表 3 提供了所有人格领域和方面的定义。这五个广泛的领域是被广泛验证和重复的人格模型的五个领域，被称为“五大类”或人格五因素模型（FFM）的适应不良的变体，类似于人格精神病理的五个领域（PSY-5）。特定的二十五个方面组成了根据临床相关性选择的人格特质方面的清单。

尽管人格特质模型侧重于与精神病理有关的人格特质，但也有健康的、适应的和有韧性的人格特质被确定为这些特质的相反极，例如，上文的括号中所述（即情绪稳定、外向、随和、尽责和清醒）。它们的存在可以在很大程度上缓解精神障碍的影响，并且帮助创伤性损害及其他躯体疾病中的应对和恢复。

区别特质、症状和特定行为

尽管特质绝不是一成不变的，并且在整个生命周期中都会发生变化，但它们与症状和特定行为相比，表现出相对的一致性。例如，一个个体可能在特定时间出于特定原因做出冲动行为（例如，一个个体很少冲动，因为有一个不寻常的机会购买具有独特价值的东西，突然决定在某件物品上花很多钱），但只有当这些行为随不同的时间和情境聚集时，如区分不同个体的行为模式，它们才反映为特质。但是，重要的是，认识到即使是冲动的个体也不会所有时间都冲动行事。特质是对特定行为的趋势或倾向，特定行为是特质的示例或表现。

类似地，特质与大多数症状不同，因为症状往往会有增强和减弱，而特质则相对更稳定。例如，具有较高抑郁水平的个体有更大的可能经历抑郁障碍的发作，并表现出这些障碍的症状，如难以集中注意力。然而，即使是具有抑郁倾向的个体通常也会循环经历可区分的心境障碍发作期和特定症状，如难以集中注意力往往会随着特定的发作期而起伏，因此它们不构成特质的一部分。然而，重要的是，对于症状和特质，都可以进行干预，许多针对症状的干预措施可以影响人格特质所概括的人格功能的长期模式。

DSM-5 第三部分人格特质模式的评估

第三部分多维人格特质模式的临床应用在于，能够聚焦每个患者的人格变体的多个相关领域。第三部分人格特质模式的临床应用不是聚焦于识别一个且只有一个的最佳诊断标签，而是涉及表 3 中所描述的所有五个广泛的人格领域。人格的临床方法类似于临床医学中众所周知的系统性回顾。例如，一个个体的主诉可能集中在特定的神经系统症状上，然而，在初始评估期间，临床工作者仍系统地检查所有的相关系统（如心血管、呼吸、胃肠道系统）的功能，以免错过出现的重要领域功能不全和相应的有效干预机会。

第三部分人格特质模式的临床应用过程是类似的。初始访谈回顾了所有五个广泛的人格领域。该系统性回顾有助于通过使用正式的心理测评工具来测量人格的特质的方面和领域。例如，人格特质模式在DSM-5（PID-5）的人格量表，可以由患者完成自评量表，也可由知情者（如伴侣）完成知情者报告量表。详细的临床评估涉及从患者和知情者的报告收集有关的人格特质模式的所有二十五个方面的信息。如果由于时间或其他限制不可能完成，当只需要患者人格的一般（而不是详细）描述时，聚焦于五个领域水平的评估是可接受的临床选择（参见PD-TS的诊断标准B）。如果基于人格的问题是治疗的重点，那么评估个体人格特质的方面和领域就都很重要。

由于人格特质在人群中是连续分布的，因此判断特定人格特质升高的方法（因此对于诊断而言它是存在的）可能涉及将个体的人格特质水平与人群规范和/或临床判断进行比较。如果一种人格特质升高，即正式的心理测评和/或访谈信息支持升高的临床判断，它可以被视为符合第三部分人格障碍的诊断标准B。

多维度的人格功能和特质模型的临床应用

障碍和特质的构建都在预估重要的、先前的（如家族史、儿童虐待史）、目前的（如功能损害、药物使用）和预测的（如住院、自杀企图）变量方面提供价值。DSM-5人格功能损害和病理性人格特质各自独立地影响临床决策，包括关于失能程度，自伤、暴力和犯罪的风险，推荐的治疗类型和强度，预后，这些所有精神障碍诊断应用的重要方面。值得注意的是，个体的人格功能损害的等级和他或她的病理性人格特质概貌也为临床工作者提供了丰富的信息，在治疗计划和预测除人格障碍之外的许多精神障碍的病程和后果方面都具有价值。因此，无论一个个体是否有人格障碍，人格功能和病理性人格特质的评估都可能是相关的。

表2　人格功能水平量表

	自我功能		人际功能	
损害水平	身份	自我导向	共情	亲密感
0：几乎没有或没有损害	• 有持续的、独特的自我觉知，维持角色适当的界限 • 具有一致的和可自我调节的正性自尊，有准确的自我评价 • 能够体验、耐受和调节各种情绪	• 设定并追求合理的、基于符合现实的个人能力的目标 • 使用适当的行为标准，获得多个领域的成就感 • 能够反思内在体验，并对内在体验有建设性意义的理解	• 大多数情境下能够准确理解他人的体验和动机 • 即使不同意别人的观点，也可以理解和欣赏 • 能够觉知自己的行为对他人的影响	• 在个人和社区生活中保持多个令人满意和持久的关系 • 渴望且参与多个关爱的、亲密的和互惠的关系 • 应对他人的各种意见、情感和行为，力求合作与相互受益，并能灵活应对

续表

	自我功能		人际功能	
损害水平	身份	自我导向	共情	亲密感
1：有些损害	• 有相对完整的自我意识，当有强烈的情绪和精神痛苦时，边界清晰度会有所下降 • 自尊心有时会降低，伴有过度批评或有些扭曲的自我评价 • 强烈的情绪可能令人痛苦，与情绪体验的范围受限有关	• 过于目标导向，制定目标有些受抑制，或目标有冲突 • 可能有不切实际的或与社会不相容的一系列的个人标准，限制了某些成就感 • 能够反思内在体验，但可能过分强调单一类型（如智力的、情绪的）的自我认知	• 在欣赏和理解他人的体验方面有些损害；可能倾向于认为他人有不合理的期待或希望控制 • 尽管能够考虑和理解不同的观点，但抗拒这样做 • 对自身行为对他人的影响，感知不一致。	• 在个人和社区生活中能够建立持久的关系，但在深度和满意度上有一些受限 • 能够形成并渴望形成亲密的和互惠的关系，但如果出现强烈的情绪或冲突，可能会在有意义的表达上受到抑制，有时会表达受限 • 合作可能会受到不切实际的标准的阻碍，尊重和回应他人的主意、情绪和行为的能力有些受限
2：中度损害	• 过分依赖他人对于自己身份的定义，伴受损的边界划分 • 脆弱的自尊被夸大的对外部评估的顾虑所控制，伴希望被肯定。有不完整感或自卑感，伴代偿性的膨胀或过低的自我评价 • 情绪调节取决于正面的外部评价。对自尊的威胁可能引起强烈的情绪，如愤怒或羞耻	• 目标更多的时候是一种获得外部认可的手段，而不是自己生成的，并且因此可能缺乏连贯性和/或稳定性 • 个人标准可能不合理的高（如显得自己很特别或取悦他人）或低（如不符合主流社会的价值观）。成就感因缺乏真实性且受损 • 反思内在体验的能力受损	• 过度关注他人的经历，但仅限于感知到的与自我相关的部分 • 过度地自我参照；欣赏和了解他人的经历及考虑其他观点的能力严重受损 • 一般觉知不到或不关心自己的行为对他人的影响，或对自己的影响有不切实际的评价	• 能够形成并渴望建立个人和社区生活的关系，但关系可能在很大程度上是肤浅的 • 亲密关系主要基于满足自我调节和自尊的需要，伴有不切实际的被他人完全理解的期待 • 倾向于不视关系为互惠的，而是主要为了个人利益
3：重度损害	• 较弱的自主意识和能力；缺乏身份体验，空虚。边界定义不佳或过分僵化：可能过度认同他人，过分强调独立于他人，或在这之间摇摆不定 • 脆弱的自尊很容易受到事件的影响，自我形象缺乏一致性。自我评价不详尽：自我厌恶，自我夸大，或是不合逻辑、不切实际的组合 • 情绪可能迅速变化或是一种慢性的、不可动摇的绝望感	• 难以建立和/或实现个人目标 • 行为的内部标准不明确或相互矛盾 • 生活被体验为无意义的或危险的 • 对自我精神过程的反思能力严重受损	• 考虑和理解他人的想法、感受和行为的能力显著受限；可辨别他人体验的某些非常特定的方面，尤其是弱点和痛苦 • 一般无法考虑替代观点；对不同意见或替代观点有强烈的受威胁感 • 感到困惑或觉知不到自身行为对他人的影响；经常对人们的想法和行为感到困惑，经常错误地归因于他人有破坏性的动机	• 有一些在个人和社区生活中建立关系的欲望，但积极持久联系的能力受到严重损害 • 关系建立在坚定地相信绝对需要有亲密关系的人和/或被遗弃或虐待的期待的基础上。与他人亲密接触时的感觉在恐惧/拒绝和对联系的强烈欲望之间交替 • 几乎没有相互关系：考虑他人时主要基于他人对自己的影响（消极或积极）；合作的努力经常由于感知到他人的轻蔑而被破坏

续表

	自我功能		人际功能	
损害水平	身份	自我导向	共情	亲密感
4：极重度损害	• 几乎没有独特的自我体验和自控／自主意识，或是围绕感知到的外部侵害而组织起来的。与他人的边界混淆或缺乏 • 自我形象弱或扭曲，且容易受到与他人互动的威胁；自我评价严重扭曲和混乱 • 情绪与背景或内在体验不相符；仇恨和攻击性可能是主要的情感，尽管可能会被他们否认和归咎于他人	• 对想法和行动的区分度差，因此设定目标的能力严重受损，伴有不切实际或不一致的目标 • 几乎缺乏行为的内在标准。几乎不能获得真正的成就感 • 完全无法建设性地反思自己的经历，个人动机可能被无法识别和／或体验为外在的自我的	• 完全无法考虑和理解别人的体验和动机 • 几乎不会对他人观点的关注（注意力高度警觉，专注于需要的成就感和回避伤害） • 社交互动可能会令其困惑和迷失方向	• 极度不感兴趣或有受伤害的预期，对归属感的欲望受限。与他人的关系是分离的、杂乱无章的或一贯消极的 • 关系几乎被完全概念化为他们提供舒适或造成疼痛和痛苦的能力 • 社会／人际行为不是互惠的；相反，它是为寻求基本需求或回避疼痛

表 3　DSM-5 人格障碍特质领域和方面的定义

领域（相反极）和方面	定义
负性情感（相对于情绪稳定）	频繁且强烈地体验高水平的、广泛的负性情绪（如焦虑、抑郁、内疚／羞耻、担忧、愤怒）及它们导致的行为（如自伤）和人际关系表现（如依赖）
情绪易变	情绪体验和心境不稳定；情绪容易被唤起，且强烈程度和／或与事件及情境不成比例
焦虑	对不同情境的反应感到不安、紧张或恐慌，经常担忧过去不愉快的经历和未来可能发生的负性事件的影响，对不确定性感到恐惧和担忧，有最坏的情况会发生的预期
分离不安全感	由于被重要的人拒绝和／或要与其分离而害怕孤独，这是基于对躯体上或情绪上照顾好自己的能力缺乏信心
顺从	使自己的行为适应他人实际的或自我感知到的兴趣和欲望，即使这样做违背自己的兴趣、需要或欲望
敌意	持续的或频繁的愤怒的感觉，对轻微的轻蔑和侮辱反应为愤怒或表现为易激惹，卑鄙的、令人厌恶的或报复性的行为，也可参见对抗
固执	即使行为不再起作用或不再有效，仍长期坚持做事或以特定的方式行事；尽管屡次失败或有明确停止的理由，但仍会继续相同的行为
抑郁	参见分离
多疑	参见分离
情感受限（缺乏）	这一方面的**缺乏**特征性地表现为负性情感的**低水平**；有关这一方面的定义，参见分离
分离（相对于外向性）	回避社会情感体验，包括人际互动中的退缩（从随意的日常交往，到友谊，再到亲密关系）和受限的情感体验和表达，尤其是快乐的能力受限
退缩	喜欢独处而不是与他人相处，在社交场所保持沉默，回避社交接触和活动，不会启动社交接触

续表

领域（相反极）和方面	定义
回避亲密关系	回避亲密的或浪漫的关系，回避人际依赖和亲密的性关系
快感缺失	缺少对生活经历的享受、参与或精力，缺乏感受快乐和对事物感兴趣的能力
抑郁	情绪低落、痛苦和/或无望，难以从这种情绪中恢复；对未来感到悲观；泛化的羞耻感和/或内疚感；自卑感；自杀想法和自杀行为
情感受限	对激发情绪的情境反应很小，受限的情感体验和表达，在正常的互动情境下表现为漠不关心和冷漠
多疑	有人际关系是恶意的和会受伤害的预期，以及对其迹象敏感，怀疑他人的忠诚和忠心，感觉被他人虐待、利用和/或迫害
对抗（相对于随和）	行为使个体与他人不和，包括夸大的自我重要感，伴有对特殊待遇的期待；冷酷地反感他人，包括不能觉知他人的需求和感受，以及容易利用他人为自我利益服务
操纵	使用诡计影响或控制他人，诱惑或使用魅力、花言巧语或奉承他人来达到自己的目的
欺骗	不诚实的和欺诈的，不实地表现自我在叙事时进行修饰或捏造
夸大	相信自己比别人优越，应该得到特殊待遇；以自我为中心；有特权感；对他人傲慢
寻求关注	采取吸引注意力和使自己成为他人关注和赞赏的焦点的行为
无情	不关心他人的感受或问题，对自己的行为造成的负性的或有害的影响缺少内疚或悔意
敌意	参见负性情感
脱抑制（相对于尽责）	倾向于立即满足，导致会作出被目前的想法、感受和外部刺激驱动的冲动行为，不顾过去的经验或不考虑未来的后果
不负责任	无视和不履行经济上的和其他的义务或承诺，缺少对协议及承诺的重视和贯彻执行，对他人的财产粗心大意
冲动	对即时刺激作出一时冲动的反应，在没有计划或考虑后果的情况下临时采取行动，难以制订和遵循计划，在情绪痛苦时产生一种紧迫感和自伤行为
注意力分散	难以集中注意力和专注于任务；注意力很容易被外来刺激转移；难以保持以目标为中心的行为，包括计划和完成任务
冒险	不考虑后果地进行一些不必要的危险的、有风险的和潜在的产生自伤的活动，缺少对自己的极限的担忧，否认面临个人危险的现实，不顾风险鲁莽地追求目标
僵化的完美主义（缺乏）	僵化地坚持一切都要无瑕、完美、无错误或过失，包括自己和他人的表现；牺牲时效以确保每个细节的正确性；相信做事只有一种正确的方法；很难改变主意和/或观点；专注于细节、组织和秩序。这一方面的缺乏特征性地表现为脱抑制的低水平
精神质（相对于清醒）	表现为各种与文化不协调的怪异的、古怪的、不寻常的行为和认知，包括过程（如感知、分离）和内容（如信念）
不寻常的信念和体验	相信自己具有不同寻常的能力，如读心术、心灵感应、思想行动融合；不寻常的现实体验，包括幻觉样体验
古怪	怪异的、不寻常的或离奇的行为、外表和/或言语，有奇怪的和不可预测的想法，说不寻常或不恰当的话
认知和感知失调	奇怪或不寻常的思维过程和体验，包括人格解体、现实解体和分离体验；混合的睡眠-觉醒状态体验；思想控制经验

需要进一步研究的状况

本手册为未来需要进行进一步研究的状况提供了建议的诊断标准。希望这些内容能帮助相关人士更好地理解目前的研究状况，并为未来的 DSM 版本提供更多的参考信息。值得注意的是，最初包含在本部分的持续性复杂丧痛障碍已作为第二部分的正式诊断移至“创伤及应激相关障碍”一章中。在保证有效性、可靠性和临床实用性的基础上，DSM-5 对该障碍的分类进行了调整，该障碍现在被命名为“延长哀伤障碍”，本手册已重新制定该障碍的诊断标准。

这些诊断标准中包含的特定条目、阈值和最短持续时间是依据专家的共识设定的，标准的制定主要基于可获得的文献回顾、数据再分析和田野实验结果。这些诊断标准的制定旨在为有兴趣研究这些障碍的研究人员和临床工作者提供一种通用语言。DSM-5 工作委员会和工作组对每个建议的诊断标准都进行了仔细的实证审查，并听取了该领域的相关人士和普通民众的广泛意见。工作委员会最终将因证据不足而无法纳入正式的精神障碍诊断标准的部分纳入 DSM-5 的第二部分。因此，这些建议的诊断标准不适用于临床使用，只有 DSM-5 第二部分的诊断标准和障碍得到了官方认可，并且可应用于临床。

轻微精神病综合征

建议的诊断标准

A. 个体至少存在下列症状中的一项，并且其严重程度或频率足以引起临床关注：
   1. 轻微的妄想。
   2. 轻微的幻觉。
   3. 轻微的言语紊乱。

B. 在过去的 1 个月里，症状必须每周至少出现 1 次。

C. 症状在过去一年内出现，或在过去一年内加重。

D. 症状足以使个体失能或感到痛苦，并引起临床关注。

E. 症状不能用另一种精神障碍来更好地加以解释（包括抑郁障碍或双相障碍伴精神病性特征），并且不能归因于物质的生理效应或其他躯体疾病。

F. 不符合任何精神病性障碍的诊断标准。

诊断特征

诊断标准A所定义的轻微精神病性症状类似于精神病，但其阈值低于精神病性障碍的精神病性症状的阈值。与精神病性障碍相比，轻微精神病综合征的症状较不严重且持续时间更短。此外，有该综合征的个体对类似精神病的经历有合理的自知力，并且通常能够意识到自己的感知发生了改变，不信服发病期间出现的神奇观念。轻微精神病综合征不具有固定性，这对精神病性障碍的诊断是有所帮助的。有轻微精神病综合征的个体会对观念和感知产生怀疑，并且临床工作者可以通过开放式问题来测试其自知力，如"我知道你就是这样体验世界的，除此之外，你还有其他解释吗？"给予轻微精神病综合征的诊断需要个体有与功能障碍有关的精神病理状态，而不是长期存在病理特征。个体或他人所注意到的体验和行为上的变化表明个体的精神状态发生了显著的临床变化（即症状的严重程度或频率足以引起临床关注）（诊断标准A）。

轻微的妄想（诊断标准A1）可能与多疑或被害的思想内容（包括被害的牵连观念）有关。个体可能对他人持有戒备的、不信任的态度。当这种类型的轻微妄想达到中等严重程度时，个体会认为他人不值得信赖，并且可能过度警惕他人或对他人怀有恶意。当这种轻微妄想变得严重，但其阈值仍低于精神病性障碍的阈值时，个体对危险或敌对意图有松散的观念。个体在访谈中的戒备行为会干扰采访者收集信息，并且个体认为世界是敌对的、危险的。同时，轻微的妄想可对内容进行夸大，表现为个体有一种不切实际的超能力感。当这种轻微妄想的严重程度达到重度时，个体会觉得自己是有天赋的、有影响力的或特殊的，个体的优越感可能会使其疏远朋友，并让亲人担心。自命不凡的想法可能会使其有不切实际的计划和投资行为。

轻微的幻觉（诊断标准A2）包括感知觉的改变，通常表现为在听觉和/或视觉上出现幻觉。当轻微幻觉的严重程度为中度时，声音和图像通常是未成形的（如阴影、痕迹、光晕、杂音、隆隆声），这些声音和图像是不寻常的或令人费解的。当轻微幻觉变得严重，这些体验（即反复出现的幻觉、吸引注意力并影响思考和注意力的幻觉）会更加生动，并出现得更加频繁。这些感知异常可能会扰乱个体的行为，但个体仍会怀疑这种幻觉的真实性。

轻微的言语紊乱（诊断标准A3）可能表现为言语奇怪（含糊的、隐喻的、过分阐述的、刻板的）、说话没有重点（混淆的、混乱的、太快或太慢、用错词、与上下文无关、跑题）或说话曲折（繁复的、离题的）。当紊乱的严重程度为中度时，个体经常谈论与主题无关的话题，但其能够在回答时澄清问题。个体的表达是曲折的、间接的，虽然这种表达方式很奇怪，但听话者是可以理解的。当紊乱变得严重，个体在没有外部指导的情况下无法说到点上（离题），思维阻滞或关联松散偶有发生，尤其是当个体感到有压力时。在重新定向后，对话的结构和组织会很快恢复。

个体必须经历痛苦，和/或在社会或角色功能方面受损（诊断标准D），个体或对其负责的人必须注意到这些变化并给予关注，并且其症状达到需要接受临床服务的程度（诊断标准A）。

量表可用于确定个体的症状是否符合诊断标准 A 至诊断标准 E，也可用于确认精神病的临床高风险状态。

相关特征

有轻微精神病综合征的个体的表现包括：有神奇的想法、注意力不集中、思想或行为紊乱、过度怀疑、焦虑、社交退缩、睡眠-觉醒周期紊乱。这些个体通常存在认知功能受损和阴性症状。临床工作者可依据神经影像学变量将患有轻微精神病综合征的人群与正常对照组相区分，在轻微精神病综合征中观察到的模式与在精神分裂症中观察到的模式具有相似性，但前者没有后者那么严重。需要注意的是，神经影像学信息对个体而言不具有诊断性。

患病率

有关轻微精神病综合征患病率的信息很少。瑞士进行的一项研究显示，在 16 ～ 40 岁的未寻求过求助的个体中，轻微精神病综合征的患病率仅为 0.3%。另有 2.3% 的个体符合诊断标准 A 的轻微症状，但这些症状并不符合诊断标准 C，他们的症状未在过去一年内出现，或症状在过去一年内没有加重。在许多国家的普通人群中，高达 7% 的个体承认自己有过轻微的妄想或幻觉。与本地人群相比，移民群体的轻微精神病症状可能更加明显，这可能是因为这些个体更容易受到创伤和歧视。

发展与病程

轻微精神病综合征通常在青少年中后期或成人早期发作。发作之前可能存在正常发育、认知受损、阴性症状或社会发展受损的证据。在寻求帮助的群体中，表现符合轻微精神病综合征诊断标准的个体以后患精神病的可能性比那些不符合诊断标准的个体更高。在表现符合诊断标准的群体中，3 年累积精神病风险率为 22%；在不符合诊断标准的群体中，3 年累积精神病风险率为 1.54%。由轻微精神病综合征发展为精神病性障碍（最常见的是精神分裂症谱系障碍）的预测因素包括：男性、终生压力、终生创伤、失业、独居、轻微阳性精神病症状、阴性症状、紊乱症状、认知症状和功能不良。11% 的由轻微精神病综合征发展为精神病性障碍的个体会出现情感性精神病（抑郁障碍或双相障碍伴精神病性特征），而 73% 的由轻微精神病综合征发展为精神病性障碍的个体会出现精神分裂症谱系障碍。12 ～ 35 岁个体的相关数据验证了轻微精神病综合征的诊断标准，但最年轻的年龄组的相关证据十分有限。个体在最初 2 年内由轻微精神病综合征发展为精神病性障碍的风险最高，个体在初次转介后仍要面临长达 10 年的患病风险，个体在 10 年内由轻微精神病综合征发展为精神病性障碍的总风险率为 34.9%。除了精神病性障碍，有轻微精神病综合征的个体还可能出现其他的不良临床后果，如持续性轻微精神病性症状、持续性或复发性共病精神障碍、失能和功能低下。只有三分之一的有轻微精神病综合征的个体能获得临床缓解。总体而言，在这些个体中，约三分之一的个体会出现精神病性障碍，约三分之一的个体的症状会有所缓解，约三分之一的个体会出现持续性的失能。

风险与预后因素

气质的：尚不完全确定轻微精神病综合征预后的预测因素。

遗传与生理的：在症状符合轻微精神病综合征诊断标准的个体中，没有证据表明精神病家族史会在4年内增加个体患精神病的风险。临床工作者可通过结构、功能、电生理报告和神经化学成像信息预测个体的患病风险，但这些预测因素尚未经过验证，暂不能应用于临床。

与文化相关的诊断问题

在不考虑社会文化背景的情况下评估轻微症状是否存在可能很困难。一些感知体验（如听到噪声、看到阴影）、宗教信仰或超自然信仰（如邪恶的眼神、通过诅咒致病、神鬼的影响）在某些文化背景下可能被认为是奇怪的，在另一些文化背景下却是能够被接受的。此外，遭受创伤或迫害（如酷刑、政治暴力、种族主义、歧视）的人群可能出现相关症状和恐惧心理，这些表现会使他人误认为这些个体有轻微的或症状明显的偏执妄想，因为创伤会影响这些个体的心境和表达（如被威胁的个体出现恐惧心理是合理的，并且这种恐惧可能与对创伤再发生或创伤后症状复发的恐惧混合在一起）。误诊风险较高的群体包括移民、受社会压迫的民族/种族，以及其他面临社会逆境和歧视的群体。痛苦和损害的相关诊断标准有助于区分正常的社会文化体验和轻微精神病综合征的症状（如受歧视的群体对权威人物的适应性警惕与偏执可能会被混淆）。

轻微精神病综合征的功能性后果

许多个体在就诊时可能已有功能受损的情况，即使症状减轻，社会和角色功能的轻度至中度损害也可能持续存在。

鉴别诊断

短暂精神病性障碍：当轻微精神病综合征的症状刚开始出现时，它们可能与短暂精神病性障碍的症状相似，但轻微精神病综合征的轻微症状（妄想、幻觉或言语紊乱）的阈值不会超过精神病性障碍的阈值。

分裂型人格障碍：分裂型人格障碍的症状特征与轻微精神病综合征相似，特别是在障碍的早期阶段。然而，分裂型人格障碍是一种相对稳定的特质障碍，它不符合轻微精神病综合征对个体状态的依赖性（诊断标准C）。此外，作出分裂型人格障碍的诊断需要个体存在更广泛的症状。

发生在其他精神障碍中的现实感扭曲：类似于轻微妄想的现实感扭曲可能发生在有其他精神障碍的个体中（如在有重性抑郁障碍的情况下产生自卑感，或觉得自己不被他人尊重；在有社交焦虑障碍的情况下觉得自己不受欢迎；在有双相Ⅰ型障碍或双相Ⅱ型障碍的情况下，在压力性讲话中自尊心膨胀，对睡眠的需求减少；在有边缘型人格障碍的情况下，在强烈恐惧真实的或想象的被遗弃的背景下和反复自伤的背景下，无法体验到感受）。如果这些现实感扭曲仅发生在另一种精神障碍的病程中，则不应给予轻微精神病综合征的额外诊断。

青少年期的适应反应：如果个体有轻度的、短暂的与正常发育特征相适应的症状，或有与所承受的压力相一致的症状，则不应作出轻微精神病综合征的诊断。

非患病人群的感知偏差和极端的魔幻思维：当现实感扭曲与痛苦、功能损害及需要照顾无关时，应考虑该诊断的可能性。

物质 / 药物所致的精神病性障碍：轻微的妄想和幻觉可发生在吸食大麻、致幻剂、苯环己哌啶、吸入剂和兴奋剂期间，或酒精戒断和镇静剂、催眠药或抗焦虑药戒断期间。如果轻微的精神病症状仅在物质使用期间出现，则不应诊断为轻微精神病综合征。在这种情况下，可能要优先考虑物质 / 药物所致的精神病性障碍的诊断。

注意缺陷 / 多动障碍：即使个体有注意力受损的病史，也不能排除轻微精神病综合征的诊断。早期的注意力受损可能是轻微精神病综合征的前驱症状，共病注意缺陷 / 多动障碍的个体也会出现这一症状。

共病

大多数有轻微精神病综合征的个体都会共病其他的精神障碍，主要是抑郁症障碍和 / 或焦虑障碍。在接受随访的个体中，超过半数的个体至少有一种共病，大多数个体首次接受评估时就存在共病。共病的持续存在与不良的临床和功能后果有关。一些有轻微精神病综合征的个体会出现新的问题，包括焦虑障碍、抑郁障碍、双相障碍和人格障碍，但有轻微精神病综合征的个体出现新的非精神病性障碍的风险并未升高。

抑郁发作伴短暂轻躁狂

建议的诊断标准

整个生命周期中至少出现过 1 次重性抑郁发作，症状符合下列诊断标准：

A. 在 2 周内出现五个（或更多）症状，功能表现与之前相比有所不同。其中至少一项是心境抑郁或丧失兴趣和愉悦感。（**注：**不包括那些能够明确归因为其他躯体疾病的症状。）

  1. 每天大部分时间都心境抑郁，明确该症状可依据主观的报告（如感到悲伤、空虚、无望），也可依据他人的观察（如有流泪的表现）。（**注：**儿童和青少年可能表现为心境易激惹。）
  2. 对所有或几乎所有的活动都缺少兴趣或乐趣（既可以依据主观体验来判断，也可以依据观察来判断），这种表现存在于每一天或大部分时间。
  3. 在未节食的情况下，体重明显减轻或增加（如 1 个月内体重变化量超过原体重的 5%），或几乎每天都有食欲减退或食欲增加的表现。（**注：**儿童则可表现为未达到应增体重。）
  4. 几乎每天都失眠或睡眠过多。
  5. 几乎每天都有精神运动性激越或迟滞的表现（依据他人的观察来判断，而不仅仅依据主观体验到的坐立不安或迟钝）。

6. 几乎每天都疲劳或精力不足。
7. 几乎每天都认为自己毫无价值，或过分地、不适当地感到内疚（达到妄想的程度，并不仅仅因为患病而自责或内疚）。
8. 几乎每天都有思考能力减退、注意力减退的表现，或几乎每天都有犹豫不决的表现（既可以依据主观体验来判断，也可以依据他人的观察来判断）。
9. 反复出现死亡的想法（而不仅仅是恐惧死亡），反复出现没有特定计划的自杀观念，有某种自杀企图，或有某种实施自杀的特定计划。

B. 这些症状引起有临床意义的痛苦，或导致社交、职业或其他重要功能受损。

C. 该障碍不能归因于某种物质的生理效应或其他躯体疾病。

D. 该障碍不能更好地用分裂情感性障碍来解释，不能叠加在精神分裂症、精神分裂症样障碍、妄想障碍、其他特定的或未特定的精神分裂症谱系及其他精神病性障碍之上。

整个生命周期中至少出现过 2 次轻躁狂发作，症状符合下列诊断标准，但其病程（至少 2 天但少于连续的 4 天）比轻躁狂发作的病程短。诊断标准的症状如下：

A. 在一段时间内情绪异常高涨、持续高涨、心境易激惹，并且活动持续增加、精力异常旺盛。

B. 在出现心境障碍、精力旺盛或活动增加的时期内，存在三项（或更多）下列症状（如果心境仅仅是易激惹，则为四项），个体的行为与平时的行为有明显的不同，这种变化一直持续，且达到显著的程度。症状如下：

1. 自尊心膨胀或夸大。
2. 睡眠需求减少（如仅仅睡了 3 小时就觉得休息好了）。
3. 比平时更健谈，或有持续讲话的压力感。
4. 意念飘忽，或有思维奔逸的主观感受。
5. 自我报告或被观察到的随境转移（即注意力容易被不重要的或无关的外界刺激吸引）。
6. 目标导向的活动（社交、工作、学习或性活动）增加或精神运动性激越。
7. 过度参与那些会带来潜在痛苦后果的活动（如无节制地购物、轻率的性行为或愚蠢的商业投资）。

C. 这种发作与明确的功能变化有关，个体在无症状时未出现这些变化。

D. 心境紊乱和功能变化能够被他人观察到。

E. 发作的严重程度不足以导致社交或职业功能显著受损或需要个体住院接受治疗。如果个体有精神病性特征，根据定义，该发作应为躁狂发作。

F. 这种发作不能归因于某种物质的生理效应（如滥用的毒品、药物或其他治疗）。

诊断特征

有抑郁发作伴短暂轻躁狂的个体至少经历过 1 次重性抑郁发作，并且至少经历过 2 次持续 2～3 天的符合轻躁狂发作诊断标准（症状持续时间除外）的轻躁狂发作。这种发作的强度基本符合轻躁狂发作的诊断标准，但持续时间不符合要求。有抑郁发作伴短暂轻躁狂的个体通常症状显著，他们的行为与平时的行为有明显的不同。

根据定义，无论个体的轻躁狂症状持续了多长时间，有轻躁狂发作和重性抑郁发作综合征病史的个体都应被诊断为双相II型障碍。

相关特征

与有重性抑郁障碍的个体相比，经历过短暂轻躁狂和重性抑郁发作的个体共病精神障碍的概率更高。这些个体有双相障碍家族史的可能性更大，发病更早，重性抑郁发作的复发率更高。他们出现自杀企图的可能性更大，其症状与双相障碍的症状更为相似。

患病率

尚不清楚抑郁发作伴短暂轻躁狂的患病率，因为目前尚无已发表的使用 DSM-5 定义的流行病学研究。高达 6.7% 的美国人口有重性抑郁障碍伴阈下轻躁狂，由此可见，重性抑郁障碍伴阈下轻躁狂比双相 I 型障碍或双相II型障碍更为常见。不同国家的临床研究表明，抑郁发作伴短暂轻躁狂的发病率约是抑郁发作伴完全病程轻躁狂的四分之一。抑郁发作伴短暂轻躁狂可能在女性中更为常见，她们可能具有更多的非典型抑郁的特征。

风险与预后因素

遗传与生理的：在有抑郁发作伴短暂轻躁狂的个体中，有双相障碍家族史的个体的数量是重性抑郁患者数量的 3 ～ 4 倍，而双相障碍家族史对有抑郁发作伴短暂轻躁狂的个体与有抑郁发作伴完全病程轻躁狂的个体的影响是相似的。

与自杀想法或行为的相关性

与有重性抑郁障碍的个体相比，有抑郁发作伴短暂轻躁狂的个体出现自杀企图的可能性更大，这些个体在自杀企图方面的表现与有抑郁发作伴完全病程轻躁狂（双相II型障碍）的个体的表现相似。

短暂轻躁狂的功能性后果

尚不完全确定与抑郁发作伴短暂轻躁狂有关的功能损害，但有研究表明，有该障碍的个体的总体功能评估结果与有抑郁发作伴完全病程轻躁狂的个体的评估结果相似。

鉴别诊断

双相II型障碍：双相II型障碍以重性抑郁发作和轻躁狂发作为特征。抑郁发作伴短暂轻躁狂以抑郁发作为特征，伴有 2 ～ 3 天的轻躁狂症状。除了经历过重性抑郁发作的个体外，一旦个体经历了 4 天或更长时间的完全轻躁狂发作，无论未来轻躁狂症状持续多长时间，其诊断都会改变并一直保持为双相II型障碍。

重性抑郁障碍：重性抑郁障碍的特征是个体在一生中至少经历过 1 次重性抑郁发作。如果个体在一生中出现过 2 次持续 2 ～ 3 天的轻躁狂症状，则应给予抑郁发作伴短暂轻躁狂的诊断，而非重性抑郁障碍。

重性抑郁障碍伴混合特征：有重性抑郁障碍伴混合特征的个体与有抑郁发作伴短暂轻躁狂的个体都有轻躁狂的相关症状，都会经历重性抑郁发作。重性抑郁障碍伴混合特征以个体同时出现轻躁狂与重性抑郁为特征，有抑郁发作伴短暂轻躁狂的个体则在不同时期经历亚综合征性轻躁狂和完全综合征性重性抑郁。

双相Ⅰ型障碍：临床工作者应将双相Ⅰ型障碍与抑郁发作伴短暂轻躁狂相区分。有双相Ⅰ型障碍的个体一生中至少经历过 1 次躁狂发作，其发作时间（至少 1 周）比轻躁狂更长，并且其病情比轻躁狂更严重（导致社交或职业功能显著受损，或需要住院以防止自己和他人受到伤害）。根据定义，如果个体有精神病性症状或需要住院接受治疗（与持续时间无关），应给予躁狂发作的诊断，而非轻躁狂发作。

环性心境障碍：环性心境障碍的特征是个体在一段时间内持续存在抑郁症状和轻躁狂症状，如果个体经历过 1 次重性抑郁发作，就可以排除环性心境障碍的诊断。

咖啡因使用障碍

建议的诊断标准

具有一种有问题的导致显著的有临床意义的损害或痛苦的咖啡因使用模式，个体在 12 个月内至少有下列三项表现：

1. 有试图减少或控制咖啡因使用的持久愿望并付出过努力，但并未成功。
2. 尽管认识到使用咖啡因可能会持续地、反复地引起或加重躯体问题或心理问题，个体仍然继续使用咖啡因。
3. 戒断，表现为下列两项中的一项：
   a. 典型的咖啡因戒断综合征。
   b. 使用咖啡因（或密切相关的物质）以缓解或避免戒断症状。
4. 咖啡因的摄入量通常比预期摄入量更大，或摄入时间比预期摄入时间更长。
5. 反复使用咖啡因导致个体不能履行其在工作、学校或家庭中所扮演的主要角色的义务（如与咖啡因使用或戒断相关的反复出现的缺勤、缺课或迟到）。
6. 尽管使用咖啡因会持续地、反复地引起或加重社会问题和人际交往问题（如因使用后果、医疗问题、成本问题与配偶吵架），个体仍然继续使用咖啡因。
7. 耐受，通过下列两项中的一项来定义：
   a. 需要显著增加咖啡因的摄入量以实现预期的效应。
   b. 继续使用同等摄入量的咖啡因会显著降低效应。
8. 将大量的时间花在获得咖啡因、使用咖啡因或从其效应中恢复的必要活动上。
9. 对使用咖啡因有强烈的欲望。

各项研究提供了有问题的咖啡因使用者的相关证据和特征，一些综述提供了相关的文献分析。咖啡因使用障碍研究不同于其他物质使用障碍研究，如果给予个体咖啡因使用障碍的诊断，需要有足够的证据和诊断案例证明该障碍的临床重要性。本手册之所以将咖啡因使用障碍纳入 DSM-5 的这一部分，是希望相关人士能基于建议的诊断标准进一步明确咖啡因使用障碍的可靠性、有效性和患病率。特别需要注意的是，该诊断和功能损害的相关性是有效性测评的一部分。

咖啡因使用障碍的诊断阈值高于其他物质使用障碍，咖啡因使用障碍建议的诊断标准已体现了这一点。该阈值旨在防止对咖啡因使用障碍的过度诊断，因为在普通人群中，日常习惯性使用咖啡因且没有问题的个体占比较高。

诊断特征

咖啡因使用障碍的特征是：尽管咖啡因造成了负性的躯体和 / 或心理后果，个体仍继续使用咖啡因且无法控制使用。美国的两项人口调查表明，14% ～ 17% 的咖啡因使用者在有躯体和 / 或心理问题的情况下仍继续使用咖啡因；34% ～ 45% 的个体表示有持续使用咖啡因的欲望，或为控制咖啡因的使用付出过努力但并未成功；18% ～ 27% 的个体报告出现过咖啡因戒断，或通过使用咖啡因缓解或避免戒断。一些咖啡因使用者的咖啡因摄入量比预期摄入量高。他们花费大量时间使用或获取咖啡因（如整日喝咖啡），并产生耐受；他们对咖啡因有强烈的欲望或渴求，且因使用咖啡因无法履行主要职责（如用家庭度假的时间寻找含咖啡因的饮料并造成人际关系问题，又如因为喝咖啡而导致多次上班迟到）。较少的个体在有社交或人际交往问题的情况下仍使用咖啡因。归因于咖啡因的躯体和心理问题包括心脏、胃和泌尿方面的问题，以及焦虑、抑郁、失眠、易激惹和思考困难。

一项针对 2259 名匈牙利咖啡因消费者的研究对咖啡因使用障碍的诊断标准进行了因素分析，并提出了一个单因素解决方案；研究表明，咖啡因使用障碍是一个单一的结构体。巴尔的摩地区的两项咖啡因治疗研究最认可的诊断标准包括：戒断（97%）；有试图减少或控制咖啡因使用的持久愿望并付出过努力，但并未成功（91% ～ 94%）；尽管认识到使用咖啡因可能会持续地、反复地引起或加重躯体问题或心理问题，个体仍然继续使用咖啡因（75% ～ 91%）。

在因咖啡因问题寻求治疗的个体中，88% 的个体报告先前曾认真尝试过改变咖啡因的使用模式，43% ～ 47% 的个体报告曾有医学专业人员建议自己减少使用或戒除咖啡因。维持健康（59%）、不想依赖咖啡因（35%）是个体改变咖啡因使用模式的常见原因。

“物质相关及成瘾障碍”一章对咖啡因戒断的诊断标准进行了描述。有充分的证据表明，习惯性使用咖啡因的个体在急性戒断咖啡因后会出现戒断综合征；许多咖啡因依赖者报告，自己会继续使用咖啡因以避免出现戒断症状。

患病率

尚不清楚咖啡因使用障碍在一般人群中的患病率。佛蒙特州的一项研究报告显示，9% 的个体符合 DSM-5 咖啡因使用障碍的三项诊断标准和与耐受性相关的标准。在 1006 名使用咖啡因的个体中，8% 的个体符合咖啡因使用障碍的三项诊断标准。

在波士顿的一家医院接受常规医疗服务的青少年咖啡因使用者中，3.9% 的个体符合咖啡因使用障碍的三项诊断标准。在匈牙利咖啡因消费者样本中，13.9% 的个体符合三项诊断标准，其中 4.3% 的个体报告相关症状给他们的日常生活带来了极大的痛苦。

发展与病程

使用模式符合咖啡因使用障碍诊断标准的个体有日常使用咖啡因的习惯，并且他们一直是各种含咖啡因产品（如咖啡、软饮料、茶、能量饮料）和药物的消费者。作出咖啡因使用障碍这一诊断可以前瞻性地预测咖啡因强化作用的发生率和更严重的戒断。

目前还没有关于咖啡因使用障碍的纵向或横向的生命周期的研究。青少年和成人都会出现咖啡因使用障碍。在美国，咖啡因消费比例和总体咖啡因消费量随着年龄的增长而增加。尽管有越来越多的人关注因饮用含咖啡因的能量饮料而过量摄入咖啡因的青少年和年轻个体，但目前尚不清楚咖啡因使用障碍与年龄等相关因素的关系。

风险与预后因素

遗传与生理的：大量使用咖啡因、咖啡因耐受性和咖啡因戒断的遗传率为 35% ～ 77%。对于咖啡因使用者、饮酒者和吸烟者而言，多物质使用（常见的遗传因素）是这三种物质使用的基础，28% ～ 41% 的咖啡因使用（或大量使用）的遗传效应与酒精使用和烟草使用共享。咖啡因和烟草使用及两种使用障碍与这些合法物质所特有的遗传因素有关，且使用者受影响显著。咖啡因使用障碍的标志物遗传度与酒精使用障碍和烟草使用障碍的标志物遗传度相似。

与文化相关的诊断问题

咖啡因的摄入量受地理环境、文化背景、生活方式、社会行为和经济状况的影响。不同地区的咖啡因使用者所偏好的含咖啡因饮料的类型不同，如茶、咖啡、含咖啡因的碳酸苏打水、mate（一种由名为 yerba mate 的草本植物制成的饮料）。含咖啡因饮料的制备方式也有所不同。这就导致“一杯”咖啡、茶或 mate 的化合物含量和类型存在显著差异。临床工作者在评估咖啡因摄入量时必须考虑到这些差异。

与自杀想法或行为的相关性

目前，尚无研究者针对咖啡因使用障碍与自杀想法或行为的关系进行研究。相关证据有相互矛盾的地方。有的证据表明，大量摄入咖啡因可能会增加自杀想法或行为的风险；有的证据表明，大量摄入咖啡因可避免个体出现自杀想法或自杀行为。

咖啡因使用障碍的功能性后果

美国的一项调查发现，那些符合咖啡因使用障碍诊断标准的个体更有可能出现与咖啡因相关的痛苦，对使用咖啡因有不良感受，有内疚感、睡眠问题、焦虑问题、抑郁问题，或感到压力很大。个体的很多症状也是这些负性后果出现的预兆。如果个体在怀孕期间更多地使用咖啡因，则可预测个体存在咖啡因使用障碍。

鉴别诊断

非问题的咖啡因使用：非问题的咖啡因使用和咖啡因使用障碍可能很难被区分。社会问题、行为问题或心理问题可能难以归因于该物质，尤其是在个体使用其他物质的背景下。经常大量使用咖啡因会导致耐受和戒断，这样的情况是比较常见的，临床工作者无法依据这些症状作出诊断。

其他兴奋剂使用障碍：其他兴奋剂使用障碍的相关特征可能与咖啡因使用障碍的特征相似。

焦虑障碍：慢性重度咖啡因使用可能与广泛性焦虑障碍有相似的表现。急性咖啡因使用可能诱发惊恐发作，或其表现与惊恐发作的表现相似。

共病

每日吸烟、大麻使用障碍和酒精使用障碍的家族史或个人史与咖啡因使用障碍有关。与普通人群相比，因咖啡因使用问题而寻求治疗的个体、使用烟草的个体、高中生和大学生、有酒精滥用史或非法药物滥用史的个体的患病率较高。咖啡因使用障碍的特征可能与数种诊断呈正相关。这些诊断包括：重性抑郁障碍、广泛性焦虑障碍、惊恐障碍、反社会型人格障碍、酒精使用障碍、大麻使用障碍和可卡因使用障碍。

网络游戏障碍

建议的诊断标准

持续地、反复地参与网络游戏，经常与他人一起参与网络游戏，导致显著的有临床意义的损害或痛苦，个体在12个月内至少有下列五项表现：

1. 沉湎于网络游戏（个体想着先前的游戏或打算玩下一个游戏，网络游戏成为日常生活中的主要活动）。

   注：该障碍不同于网络赌博，后者被归为赌博障碍。
2. 停止参与网络游戏后出现戒断症状（这些症状通常表现为易激惹、焦虑或悲伤，但个体没有药物戒断的躯体体征）。
3. 出现耐受，参与网络游戏的时间逐渐增加。
4. 试图控制自己参与网络游戏，但并未成功。
5. 网络游戏使个体失去对先前的爱好和娱乐活动的兴趣。
6. 尽管有心理社会问题，个体仍然继续过度参与网络游戏。
7. 在参与网络游戏的数量上欺骗家庭成员、治疗师或他人。
8. 通过网络游戏逃避或缓解负性心境（如无助感、内疚感、焦虑）。
9. 参与网络游戏使个体的重要关系受损，或使个体失去工作机会、教育机会或职业机会。

注：该障碍只涉及非赌博性的网络游戏。该障碍不涉及因从事商业或职业活动而使用网络的行为。该障碍也不涉及其他以娱乐或社交为目 的使用网络的行为。同样地，性网站也应当被排除在外。

标注目前的严重程度：

基于网络游戏对日常活动的破坏程度，网络游戏障碍被分为轻度、中度和重度。有不严重的网络游戏障碍的个体可能表现出的症状较少，且该障碍对他们日常生活的破坏较小。那些有严重的网络游戏障碍的个体会在电脑上花费更多的时间，他们的人际关系、职业机会或教育机会会受到更严重的影响。

赌博障碍是目前唯一被纳入 DSM-5 物质相关及成瘾障碍的非物质相关障碍。该障碍与物质使用障碍、赌博障碍有一些相似之处。“成瘾”一词通常用于非医疗场所。大量的文献表明，一些个体会强迫性地参与网络游戏。据报告，在韩国，网络游戏被视为一种公共健康威胁，韩国已经建立了相应的治疗体系和防御系统。医学杂志目前已有治疗相关疾病的报告，这些报告主要来自亚洲国家，但也有一些报告来自美国和其他高收入国家。

DSM-5 工作委员会在回顾了 240 多篇文章后发现，一些行为性网络游戏障碍与赌博障碍、物质使用障碍有相似之处。然而，由于缺乏标准的定义，研究受到了一定的影响。研究者对案例自然史（无论是否接受过治疗）的了解也是有所缺失的。文献描述了许多物质成瘾的潜在的相似性，包括耐受性、戒断、多次不成功的减少使用或停用、正常功能受损。此外，无论是在亚洲国家还是在西方国家，该障碍的患病率似乎都很高，因此这种障碍被纳入 DSM-5 的第三部分和 ICD-11 的“精神、行为和神经发育障碍”一章。需要注意的是，自 DSM-5 出版以来，临床报告的数量在不断累积，但许多问题仍未得到解决。

网络游戏障碍已经对公共健康产生了重大影响，进一步的研究可能最终会证明将网络游戏障碍（通常也被称为“网络使用障碍”“网络成瘾”或“游戏成瘾”）视为一种独立的障碍是有价值的。与赌博障碍一样，人们应对网络游戏障碍进行流行病学研究，以确定患病率、临床病程、可能的遗传影响和潜在的生物学逻辑因素（如基于脑成像信息）。

诊断特征

网络游戏障碍的核心特征是个体具有一种过度长期参与网络游戏的模式，该模式使个体出现一系列类似于物质使用障碍的认知症状和行为症状，包括逐渐失去对游戏的控制、产生耐受和戒断症状。典型的网络游戏涉及全球范围内不同地区的玩家群体之间的竞争，时区的独立性促使个体的游戏时间被延长。尽管网络游戏障碍最常涉及多人竞争的特定网络游戏，但它也可能包括非互联网化的离线游戏（人们对这些游戏的研究比较少）。社交互动性是网络游戏的一个重要特点。他人会试图引导个体完成学校布置的作业或参与人际交往活动，这些行为会受到个体的强烈抵制。

有网络游戏障碍的个体会坐在电脑前玩游戏并忽略其他活动。他们通常每天会投入 8 ～ 10 小时或更长时间，每周至少投入 30 小时。他们如果被阻止使用电脑玩游戏，就会变得激越和愤怒。他们经常长时间不吃不睡。正常的义务（如上学、工作义务或家庭义务）都被忽视了。

在根据经验确定诊断的最佳标准和阈值之前，临床工作者应该使用保守的定义，如符合九项诊断标准中的五项（或更多）。

相关特征

虽然尚未确定与网络游戏障碍有关的人格类型，但负性情感、分离、对抗、脱抑制和精神质与该障碍有关。在接触网络游戏时，强迫性参与网络游戏的个体的大脑的特定区域（不限于大脑的奖励系统）会被激活。

患病率

在多个国家和地区，该障碍的 12 个月平均患病率约为 4.7%。一项使用 DSM-5 建议的诊断标准进行的研究表明，亚洲国家和西方国家的个体的患病率相似。美国的一项基于互联网的大型调查显示，DSM-5 网络游戏障碍的患病率可能是 1%（或者更低）。一项国际元分析发现，在青少年中，网络游戏障碍的综合患病率为 4.6%，其中男孩 / 男性的患病率（6.8%）高于女孩 / 女性的患病率（1.3%）。

风险与预后因素

环境的：有可连接网络、允许访问游戏的计算机的环境与网络游戏障碍最相关。

遗传与生理的：青少年期的男性似乎出现网络游戏障碍的风险最大。

与性和性别相关的诊断问题

在青少年和年轻成人中，与女性相比，网络游戏障碍似乎在男性中更为常见。12 ～ 15 岁的男孩受游戏影响（如较低的学校成绩、孤独感）的风险更高。网络游戏的类型也可能存在性别差异，12 ～ 15 岁的女孩倾向于选择涉及拼图、音乐、社交和教育的游戏，而同龄的男孩则倾向于选择具有更大的潜在成瘾性的游戏（如涉及动作、格斗、策略和角色扮演的游戏）。

与自杀想法或行为的相关性

很少有研究者专门针对有网络游戏障碍的个体的自杀问题进行研究，但目前已有研究者针对有问题的互联网行为和在线游戏行为进行了广泛的表型研究。一项针对澳大利亚 11 ～ 17 岁青年的具有全国代表性的家庭调查发现，有问题的互联网行为和在线游戏行为与过去一年的自杀企图风险较高有关。一项针对 9510 名 12 ～ 18 岁的中国台湾地区学生的调查研究表明，在控制了人口统计学数据、抑郁、家庭支持和自尊等因素的影响之后，网瘾（包括在线游戏）与自杀想法和自杀企图有关。一项针对某个欧洲学校的 8807 名学生的调查发现，3.62% 的学生有网络游戏障碍（依据 DSM-5 诊断标准），3.11% 的学生被认为有病理性的互联网使用行为，但他们不是游戏玩家。这两组学生在情绪症状、品行障碍、多动或注意力不集中、自伤、自杀想法和行为等方面有相似的表现。有问题的互联网使用行为（包括自杀想法或行为）会对精神健康产生影响，这似乎与有问题的互联网使用行为对睡眠的影响有关。

网络游戏障碍的功能性后果

网络游戏障碍可导致学业失败、失业或婚姻失败。强迫性游戏行为通常会影响正常的社交活动、学业活动和家庭活动。有网络游戏障碍的学生可能有成绩下降的表现，并且该障碍最终会导致学业失败。同时，该障碍也会使个体忽视家庭责任。

鉴别诊断

如果个体的行为仅涉及对互联网的过度使用（如过度使用 Facebook 等社交媒体，在线观看色情内容），不涉及玩网络游戏，则该行为不被视为网络游戏障碍的表现。未来对其他过度使用互联网行为的研究可遵循类似的原则。如果个体过度参与在线赌博，可给予额外的赌博障碍的诊断。

共病

强迫性游戏行为可能使个体忽视健康。其他可能与网络游戏障碍有关的诊断包括重性抑郁障碍、注意缺陷/多动障碍和强迫症。

与产前酒精接触相关的神经行为障碍

建议的诊断标准

A. 妊娠期（包括在知道怀孕之前）的酒精摄入量超过最低限度。可通过孕妇在孕期的自我报告、医疗记录或其他记录、临床观察了解妊娠期的酒精使用情况。

B. 个体的神经认知功能受损，个体有下列症状中的至少一项：
   1. 整体智力表现受损（即 IQ 低于 70 或综合发育评估的标准得分低于 70）。
   2. 执行功能受损（如计划和组织能力不良、缺乏弹性、行为抑制困难）。
   3. 学习能力受损［如学术成就低于预期（依据其智力水平）、特定学习障碍］。
   4. 记忆受损（如很难记住最近学习的内容、反复犯同样的错误、难以记住冗长的口头指示）。
   5. 视觉–空间推理能力受损（如混乱的或无序的图画或构造、难以区分左右方位）。

C. 自我调节能力受损的个体有下列症状中的至少一项：
   1. 心境或行为调节能力受损（如心境易变、负性情感或易激惹、频繁的行为爆发）。
   2. 注意力缺陷（如难以转移注意力、难以维持精神并持续努力）。
   3. 冲动控制能力受损（如无法等待排队、难以遵守规则）。

D. 适应性功能受损的个体有下列症状中的至少两项，并且至少有前两项症状中的一项：
   1. 沟通缺陷（如语言习得延迟、难以理解口语）。

2. 社交沟通与互动能力受损（如对陌生人过于友好、难以读取社交线索、难以理解社交后果）。
3. 日常生活技能受损（如如厕、进食或洗浴能力发展缓慢，难以管理日常时间表）。
4. 运动技能受损（如精细运动发育不良、粗大运动发育迟缓或粗大运动功能持续受损、协调和平衡能力受损）。

E. 该障碍起病（诊断标准 B、C、D 中的症状）于儿童期。

F. 该障碍引起有临床意义的痛苦，或导致社交、职业或其他重要功能受损。

G. 该障碍不能用与产后物质（如药物、酒精或其他毒品）使用有关的直接的生理效应、一般躯体疾病（如创伤性脑损伤、谵妄、痴呆）、其他已知的致畸因素（如胎儿乙内酰脲综合征）、遗传疾病（如威廉姆斯综合征、唐氏综合征、德朗热综合征）或环境忽视来更好地加以解释。

酒精是一种神经行为致畸剂，产前酒精接触对中枢神经系统发育有致畸作用。与产前酒精接触相关的神经行为障碍（ND-PAE）是一个新的术语，该术语涵盖了广泛的与宫内酒精接触有关的发育障碍。ND-PAE 可在缺乏或存在产前酒精接触所带来的躯体影响的情况下被诊断（如诊断胎儿酒精综合征需要胎儿有面部畸形的表现）。

诊断特征

ND-PAE 的核心特征是个体有与产前酒精暴露有关的神经认知障碍、行为障碍和适应性功能障碍的表现。临床工作者可基于过去的诊断评估（如心理或教育评估）、医疗记录、个人或知情人的报告和 / 或临床工作者的观察了解受损情况。

胎儿酒精综合征的临床表现包括特定的与产前酒精接触相关的面部畸形和生长迟缓，这些表现可作为酒精接触水平显著的证据（目前已有针对不同民族或种族的面相开发的面部畸形的具体指南）。虽然动物研究和人类研究证明了低水平饮酒的不利影响，但目前还很难明确产前具体使用多少酒精才会显著影响神经发育。相关信息表明，确诊 ND-PAE 可能需要孕妇在妊娠识别之前和 / 或妊娠识别之后有超过最低限度的妊娠期酒精接触史。妊娠期每月饮酒超过 13 杯或任何一次饮酒超过 2 杯被定义为超过最低限度的接触。在确定妊娠期饮酒的最小阈值时，需要考虑各种已知会影响酒精接触和 / 或影响发育后果的因素的相互作用，包括产前发育情况、妊娠期吸烟、母体和胎儿的遗传，以及母体的躯体状况（即年龄、健康和某些产科问题）。

ND-PAE 的症状包括智力表现（智商）显著受损或执行功能、学习、记忆和 / 或视觉–空间推理方面的神经认知损害。自我调节能力受损可能表现为心境或行为调节能力受损、注意力缺陷或冲动控制能力受损。适应性功能受损表现为沟通缺陷、社会沟通和互动能力受损、日常生活（自理）技能受损和运动技能受损。准确评估非常年幼的儿童患者的神经认知能力可能是较为困难的，因此临床工作者应推迟对 3 岁及以下儿童的诊断。

相关特征

ND-PAE 的相关特征因年龄、酒精接触程度和个人环境而异。该障碍与个体的社会经济情况或文化背景无关，所有符合诊断标准的个体都可以被诊断为 ND-PAE。父母持续的酒精滥用或药物滥用、父母的精神障碍、家庭暴力或社区暴力、被忽视或虐待、中断的照顾关系、多次家庭外的安置、躯体或精神健康服务缺乏连续性等情况在有 ND-PAE 的个体中是较为常见的。

患病率

在美国，ND-PAE（包括胎儿酒精谱系障碍，又名 FASD）的患病率约为 15.2/1000（范围区间为 11.3/1000 ～ 50/1000）；在接受全面评估的儿童中，该障碍的患病率更高（范围区间为 31.1/1000 ～ 98.5/1000）。基于来自多个国家的元分析数据显示，ND-PAE 的患病率在易受伤害的亚群中可能更高（如服务机构中的儿童的患病率达到 251.5/1000）。2012 年，在一般人口中，全球 FASD 的平均患病率为 77/1000，美洲地区（包括美国）的患病率为 8.8/1000。

发展与病程

在存在产前酒精接触的个体中，各发育阶段的中枢神经系统功能失调的表现各不相同。约半数的产前接触酒精的幼儿会在出生后的前 3 年有明显的发育迟缓的表现，其他受产前酒精接触影响的儿童可能直到学龄前（或学龄期）都不会出现中枢神经系统功能失调的体征。此外，高级认知功能（即执行功能）受损通常与产前酒精接触有关，这类问题可能更容易出现在年龄较大的儿童中。当儿童到了上学的年龄，学习困难、执行功能受损和综合语言功能问题通常会更为明显，社交技能缺陷和挑战性行为方面的问题也可能变得更加明显。随着学校和其他人对个体的要求越来越高，个体更为显著的缺陷会被注意到。因此，学龄期的儿童最有可能被诊断为 ND-PAE。

风险与预后因素

环境的：母亲社会经济地位低、文化程度低是胎儿酒精综合征的风险因素。这种关联与社会因素、结构因素和心理因素可能增加产妇饮酒风险或加重其影响相关。其影响因素还包括健康的社会决定因素，如酒类商店高度集中在低收入社区、民族或种族隔离社区。

与文化相关的诊断问题

社会经济因素和文化因素会影响孕期饮酒量，东地中海地区的孕期饮酒率为 0.2%，欧洲地区的孕期饮酒率为 25.2%。有较高比例的酒精代谢酶（如乙醛脱氢酶 2）的等位基因的种族群体可能受产前酒精接触的影响较少。

与自杀想法或行为的相关性

自杀是 ND-PAE 的高风险后果，在青少年后期和成人早期，有该障碍的个体的自杀率显著增加。加拿大 FASD 数据库分析显示，情感调节功能受损的有 FASD 的个体有自杀想法或行为的风险较高。加拿大艾伯塔省的一项调查表明，有 FASD 的个体面临着较高的过早死亡的风险，有 15% 的个体死于自杀。在美国加利福尼亚州，一项针对 54 名 13 ～ 18 岁的有 FASD 的青少年的研究表明，与一般美国青少年相比，有 FASD 的青少年出现自杀想法和严重自杀企图的可能性更高（这些个体都是男孩）。加拿大的一项调查显示，有 FASD 的个体的母亲在生下有 FASD 的儿童后自杀的可能性是没有 FASD 的儿童的母亲的 6 倍，其出现自杀企图的可能性几乎是没有 FASD 的儿童的母亲的 5 倍。这表明，有 FASD 的青少年的自杀观念和自杀企图率的增加不但受到 FASD 本身的影响，还受到家庭因素（遗传因素和 / 或环境因素）的影响。

与产前酒精接触相关的神经行为障碍的功能性后果

有 ND-PAE 的个体的中枢神经系统功能失调通常会导致适应性行为能力下降适应不良行为也会伴随其终生。这些异常与 ND-PAE 对多个器官系统的影响有关，包括心脏、肾脏、肝脏、胃肠道和内分泌系统。受产前酒精接触影响的个体可能经历学业中断，存在不良就业记录和违法问题，有过被监禁的经历（因为法律问题或精神障碍问题），依赖他人生活。

鉴别诊断

诊断该障碍需要考虑的因素包括：孕妇在产前接触其他物质、产前护理水平差、产后物质使用的生理效应（如药物、酒精或其他物质）、其他躯体疾病所导致的障碍（如创伤性脑损伤）、其他神经认知障碍（如谵妄、重度神经认知障碍）、忽视环境。

遗传疾病（如威廉姆斯综合征、唐氏综合征、德朗热综合征）及其他致畸疾病（如胎儿乙内酰脲综合征和孕妇苯丙酮尿症）可能具有相似的躯体特征和行为特征。临床工作者需要回顾详尽的产前接触史以明确致畸的原因，临床遗传学家可能需要通过评估的方式区分与这些特征和其他遗传状况相关的躯体特征。

共病

超过 90% 有严重产前酒精接触史的个体存在精神健康问题。最常见的共病是注意缺陷 / 多动障碍，但有研究表明，有 ND-PAE 的个体的神经心理特征和对药物干预的反应与有注意缺陷 / 多动障碍的个体不同。对立违抗障碍和品行障碍与 ND-PAE 共病的概率也比较高，临床工作者应在了解与产前酒精接触有关的智力受损情况和执行功能受损情况后给予诊断。有 ND-PAE 的个体也会出现心境症状，包括双相障碍和抑郁障碍的症状。产前酒精接触史与烟草使用障碍、酒精使用障碍和其他物质使用障碍患病风险增加有关。

非自杀性自伤障碍

建议的诊断标准

A. 在过去一年中，个体在 5 天内或更长时间内故意伤害自己的躯体表面，这种伤害可能导致出血、瘀伤或疼痛（如割伤、烧伤、刺伤、击打、过度摩擦），预期伤害只会导致轻微或中度的躯体损伤（即没有自杀意图）。

注：可通过个体的陈述推断其没有自杀意图，也可以通过个体重复参与已知或习得的不太可能导致死亡的行为来推断其没有自杀意图。

B. 个体实施自伤行为，至少伴有以下一项预期：
1. 从负性感觉或认知状态中解脱。
2. 解决人际关系问题。
3. 诱发正性的感觉或状态。

注：在自伤期间或发生自伤行为不久后会有解脱的感觉，并且个体可能会依赖这种行为模式并反复自伤。

C. 故意自伤至少与以下一项有关：
1. 在自伤行为发生不久之前有人际关系问题或负性情绪和想法，如抑郁、焦虑、紧张、愤怒、普遍的痛苦或自我批评。
2. 在从事该行为之前专注于这一行为，且无法控制自己。
3. 即使没有采取行动，也经常思考与自伤相关的问题。

D. 该行为不被社会认可（如躯体打孔、文身、宗教或文化仪式的一部分），并且不限于揭结痂或咬指甲。

E. 该行为或其后果导致显著的有临床意义的痛苦，或影响人际、学业或其他重要功能。

F. 该行为不只是发生在精神病性发作、谵妄、物质中毒或物质戒断期间。对有神经发育障碍的个体而言，该行为不是重复刻板模式的一部分。该行为不能用其他精神障碍或躯体疾病［如精神病性障碍、自闭症（孤独症）谱系障碍、智力发育障碍（智力障碍）、莱施–奈恩综合征、刻板运动障碍伴自伤、拔毛癖（拔毛障碍）、抓痕（皮肤搔抓）］来更好地加以解释。

注：ICD-10-CM 编码能够体现非自杀性自伤是否是目前临床表现的一部分（R45.88）和 / 或个体先前是否有非自杀性自伤史（Z91.52），以上编码可应用于临床，以配合任何 DSM-5 的诊断；此外，在没有 DSM-5 诊断的情况下也可以使用该编码。这些编码的定义在本手册第二部分的“可能成为临床关注焦点的其他状况”中（参见“非自杀性自伤”）。

诊断特征

非自杀性自伤障碍的核心特征是个体反复伤害自己的躯体表面，造成轻度到中度的损伤，这种损伤通常会给个体带来疼痛，但个体没有自杀意图。最常见的自伤目的是减少负性情绪，如紧张、焦虑、悲伤或自责，或减轻人际交往问题带来的痛苦。在一些案例中，个体认为伤害是自己应得的惩罚。个体通常会报告自己在自伤的过程中会立即获得解脱感。这种行为的频繁发生可能与紧迫感和渴求感有关，这会导致个体出现类似于成瘾的行为模式，由自伤造成的伤口会更深、更多。

切划是最为常见的自伤方法，最常见的自伤工具是刀、针或其他尖锐物体。常见的受伤区域是前臂背侧和大腿前侧。在一次自伤行为中，个体会在可见的或可接触的部位切割多个浅表的平行切口，每个切口相隔 1 ～ 2 厘米。切口通常会流血，并且会留下特征性的疤痕。

其他相对常见的自伤方法包括表面刮擦、灼烧皮肤、自我击打或撞击、咬伤、干扰伤口愈合。许多个体会选择使用不同的方法，这与严重的精神病理（包括自杀企图）有关。

大多数进行非自杀性自伤的个体并不寻求临床关注。这种倾向可能说明个体因顾虑他人的偏见而不愿透露自伤行为。此外，由于非自杀性自伤在调节情绪方面具有有效性，许多有自伤行为的个体都通过这些行为获得了正性体验，这也减少或消除了他们的治疗动机。儿童和青少年可能会尝试这些行为，但不会因此而获得解脱感。在这样的案例中，青少年经常报告该过程令人感到痛苦，他们可能会停止这种做法。

相关特征

非自杀性自伤障碍似乎主要通过负性强化来维持，该行为会迅速减少负性情绪和厌恶情绪。一些有该行为的个体报告，非自杀性自伤可以迅速减少分离体验和自杀观念，并成为一种应对创伤相关症状（如自我导向的愤怒和 / 或厌恶）的方式。其他形式的社会强化和情绪强化（如渴望引起他人的关注或获得积极的感受）也会使个体维持该行为。

患病率

一项关于非自杀性自伤障碍的国际元分析表明，从总体上看，女性的患病率略高于男性，并且女性的自杀行为多于男性。非自杀性自伤障碍的性别差异在临床样本中更为显著。非自杀性自伤的性别比例可能受文化背景的影响。在一些背景下，女性（如中国农村地区的高中学生）的自伤行为更为普遍；在一些地区，男性（如 11 ～ 19 岁的约旦青年）的自伤行为更为普遍。非自杀性自伤障碍在性少数群体（尤其是双性恋者）中更为常见。

发展与病程

非自杀性自伤障碍在青少年早期到中期最为常见，并且可以持续多年，较早的发病年龄与更为严重的表现有关。非自杀性自伤障碍可能在青少年后期和 20 岁出头达到顶峰，并在成年期衰退。目前需要更多的前瞻性研究来阐明非自杀性自伤障碍的自然史与其病程的促进因素或抑制因素。个体经常通过社交媒体或其他媒体了解推荐的行为或观察他人行为。在医院、学校、惩教机构和社区环境中接触其他自伤者的个体更有可能出现自伤行为，这可能是通过社会模仿机制或社会学习机制实现的。

与文化相关的诊断问题

如果该行为是被广泛接受的文化习俗的一部分，则不应给予非自杀性自伤障碍的诊断。即使只有少数个体参与，也不应给予非自杀性自伤障碍（如在宗教节日进行群体性的自我鞭打）的诊断。这表明非自杀性自伤可能是一种表达群体归属感的方式，而不是为了缓解个体的痛苦或调节个体的情绪，如德国一些另类的青年团体。如果个体为表达群体归属感而进行非自杀性自伤，则不给予非自杀性自伤障碍的诊断。

与自杀想法或行为的相关性

有非自杀性自伤行为的个体也会出现自杀企图，所以评估这些个体的自杀风险并从第三方获取与近期压力和情绪变化相关的信息是很重要的。一项在高收入国家的临床和社区环境下开展的研究表明，自杀企图的可能性与非自杀性自伤史有关，个体在非自杀性自伤后的 1 ～ 2 年通常会出现自杀企图。如果个体使用多种先前使用过的非自杀性自伤方法，自伤行为频率高，发病年龄较小，并且通过非自杀性自伤来缓解内心的痛苦或进行自我惩罚，则预示着个体有强烈的自杀观念和自杀企图。

非自杀性自伤障碍的功能性后果

个体可能使用共享工具实施切划行为，这会增加血源性疾病传播的可能性。自伤行为会使个体严重烧伤，受伤护理不当会导致感染或形成永久性疤痕，这些都可能对个体产生负性影响。

鉴别诊断

边缘型人格障碍：许多人认为非自杀性自伤是边缘型人格障碍的特征性病理，尽管非自杀性自伤障碍通常与边缘型人格障碍共病，许多有非自杀性自伤障碍的个体的人格模式并不符合边缘型人格障碍的诊断标准。非自杀性自伤障碍也经常与其他障碍（包括抑郁障碍、进食障碍和物质使用障碍）同时发生。

自杀行为：临床工作者可通过行为的既定目标、想死的意愿（自杀行为）或是否获得缓解（如非自杀性自伤障碍的诊断标准中所述）鉴别非自杀性自伤障碍和自杀行为。与自杀行为相比，有频繁发作史的个体的短期内的非自杀性自伤发作通常是良性的。此外，一些个体报告他们会通过非自杀性自伤来避免自己出现自杀企图。

拔毛癖（拔毛障碍）：有拔毛癖（拔毛障碍）的个体的自伤行为仅限于拔掉自己的毛发，最常见的行为是拔头皮、眉毛或睫毛上的毛发。该行为会在数小时内间隔性地出现。该行为最有可能发生在个体放松或分心的时候。如果自伤行为仅限于拔毛，则应诊断为拔毛癖（拔毛障碍），而不是非自杀性自伤障碍。

刻板运动障碍：刻板运动障碍涉及重复的、看似被驱动的且明显无目的的运动行为（如握手、挥手、躯体摇摆、头部摇摆、咬自己、击打自己的躯体）。这些行为有时会导致自伤，并且通常与已知的躯体疾病、遗传疾病、神经发育障碍或环境因素有关［如莱施–奈恩综合征、智力发育障碍（智力障碍）、宫内酒精暴露］。如果自伤行为符合刻板运动障碍的诊断标准，则应给予该诊断，而不是非自杀性自伤障碍。

抓痕（皮肤搔抓）障碍：有抓痕（皮肤搔抓）障碍的个体通常会搔抓自己认为难看或有瑕疵的皮肤，搔抓部位通常是面部或头皮。如果自伤行为仅限于搔抓皮肤，则应给予抓痕（皮肤搔抓）障碍的诊断，而不是非自杀性自伤障碍。

附　　录

DSM-5-TR 诊断和 ICD-10-CM 编码的英文字母排序

有关定期的 DSM-5-TR 编码和其他更新，参见 www.dsm5.org。

ICD-10-CM	障碍、疾病或问题 （ICD-10-CM Disorder，condition，or problem）
Z60.3	文化适应困难（Acculturation difficulty）
F43.0	急性应激障碍（Acute stress disorder）
	适应障碍（Adjustment disorders）
F43.22	伴焦虑（With anxiety）
F43.21	伴抑郁心境（With depressed mood）
F43.24	伴行为紊乱（With disturbance of conduct）
F43.23	伴混合性焦虑和抑郁心境（With mixed anxiety and depressed mood）
F43.25	伴混合性情绪和行为紊乱（With mixed disturbance of emotions and conduct）
F43.20	未特定的（Unspecified）
Z72.811	成人的反社会行为（Adult antisocial behavior）
F98.5	成人发生的言语流畅障碍（Adult-onset fluency disorder）
	成人的非配偶或非伴侣躯体虐待，已确认（Adult physical abuse by nonspouse or nonpartner, Confirmed）
T74.11XA	初诊（Initial encounter）
T74.11XD	复诊（Subsequent encounter）
	成人的非配偶或非伴侣躯体虐待，可疑（Adult physical abuse by nonspouse or nonpartner, Suspected）
T76.11XA	初诊（Initial encounter）
T76.11XD	复诊（Subsequent encounter）
	成人的非配偶或非伴侣心理虐待，已确认（Adult psychological abuse by nonspouse or nonpartner, Confirmed）
T74.31XA	初诊（Initial encounter）
T74.31XD	复诊（Subsequent encounter）
	成人的非配偶或非伴侣心理虐待，可疑（Adult psychological abuse by nonspouse or nonpartner, Suspected）
T76.31XA	初诊（Initial encounter）
T76.31XD	复诊（Subsequent encounter）
	成人的非配偶或非伴侣性虐待，已确认（Adult sexual abuse by nonspouse or nonpartner, Confirmed）
T74.21XA	初诊（Initial encounter）
T74.21XD	复诊（Subsequent encounter）
	成人的非配偶或非伴侣性虐待，可疑（Adult sexual abuse by nonspouse or nonpartner, Suspected）

ICD-10-CM	障碍、疾病或问题 （ICD-10-CM Disorder，condition，or problem）
T76.21XA	初诊（Initial encounter）
T76.21XD	复诊（Subsequent encounter）
R41.81	与年龄相关的认知能力下降（Age-related cognitive decline）
F40.00	场所恐怖症（Agoraphobia）
	酒精所致的焦虑障碍（Alcohol-induced anxiety disorder）
F10.180	伴轻度使用障碍（With mild use disorder）
F10.280	伴中度或重度使用障碍（With moderate or severe use disorder）
F10.980	无使用障碍（Without use disorder）
	酒精所致的双相及相关障碍（Alcohol-induced bipolar and related disorder）
F10.14	伴轻度使用障碍（With mild use disorder）
F10.24	伴中度或重度使用障碍（With moderate or severe use disorder）
F10.94	无使用障碍（Without use disorder）
	酒精所致的抑郁障碍（Alcohol-induced depressive disorder）
F10.14	伴轻度使用障碍（With mild use disorder）
F10.24	伴中度或重度使用障碍（With moderate or severe use disorder）
F10.94	无使用障碍（Without use disorder）
	酒精所致的重度神经认知障碍，遗忘–虚构型（Alcohol-induced major neurocognitive disorder, Amnestic-confabulatory type）
F10.26	伴中度或重度使用障碍（With moderate or severe use disorder）
F10.96	无使用障碍（Without use disorder）
	酒精所致的重度神经认知障碍，非遗忘–虚构型（Alcohol-induced major neurocognitive disorder，Nonamnestic confabulatory type）
F10.27	伴中度或重度使用障碍（With moderate or severe use disorder）
F10.97	无使用障碍（Without use disorder）
	酒精所致的轻度神经认知障碍（Alcohol-induced mild neurocognitive disorder）
F10.188	伴轻度使用障碍（With mild use disorder）
F10.288	伴中度或重度使用障碍（With moderate or severe use disorder）
F10.988	无使用障碍（Without use disorder）
	酒精所致的精神病性障碍（Alcohol-induced psychotic disorder）
F10.159	伴轻度使用障碍（With mild use disorder）
F10.259	伴中度或重度使用障碍（With moderate or severe use disorder）
F10.959	无使用障碍（Without use disorder）
	酒精所致的性功能失调（Alcohol-induced sexual dysfunction）
F10.181	伴轻度使用障碍（With mild use disorder）
F10.281	伴中度或重度使用障碍（With moderate or severe use disorder）
F10.981	无使用障碍（Without use disorder）
	酒精所致的睡眠障碍（Alcohol-induced sleep disorder）
F10.182	伴轻度使用障碍（With mild use disorder）
F10.282	伴中度或重度使用障碍（With moderate or severe use disorder）
F10.982	无使用障碍（Without use disorder）
	酒精中毒（Alcohol intoxication）
F10.120	伴轻度使用障碍（With mild use disorder）
F10.220	伴中度或重度使用障碍（With moderate or severe use disorder）
F10.920	无使用障碍（Without use disorder）
	酒精中毒性谵妄（Alcohol intoxication delirium）
F10.121	伴轻度使用障碍（With mild use disorder）
F10.221	伴中度或重度使用障碍（With moderate or severe use disorder）

ICD-10-CM	障碍、疾病或问题 （ICD-10-CM Disorder，condition，or problem）
F10.921	无使用障碍（Without use disorder）
	酒精使用障碍（Alcohol use disorder）
F10.10	轻度（Mild）
F10.11	早期缓解（In early remission）
F10.11	持续缓解（In sustained remission）
F10.20	中度（Moderate）
F10.21	早期缓解（In early remission）
F10.21	持续缓解（In sustained remission）
F10.20	重度（Severe）
F10.21	早期缓解（In early remission）
F10.21	持续缓解（In sustained remission）
	酒精戒断，伴感知紊乱（Alcohol withdrawal, With perceptual disturbances）
F10.132	伴轻度使用障碍（With mild use disorder）
F10.232	伴中度或重度使用障碍（With moderate or severe use disorder）
F10.932	无使用障碍（Without use disorder）
	酒精戒断，无感知紊乱（Alcohol withdrawal, Without perceptual disturbances）
F10.130	伴轻度使用障碍（With mild use disorder）
F10.230	伴中度或重度使用障碍（With moderate or severe use disorder）
F10.930	无使用障碍（Without use disorder）
	酒精戒断性谵妄（Alcohol withdrawal delirium）
F10.131	伴轻度使用障碍（With mild use disorder）
F10.231	伴中度或重度使用障碍（With moderate or severe use disorder）
F10.931	无使用障碍（Without use disorder）
F15.921	苯丙胺类物质（或其他兴奋剂）所致的谵妄（按处方服用苯丙胺类或其他兴奋剂药物）[Amphetamine-type（or other stimulant）medication-induced delirium（amphetamine-type or other stimulant medication taken as prescribed）]
	苯丙胺类物质（或其他兴奋剂）所致的焦虑障碍 [Amphetamine-type substance（or other stimulant）-induced anxiety disorder]
F15.180	伴轻度使用障碍（With mild use disorder）
F15.280	伴中度或重度使用障碍（With moderate or severe use disorder）
F15.980	无使用障碍（Without use disorder）
	苯丙胺类物质（或其他兴奋剂）所致的双相及相关障碍 [Amphetamine-type substance（or other stimulant）-induced bipolar and related disorder]
F15.14	伴轻度使用障碍（With mild use disorder）
F15.24	伴中度或重度使用障碍（With moderate or severe use disorder）
F15.94	使用障碍（Without use disorder）
	苯丙胺类物质（或其他兴奋剂）所致的抑郁障碍 [Amphetamine-type substance（or other stimulant）-induced depressive disorder]
F15.14	伴轻度使用障碍（With mild use disorder）
F15.24	伴中度或重度使用障碍（With moderate or severe use disorder）
F15.94	无使用障碍（Without use disorder）
	苯丙胺类物质（或其他兴奋剂）所致的轻度神经认知障碍 [Amphetamine-type substance（or other stimulant）-induced mild neurocognitive disorder]
F15.188	伴轻度使用障碍（With mild use disorder）
F15.288	伴中度或重度使用障碍（With moderate or severe use disorder）
F15.988	无使用障碍（Without use disorder）
	苯丙胺类物质（或其他兴奋剂）所致的强迫及相关障碍 [Amphetamine-type substance（or other stimulant）-induced obsessive-compulsive and related disorder]

ICD-10-CM	障碍、疾病或问题（ICD-10-CM Disorder，condition，or problem）
F15.188	伴轻度使用障碍（With mild use disorder）
F15.288	伴中度或重度使用障碍（With moderate or severe use disorder）
F15.988	无使用障碍（Without use disorder）
	苯丙胺类物质（或其他兴奋剂）所致的精神病性障碍［Amphetamine-type substance（or other stimulant）-induced psychotic disorder］
F15.159	伴轻度使用障碍（With mild use disorder）
F15.259	伴中度或重度使用障碍（With moderate or severe use disorder）
F15.959	无使用障碍（Without use disorder）
	苯丙胺类物质（或其他兴奋剂）所致的性功能失调［Amphetamine-type substance（or other stimulant）-induced sexual dysfunction］
F15.181	伴轻度使用障碍（With mild use disorder）
F15.281	伴中度或重度使用障碍（With moderate or severe use disorder）
F15.981	无使用障碍（Without use disorder）
	苯丙胺类物质（或其他兴奋剂）所致的睡眠障碍［Amphetamine-type substance（or other stimulant）-induced sleep disorder］
F15.182	伴轻度使用障碍（With mild use disorder）
F15.282	伴中度或重度使用障碍（With moderate or severe use disorder）
F15.982	无使用障碍（Without use disorder）
	苯丙胺类物质中毒（Amphetamine-type substance intoxication）
	苯丙胺类物质中毒，伴感知紊乱（Amphetamine-type substance intoxication, With perceptual disturbances）
F15.122	伴轻度使用障碍（With mild use disorder）
F15.222	伴中度或重度使用障碍（With moderate or severe use disorder）
F15.922	无使用障碍（Without use disorder）
	苯丙胺类物质中毒，无感知紊乱（Amphetamine-type substance intoxication, Without perceptual disturbances）
F15.120	伴轻度使用障碍（With mild use disorder）
F15.220	伴中度或重度使用障碍（With moderate or severe use disorder）
F15.920	无使用障碍（Without use disorder）
	苯丙胺类物质（或其他兴奋剂）中毒性谵妄［Amphetamine-type substance（or other stimulant）intoxication delirium］
F15.121	伴轻度使用障碍（With mild use disorder）
F15.221	伴中度或重度使用障碍（With moderate or severe use disorder）
F15.921	无使用障碍（Without use disorder）
	苯丙胺类物质使用障碍（Amphetamine-type substance use disorder）
F15.10	轻度（Mild）
F15.11	早期缓解（In early remission）
F15.11	持续缓解（In sustained remission）
F15.20	中度（Moderate）
F15.21	早期缓解（In early remission）
F15.21	持续缓解（In sustained remission）
F15.20	重度（Severe）
F15.21	早期缓解（In early remission）
F15.21	持续缓解（In sustained remission）
	苯丙胺类物质戒断（Amphetamine-type substance withdrawal）
F15.13	伴轻度使用障碍（With mild use disorder）
F15.23	伴中度或重度使用障碍（With moderate or severe use disorder）

ICD-10-CM	障碍、疾病或问题 （ICD-10-CM Disorder，condition，or problem）
F15.93	无使用障碍（Without use disorder）
	神经性厌食（Anorexia nervosa）
F50.02	暴食 / 清除型（Binge-eating/purging type）
F50.01	限制型（Restricting type）
	抗抑郁药撤药综合征（Antidepressant discontinuation syndrome）
T43.205A	初诊（Initial encounter）
T43.205S	后遗症（Sequelae）
T43.205D	复诊（Subsequent encounter）
G21.11	抗精神病性药物和其他多巴胺受体拮抗剂所致的帕金森综合征（Antipsychotic medication–and other dopamine receptor blocking agent–induced parkinsonism）
F60.2	反社会型人格障碍（Antisocial personality disorder）
F06.4	由其他躯体疾病所致的焦虑障碍（Anxiety disorder due to another medical condition）
	注意缺陷 / 多动障碍（Attention-deficit/hyperactivity disorder）
F90.2	组合表现（Combined presentation）
F90.1	主要表现为多动 / 冲动（Predominantly hyperactive/impulsive presentation）
F90.0	主要表现为注意缺陷（Predominantly inattentive presentation）
F84.0	自闭症谱系障碍（Autism spectrum disorder）
F60.6	回避型人格障碍（Avoidant personality disorder）
F50.82	回避性 / 限制性摄食障碍（Avoidant/restrictive food intake disorder）
F50.81	暴食障碍（Binge-eating disorder）
	双相 I 型障碍，目前或最近一次为抑郁发作（Bipolar Ⅰ disorder, Current or most recent episode depressed）
F31.76	完全缓解（In full remission）
F31.75	部分缓解（In partial remission）
F31.31	轻度（Mild）
F31.32	中度（Moderate）
F31.4	重度（Severe）
F31.5	伴精神病性特征（With psychotic features）
F31.9	未特定的（Unspecified）
F31.0	双相 I 型障碍，目前或最近一次为轻躁狂发作（Bipolar Ⅰ disorder, Current or most recent episode hypomanic）
F31.72	完全缓解（In full remission）
F31.71	部分缓解（In partial remission）
F31.9	未特定的（Unspecified）
	双相 I 型障碍，目前或最近一次为躁狂发作（Bipolar Ⅰ disorder, Current or most recent episode manic）
F31.74	完全缓解（In full remission）
F31.73	部分缓解（In partial remission）
F31.11	轻度（Mild）
F31.12	中度（Moderate）
F31.13	重度（Severe）
F31.2	伴精神病性特征（With psychotic features）
F31.9	未特定的（Unspecified）
F31.9	双相 I 型障碍，目前或最近一次为未特定的发作（Bipolar Ⅰ disorder, Current or most recent episode unspecified）
F31.81	双相Ⅱ型障碍（Bipolar Ⅱ disorder）
	由其他躯体疾病所致的双相及相关障碍（Bipolar and related disorder due to another medical condition）

ICD-10-CM	障碍、疾病或问题 （ICD-10-CM Disorder，condition，or problem）
F06.33	伴躁狂特征（With manic features）
F06.33	伴躁狂或轻躁狂样发作（With manic- or hypomanic-like episodes）
F06.34	伴混合特征（With mixed features）
F45.22	躯体变形障碍（Body dysmorphic disorder）
R41.83	边缘性智力功能（Borderline intellectual functioning）
F60.3	边缘型人格障碍（Borderline personality disorder）
F23	短暂精神病性障碍（Brief psychotic disorder）
F50.2	神经性贪食（Bulimia nervosa）
F15.980	咖啡因所致的焦虑障碍，无使用障碍（Caffeine-induced anxiety disorder, Without use disorder）
F15.982	咖啡因所致的睡眠障碍，无使用障碍（Caffeine-induced sleep disorder, Without use disorder）
F15.920	咖啡因中毒（Caffeine intoxication）
F15.93	咖啡因戒断（Caffeine withdrawal）
	大麻所致的焦虑障碍（Cannabis-induced anxiety disorder）
F12.180	伴轻度使用障碍（With mild use disorder）
F12.280	伴中度或重度使用障碍（With moderate or severe use disorder）
F12.980	无使用障碍（Without use disorder）
	大麻所致的精神病性障碍（Cannabis-induced psychotic disorder）
F12.159	伴轻度使用障碍（With mild use disorder）
F12.259	伴中度或重度使用障碍（With moderate or severe use disorder）
F12.959	无使用障碍（Without use disorder）
	大麻所致的睡眠障碍（Cannabis-induced sleep disorder）
F12.188	伴轻度使用障碍（With mild use disorder）
F12.288	伴中度或重度使用障碍（With moderate or severe use disorder）
F12.988	无使用障碍（Without use disorder）
	大麻中毒，伴感知紊乱（Cannabis intoxication, With perceptual disturbances）
F12.122	伴轻度使用障碍（With mild use disorder）
F12.222	伴中度或重度使用障碍（With moderate or severe use disorder）
F12.922	无使用障碍（Without use disorder）
	大麻中毒，无感知紊乱（Cannabis intoxication，Without perceptual disturbances）
F12.120	伴轻度使用障碍（With mild use disorder）
F12.220	伴中度或重度使用障碍（With moderate or severe use disorder）
F12.920	无使用障碍（Without use disorder）
	大麻中毒性谵妄（Cannabis intoxication delirium）
F12.121	伴轻度使用障碍（With mild use disorder）
F12.221	伴中度或重度使用障碍（With moderate or severe use disorder）
F12.921	无使用障碍（Without use disorder）
F12.921	药用大麻受体激动剂所致的谵妄（按处方服用）[Cannabis receptor agonist-induced delirium, pharmaceutical（medication taken as prescribed）]
	大麻使用障碍（Cannabis use disorder）
F12.10	轻度（Mild）
F12.11	早期缓解（In early remission）
F12.11	持续缓解（In sustained remission）
F12.20	中度（Moderate）
F12.21	早期缓解（In early remission）
F12.21	持续缓解（In sustained remission）
F12.20	重度（Severe）
F12.21	早期缓解（In early remission）

ICD-10-CM	障碍、疾病或问题 （ICD-10-CM Disorder，condition，or problem）
F12.21	持续缓解（In sustained remission）
	大麻戒断（Cannabis withdrawal）
F12.13	伴轻度使用障碍（With mild use disorder）
F12.23	伴中度或重度使用障碍（With moderate or severe use disorder）
F12.93	无使用障碍（Without use disorder）
F06.1	与其他精神障碍有关的紧张症（紧张症的标注）[Catatonia associated with another mental disorder（catatonia specifier）]
F06.1	由其他躯体疾病所致的紧张症（Catatonic disorder due to another medical condition）
	中枢性睡眠呼吸暂停（Central sleep apnea）
G47.37	中枢性睡眠呼吸暂停共病阿片类物质使用（Central sleep apnea comorbid with opioid use）
R06.3	潮式呼吸（Cheyne-Stokes breathing）
G47.31	特发性中枢性睡眠呼吸暂停（Idiopathic central sleep apnea）
Z56.1	工作改变（Change of job）
Z72.810	儿童或青少年的反社会行为（Child or adolescent antisocial behavior）
Z62.898	受父母关系困扰影响的儿童（Child affected by parental relationship distress）
F80.81	儿童期起病的言语流畅障碍（口吃）[Childhood-onset fluency disorder（stuttering）]
	儿童忽视，已确认（Child neglect, Confirmed）
T74.02XA	初诊（Initial encounter）
T74.02XD	复诊（Subsequent encounter）
	儿童忽视，可疑（Child neglect,Suspected）
T76.02XA	初诊（Initial encounter）
T76.02XD	复诊（Subsequent encounter）
	儿童躯体虐待，已确认（Child physical abuse, Confirmed）
T74.12XA	初诊（Initial encounter）
T74.12XD	复诊（Subsequent encounter）
	儿童躯体虐待，可疑（Child physical abuse, Suspected）
T76.12XA	初诊（Initial encounter）
T76.12XD	复诊（Subsequent encounter）
	儿童心理虐待，已确认（Child psychological abuse, Confirmed）
T74.32XA	初诊（Initial encounter）
T74.32XD	复诊（Subsequent encounter）
	儿童心理虐待，可疑（Child psychological abuse, Suspected）
T76.32XA	初诊（Initial encounter）
T76.32XD	复诊（Subsequent encounter）
	儿童性虐待，已确认（Child sexual abuse, Confirmed）
T74.22XA	初诊（Initial encounter）
T74.22XD	复诊（Subsequent encounter）
	儿童性虐待，可疑（Child sexual abuse, Suspected）
T76.22XA	初诊（Initial encounter）
T76.22XD	复诊（Subsequent encounter）
	昼夜节律睡眠-觉醒障碍（Circadian rhythm sleep-wake disorders）
G47.22	睡眠时相提前型（Advanced sleep phase type）
G47.21	睡眠时相延迟型（Delayed sleep phase type）
G47.23	睡眠-觉醒不规则型（Irregular sleep-wake type）
G47.24	非 24 小时睡眠-觉醒型（Non-24-hour sleep-wake type）
G47.26	倒班工作型（Shift work type）
G47.20	未特定型（Unspecified type）

ICD-10-CM	障碍、疾病或问题 （ICD-10-CM Disorder，condition，or problem）
	可卡因所致的焦虑障碍（Cocaine-induced anxiety disorder）
F14.180	伴轻度使用障碍（With mild use disorder）
F14.280	伴中度或重度使用障碍（With moderate or severe use disorder）
F14.980	无使用障碍（Without use disorder）
	可卡因所致的双相及相关障碍（Cocaine-induced bipolar and related disorder）
F14.14	伴轻度使用障碍（With mild use disorder）
F14.24	伴中度或重度使用障碍（With moderate or severe use disorder）
F14.94	无使用障碍（Without use disorder）
	可卡因所致的抑郁障碍（Cocaine-induced depressive disorder）
F14.14	伴轻度使用障碍（With mild use disorder）
F14.24	伴中度或重度使用障碍（With moderate or severe use disorder）
F14.94	无使用障碍（Without use disorder）
	可卡因所致的轻度神经认知障碍（Cocaine-induced mild neurocognitive disorder）
F14.188	伴轻度使用障碍（With mild use disorder）
F14.288	伴中度或重度使用障碍（With moderate or severe use disorder）
F14.988	无使用障碍（Without use disorder）
	可卡因所致的强迫及相关障碍（Cocaine-induced obsessive-compulsive and related disorder）
F14.188	伴轻度使用障碍（With mild use disorder）
F14.288	伴中度或重度使用障碍（With moderate or severe use disorder）
F14.988	无使用障碍（Without use disorder）
	可卡因所致的精神病性障碍（Cocaine-induced psychotic disorder）
F14.159	伴轻度使用障碍（With mild use disorder）
F14.259	伴中度或重度使用障碍（With moderate or severe use disorder）
F14.959	无使用障碍（Without use disorder）
	可卡因所致的性功能失调（Cocaine-induced sexual dysfunction）
F14.181	伴轻度使用障碍（With mild use disorder）
F14.281	伴中度或重度使用障碍（With moderate or severe use disorder）
F14.981	无使用障碍（Without use disorder）
	可卡因所致的睡眠障碍（Cocaine-induced sleep disorder）
F14.182	伴轻度使用障碍（With mild use disorder）
F14.282	伴中度或重度使用障碍（With moderate or severe use disorder）
F14.982	无使用障碍（Without use disorder）
	可卡因中毒，伴感知紊乱（Cocaine intoxication, With perceptual disturbances）
F14.122	伴轻度使用障碍（With mild use disorder）
F14.222	伴中度或重度使用障碍（With moderate or severe use disorder）
F14.922	无使用障碍（Without use disorder）
	可卡因中毒，无感知紊乱（Cocaine intoxication, Without perceptual disturbances）
F14.120	伴轻度使用障碍（With mild use disorder）
F14.220	伴中度或重度使用障碍（With moderate or severe use disorder）
F14.920	无使用障碍（Without use disorder）
	可卡因中毒性谵妄（Cocaine intoxication delirium）
F14.121	伴轻度使用障碍（With mild use disorder）
F14.221	伴中度或重度使用障碍（With moderate or severe use disorder）
F14.921	无使用障碍（Without use disorder）
	可卡因使用障碍（Cocaine use disorder）
F14.10	轻度（Mild）
F14.11	早期缓解（In early remission）

ICD-10-CM	障碍、疾病或问题（ICD-10-CM Disorder，condition，or problem）
F14.11	持续缓解（In sustained remission）
F14.20	中度（Moderate）
F14.21	早期缓解（In early remission）
F14.21	持续缓解（In sustained remission）
F14.20	重度（Severe）
F14.21	早期缓解（In early remission）
F14.21	持续缓解（In sustained remission）
	可卡因戒断（Cocaine withdrawal）
F14.13	伴轻度使用障碍（With mild use disorder）
F14.23	伴中度或重度使用障碍（With moderate or severe use disorder）
F14.93	无使用障碍（Without use disorder）
	品行障碍（Conduct disorder）
F91.2	青少年期起病型（Adolescent-onset type）
F91.1	儿童期起病型（Childhood-onset type）
F91.9	未特定起病型（Unspecified onset）
	转换障碍（参见功能性神经症状障碍）[Conversion disorder（see functional neurological symptom disorder）]
Z65.0	在刑事诉讼中被定罪但未被监禁（Conviction in criminal proceedings without imprisonment）
R45.88	目前非自杀性自伤（Current nonsuicidal self-injury）
	目前自杀行为（Current suicidal behavior）
T14.91XA	初诊（Initial encounter）
T14.91XD	复诊（Subsequent encounter）
F34.0	环性心境障碍（Cyclothymic disorder）
F52.32	延迟射精（Delayed ejaculation）
	谵妄（Delirium）
F05	由其他躯体疾病所致的谵妄（Delirium due to another medical condition）
F05	由多种病因所致的谵妄（Delirium due to multiple etiologies）
	药物所致的谵妄（参见特定物质的编码）[Medication-induced delirium（see specific substances for codes）]
	物质中毒性谵妄（参见特定物质的编码）[Substance intoxication delirium（see specific substances for codes）]
	物质戒断性谵妄（参见特定物质的编码）[Substance withdrawal delirium（see specific substances for codes）]
F22	妄想障碍（Delusional disorder）
F60.7	依赖型人格障碍（Dependent personality disorder）
F48.1	人格解体 / 现实解体障碍（Depersonalization/derealization disorder）
	由其他躯体疾病所致的抑郁障碍（Depressive disorder due to another medical condition）
F06.31	伴抑郁特征（With depressive features）
F06.32	伴重性抑郁样发作（With major depressive-like episode）
F06.34	伴混合特征（With mixed features）
F82	发育性协调障碍（Developmental coordination disorder）
Z71.3	饮食咨询（Dietary counseling）
Z56.4	与老板和同事的关系不和谐（Discord with boss and workmates）
Z59.2	与邻居、房客或房东关系不和谐（Discord with neighbor, lodger, or landlord）
Z64.4	与社会服务提供者（包括个案经理或社会服务工作者）关系不和谐（Discord with social service provider，including probation officer, case manager, or social services worker）

ICD-10-CM	障碍、疾病或问题 （ICD-10-CM Disorder，condition，or problem）
F94.2	脱抑制性社会参与障碍（Disinhibited social engagement disorder）
Z63.5	分居或离婚所致的家庭破裂（Disruption of family by separation or divorce）
F34.81	破坏性心境失调障碍（Disruptive mood dysregulation disorder）
F44.0	分离性遗忘症（Dissociative amnesia）
F44.1	分离性遗忘症，伴分离性漫游（Dissociative amnesia, with dissociative fugue）
F44.81	分离性身份障碍（Dissociative identity disorder）
Z55.4	教育不适应和与老师、同学关系不和谐（Educational maladjustment and discord with teachers and classmates）
F98.1	遗粪症（Encopresis）
F98.0	遗尿症（Enuresis）
F52.21	勃起障碍（Erectile disorder）
F42.4	抓痕（皮肤搔抓）障碍 [Excoriation（skin-picking）disorder]
F65.2	露阴障碍（Exhibitionistic disorder）
Z65.5	遭遇灾难、战争或其他敌对行动（Exposure to disaster, war, or other hostilities）
Z59.5	极端贫困（Extreme poverty）
F68.A	对他人的做作性障碍（Factitious disorder imposed on another）
F68.10	对自身的做作性障碍（Factitious disorder imposed on self）
Z55.2	学校考试不及格（Failed school examination）
F52.31	女性性高潮障碍（Female orgasmic disorder）
F52.22	女性性兴趣／唤起障碍（Female sexual interest/arousal disorder）
F65.0	恋物障碍（Fetishistic disorder）
Z59.41	食品不安全（Food insecurity）
F65.81	摩擦障碍（Frotteuristic disorder）
	功能性神经症状障碍（转换障碍）[Functional neurological symptom disorder（conversion disorder）]
F44.4	伴不正常运动（With abnormal movement）
F44.6	伴麻痹或感觉丧失（With anesthesia or sensory loss）
F44.5	伴癫痫或抽搐 （With attacks or seizures）
F44.7	伴混合性症状（With mixed symptoms）
F44.6	伴特殊的感觉症状（With special sensory symptoms）
F44.4	伴言语症状（With speech symptoms）
F44.4	伴吞咽症状（With swallowing symptoms）
F44.4	伴无力或麻痹（With weakness/paralysis）
F63.0	赌博障碍（Gambling disorder）
F64.0	青少年和成人的性别烦躁（Gender dysphoria in adolescents and adults）
F64.2	儿童性别烦躁（Gender dysphoria in children）
F41.1	广泛性焦虑障碍（Generalized anxiety disorder）
Z31.5	遗传咨询（Genetic counseling）
F52.6	生殖器－盆腔痛／插入障碍（Genito-pelvic pain/penetration disorder）
F88	全面发育迟缓（Global developmental delay）
F16.983	致幻剂持续性感知障碍（Hallucinogen persisting perception disorder）
	额外的致幻剂相关物质障碍和致幻剂所致的精神障碍，参见其他致幻剂和苯环己哌啶条目（For additional hallucinogen-related substance disorders and hallucinogen-induced mental disorders, see entries for Other hallucinogen and Phencyclidine）
Z63.8	家庭内的高情感表达水平（High expressed emotion level within family）
Z91.52	非自杀性自伤史（History of nonsuicidal self-injury）
Z91.51	自杀行为史（History of suicidal behavior）

ICD-10-CM	障碍、疾病或问题 （ICD-10-CM Disorder，condition，or problem）
F60.4	表演型人格障碍（Histrionic personality disorder）
F42.3	囤积障碍（Hoarding disorder）
Z59.01	有庇护的无家可归（Homelessness, sheltered）
Z59.02	无庇护的无家可归（Homelessness, unsheltered）
F51.11	嗜睡障碍（Hypersomnolence disorder）
Z55.0	文盲和读写能力低下（Illiteracy and low-level literacy）
F45.21	疾病焦虑障碍（Illness anxiety disorder）
R45.89	损害性情绪爆发（Impairing emotional outbursts）
Z65.1	监禁或其他形式的拘押（Imprisonment or other incarceration）
Z59.10	住房不足（Inadequate housing）
	吸入剂所致的焦虑障碍（Inhalant-induced anxiety disorder）
F18.180	伴轻度使用障碍（With mild use disorder）
F18.280	伴中度或重度使用障碍（With moderate or severe use disorder）
F18.980	无使用障碍（Without use disorder）
	吸入剂所致的抑郁障碍（Inhalant-induced depressive disorder）
F18.14	伴轻度使用障碍（With mild use disorder）
F18.24	伴中度或重度使用障碍（With moderate or severe use disorder）
F18.94	无使用障碍（Without use disorder）
	吸入剂所致的重度神经认知障碍（Inhalant-induced major neurocognitive disorder）
F18.17	伴轻度使用障碍（With mild use disorder）
F18.27	伴中度或重度使用障碍（With moderate or severe use disorder）
F18.97	无使用障碍（Without use disorder）
	吸入剂所致的轻度神经认知障碍（Inhalant-induced mild neurocognitive disorder）
F18.188	伴轻度使用障碍（With mild use disorder）
F18.288	伴中度或重度使用障碍（With moderate or severe use disorder）
F18.988	无使用障碍（Without use disorder）
	吸入剂所致的精神病性障碍（Inhalant-induced psychotic disorder）
F18.159	伴轻度使用障碍（With mild use disorder）
F18.259	伴中度或重度使用障碍（With moderate or severe use disorder）
F18.959	无使用障碍（Without use disorder）
	吸入剂中毒（Inhalant intoxication）
F18.120	伴轻度使用障碍（With mild use disorder）
F18.220	伴中度或重度使用障碍（With moderate or severe use disorder）
F18.920	无使用障碍（Without use disorder）
	吸入剂中毒性谵妄（Inhalant intoxication delirium）
F18.121	伴轻度使用障碍（With mild use disorder）
F18.221	伴中度或重度使用障碍（With moderate or severe use disorder）
F18.921	无使用障碍（Without use disorder）
	吸入剂使用障碍（Inhalant use disorder）
F18.10	轻度（Mild）
F18.11	早期缓解（In early remission）
F18.11	持续缓解（In sustained remission）
F18.20	中度（Moderate）
F18.21	早期缓解（In early remission）
F18.21	持续缓解（In sustained remission）
F18.20	重度（Severe）
F18.21	早期缓解（In early remission）

ICD-10-CM	障碍、疾病或问题 （ICD-10-CM Disorder，condition，or problem）
F18.21	持续缓解（In sustained remission）
F51.01	失眠障碍（Insomnia disorder）
Z59.7	社会或健康保险或福利支持不足（Insufficient social or health insurance or welfare support）
	智力发育障碍（智力障碍）［intellectual developmental disorder（Intellectual disability）］
F70	轻度（Mild）
F71	中度（Moderate）
F72	重度（Severe）
F73	极重度（Profound）
F63.81	间歇性暴怒障碍（Intermittent explosive disorder）
F16.921	氯胺酮或其他致幻剂所致的谵妄（按处方或因医疗原因服用氯胺酮或其他致幻剂药物）［Ketamine or other hallucinogen-induced delirium（ketamine or other hallucinogen medication taken as prescribed or for medical reasons）］
F63.2	偷窃狂（Kleptomania）
Z58.6	缺乏安全的饮用水（Lack of safe drinking water）
F80.2	语言障碍（Language disorder）
Z59.6	低收入（Low income）
	重性抑郁障碍，反复发作（Major depressive disorder, Recurrent episode）
F33.42	完全缓解（In full remission）
F33.41	部分缓解（In partial remission）
F33.0	轻度（Mild）
F33.1	中度（Moderate）
F33.2	重度（Severe）
F33.3	伴精神病性特征（With psychotic features）
F33.9	未特定的（Unspecified）
	重性抑郁障碍，单次发作（Major depressive disorder, Single episode）
F32.5	完全缓解（In full remission）
F32.4	部分缓解（In partial remission）
F32.0	轻度（Mild）
F32.1	中度（Moderate）
F32.2	重度（Severe）
F32.3	伴精神病性特征（With psychotic features）
F32.9	未特定的（Unspecified）
___.___	重度额颞叶神经认知障碍（参见由可疑的额颞叶变性所致的重度神经认知障碍；由可能的额颞叶变性所致的重度神经认知障碍）［Major frontotemporal neurocognitive disorder（see Major neurocognitive disorder due to possible frontotemporal degeneration; Major neurocognitive disorder due to probable frontotemporal degeneration）］
___.___	由阿尔茨海默病所致的重度神经认知障碍（参见由可疑的阿尔茨海默病所致的重度神经认知障碍；由可能的阿尔茨海默病所致的重度神经认知障碍）［Major neurocognitive disorder due to Alzheimer's disease（see Major neurocognitive disorder due to possible Alzheimer's disease; Major neurocognitive disorder due to probable Alzheimer's disease）］
___.___	由可疑的阿尔茨海默病所致的重度神经认知障碍（没有额外的医学编码）［Major neurocognitive disorder due to possible Alzheimer's disease（no additional medical code）］
___.___	由可疑的阿尔茨海默病所致的重度神经认知障碍，轻度（没有额外的医学编码）［Major neurocognitive disorder due to possible Alzheimer's disease, Mild（no additional medical code）］
F03.A11	伴激越（With agitation）
F03.A4	伴焦虑（With anxiety）

ICD-10-CM	障碍、疾病或问题 （ICD-10-CM Disorder，condition，or problem）
F03.A3	伴心境症状（With mood symptoms）
F03.A2	伴精神病性障碍（With psychotic disturbance）
F03.A18	伴其他行为或心理紊乱（With other behavioral or psychological disturbance）
F03.A0	无伴随的行为或心理紊乱（Without accompanying behavioral or psychological disturbance）
___.___	由可疑的阿尔茨海默病所致的重度神经认知障碍，中度（没有额外的医学编码）[Major neurocognitive disorder due to possible Alzheimer's disease, Moderate（no additional medical code）]
F03.B11	伴激越（With agitation）
F03.B4	伴焦虑（With anxiety）
F03.B3	伴心境症状（With mood symptoms）
F03.B2	伴精神病性障碍（With psychotic disturbance）
F03.B18	伴其他行为或心理紊乱（With other behavioral or psychological disturbance）
F03.B0	无伴随的行为或心理紊乱（Without accompanying behavioral or psychological disturbance）
___.___	由可疑的阿尔茨海默病所致的重度神经认知障碍，重度（没有额外的医学编码）[Major neurocognitive disorder due to possible Alzheimer's disease, Severe（no additional medical code）]
F03.C11	伴激越（With agitation）
F03.C4	伴焦虑（With anxiety）
F03.C3	伴心境症状（With mood symptoms）
F03.C2	伴精神病性障碍（With psychotic disturbance）
F03.C18	伴其他行为或心理紊乱（With other behavioral or psychological disturbance）
F03.C0	无伴随的行为或心理紊乱（Without accompanying behavioral or psychological disturbance）
___.___	由可疑的阿尔茨海默病所致的重度神经认知障碍，未特定的严重程度（没有额外的医学编码）[Major neurocognitive disorder due to possible Alzheimer's disease, Unspecified severity（no additional medical code）]
F03.911	伴激越（With agitation）
F03.94	伴焦虑（With anxiety）
F03.93	伴心境症状（With mood symptoms）
F03.92	伴精神病性障碍（With psychotic disturbance）
F03.918	伴其他行为或心理紊乱（With other behavioral or psychological disturbance）
F03.90	无伴随的行为或心理紊乱（Without accompanying behavioral or psychological disturbance）
___.___	由可能的阿尔茨海默病所致的重度神经认知障碍（首先编码 G30.9 阿尔茨海默病）[Major neurocognitive disorder due to probable Alzheimer's disease（code first G30.9 Alzheimer's disease）]
___.___	由可能的阿尔茨海默病所致的重度神经认知障碍，轻度（首先编码 G30.9 阿尔茨海默病）[Major neurocognitive disorder due to probable Alzheimer's disease, Mild（code first G30.9 Alzheimer's disease）]
F02.A11	伴激越（With agitation）
F02.A4	伴焦虑（With anxiety）
F02.A3	伴心境症状（With mood symptoms）
F02.A2	伴精神病性障碍（With psychotic disturbance）
F02.A18	伴其他行为或心理紊乱（With other behavioral or psychological disturbance）
F02.A0	无伴随的行为或心理紊乱（Without accompanying behavioral or psychological disturbance）
___.___	由可能的阿尔茨海默病所致的重度神经认知障碍，中度（首先编码 G30.9 阿尔茨海默病）[Major neurocognitive disorder due to probable Alzheimer's disease, Moderate（code first G30.9 Alzheimer's disease）]
F02.B11	伴激越（With agitation）

ICD-10-CM	障碍、疾病或问题 （ICD-10-CM Disorder，condition，or problem）
F02.B4	伴焦虑（With anxiety）
F02.B3	伴心境症状（With mood symptoms）
F02.B2	伴精神病性障碍（With psychotic disturbance）
F02.B18	伴其他行为或心理紊乱（With other behavioral or psychological disturbance）
F02.B0	无伴随的行为或心理紊乱（Without accompanying behavioral or psychological disturbance）
___.___	由可能的阿尔茨海默病所致的重度神经认知障碍，重度（首先编码 G30.9 阿尔茨海默病）[Major neurocognitive disorder due to probable Alzheimer's disease, Severe（code first G30.9 Alzheimer's disease）]
F02.C11	伴激越（With agitation）
F02.C4	伴焦虑（With anxiety）
F02.C3	伴心境症状（With mood symptoms）
F02.C2	伴精神病性障碍（With psychotic disturbance）
F02.C18	伴其他行为或心理紊乱（With other behavioral or psychological disturbance）
F02.C0	无伴随的行为或心理紊乱（Without accompanying behavioral or psychological disturbance）
___.___	由可能的阿尔茨海默病所致的重度神经认知障碍，未特定的严重程度（首先编码 G30.9 阿尔茨海默病）[Major neurocognitive disorder due to probable Alzheimer's disease, Unspecified severity（code first G30.9 Alzheimer's disease）]
F02.811	伴激越（With agitation）
F02.84	伴焦虑（With anxiety）
F02.83	伴心境症状（With mood symptoms）
F02.82	伴精神病性障碍（With psychotic disturbance）
F02.818	伴其他行为或心理紊乱（With other behavioral or psychological disturbance）
F02.80	无伴随的行为或心理紊乱（Without accompanying behavioral or psychological disturbance）
___.___	由其他躯体疾病所致的重度神经认知障碍（首先编码其他适合的躯体疾病）[Major neurocognitive disorder due to another medical condition（code first the other medical condition that applies）]
___.___	由其他躯体疾病所致的重度神经认知障碍，轻度（首先编码其他适合的躯体疾病）[Major neurocognitive disorder due to another medical condition, Mild（code first the other medical condition that applies）]
F02.A11	伴激越（With agitation）
F02.A4	伴焦虑（With anxiety）
F02.A3	伴心境症状（With mood symptoms）
F02.A2	伴精神病性障碍（With psychotic disturbance）
F02.A18	伴其他行为或心理紊乱（With other behavioral or psychological disturbance）
F02.A0	无伴随的行为或心理紊乱（Without accompanying behavioral or psychological disturbance）
___.___	由其他躯体疾病所致的重度神经认知障碍，中度（首先编码其他适合的躯体疾病）[Major neurocognitive disorder due to another medical condition, Moderate（code first the other medical condition that applies）]
F02.B11	伴激越（With agitation）
F02.B4	伴焦虑（With anxiety）
F02.B3	伴心境症状（With mood symptoms）
F02.B2	伴精神病性障碍（With psychotic disturbance）
F02.B18	伴其他行为或心理紊乱（With other behavioral or psychological disturbance）
F02.B0	无伴随的行为或心理紊乱（Without accompanying behavioral or psychological disturbance）
___.___	由其他躯体疾病所致的重度神经认知障碍，重度（首先编码其他适合的躯体疾病）[Major neurocognitive disorder due to another medical condition, Severe（code first the other medical condition that applies）]
F02.C11	伴激越（With agitation）

ICD-10-CM	障碍、疾病或问题（ICD-10-CM Disorder，condition，or problem）
F02.C4	伴焦虑（With anxiety）
F02.C3	伴心境症状（With mood symptoms）
F02.C2	伴精神病性障碍（With psychotic disturbance）
F02.C18	伴其他行为或心理紊乱（With other behavioral or psychological disturbance）
F02.C0	无伴随的行为或心理紊乱（Without accompanying behavioral or psychological disturbance）
___.___	由其他躯体疾病所致的重度神经认知障碍，未特定的严重程度（首先编码其他适合的躯体疾病）[Major neurocognitive disorder due to another medical condition, Unspecified severity（code first the other medical condition that applies）]
F02.811	伴激越（With agitation）
F02.84	伴焦虑（With anxiety）
F02.83	伴心境症状（With mood symptoms）
F02.82	伴精神病性障碍（With psychotic disturbance）
F02.818	伴其他行为或心理紊乱（With other behavioral or psychological disturbance）
F02.80	无伴随的行为或心理紊乱（Without accompanying behavioral or psychological disturbance）
___.___	由可疑的额颞叶变性所致的重度神经认知障碍（没有额外的医学编码）[Major neurocognitive disorder due to possible frontotemporal degeneration（no additional medical code）]
___.___	由可疑的额颞叶变性所致的重度神经认知障碍，轻度（没有额外的医学编码）[Major neurocognitive disorder due to possible frontotemporal degeneration, Mild（no additional medical code）]
F03.A11	伴激越（With agitation）
F03.A4	伴焦虑（With anxiety）
F03.A3	伴心境症状（With mood symptoms）
F03.A2	伴精神病性障碍（With psychotic disturbance）
F03.A18	伴其他行为或心理紊乱（With other behavioral or psychological disturbance）
F03.A0	无伴随的行为或心理紊乱（Without accompanying behavioral or psychological disturbance）
___.___	由可疑的额颞叶变性所致的重度神经认知障碍，中度（没有额外的医学编码）[Major neurocognitive disorder due to possible frontotemporal degeneration, Moderate（no additional medical code）]
F03.B11	伴激越（With agitation）
F03.B4	伴焦虑（With anxiety）
F03.B3	伴心境症状（With mood symptoms）
F03.B2	伴精神病性障碍（With psychotic disturbance）
F03.B18	伴其他行为或心理紊乱（With other behavioral or psychological disturbance）
F03.B0	无伴随的行为或心理紊乱（Without accompanying behavioral or psychological disturbance）
___.___	由可疑的额颞叶变性所致的重度神经认知障碍，重度（没有额外的医学编码）[Major neurocognitive disorder due to possible frontotemporal degeneration, Severe（no additional medical code）]
F03.C11	伴激越（With agitation）
F03.C4	伴焦虑（With anxiety）
F03.C3	伴心境症状（With mood symptoms）
F03.C2	伴精神病性障碍（With psychotic disturbance）
F03.C18	伴其他行为或心理紊乱（With other behavioral or psychological disturbance）
F03.C0	无伴随的行为或心理紊乱（Without accompanying behavioral or psychological disturbance）
___.___	由可疑的额颞叶变性所致的重度神经认知障碍，未特定的严重程度（没有额外的医学编码）[Major neurocognitive disorder due to possible frontotemporal degeneration, Unspecified severity（no additional medical code）]
F03.911	伴激越（With agitation）

ICD-10-CM	障碍、疾病或问题 （ICD-10-CM Disorder，condition，or problem）
F03.94	伴焦虑（With anxiety）
F03.93	伴心境症状（With mood symptoms）
F03.92	伴精神病性障碍（With psychotic disturbance）
F03.918	伴其他行为或心理紊乱（With other behavioral or psychological disturbance）
F03.90	无伴随的行为或心理紊乱（Without accompanying behavioral or psychological disturbance）
___.___	由可能的额颞叶变性所致的重度神经认知障碍（首先编码 G31.09 额颞叶变性）[Major neurocognitive disorder due to probable frontotemporal degeneration（code first G31.09 frontotemporal degeneration）]
___.___	由可能的额颞叶变性所致的重度神经认知障碍，轻度（首先编码 G31.09 额颞叶变性）[Major neurocognitive disorder due to probable frontotemporal degeneration, Mild（code first G31.09 frontotemporal degeneration）]
F02.A11	伴激越（With agitation）
F02.A4	伴焦虑（With anxiety）
F02.A3	伴心境症状（With mood symptoms）
F02.A2	伴精神病性障碍（With psychotic disturbance）
F02.A18	伴其他行为或心理紊乱（With other behavioral or psychological disturbance）
F02.A0	无伴随的行为或心理紊乱（Without accompanying behavioral or psychological disturbance）
__.___	由可能的额颞叶变性所致的重度神经认知障碍，中度（首先编码 G31.09 额颞叶变性）[Major neurocognitive disorder due to probable frontotemporal degeneration, Moderate（code first G31.09 frontotemporal degeneration）]
F02.B11	伴激越（With agitation）
F02.B4	伴焦虑（With anxiety）
F02.B3	伴心境症状（With mood symptoms）
F02.B2	伴精神病性障碍（With psychotic disturbance）
F02.B18	伴其他行为或心理紊乱（With other behavioral or psychological disturbance）
F02.B0	无伴随的行为或心理紊乱（Without accompanying behavioral or psychological disturbance）
__.___	由可能的额颞叶变性所致的重度神经认知障碍，重度（首先编码 G31.09 额颞叶变性）[Major neurocognitive disorder due to probable frontotemporal degeneration, Severe（code first G31.09 frontotemporal degeneration）]
F02.C11	伴激越（With agitation）
F02.C4	伴焦虑（With anxiety）
F02.C3	伴心境症状（With mood symptoms）
F02.C2	伴精神病性障碍（With psychotic disturbance）
F02.C18	伴其他行为或心理紊乱（With other behavioral or psychological disturbance）
F02.C0	无伴随的行为或心理紊乱（Without accompanying behavioral or psychological disturbance）
__.___	由可能的额颞叶变性所致的重度神经认知障碍，未特定的严重程度（首先编码 G31.09 额颞叶变性）[Major neurocognitive disorder due to probable frontotemporal degeneration, Unspecified severity（code first G31.09 frontotemporal degeneration）]
F02.811	伴激越（With agitation）
F02.84	伴焦虑（With anxiety）
F02.83	伴心境症状（With mood symptoms）
F02.82	伴精神病性障碍（With psychotic disturbance）
F02.818	伴其他行为或心理紊乱（With other behavioral or psychological disturbance）
F02.80	无伴随的行为或心理紊乱（Without accompanying behavioral or psychological disturbance）
___.___	由 HIV 感染所致的重度神经认知障碍（首先编码 B20 HIV 感染）[Major neurocognitive disorder due to HIV infection（code first B20 HIV infection）]
___.___	由 HIV 感染所致的重度神经认知障碍，轻度（首先编码 B20 HIV 感染）[Major neurocognitive disorder due to HIV infection, Mild（code first B20 HIV infection）]

ICD-10-CM	障碍、疾病或问题 （ICD-10-CM Disorder，condition，or problem）
F02.A11	伴激越（With agitation）
F02.A4	伴焦虑（With anxiety）
F02.A3	伴心境症状（With mood symptoms）
F02.A2	伴精神病性障碍（With psychotic disturbance）
F02.A18	伴其他行为或心理紊乱（With other behavioral or psychological disturbance）
F02.A0	无伴随的行为或心理紊乱（Without accompanying behavioral or psychological disturbance）
___.___	由 HIV 感染所致的重度神经认知障碍，中度（首先编码 B20 HIV 感染）[Major neurocognitive disorder due to HIV infection, Moderate（code first B20 HIV infection）]
F02.B11	伴激越（With agitation）
F02.B4	伴焦虑（With anxiety）
F02.B3	伴心境症状（With mood symptoms）
F02.B2	伴精神病性障碍（With psychotic disturbance）
F02.B18	伴其他行为或心理紊乱（With other behavioral or psychological disturbance）
F02.B0	无伴随的行为或心理紊乱（Without accompanying behavioral or psychological disturbance）
___.___	由 HIV 感染所致的重度神经认知障碍，重度（首先编码 B20 HIV 感染）[Major neurocognitive disorder due to HIV infection, Severe（code first B20 HIV infection）]
F02.C11	伴激越（With agitation）
F02.C4	伴焦虑（With anxiety）
F02.C3	伴心境症状（With mood symptoms）
F02.C2	伴精神病性障碍（With psychotic disturbance）
F02.C18	伴其他行为或心理紊乱（With other behavioral or psychological disturbance）
F02.C0	无伴随的行为或心理紊乱（Without accompanying behavioral or psychological disturbance）
___.___	由 HIV 感染所致的重度神经认知障碍，未特定的严重程度（首先编码 B20 HIV 感染）[Major neurocognitive disorder due to HIV infection, Unspecified severity（code first B20 HIV infection）]
F02.811	伴激越（With agitation）
F02.84	伴焦虑（With anxiety）
F02.83	伴心境症状（With mood symptoms）
F02.82	伴精神病性障碍（With psychotic disturbance）
F02.818	伴其他行为或心理紊乱（With other behavioral or psychological disturbance）
F02.80	无伴随的行为或心理紊乱（Without accompanying behavioral or psychological disturbance）
___.___	由亨廷顿病所致的重度神经认知障碍（首先编码 G10 亨廷顿病）[Major neurocognitive disorder due to Huntington's disease（code first G10 Huntington's disease）]
___.___	由亨廷顿病所致的重度神经认知障碍，轻度（首先编码 G10 亨廷顿病）[Major neurocognitive disorder due to Huntington's disease, Mild（code first G10 Huntington's disease）]
F02.A11	伴激越（With agitation）
F02.A4	伴焦虑（With anxiety）
F02.A3	伴心境症状（With mood symptoms）
F02.A2	伴精神病性障碍（With psychotic disturbance）
F02.A18	伴其他行为或心理紊乱（With other behavioral or psychological disturbance）
F02.A0	无伴随的行为或心理紊乱（Without accompanying behavioral or psychological disturbance）
___.___	由亨廷顿病所致的重度神经认知障碍，中度（首先编码 G10 亨廷顿病）[Major neurocognitive disorder due to Huntington's disease, Moderate（code first G10 Huntington's disease）]
F02.B11	伴激越（With agitation）
F02.B4	伴焦虑（With anxiety）
F02.B3	伴心境症状（With mood symptoms）

ICD-10-CM	障碍、疾病或问题（ICD-10-CM Disorder，condition，or problem）
F02.B2	伴精神病性障碍（With psychotic disturbance）
F02.B18	伴其他行为或心理紊乱（With other behavioral or psychological disturbance）
F02.B0	无伴随的行为或心理紊乱（Without accompanying behavioral or psychological disturbance）
___.___	由亨廷顿病所致的重度神经认知障碍，重度（首先编码 G10 亨廷顿病）[Major neurocognitive disorder due to Huntington's disease, Severe（code first G10 Huntington's disease）]
F02.C11	伴激越（With agitation）
F02.C4	伴焦虑（With anxiety）
F02.C3	伴心境症状（With mood symptoms）
F02.C2	伴精神病性障碍（With psychotic disturbance）
F02.C18	伴其他行为或心理紊乱（With other behavioral or psychological disturbance）
F02.C0	无伴随的行为或心理紊乱（Without accompanying behavioral or psychological disturbance）
___.___	由亨廷顿病所致的重度神经认知障碍，未特定的严重程度（首先编码 G10 亨廷顿病）[Major neurocognitive disorder due to Huntington's disease, Unspecified severity（code first G10 Huntington's disease）]
F02.811	伴激越（With agitation）
F02.84	伴焦虑（With anxiety）
F02.83	伴心境症状（With mood symptoms）
F02.82	伴精神病性障碍（With psychotic disturbance）
F02.818	伴其他行为或心理紊乱（With other behavioral or psychological disturbance）
F02.80	无伴随的行为或心理紊乱（Without accompanying behavioral or psychological disturbance）
___.___	重度神经认知障碍伴路易体（参见重度神经认知障碍伴可疑的路易体；重度神经认知障碍伴可能的路易体）[Major neurocognitive disorder with Lewy bodies（see Major neurocognitive disorder with possible Lewy bodies; Major neurocognitive disorder with probable Lewy bodies）]
___.___	重度神经认知障碍伴可疑的路易体（没有额外的医学编码）[Major neurocognitive disorder with possible Lewy bodies（no additional medical code）]
___.___	重度神经认知障碍伴可疑的路易体，轻度（没有额外的医学编码）[Major neurocognitive disorder with possible Lewy bodies, Mild（no additional medical code）]
F03.A11	伴激越（With agitation）
F03.A4	伴焦虑（With anxiety）
F03.A3	伴心境症状（With mood symptoms）
F03.A2	伴精神病性障碍（With psychotic disturbance）
F03.A18	伴其他行为或心理紊乱（With other behavioral or psychological disturbance）
F03.A0	无伴随的行为或心理紊乱（Without accompanying behavioral or psychological disturbance）
___.___	重度神经认知障碍伴可疑的路易体，中度（没有额外的医学编码）[Major neurocognitive disorder with possible Lewy bodies, Moderate（no additional medical code）]
F03.B11	伴激越（With agitation）
F03.B4	伴焦虑（With anxiety）
F03.B3	伴心境症状（With mood symptoms）
F03.B2	伴精神病性障碍（With psychotic disturbance）
F03.B18	伴其他行为或心理紊乱（With other behavioral or psychological disturbance）
F03.B0	无伴随的行为或心理紊乱（Without accompanying behavioral or psychological disturbance）
___.___	重度神经认知障碍伴可疑的路易体，重度（没有额外的医学编码）[Major neurocognitive disorder with possible Lewy bodies, Severe（no additional medical code）]
F03.C11	伴激越（With agitation）
F03.C4	伴焦虑（With anxiety）
F03.C3	伴心境症状（With mood symptoms）

ICD-10-CM	障碍、疾病或问题 （ICD-10-CM Disorder，condition，or problem）
F03.C2	伴精神病性障碍（With psychotic disturbance）
F03.C18	伴其他行为或心理紊乱（With other behavioral or psychological disturbance）
F03.C0	无伴随的行为或心理紊乱（Without accompanying behavioral or psychological disturbance）
___.___	重度神经认知障碍伴可疑的路易体，未特定的严重程度（没有额外的医学编码）[Major neurocognitive disorder with possible Lewy bodies, Unspecified severity（no additional medical code）]
F03.911	伴激越（With agitation）
F03.94	伴焦虑（With anxiety）
F03.93	伴心境症状（With mood symptoms）
F03.92	伴精神病性障碍（With psychotic disturbance）
F03.918	伴其他行为或心理紊乱（With other behavioral or psychological disturbance）
F03.90	无伴随的行为或心理紊乱（Without accompanying behavioral or psychological disturbance）
___.___	重度神经认知障碍伴可能的路易体（首先编码 G31.83 路易体病）[Major neurocognitive disorder with probable Lewy bodies（code first G31.83 Lewy body disease）]
___.___	重度神经认知障碍伴可能的路易体，轻度（首先编码 G31.83 路易体病）[Major neurocognitive disorder with probable Lewy bodies, Mild（code first G31.83 Lewy body disease）]
F02.A11	伴激越（With agitation）
F02.A4	伴焦虑（With anxiety）
F02.A3	伴心境症状（With mood symptoms）
F02.A2	伴精神病性障碍（With psychotic disturbance）
F02.A18	伴其他行为或心理紊乱（With other behavioral or psychological disturbance）
F02.A0	无伴随的行为或心理紊乱（Without accompanying behavioral or psychological disturbance）
___.___	重度神经认知障碍伴可能的路易体，中度（首先编码 G31.83 路易体病）[Major neurocognitive disorder with probable Lewy bodies, Moderate（code first G31.83 Lewy body disease）]
F02.B11	伴激越（With agitation）
F02.B4	伴焦虑（With anxiety）
F02.B3	伴心境症状（With mood symptoms）
F02.B2	伴精神病性障碍（With psychotic disturbance）
F02.B18	伴其他行为或心理紊乱（With other behavioral or psychological disturbance）
F02.B0	无伴随的行为或心理紊乱（Without accompanying behavioral or psychological disturbance）
___.___	重度神经认知障碍伴可能的路易体，重度（首先编码 G31.83 路易体病）[Major neurocognitive disorder with probable Lewy bodies, Severe（code first G31.83 Lewy body disease）]
F02.C11	伴激越（With agitation）
F02.C4	伴焦虑（With anxiety）
F02.C3	伴心境症状（With mood symptoms）
F02.C2	伴精神病性障碍（With psychotic disturbance）
F02.C18	伴其他行为或心理紊乱（With other behavioral or psychological disturbance）
F02.C0	无伴随的行为或心理紊乱（Without accompanying behavioral or psychological disturbance）
___.___	重度神经认知障碍伴可能的路易体，未特定的严重程度（首先编码 G31.83 路易体病）[Major neurocognitive disorder with probable Lewy bodies, Unspecified severity（code first G31.83 Lewy body disease）]
F02.811	伴激越（With agitation）
F02.84	伴焦虑（With anxiety）
F02.83	伴心境症状（With mood symptoms）
F02.82	伴精神病性障碍（With psychotic disturbance）

ICD-10-CM	障碍、疾病或问题 （ICD-10-CM Disorder，condition，or problem）
F02.818	伴其他行为或心理紊乱（With other behavioral or psychological disturbance）
F02.80	无伴随的行为或心理紊乱（Without accompanying behavioral or psychological disturbance）
___.___	由多种病因所致的重度神经认知障碍（首先编码其他躯体病因）[Major neurocognitive disorder due to multiple etiologies（code first the other medical etiologies）]
___.___	由多种病因所致的重度神经认知障碍，轻度（首先编码其他躯体病因）[Major neurocognitive disorder due to multiple etiologies, Mild（code first the other medical etiologies）]
F02.A11	伴激越（With agitation）
F02.A4	伴焦虑（With anxiety）
F02.A3	伴心境症状（With mood symptoms）
F02.A2	伴精神病性障碍（With psychotic disturbance）
F02.A18	伴其他行为或心理紊乱（With other behavioral or psychological disturbance）
F02.A0	无伴随的行为或心理紊乱（Without accompanying behavioral or psychological disturbance）
___.___	由多种病因所致的重度神经认知障碍，中度（首先编码其他躯体病因）[Major neurocognitive disorder due to multiple etiologies, Moderate（code first the other medical etiologies）]
F02.B11	伴激越（With agitation）
F02.B4	伴焦虑（With anxiety）
F02.B3	伴心境症状（With mood symptoms）
F02.B2	伴精神病性障碍（With psychotic disturbance）
F02.B18	伴其他行为或心理紊乱（With other behavioral or psychological disturbance）
F02.B0	无伴随的行为或心理紊乱（Without accompanying behavioral or psychological disturbance）
___.___	由多种病因所致的重度神经认知障碍，重度（首先编码其他躯体病因）[Major neurocognitive disorder due to multiple etiologies, Severe（code first the other medical etiologies）]
F02.C11	伴激越（With agitation）
F02.C4	伴焦虑（With anxiety）
F02.C3	伴心境症状（With mood symptoms）
F02.C2	伴精神病性障碍（With psychotic disturbance）
F02.C18	伴其他行为或心理紊乱（With other behavioral or psychological disturbance）
F02.C0	无伴随的行为或心理紊乱（Without accompanying behavioral or psychological disturbance）
___.___	由多种病因所致的重度神经认知障碍，未特定的严重程度（首先编码其他躯体病因）[Major neurocognitive disorder due to multiple etiologies, Unspecified severity（code first the other medical etiologies）]
F02.811	伴激越（With agitation）
F02.84	伴焦虑（With anxiety）
F02.83	伴心境症状（With mood symptoms）
F02.82	伴精神病性障碍（With psychotic disturbance）
F02.818	伴其他行为或心理紊乱（With other behavioral or psychological disturbance）
F02.80	无伴随的行为或心理紊乱（Without accompanying behavioral or psychological disturbance）
___.___	由帕金森病所致的重度神经认知障碍（参见可疑由帕金森病所致的重度神经认知障碍；可能由帕金森病所致的重度神经认知障碍）[Major neurocognitive disorder due to Parkinson's disease（see Major neurocognitive disorder possibly due to Parkinson's disease; Major neurocognitive disorder probably due to Parkinson's disease）]
___.___	可疑由帕金森病所致的重度神经认知障碍（没有额外的医学编码）[Major neurocognitive disorder possibly due to Parkinson's disease（no additional medical code）]
___.___	可疑由帕金森病所致的重度神经认知障碍，轻度（没有额外的医学编码）[Major neurocognitive disorder possibly due to Parkinson's disease, Mild（no additional medical code）]
F03.A11	伴激越（With agitation）

ICD-10-CM	障碍、疾病或问题（ICD-10-CM Disorder，condition，or problem）
F03.A4	伴焦虑（With anxiety）
F03.A3	伴心境症状（With mood symptoms）
F03.A2	伴精神病性障碍（With psychotic disturbance）
F03.A18	伴其他行为或心理紊乱（With other behavioral or psychological disturbance）
F03.A0	无伴随的行为或心理紊乱（Without accompanying behavioral or psychological disturbance）
___.___	可疑由帕金森病所致的重度神经认知障碍，中度（没有额外的医学编码）[Major neurocognitive disorder possibly due to Parkinson's disease, Moderate（no additional medical code）]
F03.B11	伴激越（With agitation）
F03.B4	伴焦虑（With anxiety）
F03.B3	伴心境症状（With mood symptoms）
F03.B2	伴精神病性障碍（With psychotic disturbance）
F03.B18	伴其他行为或心理紊乱（With other behavioral or psychological disturbance）
F03.B0	无伴随的行为或心理紊乱（Without accompanying behavioral or psychological disturbance）
___.___	可疑由帕金森病所致的重度神经认知障碍，重度（没有额外的医学编码）[Major neurocognitive disorder possibly due to Parkinson's disease, Severe（no additional medical code）]
F03.C11	伴激越（With agitation）
F03.C4	伴焦虑（With anxiety）
F03.C3	伴心境症状（With mood symptoms）
F03.C2	伴精神病性障碍（With psychotic disturbance）
F03.C18	伴其他行为或心理紊乱（With other behavioral or psychological disturbance）
F03.C0	无伴随的行为或心理紊乱（Without accompanying behavioral or psychological disturbance）
___.___	可疑由帕金森病所致的重度神经认知障碍，未特定的严重程度（没有额外的医学编码）[Major neurocognitive disorder possibly due to Parkinson's disease, Unspecified severity（no additional medical code）]
F03.911	伴激越（With agitation）
F03.94	伴焦虑（With anxiety）
F03.93	伴心境症状（With mood symptoms）
F03.92	伴精神病性障碍（With psychotic disturbance）
F03.918	伴其他行为或心理紊乱（With other behavioral or psychological disturbance）
F03.90	无伴随的行为或心理紊乱（Without accompanying behavioral or psychological disturbance）
___.___	可能由帕金森病所致的重度神经认知障碍（首先编码 G20.C 帕金森病）[Major neurocognitive disorder probably due to Parkinson's disease（code first G20.C Parkinson's disease）]
___.___	可能由帕金森病所致的重度神经认知障碍，轻度（首先编码 G20.C 帕金森病）[Major neurocognitive disorder probably due to Parkinson's disease, Mild（code first G20.C Parkinson's disease）]
F02.A11	伴激越（With agitation）
F02.A4	伴焦虑（With anxiety）
F02.A3	伴心境症状（With mood symptoms）
F02.A2	伴精神病性障碍（With psychotic disturbance）
F02.A18	伴其他行为或心理紊乱（With other behavioral or psychological disturbance）
F02.A0	无伴随的行为或心理紊乱（Without accompanying behavioral or psychological disturbance）
___.___	可能由帕金森病所致的重度神经认知障碍，中度（首先编码 G20.C 帕金森病）[Major neurocognitive disorder probably due to Parkinson's disease, Moderate（code first G20.C Parkinson's disease）]

ICD-10-CM	障碍、疾病或问题（ICD-10-CM Disorder，condition，or problem）
F02.B11	伴激越（With agitation）
F02.B4	伴焦虑（With anxiety）
F02.B3	伴心境症状（With mood symptoms）
F02.B2	伴精神病性障碍（With psychotic disturbance）
F02.B18	伴其他行为或心理紊乱（With other behavioral or psychological disturbance）
F02.B0	无伴随的行为或心理紊乱（Without accompanying behavioral or psychological disturbance）
___.___	可能由帕金森病所致的重度神经认知障碍，重度（首先编码 G20.C 帕金森病）[Major neurocognitive disorder probably due to Parkinson's disease, Severe（code first G20.C Parkinson's disease）]
F02.C11	伴激越（With agitation）
F02.C4	伴焦虑（With anxiety）
F02.C3	伴心境症状（With mood symptoms）
F02.C2	伴精神病性障碍（With psychotic disturbance）
F02.C18	伴其他行为或心理紊乱（With other behavioral or psychological disturbance）
F02.C0	无伴随的行为或心理紊乱（Without accompanying behavioral or psychological disturbance）
___.___	可能由帕金森病所致的重度神经认知障碍，未特定的严重程度（首先编码 G20.C 帕金森病）[Major neurocognitive disorder probably due to Parkinson's disease, Unspecified severity（code first G20.C Parkinson's disease）]
F02.811	伴激越（With agitation）
F02.84	伴焦虑（With anxiety）
F02.83	伴心境症状（With mood symptoms）
F02.82	伴精神病性障碍（With psychotic disturbance）
F02.818	伴其他行为或心理紊乱（With other behavioral or psychological disturbance）
F02.80	无伴随的行为或心理紊乱（Without accompanying behavioral or psychological disturbance）
___.___	由朊病毒病所致的重度神经认知障碍（首先编码 A81.9 朊病毒病）[Major neurocognitive disorder due to prion disease（code first A81.9 prion disease）]
___.___	由朊病毒病所致的重度神经认知障碍，轻度（首先编码 A81.9 朊病毒病）[Major neurocognitive disorder due to prion disease, Mild（code first A81.9 prion disease）]
F02.A11	伴激越（With agitation）
F02.A4	伴焦虑（With anxiety）
F02.A3	伴心境症状（With mood symptoms）
F02.A2	伴精神病性障碍（With psychotic disturbance）
F02.A18	伴其他行为或心理紊乱（With other behavioral or psychological disturbance）
F02.A0	无伴随的行为或心理紊乱（Without accompanying behavioral or psychological disturbance）
___.___	由朊病毒病所致的重度神经认知障碍，中度（首先编码 A81.9 朊病毒病）[Major neurocognitive disorder due to prion disease, Moderate（code first A81.9 prion disease）]
F02.B11	伴激越（With agitation）
F02.B4	伴焦虑（With anxiety）
F02.B3	伴心境症状（With mood symptoms）
F02.B2	伴精神病性障碍（With psychotic disturbance）
F02.B18	伴其他行为或心理紊乱（With other behavioral or psychological disturbance）
F02.B0	无伴随的行为或心理紊乱（Without accompanying behavioral or psychological disturbance）
___.___	由朊病毒病所致的重度神经认知障碍，重度（首先编码 A81.9 朊病毒病）[Major neurocognitive disorder due to prion disease, Severe（code first A81.9 prion disease）]
F02.C11	伴激越（With agitation）
F02.C4	伴焦虑（With anxiety）
F02.C3	伴心境症状（With mood symptoms）

ICD-10-CM	障碍、疾病或问题 （ICD-10-CM Disorder，condition，or problem）
F02.C2	伴精神病性障碍（With psychotic disturbance）
F02.C18	伴其他行为或心理紊乱（With other behavioral or psychological disturbance）
F02.C0	无伴随的行为或心理紊乱（Without accompanying behavioral or psychological disturbance）
___.___	由朊病毒病所致的重度神经认知障碍，未特定的严重程度（首先编码 A81.9 朊病毒病）[Major neurocognitive disorder due to prion disease, Unspecified severity（code first A81.9 prion disease）]
F02.811	伴激越（With agitation）
F02.84	伴焦虑（With anxiety）
F02.83	伴心境症状（With mood symptoms）
F02.82	伴精神病性障碍（With psychotic disturbance）
F02.818	伴其他行为或心理紊乱（With other behavioral or psychological disturbance）
F02.80	无伴随的行为或心理紊乱（Without accompanying behavioral or psychological disturbance）
___.___	由创伤性脑损伤所致的重度神经认知障碍（首先编码 S06.2XAS 弥漫性创伤性脑损伤，伴未特定时间段的意识丧失，后遗症）[Major neurocognitive disorder due to traumatic brain injury（code first S06.2XAS diffuse traumatic brain injury with loss of consciousness of unspecified duration, sequela）]
___.___	由创伤性脑损伤所致的重度神经认知障碍，轻度（首先编码 S06.2XAS 弥漫性创伤性脑损伤，伴未特定时间段的意识丧失，后遗症）[Major neurocognitive disorder due to traumatic brain injury, Mild（code first S06.2XAS diffuse traumatic brain injury with loss of consciousness of unspecified duration, sequela）]
F02.A11	伴激越（With agitation）
F02.A4	伴焦虑（With anxiety）
F02.A3	伴心境症状（With mood symptoms）
F02.A2	伴精神病性障碍（With psychotic disturbance）
F02.A18	伴其他行为或心理紊乱（With other behavioral or psychological disturbance）
F02.A0	无伴随的行为或心理紊乱（Without accompanying behavioral or psychological disturbance）
___.___	由创伤性脑损伤所致的重度神经认知障碍，中度（首先编码 S06.2XAS 弥漫性创伤性脑损伤，伴未特定时间段的意识丧失，后遗症）[Major neurocognitive disorder due to traumatic brain injury, Moderate（code first S06.2XAS diffuse traumatic brain injury with loss of consciousness of unspecified duration, sequela）]
F02.B11	伴激越（With agitation）
F02.B4	伴焦虑（With anxiety）
F02.B3	伴心境症状（With mood symptoms）
F02.B2	伴精神病性障碍（With psychotic disturbance）
F02.B18	伴其他行为或心理紊乱（With other behavioral or psychological disturbance）
F02.B0	无伴随的行为或心理紊乱（Without accompanying behavioral or psychological disturbance）
___.___	由创伤性脑损伤所致的重度神经认知障碍，重度（首先编码 S06.2XAS 弥漫性创伤性脑损伤，伴未特定时间段的意识丧失，后遗症）[Major neurocognitive disorder due to traumatic brain injury, Severe（code first S06.2XAS diffuse traumatic brain injury with loss of consciousness of unspecified duration, sequela）]
F02.C11	伴激越（With agitation）
F02.C4	伴焦虑（With anxiety）
F02.C3	伴心境症状（With mood symptoms）
F02.C2	伴精神病性障碍（With psychotic disturbance）
F02.C18	伴其他行为或心理紊乱（With other behavioral or psychological disturbance）
F02.C0	无伴随的行为或心理紊乱（Without accompanying behavioral or psychological disturbance）

ICD-10-CM	障碍、疾病或问题 （ICD-10-CM Disorder，condition，or problem）
___.___	由创伤性脑损伤所致的重度神经认知障碍，未特定的严重程度（首先编码 S06.2XAS 弥漫性创伤性脑损伤，伴未特定时间段的意识丧失，后遗症）[Major neurocognitive disorder due to traumatic brain injury, Unspecified severity（code first S06.2XAS diffuse traumatic brain injury with loss of consciousness of unspecified duration, sequela）]
F02.811	伴激越（With agitation）
F02.84	伴焦虑（With anxiety）
F02.83	伴心境症状（With mood symptoms）
F02.82	伴精神病性障碍（With psychotic disturbance）
F02.818	伴其他行为或心理紊乱（With other behavioral or psychological disturbance）
F02.80	无伴随的行为或心理紊乱（Without accompanying behavioral or psychological disturbance）
___.___	由未知病因所致的重度神经认知障碍（没有额外的医学编码）[Major neurocognitive disorder due to unknown etiology（no additional medical code）]
___.___	由未知病因所致的重度神经认知障碍，轻度（没有额外的医学编码）[Major neurocognitive disorder due to unknown etiology, Mild（no additional medical code）]
F03.A11	伴激越（With agitation）
F03.A4	伴焦虑（With anxiety）
F03.A3	伴心境症状（With mood symptoms）
F03.A2	伴精神病性障碍（With psychotic disturbance）
F03.A18	伴其他行为或心理紊乱（With other behavioral or psychological disturbance）
F03.A0	无伴随的行为或心理紊乱（Without accompanying behavioral or psychological disturbance）
___.___	由未知病因所致的重度神经认知障碍，中度（没有额外的医学编码）[Major neurocognitive disorder due to unknown etiology, Moderate（no additional medical code）]
F03.B11	伴激越（With agitation）
F03.B4	伴焦虑（With anxiety）
F03.B3	伴心境症状（With mood symptoms）
F03.B2	伴精神病性障碍（With psychotic disturbance）
F03.B18	伴其他行为或心理紊乱（With other behavioral or psychological disturbance）
F03.B0	无伴随的行为或心理紊乱（Without accompanying behavioral or psychological disturbance）
___.___	由未知病因所致的重度神经认知障碍，重度（没有额外的医学编码）[Major neurocognitive disorder due to unknown etiology, Severe（no additional medical code）]
F03.C11	伴激越（With agitation）
F03.C4	伴焦虑（With anxiety）
F03.C3	伴心境症状（With mood symptoms）
F03.C2	伴精神病性障碍（With psychotic disturbance）
F03.C18	伴其他行为或心理紊乱（With other behavioral or psychological disturbance）
F03.C0	无伴随的行为或心理紊乱（Without accompanying behavioral or psychological disturbance）
___.___	由未知病因所致的重度神经认知障碍，未特定的严重程度（没有额外的医学编码）[Major neurocognitive disorder due to unknown etiology, Unspecified severity（no additional medical code）]
F03.911	伴激越（With agitation）
F03.94	伴焦虑（With anxiety）
F03.93	伴心境症状（With mood symptoms）
F03.92	伴精神病性障碍（With psychotic disturbance）
F03.918	伴其他行为或心理紊乱（With other behavioral or psychological disturbance）
F03.90	无伴随的行为或心理紊乱（Without accompanying behavioral or psychological disturbance）
___.___	重度血管性神经认知障碍（参见可疑由血管性疾病所致的重度神经认知障碍；可能由血管性疾病所致的重度神经认知障碍）[Major vascular neurocognitive disorder（see Major neurocognitive disorder possibly due to vascular disease; Major neurocognitive disorder probably due to vascular disease）]

ICD-10-CM	障碍、疾病或问题 （ICD-10-CM Disorder，condition，or problem）
___.___	可疑由血管性疾病所致的重度神经认知障碍（没有额外的医学编码）[Major neurocognitive disorder possibly due to vascular disease（no additional medical code）]
___.___	可疑由血管性疾病所致的重度神经认知障碍，轻度（没有额外的医学编码）[Major neurocognitive disorder possibly due to vascular disease, Mild（no additional medical code）]
F03.A11	伴激越（With agitation）
F03.A4	伴焦虑（With anxiety）
F03.A3	伴心境症状（With mood symptoms）
F03.A2	伴精神病性异障碍（With psychotic disturbance）
F03.A18	伴其他行为或心理紊乱（With other behavioral or psychological disturbance）
F03.A0	无伴随的行为或心理紊乱（Without accompanying behavioral or psychological disturbance）
___.___	可疑由血管性疾病所致的重度神经认知障碍，中度（没有额外的医学编码）[Major neurocognitive disorder possibly due to vascular disease, Moderate（no additional medical code）]
F03.B11	伴激越（With agitation）
F03.B4	伴焦虑（With anxiety）
F03.B3	伴心境症状（With mood symptoms）
F03.B2	伴精神病性障碍（With psychotic disturbance）
F03.B18	伴其他行为或心理紊乱（With other behavioral or psychological disturbance）
F03.B0	无伴随的行为或心理紊乱（Without accompanying behavioral or psychological disturbance）
___.___	可疑由血管性疾病所致的重度神经认知障碍，重度（没有额外的医学编码）[Major neurocognitive disorder possibly due to vascular disease, Severe（no additional medical code）]
F03.C11	伴激越（With agitation）
F03.C4	伴焦虑（With anxiety）
F03.C3	伴心境症状（With mood symptoms）
F03.C2	伴精神病性障碍（With psychotic disturbance）
F03.C18	伴其他行为或心理紊乱（With other behavioral or psychological disturbance）
F03.C0	无伴随的行为或心理紊乱（Without accompanying behavioral or psychological disturbance）
___.___	可疑由血管性疾病所致的重度神经认知障碍，未特定的严重程度（没有额外的医学编码）[Major neurocognitive disorder possibly due to vascular disease, Unspecified severity（no additional medical code）]
F03.911	伴激越（With agitation）
F03.94	伴焦虑（With anxiety）
F03.93	伴心境症状（With mood symptoms）
F03.92	伴精神病性障碍（With psychotic disturbance）
F03.918	伴其他行为或心理紊乱（With other behavioral or psychological disturbance）
F03.90	无伴随的行为或心理紊乱（Without accompanying behavioral or psychological disturbance）
___.___	可能由血管性疾病所致的重度神经认知障碍（没有额外的医学编码）[Major neurocognitive disorder probably due to vascular disease（no additional medical code）]
___.___	可能由血管性疾病所致的重度神经认知障碍，轻度（没有额外的医学编码）[Major neurocognitive disorder probably due to vascular disease, Mild（no additional medical code）]
F01.A11	伴激越（With agitation）
F01.A4	伴焦虑（With anxiety）
F01.A3	伴心境症状（With mood symptoms）
F01.A2	伴精神病性障碍（With psychotic disturbance）
F01.A18	伴其他行为或心理紊乱（With other behavioral or psychological disturbance）
F01.A0	无伴随的行为或心理紊乱（Without accompanying behavioral or psychological disturbance）
___.___	可能由血管性疾病所致的重度神经认知障碍，中度（没有额外的医学编码）[Major neurocognitive disorder probably due to vascular disease, Moderate（no additional medical code）]

ICD-10-CM	障碍、疾病或问题 （ICD-10-CM Disorder，condition，or problem）
F01.B11	伴激越（With agitation）
F01.B4	伴焦虑（With anxiety）
F01.B3	伴心境症状（With mood symptoms）
F01.B2	伴精神病性障碍（With psychotic disturbance）
F01.B18	伴其他行为或心理紊乱（With other behavioral or psychological disturbance）
F01.B0	无伴随的行为或心理紊乱（Without accompanying behavioral or psychological disturbance）
___.___	可能由血管性疾病所致的重度神经认知障碍，重度（没有额外的医学编码）[Major neurocognitive disorder probably due to vascular disease, Severe（no additional medical code）]
F01.C11	伴激越（With agitation）
F01.C4	伴焦虑（With anxiety）
F01.C3	伴心境症状（With mood symptoms）
F01.C2	伴精神病性障碍（With psychotic disturbance）
F01.C18	伴其他行为或心理紊乱（With other behavioral or psychological disturbance）
F01.C0	无伴随的行为或心理紊乱（Without accompanying behavioral or psychological disturbance）
___.___	可能由血管性疾病所致的重度神经认知障碍，未特定的严重程度（没有额外的医学编码）[Major neurocognitive disorder probably due to vascular disease, Unspecified severity（no additional medical code）]
F01.511	伴激越（With agitation）
F01.54	伴焦虑（With anxiety）
F01.53	伴心境症状（With mood symptoms）
F01.52	伴精神病性障碍（With psychotic disturbance）
F01.518	伴其他行为或心理紊乱（With other behavioral or psychological disturbance）
F01.50	无伴随的行为或心理紊乱（Without accompanying behavioral or psychological disturbance）
F52.0	男性性欲低下障碍（Male hypoactive sexual desire disorder）
Z76.5	诈病（Malingering）
G25.71	药物所致的急性静坐不能（Medication-induced acute akathisia）
G24.02	药物所致的急性肌张力障碍（Medication-induced acute dystonia）
	药物所致的谵妄（编码参见特定的物质）[Medication-induced delirium（see specific substances for codes）]
G25.1	药物所致的体位性震颤（Medication-induced postural tremor）
___.___	轻度额颞叶神经认知障碍（参见由可疑的额颞叶变性所致的轻度神经认知障碍；可能的额颞叶变性所致的轻度神经认知障碍）[Mild frontotemporal neurocognitive disorder（see Mild neurocognitive disorder due to possible frontotemporal degeneration; Mild neurocognitive disorder due to probable frontotemporal degeneration）]
___.___	由阿尔茨海默病所致的轻度神经认知障碍（参见由可疑的阿尔茨海默病所致的轻度神经认知障碍；由可能的阿尔茨海默病所致的轻度神经认知障碍）[Mild neurocognitive disorder due to Alzheimer′s disease（see Mild neurocognitive disorder due to possible Alzheimer′s disease; Mild neurocognitive disorder due to probable Alzheimer′s disease）]
G31.84	由可疑的阿尔茨海默病所致的轻度神经认知障碍（没有额外的医学编码）[Mild neurocognitive disorder due to possible Alzheimer′s disease（no additional medical code）]
F06.71	由可能的阿尔茨海默病所致的轻度神经认知障碍（首先编码 G30.9 阿尔茨海默病），伴行为紊乱 [Mild neurocognitive disorder due to probable Alzheimer′s disease（code first G30.9 Alzheimer′s disease）, With behavioral disturbance]
F06.70	由可能的阿尔茨海默病所致的轻度神经认知障碍（首先编码 G30.9 阿尔茨海默病），无行为紊乱 [Mild neurocognitive disorder due to probable Alzheimer′s disease（code first G30.9 Alzheimer′s disease）, Without behavioral disturbance]

ICD-10-CM	障碍、疾病或问题（ICD-10-CM Disorder，condition，or problem）
F06.71	由其他躯体疾病所致的轻度神经认知障碍（首先编码其他躯体疾病），伴行为紊乱［Mild neurocognitive disorder due to another medical condition（code first the other medical condition），With behavioral disturbance］
F06.70	由其他躯体疾病所致的轻度神经认知障碍（首先编码其他躯体疾病），无行为紊乱［Mild neurocognitive disorder due to another medical condition（code first the other medical condition），Without behavioral disturbance］
___.___	轻度额颞叶神经认知障碍（参见由可疑的额颞叶变性所致的轻度神经认知障碍；可能的额颞叶变性所致的轻度神经认知障碍）［Mild frontotemporal neurocognitive disorder（see Mild neurocognitive disorder due to possible frontotemporal degeneration; Mild neurocognitive disorder due to probable frontotemporal degeneration）］
G31.84	由可疑的额颞叶变性所致的轻度神经认知障碍（没有额外的医学编码）［Mild neurocognitive disorder due to possible frontotemporal degeneration（no additional medical code）］
F06.71	由可能的额颞叶变性所致的轻度神经认知障碍（首先编码 G31.09 额颞叶变性），伴行为紊乱［Mild neurocognitive disorder due to probable frontotemporal degeneration（code first G31.09 frontotemporal degeneration），With behavioral disturbance］
F06.70	由可能的额颞叶变性所致的轻度神经认知障碍（首先编码 G31.09 额颞叶变性），无行为紊乱［Mild neurocognitive disorder due to probable frontotemporal degeneration（code first G31.09 frontotemporal degeneration），Without behavioral disturbance］
F06.71	由 HIV 感染所致的轻度神经认知障碍（首先编码 B20 HIV 感染），伴行为紊乱［Mild neurocognitive disorder due to HIV infection（code first B20 HIV infection），With behavioral disturbance］
F06.70	由 HIV 感染所致的轻度神经认知障碍（首先编码 B20 HIV 感染），无行为紊乱［Mild neurocognitive disorder due to HIV infection（code first B20 HIV infection），Without behavioral disturbance］
F06.71	由亨廷顿病所致的轻度神经认知障碍（首先编码 G10 亨廷顿病），伴行为紊乱［Mild neurocognitive disorder due to Huntington's disease（code first G10 Huntington's disease），With behavioral disturbance］
F06.70	由亨廷顿病所致的轻度神经认知障碍（首先编码 G10 亨廷顿病），无行为紊乱［Mild neurocognitive disorder due to Huntington's disease（code first G10 Huntington's disease），Without behavioral disturbance］
___.___	轻度神经认知障碍伴路易体（参见轻度神经认知障碍伴可疑的路易体；轻度神经认知障碍伴可能的路易体）［Mild neurocognitive disorder with Lewy bodies（see Mild neurocognitive disorder with possible Lewy bodies; Mild neurocognitive disorder with probable Lewy bodies）］
G31.84	轻度神经认知障碍，伴可疑的路易体（没有额外的医学编码）［Mild neurocognitive disorder with possible Lewy bodies（no additional medical code）］
F06.71	轻度神经认知障碍，伴可能的路易体（首先编码 G31.83 路易体病），伴行为紊乱［Mild neurocognitive disorder with probable Lewy bodies（code first G31.83 Lewy body disease），With behavioral disturbance］
F06.70	轻度神经认知障碍，伴可能的路易体（首先编码 G31.83 路易体病），无行为紊乱［Mild neurocognitive disorder with probable Lewy bodies（code first G31.83 Lewy body disease），Without behavioral disturbance］
F06.71	由多种病因所致的轻度神经认知障碍（首先编码其他躯体病因），伴行为紊乱［Mild neurocognitive disorder due to multiple etiologies（code first the other medical etiologies），With behavioral disturbance］
F06.70	由多种病因所致的轻度神经认知障碍（首先编码其他躯体病因），无行为紊乱［Mild neurocognitive disorder due to multiple etiologies（code first the other medical etiologies），Without behavioral disturbance］

ICD-10-CM	障碍、疾病或问题 （ICD-10-CM Disorder，condition，or problem）
___.___	由帕金森病所致的轻度神经认知障碍（参见可疑由帕金森病所致的轻度神经认知障碍；可能由帕金森病所致的轻度神经认知障碍）[Mild neurocognitive disorder due to Parkinson′s disease（see Mild neurocognitive disorder possibly due to Parkinson′s disease; Mild neurocognitive disorder probably due to Parkinson′s disease）]
G31.84	可疑由帕金森病所致的轻度神经认知障碍（没有额外的医学编码）[Mild neurocognitive disorder possibly due to Parkinson′s disease（no additional medical code）]
F06.71	可能由帕金森病所致的轻度神经认知障碍（首先编码 G20.C 帕金森病），伴行为紊乱 [Mild neurocognitive disorder probably due to Parkinson′s disease（code first G20.C Parkinson′s disease）, With behavioral disturbance]
F06.70	可能由帕金森病所致的轻度神经认知障碍（首先编码 G20.C 帕金森病），无行为紊乱 [Mild neurocognitive disorder probably due to Parkinson′s disease（code first G20.C Parkinson′s disease）, Without behavioral disturbance]
F06.71	由朊病毒病所致的轻度神经认知障碍（首先编码 A81.9 朊病毒病），伴行为紊乱 [Mild neurocognitive disorder due to prion disease（code first A81.9 prion disease）, With behavioral disturbance]
F06.70	由朊病毒病所致的轻度神经认知障碍（首先编码 A81.9 朊病毒病），无行为紊乱 [Mild neurocognitive disorder due to prion disease（code first A81.9 prion disease）, Without behavioral disturbance]
F06.71	由创伤性脑损伤所致的轻度神经认知障碍（首先编码 S06.2XAS 弥漫性创伤性脑损伤，伴未特定时间段的意识丧失，后遗症），伴行为紊乱 [Mild neurocognitive disorder due to traumatic brain injury（code first S06.2XAS diffuse traumatic brain injury with loss of consciousness of unspecified duration, sequela）, With behavioral disturbance]
F06.70	由创伤性脑损伤所致的轻度神经认知障碍（首先编码 S06.2XAS 弥漫性创伤性脑损伤，伴未特定时间段的意识丧失，后遗症），无行为紊乱 [Mild neurocognitive disorder due to traumatic brain injury（code first S06.2XAS diffuse traumatic brain injury with loss of consciousness of unspecified duration, sequela）, Without behavioral disturbance]
G31.84	由未知病因所致的轻度神经认知障碍（没有额外的医学编码）[Mild neurocognitive disorder due to unknown etiology（no additional medical code）]
___.___	轻度血管性神经认知障碍（参见可疑由血管性疾病所致的轻度神经认知障碍；可能由血管性疾病所致的轻度神经认知障碍）[Mild vascular neurocognitive disorder（see Mild neurocognitive disorder possibly due to vascular disease; Mild neurocognitive disorder probably due to vascular disease）]
G31.84	可疑由血管性疾病所致的轻度神经认知障碍（没有额外的医学编码）[Mild neurocognitive disorder possibly due to vascular disease（no additional medical code）]
F06.71	可能由血管性疾病所致的轻度神经认知障碍（首先编码 I67.9 脑血管性疾病），伴行为紊乱 [Mild neurocognitive disorder probably due to vascular disease（code first I67.9 for cerebrovascular disease）, With behavioral disturbance]
F06.70	可能由血管性疾病所致的轻度神经认知障碍（首先编码 I67.9 脑血管性疾病），无行为紊乱 [Mild neurocognitive disorder probably due to vascular disease（code first I67.9 for cerebrovascular disease）, Without behavioral disturbance]
F60.81	自恋型人格障碍（Narcissistic personality disorder）
	发作性睡病（Narcolepsy）
G47.411	发作性睡病，伴猝倒或下丘脑分泌素缺乏（1 型）[Narcolepsy with cataplexy or hypocretin deficiency（type 1）]
G47.421	由躯体疾病所致的发作性睡病，伴猝倒或下丘脑分泌素缺乏（Narcolepsy with cataplexy or hypocretin deficiency due to a medical condition）
G47.419	发作性睡病，无猝倒和下丘脑分泌素无缺乏或未测量（2 型）[Narcolepsy without cataplexy and either without hypocretin deficiency or hypocretin unmeasured（type 2）]

ICD-10-CM	障碍、疾病或问题 （ICD-10-CM Disorder，condition，or problem）
G47.429	由躯体疾病所致的发作性睡病，无猝倒和无下丘脑分泌素缺乏（Narcolepsy without cataplexy and without hypocretin deficiency due to a medical condition）
G21.0	神经阻滞剂恶性综合征（Neuroleptic malignant syndrome）
F51.5	梦魇障碍（Nightmare disorder）
Z03.89	无诊断或疾病（No diagnosis or condition）
Z91.199	不依从医疗（Nonadherence to medical treatment）
	非快速眼动睡眠唤醒障碍（Non-rapid eye movement sleep arousal disorders）
F51.4	睡惊型（Sleep terror type）
F51.3	睡行型（Sleepwalking type）
R45.88	目前非自杀性自伤（Nonsuicidal self-injury, current）
Z91.52	非自杀性自伤史（Nonsuicidal self-injury, history of）
F42.2	强迫症（Obsessive-compulsive disorder）
F60.5	强迫型人格障碍（Obsessive-compulsive personality disorder）
F06.8	由其他躯体疾病所致的强迫及相关障碍（Obsessive-compulsive and related disorder due to another medical condition）
G47.33	阻塞性睡眠呼吸暂停低通气（Obstructive sleep apnea hypopnea）
	阿片类物质所致的焦虑障碍（Opioid-induced anxiety disorder）
F11.188	伴轻度使用障碍（With mild use disorder）
F11.288	伴中度或重度使用障碍（With moderate or severe use disorder）
F11.988	无使用障碍（Without use disorder）
F11.921	阿片类物质所致的谵妄（按处方服用阿片类药物）[Opioid-induced delirium（opioid medication taken as prescribed）]
F11.988	阿片类物质所致的谵妄（按处方服用阿片类药物后的戒断期间）[Opioid-induced delirium（during withdrawal from opioid medication taken as prescribed）]
	阿片类物质所致的抑郁障碍（Opioid-induced depressive disorder）
F11.14	伴轻度使用障碍（With mild use disorder）
F11.24	伴中度或重度使用障碍（With moderate or severe use disorder）
F11.94	无使用障碍（Without use disorder）
	阿片类物质所致的性功能失调（Opioid-induced sexual dysfunction）
F11.181	伴轻度使用障碍（With mild use disorder）
F11.281	伴中度或重度使用障碍（With moderate or severe use disorder）
F11.981	无使用障碍（Without use disorder）
	阿片类物质所致的睡眠障碍（Opioid-induced sleep disorder）
F11.182	伴轻度使用障碍（With mild use disorder）
F11.282	伴中度或重度使用障碍（With moderate or severe use disorder）
F11.982	无使用障碍（Without use disorder）
	阿片类物质中毒，伴感知紊乱（Opioid intoxication, With perceptual disturbances）
F11.122	伴轻度使用障碍（With mild use disorder）
F11.222	伴中度或重度使用障碍（With moderate or severe use disorder）
F11.922	无使用障碍（Without use disorder）
	阿片类物质中毒，无感知紊乱（Opioid intoxication, Without perceptual disturbances）
F11.120	伴轻度使用障碍（With mild use disorder）
F11.220	伴中度或重度使用障碍（With moderate or severe use disorder）
F11.920	无使用障碍（Without use disorder）
	阿片类物质中毒性谵妄（Opioid intoxication delirium）
F11.121	伴轻度使用障碍（With mild use disorder）
F11.221	伴中度或重度使用障碍（With moderate or severe use disorder）

ICD-10-CM	障碍、疾病或问题（ICD-10-CM Disorder，condition，or problem）
F11.921	无使用障碍（Without use disorder）
	阿片类物质使用障碍（Opioid use disorder）
F11.10	轻度（Mild）
F11.11	早期缓解（In early remission）
F11.11	持续缓解（In sustained remission）
F11.20	中度（Moderate）
F11.21	早期缓解（In early remission）
F11.21	持续缓解（In sustained remission）
F11.20	重度（Severe）
F11.21	早期缓解（In early remission）
F11.21	持续缓解（In sustained remission）
	阿片类物质戒断（Opioid withdrawal）
F11.13	伴轻度使用障碍（With mild use disorder）
F11.23	伴中度或重度使用障碍（With moderate or severe use disorder）
F11.93	无使用障碍（Without use disorder）
	阿片类物质戒断性谵妄（Opioid withdrawal delirium）
F11.188	伴轻度使用障碍（With mild use disorder）
F11.288	伴中度或重度使用障碍（With moderate or severe use disorder）
F11.988	无使用障碍（Without use disorder）
F91.3	对立违抗障碍（Oppositional defiant disorder）
	其他药物不良反应（Other adverse effect of medication）
T50.905A	初诊（Initial encounter）
T50.905S	后遗症（Sequelae）
T50.905D	复诊（Subsequent encounter）
	与成人的非配偶或非伴侣虐待相关的其他情况（Other circumstances related to adult abuse by nonspouse or nonpartner）
Z69.82	对成人的非配偶或非伴侣虐待施虐者的精神卫生服务（Encounter for mental health services for perpetrator of nonspousal or nonpartner adult abuse）
Z69.81	对成人的非配偶或非伴侣虐待受害者的精神卫生服务（Encounter for mental health services for victim of nonspousal or nonpartner adult abuse）
	与儿童忽视相关的其他情况（Other circumstances related to child neglect）
Z69.021	对非父母忽视儿童的施虐者的精神卫生服务（Encounter for mental health services for perpetrator of nonparental child neglect）
Z69.011	对父母忽视儿童的施虐者的精神卫生服务（Encounter for mental health services for perpetrator of parental child neglect）
Z69.010	对父母忽视儿童的受害者的精神卫生服务（Encounter for mental health services for victim of child neglect by parent）
Z69.020	对非父母忽视儿童的受害者的精神卫生服务（Encounter for mental health services for victim of nonparental child neglect）
Z62.812	儿童期被忽视的个人史（既往史）[Personal history（past history）of neglect in childhood]
	与儿童躯体虐待相关的其他情况（Other circumstances related to child physical abuse）
Z69.021	对非父母躯体虐待儿童的施虐者的精神卫生服务（Encounter for mental health services for perpetrator of nonparental child physical abuse）
Z69.011	对父母躯体虐待儿童的施虐者的精神卫生服务（Encounter for mental health services for perpetrator of parental child physical abuse）
Z69.010	对父母躯体虐待儿童的受害者的精神卫生服务（Encounter for mental health services for victim of child physical abuse by parent）

ICD-10-CM	障碍、疾病或问题 （ICD-10-CM Disorder，condition，or problem）
Z69.020	对非父母躯体虐待儿童的受害者的精神卫生服务（Encounter for mental health services for victim of nonparental child physical abuse）
Z62.810	儿童期躯体被虐待的个人史（既往史）[Personal history（past history）of physical abuse in childhood]
	与儿童心理虐待相关的其他情况（Other circumstances related to child psychological abuse）
Z69.021	对非父母心理虐待儿童的施虐者的精神卫生服务（Encounter for mental health services for perpetrator of nonparental child psychological abuse）
Z69.011	对父母心理虐待儿童的施虐者的精神卫生服务（Encounter for mental health services for perpetrator of parental child psychological abuse）
Z69.010	对父母心理虐待儿童的受害者的精神卫生服务（Encounter for mental health services for victim of child psychological abuse by parent）
Z69.020	对非父母心理虐待儿童的受害者的精神卫生服务（Encounter for mental health services for victim of nonparental child psychological abuse）
Z62.811	儿童期被心理虐待的个人史（既往史）[Personal history（past history）of psychological abuse in childhood]
	与儿童性虐待相关的其他情况（Other circumstances related to child sexual abuse）
Z69.021	对非父母性虐待儿童的施虐者的精神卫生服务（Encounter for mental health services for perpetrator of nonparental child sexual abuse）
Z69.011	对父母性虐待儿童的施虐者的精神卫生服务（Encounter for mental health services for perpetrator of parental child sexual abuse）
Z69.010	对父母性虐待儿童的受害者的精神卫生服务（Encounter for mental health services for victim of child sexual abuse by parent）
Z69.020	对非父母性虐待儿童的受害者的精神卫生服务（Encounter for mental health services for victim of nonparental child sexual abuse）
Z62.810	儿童期被性虐待的个人史（既往史）[Personal history（past history）of sexual abuse in childhood]
	与配偶或伴侣心理虐待相关的其他情况
Z69.12	对配偶或伴侣心理虐待施虐者的精神卫生服务（Encounter for mental health services for perpetrator of spouse or partner psychological abuse）
Z69.11	对配偶或伴侣心理虐待受害者的精神卫生服务（Encounter for mental health services for victim of spouse or partner psychological abuse）
Z91.411	配偶或伴侣心理虐待的个人史（既往史）[Personal history（past history）of spouse or partner psychological abuse]
	与配偶或伴侣忽视相关的其他情况
Z69.12	对配偶或伴侣忽视的施虐者的精神卫生服务（Encounter for mental health services for perpetrator of spouse or partner neglect）
Z69.11	对配偶或伴侣忽视的受害者的精神卫生服务（Encounter for mental health services for victim of spouse or partner neglect）
Z91.412	配偶或伴侣忽视的个人史（既往史）[Personal history（past history）of spouse or partner neglect]
	与配偶或伴侣躯体暴力相关的其他情况（Other circumstances related to spouse or partner violence, Physical）
Z69.12	对配偶或伴侣躯体暴力的施虐者的精神卫生服务（Encounter for mental health services for perpetrator of spouse or partner violence, Physical）
Z69.11	对配偶或伴侣躯体暴力的受害者的精神卫生服务（Encounter for mental health services for victim of spouse or partner violence, Physical）
Z91.410	配偶或伴侣躯体暴力的个人史（既往史）[Personal history（past history）of spouse or partner violence, Physical]

ICD-10-CM	障碍、疾病或问题 （ICD-10-CM Disorder，condition，or problem）
	与配偶或伴侣性暴力相关的其他情况（Other circumstances related to spouse or partner violence , Sexual）
Z69.12	对配偶或伴侣性暴力施虐者的精神卫生服务（Encounter for mental health services for perpetrator of spouse or partner violence, Sexual）
Z69.81	对配偶或伴侣性暴力受害者的精神卫生服务（Encounter for mental health services for victim of spouse or partner violence, Sexual）
Z91.410	配偶或伴侣性暴力的个人史（既往史）[Personal history（past history）of spouse or partner violence, Sexual]
Z71.9	其他咨询或会诊（Other counseling or consultation）
Z59.9	其他经济问题（Other economic problem）
	其他致幻剂所致的焦虑障碍（Other hallucinogen-induced anxiety disorder）
F16.180	伴轻度使用障碍（With mild use disorder）
F16.280	伴中度或重度使用障碍（With moderate or severe use disorder）
F16.980	无使用障碍（Without use disorder）
	其他致幻剂所致的双相及相关障碍（Other hallucinogen-induced bipolar and related disorder）
F16.14	伴轻度使用障碍（With mild use disorder）
F16.24	伴中度或重度使用障碍（With moderate or severe use disorder）
F16.94	无使用障碍（Without use disorder）
F16.921	其他致幻剂所致的谵妄（按处方或因医疗原因服用其他致幻剂药物）[Other hallucinogen-induced delirium（other hallucinogen medication taken as prescribed or for medical reasons）]
	其他致幻剂所致的抑郁障碍（Other hallucinogen-induced depressive disorder）
F16.14	伴轻度使用障碍（With mild use disorder）
F16.24	伴中度或重度使用障碍（With moderate or severe use disorder）
F16.94	无使用障碍（Without use disorder）
	其他致幻剂所致的精神病性障碍（Other hallucinogen-induced psychotic disorder）
F16.159	伴轻度使用障碍（With mild use disorder）
F16.259	伴中度或重度使用障碍（With moderate or severe use disorder）
F16.959	无使用障碍（Without use disorder）
	其他致幻剂中毒（Other hallucinogen intoxication）
F16.120	伴轻度使用障碍（With mild use disorder）
F16.220	伴中度或重度使用障碍（With moderate or severe use disorder）
F16.920	无使用障碍（Without use disorder）
	其他致幻剂中毒性谵妄（Other hallucinogen intoxication delirium）
F16.121	伴轻度使用障碍（With mild use disorder）
F16.221	伴中度或重度使用障碍（With moderate or severe use disorder）
F16.921	无使用障碍（Without use disorder）
	其他致幻剂使用障碍（Other hallucinogen use disorder）
F16.10	轻度（Mild）
F16.11	早期缓解（In early remission）
F16.11	持续缓解（In sustained remission）
F16.20	中度（Moderate）
F16.21	早期缓解（In early remission）
F16.21	持续缓解（In sustained remission）
F16.20	重度（Severe）
F16.21	早期缓解（In early remission）
F16.21	持续缓解（In sustained remission）
Z59.9	其他住房问题（Other housing problem）

ICD-10-CM	障碍、疾病或问题 （ICD-10-CM Disorder，condition，or problem）
G25.79	其他药物所致的运动障碍（Other medication-induced movement disorder）
G21.19	其他药物所致的帕金森综合征（Other medication-induced parkinsonism）
Z91.49	心理创伤的个人史（Personal history of psychological trauma）
Z91.89	其他个人风险因素（Other personal risk factors）
Z56.6	其他与工作有关的躯体和精神压力（Other physical and mental strain related to work）
Z56.9	与就业有关的其他问题（Other problem related to employment）
Z60.9	其他与社会环境相关的问题（Other problem related to social environment）
Z55.9	其他与教育和读写能力相关的问题（Other problems related to education and literacy）
F41.8	其他特定的焦虑障碍（Other specified anxiety disorder）
F90.8	其他特定的注意缺陷 / 多动障碍（Other specified attention-deficit/hyperactivity disorder）
F31.89	其他特定的双相及相关障碍（Other specified bipolar and related disorder）
F05	其他特定的谵妄（Other specified delirium）
F32.89	其他特定的抑郁障碍（Other specified depressive disorder）
F91.8	其他特定的破坏性、冲动控制及品行障碍（Other specified disruptive, impulse-control, and conduct disorder）
F44.89	其他特定的分离障碍（Other specified dissociative disorder）
	其他特定的排泄障碍（Other specified elimination disorder）
R15.9	伴排粪症状（With fecal symptoms）
N39.498	伴排尿症状（With urinary symptoms）
F50.89	其他特定的喂食或进食障碍（Other specified feeding or eating disorder）
F64.8	其他特定的性别烦躁（Other specified gender dysphoria）
G47.19	其他特定的嗜睡障碍（Other specified hypersomnolence disorder）
G47.09	其他特定的失眠障碍（Other specified insomnia disorder）
F99	其他特定的精神障碍（Other specified mental disorder）
F06.8	由其他躯体疾病所致的其他特定的精神障碍（Other specified mental disorder due to another medical condition）
F88	其他特定的神经发育障碍（Other specified neurodevelopmental disorder）
F42.8	其他特定的强迫及相关障碍（Other specified obsessive-compulsive and related disorder）
F65.89	其他特定的性欲倒错障碍（Other specified paraphilic disorder）
F60.89	其他特定的人格障碍（Other specified personality disorder）
F28	其他特定的精神分裂症谱系及其他精神病性障碍（Other specified schizophrenia spectrum and other psychotic disorder）
F52.8	其他特定的性功能失调（Other specified sexual dysfunction）
G47.8	其他特定的睡眠-觉醒障碍（Other specified sleep-wake disorder）
F45.8	其他特定的躯体症状及相关障碍（Other specified somatic symptom and related disorder）
F95.8	其他特定的抽动障碍（Other specified tic disorder）
F43.89	其他特定的创伤及应激相关障碍（Other specified trauma- and stressor-related disorder）
	其他兴奋剂中毒，伴感知紊乱（Other stimulant intoxication, With perceptual disturbances）
F15.122	伴轻度使用障碍（With mild use disorder）
F15.222	伴中度或重度使用障碍（With moderate or severe use disorder）
F15.922	无使用障碍（Without use disorder）
	其他兴奋剂中毒，无感知紊乱（Other stimulant intoxication, Without perceptual disturbances）
F15.120	伴轻度使用障碍（With mild use disorder）
F15.220	伴中度或重度使用障碍（With moderate or severe use disorder）
F15.920	无使用障碍（Without use disorder）
	参见其他或未特定的兴奋剂使用障碍（See also Other or unspecified stimulant use disorder）
	其他兴奋剂戒断（Other stimulant withdrawal）

ICD-10-CM	障碍、疾病或问题（ICD-10-CM Disorder，condition，or problem）
F15.13	伴轻度使用障碍（With mild use disorder）
F15.23	伴中度或重度使用障碍（With moderate or severe use disorder）
F15.93	无使用障碍（Without use disorder）
F19.921	其他（或未知）药物所致的谵妄［按处方服用其他（或未知）药物］Other（or unknown）medication–induced delirium [other（or unknown）medication taken as prescribed]
F19.931	其他（或未知）药物所致的谵妄［按处方服用其他（或未知）药物后的戒断期间］Other（or unknown）medication–induced delirium [during withdrawal from other（or unknown）medication taken as prescribed]
	其他（或未知）物质所致的焦虑障碍 [Other（or unknown）substance-induced anxiety disorder]
F19.180	伴轻度使用障碍（With mild use disorder）
F19.280	伴中度或重度使用障碍（With moderate or severe use disorder）
F19.980	无使用障碍（Without use disorder）
	其他（或未知）物质所致的双相及相关障碍 [Other（or unknown）substance-induced bipolar and related disorder]
F19.14	伴轻度使用障碍（With mild use disorder）
F19.24	伴中度或重度使用障碍（With moderate or severe use disorder）
F19.94	无使用障碍（Without use disorder）
	其他（或未知）物质所致的抑郁障碍 [Other（or unknown）substance-induced depressive disorder]
F19.14	伴轻度使用障碍（With mild use disorder）
F19.24	伴中度或重度使用障碍（With moderate or severe use disorder）
F19.94	无使用障碍（Without use disorder）
	其他（或未知）物质所致的重度神经认知障碍 [Other（or unknown）substance-induced major neurocognitive disorder]
F19.17	伴轻度使用障碍（With mild use disorder）
F19.27	伴中度或重度使用障碍（With moderate or severe use disorder）
F19.97	无使用障碍（Without use disorder）
	其他（或未知）物质所致的轻度神经认知障碍 [Other（or unknown）substance-induced mild neurocognitive disorder]
F19.188	伴轻度使用障碍（With mild use disorder）
F19.288	伴中度或重度使用障碍（With moderate or severe use disorder）
F19.988	无使用障碍（Without use disorder）
	其他（或未知）物质所致的强迫及相关障碍 [Other（or unknown）substance-induced obsessive-compulsive and related disorder]
F19.188	伴轻度使用障碍（With mild use disorder）
F19.288	伴中度或重度使用障碍（With moderate or severe use disorder）
F19.988	无使用障碍（Without use disorder）
	其他（或未知）物质所致的精神病性障碍 [Other（or unknown）substance-induced psychotic disorder]
F19.159	伴轻度使用障碍（With mild use disorder）
F19.259	伴中度或重度使用障碍（With moderate or severe use disorder）
F19.959	无使用障碍（Without use disorder）
	其他（或未知）物质所致的性功能失调 [Other（or unknown）substance-induced sexual dysfunction]
F19.181	伴轻度使用障碍（With mild use disorder）
F19.281	伴中度或重度使用障碍（With moderate or severe use disorder）
F19.981	无使用障碍（Without use disorder）
	其他（或未知）物质所致的睡眠障碍 [Other（or unknown）substance-induced sleep disorder]
F19.182	伴轻度使用障碍（With mild use disorder）

ICD-10-CM	障碍、疾病或问题 （ICD-10-CM Disorder，condition，or problem）
F19.282	伴中度或重度使用障碍（With moderate or severe use disorder）
F19.982	无使用障碍（Without use disorder）
	其他（或未知）物质中毒，伴感知紊乱［Other（or unknown）substance intoxication, With perceptual disturbances］
F19.122	伴轻度使用障碍（With mild use disorder）
F19.222	伴中度或重度使用障碍（With moderate or severe use disorder）
F19.922	无使用障碍（Without use disorder）
	其他（或未知）物质中毒，无感知紊乱［Other（or unknown）substance intoxication, Without perceptual disturbances］
F19.120	伴轻度使用障碍（With mild use disorder）
F19.220	伴中度或重度使用障碍（With moderate or severe use disorder）
F19.920	无使用障碍（Without use disorder）
	其他（或未知）物质中毒性谵妄［Other（or unknown）substance intoxication delirium］
F19.121	伴轻度使用障碍（With mild use disorder）
F19.221	伴中度或重度使用障碍（With moderate or severe use disorder）
F19.921	无使用障碍（Without use disorder）
	其他（或未知）物质使用障碍［Other（or unknown）substance use disorder］
F19.10	轻度（Mild）
F19.11	早期缓解（In early remission）
F19.11	持续缓解（In sustained remission）
F19.20	中度（Moderate）
F19.21	早期缓解（In early remission）
F19.21	持续缓解（In sustained remission）
F19.20	重度（Severe）
F19.21	早期缓解（In early remission）
F19.21	持续缓解（In sustained remission）
	其他（或未知）物质戒断，伴感知紊乱［Other（or unknown）substance withdrawal, With perceptual disturbances］
F19.132	伴轻度使用障碍（With mild use disorder）
F19.232	伴中度或重度使用障碍（With moderate or severe use disorder）
F19.932	无使用障碍（Without use disorder）
	其他（或未知）物质戒断，无感知紊乱［Other（or unknown）substance withdrawal, Without perceptual disturbances］
F19.130	伴轻度使用障碍（With mild use disorder）
F19.230	伴中度或重度使用障碍（With moderate or severe use disorder）
F19.930	无使用障碍（Without use disorder）
	其他（或未知）物质戒断性谵妄［Other（or unknown）substance withdrawal delirium］
F19.131	伴轻度使用障碍（With mild use disorder）
F19.231	伴中度或重度使用障碍（With moderate or severe use disorder）
F19.931	无使用障碍（Without use disorder）
	其他或未特定的兴奋剂使用障碍（Other or unspecified stimulant use disorder）
F15.10	轻度（Mild）
F15.11	早期缓解（In early remission）
F15.11	持续缓解（In sustained remission）
F15.20	中度（Moderate）
F15.21	早期缓解（In early remission）
F15.21	持续缓解（In sustained remission）

ICD-10-CM	障碍、疾病或问题 （ICD-10-CM Disorder，condition，or problem）
F15.20	重度（Severe）
F15.21	早期缓解（In early remission）
F15.21	持续缓解（In sustained remission）
E66.9	超重或肥胖（Overweight or obesity）
	无编码 惊恐发作标注（Panic attack specifier）
F41.0	惊恐障碍（Panic disorder）
F60.0	偏执型人格障碍（Paranoid personality disorder）
	亲子关系问题（Parent-child relational problem）
Z62.820	父母-亲生子女（Parent-biological child）
Z62.821	父母-领养子女（Parent-adopted child）
Z62.822	父母-寄养儿童（Parent-foster child）
Z62.898	其他照顾者-儿童（Other caregiver-child）
F65.4	恋童障碍（Pedophilic disorder）
F95.1	持续性（慢性）运动或发声抽动障碍［Persistent（chronic）motor or vocal tic disorder］
F34.1	持续性抑郁障碍（Persistent depressive disorder）
Z91.82	军事派遣的个人史（Personal history of military deployment）
Z91.49	心理创伤的个人史（Personal history of psychological trauma）
F07.0	由其他躯体疾病所致的人格改变（Personality change due to another medical condition）
F12.921	药用大麻受体激动剂所致的谵妄（按处方服用药用大麻受体激动剂药物）［Pharmaceutical cannabis receptor agonist–induced delirium（pharmaceutical cannabis receptor agonist medication taken as prescribed）］
Z60.0	生命阶段问题（Phase of life problem）
	苯环己哌啶所致的焦虑障碍（Phencyclidine-induced anxiety disorder）
F16.180	伴轻度使用障碍（With mild use disorder）
F16.280	伴中度或重度使用障碍（With moderate or severe use disorder）
F16.980	无使用障碍（Without use disorder）
	苯环己哌啶所致的双相及相关障碍（Phencyclidine-induced bipolar and related disorder）
F16.14	伴轻度使用障碍（With mild use disorder）
F16.24	伴中度或重度使用障碍（With moderate or severe use disorder）
F16.94	无使用障碍（Without use disorder）
	苯环己哌啶所致的抑郁障碍（Phencyclidine-induced depressive disorder）
F16.14	伴轻度使用障碍（With mild use disorder）
F16.24	伴中度或重度使用障碍（With moderate or severe use disorder）
F16.94	无使用障碍（Without use disorder）
	苯环己哌啶所致的精神病性障碍（Phencyclidine-induced psychotic disorder）
F16.159	伴轻度使用障碍（With mild use disorder）
F16.259	伴中度或重度使用障碍（With moderate or severe use disorder）
F16.959	无使用障碍（Without use disorder）
	苯环己哌啶中毒（Phencyclidine intoxication）
F16.120	伴轻度使用障碍（With mild use disorder）
F16.220	伴中度或重度使用障碍（With moderate or severe use disorder）
F16.920	无使用障碍（Without use disorder）
	苯环己哌啶中毒性谵妄（Phencyclidine intoxication delirium）
F16.121	伴轻度使用障碍（With mild use disorder）
F16.221	伴中度或重度使用障碍（With moderate or severe use disorder）
F16.921	无使用障碍（Without use disorder）
	苯环己哌啶使用障碍（Phencyclidine use disorder）

ICD-10-CM	障碍、疾病或问题 （ICD-10-CM Disorder，condition，or problem）
F16.10	轻度（Mild）
F16.11	早期缓解（In early remission）
F16.11	持续缓解（In sustained remission）
F16.20	中度（Moderate）
F16.21	早期缓解（In early remission）
F16.21	持续缓解（In sustained remission）
F16.20	重度（Severe）
F16.21	早期缓解（In early remission）
F16.21	持续缓解（In sustained remission）
	异食障碍（Pica）
F50.89	成人（In adults）
F98.3	儿童（In children）
F43.10	创伤后应激障碍（Posttraumatic stress disorder）
F52.4	早泄 [Premature（early）ejaculation]
F32.81	经前期烦躁障碍（Premenstrual dysphoric disorder）
Z56.82	与目前军事派遣状态相关的问题（Problem related to current military deployment status）
Z72.9	与生活方式有关的问题（Problem related to lifestyle）
Z60.2	与独居相关的问题（Problem related to living alone）
Z59.3	与居住在寄宿机构相关的问题（Problem related to living in a residential institution）
Z55.8	与教学不足相关的问题（Problems related to inadequate teaching）
Z64.1	与多胞胎相关的问题（Problems related to multiparity）
Z65.3	与其他法律情况相关的问题（Problems related to other legal circumstances）
Z65.2	与从监狱释放相关的问题（Problems related to release from prison）
Z64.0	与意外怀孕有关的问题（Problems related to unwanted pregnancy）
F43.81	延长哀伤障碍（Prolonged grief disorder）
F95.0	暂时性抽动障碍（Provisional tic disorder）
F54	影响其他躯体疾病的心理因素（Psychological factors affecting other medical conditions）
	由其他躯体疾病所致的精神病性障碍（Psychotic disorder due to another medical condition）
F06.2	伴妄想（With delusions）
F06.0	伴幻觉（With hallucinations）
F63.1	纵火狂（Pyromania）
G47.52	快速眼动睡眠行为障碍（Rapid eye movement sleep behavior disorder）
F94.1	反应性依恋障碍（Reactive attachment disorder）
Z63.0	配偶或亲密伴侣关系困扰（Relationship distress with spouse or intimate partner）
Z65.8	宗教或信仰问题（Religious or spiritual problem）
G25.81	不安腿综合征（Restless legs syndrome）
F98.21	反刍障碍（Rumination disorder）
	分裂情感性障碍（Schizoaffective disorder）
F25.0	双相型（Bipolar type）
F25.1	抑郁型（Depressive type）
F60.1	分裂样人格障碍（Schizoid personality disorder）
F20.9	精神分裂症（Schizophrenia）
F20.81	精神分裂症样障碍（Schizophreniform disorder）
F21	分裂型人格障碍（Schizotypal personality disorder）
Z55.1	没有学校或无法参加（Schooling unavailable and unattainable）
	镇静剂、催眠药或抗焦虑药所致的焦虑障碍（Sedative-, hypnotic-or anxiolytic-induced anxiety disorder）

ICD-10-CM	障碍、疾病或问题 （ICD-10-CM Disorder，condition，or problem）
F13.180	伴轻度使用障碍（With mild use disorder）
F13.280	伴中度或重度使用障碍（With moderate or severe use disorder）
F13.980	无使用障碍（Without use disorder）
	镇静剂、催眠药或抗焦虑药所致的双相及相关障碍（Sedative-, hypnotic-, or anxiolytic-induced bipolar and related disorder）
F13.14	伴轻度使用障碍（With mild use disorder）
F13.24	伴中度或重度使用障碍（With moderate or severe use disorder）
F13.94	无使用障碍（Without use disorder）
F13.921	镇静剂、催眠药或抗焦虑药所致的谵妄（按处方服用镇静剂、催眠药或抗焦虑药）[Sedative-, hypnotic-, or anxiolytic-induced delirium（sedative, hypnotic, or anxiolytic medication taken as prescribed）]
F13.931	镇静剂、催眠药或抗焦虑药所致的谵妄（按处方服用镇静剂、催眠药或抗焦虑药后的戒断期间）[Sedative, hypnotic, or anxiolytic-induced delirium（during withdrawal from sedative, hypnotic, or anxiolytic medication taken as prescribed）]
	镇静剂、催眠药或抗焦虑药所致的抑郁障碍（Sedative-, hypnotic-,or anxiolytic-induced depressive disorder）
F13.14	伴轻度使用障碍（With mild use disorder）
F13.24	伴中度或重度使用障碍（With moderate or severe use disorder）
F13.94	无使用障碍（Without use disorder）
	镇静剂、催眠药或抗焦虑药所致的重度神经认知障碍（Sedative-, hypnotic-, or anxiolytic-induced major neurocognitive disorder）
F13.27	伴中度或重度使用障碍（With moderate or severe use disorder）
F13.97	无使用障碍（Without use disorder）
	镇静剂、催眠药或抗焦虑药所致的轻度神经认知障碍（Sedative-, hypnotic-, or anxiolytic-induced mild neurocognitive disorder）
F13.188	伴轻度使用障碍（With mild use disorder）
F13.288	伴中度或重度使用障碍（With moderate or severe use disorder）
F13.988	无使用障碍（Without use disorder）
	镇静剂、催眠药或抗焦虑药所致的精神病性障碍（Sedative-, hypnotic-or anxiolytic-induced psychotic disorder）
F13.159	伴轻度使用障碍（With mild use disorder）
F13.259	伴中度或重度使用障碍（With moderate or severe use disorder）
F13.959	无使用障碍（Without use disorder）
	镇静剂、催眠药或抗焦虑药所致的性功能失调（Sedative-, hypnotic-, or anxiolytic-induced sexual dysfunction）
F13.181	伴轻度使用障碍（With mild use disorder）
F13.281	伴中度或重度使用障碍（With moderate or severe use disorder）
F13.981	无使用障碍（Without use disorder）
	镇静剂、催眠药或抗焦虑药所致的睡眠障碍（Sedative-, hypnotic-, or anxiolytic-induced sleep disorder）
F13.182	伴轻度使用障碍（With mild use disorder）
F13.282	伴中度或重度使用障碍（With moderate or severe use disorder）
F13.982	无使用障碍（Without use disorder）
	镇静剂、催眠药或抗焦虑药中毒（Sedative, hypnotic or anxiolytic intoxication）
F13.120	伴轻度使用障碍（With mild use disorder）
F13.220	伴中度或重度使用障碍（With moderate or severe use disorder）
F13.920	无使用障碍（Without use disorder）

ICD-10-CM	障碍、疾病或问题 （ICD-10-CM Disorder，condition，or problem）
	镇静剂、催眠药或抗焦虑药中毒性谵妄（Sedative, hypnotic, or anxiolytic intoxication delirium）
F13.121	伴轻度使用障碍（With mild use disorder）
F13.221	伴中度或重度使用障碍（With moderate or severe use disorder）
F13.921	无使用障碍（Without use disorder）
	镇静剂、催眠药或抗焦虑药使用障碍（Sedative, hypnotic, or anxiolytic use disorder）
F13.10	轻度（Mild）
F13.11	早期缓解（In early remission）
F13.11	持续缓解（In sustained remission）
F13.20	中度（Moderate）
F13.21	早期缓解（In early remission）
F13.21	持续缓解（In sustained remission）
F13.20	重度（Severe）
F13.21	早期缓解（In early remission）
F13.21	持续缓解（In sustained remission）
	镇静剂、催眠药或抗焦虑药戒断，伴感知紊乱（Sedative, hypnotic, or anxiolytic withdrawal, With perceptual disturbances）
F13.132	伴轻度使用障碍（With mild use disorder）
F13.232	伴中度或重度使用障碍（With moderate or severe use disorder）
F13.932	无使用障碍（Without use disorder）
	镇静剂、催眠药或抗焦虑药戒断，无感知紊乱（Sedative, hypnotic, or anxiolytic withdrawal, Without perceptual disturbances）
F13.130	伴轻度使用障碍（With mild use disorder）
F13.230	伴中度或重度使用障碍（With moderate or severe use disorder）
F13.930	无使用障碍（Without use disorder）
	镇静剂、催眠药或抗焦虑药戒断性谵妄（Sedative, hypnotic, or anxiolytic withdrawal delirium）
F13.131	伴轻度使用障碍（With mild use disorder）
F13.231	伴中度或重度使用障碍（With moderate or severe use disorder）
F13.931	无使用障碍（Without use disorder）
F94.0	选择性缄默症（Selective mutism）
F93.0	分离焦虑障碍（Separation anxiety disorder）
Z70.9	性咨询（Sex counseling）
Z56.81	工作中的性骚扰（Sexual harassment on the job）
F65.51	性受虐障碍（Sexual masochism disorder）
F65.52	性施虐障碍（Sexual sadism disorder）
Z62.891	同胞关系问题（Sibling relational problem）
	睡眠相关的通气不足（Sleep-related hypoventilation）
G47.36	共病睡眠相关的通气不足（Comorbid sleep-related hypoventilation）
G47.35	先天性中枢性肺泡通气不足（Congenital central alveolar hypoventilation）
G47.34	特发性通气不足（Idiopathic hypoventilation）
F40.10	社交焦虑障碍（Social anxiety disorder）
Z60.4	社会排斥或拒绝（Social exclusion or rejection）
F80.82	社交（语用）交流障碍 [Social（pragmatic）communication disorder]
F45.1	躯体症状障碍（Somatic symptom disorder）
	特定学习障碍（Specific learning disorder）
F81.0	伴阅读受损（With impairment in reading）
F81.81	伴书面表达受损（With impairment in written expression）

ICD-10-CM	障碍、疾病或问题 （ICD-10-CM Disorder，condition，or problem）
F81.2	伴数学受损（With impairment in mathematics）
	特定恐怖症（Specific phobia）
F40.218	动物型（Animal）
	血液–注射–损伤型（Blood-injection-injury）
F40.230	恐惧血液（Fear of blood）
F40.231	恐惧注射和输液（Fear of injections and transfusions）
F40.232	恐惧其他医疗服务（Fear of other medical care）
F40.233	恐惧受伤（Fear of injury）
F40.228	自然环境型（Natural environment）
F40.298	其他（Other）
F40.248	情境型（Situational）
F80.0	语音障碍（Speech sound disorder）
	配偶或伴侣心理虐待，已确认（Spouse or partner abuse, Psychological, Confirmed）
T74.31XA	初诊（Initial encounter）
T74.31XD	复诊（Subsequent encounter）
	配偶或伴侣心理虐待，可疑（Spouse or partner abuse, Psychological, Suspected）
T76.31XA	初诊（Initial encounter）
T76.31XD	复诊（Subsequent encounter）
	配偶或伴侣忽视，已确认（Spouse or partner neglect, Confirmed）
T74.01XA	初诊（Initial encounter）
T74.01XD	复诊（Subsequent encounter）
	配偶或伴侣忽视，可疑（Spouse or partner neglect, Suspected）
T76.01XA	初诊（Initial encounter）
T76.01XD	复诊（Subsequent encounter）
	配偶或伴侣躯体暴力，已确认（Spouse or partner violence, Physical, Confirmed）
T74.11XA	初诊（Initial encounter）
T74.11XD	复诊（Subsequent encounter）
	配偶或伴侣躯体暴力，可疑（Spouse or partner violence, Physical, Suspected）
T76.11XA	初诊（Initial encounter）
T76.11XD	复诊（Subsequent encounter）
	配偶或伴侣性暴力，已确认（Spouse or partner violence, Sexual，Confirmed）
T74.21XA	初诊（Initial encounter）
T74.21XD	复诊（Subsequent encounter）
	配偶或伴侣性暴力，可疑（Spouse or partner violence, Sexual, Suspected）
T76.21XA	初诊（Initial encounter）
T76.21XD	复诊（Subsequent encounter）
F98.4	刻板运动障碍（Stereotypic movement disorder）
	兴奋剂中毒（参见苯丙胺类物质、可卡因或其他或未特定的兴奋剂中毒的特定编码）[Stimulant intoxication（see amphetamine-type substance, cocaine, or other or unspecified stimulant intoxication for specific codes）]
	兴奋剂使用障碍（参见苯丙胺类物质、可卡因或其他或未特定的兴奋剂使用障碍的特定编码）[Stimulant use disorder（see amphetamine-type substance, cocaine, or other or unspecified stimulant use disorder for specific codes）]
	兴奋剂戒断（参见苯丙胺类物质、可卡因或其他或未特定的兴奋剂戒断的特定编码 [Stimulant withdrawal（see amphetamine-type substance, cocaine, or other or unspecified stimulant withdrawal for specific codes）]
Z56.3	紧张的工作日程（Stressful work schedule）

ICD-10-CM	障碍、疾病或问题 （ICD-10-CM Disorder，condition，or problem）
F80.81	儿童期起病的言语流畅障碍（口吃）[Stuttering（childhood-onset fluency disorder）]
	物质中毒性谵妄（参见特定物质编码）[Substance intoxication delirium（see specific substances for codes）]
	物质戒断性谵妄（参见特定物质编码）[Substance withdrawal delirium（see specific substances for codes）]
	物质 / 药物所致的焦虑障碍（参见特定物质编码）[Substance/medication-induced anxiety disorder（see specific substances for codes）]
	物质 / 药物所致的双相及相关障碍（参见特定物质编码）[Substance/medication-induced bipolar and related disorder（see specific substances for codes）]
	物质 / 药物所致的抑郁障碍（参见特定物质编码）[Substance/medication-induced depressive disorder（see specific substances for codes）]
	物质 / 药物所致的重度或轻度神经认知障碍（参见特定物质编码）[Substance/medication-induced major or mild neurocognitive disorder（see specific substances for codes）]
	物质 / 药物所致的强迫及相关障碍（参见特定物质编码）[Substance/medication-induced obsessive-compulsive and related disorder（see specific substances for codes）]
	物质 / 药物所致的精神病性障碍（参见特定物质编码）[Substance/medication-induced psychotic disorder（see specific substances for codes）]
	物质 / 药物所致的性功能失调（参见特定物质编码）[Substance/medication-induced sexual dysfunction（see specific substances for codes）]
	物质 / 药物所致的睡眠障碍（参见特定物质编码）[Substance/medication-induced sleep disorder（see specific substances for codes）]
	目前自杀行为（Suicidal behavior, current）
T14.91XA	初诊（Initial encounter）
T14.91XD	复诊（Subsequent encounter）
Z91.51	自杀行为史（Suicidal behavior, history of）
G25.71	迟发性静坐不能（Tardive akathisia）
G24.01	迟发性运动障碍（Tardive dyskinesia）
G24.09	迟发性肌张力障碍（Tardive dystonia）
Z60.5	（感觉是）被歧视或被迫害的对象 [Target of（perceived）adverse discrimination or persecution]
Z56.2	失业的威胁（Threat of job loss）
	抽动障碍（Tic disorders）
F95.1	持续性（慢性）运动或发声抽动障碍 [Persistent（chronic）motor or vocal tic disorder]
F95.0	暂时性抽动障碍（Provisional tic disorder）
F95.8	其他特定的抽动障碍（Other specified tic disorder）
F95.9	未特定的抽动障碍（Unspecified tic disorder）
F95.2	抽动秽语综合征（Tourette's disorder）
F17.208	烟草所致的睡眠障碍，伴中度或重度使用障碍（Tobacco-induced sleep disorder, With moderate or severe use disorder）
	烟草使用障碍（Tobacco use disorder）
Z72.0	轻度（Mild）
F17.200	中度（Moderate）
F17.201	早期缓解（In early remission）
F17.201	持续缓解（In sustained remission）
F17.200	重度（Severe）
F17.201	早期缓解（In early remission）
F17.201	持续缓解（In sustained remission）
F17.203	烟草戒断（Tobacco withdrawal）

ICD-10-CM	障碍、疾病或问题 （ICD-10-CM Disorder，condition，or problem）
F65.1	异装障碍（Transvestic disorder）
F63.3	拔毛癖（拔毛障碍）[Trichotillomania（hair-pulling disorder）]
Z75.3	无法获得或不能使用健康服务机构（Unavailability or inaccessibility of health care facilities）
Z75.4	无法获得或不能使用其他助人机构（Unavailability or inaccessibility of other helping agencies）
Z63.4	非复杂性丧痛（Uncomplicated bereavement）
Z56.5	不友好的工作环境（Uncongenial work environment）
Z55.3	学业成绩不佳（Underachievement in school）
Z56.0	失业（Unemployment）
F10.99	未特定的酒精相关障碍（Unspecified alcohol-related disorder）
F41.9	未特定的焦虑障碍（Unspecified anxiety disorder）
F90.9	未特定的注意缺陷 / 多动障碍（Unspecified attention-deficit/hyperactivity disorder）
F31.9	未特定的双相及相关障碍（Unspecified bipolar and related disorder）
F15.99	未特定的咖啡因相关障碍（Unspecified caffeine-related disorder）
F12.99	未特定的大麻相关障碍（Unspecified cannabis-related disorder）
F06.1	未特定的紧张症（涉及神经和肌肉骨骼系统的其他症状首先编码 R29.818）[Unspecified catatonia（code first R29.818 other symptoms involving nervous and musculoskeletal systems）]
F80.9	未特定的交流障碍（Unspecified communication disorder）
F05	未特定的谵妄（Unspecified delirium）
F32.A	未特定的抑郁障碍（Unspecified depressive disorder）
F91.9	未特定的破坏性、冲动控制及品行障碍（Unspecified disruptive, impulse-control and conduct disorder）
F44.9	未特定的分离障碍（Unspecified dissociative disorder）
	未特定的排泄障碍（Unspecified elimination disorder）
R15.9	伴排粪症状（With fecal symptoms）
R32	伴排尿症状（With urinary symptoms）
F50.9	未特定的喂食或进食障碍（Unspecified feeding or eating disorder）
F64.9	未特定的性别烦躁（Unspecified gender dysphoria）
F16.99	未特定的致幻剂相关障碍（Unspecified hallucinogen-related disorder）
G47.10	未特定的嗜睡障碍（Unspecified hypersomnolence disorder）
F18.99	未特定的吸入剂相关障碍（Unspecified inhalant-related disorder）
G47.00	未特定的失眠障碍（Unspecified insomnia disorder）
F79	未特定的智力发育障碍（智力障碍）[Unspecified intellectual developmental disorder（intellectual disability）]
F99	未特定的精神障碍（Unspecified mental disorder）
F09	由其他躯体疾病所致的未特定的精神障碍（Unspecified mental disorder due to another medical condition）
F39	未特定的心境障碍（Unspecified mood disorder）
R41.9	未特定的神经认知障碍（Unspecified neurocognitive disorder）
F89	未特定的神经发育障碍（Unspecified neurodevelopmental disorder）
F42.9	未特定的强迫及相关障碍（Unspecified obsessive-compulsive and related disorder）
F11.99	未特定的阿片类物质相关障碍（Unspecified opioid-related disorder）
F19.99	未特定的其他（或未知）物质相关障碍 [Unspecified other（or unknown）substance-related disorder]
F65.9	未特定的性欲倒错障碍（Unspecified paraphilic disorder）
F60.9	未特定的人格障碍（Unspecified personality disorder）
F16.99	未特定的苯环己哌啶相关障碍（Unspecified phencyclidine-related disorder）

ICD-10-CM	障碍、疾病或问题 （ICD-10-CM Disorder，condition，or problem）
F29	未特定的精神分裂症谱系及其他精神病性障碍（Unspecified schizophrenia spectrum and other psychotic disorder）
F13.99	未特定的镇静剂、催眠药或抗焦虑药相关障碍（Unspecified sedative-, hypnotic-, or anxiolytic-related disorder）
F52.9	未特定的性功能失调（Unspecified sexual dysfunction）
G47.9	未特定的睡眠-觉醒障碍（Unspecified sleep-wake disorder）
F45.9	未特定的躯体症状及相关障碍（Unspecified somatic symptom and related disorder）
	未特定的兴奋剂相关障碍（Unspecified stimulant-related disorder）
F15.99	未特定的苯丙胺类物质相关障碍（Unspecified amphetamine-type substance-related disorder）
F14.99	未特定的可卡因相关障碍（Unspecified Cocaine-related disorder）
F95.9	未特定的抽动障碍（Unspecified tic disorder）
F17.209	未特定的烟草相关障碍（Unspecified tobacco-related disorder）
F43.9	未特定的创伤及应激相关障碍（Unspecified trauma-and stressor-related disorder）
Z62.29	远离父母的养育（Upbringing away from parents）
Z65.4	犯罪受害者（Victim of crime）
Z65.4	恐怖主义或酷刑的受害者（Victim of terrorism or torture）
F65.3	窥阴障碍（Voyeuristic disorder）
Z91.83	与精神障碍有关的流浪（Wandering associated with a mental disorder）

DSM-5-TR 诊断和 ICD-10-CM 编码的数字排序

有关定期的 DSM-5-TR 编码和其他更新，参见 www.dsm5.org。

ICD-10-CM	障碍、疾病或问题 （ICD-10-CM Disorder，condition，or problem）
E66.9	超重或肥胖（Overweight or obesity）
F01.50	可能由血管性疾病所致的重度神经认知障碍，未特定的严重程度，无伴随的行为或心理紊乱（没有额外的医学编码）[Major neurocognitive disorder probably due to vascular disease, Unspecified severity, Without accompanying behavioral or psychological disturbance（no additional medical code）]
F01.511	可能由血管性疾病所致的重度神经认知障碍，未特定的严重程度，伴激越（没有额外的医学编码）[Major neurocognitive disorder probably due to vascular disease, Unspecified severity, With agitation（no additional medical code）]
F01.518	可能由血管性疾病所致的重度神经认知障碍，未特定的严重程度，伴其他行为或心理紊乱（没有额外的医学编码）[Major neurocognitive disorder probably due to vascular disease, Unspecified severity, With other behavioral or psychological disturbance（no additional medical code）]
F01.52	可能由血管性疾病所致的重度神经认知障碍，未特定的严重程度，伴精神病性障碍（没有额外的医学编码）[Major neurocognitive disorder probably due to vascular disease, Unspecified severity, With psychotic disturbance（no additional medical code）]
F01.53	可能由血管性疾病所致的重度神经认知障碍，未特定的严重程度，伴心境症状（没有额外的医学编码）[Major neurocognitive disorder probably due to vascular disease, Unspecified severity, With mood symptoms（no additional medical code）]
F01.54	可能由血管性疾病所致的重度神经认知障碍，未特定的严重程度，伴焦虑（没有额外的医学编码）[Major neurocognitive disorder probably due to vascular disease, Unspecified severity, With anxiety（no additional medical code）]
F01.A0	可能由血管性疾病所致的重度神经认知障碍，轻度，无伴随的行为或心理紊乱（没有额外的医学编码）[Major neurocognitive disorder probably due to vascular disease, Mild, Without accompanying behavioral or psychological disturbance（no additional medical code）]
F01.A11	可能由血管性疾病所致的重度神经认知障碍，轻度，伴激越（没有额外的医学编码）[Major neurocognitive disorder probably due to vascular disease, Mild, With agitation（no additional medical code）]
F01.A18	可能由血管性疾病所致的重度神经认知障碍，轻度，伴其他行为或心理紊乱（没有额外的医学编码）[Major neurocognitive disorder probably due to vascular disease, Mild, With other behavioral or psychological disturbance（no additional medical code）]
F01.A2	可能由血管性疾病所致的重度神经认知障碍，轻度，伴精神病性障碍（没有额外的医学编码）[Major neurocognitive disorder probably due to vascular disease, Mild, With psychotic disturbance（no additional medical code）]
F01.A3	可能由血管性疾病所致的重度神经认知障碍，轻度，伴心境症状（没有额外的医学编码）[Major neurocognitive disorder probably due to vascular disease, Mild, With mood symptoms（no additional medical code）]

ICD-10-CM	障碍、疾病或问题 （ICD-10-CM Disorder，condition，or problem）
F01.A4	可能由血管性疾病所致的重度神经认知障碍，轻度，伴焦虑（没有额外的医学编码）[Major neurocognitive disorder probably due to vascular disease, Mild, With anxiety（no additional medical code）]
F01.B0	可能由血管性疾病所致的重度神经认知障碍，中度，无伴随的行为或心理紊乱（没有额外的医学编码）[Major neurocognitive disorder probably due to vascular disease, Moderate，Without accompanying behavioral or psychological disturbance（no additional medical code）]
F01.B11	可能由血管性疾病所致的重度神经认知障碍，中度，伴激越（没有额外的医学编码）[Major neurocognitive disorder probably due to vascular disease, Moderate，With agitation（no additional medical code）]
F01.B18	可能由血管性疾病所致的重度神经认知障碍，中度，伴其他行为或心理紊乱（没有额外的医学编码）[Major neurocognitive disorder probably due to vascular disease, Moderate，With other behavioral or psychological disturbance（no additional medical code）]
F01.B2	可能由血管性疾病所致的重度神经认知障碍，中度，伴精神病性障碍（没有额外的医学编码）[Major neurocognitive disorder probably due to vascular disease, Moderate，With psychotic disturbance（no additional medical code）]
F01.B3	可能由血管性疾病所致的重度神经认知障碍，中度，伴心境症状（没有额外的医学编码）[Major neurocognitive disorder probably due to vascular disease, Moderate，With mood symptoms（no additional medical code）]
F01.B4	可能由血管性疾病所致的重度神经认知障碍，中度，伴焦虑（没有额外的医学编码）[Major neurocognitive disorder probably due to vascular disease, Moderate，With anxiety（no additional medical code）]
F01.C0	可能由血管性疾病所致的重度神经认知障碍，重度，无伴随的行为或心理紊乱（没有额外的医学编码）[Major neurocognitive disorder probably due to vascular disease, Severe，Without accompanying behavioral or psychological disturbance（no additional medical code）]
F01.C11	可能由血管性疾病所致的重度神经认知障碍，重度，伴激越（没有额外的医学编码）[Major neurocognitive disorder probably due to vascular disease, Severe，With agitation（no additional medical code）]
F01.C18	可能由血管性疾病所致的重度神经认知障碍，重度，伴其他行为或心理紊乱（没有额外的医学编码）[Major neurocognitive disorder probably due to vascular disease, Severe，With other behavioral or psychological disturbance（no additional medical code）]
F01.C2	可能由血管性疾病所致的重度神经认知障碍，重度，伴精神病性障碍（没有额外的医学编码）[Major neurocognitive disorder probably due to vascular disease, Severe，With psychotic disturbance（no additional medical code）]
F01.C3	可能由血管性疾病所致的重度神经认知障碍，重度，伴心境症状（没有额外的医学编码）[Major neurocognitive disorder probably due to vascular disease, Severe，With mood symptoms（no additional medical code）]
F01.C4	可能由血管性疾病所致的重度神经认知障碍，重度，伴焦虑（没有额外的医学编码）[Major neurocognitive disorder probably due to vascular disease, Severe，With anxiety（no additional medical code）]
F02.80	由其他躯体疾病所致的重度神经认知障碍，未特定的严重程度，无伴随的行为或心理紊乱（首先编码其他躯体疾病）[Major neurocognitive disorder due to another medical condition, Unspecified severity, Without accompanying behavioral or psychological disturbance（code first the other medical condition that applies）]
F02.80	由 HIV 感染所致的重度神经认知障碍，未特定的严重程度，无伴随的行为或心理紊乱（首先编码 B20 HIV 感染）[Major neurocognitive disorder due to HIV infection, Unspecified severity, Without accompanying behavioral or psychological disturbance（code first B20 HIV infection）]

ICD-10-CM	障碍、疾病或问题（ICD-10-CM Disorder，condition，or problem）
F02.80	由亨廷顿病所致的重度神经认知障碍，未特定的严重程度，无伴随的行为或心理紊乱（首先编码 G10 亨廷顿病）[Major neurocognitive disorder due to Huntington's disease, Unspecified severity, Without accompanying behavioral or psychological disturbance（code first G10 Huntington's disease）]
F02.80	由多种病因所致的重度神经认知障碍，未特定的严重程度，无伴随的行为或心理紊乱（首先编码其他躯体病因）[Major neurocognitive disorder due to multiple etiologies, Unspecified severity, Without accompanying behavioral or psychological disturbance（code first the other medical etiologies）]
F02.80	由朊病毒病所致的重度神经认知障碍，未特定的严重程度，无伴随的行为或心理紊乱（首先编码 A81.9 朊病毒病）[Major neurocognitive disorder due to prion disease, Unspecified severity, Without accompanying behavioral or psychological disturbance（code first A81.9 prion disease）]
F02.80	由可能的阿尔茨海默病所致的重度神经认知障碍，未特定的严重程度，无伴随的行为或心理紊乱（首先编码 G30.9 阿尔茨海默病）[Major neurocognitive disorder due to probable Alzheimer's disease, Unspecified severity, Without accompanying behavioral or psychological disturbance（code first G30.9 Alzheimer's disease）]
F02.80	由可能的额颞叶变性所致的重度神经认知障碍，未特定的严重程度，无伴随的行为或心理紊乱（首先编码 G31.09 额颞叶变性）[Major neurocognitive disorder due to probable frontotemporal degeneration, Unspecified severity, Without accompanying behavioral or psychological disturbance（code first G31.09 frontotemporal degeneration）]
F02.80	重度神经认知障碍伴可能的路易体，未特定的严重程度，无伴随的行为或心理紊乱（首先编码 G31.83 路易体病）[Major neurocognitive disorder with probable Lewy bodies, Unspecified severity, Without accompanying behavioral or psychological disturbance（code first G31.83 Lewy body disease）]
F02.80	可能由帕金森病所致的重度神经认知障碍，未特定的严重程度，无伴随的行为或心理紊乱（首先编码 G20.C 帕金森病）[Major neurocognitive disorder probably due to Parkinson's disease, Unspecified severity, Without accompanying behavioral or psychological disturbance（code first G20.C Parkinson's disease）]
F02.80	由创伤性脑损伤所致的重度神经认知障碍，未特定的严重程度，无伴随的行为或心理紊乱（首先编码 S06.2XAS 弥漫性创伤性脑损伤，伴未特定时间段的意识丧失，后遗症）[Major neurocognitive disorder due to traumatic brain injury, Unspecified severity, Without accompanying behavioral or psychological disturbance（code first S06.2XAS diffuse traumatic brain injury with loss of consciousness of unspecified duration, sequela）]
F02.811	由其他躯体疾病所致的重度神经认知障碍，未特定的严重程度，伴激越（首先编码其他躯体疾病）[Major neurocognitive disorder due to another medical condition, Unspecified severity, With agitation（code first the other medical condition）]
F02.811	由 HIV 感染所致的重度神经认知障碍，未特定的严重程度，伴激越（首先编码 B20 HIV 感染）[Major neurocognitive disorder due to HIV infection, Unspecified severity, With agitation（code first B20 HIV infection）]
F02.811	由亨廷顿病所致的重度神经认知障碍，未特定的严重程度，伴激越（首先编码 G10 亨廷顿病）[Major neurocognitive disorder due to Huntington's disease, Unspecified severity, With agitation（code first G10 Huntington's disease）]
F02.811	由多种病因所致的重度神经认知障碍，未特定的严重程度，伴激越（首先编码其他躯体病因）[Major neurocognitive disorder due to multiple etiologies, Unspecified severity, With agitation（code first the other medical etiologies）]
F02.811	由朊病毒病所致的重度神经认知障碍，未特定的严重程度，伴激越（首先编码 A81.9 朊病毒病）[Major neurocognitive disorder due to prion disease, Unspecified severity, With agitation（code first A81.9 prion disease）]

ICD-10-CM	障碍、疾病或问题 （ICD-10-CM Disorder，condition，or problem）
F02.811	由可能的阿尔茨海默病所致的重度神经认知障碍，未特定的严重程度，伴激越（首先编码 G30.9 阿尔茨海默病）［Major neurocognitive disorder due to probable Alzheimer's disease, Unspecified severity, With agitation（code first G30.9 Alzheimer's disease）］
F02.811	由可能的额颞叶变性所致的重度神经认知障碍，未特定的严重程度，伴激越（首先编码 G31.09 额颞叶变性）［Major neurocognitive disorder due to probable frontotemporal degeneration, Unspecified severity, With agitation（code first G31.09 frontotemporal degeneration）］
F02.811	重度神经认知障碍伴可能的路易体，未特定的严重程度，伴激越（首先编码 G31.83 路易体病）［Major neurocognitive disorder with probable Lewy bodies, Unspecified severity, With agitation（code first G31.83 Lewy body disease）］
F02.811	可能由帕金森病所致的重度神经认知障碍，未特定的严重程度，伴激越（首先编码 G20.C 帕金森病）［Major neurocognitive disorder probably due to Parkinson's disease, Unspecified severity, With agitation（code first G20.C Parkinson's disease）］
F02.811	由创伤性脑损伤所致的重度神经认知障碍，未特定的严重程度，伴激越（首先编码 S06.2XAS 弥漫性创伤性脑损伤，伴未特定时间段的意识丧失，后遗症）［Major neurocognitive disorder due to traumatic brain injury, Unspecified severity, With agitation（code first S06.2XAS diffuse traumatic brain injury with loss of consciousness of unspecified duration, sequela）］
F02.818	由其他躯体疾病所致的重度神经认知障碍，未特定的严重程度，伴其他行为或心理紊乱（首先编码其他躯体疾病）［Major neurocognitive disorder due to another medical condition, Unspecified severity, With other behavioral or psychological disturbance（code first the other medical condition）］
F02.818	由 HIV 感染所致的重度神经认知障碍，未特定的严重程度，伴其他行为或心理紊乱（首先编码 B20 HIV 感染）［Major neurocognitive disorder due to HIV infection, Unspecified severity, With other behavioral or psychological disturbance（code first B20 HIV infection）］
F02.818	由亨廷顿病所致的重度神经认知障碍，未特定的严重程度，伴其他行为或心理紊乱（首先编码 G10 亨廷顿病）［Major neurocognitive disorder due to Huntington's disease, Unspecified severity, With other behavioral or psychological disturbance（code first G10 Huntington's disease）］
F02.818	由多种病因所致的重度神经认知障碍，未特定的严重程度，伴其他行为或心理紊乱（首先编码其他躯体病因）［Major neurocognitive disorder due to multiple etiologies, Unspecified severity, With other behavioral or psychological disturbance（code first the other medical etiologies）］
F02.818	由朊病毒病所致的重度神经认知障碍，未特定的严重程度，伴其他行为或心理紊乱（首先编码 A81.9 朊病毒病）［Major neurocognitive disorder due to prion disease, Unspecified severity, With other behavioral or psychological disturbance（code first A81.9 prion disease）］
F02.818	由可能的阿尔茨海默病所致的重度神经认知障碍，未特定的严重程度，伴其他行为或心理紊乱（首先编码 G30.9 阿尔茨海默病）［Major neurocognitive disorder due to probable Alzheimer's disease, Unspecified severity, With other behavioral or psychological disturbance（code first G30.9 Alzheimer's disease）］
F02.818	由可能的额颞叶变性所致的重度神经认知障碍，未特定的严重程度，伴其他行为或心理紊乱（首先编码 G31.09 额颞叶变性）［Major neurocognitive disorder due to probable frontotemporal degeneration, Unspecified severity, With other behavioral or psychological disturbance（code first G31.09 frontotemporal degeneration）］
F02.818	重度神经认知障碍伴可能的路易体，未特定的严重程度，伴其他行为或心理紊乱（首先编码 G31.83 路易体病）［Major neurocognitive disorder with probable Lewy bodies, Unspecified severity, With other behavioral or psychological disturbance（code first G31.83 Lewy body disease）］

ICD-10-CM	障碍、疾病或问题 （ICD-10-CM Disorder，condition，or problem）
F02.818	可能由帕金森病所致的重度神经认知障碍，未特定的严重程度，伴其他行为或心理紊乱（首先编码 G20.C 帕金森病）[Major neurocognitive disorder probably due to Parkinson's disease, Unspecified severity, With other behavioral or psychological disturbance（code first G20.C Parkinson's disease）]
F02.818	由创伤性脑损伤所致的重度神经认知障碍，未特定的严重程度，伴其他行为或心理紊乱（首先编码 S06.2XAS 弥漫性创伤性脑损伤，伴未特定时间段的意识丧失，后遗症）[Major neurocognitive disorder due to traumatic brain injury, Unspecified severity, With other behavioral or psychological disturbance（code first S06.2XAS diffuse traumatic brain injury with loss of consciousness of unspecified duration, sequela）]
F02.82	由其他躯体疾病所致的重度神经认知障碍，未特定的严重程度，伴精神病性障碍（首先编码其他躯体疾病）[Major neurocognitive disorder due to another medical condition, Unspecified severity, With psychotic disturbance（code first the other medical condition）]
F02.82	由 HIV 感染所致的重度神经认知障碍，未特定的严重程度，伴精神病性障碍（首先编码 B20 HIV 感染）[Major neurocognitive disorder due to HIV infection, Unspecified severity, With psychotic disturbance（code first B20 HIV infection）]
F02.82	由亨廷顿病所致的重度神经认知障碍，未特定的严重程度，伴精神病性障碍（首先编码 G10 亨廷顿病）[Major neurocognitive disorder due to Huntington's disease, Unspecified severity, With psychotic disturbance（code first G10 Huntington's disease）]
F02.82	由多种病因所致的重度神经认知障碍，未特定的严重程度，伴精神病性障碍（首先编码其他躯体病因）[Major neurocognitive disorder due to multiple etiologies, Unspecified severity, With psychotic disturbance（code first the other medical etiologies）]
F02.82	由朊病毒病所致的重度神经认知障碍，未特定的严重程度，伴精神病性障碍（首先编码 A81.9 朊病毒病）[Major neurocognitive disorder due to prion disease, Unspecified severity, With psychotic disturbance（code first A81.9 prion disease）]
F02.82	由可能的阿尔茨海默病所致的重度神经认知障碍，未特定的严重程度，伴精神病性障碍（首先编码 G30.9 阿尔茨海默病）[Major neurocognitive disorder due to probable Alzheimer's disease, Unspecified severity, With psychotic disturbance（code first G30.9 Alzheimer's disease）]
F02.82	由可能的额颞叶变性所致的重度神经认知障碍，未特定的严重程度，伴精神病性障碍（首先编码 G31.09 额颞叶变性）[Major neurocognitive disorder due to probable frontotemporal degeneration, Unspecified severity, With psychotic disturbance（code first G31.09 frontotemporal degeneration）]
F02.82	重度神经认知障碍伴可能的路易体，未特定的严重程度，伴精神病性障碍（首先编码 G31.83 路易体病）[Major neurocognitive disorder with probable Lewy bodies, Unspecified severity, With psychotic disturbance（code first G31.83 Lewy body disease）]
F02.82	可能由帕金森病所致的重度神经认知障碍，未特定的严重程度，伴精神病性障碍（首先编码 G20.C 帕金森病）[Major neurocognitive disorder probably due to Parkinson's disease, Unspecified severity, With psychotic disturbance（code first G20.C Parkinson's disease）]
F02.82	由创伤性脑损伤所致的重度神经认知障碍，未特定的严重程度，伴精神病性障碍（首先编码 S06.2XAS 弥漫性创伤性脑损伤，伴未特定时间段的意识丧失，后遗症）[Major neurocognitive disorder due to traumatic brain injury, Unspecified severity, With psychotic disturbance（code first S06.2XAS diffuse traumatic brain injury with loss of consciousness of unspecified duration, sequela）]
F02.83	由其他躯体疾病所致的重度神经认知障碍，未特定的严重程度，伴心境症状（首先编码其他躯体疾病）[Major neurocognitive disorder due to another medical condition, Unspecified severity, With mood symptoms（code first the other medical condition）]
F02.83	由 HIV 感染所致的重度神经认知障碍，未特定的严重程度，伴心境症状（首先编码 B20 HIV 感染）[Major neurocognitive disorder due to HIV infection, Unspecified severity, With mood symptoms（code first B20 HIV infection）]

ICD-10-CM	障碍、疾病或问题 （ICD-10-CM Disorder，condition，or problem）
F02.83	由亨廷顿病所致的重度神经认知障碍，未特定的严重程度，伴心境症状（首先编码 G10 亨廷顿病）［Major neurocognitive disorder due to Huntington's disease, Unspecified severity, With mood symptoms（code first G10 Huntington's disease）］
F02.83	由多种病因所致的重度神经认知障碍，未特定的严重程度，伴心境症状（首先编码其他躯体病因）［Major neurocognitive disorder due to multiple etiologies, Unspecified severity, With mood symptoms（code first the other medical etiologies）］
F02.83	由朊病毒病所致的重度神经认知障碍，未特定的严重程度，伴心境症状（首先编码 A81.9 朊病毒病）［Major neurocognitive disorder due to prion disease, Unspecified severity, With mood symptoms（code first A81.9 prion disease）］
F02.83	由可能的阿尔茨海默病所致的重度神经认知障碍，未特定的严重程度，伴心境症状（首先编码 G30.9 阿尔茨海默病）［Major neurocognitive disorder due to probable Alzheimer's disease, Unspecified severity, With mood symptoms（code first G30.9 Alzheimer's disease）］
F02.83	由可能的额颞叶变性所致的重度神经认知障碍，未特定的严重程度，伴心境症状（首先编码 G31.09 额颞叶变性）［Major neurocognitive disorder due to probable frontotemporal degeneration, Unspecified severity, With mood symptoms（code first G31.09 frontotemporal degeneration）］
F02.83	重度神经认知障碍伴可能的路易体，未特定的严重程度，伴心境症状（首先编码 G31.83 路易体病）［Major neurocognitive disorder with probable Lewy bodies, Unspecified severity, With mood symptoms（code first G31.83 Lewy body disease）］
F02.83	可能由帕金森病所致的重度神经认知障碍，未特定的严重程度，伴心境症状（首先编码 G20.C 帕金森病）［Major neurocognitive disorder probably due to Parkinson's disease, Unspecified severity, With mood symptoms（code first G20.C Parkinson's disease）］
F02.83	由创伤性脑损伤所致的重度神经认知障碍，未特定的严重程度，伴心境症状（首先编码 S06.2XAS 弥漫性创伤性脑损伤，伴未特定时间段的意识丧失，后遗症）［Major neurocognitive disorder due to traumatic brain injury, Unspecified severity, With mood symptoms（code first S06.2XAS diffuse traumatic brain injury with loss of consciousness of unspecified duration, sequela）］
F02.84	由其他躯体疾病所致的重度神经认知障碍，未特定的严重程度，伴焦虑（首先编码其他躯体疾病）［Major neurocognitive disorder due to another medical condition, Unspecified severity, With anxiety（code first the other medical condition）］
F02.84	由 HIV 感染所致的重度神经认知障碍，未特定的严重程度，伴焦虑（首先编码 B20 HIV 感染）［Major neurocognitive disorder due to HIV infection, Unspecified severity, With anxiety（code first B20 HIV infection）］
F02.84	由亨廷顿病所致的重度神经认知障碍，未特定的严重程度，伴焦虑（首先编码 G10 亨廷顿病）［Major neurocognitive disorder due to Huntington's disease, Unspecified severity, With anxiety（code first G10 Huntington's disease）］
F02.84	由多种病因所致的重度神经认知障碍，未特定的严重程度，伴焦虑（首先编码其他躯体病因）［Major neurocognitive disorder due to multiple etiologies, Unspecified severity, With anxiety（code first the other medical etiologies）］
F02.84	由朊病毒病所致的重度神经认知障碍，未特定的严重程度，伴焦虑（首先编码 A81.9 朊病毒病）［Major neurocognitive disorder due to prion disease, Unspecified severity, With anxiety（code first A81.9 prion disease）］
F02.84	由可能的阿尔茨海默病所致的重度神经认知障碍，未特定的严重程度，伴焦虑（首先编码 G30.9 阿尔茨海默病）［Major neurocognitive disorder due to probable Alzheimer's disease, Unspecified severity, With anxiety（code first G30.9 Alzheimer's disease）］
F02.84	由可能的额颞叶变性所致的重度神经认知障碍，未特定的严重程度，伴焦虑（首先编码 G31.09 额颞叶变性）［Major neurocognitive disorder due to probable frontotemporal degeneration, Unspecified severity, With anxiety（code first G31.09 frontotemporal degeneration）］

ICD-10-CM	障碍、疾病或问题 （ICD-10-CM Disorder，condition，or problem）
F02.84	重度神经认知障碍伴可能的路易体，未特定的严重程度，伴焦虑（首先编码 G31.83 路易体病）［Major neurocognitive disorder with probable Lewy bodies, Unspecified severity, With anxiety（code first G31.83 Lewy body disease）］
F02.84	可能由帕金森病所致的重度神经认知障碍，未特定的严重程度，伴焦虑（首先编码 G20.C 帕金森病）［Major neurocognitive disorder probably due to Parkinson's disease, Unspecified severity, With anxiety（code first G20.C Parkinson's disease）］
F02.84	由创伤性脑损伤所致的重度神经认知障碍，未特定的严重程度，伴焦虑（首先编码 S06.2XAS 弥漫性创伤性脑损伤，伴未特定时间段的意识丧失，后遗症）［Major neurocognitive disorder due to traumatic brain injury, Unspecified severity, With anxiety（code first S06.2XAS diffuse traumatic brain injury with loss of consciousness of unspecified duration, sequela）］
F02.A0	由其他躯体疾病所致的重度神经认知障碍，轻度，无伴随的行为或心理紊乱（首先编码其他躯体疾病）［Major neurocognitive disorder due to another medical condition, Mild, Without accompanying behavioral or psychological disturbance（code first the other medical condition）］
F02.A0	由 HIV 感染所致的重度神经认知障碍，轻度，无伴随的行为或心理紊乱（首先编码 B20 HIV 感染）［Major neurocognitive disorder due to HIV infection, Mild, Without accompanying behavioral or psychological disturbance（code first B20 HIV infection）］
F02.A0	由亨廷顿病所致的重度神经认知障碍，轻度，无伴随的行为或心理紊乱（首先编码 G10 亨廷顿病）［Major neurocognitive disorder due to Huntington's disease, Mild, Without accompanying behavioral or psychological disturbance（code first G10 Huntington's disease）］
F02.A0	由多种病因所致的重度神经认知障碍，轻度，无伴随的行为或心理紊乱（首先编码其他躯体病因）［Major neurocognitive disorder due to multiple etiologies, Mild, Without accompanying behavioral or psychological disturbance（code first the other medical etiologies）］
F02.A0	由朊病毒病所致的重度神经认知障碍，轻度，无伴随的行为或心理紊乱（首先编码 A81.9 朊病毒病）［Major neurocognitive disorder due to prion disease, Mild, Without accompanying behavioral or psychological disturbance（code first A81.9 prion disease）］
F02.A0	由可能的阿尔茨海默病所致的重度神经认知障碍，轻度，无伴随的行为或心理紊乱（首先编码 G30.9 阿尔茨海默病）［Major neurocognitive disorder due to probable Alzheimer's disease, Mild, Without accompanying behavioral or psychological disturbance（code first G30.9 Alzheimer's disease）］
F02.A0	由可能的额颞叶变性所致的重度神经认知障碍，轻度，无伴随的行为或心理紊乱（首先编码 G31.09 额颞叶变性）［Major neurocognitive disorder due to probable frontotemporal degeneration, Mild, Without accompanying behavioral or psychological disturbance（code first G31.09 frontotemporal degeneration）］
F02.A0	重度神经认知障碍伴可能的路易体，轻度，无伴随的行为或心理紊乱（首先编码 G31.83 路易体病）［Major neurocognitive disorder with probable Lewy bodies, Mild, Without accompanying behavioral or psychological disturbance（code first G31.83 Lewy body disease）］
F02.A0	可能由帕金森病所致的重度神经认知障碍，轻度，无伴随的行为或心理紊乱（首先编码 G20.C 帕金森病）［Major neurocognitive disorder probably due to Parkinson's disease, Mild, Without accompanying behavioral or psychological disturbance（code first G20.C Parkinson's disease）］
F02.A0	由创伤性脑损伤所致的重度神经认知障碍，轻度，无伴随的行为或心理紊乱（首先编码 S06.2XAS 弥漫性创伤性脑损伤，伴未特定时间段的意识丧失，后遗症）［Major neurocognitive disorder due to traumatic brain injury, Mild, Without accompanying behavioral or psychological disturbance（code first S06.2XAS diffuse traumatic brain injury with loss of consciousness of unspecified duration, sequela）］

ICD-10-CM	障碍、疾病或问题 （ICD-10-CM Disorder，condition，or problem）
F02.A11	由其他躯体疾病所致的重度神经认知障碍，轻度，伴激越（首先编码其他躯体疾病）[Major neurocognitive disorder due to another medical condition, Mild, With agitation（code first the other medical condition）]
F02.A11	由 HIV 感染所致的重度神经认知障碍，轻度，伴激越（首先编码 B20 HIV 感染）[Major neurocognitive disorder due to HIV infection, Mild, With agitation（code first B20 HIV infection）]
F02.A11	由亨廷顿病所致的重度神经认知障碍，轻度，伴激越（首先编码 G10 亨廷顿病）[Major neurocognitive disorder due to Huntington′s disease, Mild, With agitation（code first G10 Huntington′s disease）]
F02.A11	由多种病因所致的重度神经认知障碍，轻度，伴激越（首先编码其他躯体病因）[Major neurocognitive disorder due to multiple etiologies, Mild, With agitation（code first the other medical etiologies）]
F02.A11	由朊病毒病所致的重度神经认知障碍，轻度，伴激越（首先编码 A81.9 朊病毒病）[Major neurocognitive disorder due to prion disease, Mild, With agitation（code first A81.9 prion disease）]
F02.A11	由可能的阿尔茨海默病所致的重度神经认知障碍，轻度，伴激越（首先编码 G30.9 阿尔茨海默病）[Major neurocognitive disorder due to probable Alzheimer′s disease, Mild, With agitation（code first G30.9 Alzheimer′s disease）]
F02.A11	由可能的额颞叶变性所致的重度神经认知障碍，轻度，伴激越（首先编码 G31.09 额颞叶变性）[Major neurocognitive disorder due to probable frontotemporal degeneration, Mild, With agitation（code first G31.09 frontotemporal degeneration）]
F02.A11	重度神经认知障碍伴可能的路易体，轻度，伴激越（首先编码 G31.83 路易体病）[Major neurocognitive disorder with probable Lewy bodies, Mild, With agitation（code first G31.83 Lewy body disease）]
F02.A11	可能由帕金森病所致的重度神经认知障碍，轻度，伴激越（首先编码 G20.C 帕金森病）[Major neurocognitive disorder probably due to Parkinson′s disease, Mild, With agitation（code first G20.C Parkinson′s disease）]
F02.A11	由创伤性脑损伤所致的重度神经认知障碍，轻度，伴激越（首先编码 S06.2XAS 弥漫性创伤性脑损伤，伴未特定时间段的意识丧失，后遗症）[Major neurocognitive disorder due to traumatic brain injury, Mild, With agitation（code first S06.2XAS diffuse traumatic brain injury with loss of consciousness of unspecified duration, sequela）]
F02.A18	由其他躯体疾病所致的重度神经认知障碍，轻度，伴其他行为或心理紊乱（首先编码其他躯体疾病）[Major neurocognitive disorder due to another medical condition, Mild, With other behavioral or psychological disturbance（code first the other medical condition）]
F02.A18	由 HIV 感染所致的重度神经认知障碍，轻度，伴其他行为或心理紊乱（首先编码 B20 HIV 感染）[Major neurocognitive disorder due to HIV infection, Mild, With other behavioral or psychological disturbance（code first B20 HIV infection）]
F02.A18	由亨廷顿病所致的重度神经认知障碍，轻度，伴其他行为或心理紊乱（首先编码 G10 亨廷顿病）[Major neurocognitive disorder due to Huntington′s disease, Mild, With other behavioral or psychological disturbance（code first G10 Huntington′s disease）]
F02.A18	由多种病因所致的重度神经认知障碍，轻度，伴其他行为或心理紊乱（首先编码其他躯体病因）[Major neurocognitive disorder due to multiple etiologies, Mild, With other behavioral or psychological disturbance（code first the other medical etiologies）]
F02.A18	由朊病毒病所致的重度神经认知障碍，轻度，伴其他行为或心理紊乱（首先编码 A81.9 朊病毒病）[Major neurocognitive disorder due to prion disease, Mild, With other behavioral or psychological disturbance（code first A81.9 prion disease）]

ICD-10-CM	障碍、疾病或问题 （ICD-10-CM Disorder，condition，or problem）
F02.A18	由可能的阿尔茨海默病所致的重度神经认知障碍，轻度，伴其他行为或心理紊乱（首先编码 G30.9 阿尔茨海默病）［Major neurocognitive disorder due to probable Alzheimer's disease, Mild, With other behavioral or psychological disturbance（code first G30.9 Alzheimer's disease）］
F02.A18	由可能的额颞叶变性所致的重度神经认知障碍，轻度，伴其他行为或心理紊乱（首先编码 G31.09 额颞叶变性）［Major neurocognitive disorder due to probable frontotemporal degeneration, Mild, With other behavioral or psychological disturbance（code first G31.09 frontotemporal degeneration）］
F02.A18	重度神经认知障碍伴可能的路易体，轻度，伴其他行为或心理紊乱（首先编码 G31.83 路易体病）［Major neurocognitive disorder with probable Lewy bodies, Mild, With other behavioral or psychological disturbance（code first G31.83 Lewy body disease）］
F02.A18	可能由帕金森病所致的重度神经认知障碍，轻度，伴其他行为或心理紊乱（首先编码 G20.C 帕金森病）［Major neurocognitive disorder probably due to Parkinson's disease, Mild, With other behavioral or psychological disturbance（code first G20.C Parkinson's disease）］
F02.A18	由创伤性脑损伤所致的重度神经认知障碍，轻度，伴其他行为或心理紊乱（首先编码 S06.2XAS 弥漫性创伤性脑损伤，伴未特定时间段的意识丧失，后遗症）［Major neurocognitive disorder due to traumatic brain injury, Mild, With other behavioral or psychological disturbance（code first S06.2XAS diffuse traumatic brain injury with loss of consciousness of unspecified duration, sequela）］
F02.A2	由其他躯体疾病所致的重度神经认知障碍，轻度，伴精神病性障碍（首先编码其他躯体疾病）［Major neurocognitive disorder due to another medical condition, Mild, With psychotic disturbance（code first the other medical condition）］
F02.A2	由 HIV 感染所致的重度神经认知障碍，轻度，伴精神病性障碍（首先编码 B20 HIV 感染）［Major neurocognitive disorder due to HIV infection, Mild, With psychotic disturbance（code first B20 HIV infection）］
F02.A2	由亨廷顿病所致的重度神经认知障碍，轻度，伴精神病性障碍（首先编码 G10 亨廷顿病）［Major neurocognitive disorder due to Huntington's disease, Mild, With psychotic disturbance（code first G10 Huntington's disease）］
F02.A2	由多种病因所致的重度神经认知障碍，轻度，伴精神病性障碍（首先编码其他躯体病因）［Major neurocognitive disorder due to multiple etiologies, Mild, With psychotic disturbance（code first the other medical etiologies）］
F02.A2	由朊病毒病所致的重度神经认知障碍，轻度，伴精神病性障碍（首先编码 A81.9 朊病毒病）［Major neurocognitive disorder due to prion disease, Mild, With psychotic disturbance（code first A81.9 prion disease）］
F02.A2	由可能的阿尔茨海默病所致的重度神经认知障碍，轻度，伴精神病性障碍（首先编码 G30.9 阿尔茨海默病）［Major neurocognitive disorder due to probable Alzheimer's disease, Mild, With psychotic disturbance（code first G30.9 Alzheimer's disease）］
F02.A2	由可能的额颞叶变性所致的重度神经认知障碍，轻度，伴精神病性障碍（首先编码 G31.09 额颞叶变性）［Major neurocognitive disorder due to probable frontotemporal degeneration, Mild, With psychotic disturbance（code first G31.09 frontotemporal degeneration）］
F02.A2	重度神经认知障碍伴可能的路易体，轻度，伴精神病性障碍（首先编码 G31.83 路易体病）［Major neurocognitive disorder with probable Lewy bodies, Mild, With psychotic disturbance（code first G31.83 Lewy body disease）］
F02.A2	可能由帕金森病所致的重度神经认知障碍，轻度，伴精神病性障碍（首先编码 G20.C 帕金森病）［Major neurocognitive disorder probably due to Parkinson's disease, Mild, With psychotic disturbance（code first G20.C Parkinson's disease）］

ICD-10-CM	障碍、疾病或问题 （ICD-10-CM Disorder，condition，or problem）
F02.A2	由创伤性脑损伤所致的重度神经认知障碍，轻度，伴精神病性障碍（首先编码 S06.2XAS 弥漫性创伤性脑损伤，伴未特定时间段的意识丧失，后遗症）[Major neurocognitive disorder due to traumatic brain injury, Mild, With psychotic disturbance（code first S06.2XAS diffuse traumatic brain injury with loss of consciousness of unspecified duration, sequela）]
F02.A3	由其他躯体疾病所致的重度神经认知障碍，轻度，伴心境症状（首先编码其他躯体疾病）[Major neurocognitive disorder due to another medical condition, Mild, With mood symptoms（code first the other medical condition）]
F02.A3	由 HIV 感染所致的重度神经认知障碍，轻度，伴心境症状（首先编码 B20 HIV 感染）[Major neurocognitive disorder due to HIV infection, Mild, With mood symptoms（code first B20 HIV infection）]
F02.A3	由亨廷顿病所致的重度神经认知障碍，轻度，伴心境症状（首先编码 G10 亨廷顿病）[Major neurocognitive disorder due to Huntington's disease, Mild, With mood symptoms（code first G10 Huntington's disease）]
F02.A3	由多种病因所致的重度神经认知障碍，轻度，伴心境症状（首先编码其他躯体病因）[Major neurocognitive disorder due to multiple etiologies, Mild, With mood symptoms（code first the other medical etiologies）]
F02.A3	由朊病毒病所致的重度神经认知障碍，轻度，伴心境症状（首先编码 A81.9 朊病毒病）[Major neurocognitive disorder due to prion disease, Mild, With mood symptoms（code first A81.9 prion disease）]
F02.A3	由可能的阿尔茨海默病所致的重度神经认知障碍，轻度，伴心境症状（首先编码 G30.9 阿尔茨海默病）[Major neurocognitive disorder due to probable Alzheimer's disease, Mild, With mood symptoms（code first G30.9 Alzheimer's disease）]
F02.A3	由可能的额颞叶变性所致的重度神经认知障碍，轻度，伴心境症状（首先编码 G31.09 额颞叶变性）[Major neurocognitive disorder due to probable frontotemporal degeneration, Mild, With mood symptoms（code first G31.09 frontotemporal degeneration）]
F02.A3	重度神经认知障碍伴可能的路易体，轻度，伴心境症状（首先编码 G31.83 路易体病）[Major neurocognitive disorder with probable Lewy bodies, Mild, With mood symptoms（code first G31.83 Lewy body disease）]
F02.A3	可能由帕金森病所致的重度神经认知障碍，轻度，伴心境症状（首先编码 G20.C 帕金森病）[Major neurocognitive disorder probably due to Parkinson's disease, Mild, With mood symptoms（code first G20.C Parkinson's disease）]
F02.A3	由创伤性脑损伤所致的重度神经认知障碍，轻度，伴心境症状（首先编码 S06.2XAS 弥漫性创伤性脑损伤，伴未特定时间段的意识丧失，后遗症）[Major neurocognitive disorder due to traumatic brain injury, Mild, With mood symptoms（code first S06.2XAS diffuse traumatic brain injury with loss of consciousness of unspecified duration, sequela）]
F02.A4	由其他躯体疾病所致的重度神经认知障碍，轻度，伴焦虑（首先编码其他躯体疾病）[Major neurocognitive disorder due to another medical condition, Mild, With anxiety（code first the other medical condition）]
F02.A4	由 HIV 感染所致的重度神经认知障碍，轻度，伴焦虑（首先编码 B20 HIV 感染）[Major neurocognitive disorder due to HIV infection, Mild, With anxiety（code first B20 HIV infection）]
F02.A4	由亨廷顿病所致的重度神经认知障碍，轻度，伴焦虑（首先编码 G10 亨廷顿病）[Major neurocognitive disorder due to Huntington's disease, Mild, With anxiety（code first G10 Huntington's disease）]
F02.A4	由多种病因所致的重度神经认知障碍，轻度，伴焦虑（首先编码其他躯体病因）[Major neurocognitive disorder due to multiple etiologies, Mild, With anxiety（code first the other medical etiologies）]
F02.A4	由朊病毒病所致的重度神经认知障碍，轻度，伴焦虑（首先编码 A81.9 朊病毒病）[Major neurocognitive disorder due to prion disease, Mild, With anxiety（code first A81.9 prion disease）]

ICD-10-CM	障碍、疾病或问题 （ICD-10-CM Disorder，condition，or problem）
F02.A4	由可能的阿尔茨海默病所致的重度神经认知障碍，轻度，伴焦虑（首先编码 G30.9 阿尔茨海默病）[Major neurocognitive disorder due to probable Alzheimer's disease, Mild, With anxiety（code first G30.9 Alzheimer's disease）]
F02.A4	由可能的额颞叶变性所致的重度神经认知障碍，轻度，伴焦虑（首先编码 G31.09 额颞叶变性）[Major neurocognitive disorder due to probable frontotemporal degeneration, Mild, With anxiety（code first G31.09 frontotemporal degeneration）]
F02.A4	重度神经认知障碍伴可能的路易体，轻度，伴焦虑（首先编码 G31.83 路易体病）[Major neurocognitive disorder with probable Lewy bodies, Mild, With anxiety（code first G31.83 Lewy body disease）]
F02.A4	可能由帕金森病所致的重度神经认知障碍，轻度，伴焦虑（首先编码 G20.C 帕金森病）[Major neurocognitive disorder probably due to Parkinson's disease, Mild, With anxiety（code first G20.C Parkinson's disease）]
F02.A4	由创伤性脑损伤所致的重度神经认知障碍，轻度，伴焦虑（首先编码 S06.2XAS 弥漫性创伤性脑损伤，伴未特定时间段的意识丧失，后遗症）[Major neurocognitive disorder due to traumatic brain injury, Mild, With anxiety（code first S06.2XAS diffuse traumatic brain injury with loss of consciousness of unspecified duration, sequela）]
F02.B0	由其他躯体疾病所致的重度神经认知障碍，中度，无伴随的行为或心理紊乱（首先编码其他躯体疾病）[Major neurocognitive disorder due to another medical condition, Moderate, Without accompanying behavioral or psychological disturbance（code first the other medical condition）]
F02.B0	由 HIV 感染所致的重度神经认知障碍，中度，无伴随的行为或心理紊乱（首先编码 B20 HIV 感染）[Major neurocognitive disorder due to HIV infection, Moderate, Without accompanying behavioral or psychological disturbance（code first B20 HIV infection）]
F02.B0	由亨廷顿病所致的重度神经认知障碍，中度，无伴随的行为或心理紊乱（首先编码 G10 亨廷顿病）[Major neurocognitive disorder due to Huntington's disease, Moderate, Without accompanying behavioral or psychological disturbance（code first G10 Huntington's disease）]
F02.B0	由多种病因所致的重度神经认知障碍，中度，无伴随的行为或心理紊乱（首先编码其他躯体病因）[Major neurocognitive disorder due to multiple etiologies, Moderate, Without accompanying behavioral or psychological disturbance（code first the other medical etiologies）]
F02.B0	由朊病毒病所致的重度神经认知障碍，中度，无伴随的行为或心理紊乱（首先编码 A81.9 朊病毒病）[Major neurocognitive disorder due to prion disease, Moderate, Without accompanying behavioral or psychological disturbance（code first A81.9 prion disease）]
F02.B0	由可能的阿尔茨海默病所致的重度神经认知障碍，中度，无伴随的行为或心理紊乱（首先编码 G30.9 阿尔茨海默病）[Major neurocognitive disorder due to probable Alzheimer's disease, Moderate, Without accompanying behavioral or psychological disturbance（code first G30.9 Alzheimer's disease）]
F02.B0	由可能的额颞叶变性所致的重度神经认知障碍，中度，无伴随的行为或心理紊乱（首先编码 G31.09 额颞叶变性）[Major neurocognitive disorder due to probable frontotemporal degeneration, Moderate, Without accompanying behavioral or psychological disturbance（code first G31.09 frontotemporal degeneration）]
F02.B0	重度神经认知障碍伴可能的路易体，中度，无伴随的行为或心理紊乱（首先编码 G31.83 路易体病）[Major neurocognitive disorder with probable Lewy bodies, Moderate, Without accompanying behavioral or psychological disturbance（code first G31.83 Lewy body disease）]
F02.B0	可能由帕金森病所致的重度神经认知障碍，中度，无伴随的行为或心理紊乱（首先编码 G20.C 帕金森病）[Major neurocognitive disorder probably due to Parkinson's disease, Moderate, Without accompanying behavioral or psychological disturbance（code first G20.C Parkinson's disease）]

ICD-10-CM	障碍、疾病或问题 （ICD-10-CM Disorder，condition，or problem）
F02.B0	由创伤性脑损伤所致的重度神经认知障碍，中度，无伴随的行为或心理紊乱（首先编码 S06.2XAS 弥漫性创伤性脑损伤，伴未特定时间段的意识丧失，后遗症）[Major neurocognitive disorder due to traumatic brain injury, Moderate, Without accompanying behavioral or psychological disturbance（code first S06.2XAS diffuse traumatic brain injury with loss of consciousness of unspecified duration, sequela）]
F02.B11	由其他躯体疾病所致的重度神经认知障碍，中度，伴激越（首先编码其他躯体疾病）[Major neurocognitive disorder due to another medical condition, Moderate, With agitation（code first the other medical condition）]
F02.B11	由 HIV 感染所致的重度神经认知障碍，中度，伴激越（首先编码 B20 HIV 感染）[Major neurocognitive disorder due to HIV infection, Moderate, With agitation（code first B20 HIV infection）]
F02.B11	由亨廷顿病所致的重度神经认知障碍，中度，伴激越（首先编码 G10 亨廷顿病）[Major neurocognitive disorder due to Huntington's disease, Moderate, With agitation（code first G10 Huntington's disease）]
F02.B11	由多种病因所致的重度神经认知障碍，中度，伴激越（首先编码其他躯体病因）[Major neurocognitive disorder due to multiple etiologies, Moderate, With agitation（code first the other medical etiologies）]
F02.B11	由朊病毒病所致的重度神经认知障碍，中度，伴激越（首先编码 A81.9 朊病毒病）[Major neurocognitive disorder due to prion disease, Moderate, With agitation（code first A81.9 prion disease）]
F02.B11	由可能的阿尔茨海默病所致的重度神经认知障碍，中度，伴激越（首先编码 G30.9 阿尔茨海默病）[Major neurocognitive disorder due to probable Alzheimer's disease, Moderate, With agitation（code first G30.9 Alzheimer's disease）]
F02.B11	由可能的额颞叶变性所致的重度神经认知障碍，中度，伴激越（首先编码 G31.09 额颞叶变性）[Major neurocognitive disorder due to probable frontotemporal degeneration, Moderate, With agitation（code first G31.09 frontotemporal degeneration）]
F02.B11	重度神经认知障碍伴可能的路易体，中度，伴激越（首先编码 G31.83 路易体病）[Major neurocognitive disorder with probable Lewy bodies, Moderate, With agitation（code first G31.83 Lewy body disease）]
F02.B11	可能由帕金森病所致的重度神经认知障碍，中度，伴激越（首先编码 G20.C 帕金森病）[Major neurocognitive disorder probably due to Parkinson's disease, Moderate, With agitation（code first G20.C Parkinson's disease）]
F02.B11	由创伤性脑损伤所致的重度神经认知障碍，中度，伴激越（首先编码 S06.2XAS 弥漫性创伤性脑损伤，伴未特定时间段的意识丧失，后遗症）[Major neurocognitive disorder due to traumatic brain injury, Moderate, With agitation（code first S06.2XAS diffuse traumatic brain injury with loss of consciousness of unspecified duration, sequela）]
F02.B18	由其他躯体疾病所致的重度神经认知障碍，中度，伴其他行为或心理紊乱（首先编码其他躯体疾病）[Major neurocognitive disorder due to another medical condition, Moderate, With other behavioral or psychological disturbance（code first the other medical condition）]
F02.B18	由 HIV 感染所致的重度神经认知障碍，中度，伴其他行为或心理紊乱（首先编码 B20 HIV 感染）[Major neurocognitive disorder due to HIV infection, Moderate, With other behavioral or psychological disturbance（code first B20 HIV infection）]
F02.B18	由亨廷顿病所致的重度神经认知障碍，中度，伴其他行为或心理紊乱（首先编码 G10 亨廷顿病）[Major neurocognitive disorder due to Huntington's disease, Moderate, With other behavioral or psychological disturbance（code first G10 Huntington's disease）]
F02.B18	由多种病因所致的重度神经认知障碍，中度，伴其他行为或心理紊乱（首先编码其他躯体病因）[Major neurocognitive disorder due to multiple etiologies, Moderate, With other behavioral or psychological disturbance（code first the other medical etiologies）]

ICD-10-CM	障碍、疾病或问题 （ICD-10-CM Disorder，condition，or problem）
F02.B18	由朊病毒病所致的重度神经认知障碍，中度，伴其他行为或心理紊乱（首先编码 A81.9 朊病毒病）［Major neurocognitive disorder due to prion disease, Moderate, With other behavioral or psychological disturbance（code first A81.9 prion disease）］
F02.B18	由可能的阿尔茨海默病所致的重度神经认知障碍，中度，伴其他行为或心理紊乱（首先编码 G30.9 阿尔茨海默病）［Major neurocognitive disorder due to probable Alzheimer's disease, Moderate, With other behavioral or psychological disturbance（code first G30.9 Alzheimer's disease）］
F02.B18	由可能的额颞叶变性所致的重度神经认知障碍，中度，伴其他行为或心理紊乱（首先编码 G31.09 额颞叶变性）［Major neurocognitive disorder due to probable frontotemporal degeneration, Moderate, With other behavioral or psychological disturbance（code first G31.09 frontotemporal degeneration）］
F02.B18	重度神经认知障碍伴可能的路易体，中度，伴其他行为或心理紊乱（首先编码 G31.83 路易体病）［Major neurocognitive disorder with probable Lewy bodies, Moderate, With other behavioral or psychological disturbance（code first G31.83 Lewy body disease）］
F02.B18	可能由帕金森病所致的重度神经认知障碍，中度，伴其他行为或心理紊乱（首先编码 G20.C 帕金森病）［Major neurocognitive disorder probably due to Parkinson's disease, Moderate, With other behavioral or psychological disturbance（code first G20.C Parkinson's disease）］
F02.B18	由创伤性脑损伤所致的重度神经认知障碍，中度，伴其他行为或心理紊乱（首先编码 S06.2XAS 弥漫性创伤性脑损伤，伴未特定时间段的意识丧失，后遗症）［Major neurocognitive disorder due to traumatic brain injury, Moderate, With other behavioral or psychological disturbance（code first S06.2XAS diffuse traumatic brain injury with loss of consciousness of unspecified duration, sequela）］
F02.B2	由其他躯体疾病所致的重度神经认知障碍，中度，伴精神病性障碍（首先编码其他躯体疾病）［Major neurocognitive disorder due to another medical condition, Moderate, With psychotic disturbance（code first the other medical condition）］
F02.B2	由 HIV 感染所致的重度神经认知障碍，中度，伴精神病性障碍（首先编码 B20 HIV 感染）［Major neurocognitive disorder due to HIV infection, Moderate, With psychotic disturbance（code first B20 HIV infection）］
F02.B2	由亨廷顿病所致的重度神经认知障碍，中度，伴精神病性障碍（首先编码 G10 亨廷顿病 ）［Major neurocognitive disorder due to Huntington's disease, Moderate, With psychotic disturbance（code first G10 Huntington's disease）］
F02.B2	由多种病因所致的重度神经认知障碍，中度，伴精神病性障碍（首先编码其他躯体病因 ）［Major neurocognitive disorder due to multiple etiologies, Moderate, With psychotic disturbance（code first the other medical etiologies）］
F02.B2	由朊病毒病所致的重度神经认知障碍，中度，伴精神病性障碍（首先编码 A81.9 朊病毒病）［Major neurocognitive disorder due to prion disease, Moderate, With psychotic disturbance(code first A81.9 prion disease）］
F02.B2	由可能的阿尔茨海默病所致的重度神经认知障碍，中度，伴精神病性障碍（首先编码 G30.9 阿尔茨海默病）［Major neurocognitive disorder due to probable Alzheimer's disease, Moderate, With psychotic disturbance（code first G30.9 Alzheimer's disease）］
F02.B2	由可能的额颞叶变性所致的重度神经认知障碍，中度，伴精神病性障碍（首先编码 G31.09 额颞叶变性）［Major neurocognitive disorder due to probable frontotemporal degeneration, Moderate, With psychotic disturbance（code first G31.09 frontotemporal degeneration）］
F02.B2	重度神经认知障碍伴可能的路易体，中度，伴精神病性障碍（首先编码 G31.83 路易体病）［Major neurocognitive disorder with probable Lewy bodies, Moderate, With psychotic disturbance（code first G31.83 Lewy body disease）］

ICD-10-CM	障碍、疾病或问题 （ICD-10-CM Disorder，condition，or problem）
F02.B2	可能由帕金森病所致的重度神经认知障碍，中度，伴精神病性障碍（首先编码 G20.C 帕金森病）［Major neurocognitive disorder probably due to Parkinson's disease, Moderate, With psychotic disturbance（code first G20.C Parkinson's disease）］
F02.B2	由创伤性脑损伤所致的重度神经认知障碍，中度，伴精神病性障碍（首先编码 S06.2XAS 弥漫性创伤性脑损伤，伴未特定时间段的意识丧失，后遗症）［Major neurocognitive disorder due to traumatic brain injury, Moderate, With psychotic disturbance（code first S06.2XAS diffuse traumatic brain injury with loss of consciousness of unspecified duration, sequela）］
F02.B3	由其他躯体疾病所致的重度神经认知障碍，中度，伴心境症状（首先编码其他躯体疾病）［Major neurocognitive disorder due to another medical condition, Moderate, With mood symptoms（code first the other medical condition）］
F02.B3	由 HIV 感染所致的重度神经认知障碍，中度，伴心境症状（首先编码 B20 HIV 感染）［Major neurocognitive disorder due to HIV infection, Moderate, With mood symptoms（code first B20 HIV infection）］
F02.B3	由亨廷顿病所致的重度神经认知障碍，中度，伴心境症状（首先编码 G10 亨廷顿病）［Major neurocognitive disorder due to Huntington's disease, Moderate, With mood symptoms（code first G10 Huntington's disease）］
F02.B3	由多种病因所致的重度神经认知障碍，中度，伴心境症状（首先编码其他躯体病因）［Major neurocognitive disorder due to multiple etiologies, Moderate, With mood symptoms（code first the other medical etiologies）］
F02.B3	由朊病毒病所致的重度神经认知障碍，中度，伴心境症状（首先编码 A81.9 朊病毒病）［Major neurocognitive disorder due to prion disease, Moderate, With mood symptoms（code first A81.9 prion disease）］
F02.B3	由可能的阿尔茨海默病所致的重度神经认知障碍，中度，伴心境症状（首先编码 G30.9 阿尔茨海默病）［Major neurocognitive disorder due to probable Alzheimer's disease, Moderate, With mood symptoms（code first G30.9 Alzheimer's disease）］
F02.B3	由可能的额颞叶变性所致的重度神经认知障碍，中度，伴心境症状（首先编码 G31.09 额颞叶变性）［Major neurocognitive disorder due to probable frontotemporal degeneration, Moderate, With mood symptoms（code first G31.09 frontotemporal degeneration）］
F02.B3	重度神经认知障碍伴可能的路易体，中度，伴心境症状（首先编码 G31.83 路易体病）［Major neurocognitive disorder with probable Lewy bodies, Moderate, With mood symptoms（code first G31.83 Lewy body disease）］
F02.B3	可能由帕金森病所致的重度神经认知障碍，中度，伴心境症状（首先编码 G20.C 帕金森病）［Major neurocognitive disorder probably due to Parkinson's disease, Moderate, With mood symptoms（code first G20.C Parkinson's disease）］
F02.B3	由创伤性脑损伤所致的重度神经认知障碍，中度，伴心境症状（首先编码 S06.2XAS 弥漫性创伤性脑损伤，伴未特定时间段的意识丧失，后遗症）［Major neurocognitive disorder due to traumatic brain injury, Moderate, With mood symptoms（code first S06.2XAS diffuse traumatic brain injury with loss of consciousness of unspecified duration, sequela）］
F02.B4	由其他躯体疾病所致的重度神经认知障碍，中度，伴焦虑（首先编码其他躯体疾病）［Major neurocognitive disorder due to another medical condition, Moderate, With anxiety（code first the other medical condition）］
F02.B4	由 HIV 感染所致的重度神经认知障碍，中度，伴焦虑（首先编码 B20 HIV 感染）［Major neurocognitive disorder due to HIV infection, Moderate, With anxiety（code first B20 HIV infection）］
F02.B4	由亨廷顿病所致的重度神经认知障碍，中度，伴焦虑（首先编码 G10 亨廷顿病）［Major neurocognitive disorder due to Huntington's disease, Moderate, With anxiety（code first G10 Huntington's disease）］

ICD-10-CM	障碍、疾病或问题 （ICD-10-CM Disorder，condition，or problem）
F02.B4	由多种病因所致的重度神经认知障碍，中度，伴焦虑（首先编码其他躯体病因）［Major neurocognitive disorder due to multiple etiologies, Moderate, With anxiety（code first the other medical etiologies）］
F02.B4	由朊病毒病所致的重度神经认知障碍，中度，伴焦虑（首先编码 A81.9 朊病毒病）［Major neurocognitive disorder due to prion disease, Moderate, With anxiety（code first A81.9 prion disease）］
F02.B4	由可能的阿尔茨海默病所致的重度神经认知障碍，中度，伴焦虑（首先编码 G30.9 阿尔茨海默病）［Major neurocognitive disorder due to probable Alzheimer's disease, Moderate, With anxiety（code first G30.9 Alzheimer's disease）］
F02.B4	由可能的额颞叶变性所致的重度神经认知障碍，中度，伴焦虑（首先编码 G31.09 额颞叶变性）［Major neurocognitive disorder due to probable frontotemporal degeneration, Moderate, With anxiety（code first G31.09 frontotemporal degeneration）］
F02.B4	重度神经认知障碍伴可能的路易体，中度，伴焦虑（首先编码 G31.83 路易体病）［Major neurocognitive disorder with probable Lewy bodies, Moderate, With anxiety（code first G31.83 Lewy body disease）］
F02.B4	可能由帕金森病所致的重度神经认知障碍，中度，伴焦虑（首先编码 G20.C 帕金森病）［Major neurocognitive disorder probably due to Parkinson's disease, Moderate, With anxiety（code first G20.C Parkinson's disease）］
F02.B4	由创伤性脑损伤所致的重度神经认知障碍，中度，伴焦虑（首先编码 S06.2XAS 弥漫性创伤性脑损伤，伴未特定时间段的意识丧失，后遗症）［Major neurocognitive disorder due to traumatic brain injury, Moderate, With anxiety（code first S06.2XAS diffuse traumatic brain injury with loss of consciousness of unspecified duration, sequela）］
F02.C0	由其他躯体疾病所致的重度神经认知障碍，重度，无伴随的行为或心理紊乱（首先编码其他躯体疾病）［Major neurocognitive disorder due to another medical condition, Severe, Without accompanying behavioral or psychological disturbance（code first the other medical condition）］
F02.C0	由 HIV 感染所致的重度神经认知障碍，重度，无伴随的行为或心理紊乱（首先编码 B20 HIV 感染）［Major neurocognitive disorder due to HIV infection, Severe, Without accompanying behavioral or psychological disturbance（code first B20 HIV infection）］
F02.C0	由亨廷顿病所致的重度神经认知障碍，重度，无伴随的行为或心理紊乱（首先编码 G10 亨廷顿病）［Major neurocognitive disorder due to Huntington's disease, Severe, Without accompanying behavioral or psychological disturbance（code first G10 Huntington's disease）］
F02.C0	由多种病因所致的重度神经认知障碍，重度，无伴随的行为或心理紊乱（首先编码其他躯体病因）［Major neurocognitive disorder due to multiple etiologies, Severe, Without accompanying behavioral or psychological disturbance（code first the other medical etiologies）］
F02.C0	由朊病毒病所致的重度神经认知障碍，重度，无伴随的行为或心理紊乱（首先编码 A81.9 朊病毒病）［Major neurocognitive disorder due to prion disease, Severe, Without accompanying behavioral or psychological disturbance（code first A81.9 prion disease）］
F02.C0	由可能的阿尔茨海默病所致的重度神经认知障碍，重度，无伴随的行为或心理紊乱（首先编码 G30.9 阿尔茨海默病）［Major neurocognitive disorder due to probable Alzheimer's disease, Severe, Without accompanying behavioral or psychological disturbance（code first G30.9 Alzheimer's disease）］
F02.C0	由可能的额颞叶变性所致的重度神经认知障碍，重度，无伴随的行为或心理紊乱（首先编码 G31.09 额颞叶变性）［Major neurocognitive disorder due to probable frontotemporal degeneration, Severe, Without accompanying behavioral or psychological disturbance（code first G31.09 frontotemporal degeneration）］
F02.C0	重度神经认知障碍伴可能的路易体，重度，无伴随的行为或心理紊乱（首先编码 G31.83 路易体病）［Major neurocognitive disorder with probable Lewy bodies, Severe, Without accompanying behavioral or psychological disturbance（code first G31.83 Lewy body disease）］

ICD-10-CM	障碍、疾病或问题 （ICD-10-CM Disorder，condition，or problem）
F02.C0	可能由帕金森病所致的重度神经认知障碍，重度，无伴随的行为或心理紊乱（首先编码 G20.C 帕金森病）［Major neurocognitive disorder probably due to Parkinson's disease, Severe, Without accompanying behavioral or psychological disturbance（code first G20.C Parkinson's disease）］
F02.C0	由创伤性脑损伤所致的重度神经认知障碍，重度，无伴随的行为或心理紊乱（首先编码 S06.2XAS 弥漫性创伤性脑损伤，伴未特定时间段的意识丧失，后遗症）［Major neurocognitive disorder due to traumatic brain injury, Severe, Without accompanying behavioral or psychological disturbance（code first S06.2XAS diffuse traumatic brain injury with loss of consciousness of unspecified duration, sequela）］
F02.C11	由其他躯体疾病所致的重度神经认知障碍，重度，伴激越（首先编码其他躯体疾病）［Major neurocognitive disorder due to another medical condition, Severe, With agitation（code first the other medical condition）］
F02.C11	由 HIV 感染所致的重度神经认知障碍，重度，伴激越（首先编码 B20 HIV 感染）［Major neurocognitive disorder due to HIV infection, Severe, With agitation（code first B20 HIV infection）］
F02.C11	由亨廷顿病所致的重度神经认知障碍，重度，伴激越（首先编码 G10 亨廷顿病）［Major neurocognitive disorder due to Huntington's disease, Severe, With agitation（code first G10 Huntington's disease）］
F02.C11	由多种病因所致的重度神经认知障碍，重度，伴激越（首先编码其他躯体病因）［Major neurocognitive disorder due to multiple etiologies, Severe, With agitation（code first the other medical etiologies）］
F02.C11	由朊病毒病所致的重度神经认知障碍，重度，伴激越（首先编码 A81.9 朊病毒病）［Major neurocognitive disorder due to prion disease, Severe, With agitation（code first A81.9 prion disease）］
F02.C11	由可能的阿尔茨海默病所致的重度神经认知障碍，重度，伴激越（首先编码 G30.9 阿尔茨海默病）［Major neurocognitive disorder due to probable Alzheimer's disease, Severe, With agitation（code first G30.9 Alzheimer's disease）］
F02.C11	由可能的额颞叶变性所致的重度神经认知障碍，重度，伴激越（首先编码 G31.09 额颞叶变性）［Major neurocognitive disorder due to probable frontotemporal degeneration, Severe, With agitation（code first G31.09 frontotemporal degeneration）］
F02.C11	重度神经认知障碍伴可能的路易体，重度，伴激越（首先编码 G31.83 路易体病）［Major neurocognitive disorder with probable Lewy bodies, Severe, With agitation（code first G31.83 Lewy body disease）］
F02.C11	可能由帕金森病所致的重度神经认知障碍，重度，伴激越（首先编码 G20.C 帕金森病）［Major neurocognitive disorder probably due to Parkinson's disease, Severe, With agitation（code first G20.C Parkinson's disease）］
F02.C11	由创伤性脑损伤所致的重度神经认知障碍，重度，伴激越（首先编码 S06.2XAS 弥漫性创伤性脑损伤，伴未特定时间段的意识丧失，后遗症）［Major neurocognitive disorder due to traumatic brain injury, Severe, With agitation（code first S06.2XAS diffuse traumatic brain injury with loss of consciousness of unspecified duration, sequela）］
F02.C18	由其他躯体疾病所致的重度神经认知障碍，重度，伴其他行为或心理紊乱（首先编码其他躯体疾病）［Major neurocognitive disorder due to another medical condition, Severe, With other behavioral or psychological disturbance（code first the other medical condition）］
F02.C18	由 HIV 感染所致的重度神经认知障碍，重度，伴其他行为或心理紊乱（首先编码 B20 HIV 感染）［Major neurocognitive disorder due to HIV infection, Severe, With other behavioral or psychological disturbance（code first B20 HIV infection）］
F02.C18	由亨廷顿病所致的重度神经认知障碍，重度，伴其他行为或心理紊乱（首先编码 G10 亨廷顿病）［Major neurocognitive disorder due to Huntington's disease, Severe, With other behavioral or psychological disturbance（code first G10 Huntington's disease）］

ICD-10-CM	障碍、疾病或问题 （ICD-10-CM Disorder，condition，or problem）
F02.C18	由多种病因所致的重度神经认知障碍，重度，伴其他行为或心理紊乱（首先编码其他躯体病因）[Major neurocognitive disorder due to multiple etiologies, Severe, With other behavioral or psychological disturbance（code first the other medical etiologies）]
F02.C18	由朊病毒病所致的重度神经认知障碍，重度，伴其他行为或心理紊乱（首先编码 A81.9 朊病毒病）[Major neurocognitive disorder due to prion disease, Severe, With other behavioral or psychological disturbance（code first A81.9 prion disease）]
F02.C18	由可能的阿尔茨海默病所致的重度神经认知障碍，重度，伴其他行为或心理紊乱（首先编码 G30.9 阿尔茨海默病）[Major neurocognitive disorder due to probable Alzheimer's disease, Severe, With other behavioral or psychological disturbance（code first G30.9 Alzheimer's disease）]
F02.C18	由可能的额颞叶变性所致的重度神经认知障碍，重度，伴其他行为或心理紊乱（首先编码 G31.09 额颞叶变性）[Major neurocognitive disorder due to probable frontotemporal degeneration, Severe, With other behavioral or psychological disturbance（code first G31.09 frontotemporal degeneration）]
F02.C18	重度神经认知障碍伴可能的路易体，重度，伴其他行为或心理紊乱（首先编码 G31.83 路易体病）[Major neurocognitive disorder with probable Lewy bodies, Severe, With other behavioral or psychological disturbance（code first G31.83 Lewy body disease）]
F02.C18	可能由帕金森病所致的重度神经认知障碍，重度，伴其他行为或心理紊乱（首先编码 G20.C 帕金森病）[Major neurocognitive disorder probably due to Parkinson's disease, Severe, With other behavioral or psychological disturbance（code first G20.C Parkinson's disease）]
F02.C18	由创伤性脑损伤所致的重度神经认知障碍，重度，伴其他行为或心理紊乱（首先编码 S06.2XAS 弥漫性创伤性脑损伤，伴未特定时间段的意识丧失，后遗症）[Major neurocognitive disorder due to traumatic brain injury, Severe, With other behavioral or psychological disturbance（code first S06.2XAS diffuse traumatic brain injury with loss of consciousness of unspecified duration, sequela）]
F02.C2	由其他躯体疾病所致的重度神经认知障碍，重度，伴精神病性障碍（首先编码其他躯体疾病）[Major neurocognitive disorder due to another medical condition, Severe, With psychotic disturbance（code first the other medical condition）]
F02.C2	由 HIV 感染所致的重度神经认知障碍，重度，伴精神病性障碍（首先编码 B20 HIV 感染）[Major neurocognitive disorder due to HIV infection, Severe, With psychotic disturbance（code first B20 HIV infection）]
F02.C2	由亨廷顿病所致的重度神经认知障碍，重度，伴精神病性障碍（首先编码 G10 亨廷顿病）[Major neurocognitive disorder due to Huntington's disease, Severe, With psychotic disturbance（code first G10 Huntington's disease）]
F02.C2	由多种病因所致的重度神经认知障碍，重度，伴精神病性障碍（首先编码其他躯体病因）[Major neurocognitive disorder due to multiple etiologies, Severe, With psychotic disturbance（code first the other medical etiologies）]
F02.C2	由朊病毒病所致的重度神经认知障碍，重度，伴精神病性障碍（首先编码 A81.9 朊病毒病）[Major neurocognitive disorder due to prion disease, Severe, With psychotic disturbance（code first A81.9 prion disease）]
F02.C2	由可能的阿尔茨海默病所致的重度神经认知障碍，重度，伴精神病性障碍（首先编码 G30.9 阿尔茨海默病）[Major neurocognitive disorder due to probable Alzheimer's disease, Severe, With psychotic disturbance（code first G30.9 Alzheimer's disease）]
F02.C2	由可能的额颞叶变性所致的重度神经认知障碍，重度，伴精神病性障碍（首先编码 G31.09 额颞叶变性）[Major neurocognitive disorder due to probable frontotemporal degeneration, Severe, With psychotic disturbance（code first G31.09 frontotemporal degeneration）]
F02.C2	重度神经认知障碍伴可能的路易体，重度，伴精神病性障碍（首先编码 G31.83 路易体病）[Major neurocognitive disorder with probable Lewy bodies, Severe, With psychotic disturbance(code first G31.83 Lewy body disease）]

ICD-10-CM	障碍、疾病或问题 （ICD-10-CM Disorder，condition，or problem）
F02.C2	可能由帕金森病所致的重度神经认知障碍，重度，伴精神病性障碍（首先编码 G20.C 帕金森病）[Major neurocognitive disorder probably due to Parkinson's disease, Severe, With psychotic disturbance（code first G20.C Parkinson's disease）]
F02.C2	由创伤性脑损伤所致的重度神经认知障碍，重度，伴精神病性障碍（首先编码 S06.2XAS 弥漫性创伤性脑损伤，伴未特定时间段的意识丧失，后遗症）[Major neurocognitive disorder due to traumatic brain injury, Severe, With psychotic disturbance（code first S06.2XAS diffuse traumatic brain injury with loss of consciousness of unspecified duration, sequela）]
F02.C3	由其他躯体疾病所致的重度神经认知障碍，重度，伴心境症状（首先编码其他躯体疾病）[Major neurocognitive disorder due to another medical condition, Severe, With mood symptoms（code first the other medical condition）]
F02.C3	由 HIV 感染所致的重度神经认知障碍，重度，伴心境症状（首先编码 B20 HIV 感染）[Major neurocognitive disorder due to HIV infection, Severe, With mood symptoms（code first B20 HIV infection）]
F02.C3	由亨廷顿病所致的重度神经认知障碍，重度，伴心境症状（首先编码 G10 亨廷顿病）[Major neurocognitive disorder due to Huntington's disease, Severe, With mood symptoms（code first G10 Huntington's disease）]
F02.C3	由多种病因所致的重度神经认知障碍，重度，伴心境症状（首先编码其他躯体病因）[Major neurocognitive disorder due to multiple etiologies, Severe, With mood symptoms（code first the other medical etiologies）]
F02.C3	由朊病毒病所致的重度神经认知障碍，重度，伴心境症状（首先编码 A81.9 朊病毒病）[Major neurocognitive disorder due to prion disease, Severe, With mood symptoms（code first A81.9 prion disease）]
F02.C3	由可能的阿尔茨海默病所致的重度神经认知障碍，重度，伴心境症状（首先编码 G30.9 阿尔茨海默病）[Major neurocognitive disorder due to probable Alzheimer's disease, Severe, With mood symptoms（code first G30.9 Alzheimer's disease）]
F02.C3	由可能的额颞叶变性所致的重度神经认知障碍，重度，伴心境症状（首先编码 G31.09 额颞叶变性）[Major neurocognitive disorder due to probable frontotemporal degeneration, Severe, With mood symptoms（code first G31.09 frontotemporal degeneration）]
F02.C3	重度神经认知障碍伴可能的路易体，重度，伴心境症状（首先编码 G31.83 路易体病）[Major neurocognitive disorder with probable Lewy bodies, Severe, With mood symptoms（code first G31.83 Lewy body disease）]
F02.C3	可能由帕金森病所致的重度神经认知障碍，重度，伴心境症状（首先编码 G20.C 帕金森病）[Major neurocognitive disorder probably due to Parkinson's disease, Severe, With mood symptoms（code first G20.C Parkinson's disease）]
F02.C3	由创伤性脑损伤所致的重度神经认知障碍，重度，伴心境症状（首先编码 S06.2XAS 弥漫性创伤性脑损伤，伴未特定时间段的意识丧失，后遗症）[Major neurocognitive disorder due to traumatic brain injury, Severe, With mood symptoms（code first S06.2XAS diffuse traumatic brain injury with loss of consciousness of unspecified duration, sequela）]
F02.C4	由其他躯体疾病所致的重度神经认知障碍，重度，伴焦虑（首先编码其他躯体疾病）[Major neurocognitive disorder due to another medical condition, Severe, With anxiety（code first the other medical condition）]
F02.C4	由 HIV 感染所致的重度神经认知障碍，重度，伴焦虑（首先编码 B20 HIV 感染）[Major neurocognitive disorder due to HIV infection, Severe, With anxiety（code first B20 HIV infection）]
F02.C4	由亨廷顿病所致的重度神经认知障碍，重度，伴焦虑（首先编码 G10 亨廷顿病）[Major neurocognitive disorder due to Huntington's disease, Severe, With anxiety（code first G10 Huntington's disease）]

ICD-10-CM	障碍、疾病或问题 （ICD-10-CM Disorder，condition，or problem）
F02.C4	由多种病因所致的重度神经认知障碍，重度，伴焦虑（首先编码其他躯体病因）[Major neurocognitive disorder due to multiple etiologies, Severe, With anxiety（code first the other medical etiologies）]
F02.C4	由朊病毒病所致的重度神经认知障碍，重度，伴焦虑（首先编码 A81.9 朊病毒病）[Major neurocognitive disorder due to prion disease, Severe, With anxiety（code first A81.9 prion disease）]
F02.C4	由可能的阿尔茨海默病所致的重度神经认知障碍，重度，伴焦虑（首先编码 G30.9 阿尔茨海默病）[Major neurocognitive disorder due to probable Alzheimer's disease, Severe, With anxiety（code first G30.9 Alzheimer's disease）]
F02.C4	由可能的额颞叶变性所致的重度神经认知障碍，重度，伴焦虑（首先编码 G31.09 额颞叶变性）[Major neurocognitive disorder due to probable frontotemporal degeneration, Severe, With anxiety（code first G31.09 frontotemporal degeneration）]
F02.C4	重度神经认知障碍伴可能的路易体，重度，伴焦虑（首先编码 G31.83 路易体病）[Major neurocognitive disorder with probable Lewy bodies, Severe, With anxiety（code first G31.83 Lewy body disease）]
F02.C4	可能由帕金森病所致的重度神经认知障碍，重度，伴焦虑（首先编码 G20.C 帕金森病）[Major neurocognitive disorder probably due to Parkinson's disease, Severe, With anxiety（code first G20.C Parkinson's disease）]
F02.C4	由创伤性脑损伤所致的重度神经认知障碍，重度，伴焦虑（首先编码 S06.2XAS 弥漫性创伤性脑损伤，伴未特定时间段的意识丧失，后遗症）[Major neurocognitive disorder due to traumatic brain injury, Severe, With anxiety（code first S06.2XAS diffuse traumatic brain injury with loss of consciousness of unspecified duration, sequela）]
F03.90	由可疑的阿尔茨海默病所致的重度神经认知障碍，未特定的严重程度，无伴随的行为或心理紊乱（没有额外的医学编码）[Major neurocognitive disorder due to possible Alzheimer's disease, Unspecified severity, Without accompanying behavioral or psychological disturbance（no additional medical code）]
F03.90	由可疑的额颞叶变性所致的重度神经认知障碍，未特定的严重程度，无伴随的行为或心理紊乱（没有额外的医学编码）[Major neurocognitive disorder due to possible frontotemporal degeneration, Unspecified severity, Without accompanying behavioral or psychological disturbance（no additional medical code）]
F03.90	重度神经认知障碍伴可疑的路易体，未特定的严重程度，无伴随的行为或心理紊乱（没有额外的医学编码）[Major neurocognitive disorder with possible Lewy bodies, Unspecified severity, Without accompanying behavioral or psychological disturbance（no additional medical code）]
F03.90	可疑由帕金森病所致的重度神经认知障碍，未特定的严重程度，无伴随的行为或心理紊乱（没有额外的医学编码）[Major neurocognitive disorder possibly due to Parkinson's disease, Unspecified severity, Without accompanying behavioral or psychological disturbance（no additional medical code）]
F03.90	可疑由血管性疾病所致的重度神经认知障碍，未特定的严重程度，无伴随的行为或心理紊乱（没有额外的医学编码）[Major neurocognitive disorder possibly due to vascular disease, Unspecified severity, Without accompanying behavioral or psychological disturbance（no additional medical code）]
F03.90	由未知病因所致的重度神经认知障碍，未特定的严重程度，无伴随的行为或心理紊乱（没有额外的医学编码）[Major neurocognitive disorder due to unknown etiology, Unspecified severity, Without accompanying behavioral or psychological disturbance（no additional medical code）]
F03.911	由可疑的阿尔茨海默病所致的重度神经认知障碍，未特定的严重程度，伴激越（没有额外的医学编码）[Major neurocognitive disorder due to possible Alzheimer's disease, Unspecified severity, With agitation（no additional medical code）]

ICD-10-CM	障碍、疾病或问题 （ICD-10-CM Disorder，condition，or problem）
F03.911	由可疑的额颞叶变性所致的重度神经认知障碍，未特定的严重程度，伴激越（没有额外的医学编码）[Major neurocognitive disorder due to possible frontotemporal degeneration, Unspecified severity, With agitation（no additional medical code）]
F03.911	重度神经认知障碍伴可疑的路易体，未特定的严重程度，伴激越（没有额外的医学编码）[Major neurocognitive disorder with possible Lewy bodies, Unspecified severity, With agitation（no additional medical code）]
F03.911	可疑由帕金森病所致的重度神经认知障碍，未特定的严重程度，伴激越（没有额外的医学编码）[Major neurocognitive disorder possibly due to Parkinson's disease, Unspecified severity, With agitation（no additional medical code）]
F03.911	可疑由血管性疾病所致的重度神经认知障碍，未特定的严重程度，伴激越（没有额外的医学编码）[Major neurocognitive disorder possibly due to vascular disease, Unspecified severity, With agitation（no additional medical code）]
F03.911	由未知病因所致的重度神经认知障碍，未特定的严重程度，伴激越（没有额外的医学编码）[Major neurocognitive disorder due to unknown etiology, Unspecified severity, With agitation（no additional medical code）]
F03.918	由可疑的阿尔茨海默病所致的重度神经认知障碍，未特定的严重程度，伴其他行为或心理紊乱（没有额外的医学编码）[Major neurocognitive disorder due to possible Alzheimer's disease, Unspecified severity, With other behavioral or psychological disturbance（no additional medical code）]
F03.918	由可疑的额颞叶变性所致的重度神经认知障碍，未特定的严重程度，伴其他行为或心理紊乱（没有额外的医学编码）[Major neurocognitive disorder due to possible frontotemporal degeneration, Unspecified severity, With other behavioral or psychological disturbance（no additional medical code）]
F03.918	重度神经认知障碍伴可疑的路易体，未特定的严重程度，伴其他行为或心理紊乱（没有额外的医学编码）[Major neurocognitive disorder with possible Lewy bodies, Unspecified severity, With other behavioral or psychological disturbance（no additional medical code）]
F03.918	可疑由帕金森病所致的重度神经认知障碍，未特定的严重程度，伴其他行为或心理紊乱（没有额外的医学编码）[Major neurocognitive disorder possibly due to Parkinson's disease, Unspecified severity, With other behavioral or psychological disturbance（no additional medical code）]
F03.918	可疑由血管性疾病所致的重度神经认知障碍，未特定的严重程度，伴其他行为或心理紊乱（没有额外的医学编码）[Major neurocognitive disorder possibly due to vascular disease, Unspecified severity, With other behavioral or psychological disturbance（no additional medical code）]
F03.918	由未知病因所致的重度神经认知障碍，未特定的严重程度，伴其他行为或心理紊乱（没有额外的医学编码）[Major neurocognitive disorder due to unknown etiology, Unspecified severity, With other behavioral or psychological disturbance（no additional medical code）]
F03.92	由可疑的阿尔茨海默病所致的重度神经认知障碍，未特定的严重程度，伴精神病性障碍（没有额外的医学编码）[Major neurocognitive disorder due to possible Alzheimer's disease, Unspecified severity, With psychotic disturbance（no additional medical code）]
F03.92	由可疑的额颞叶变性所致的重度神经认知障碍，未特定的严重程度，伴精神病性障碍（没有额外的医学编码）[Major neurocognitive disorder due to possible frontotemporal degeneration, Unspecified severity, With psychotic disturbance（no additional medical code）]
F03.92	重度神经认知障碍伴可疑的路易体，未特定的严重程度，伴精神病性障碍（没有额外的医学编码）[Major neurocognitive disorder with possible Lewy bodies, Unspecified severity, With psychotic disturbance（no additional medical code）]
F03.92	可疑由帕金森病所致的重度神经认知障碍，未特定的严重程度，伴精神病性障碍（没有额外的医学编码）[Major neurocognitive disorder possibly due to Parkinson's disease, Unspecified severity, With psychotic disturbance（no additional medical code）]

ICD-10-CM	障碍、疾病或问题（ICD-10-CM Disorder，condition，or problem）
F03.92	可疑由血管性疾病所致的重度神经认知障碍，未特定的严重程度，伴精神病性障碍（没有额外的医学编码）[Major neurocognitive disorder possibly due to vascular disease, Unspecified severity, With psychotic disturbance（no additional medical code）]
F03.92	由未知病因所致的重度神经认知障碍，未特定的严重程度，伴精神病性障碍（没有额外的医学编码）[Major neurocognitive disorder due to unknown etiology, Unspecified severity, With psychotic disturbance（no additional medical code）]
F03.93	由可疑的阿尔茨海默病所致的重度神经认知障碍，未特定的严重程度，伴心境症状（没有额外的医学编码）[Major neurocognitive disorder due to possible Alzheimer's disease, Unspecified severity, With mood symptoms（no additional medical code）]
F03.93	由可疑的额颞叶变性所致的重度神经认知障碍，未特定的严重程度，伴心境症状（没有额外的医学编码）[Major neurocognitive disorder due to possible frontotemporal degeneration, Unspecified severity, With mood symptoms（no additional medical code）]
F03.93	重度神经认知障碍伴可疑的路易体，未特定的严重程度，伴心境症状（没有额外的医学编码）[Major neurocognitive disorder with possible Lewy bodies, Unspecified severity, With mood symptoms（no additional medical code）]
F03.93	可疑由帕金森病所致的重度神经认知障碍，未特定的严重程度，伴心境症状（没有额外的医学编码）[Major neurocognitive disorder possibly due to Parkinson's disease, Unspecified severity, With mood symptoms（no additional medical code）]
F03.93	可疑由血管性疾病所致的重度神经认知障碍，未特定的严重程度，伴心境症状（没有额外的医学编码）[Major neurocognitive disorder possibly due to vascular disease, Unspecified severity, With mood symptoms（no additional medical code）]
F03.93	由未知病因所致的重度神经认知障碍，未特定的严重程度，伴心境症状（没有额外的医学编码）[Major neurocognitive disorder due to unknown etiology, Unspecified severity, With mood symptoms（no additional medical code）]
F03.94	由可疑的阿尔茨海默病所致的重度神经认知障碍，未特定的严重程度，伴焦虑（没有额外的医学编码）[Major neurocognitive disorder due to possible Alzheimer's disease, Unspecified severity, With anxiety（no additional medical code）]
F03.94	由可疑的额颞叶变性所致的重度神经认知障碍，未特定的严重程度，伴焦虑（没有额外的医学编码）[Major neurocognitive disorder due to possible frontotemporal degeneration, Unspecified severity, With anxiety（no additional medical code）]
F03.94	重度神经认知障碍伴可疑的路易体，未特定的严重程度，伴焦虑（没有额外的医学编码）[Major neurocognitive disorder with possible Lewy bodies, Unspecified severity, With anxiety（no additional medical code）]
F03.94	可疑由帕金森病所致的重度神经认知障碍，未特定的严重程度，伴焦虑（没有额外的医学编码）[Major neurocognitive disorder possibly due to Parkinson's disease, Unspecified severity, With anxiety（no additional medical code）]
F03.94	可疑由血管性疾病所致的重度神经认知障碍，未特定的严重程度，伴焦虑（没有额外的医学编码）[Major neurocognitive disorder possibly due to vascular disease, Unspecified severity, With anxiety（no additional medical code）]
F03.94	由未知病因所致的重度神经认知障碍，未特定的严重程度，伴焦虑（没有额外的医学编码）[Major neurocognitive disorder due to unknown etiology, Unspecified severity, With anxiety（no additional medical code）]
F03.A0	由可疑的阿尔茨海默病所致的重度神经认知障碍，轻度，无伴随的行为或心理紊乱（没有额外的医学编码）[Major neurocognitive disorder due to possible Alzheimer's disease, Mild, Without accompanying behavioral or psychological disturbance（no additional medical code）]
F03.A0	由可疑的额颞叶变性所致的重度神经认知障碍，轻度，无伴随的行为或心理紊乱（没有额外的医学编码）[Major neurocognitive disorder due to possible frontotemporal degeneration, Mild, Without accompanying behavioral or psychological disturbance（no additional medical code）]

ICD-10-CM	障碍、疾病或问题 （ICD-10-CM Disorder，condition，or problem）
F03.A0	重度神经认知障碍伴可疑的路易体，轻度，无伴随的行为或心理紊乱（没有额外的医学编码）[Major neurocognitive disorder with possible Lewy bodies, Mild, Without accompanying behavioral or psychological disturbance（no additional medical code）]
F03.A0	可疑由帕金森病所致的重度神经认知障碍，轻度，无伴随的行为或心理紊乱（没有额外的医学编码）[Major neurocognitive disorder possibly due to Parkinson's disease, Mild, Without accompanying behavioral or psychological disturbance（no additional medical code）]
F03.A0	可疑由血管性疾病所致的重度神经认知障碍，轻度，无伴随的行为或心理紊乱（没有额外的医学编码）[Major neurocognitive disorder possibly due to vascular disease, Mild, Without accompanying behavioral or psychological disturbance（no additional medical code）]
F03.A0	由未知病因所致的重度神经认知障碍，轻度，无伴随的行为或心理紊乱（没有额外的医学编码）[Major neurocognitive disorder due to unknown etiology, Mild, Without accompanying behavioral or psychological disturbance（no additional medical code）]
F03.A11	由可疑的阿尔茨海默病所致的重度神经认知障碍，轻度，伴激越（没有额外的医学编码）[Major neurocognitive disorder due to possible Alzheimer's disease, Mild, With agitation（no additional medical code）]
F03.A11	由可疑的额颞叶变性所致的重度神经认知障碍，轻度，伴激越（没有额外的医学编码）[Major neurocognitive disorder due to possible frontotemporal degeneration, Mild, With agitation（no additional medical code）]
F03.A11	重度神经认知障碍伴可疑的路易体，轻度，伴激越（没有额外的医学编码）[Major neurocognitive disorder with possible Lewy bodies, Mild, With agitation（no additional medical code）]
F03.A11	可疑由帕金森病所致的重度神经认知障碍，轻度，伴激越（没有额外的医学编码）[Major neurocognitive disorder possibly due to Parkinson's disease, Mild, With agitation（no additional medical code）]
F03.A11	可疑由血管性疾病所致的重度神经认知障碍，轻度，伴激越（没有额外的医学编码）[Major neurocognitive disorder possibly due to vascular disease, Mild, With agitation（no additional medical code）]
F03.A11	由未知病因所致的重度神经认知障碍，轻度，伴激越（没有额外的医学编码）[Major neurocognitive disorder due to unknown etiology, Mild, With agitation（no additional medical code）]
F03.A18	由可疑的阿尔茨海默病所致的重度神经认知障碍，轻度，伴其他行为或心理紊乱（没有额外的医学编码）[Major neurocognitive disorder due to possible Alzheimer's disease, Mild, With other behavioral or psychological disturbance（no additional medical code）]
F03.A18	由可疑的额颞叶变性所致的重度神经认知障碍，轻度，伴其他行为或心理紊乱（没有额外的医学编码）[Major neurocognitive disorder due to possible frontotemporal degeneration, Mild, With other behavioral or psychological disturbance（no additional medical code）]
F03.A18	重度神经认知障碍伴可疑的路易体，轻度，伴其他行为或心理紊乱（没有额外的医学编码）[Major neurocognitive disorder with possible Lewy bodies, Mild, With other behavioral or psychological disturbance（no additional medical code）]
F03.A18	可疑由帕金森病所致的重度神经认知障碍，轻度，伴其他行为或心理紊乱（没有额外的医学编码）[Major neurocognitive disorder possibly due to Parkinson's disease, Mild, With other behavioral or psychological disturbance（no additional medical code）]
F03.A18	可疑由血管性疾病所致的重度神经认知障碍，轻度，伴其他行为或心理紊乱（没有额外的医学编码）[Major neurocognitive disorder possibly due to vascular disease, Mild, With other behavioral or psychological disturbance（no additional medical code）]
F03.A18	由未知病因所致的重度神经认知障碍，轻度，伴其他行为或心理紊乱（没有额外的医学编码）[Major neurocognitive disorder due to unknown etiology, Mild, With other behavioral or psychological disturbance（no additional medical code）]

ICD-10-CM	障碍、疾病或问题（ICD-10-CM Disorder，condition，or problem）
F03.A2	由可疑的阿尔茨海默病所致的重度神经认知障碍，轻度，伴精神病性障碍（没有额外的医学编码）[Major neurocognitive disorder due to possible Alzheimer's disease, Mild, With psychotic disturbance（no additional medical code）]
F03.A2	由可疑的额颞叶变性所致的重度神经认知障碍，轻度，伴精神病性障碍（没有额外的医学编码）[Major neurocognitive disorder due to possible frontotemporal degeneration, Mild, With psychotic disturbance（no additional medical code）]
F03.A2	重度神经认知障碍伴可疑的路易体，轻度，伴精神病性障碍（没有额外的医学编码）[Major neurocognitive disorder with possible Lewy bodies, Mild, With psychotic disturbance（no additional medical code）]
F03.A2	可疑由帕金森病所致的重度神经认知障碍，轻度，伴精神病性障碍（没有额外的医学编码）[Major neurocognitive disorder possibly due to Parkinson's disease, Mild, With psychotic disturbance（no additional medical code）]
F03.A2	可疑由血管性疾病所致的重度神经认知障碍，轻度，伴精神病性障碍（没有额外的医学编码）[Major neurocognitive disorder possibly due to vascular disease, Mild, With psychotic disturbance（no additional medical code）]
F03.A2	由未知病因所致的重度神经认知障碍，轻度，伴精神病性障碍（没有额外的医学编码）[Major neurocognitive disorder due to unknown etiology, Mild, With psychotic disturbance（no additional medical code）]
F03.A3	由可疑的阿尔茨海默病所致的重度神经认知障碍，轻度，伴心境症状（没有额外的医学编码）[Major neurocognitive disorder due to possible Alzheimer's disease, Mild, With mood symptoms（no additional medical code）]
F03.A3	由可疑的额颞叶变性所致的重度神经认知障碍，轻度，伴心境症状（没有额外的医学编码）[Major neurocognitive disorder due to possible frontotemporal degeneration, Mild, With mood symptoms（no additional medical code）]
F03.A3	重度神经认知障碍伴可疑的路易体，轻度，伴心境症状（没有额外的医学编码）[Major neurocognitive disorder with possible Lewy bodies, Mild, With mood symptoms（no additional medical code）]
F03.A3	可疑由帕金森病所致的重度神经认知障碍，轻度，伴心境症状（没有额外的医学编码）[Major neurocognitive disorder possibly due to Parkinson's disease, Mild, With mood symptoms（no additional medical code）]
F03.A3	可疑由血管性疾病所致的重度神经认知障碍，轻度，伴心境症状（没有额外的医学编码）[Major neurocognitive disorder possibly due to vascular disease, Mild, With mood symptoms（no additional medical code）]
F03.A3	由未知病因所致的重度神经认知障碍，轻度，伴心境症状（没有额外的医学编码）[Major neurocognitive disorder due to unknown etiology, Mild, With mood symptoms（no additional medical code）]
F03.A4	由可疑的阿尔茨海默病所致的重度神经认知障碍，轻度，伴焦虑（没有额外的医学编码）[Major neurocognitive disorder due to possible Alzheimer's disease, Mild, With anxiety（no additional medical code）]
F03.A4	由可疑的额颞叶变性所致的重度神经认知障碍，轻度，伴焦虑（没有额外的医学编码）[Major neurocognitive disorder due to possible frontotemporal degeneration, Mild, With anxiety（no additional medical code）]
F03.A4	重度神经认知障碍伴可疑的路易体，轻度，伴焦虑（没有额外的医学编码）[Major neurocognitive disorder with possible Lewy bodies, Mild, With anxiety（no additional medical code）]
F03.A4	可疑由帕金森病所致的重度神经认知障碍，轻度，伴焦虑（没有额外的医学编码）[Major neurocognitive disorder possibly due to Parkinson's disease, Mild, With anxiety（no additional medical code）]

ICD-10-CM	障碍、疾病或问题 （ICD-10-CM Disorder，condition，or problem）
F03.A4	可疑由血管性疾病所致的重度神经认知障碍，轻度，伴焦虑（没有额外的医学编码）[Major neurocognitive disorder possibly due to vascular disease, Mild, With anxiety（no additional medical code）]
F03.A4	由未知病因所致的重度神经认知障碍，轻度，伴焦虑（没有额外的医学编码）[Major neurocognitive disorder due to unknown etiology, Mild, With anxiety（no additional medical code）]
F03.B0	由可疑的阿尔茨海默病所致的重度神经认知障碍，中度，无伴随的行为或心理紊乱（没有额外的医学编码）[Major neurocognitive disorder due to possible Alzheimer's disease, Moderate, Without accompanying behavioral or psychological disturbance（no additional medical code）]
F03.B0	由可疑的额颞叶变性所致的重度神经认知障碍，中度，无伴随的行为或心理紊乱（没有额外的医学编码）[Major neurocognitive disorder due to possible frontotemporal degeneration, Moderate, Without accompanying behavioral or psychological disturbance（no additional medical code）]
F03.B0	重度神经认知障碍伴可疑的路易体，中度，无伴随的行为或心理紊乱（没有额外的医学编码）[Major neurocognitive disorder with possible Lewy bodies, Moderate, Without accompanying behavioral or psychological disturbance（no additional medical code）]
F03.B0	可疑由帕金森病所致的重度神经认知障碍，中度，无伴随的行为或心理紊乱（没有额外的医学编码）[Major neurocognitive disorder possibly due to Parkinson's disease, Moderate, Without accompanying behavioral or psychological disturbance（no additional medical code）]
F03.B0	可疑由血管性疾病所致的重度神经认知障碍，中度，无伴随的行为或心理紊乱（没有额外的医学编码）[Major neurocognitive disorder possibly due to vascular disease, Moderate, Without accompanying behavioral or psychological disturbance（no additional medical code）]
F03.B0	由未知病因所致的重度神经认知障碍，中度，无伴随的行为或心理紊乱（没有额外的医学编码）[Major neurocognitive disorder due to unknown etiology, Moderate, Without accompanying behavioral or psychological disturbance（no additional medical code）]
F03.B11	由可疑的阿尔茨海默病所致的重度神经认知障碍，中度，伴激越（没有额外的医学编码）[Major neurocognitive disorder due to possible Alzheimer's disease, Moderate, With agitation（no additional medical code）]
F03.B11	由可疑的额颞叶变性所致的重度神经认知障碍，中度，伴激越（没有额外的医学编码）[Major neurocognitive disorder due to possible frontotemporal degeneration, Moderate, With agitation（no additional medical code）]
F03.B11	重度神经认知障碍伴可疑的路易体，中度，伴激越（没有额外的医学编码）[Major neurocognitive disorder with possible Lewy bodies, Moderate, With agitation（no additional medical code）]
F03.B11	可疑由帕金森病所致的重度神经认知障碍，中度，伴激越（没有额外的医学编码）[Major neurocognitive disorder possibly due to Parkinson's disease, Moderate, With agitation（no additional medical code）]
F03.B11	可疑由血管性疾病所致的重度神经认知障碍，中度，伴激越（没有额外的医学编码）[Major neurocognitive disorder possibly due to vascular disease, Moderate, With agitation（no additional medical code）]
F03.B11	由未知病因所致的重度神经认知障碍，中度，伴激越（没有额外的医学编码）[Major neurocognitive disorder due to unknown etiology, Moderate, With agitation（no additional medical code）]
F03.B18	由可疑的阿尔茨海默病所致的重度神经认知障碍，中度，伴其他行为或心理紊乱（没有额外的医学编码）[Major neurocognitive disorder due to possible Alzheimer's disease, Moderate, With other behavioral or psychological disturbance（no additional medical code）]
F03.B18	由可疑的额颞叶变性所致的重度神经认知障碍，中度，伴其他行为或心理紊乱（没有额外的医学编码）[Major neurocognitive disorder due to possible frontotemporal degeneration, Moderate, With other behavioral or psychological disturbance（no additional medical code）]

ICD-10-CM	障碍、疾病或问题 （ICD-10-CM Disorder，condition，or problem）
F03.B18	重度神经认知障碍伴可疑的路易体，中度，伴其他行为或心理紊乱（没有额外的医学编码）[Major neurocognitive disorder with possible Lewy bodies, Moderate, With other behavioral or psychological disturbance（no additional medical code）]
F03.B18	可疑由帕金森病所致的重度神经认知障碍，中度，伴其他行为或心理紊乱（没有额外的医学编码）[Major neurocognitive disorder possibly due to Parkinson's disease, Moderate, With other behavioral or psychological disturbance（no additional medical code）]
F03.B18	可疑由血管性疾病所致的重度神经认知障碍，中度，伴其他行为或心理紊乱（没有额外的医学编码）[Major neurocognitive disorder possibly due to vascular disease, Moderate, With other behavioral or psychological disturbance（no additional medical code）]
F03.B18	由未知病因所致的重度神经认知障碍，中度，伴其他行为或心理紊乱（没有额外的医学编码）[Major neurocognitive disorder due to unknown etiology, Moderate, With other behavioral or psychological disturbance（no additional medical code）]
F03.B2	由可疑的阿尔茨海默病所致的重度神经认知障碍，中度，伴精神病性障碍（没有额外的医学编码）[Major neurocognitive disorder due to possible Alzheimer's disease, Moderate, With psychotic disturbance（no additional medical code）]
F03.B2	由可疑的额颞叶变性所致的重度神经认知障碍，中度，伴精神病性障碍（没有额外的医学编码）[Major neurocognitive disorder due to possible frontotemporal degeneration, Moderate, With psychotic disturbance（no additional medical code）]
F03.B2	重度神经认知障碍伴可疑的路易体，中度，伴精神病性障碍（没有额外的医学编码）[Major neurocognitive disorder with possible Lewy bodies, Moderate, With psychotic disturbance（no additional medical code）]
F03.B2	可疑由帕金森病所致的重度神经认知障碍，中度，伴精神病性障碍（没有额外的医学编码）[Major neurocognitive disorder possibly due to Parkinson's disease, Moderate, With psychotic disturbance（no additional medical code）]
F03.B2	可疑由血管性疾病所致的重度神经认知障碍，中度，伴精神病性障碍（没有额外的医学编码）[Major neurocognitive disorder possibly due to vascular disease, Moderate, With psychotic disturbance（no additional medical code）]
F03.B2	由未知病因所致的重度神经认知障碍，中度，伴精神病性障碍（没有额外的医学编码）[Major neurocognitive disorder due to unknown etiology, Moderate, With psychotic disturbance（no additional medical code）]
F03.B3	由可疑的阿尔茨海默病所致的重度神经认知障碍，中度，伴心境症状（没有额外的医学编码）[Major neurocognitive disorder due to possible Alzheimer's disease, Moderate, With mood symptoms（no additional medical code）]
F03.B3	由可疑的额颞叶变性所致的重度神经认知障碍，中度，伴心境症状（没有额外的医学编码）[Major neurocognitive disorder due to possible frontotemporal degeneration, Moderate, With mood symptoms（no additional medical code）]
F03.B3	重度神经认知障碍伴可疑的路易体，中度，伴心境症状（没有额外的医学编码）[Major neurocognitive disorder with possible Lewy bodies, Moderate, With mood symptoms（no additional medical code）]
F03.B3	可疑由帕金森病所致的重度神经认知障碍，中度，伴心境症状（没有额外的医学编码）[Major neurocognitive disorder possibly due to Parkinson's disease, Moderate, With mood symptoms（no additional medical code）]
F03.B3	可疑由血管性疾病所致的重度神经认知障碍，中度，伴心境症状（没有额外的医学编码）[Major neurocognitive disorder possibly due to vascular disease, Moderate, With mood symptoms（no additional medical code）]
F03.B3	由未知病因所致的重度神经认知障碍，中度，伴心境症状（没有额外的医学编码）[Major neurocognitive disorder due to unknown etiology, Moderate, With mood symptoms（no additional medical code）]

ICD-10-CM	障碍、疾病或问题 （ICD-10-CM Disorder，condition，or problem）
F03.B4	由可疑的阿尔茨海默病所致的重度神经认知障碍，中度，伴焦虑（没有额外的医学编码）[Major neurocognitive disorder due to possible Alzheimer's disease, Moderate, With anxiety（no additional medical code）]
F03.B4	由可疑的额颞叶变性所致的重度神经认知障碍，中度，伴焦虑（没有额外的医学编码）[Major neurocognitive disorder due to possible frontotemporal degeneration, Moderate, With anxiety（no additional medical code）]
F03.B4	重度神经认知障碍伴可疑的路易体，中度，伴焦虑（没有额外的医学编码）[Major neurocognitive disorder with possible Lewy bodies, Moderate, With anxiety（no additional medical code）]
F03.B4	可疑由帕金森病所致的重度神经认知障碍，中度，伴焦虑（没有额外的医学编码）[Major neurocognitive disorder possibly due to Parkinson's disease, Moderate, With anxiety（no additional medical code）]
F03.B4	可疑由血管性疾病所致的重度神经认知障碍，中度，伴焦虑（没有额外的医学编码）[Major neurocognitive disorder possibly due to vascular disease, Moderate, With anxiety（no additional medical code）]
F03.B4	由未知病因所致的重度神经认知障碍，中度，伴焦虑（没有额外的医学编码）[Major neurocognitive disorder due to unknown etiology, Moderate, With anxiety（no additional medical code）]
F03.C0	由可疑的阿尔茨海默病所致的重度神经认知障碍，重度，无伴随的行为或心理紊乱（没有额外的医学编码）[Major neurocognitive disorder due to possible Alzheimer's disease, Severe, Without accompanying behavioral or psychological disturbance（no additional medical code）]
F03.C0	由可疑的额颞叶变性所致的重度神经认知障碍，重度，无伴随的行为或心理紊乱（没有额外的医学编码）[Major neurocognitive disorder due to possible frontotemporal degeneration, Severe, Without accompanying behavioral or psychological disturbance（no additional medical code）]
F03.C0	重度神经认知障碍伴可疑的路易体，重度，无伴随的行为或心理紊乱（没有额外的医学编码）[Major neurocognitive disorder with possible Lewy bodies, Severe, Without accompanying behavioral or psychological disturbance（no additional medical code）]
F03.C0	可疑由帕金森病所致的重度神经认知障碍，重度，无伴随的行为或心理紊乱（没有额外的医学编码）[Major neurocognitive disorder possibly due to Parkinson's disease, Severe, Without accompanying behavioral or psychological disturbance（no additional medical code）]
F03.C0	可疑由血管性疾病所致的重度神经认知障碍，重度，无伴随的行为或心理紊乱（没有额外的医学编码）[Major neurocognitive disorder possibly due to vascular disease, Severe, Without accompanying behavioral or psychological disturbance（no additional medical code）]
F03.C0	由未知病因所致的重度神经认知障碍，重度，无伴随的行为或心理紊乱（没有额外的医学编码）[Major neurocognitive disorder due to unknown etiology, Severe, Without accompanying behavioral or psychological disturbance（no additional medical code）]
F03.C11	由可疑的阿尔茨海默病所致的重度神经认知障碍，重度，伴激越（没有额外的医学编码）[Major neurocognitive disorder due to possible Alzheimer's disease, Severe, With agitation（no additional medical code）]
F03.C11	由可疑的额颞叶变性所致的重度神经认知障碍，重度，伴激越（没有额外的医学编码）[Major neurocognitive disorder due to possible frontotemporal degeneration, Severe, With agitation（no additional medical code）]
F03.C11	重度神经认知障碍伴可疑的路易体，重度，伴激越（没有额外的医学编码）[Major neurocognitive disorder with possible Lewy bodies, Severe, With agitation（no additional medical code）]
F03.C11	可疑由帕金森病所致的重度神经认知障碍，重度，伴激越（没有额外的医学编码）[Major neurocognitive disorder possibly due to Parkinson's disease, Severe, With agitation（no additional medical code）]

ICD-10-CM	障碍、疾病或问题（ICD-10-CM Disorder，condition，or problem）
F03.C11	可疑由血管性疾病所致的重度神经认知障碍，重度，伴激越（没有额外的医学编码）[Major neurocognitive disorder possibly due to vascular disease, Severe, With agitation（no additional medical code）]
F03.C11	由未知病因所致的重度神经认知障碍，重度，伴激越（没有额外的医学编码）[Major neurocognitive disorder due to unknown etiology, Severe, With agitation（no additional medical code）]
F03.C18	由可疑的阿尔茨海默病所致的重度神经认知障碍，重度，伴其他行为或心理紊乱（没有额外的医学编码）[Major neurocognitive disorder due to possible Alzheimer's disease, Severe, With other behavioral or psychological disturbance（no additional medical code）]
F03.C18	由可疑的额颞叶变性所致的重度神经认知障碍，重度，伴其他行为或心理紊乱（没有额外的医学编码）[Major neurocognitive disorder due to possible frontotemporal degeneration, Severe, With other behavioral or psychological disturbance（no additional medical code）]
F03.C18	重度神经认知障碍伴可疑的路易体，重度，伴其他行为或心理紊乱（没有额外的医学编码）[Major neurocognitive disorder with possible Lewy bodies, Severe, With other behavioral or psychological disturbance（no additional medical code）]
F03.C18	可疑由帕金森病所致的重度神经认知障碍，重度，伴其他行为或心理紊乱（没有额外的医学编码）[Major neurocognitive disorder possibly due to Parkinson's disease, Severe, With other behavioral or psychological disturbance（no additional medical code）]
F03.C18	可疑由血管性疾病所致的重度神经认知障碍，重度，伴其他行为或心理紊乱（没有额外的医学编码）[Major neurocognitive disorder possibly due to vascular disease, Severe, With other behavioral or psychological disturbance（no additional medical code）]
F03.C18	由未知病因所致的重度神经认知障碍，重度，伴其他行为或心理紊乱（没有额外的医学编码）[Major neurocognitive disorder due to unknown etiology, Severe, With other behavioral or psychological disturbance（no additional medical code）]
F03.C2	由可疑的阿尔茨海默病所致的重度神经认知障碍，重度，伴精神病性障碍（没有额外的医学编码）[Major neurocognitive disorder due to possible Alzheimer's disease, Severe, With psychotic disturbance（no additional medical code）]
F03.C2	由可疑的额颞叶变性所致的重度神经认知障碍，重度，伴精神病性障碍（没有额外的医学编码）[Major neurocognitive disorder due to possible frontotemporal degeneration, Severe, With psychotic disturbance（no additional medical code）]
F03.C2	重度神经认知障碍伴可疑的路易体，重度，伴精神病性障碍（没有额外的医学编码）[Major neurocognitive disorder with possible Lewy bodies, Severe, With psychotic disturbance（no additional medical code）]
F03.C2	可疑由帕金森病所致的重度神经认知障碍，重度，伴精神病性障碍（没有额外的医学编码）[Major neurocognitive disorder possibly due to Parkinson's disease, Severe, With psychotic disturbance（no additional medical code）]
F03.C2	可疑由血管性疾病所致的重度神经认知障碍，重度，伴精神病性障碍（没有额外的医学编码）[Major neurocognitive disorder possibly due to vascular disease, Severe, With psychotic disturbance（no additional medical code）]
F03.C2	由未知病因所致的重度神经认知障碍，重度，伴精神病性障碍（没有额外的医学编码）[Major neurocognitive disorder due to unknown etiology, Severe, With psychotic disturbance（no additional medical code）]
F03.C3	由可疑的阿尔茨海默病所致的重度神经认知障碍，重度，伴心境症状（没有额外的医学编码）[Major neurocognitive disorder due to possible Alzheimer's disease, Severe, With mood symptoms（no additional medical code）]
F03.C3	由可疑的额颞叶变性所致的重度神经认知障碍，重度，伴心境症状（没有额外的医学编码）[Major neurocognitive disorder due to possible frontotemporal degeneration, Severe, With mood symptoms（no additional medical code）]

ICD-10-CM	障碍、疾病或问题 （ICD-10-CM Disorder，condition，or problem）
F03.C3	重度神经认知障碍伴可疑的路易体，重度，伴心境症状（没有额外的医学编码）[Major neurocognitive disorder with possible Lewy bodies, Severe, With mood symptoms（no additional medical code）]
F03.C3	可疑由帕金森病所致的重度神经认知障碍，重度，伴心境症状（没有额外的医学编码）[Major neurocognitive disorder possibly due to Parkinson's disease, Severe, With mood symptoms（no additional medical code）]
F03.C3	可疑由血管性疾病所致的重度神经认知障碍，重度，伴心境症状（没有额外的医学编码）[Major neurocognitive disorder possibly due to vascular disease, Severe, With mood symptoms（no additional medical code）]
F03.C3	由未知病因所致的重度神经认知障碍，重度，伴心境症状（没有额外的医学编码）[Major neurocognitive disorder due to unknown etiology, Severe, With mood symptoms（no additional medical code）]
F03.C4	由可疑的阿尔茨海默病所致的重度神经认知障碍，重度，伴焦虑（没有额外的医学编码）[Major neurocognitive disorder due to possible Alzheimer's disease, Severe, With anxiety（no additional medical code）]
F03.C4	由可疑的额颞叶变性所致的重度神经认知障碍，重度，伴焦虑（没有额外的医学编码）[Major neurocognitive disorder due to possible frontotemporal degeneration, Severe, With anxiety（no additional medical code）]
F03.C4	重度神经认知障碍伴可疑的路易体，重度，伴焦虑（没有额外的医学编码）[Major neurocognitive disorder with possible Lewy bodies, Severe, With anxiety（no additional medical code）]
F03.C4	可疑由帕金森病所致的重度神经认知障碍，重度，伴焦虑（没有额外的医学编码）[Major neurocognitive disorder possibly due to Parkinson's disease, Severe, With anxiety（no additional medical code）]
F03.C4	可疑由血管性疾病所致的重度神经认知障碍，重度，伴焦虑（没有额外的医学编码）[Major neurocognitive disorder possibly due to vascular disease, Severe, With anxiety（no additional medical code）]
F03.C4	由未知病因所致的重度神经认知障碍，重度，伴焦虑（没有额外的医学编码）[Major neurocognitive disorder due to unknown etiology, Severe, With anxiety（no additional medical code）]
F05	由其他躯体疾病所致的谵妄（Delirium due to another medical condition）
F05	由多种病因所致的谵妄（Delirium due to multiple etiologies）
F05	其他特定的谵妄（Other specified delirium）
F05	未特定的谵妄（Unspecified delirium）
F06.0	由其他躯体疾病所致的精神病性障碍，伴幻觉（Psychotic disorder due to another medical condition，With hallucinations）
F06.1	与其他精神障碍有关的紧张症（紧张症标注）[Catatonia associated with another mental disorder（catatonia specifier）]
F06.1	由其他躯体疾病所致的紧张症（Catatonic disorder due to another medical condition）
F06.1	未特定的紧张症（涉及神经和肌肉骨骼系统的其他症状首先编码 R29.818）[Unspecified catatonia（code first R29.818 other symptoms involving nervous and musculoskeletal systems）]
F06.2	由其他躯体疾病所致的精神病性障碍，伴妄想（Psychotic disorder due to another medical condition, With delusions）
F06.31	由其他躯体疾病所致的抑郁障碍，伴抑郁特征（Depressive disorder due to another medical condition, With depressive features）
F06.32	由其他躯体疾病所致的抑郁障碍，伴重性抑郁样发作（Depressive disorder due to another medical condition, With major depressive-like episode）
F06.33	由其他躯体疾病所致的双相及相关障碍，伴躁狂特征（Bipolar and related disorder due to another medical condition, With manic features）

ICD-10-CM	障碍、疾病或问题 （ICD-10-CM Disorder，condition，or problem）
F06.33	由其他躯体疾病所致的双相及相关障碍，伴躁狂或轻躁狂样发作（Bipolar and related disorder due to another medical condition, With manic- or hypomanic-like episodes）
F06.34	由其他躯体疾病所致的双相及相关障碍，伴混合特征（Bipolar and related disorder due to another medical condition, With mixed features）
F06.34	由其他躯体疾病所致的抑郁障碍，伴混合特征（Depressive disorder due to another medical condition, With mixed features）
F06.4	由其他躯体疾病所致的焦虑障碍（Anxiety disorder due to another medical condition）
F06.70	由其他躯体疾病所致的轻度神经认知障碍（首先编码其他躯体疾病），无行为紊乱 [Mild neurocognitive disorder due to another medical condition（code first the other medical condition），Without behavioral disturbance]
F06.70	由 HIV 感染所致的轻度神经认知障碍（首先编码 B20 HIV 感染），无行为紊乱 [Mild neurocognitive disorder due to HIV infection（code first B20 HIV infection），Without behavioral disturbance]
F06.70	由亨廷顿病所致的轻度神经认知障碍（首先编码 G10 亨廷顿病），无行为紊乱 [Mild neurocognitive disorder due to Huntington's disease（code first G10 Huntington's disease），Without behavioral disturbance]
F06.70	由多种病因所致的轻度神经认知障碍（首先编码所有病因性躯体疾病），无行为紊乱 [Mild neurocognitive disorder due to multiple etiologies（code first the other medical etiologies），Without behavioral disturbance]
F06.70	由朊病毒病所致的轻度神经认知障碍（首先编码 A81.9 朊病毒病），无行为紊乱 [Mild neurocognitive disorder due to prion disease（code first A81.9 prion disease），Without behavioral disturbance]
F06.70	由可能的阿尔茨海默病所致的轻度神经认知障碍（首先编码 G30.9 阿尔茨海默病），无行为紊乱 [Mild neurocognitive disorder due to probable Alzheimer's disease（code first G30.9 Alzheimer's disease），Without behavioral disturbance]
F06.70	由可能的额颞叶变性所致的轻度神经认知障碍（首先编码 G31.09 额颞叶变性），无行为紊乱 [Mild neurocognitive disorder due to probable frontotemporal degeneration（code first G31.09 frontotemporal degeneration），Without behavioral disturbance]
F06.70	轻度神经认知障碍伴可能的路易体（首先编码 G31.83 路易体病），无行为紊乱 [Mild neurocognitive disorder with probable Lewy bodies（code first G31.83 Lewy body disease），Without behavioral disturbance]
F06.70	可能由帕金森病所致的轻度神经认知障碍（首先编码 G20.C 帕金森病），无行为紊乱 [Mild neurocognitive disorder probably due to Parkinson's disease（code first G20.C Parkinson's disease），Without behavioral disturbance]
F06.70	可能由血管性疾病所致的轻度神经认知障碍（首先编码 I67.9 脑血管性疾病），无行为紊乱 [Mild neurocognitive disorder probably due to vascular disease（code first I67.9 for cerebrovascular disease），Without behavioral disturbance]
F06.70	由创伤性脑损伤所致的轻度神经认知障碍（首先编码 S06.2XAS 弥漫性创伤性脑损伤，伴未特定时间段的意识丧失，后遗症），无行为紊乱 [Mild neurocognitive disorder due to traumatic brain injury（code first S06.2XAS diffuse traumatic brain injury with loss of consciousness of unspecified duration, sequela），Without behavioral disturbance]
F06.71	由其他躯体疾病所致的轻度神经认知障碍（首先编码其他躯体疾病），伴行为紊乱 [Mild neurocognitive disorder due to another medical condition（code first the other medical condition），With behavioral disturbance]
F06.71	由 HIV 感染所致的轻度神经认知障碍（首先编码 B20 HIV 感染），伴行为紊乱 [Mild neurocognitive disorder due to HIV infection（code first B20 HIV infection），With behavioral disturbance]

ICD-10-CM	障碍、疾病或问题 （ICD-10-CM Disorder，condition，or problem）
F06.71	由亨廷顿病所致的轻度神经认知障碍（首先编码 G10 亨廷顿病），伴行为紊乱 [Mild neurocognitive disorder due to Huntington's disease（code first G10 Huntington's disease）, With behavioral disturbance]
F06.71	由多种病因所致的轻度神经认知障碍（首先编码所有躯体性疾病），伴行为紊乱 [Mild neurocognitive disorder due to multiple etiologies（code first the other medical etiologies）, With behavioral disturbance]
F06.71	由朊病毒病所致的轻度神经认知障碍（首先编码 A81.9 朊病毒病），伴行为紊乱 [Mild neurocognitive disorder due to prion disease（code first A81.9 prion disease）, With behavioral disturbance]
F06.71	由可能的阿尔茨海默病所致的轻度神经认知障碍（首先编码 G30.9 阿尔茨海默病），伴行为紊乱 [Mild neurocognitive disorder due to probable Alzheimer's disease（code first G30.9 Alzheimer's disease）, With behavioral disturbance]
F06.71	由可能的额颞叶变性所致的轻度神经认知障碍（首先编码 G31.09 额颞叶变性），伴行为紊乱 [Mild neurocognitive disorder due to probable frontotemporal degeneration（code first G31.09 frontotemporal degeneration）, With behavioral disturbance]
F06.71	轻度神经认知障碍伴可能的路易体（首先编码 G31.83 路易体病），伴行为紊乱 [Mild neurocognitive disorder with probable Lewy bodies（code first G31.83 Lewy body disease）, With behavioral disturbance]
F06.71	可能由帕金森病所致的轻度神经认知障碍（首先编码 G20.C 帕金森病），伴行为紊乱 [Mild neurocognitive disorder probably due to Parkinson's disease（code first G20.C Parkinson's disease）, With behavioral disturbance]
F06.71	可能由血管性疾病所致的轻度神经认知障碍（首先编码 I67.9 脑血管性疾病），伴行为紊乱 [Mild neurocognitive disorder probably due to vascular disease（code first I67.9 for cerebrovascular disease）, With behavioral disturbance]
F06.71	由创伤性脑损伤所致的轻度神经认知障碍（首先编码 S06.2XAS 弥漫性创伤性脑损伤，伴未特定时间段的意识丧失，后遗症），伴行为紊乱 [Mild neurocognitive disorder due to traumatic brain injury（code first S06.2XAS diffuse traumatic brain injury with loss of consciousness of unspecified duration, sequela）, With behavioral disturbance]
F06.8	由其他躯体疾病所致的强迫及相关障碍（Obsessive-compulsive and related disorder due to another medical condition）
F06.8	由其他躯体疾病所致的其他特定的精神障碍（Other specified mental disorder due to another medical condition）
F07.0	由其他躯体疾病所致的人格改变（Personality change due to another medical condition）
F09	由其他躯体疾病所致的未特定的精神障碍（Unspecified mental disorder due to another medical condition）
F10.10	酒精使用障碍，轻度（Alcohol use disorder, Mild）
F10.11	酒精使用障碍，轻度，早期缓解（Alcohol use disorder, Mild, In early remission）
F10.11	酒精使用障碍，轻度，持续缓解（Alcohol use disorder, Mild, In sustained remission）
F10.120	酒精中毒，伴轻度使用障碍（Alcohol intoxication, With mild use disorder）
F10.121	酒精中毒性谵妄，伴轻度使用障碍（Alcohol intoxication delirium, With mild use disorder）
F10.130	酒精戒断，无感知紊乱，伴轻度使用障碍（Alcohol withdrawal, Without perceptual disturbances, With mild use disorder）
F10.131	酒精戒断性谵妄，伴轻度使用障碍（Alcohol withdrawal delirium, With mild use disorder）
F10.132	酒精戒断，伴感知紊乱，伴轻度使用障碍（Alcohol withdrawal, With perceptual disturbances, With mild use disorder）
F10.14	酒精所致的双相及相关障碍，伴轻度使用障碍（Alcohol-induced bipolar and related disorder, With mild use disorder）

ICD-10-CM	障碍、疾病或问题 （ICD-10-CM Disorder，condition，or problem）
F10.14	酒精所致的抑郁障碍，伴轻度使用障碍（Alcohol-induced depressive disorder, With mild use disorder）
F10.159	酒精所致的精神病性障碍，伴轻度使用障碍（Alcohol-induced psychotic disorder, With mild use disorder）
F10.180	酒精所致的焦虑障碍，伴轻度使用障碍（Alcohol-induced anxiety disorder, With mild use disorder）
F10.181	酒精所致的性功能失调，伴轻度使用障碍（Alcohol-induced sexual dysfunction, With mild use disorder）
F10.182	酒精所致的睡眠障碍，伴轻度使用障碍（Alcohol-induced sleep disorder, With mild use disorder）
F10.188	酒精所致的轻度神经认知障碍，伴轻度使用障碍（Alcohol-induced mild neurocognitive disorder, With mild use disorder）
F10.20	酒精使用障碍，中度　（Alcohol use disorder, Moderate）
F10.20	酒精使用障碍，重度　（Alcohol use disorder, Severe）
F10.21	酒精使用障碍，中度，早期缓解　（Alcohol use disorder, Moderate, In early remission）
F10.21	酒精使用障碍，中度，持续缓解　（Alcohol use disorder, Moderate, In sustained remission）
F10.21	酒精使用障碍，重度，早期缓解　（Alcohol use disorder, Severe, In early remission）
F10.21	酒精使用障碍，重度，持续缓解　（Alcohol use disorder, Severe, In sustained remission）
F10.220	酒精中毒，伴中度或重度使用障碍（Alcohol intoxication, With moderate or severe use disorder）
F10.221	酒精中毒性谵妄，伴中度或重度使用障碍（Alcohol intoxication delirium, With moderate or severe use disorder）
F10.230	酒精戒断，无感知紊乱，伴中度或重度使用障碍（Alcohol withdrawal, Without perceptual disturbances, With moderate or severe use disorder）
F10.231	酒精戒断性谵妄，伴中度或重度使用障碍（Alcohol withdrawal delirium, With moderate or severe use disorder）
F10.232	酒精戒断，伴感知紊乱，伴中度或重度使用障碍（Alcohol withdrawal, With perceptual disturbances, With moderate or severe use disorder）
F10.24	酒精所致的双相及相关障碍，伴中度或重度使用障碍（Alcohol-induced bipolar and related disorder, With moderate or severe use disorder）
F10.24	酒精所致的抑郁障碍，伴中度或重度使用障碍（Alcohol-induced depressive disorder, With moderate or severe use disorder）
F10.259	酒精所致的精神病性障碍，伴中度或重度使用障碍（Alcohol-induced psychotic disorder, With moderate or severe use disorder）
F10.26	酒精所致的重度神经认知障碍，遗忘 – 虚构型，伴中度或重度使用障碍（Alcohol-induced major neurocognitive disorder, Amnestic-confabulatory type, With moderate or severe use disorder）
F10.27	酒精所致的重度神经认知障碍，非遗忘 – 虚构型，伴中度或重度使用障碍（Alcohol-induced major neurocognitive disorder，Nonamnestic-confabulatory type, With moderate or severe use disorder）
F10.280	酒精所致的焦虑障碍，伴中度或重度使用障碍（Alcohol-induced anxiety disorder, With moderate or severe use disorder）
F10.281	酒精所致的性功能失调，伴中度或重度使用障碍（Alcohol-induced sexual dysfunction, With moderate or severe use disorder）
F10.282	酒精所致的睡眠障碍，伴中度或重度使用障碍（Alcohol-induced sleep disorder, With moderate or severe use disorder）
F10.288	酒精所致的轻度神经认知障碍，伴中度或重度使用障碍（Alcohol-induced mild neurocognitive disorder, With moderate or severe use disorder）

ICD-10-CM	障碍、疾病或问题 （ICD-10-CM Disorder，condition，or problem）
F10.920	酒精中毒，无使用障碍（Alcohol intoxication, Without use disorder）
F10.921	酒精中毒性谵妄，无使用障碍（Alcohol intoxication delirium, Without use disorder）
F10.930	酒精戒断，无感知紊乱，无使用障碍（Alcohol withdrawal, Without perceptual disturbances, Without use disorder）
F10.931	酒精戒断性谵妄，无使用障碍（Alcohol withdrawal delirium, Without use disorder）
F10.932	酒精戒断，伴感知紊乱，无使用障碍（Alcohol withdrawal, With perceptual disturbances, Without use disorder）
F10.94	酒精所致的双相及相关障碍，无使用障碍（Alcohol-induced bipolar and related disorder, Without use disorder）
F10.94	酒精所致的抑郁障碍，无使用障碍（Alcohol-induced depressive disorder, Without use disorder）
F10.959	酒精所致的精神病性障碍，无使用障碍（Alcohol-induced psychotic disorder, Without use disorder）
F10.96	酒精所致的重度神经认知障碍，遗忘－虚构型，无使用障碍（Alcohol-induced major neurocognitive disorder, Amnestic-confabulatory type, Without use disorder）
F10.97	酒精所致的重度神经认知障碍，非遗忘－虚构型，无使用障碍（Alcohol-induced major neurocognitive disorder，Nonamnestic-confabulatory type, Without use disorder）
F10.980	酒精所致的焦虑障碍，无使用障碍（Alcohol-induced anxiety disorder, Without use disorder）
F10.981	酒精所致的性功能失调，无使用障碍（Alcohol-induced sexual dysfunction, Without use disorder）
F10.982	酒精所致的睡眠障碍，无使用障碍（Alcohol-induced sleep disorder, Without use disorder）
F10.988	酒精所致的轻度神经认知障碍，无使用障碍（Alcohol-induced mild neurocognitive disorder, Without use disorder）
F10.99	未特定的酒精相关障碍（Unspecified alcohol-related disorder）
F11.10	阿片类物质使用障碍，轻度（Opioid use disorder, Mild）
F11.11	阿片类物质使用障碍，轻度，早期缓解（Opioid use disorder, Mild, In early remission）
F11.11	阿片类物质使用障碍，轻度，持续缓解（Opioid use disorder, Mild, In sustained remission）
F11.120	阿片类物质中毒，无感知紊乱，伴轻度使用障碍（Opioid intoxication, Without perceptual disturbances, With mild use disorder）
F11.121	阿片类物质中毒性谵妄，伴轻度使用障碍（Opioid intoxication delirium, With mild use disorder）
F11.122	阿片类物质中毒，伴感知紊乱，伴轻度使用障碍（Opioid intoxication, With perceptual disturbances, With mild use disorder）
F11.13	阿片类物质戒断，伴轻度使用障碍（Opioid withdrawal, With mild use disorder）
F11.14	阿片类物质所致的抑郁障碍，伴轻度使用障碍（Opioid-induced depressive disorder, With mild use disorder）
F11.181	阿片类物质所致的性功能失调，伴轻度使用障碍（Opioid-induced sexual dysfunction, With mild use disorder）
F11.182	阿片类物质所致的睡眠障碍，伴轻度使用障碍（Opioid-induced sleep disorder, With mild use disorder）
F11.188	阿片类物质所致的焦虑障碍，伴轻度使用障碍（Opioid-induced anxiety disorder, With mild use disorder）
F11.188	阿片类物质戒断性谵妄，伴轻度使用障碍（Opioid withdrawal delirium, With mild use disorder）
F11.20	阿片类物质使用障碍，中度（Opioid use disorder, Moderate）
F11.20	阿片类物质使用障碍，重度（Opioid use disorder, Severe）
F11.21	阿片类物质使用障碍，中度，早期缓解（Opioid use disorder, Moderate, In early remission）
F11.21	阿片类物质使用障碍，中度，持续缓解（Opioid use disorder, Moderate, In sustained remission）

ICD-10-CM	障碍、疾病或问题（ICD-10-CM Disorder，condition，or problem）
F11.21	阿片类物质使用障碍，重度，早期缓解（Opioid use disorder, Severe, In early remission）
F11.21	阿片类物质使用障碍，重度，持续缓解（Opioid use disorder, Severe, In sustained remission）
F11.220	阿片类物质中毒，无感知紊乱，伴中度或重度使用障碍（Opioid intoxication, Without perceptual disturbances, With moderate or severe use disorder）
F11.221	阿片类物质中毒性谵妄，伴中度或重度使用障碍（Opioid intoxication delirium, With moderate or severe use disorder）
F11.222	阿片类物质中毒，伴感知紊乱，伴中度或重度使用障碍（Opioid intoxication, With perceptual disturbances, With moderate or severe use disorder）
F11.23	阿片类物质戒断，伴中度或重度使用障碍（Opioid withdrawal, With moderate or severe use disorder）
F11.24	阿片类物质所致的抑郁障碍，伴中度或重度使用障碍（Opioid-induced depressive disorder, With moderate or severe use disorder）
F11.281	阿片类物质所致的性功能失调，伴中度或重度使用障碍（Opioid-induced sexual dysfunction, With moderate or severe use disorder）
F11.282	阿片类物质所致的睡眠障碍，伴中度或重度使用障碍（Opioid-induced sleep disorder, With moderate or severe use disorder）
F11.288	阿片类物质所致的焦虑障碍，伴中度或重度使用障碍（Opioid-induced anxiety disorder, With moderate or severe use disorder）
F11.288	阿片类物质戒断性谵妄，伴中度或重度使用障碍（Opioid withdrawal delirium, With moderate or severe use disorder）
F11.920	阿片类物质中毒，无感知紊乱，无使用障碍（Opioid intoxication, Without perceptual disturbances, Without use disorder）
F11.921	阿片类物质所致的谵妄（按处方服用阿片类药物时）[Opioid-induced delirium（opioid medication taken as prescribed）]
F11.921	阿片类物质中毒性谵妄，无使用障碍（Opioid intoxication delirium, Without use disorder）
F11.922	阿片类物质中毒，伴感知紊乱，无使用障碍（Opioid intoxication, With perceptual disturbances, Without use disorder）
F11.93	阿片类物质戒断，无使用障碍（Opioid withdrawal, Without use disorder）
F11.94	阿片类物质所致的抑郁障碍，无使用障碍（Opioid-induced depressive disorder, Without use disorder）
F11.981	阿片类物质所致的性功能失调，无使用障碍（Opioid-induced sexual dysfunction, Without use disorder）
F11.982	阿片类物质所致的睡眠障碍，无使用障碍（Opioid-induced sleep disorder, Without use disorder）
F11.988	阿片类物质所致的焦虑障碍，无使用障碍（Opioid-induced anxiety disorder, Without use disorder）
F11.988	阿片类物质所致的谵妄（按处方服用阿片类药物后的戒断期间）[Opioid-induced delirium（during withdrawal from opioid medication taken as prescribed）]
F11.988	阿片类物质戒断性谵妄，无使用障碍（Opioid withdrawal delirium, Without use disorder）
F11.99	未特定的阿片类物质相关障碍（Unspecified opioid-related disorder）
F12.10	大麻使用障碍，轻度（Cannabis use disorder, Mild）
F12.11	大麻使用障碍，轻度，早期缓解（Cannabis use disorder, Mild, In early remission）
F12.11	大麻使用障碍，轻度，持续缓解（Cannabis use disorder, Mild, In sustained remission）
F12.120	大麻中毒，无感知紊乱，伴轻度使用障碍（Cannabis intoxication，Without perceptual disturbances, With mild use disorder）
F12.121	大麻中毒性谵妄，伴轻度使用障碍（Cannabis intoxication delirium, With mild use disorder）
F12.122	大麻中毒，伴感知紊乱，伴轻度使用障碍（Cannabis intoxication, With perceptual disturbances, With mild use disorder）

ICD-10-CM	障碍、疾病或问题 （ICD-10-CM Disorder，condition，or problem）
F12.13	大麻戒断，伴轻度使用障碍（Cannabis withdrawal, With mild use disorder）
F12.159	大麻所致的精神病性障碍，伴轻度使用障碍（Cannabis-induced psychotic disorder, With mild use disorder）
F12.180	大麻所致的焦虑障碍，伴轻度使用障碍（Cannabis-induced anxiety disorder, With mild use disorder）
F12.188	大麻所致的睡眠障碍，伴轻度使用障碍（Cannabis-induced sleep disorder, With mild use disorder）
F12.20	大麻使用障碍，中度（Cannabis use disorder, Moderate）
F12.20	大麻使用障碍，重度（Cannabis use disorder, Severe）
F12.21	大麻使用障碍，中度，早期缓解（Cannabis use disorder, Moderate, In early remission）
F12.21	大麻使用障碍，中度，持续缓解（Cannabis use disorder, Moderate, In sustained remission）
F12.21	大麻使用障碍，重度，早期缓解（Cannabis use disorder, Severe, In early remission）
F12.21	大麻使用障碍，重度，持续缓解（Cannabis use disorder, Severe, In sustained remission）
F12.220	大麻中毒，无感知紊乱，伴中度或重度使用障碍（Cannabis intoxication，Without perceptual disturbances, With moderate or severe use disorder）
F12.221	大麻中毒性谵妄，伴中度或重度使用障碍（Cannabis intoxication delirium, With moderate or severe use disorder）
F12.222	大麻中毒，伴感知紊乱，伴中度或重度使用障碍（Cannabis intoxication, With perceptual disturbances, With moderate or severe use disorder）
F12.23	大麻戒断，伴中度或重度使用障碍（Cannabis withdrawal, With moderate or severe use disorder）
F12.259	大麻所致的精神病性障碍，伴中度或重度使用障碍（Cannabis-induced psychotic disorder, With moderate or severe use disorder）
F12.280	大麻所致的焦虑障碍，伴中度或重度使用障碍（Cannabis-induced anxiety disorder, With moderate or severe use disorder）
F12.288	大麻所致的睡眠障碍，伴中度或重度使用障碍（Cannabis-induced sleep disorder, With moderate or severe use disorder）
F12.920	大麻中毒，无感知紊乱，无使用障碍（Cannabis intoxication，Without perceptual disturbances, Without use disorder）
F12.921	大麻中毒性谵妄，无使用障碍（Cannabis intoxication delirium, Without use disorder）
F12.921	药用大麻受体激动剂所致的谵妄（按处方服用大麻受体激动剂药物）[Pharmaceutical cannabis receptor agonist–induced delirium（pharmaceutical cannabis receptor agonist medication taken as prescribed）]
F12.922	大麻中毒，伴感知紊乱，无使用障碍（Cannabis intoxication, With perceptual disturbances, Without use disorder）
F12.93	大麻戒断，无使用障碍（Cannabis withdrawal, Without use disorder）
F12.959	大麻所致的精神病性障碍，无使用障碍（Cannabis-induced psychotic disorder, Without use disorder）
F12.980	大麻所致的焦虑障碍，无使用障碍（Cannabis-induced anxiety disorder, Without use disorder）
F12.988	大麻所致的睡眠障碍，无使用障碍（Cannabis-induced sleep disorder, Without use disorder）
F12.99	未特定的大麻相关障碍（Unspecified cannabis-related disorder）
F13.10	镇静剂、催眠药或抗焦虑药使用障碍，轻度（Sedative, hypnotic, or anxiolytic use disorder, Mild）
F13.11	镇静剂、催眠药或抗焦虑药使用障碍，轻度，早期缓解（Sedative, hypnotic, or anxiolytic use disorder, Mild, In early remission）
F13.11	镇静剂、催眠药或抗焦虑药使用障碍，轻度，持续缓解（Sedative, hypnotic, or anxiolytic use disorder, Mild, In sustained remission）
F13.120	镇静剂、催眠药或抗焦虑药中毒，伴轻度使用障碍（Sedative, hypnotic, or anxiolytic intoxication, With mild use disorder）

ICD-10-CM	障碍、疾病或问题 （ICD-10-CM Disorder，condition，or problem）
F13.121	镇静剂、催眠药或抗焦虑药中毒性谵妄，伴轻度使用障碍（Sedative, hypnotic, or anxiolytic intoxication delirium, With mild use disorder）
F13.130	镇静剂、催眠药或抗焦虑药戒断，无感知紊乱，伴轻度使用障碍（Sedative, hypnotic, or anxiolytic withdrawal, Without perceptual disturbances, With mild use disorder）
F13.131	镇静剂、催眠药或抗焦虑药戒断性谵妄，伴轻度使用障碍（Sedative, hypnotic, or anxiolytic withdrawal delirium, With mild use disorder）
F13.132	镇静剂、催眠药或抗焦虑药戒断，伴感知紊乱，伴轻度使用障碍（Sedative, hypnotic, or anxiolytic withdrawal, With perceptual disturbances, With mild use disorder）
F13.14	镇静剂、催眠药或抗焦虑药所致的双相及相关障碍，伴轻度使用障碍（Sedative-, hypnotic-, or anxiolytic-induced bipolar and related disorder, With mild use disorder）
F13.14	镇静剂、催眠药或抗焦虑药所致的抑郁障碍，伴轻度使用障碍（Sedative-, hypnotic-, or anxiolytic-induced depressive disorder, With mild use disorder）
F13.159	镇静剂、催眠药或抗焦虑药所致的精神病性障碍，伴轻度使用障碍（Sedative-, hypnotic-, or anxiolytic-induced psychotic disorder, With mild use disorder）
F13.180	镇静剂、催眠药或抗焦虑药所致的焦虑障碍，伴轻度使用障碍（Sedative-, hypnotic-, or anxiolytic-induced anxiety disorder, With mild use disorder）
F13.181	镇静剂、催眠药或抗焦虑药所致的性功能失调，伴轻度使用障碍（Sedative-, hypnotic-, or anxiolytic-induced sexual dysfunction, With mild use disorder）
F13.182	镇静剂、催眠药或抗焦虑药所致的睡眠障碍，伴轻度使用障碍（Sedative-, hypnotic-, or anxiolytic-induced sleep disorder, With mild use disorder）
F13.188	镇静剂、催眠药或抗焦虑药所致的轻度神经认知障碍，伴轻度使用障碍（Sedative-, hypnotic-, or anxiolytic-induced mild neurocognitive disorder, With mild use disorder）
F13.20	镇静剂、催眠药或抗焦虑药使用障碍，中度（Sedative, hypnotic, or anxiolytic use disorder, Moderate）
F13.20	镇静剂、催眠药或抗焦虑药使用障碍，重度（Sedative, hypnotic, or anxiolytic use disorder, Severe）
F13.21	镇静剂、催眠药或抗焦虑药使用障碍，中度，早期缓解（Sedative, hypnotic, or anxiolytic use disorder, Moderate, In early remission）
F13.21	镇静剂、催眠药或抗焦虑药使用障碍，中度，持续缓解（Sedative, hypnotic, or anxiolytic use disorder, Moderate, In sustained remission）
F13.21	镇静剂、催眠药或抗焦虑药使用障碍，重度，早期缓解（Sedative, hypnotic, or anxiolytic use disorder, Severe, In early remission）
F13.21	镇静剂、催眠药或抗焦虑药使用障碍，重度，持续缓解（Sedative, hypnotic, or anxiolytic use disorder, Severe, In sustained remission）
F13.220	镇静剂、催眠药或抗焦虑药中毒，伴中度或重度使用障碍（Sedative, hypnotic, or anxiolytic intoxication, With moderate or severe use disorder）
F13.221	镇静剂、催眠药或抗焦虑药中毒性谵妄，伴中度或重度使用障碍（Sedative, hypnotic, or anxiolytic intoxication delirium, With moderate or severe use disorder）
F13.230	镇静剂、催眠药或抗焦虑药戒断，无感知紊乱，伴中度或重度使用障碍（Sedative, hypnotic, or anxiolytic withdrawal, Without perceptual disturbances, With moderate or severe use disorder）
F13.231	镇静剂、催眠药或抗焦虑药戒断性谵妄，伴中度或重度使用障碍（Sedative, hypnotic, or anxiolytic withdrawal delirium, With moderate or severe use disorder）
F13.232	镇静剂、催眠药或抗焦虑药戒断，伴感知紊乱，伴中度或重度使用障碍（Sedative, hypnotic, or anxiolytic withdrawal, With perceptual disturbances, With moderate or severe use disorder）
F13.24	镇静剂、催眠药或抗焦虑药所致的双相及相关障碍，伴中度或重度使用障碍（Sedative-, hypnotic-, or anxiolytic-induced bipolar and related disorder, With moderate or severe use disorder）

ICD-10-CM	障碍、疾病或问题 （ICD-10-CM Disorder，condition，or problem）
F13.24	镇静剂、催眠药或抗焦虑药所致的抑郁障碍，伴中度或重度使用障碍（Sedative-, hypnotic-, or anxiolytic-induced depressive disorder, With moderate or severe use disorder）
F13.259	镇静剂、催眠药或抗焦虑药所致的精神病性障碍，伴中度或重度使用障碍（Sedative-, hypnotic-, or anxiolytic-induced psychotic disorder, With moderate or severe use disorder）
F13.27	镇静剂、催眠药或抗焦虑药所致的重度神经认知障碍，伴中度或重度使用障碍（Sedative-, hypnotic-, or anxiolytic-induced major neurocognitive disorder, With moderate or severe use disorder）
F13.280	镇静剂、催眠药或抗焦虑药所致的焦虑障碍，伴中度或重度使用障碍（Sedative-, hypnotic-, or anxiolytic-induced anxiety disorder, With moderate or severe use disorder）
F13.281	镇静剂、催眠药或抗焦虑药所致的性功能失调，伴中度或重度使用障碍（Sedative-, hypnotic-, or anxiolytic-induced sexual dysfunction, With moderate or severe use disorder）
F13.282	镇静剂、催眠药或抗焦虑药所致的睡眠障碍，伴中度或重度使用障碍（Sedative-, hypnotic-, or anxiolytic-induced sleep disorder, With moderate or severe use disorder）
F13.288	镇静剂、催眠药或抗焦虑药所致的轻度神经认知障碍，伴中度或重度使用障碍（Sedative-, hypnotic-, or anxiolytic-induced mild neurocognitive disorder, With moderate or severe use disorder）
F13.920	镇静剂、催眠药或抗焦虑药中毒，无使用障碍（Sedative, hypnotic, or anxiolytic intoxication, Without use disorder）
F13.921	镇静剂、催眠药或抗焦虑药所致的谵妄（按处方服用镇静剂、催眠药或抗焦虑药时）[Sedative-, hypnotic-, or anxiolytic-induced delirium（sedative, hypnotic anxiolytic medication taken as prescribed）]
F13.921	镇静剂、催眠药或抗焦虑药中毒性谵妄，无使用障碍（Sedative, hypnotic, or anxiolytic intoxication delirium, Without use disorder）
F13.930	镇静剂、催眠药或抗焦虑药戒断，无感知紊乱，无使用障碍（Sedative, hypnotic, or anxiolytic withdrawal, Without perceptual disturbances, Without use disorder）
F13.931	镇静剂、催眠药或抗焦虑药所致的谵妄（按处方服用镇静剂、催眠药或抗焦虑药后的戒断期间）[Sedative, hypnotic, or anxiolytic-induced delirium（during withdrawal from sedative, hypnotic anxiolytic medication taken as prescribed）]
F13.931	镇静剂、催眠药或抗焦虑药戒断性谵妄，无使用障碍（Sedative, hypnotic, or anxiolytic withdrawal delirium, Without use disorder）
F13.932	镇静剂、催眠药或抗焦虑药戒断，伴感知紊乱，无使用障碍（Sedative, hypnotic, or anxiolytic withdrawal, With perceptual disturbances, Without use disorder）
F13.94	镇静剂、催眠药或抗焦虑药所致的双相及相关障碍，无使用障碍（Sedative-, hypnotic-, or anxiolytic-induced bipolar and related disorder, Without use disorder）
F13.94	镇静剂、催眠药或抗焦虑药所致的抑郁障碍，无使用障碍（Sedative-, hypnotic-, or anxiolytic-induced depressive disorder, Without use disorder）
F13.959	镇静剂、催眠药或抗焦虑药所致的精神病性障碍，无使用障碍（Sedative-, hypnotic-, or anxiolytic-induced psychotic disorder, Without use disorder）
F13.97	镇静剂、催眠药或抗焦虑药所致的重度神经认知障碍，无使用障碍（Sedative-, hypnotic-, or anxiolytic-induced major neurocognitive disorder, Without use disorder）
F13.980	镇静剂、催眠药或抗焦虑药所致的焦虑障碍，无使用障碍（Sedative-, hypnotic-, or anxiolytic-induced anxiety disorder, Without use disorder）
F13.981	镇静剂、催眠药或抗焦虑药所致的性功能失调，无使用障碍（Sedative-, hypnotic-, or anxiolytic-induced sexual dysfunction, Without use disorder）
F13.982	镇静剂、催眠药或抗焦虑药所致的睡眠障碍，无使用障碍（Sedative-, hypnotic-, or anxiolytic-induced sleep disorder, Without use disorder）
F13.988	镇静剂、催眠药或抗焦虑药所致的轻度神经认知障碍，无使用障碍（Sedative-, hypnotic-, or anxiolytic-induced mild neurocognitive disorder, Without use disorder）

ICD-10-CM	障碍、疾病或问题 （ICD-10-CM Disorder，condition，or problem）
F13.99	未特定的镇静剂、催眠药或抗焦虑药相关障碍（Unspecified sedative-, hypnotic-, or anxiolytic-related disorder）
F14.10	可卡因使用障碍，轻度（Cocaine use disorder, Mild）
F14.11	可卡因使用障碍，轻度，早期缓解（Cocaine use disorder, Mild, In early remission）
F14.11	可卡因使用障碍，轻度，持续缓解（Cocaine use disorder, Mild, In sustained remission）
F14.120	可卡因中毒，无感知紊乱，伴轻度使用障碍（Cocaine intoxication, Without perceptual disturbances, With mild use disorder）
F14.121	可卡因中毒性谵妄，伴轻度使用障碍（Cocaine intoxication delirium, With mild use disorder）
F14.122	可卡因中毒，伴感知紊乱，伴轻度使用障碍（Cocaine intoxication, With perceptual disturbances, With mild use disorder）
F14.13	可卡因戒断，伴轻度使用障碍（Cocaine withdrawal, With mild use disorder）
F14.14	可卡因所致的双相及相关障碍，伴轻度使用障碍（Cocaine-induced bipolar and related disorder, With mild use disorder）
F14.14	可卡因所致的抑郁障碍，伴轻度使用障碍（Cocaine-induced depressive disorder, With mild use disorder）
F14.159	可卡因所致的精神病性障碍，伴轻度使用障碍（Cocaine-induced psychotic disorder，With mild use disorder）
F14.180	可卡因所致的焦虑障碍，伴轻度使用障碍（Cocaine-induced anxiety disorder, With mild use disorder）
F14.181	可卡因所致的性功能失调，伴轻度使用障碍（Cocaine-induced sexual dysfunction, With mild use disorder）
F14.182	可卡因所致的睡眠障碍，伴轻度使用障碍（Cocaine-induced sleep disorder, With mild use disorder）
F14.188	可卡因所致的轻度神经认知障碍，伴轻度使用障碍（Cocaine-induced mild neurocognitive disorder, With mild use disorder）
F14.188	可卡因所致的强迫及相关障碍，伴轻度使用障碍（Cocaine-induced obsessive-compulsive and related disorder, With mild use disorder）
F14.20	可卡因使用障碍，中度（Cocaine use disorder, Moderate）
F14.20	可卡因使用障碍，重度（Cocaine use disorder, Severe）
F14.21	可卡因使用障碍，中度，早期缓解（Cocaine use disorder, Moderate, In early remission）
F14.21	可卡因使用障碍，中度，持续缓解（Cocaine use disorder, Moderate, In sustained remission）
F14.21	可卡因使用障碍，重度，早期缓解（Cocaine use disorder, Severe, In early remission）
F14.21	可卡因使用障碍，重度，持续缓解（Cocaine use disorder, Severe, In sustained remission）
F14.220	可卡因中毒，无感知紊乱，伴中度或重度使用障碍（Cocaine intoxication, Without perceptual disturbances，With moderate or severe use disorder）
F14.221	可卡因中毒性谵妄，伴中度或重度使用障碍（Cocaine intoxication delirium, With moderate or severe use disorder）
F14.222	可卡因中毒，伴感知紊乱，伴中度或重度使用障碍（Cocaine intoxication, With perceptual disturbances, With moderate or severe use disorder）
F14.23	可卡因戒断，伴中度或重度使用障碍（Cocaine withdrawal, With moderate or severe use disorder）
F14.24	可卡因所致的双相及相关障碍，伴中度或重度使用障碍（Cocaine-induced bipolar and related disorder, With moderate or severe use disorder）
F14.24	可卡因所致的抑郁障碍，伴中度或重度使用障碍（Cocaine-induced depressive disorder, With moderate or severe use disorder）
F14.259	可卡因所致的精神病性障碍，伴中度或重度使用障碍（Cocaine-induced psychotic disorder, With moderate or severe use disorder）

ICD-10-CM	障碍、疾病或问题 （ICD-10-CM Disorder，condition，or problem）
F14.280	可卡因所致的焦虑障碍，伴中度或重度使用障碍（Cocaine-induced anxiety disorder, With moderate or severe use disorder）
F14.281	可卡因所致的性功能失调，伴中度或重度使用障碍（Cocaine-induced sexual dysfunction, With moderate or severe use disorder）
F14.282	可卡因所致的睡眠障碍，伴中度或重度使用障碍（Cocaine-induced sleep disorder, With moderate or severe use disorder）
F14.288	可卡因所致的轻度神经认知障碍，伴中度或重度使用障碍（Cocaine-induced mild neurocognitive disorder, With moderate or severe use disorder）
F14.288	可卡因所致的强迫及相关障碍，伴中度或重度使用障碍（Cocaine-induced obsessive-compulsive and related disorder, With moderate or severe use disorder）
F14.920	可卡因中毒，无感知紊乱，无使用障碍（Cocaine intoxication, Without perceptual disturbances, Without use disorder）
F14.921	可卡因中毒性谵妄，无使用障碍（Cocaine intoxication delirium, Without use disorder）
F14.922	可卡因中毒，伴感知紊乱，无使用障碍（Cocaine intoxication, With perceptual disturbances, Without use disorder）
F14.93	可卡因戒断，无使用障碍（Cocaine withdrawal, Without use disorder）
F14.94	可卡因所致的双相及相关障碍，无使用障碍（Cocaine-induced bipolar and related disorder, Without use disorder）
F14.94	可卡因所致的抑郁障碍，无使用障碍（Cocaine-induced depressive disorder, Without use disorder）
F14.959	可卡因所致的精神病性障碍，无使用障碍（Cocaine-induced psychotic disorder, Without use disorder）
F14.980	可卡因所致的焦虑障碍，无使用障碍（Cocaine-induced anxiety disorder, Without use disorder）
F14.981	可卡因所致的性功能失调，无使用障碍（Cocaine-induced sexual dysfunction, Without use disorder）
F14.982	可卡因所致的睡眠障碍，无使用障碍（Cocaine-induced sleep disorder, Without use disorder）
F14.988	可卡因所致的轻度神经认知障碍，无使用障碍（Cocaine-induced mild neurocognitive disorder, Without use disorder）
F14.988	可卡因所致的强迫及相关障碍，无使用障碍（Cocaine-induced obsessive-compulsive and related disorder, Without use disorder）
F14.99	未特定的可卡因相关障碍（Unspecified cocaine-related disorder）
F15.10	苯丙胺类物质使用障碍，轻度（Amphetamine-type substance use disorder, Mild）
F15.10	其他或未特定的兴奋剂使用障碍，轻度（Other or unspecified stimulant use disorder, Mild）
F15.11	苯丙胺类物质使用障碍，轻度，早期缓解（Amphetamine-type substance use disorder, Mild, In early remission）
F15.11	苯丙胺类物质使用障碍，轻度，持续缓解（Amphetamine-type substance use disorder, Mild, In sustained remission）
F15.11	其他或未特定的兴奋剂使用障碍，轻度，早期缓解（Other or unspecified stimulant use disorder, Mild, In early remission）
F15.11	其他或未特定的兴奋剂使用障碍，轻度，持续缓解（Other or unspecified stimulant use disorder, Mild, In sustained remission）
F15.120	苯丙胺类物质中毒，无感知紊乱，伴轻度使用障碍（Amphetamine-type substance intoxication, Without perceptual disturbances, With mild use disorder）
F15.120	其他兴奋剂中毒，无感知紊乱，伴轻度使用障碍（Other stimulant intoxication, Without perceptual disturbances, With mild use disorder）
F15.121	苯丙胺类物质（或其他兴奋剂）中毒性谵妄，伴轻度使用障碍 [Amphetamine-type substance（or other stimulant）intoxication delirium, With mild use disorder]

ICD-10-CM	障碍、疾病或问题 （ICD-10-CM Disorder，condition，or problem）
F15.122	苯丙胺类物质中毒，伴感知紊乱，伴轻度使用障碍（Amphetamine-type substance intoxication, With perceptual disturbances, With mild use disorder）
F15.122	其他兴奋剂中毒，伴感知紊乱，伴轻度使用障碍（Other stimulant intoxication, With perceptual disturbances, With mild use disorder）
F15.13	苯丙胺类物质戒断，伴轻度使用障碍（Amphetamine-type substance withdrawal, With mild use disorder）
F15.13	其他兴奋剂戒断，伴轻度使用障碍（Other stimulant withdrawal, With mild use disorder）
F15.14	苯丙胺类物质（或其他兴奋剂）所致的双相及相关障碍，伴轻度使用障碍 [Amphetamine-type substance（or other stimulant）-induced bipolar and related disorder, With mild use disorder]
F15.14	苯丙胺类物质（或其他兴奋剂）所致的抑郁障碍，伴轻度使用障碍 [Amphetamine-type substance（or other stimulant）-induced depressive disorder, With mild use disorder]
F15.159	苯丙胺类物质（或其他兴奋剂）所致的精神病性障碍，伴轻度使用障碍 [Amphetamine-type substance（or other stimulant）-induced psychotic disorder, With mild use disorder]
F15.180	苯丙胺类物质（或其他兴奋剂）所致的焦虑障碍，伴轻度使用障碍 [Amphetamine-type substance（or other stimulant）-induced anxiety disorder, With mild use disorder]
F15.181	苯丙胺类物质（或其他兴奋剂）所致的性功能失调，伴轻度使用障碍 [Amphetamine-type substance（or other stimulant）-induced sexual dysfunction, With mild use disorder]
F15.182	苯丙胺类物质（或其他兴奋剂）所致的睡眠障碍，伴轻度使用障碍 [Amphetamine-type substance（or other stimulant）-induced sleep disorder, With mild use disorder]
F15.188	苯丙胺类物质（或其他兴奋剂）所致的轻度神经认知障碍，伴轻度使用障碍 [Amphetamine-type substance（or other stimulant）-induced mild neurocognitive disorder, With mild use disorder]
F15.188	苯丙胺类物质（或其他兴奋剂）所致的强迫及相关障碍，伴轻度使用障碍 [Amphetamine-type substance（or other stimulant）-induced obsessive-compulsive and related disorder, With mild use disorder]
F15.20	苯丙胺类物质使用障碍，中度（Amphetamine-type substance use disorder, Moderate）
F15.20	苯丙胺类物质使用障碍，重度（Amphetamine-type substance use disorder, Severe）
F15.20	其他或未特定的兴奋剂使用障碍，中度（Other or unspecified stimulant use disorder, Moderate）
F15.20	其他或未特定的兴奋剂使用障碍，重度（Other or unspecified stimulant use disorder, Severe）
F15.21	苯丙胺类物质使用障碍，中度，早期缓解（Amphetamine-type substance use disorder, Moderate, In early remission）
F15.21	苯丙胺类物质使用障碍，中度，持续缓解（Amphetamine-type substance use disorder, Moderate, In sustained remission）
F15.21	苯丙胺类物质使用障碍，重度，早期缓解（Amphetamine-type substance use disorder, Severe, In early remission）
F15.21	苯丙胺类物质使用障碍，重度，持续缓解（Amphetamine-type substance use disorder, Severe, In sustained remission）
F15.21	其他或未特定的兴奋剂使用障碍，中度，早期缓解（Other or unspecified stimulant use disorder, Moderate, In early remission）
F15.21	其他或未特定的兴奋剂使用障碍，中度，持续缓解（Other or unspecified stimulant use disorder, Moderate, In sustained remission）
F15.21	其他或未特定的兴奋剂使用障碍，重度，早期缓解（Other or unspecified stimulant use disorder, Severe, In early remission）
F15.21	其他或未特定的兴奋剂使用障碍，重度，持续缓解（Other or unspecified stimulant use disorder, Severe, In sustained remission）
F15.220	苯丙胺类物质中毒，无感知紊乱，伴中度或重度使用障碍（Amphetamine-type substance intoxication, Without perceptual disturbances, With moderate or severe use disorder）
F15.220	其他兴奋剂中毒，无感知紊乱，伴中度或重度使用障碍（Other stimulant intoxication, Without perceptual disturbances, With moderate or severe use disorder）

ICD-10-CM	障碍、疾病或问题 （ICD-10-CM Disorder，condition，or problem）
F15.221	苯丙胺类物质（或其他兴奋剂）中毒性谵妄，伴中度或重度使用障碍 [Amphetamine-type substance（or other stimulant）intoxication delirium, With moderate or severe use disorder]
F15.222	苯丙胺类物质中毒，伴感知紊乱，伴中度或重度使用障碍（Amphetamine-type substance intoxication, With perceptual disturbances, With moderate or severe use disorder）
F15.222	其他兴奋剂中毒，伴感知紊乱，伴中度或重度使用障碍（Other stimulant intoxication, With perceptual disturbances, With moderate or severe use disorder）
F15.23	苯丙胺类物质戒断，伴中度或重度使用障碍（Amphetamine-type substance withdrawal, With moderate or severe use disorder）
F15.23	其他兴奋剂戒断，伴中度或重度使用障碍（Other stimulant withdrawal, With moderate or severe use disorder）
F15.24	苯丙胺类物质（或其他兴奋剂）所致的双相及相关障碍，伴中度或重度使用障碍 [Amphetamine-type substance（or other stimulant）-induced bipolar and related disorder, With moderate or severe use disorder]
F15.24	苯丙胺类物质（或其他兴奋剂）所致的抑郁障碍，伴中度或重度使用障碍 [Amphetamine-type substance（or other stimulant）-induced depressive disorder, With moderate or severe use disorder]
F15.259	苯丙胺类物质（或其他兴奋剂）所致的精神病性障碍，伴中度或重度使用障碍 [Amphetamine-type substance（or other stimulant）-induced psychotic disorder, With moderate or severe use disorder]
F15.280	苯丙胺类物质（或其他兴奋剂）所致的焦虑障碍，伴中度或重度使用障碍 [Amphetamine-type substance（or other stimulant）-induced anxiety disorder, With moderate or severe use disorder]
F15.281	苯丙胺类物质（或其他兴奋剂）所致的性功能失调，伴中度或重度使用障碍 [Amphetamine-type substance（or other stimulant）-induced sexual dysfunction, With moderate or severe use disorder]
F15.282	苯丙胺类物质（或其他兴奋剂）所致的睡眠障碍，伴中度或重度使用障碍 [Amphetamine-type substance（or other stimulant）-induced sleep disorder, With moderate or severe use disorder]
F15.288	苯丙胺类物质（或其他兴奋剂）所致的轻度神经认知障碍，伴中度或重度使用障碍 [Amphetamine-type substance（or other stimulant）-induced mild neurocognitive disorder, With moderate or severe use disorder]
F15.288	苯丙胺类物质（或其他兴奋剂）所致的强迫及相关障碍，伴中度或重度使用障碍 [Amphetamine-type substance（or other stimulant）-induced obsessive-compulsive and related disorder, With moderate or severe use disorder]
F15.920	苯丙胺类物质中毒，无感知紊乱，无使用障碍（Amphetamine-type substance intoxication, Without perceptual disturbances, Without use disorder）
F15.920	咖啡因中毒（Caffeine intoxication）
F15.920	其他兴奋剂中毒，无感知紊乱，无使用障碍（Other stimulant intoxication, Without perceptual disturbances, Without use disorder）
F15.921	苯丙胺类（或其他兴奋剂）药物所致的谵妄（按处方服用苯丙胺类或其他兴奋剂药物时）[Amphetamine-type（or other stimulant）medication-induced delirium（amphetamine-type or other stimulant medication taken as prescribed）]
F15.921	苯丙胺类物质（或其他兴奋剂）中毒性谵妄，无使用障碍 [Amphetamine-type substance（or other stimulant）intoxication delirium, Without use disorder]
F15.922	苯丙胺类物质中毒，伴感知紊乱，无使用障碍（Amphetamine-type substance intoxication, With perceptual disturbances, Without use disorder）
F15.922	其他兴奋剂中毒，伴感知紊乱，无使用障碍（Other stimulant intoxication, With perceptual disturbances, Without use disorder）
F15.93	苯丙胺类物质戒断，无使用障碍（Amphetamine-type substance withdrawal, Without use disorder）

ICD-10-CM	障碍、疾病或问题 （ICD-10-CM Disorder，condition，or problem）
F15.93	咖啡因戒断（Caffeine withdrawal）
F15.93	其他兴奋剂戒断，无使用障碍（Other stimulant withdrawal, Without use disorder）
F15.94	苯丙胺类物质（或其他兴奋剂）所致的双相及相关障碍，无使用障碍［Amphetamine-type substance（or other stimulant）-induced bipolar and related disorder, Without use disorder］
F15.94	苯丙胺类物质（或其他兴奋剂）所致的抑郁障碍，无使用障碍［Amphetamine-type substance（or other stimulant）-induced depressive disorder, Without use disorder］
F15.959	苯丙胺类物质（或其他兴奋剂）所致的精神病性障碍，无使用障碍［Amphetamine-type substance（or other stimulant）-induced psychotic disorder, Without use disorder］
F15.980	苯丙胺类物质（或其他兴奋剂）所致的焦虑障碍，无使用障碍［Amphetamine-type substance（or other stimulant）-induced anxiety disorder, Without use disorder］
F15.980	咖啡因所致的焦虑障碍，无使用障碍（Caffeine-induced anxiety disorder, Without use disorder）
F15.981	苯丙胺类物质（或其他兴奋剂）所致的性功能失调，无使用障碍［Amphetamine-type substance（or other stimulant）-induced sexual dysfunction, Without use disorder］
F15.982	苯丙胺类物质（或其他兴奋剂）所致的睡眠障碍，无使用障碍［Amphetamine-type substance（or other stimulant）-induced sleep disorder, Without use disorder］
F15.982	咖啡因所致的睡眠障碍，无使用障碍（Caffeine-induced sleep disorder, Without use disorder）
F15.988	苯丙胺类物质（或其他兴奋剂）所致的轻度神经认知障碍，无使用障碍［Amphetamine-type substance（or other stimulant）-induced mild neurocognitive disorder, Without use disorder］
F15.988	苯丙胺类物质（或其他兴奋剂）所致的强迫及相关障碍，无使用障碍［Amphetamine-type substance（or other stimulant）-induced obsessive-compulsive and related disorder, Without use disorder］
F15.99	未特定的苯丙胺类物质相关障碍（Unspecified amphetamine-type substance-related disorder）
F15.99	未特定的咖啡因相关障碍（Unspecified caffeine-related disorder）
F15.99	未特定的其他兴奋剂相关障碍（Unspecified other stimulant-related disorder）
F16.10	其他致幻剂使用障碍，轻度（Other hallucinogen use disorder, Mild）
F16.10	苯环己哌啶使用障碍，轻度（Phencyclidine use disorder, Mild）
F16.11	其他致幻剂使用障碍，轻度，早期缓解（Other hallucinogen use disorder, Mild, In early remission）
F16.11	其他致幻剂使用障碍，轻度，持续缓解（Other hallucinogen use disorder, Mild, In sustained remission）
F16.11	苯环己哌啶使用障碍，轻度，早期缓解（Phencyclidine use disorder, Mild, In early remission）
F16.11	苯环己哌啶使用障碍，轻度，持续缓解（Phencyclidine use disorder,Mild, In sustained remission）
F16.120	其他致幻剂中毒，伴轻度使用障碍（Other hallucinogen intoxication, With mild use disorder）
F16.120	苯环己哌啶中毒，伴轻度使用障碍（Phencyclidine intoxication, With mild use disorder）
F16.121	其他致幻剂中毒性谵妄，伴轻度使用障碍（Other hallucinogen intoxication delirium, With mild use disorder）
F16.121	苯环己哌啶中毒性谵妄，伴轻度使用障碍（Phencyclidine intoxication delirium, With mild use disorder）
F16.14	其他致幻剂所致的双相及相关障碍，伴轻度使用障碍（Other hallucinogen-induced bipolar and related disorder, With mild use disorder）
F16.14	其他致幻剂所致的抑郁障碍，伴轻度使用障碍（Other hallucinogen-induced depressive disorder, With mild use disorder）
F16.14	苯环己哌啶所致的双相及相关障碍，伴轻度使用障碍（Phencyclidine-induced bipolar and related disorder，With mild use disorder）
F16.14	苯环己哌啶所致的抑郁障碍，伴轻度使用障碍（Phencyclidine-induced depressive disorder, With mild use disorder）

ICD-10-CM	障碍、疾病或问题 （ICD-10-CM Disorder，condition，or problem）
F16.159	其他致幻剂所致的精神病性障碍，伴轻度使用障碍（Other hallucinogen-induced psychotic disorder, With mild use disorder）
F16.159	苯环己哌啶所致的精神病性障碍，伴轻度使用障碍（Phencyclidine-induced psychotic disorder, With mild use disorder）
F16.180	其他致幻剂所致的焦虑障碍，伴轻度使用障碍（Other hallucinogen-induced anxiety disorder, With mild use disorder）
F16.180	苯环己哌啶所致的焦虑障碍，伴轻度使用障碍（Phencyclidine-induced anxiety disorder, With mild use disorder）
F16.20	其他致幻剂使用障碍，中度（Other hallucinogen use disorder, Moderate）
F16.20	其他致幻剂使用障碍，重度（Other hallucinogen use disorder, Severe）
F16.20	苯环己哌啶使用障碍，中度（Phencyclidine use disorder, Moderate）
F16.20	苯环己哌啶使用障碍，重度（Phencyclidine use disorder, Severe）
F16.21	其他致幻剂使用障碍，中度，早期缓解（Other hallucinogen use disorder, Moderate, In early remission）
F16.21	其他致幻剂使用障碍，中度，持续缓解（Other hallucinogen use disorder, Moderate, In sustained remission）
F16.21	其他致幻剂使用障碍，重度，早期缓解（Other hallucinogen use disorder, Severe, In early remission）
F16.21	其他致幻剂使用障碍，重度，持续缓解（Other hallucinogen use disorder, Severe, In sustained remission）
F16.21	苯环己哌啶使用障碍，中度，早期缓解（Phencyclidine use disorder, Moderate, In early remission）
F16.21	苯环己哌啶使用障碍，中度，持续缓解（Phencyclidine use disorder, Moderate, In sustained remission）
F16.21	苯环己哌啶使用障碍，重度，早期缓解（Phencyclidine use disorder, Severe, In early remission）
F16.21	苯环己哌啶使用障碍，重度，持续缓解（Phencyclidine use disorder, Severe, In sustained remission）
F16.220	其他致幻剂中毒，伴中度或重度使用障碍（Other hallucinogen intoxication, With moderate or severe use disorder）
F16.220	苯环己哌啶中毒，伴中度或重度使用障碍（Phencyclidine intoxication, With moderate or severe use disorder）
F16.221	其他致幻剂中毒性谵妄，伴中度或重度使用障碍（Other hallucinogen intoxication delirium, With moderate or severe use disorder）
F16.221	苯环己哌啶中毒性谵妄，伴中度或重度使用障碍（Phencyclidine intoxication delirium, With moderate or severe use disorder）
F16.24	其他致幻剂所致的双相及相关障碍，伴中度或重度使用障碍（Other hallucinogen-induced bipolar and related disorder, With moderate or severe use disorder）
F16.24	其他致幻剂所致的抑郁障碍，伴中度或重度使用障碍（Other hallucinogen-induced depressive disorder, With moderate or severe use disorder）
F16.24	苯环己哌啶所致的双相及相关障碍，伴中度或重度使用障碍（Phencyclidine-induced bipolar and related disorder, With moderate or severe use disorder）
F16.24	苯环己哌啶所致的抑郁障碍，伴中度或重度使用障碍（Phencyclidine-induced depressive disorder, With moderate or severe use disorder）
F16.259	其他致幻剂所致的精神病性障碍，伴中度或重度使用障碍（Other hallucinogen-induced psychotic disorder, With moderate or severe use disorder）
F16.259	苯环己哌啶所致的精神病性障碍，伴中度或重度使用障碍（Phencyclidine-induced psychotic disorder, With moderate or severe use disorder）

ICD-10-CM	障碍、疾病或问题（ICD-10-CM Disorder，condition，or problem）
F16.280	其他致幻剂所致的焦虑障碍，伴中度或重度使用障碍（Other hallucinogen-induced anxiety disorder, With moderate or severe use disorder）
F16.280	苯环己哌啶所致的焦虑障碍，伴中度或重度使用障碍（Phencyclidine-induced anxiety disorder, With moderate or severe use disorder）
F16.920	其他致幻剂中毒，无使用障碍（Other hallucinogen intoxication, Without use disorder）
F16.920	苯环己哌啶中毒，无使用障碍（Phencyclidine intoxication, Without use disorder）
F16.921	氯胺酮或其他致幻剂所致的谵妄（按处方或因医疗原因服用氯胺酮或其他致幻剂药物）[Ketamine or other hallucinogen–induced delirium（ketamine or other hallucinogen medication taken as prescribed or for medical reasons）]
F16.921	其他致幻剂中毒性谵妄，无使用障碍（Other hallucinogen intoxication delirium, Without use disorder）
F16.921	苯环己哌啶中毒性谵妄，无使用障碍（Phencyclidine intoxication delirium, Without use disorder）
F16.94	其他致幻剂所致的双相及相关障碍，无使用障碍（Other hallucinogen-induced bipolar and related disorder, Without use disorder）
F16.94	其他致幻剂所致的抑郁障碍，无使用障碍（Other hallucinogen-induced depressive disorder, Without use disorder）
F16.94	苯环己哌啶所致的抑郁障碍，无使用障碍（Phencyclidine-induced depressive disorder, Without use disorder）
F16.959	其他致幻剂所致的精神病性障碍，无使用障碍（Other hallucinogen-induced psychotic disorder, Without use disorder）
F16.959	苯环己哌啶所致的精神病性障碍，无使用障碍（Phencyclidine-induced psychotic disorder, Without use disorder）
F16.980	其他致幻剂所致的焦虑障碍，无使用障碍（Other hallucinogen-induced anxiety disorder, Without use disorder）
F16.980	苯环己哌啶所致的焦虑障碍，无使用障碍（Phencyclidine-induced anxiety disorder, Without use disorder）
F16.983	致幻剂持续性感知障碍（Hallucinogen persisting perception disorder）
F16.99	未特定的致幻剂相关障碍（Unspecified hallucinogen-related disorder）
F16.99	未特定的苯环己哌啶相关障碍（Unspecified phencyclidine-related disorder）
F17.200	烟草使用障碍，中度（Tobacco use disorder, Moderate）
F17.200	烟草使用障碍，重度（Tobacco use disorder, Severe）
F17.201	烟草使用障碍，中度，早期缓解（Tobacco use disorder, Moderate, In early remission）
F17.201	烟草使用障碍，中度，持续缓解（Tobacco use disorder, Moderate, In sustained remission）
F17.201	烟草使用障碍，重度，早期缓解（Tobacco use disorder, Severe, In early remission）
F17.201	烟草使用障碍，重度，持续缓解（Tobacco use disorder, Severe, In sustained remission）
F17.203	烟草戒断（Tobacco withdrawal）
F17.208	烟草所致的睡眠障碍，伴中度或重度使用障碍（Tobacco-induced sleep disorder, With moderate or severe use disorder）
F17.209	未特定的烟草相关障碍（Unspecified tobacco-related disorder）
F18.10	吸入剂使用障碍，轻度（Inhalant use disorder, Mild）
F18.11	吸入剂使用障碍，轻度，早期缓解（Inhalant use disorder, Mild, In early remission）
F18.11	吸入剂使用障碍，轻度，持续缓解（Inhalant use disorder, Mild, In sustained remission）
F18.120	吸入剂中毒，伴轻度使用障碍（Inhalant intoxication, With mild use disorder）
F18.121	吸入剂中毒性谵妄，伴轻度使用障碍（Inhalant intoxication delirium, With mild use disorder）
F18.14	吸入剂所致的抑郁障碍，伴轻度使用障碍（Inhalant-induced depressive disorder, With mild use disorder）

ICD-10-CM	障碍、疾病或问题 （ICD-10-CM Disorder，condition，or problem）
F18.159	吸入剂所致的精神病性障碍，伴轻度使用障碍（Inhalant-induced psychotic disorder, With mild use disorder）
F18.17	吸入剂所致的重度神经认知障碍，伴轻度使用障碍（Inhalant-induced major neurocognitive disorder, With mild use disorder）
F18.180	吸入剂所致的焦虑障碍，伴轻度使用障碍（Inhalant-induced anxiety disorder, With mild use disorder）
F18.188	吸入剂所致的轻度神经认知障碍，伴轻度使用障碍（Inhalant-induced mild neurocognitive disorder, With mild use disorder）
F18.20	吸入剂使用障碍，中度（Inhalant use disorder, Moderate）
F18.20	吸入剂使用障碍，重度（Inhalant use disorder, Severe）
F18.21	吸入剂使用障碍，中度，早期缓解（Inhalant use disorder, Moderate, In early remission）
F18.21	吸入剂使用障碍，中度，持续缓解（Inhalant use disorder, Moderate, In sustained remission）
F18.21	吸入剂使用障碍，重度，早期缓解（Inhalant use disorder, Severe, In early remission）
F18.21	吸入剂使用障碍，重度，持续缓解（Inhalant use disorder, Severe, In sustained remission）
F18.220	吸入剂中毒，伴中度或重度使用障碍（Inhalant intoxication, With moderate or severe use disorder）
F18.221	吸入剂中毒性谵妄，伴中度或重度使用障碍（Inhalant intoxication delirium, With moderate or severe use disorder）
F18.24	吸入剂所致的抑郁障碍，伴中度或重度使用障碍（Inhalant-induced depressive disorder, With moderate or severe use disorder）
F18.259	吸入剂所致的精神病性障碍，伴中度或重度使用障碍（Inhalant-induced psychotic disorder, With moderate or severe use disorder）
F18.27	吸入剂所致的重度神经认知障碍，伴中度或重度使用障碍（Inhalant-induced major neurocognitive disorder, With moderate or severe use disorder）
F18.280	吸入剂所致的焦虑障碍，伴中度或重度使用障碍（Inhalant-induced anxiety disorder, With moderate or severe use disorder）
F18.288	吸入剂所致的轻度神经认知障碍，伴中度或重度使用障碍（Inhalant-induced mild neurocognitive disorder, With moderate or severe use disorder）
F18.920	吸入剂中毒，无使用障碍（Inhalant intoxication, Without use disorder）
F18.921	吸入剂中毒性谵妄，无使用障碍（Inhalant intoxication delirium, Without use disorder）
F18.94	吸入剂所致的抑郁障碍，无使用障碍（Inhalant-induced depressive disorder, Without use disorder）
F18.959	吸入剂所致的精神病性障碍，无使用障碍（Inhalant-induced psychotic disorder, Without use disorder）
F18.97	吸入剂所致的重度神经认知障碍，无使用障碍（Inhalant-induced major neurocognitive disorder, Without use disorder）
F18.980	吸入剂所致的焦虑障碍，无使用障碍（Inhalant-induced anxiety disorder, Without use disorder）
F18.988	吸入剂所致的轻度神经认知障碍，无使用障碍（Inhalant-induced mild neurocognitive disorder, Without use disorder）
F18.99	未特定的吸入剂相关障碍（Unspecified inhalant-related disorder）
F19.10	其他（或未知）物质使用障碍，轻度 [Other（or unknown）substance use disorder, Mild]
F19.11	其他（或未知）物质使用障碍，轻度，早期缓解 [Other（or unknown）substance use disorder, Mild, In early remission]
F19.11	其他（或未知）物质使用障碍，轻度，持续缓解 [Other（or unknown）substance use disorder, Mild, In sustained remission]
F19.120	其他（或未知）物质中毒，无感知紊乱，伴轻度使用障碍 [Other（or unknown）substance intoxication, Without perceptual disturbances, With mild use disorder]

ICD-10-CM	**障碍、疾病或问题** **（ICD-10-CM Disorder，condition，or problem）**
F19.121	其他（或未知）物质中毒性谵妄，伴轻度使用障碍 [Other（or unknown）substance intoxication delirium, With mild use disorder]
F19.122	其他（或未知）物质中毒，伴感知紊乱，伴轻度使用障碍 [Other（or unknown）substance intoxication, With perceptual disturbances, With mild use disorder]
F19.130	其他（或未知）物质戒断，无感知紊乱，伴轻度使用障碍 [Other（or unknown）substance withdrawal, Without perceptual disturbances, With mild use disorder]
F19.131	其他（或未知）物质戒断性谵妄，伴轻度使用障碍 [Other（or unknown）substance withdrawal delirium, With mild use disorder]
F19.132	其他（或未知）物质戒断，伴感知紊乱，伴轻度使用障碍 [Other（or unknown）substance withdrawal, With perceptual disturbances, With mild use disorder]
F19.14	其他（或未知）物质所致的双相及相关障碍，伴轻度使用障碍 [Other（or unknown）substance-induced bipolar and related disorder, With mild use disorder]
F19.14	其他（或未知）物质所致的抑郁障碍，伴轻度使用障碍 [Other（or unknown）substance-induced depressive disorder, With mild use disorder]
F19.159	其他（或未知）物质所致的精神病性障碍，伴轻度使用障碍 [Other（or unknown）substance-induced psychotic disorder, With mild use disorder]
F19.17	其他（或未知）物质所致的重度神经认知障碍，伴轻度使用障碍 [Other（or unknown）substance-induced major neurocognitive disorder, With mild use disorder]
F19.180	其他（或未知）物质所致的焦虑障碍，伴轻度使用障碍 [Other（or unknown）substance-induced anxiety disorder, With mild use disorder]
F19.181	其他（或未知）物质所致的性功能失调，伴轻度使用障碍 [Other（or unknown）substance-induced sexual dysfunction, With mild use disorder]
F19.182	其他（或未知）物质所致的睡眠障碍，伴轻度使用障碍 [Other（or unknown）substance-induced sleep disorder, With mild use disorder]
F19.188	其他（或未知）物质所致的轻度神经认知障碍，伴轻度使用障碍 [Other（or unknown）substance-induced mild neurocognitive disorder, With mild use disorder]
F19.188	其他（或未知）物质所致的强迫及相关障碍，伴轻度使用障碍 [Other（or unknown）substance-induced obsessive-compulsive and related disorder, With mild use disorder]
F19.20	其他（或未知）物质使用障碍，中度 [Other（or unknown）substance use disorder, Moderate]
F19.20	其他（或未知）物质使用障碍，重度 [Other（or unknown）substance use disorder, Severe]
F19.21	其他（或未知）物质使用障碍，中度，早期缓解 [Other（or unknown）substance use disorder, Moderate, In early remission]
F19.21	其他（或未知）物质使用障碍，中度，持续缓解 [Other（or unknown）substance use disorder, Moderate, In sustained remission]
F19.21	其他（或未知）物质使用障碍，重度，早期缓解 [Other（or unknown）substance use disorder, Severe, In early remission]
F19.21	其他（或未知）物质使用障碍，重度，持续缓解 [Other（or unknown）substance use disorder, Severe, In sustained remission]
F19.220	其他（或未知）物质中毒，无感知紊乱，伴中度或重度使用障碍 [Other（or unknown）substance intoxication, Without perceptual disturbances, With moderate or severe use disorder]
F19.221	其他（或未知）物质中毒性谵妄，伴中度或重度使用障碍 [Other（or unknown）substance intoxication delirium, With moderate or severe use disorder]
F19.222	其他（或未知）物质中毒，伴感知紊乱，伴中度或重度使用障碍 [Other（or unknown）substance intoxication, With perceptual disturbances, With moderate or severe use disorder]
F19.230	其他（或未知）物质戒断，无感知紊乱，伴中度或重度使用障碍 [Other（or unknown）substance withdrawal, Without perceptual disturbances, With moderate or severe use disorder]

ICD-10-CM	障碍、疾病或问题 （ICD-10-CM Disorder，condition，or problem）
F19.231	其他（或未知）物质戒断性谵妄，伴中度或重度使用障碍 [Other（or unknown）substance withdrawal delirium, With moderate or severe use disorder]
F19.232	其他（或未知）物质戒断，伴感知紊乱，伴中度或重度使用障碍 [Other（or unknown）substance withdrawal, With perceptual disturbances, With moderate or severe use disorder]
F19.24	其他（或未知）物质所致的双相及相关障碍，伴中度或重度使用障碍 [Other（or unknown）substance-induced bipolar and related disorder, With moderate or severe use disorder]
F19.24	其他（或未知）物质所致的抑郁障碍，伴中度或重度使用障碍 [Other（or unknown）substance-induced depressive disorder, With moderate or severe use disorder]
F19.259	其他（或未知）物质所致的精神病性障碍，伴中度或重度使用障碍 [Other（or unknown）substance-induced psychotic disorder, With moderate or severe use disorder]
F19.27	其他（或未知）物质所致的重度神经认知障碍，伴中度或重度使用障碍 [Other（or unknown）substance-induced major neurocognitive disorder, With moderate or severe use disorder]
F19.280	其他（或未知）物质所致的焦虑障碍，伴中度或重度使用障碍 [Other（or unknown）substance-induced anxiety disorder, With moderate or severe use disorder]
F19.281	其他（或未知）物质所致的性功能失调，伴中度或重度使用障碍 [Other（or unknown）substance-induced sexual dysfunction, With moderate or severe use disorder]
F19.282	其他（或未知）物质所致的睡眠障碍，伴中度或重度使用障碍 [Other（or unknown）substance-induced sleep disorder, With moderate or severe use disorder]
F19.288	其他（或未知）物质所致的轻度神经认知障碍，伴中度或重度使用障碍 [Other（or unknown）substance-induced mild neurocognitive disorder, With moderate or severe use disorder]
F19.288	其他（或未知）物质所致的强迫及相关障碍，伴中度或重度使用障碍 [Other（or unknown）substance-induced obsessive-compulsive and related disorder, With moderate or severe use disorder]
F19.920	其他（或未知）物质中毒，无感知紊乱，无使用障碍 [Other（or unknown）substance intoxication, Without perceptual disturbances, Without use disorder]
F19.921	其他（或未知）药物所致的谵妄［按处方服用其他（或未知）药物时］{Other（or unknown）medication–induced delirium [other（or unknown）medication taken as prescribed]}
F19.921	其他（或未知）物质中毒性谵妄，无使用障碍 [Other（or unknown）substance intoxication delirium, Without use disorder]
F19.922	其他（或未知）物质中毒，伴感知紊乱，无使用障碍 [Other（or unknown）substance intoxication, With perceptual disturbances, Without use disorder]
F19.930	其他（或未知）物质戒断，无感知紊乱，无使用障碍 [Other（or unknown）substance withdrawal, Without perceptual disturbances, Without use disorder]
F19.931	其他（或未知）药物所致的谵妄［按处方服用其他（或未知）药物后的戒断期间］{Other（or unknown）medication-induced delirium [during withdrawal from other（or unknown）medication taken as prescribed]}
F19.931	其他（或未知）物质戒断性谵妄，无使用障碍 [Other（or unknown）substance withdrawal delirium, Without use disorder]
F19.932	其他（或未知）物质戒断，伴感知紊乱，无使用障碍 [Other（or unknown）substance withdrawal, With perceptual disturbances, Without use disorder]
F19.94	其他（或未知）物质所致的双相及相关障碍，无使用障碍 [Other（or unknown）substance-induced bipolar and related disorder, Without use disorder]
F19.94	其他（或未知）物质所致的抑郁障碍，无使用障碍 [Other（or unknown）substance-induced depressive disorder, Without use disorder]
F19.959	其他（或未知）物质所致的精神病性障碍，无使用障碍 [Other（or unknown）substance-induced psychotic disorder, Without use disorder]
F19.97	其他（或未知）物质所致的重度神经认知障碍，无使用障碍 [Other（or unknown）substance-induced major neurocognitive disorder, Without use disorder]

ICD-10-CM	障碍、疾病或问题 （ICD-10-CM Disorder，condition，or problem）
F19.980	其他（或未知）物质所致的焦虑障碍，无使用障碍 [Other（or unknown）substance-induced anxiety disorder, Without use disorder]
F19.981	其他（或未知）物质所致的性功能失调，无使用障碍 [Other（or unknown）substance-induced sexual dysfunction, Without use disorder]
F19.982	其他（或未知）物质所致的睡眠障碍，无使用障碍 [Other（or unknown）substance-induced sleep disorder, Without use disorder]
F19.988	其他（或未知）物质所致的轻度神经认知障碍，无使用障碍 [Other（or unknown）substance-induced mild neurocognitive disorder, Without use disorder]
F19.988	其他（或未知）物质所致的强迫及相关障碍，无使用障碍 [Other（or unknown）substance-induced obsessive-compulsive and related disorder, Without use disorder]
F19.99	未特定的其他（或未知）物质相关障碍 [Unspecified other（or unknown）substance-related disorder]
F20.81	精神分裂症样障碍（Schizophreniform disorder）
F20.9	精神分裂症（Schizophrenia）
F21	分裂型人格障碍（Schizotypal personality disorder）
F22	妄想障碍（Delusional disorder）
F23	短暂精神病性障碍（Brief psychotic disorder）
F25.0	分裂情感性障碍，双相型（Schizoaffective disorder, Bipolar type）
F25.1	分裂情感性障碍，抑郁型（Schizoaffective disorder, Depressive type）
F28	其他特定的精神分裂症谱系及其他精神病性障碍（Other specified schizophrenia spectrum and other psychotic disorder）
F29	未特定的精神分裂症谱系及其他精神病性障碍（Unspecified schizophrenia spectrum and other psychotic disorder）
F31.0	双相 I 型障碍，目前或最近一次为轻躁狂发作（Bipolar Ⅰ disorder, Current or most recent episode hypomanic）
F31.11	双相 I 型障碍，目前或最近一次为躁狂发作，轻度（Bipolar Ⅰ disorder, Current or most recent episode manic, Mild）
F31.12	双相 I 型障碍，目前或最近一次为躁狂发作，中度（Bipolar Ⅰ disorder, Current or most recent episode manic, Moderate）
F31.13	双相 I 型障碍，目前或最近一次为躁狂发作，重度（Bipolar Ⅰ disorder, Current or most recent episode manic, Severe）
F31.2	双相 I 型障碍，目前或最近一次为躁狂发作，伴精神病性特征（Bipolar Ⅰ disorder, Current or most recent episode manic, With psychotic features）
F31.31	双相 I 型障碍，目前或最近一次为抑郁发作，轻度（Bipolar Ⅰ disorder, Current or most recent episode depressed, Mild）
F31.32	双相 I 型障碍，目前或最近一次为抑郁发作，中度（Bipolar Ⅰ disorder, Current or most recent episode depressed, Moderate）
F31.4	双相 I 型障碍，目前或最近一次为抑郁发作，重度（Bipolar Ⅰ disorder, Current or most recent episode depressed, Severe）
F31.5	双相 I 型障碍，目前或最近一次为抑郁发作，伴精神病性特征（Bipolar Ⅰ disorder, Current or most recent episode depressed, With psychotic features）
F31.71	双相 I 型障碍，目前或最近一次为轻躁狂发作，部分缓解（Bipolar Ⅰ disorder, Current or most recent episode hypomanic, In partial remission）
F31.72	双相 I 型障碍，目前或最近一次为轻躁狂发作，完全缓解（Bipolar Ⅰ disorder, Current or most recent episode hypomanic, In full remission）
F31.73	双相 I 型障碍，目前或最近一次为躁狂发作，部分缓解（Bipolar Ⅰ disorder, Current or most recent episode manic, In partial remission）

ICD-10-CM	障碍、疾病或问题 （ICD-10-CM Disorder，condition，or problem）
F31.74	双相Ⅰ型障碍，目前或最近一次为躁狂发作，完全缓解（Bipolar Ⅰ disorder, Current or most recent episode manic, In full remission）
F31.75	双相Ⅰ型障碍，目前或最近一次为抑郁发作，部分缓解（Bipolar Ⅰ disorder, Current or most recent episode depressed, In partial remission）
F31.76	双相Ⅰ型障碍，目前或最近一次为抑郁发作，完全缓解（Bipolar Ⅰ disorder, Current or most recent episode depressed, In full remission）
F31.81	双相Ⅱ型障碍（Bipolar Ⅱ disorder）
F31.89	其他特定的双相及相关障碍（Other specified bipolar and related disorder）
F31.9	双相Ⅰ型障碍，目前或最近一次为抑郁发作，未特定的（Bipolar Ⅰ disorder, Current or most recent episode depressed, Unspecified）
F31.9	双相Ⅰ型障碍，目前或最近一次为轻躁狂发作，未特定的（Bipolar Ⅰ disorder, Current or most recent episode hypomanic, Unspecified）
F31.9	双相Ⅰ型障碍，目前或最近一次为躁狂发作，未特定的（Bipolar Ⅰ disorder, Current or most recent episode manic, Unspecified）
F31.9	双相Ⅰ型障碍，目前或最近一次为未特定的发作（Bipolar Ⅰ disorder, Current or most recent episode unspecified）
F31.9	未特定的双相及相关障碍（Unspecified bipolar and related disorder）
F32.0	重性抑郁障碍，单次发作，轻度（Major depressive disorder, Single episode, Mild）
F32.1	重性抑郁障碍，单次发作，中度（Major depressive disorder, Single episode, Moderate）
F32.2	重性抑郁障碍，单次发作，重度（Major depressive disorder, Single episode, Severe）
F32.3	重性抑郁障碍，单次发作，伴精神病性特征（Major depressive disorder, Single episode, With psychotic features）
F32.4	重性抑郁障碍，单次发作，部分缓解（Major depressive disorder, Single episode, In partial remission）
F32.5	重性抑郁障碍，单次发作，完全缓解（Major depressive disorder, Single episode, In full remission）
F32.81	经前期烦躁障碍（Premenstrual dysphoric disorder）
F32.89	其他特定的抑郁障碍（Other specified depressive disorder）
F32.9	重性抑郁障碍，单次发作，未特定的（Major depressive disorder, Single episode, Unspecified）
F32.A	未特定的抑郁障碍（Unspecified depressive disorder）
F33.0	重性抑郁障碍，反复发作，轻度（Major depressive disorder, Recurrent episode, Mild）
F33.1	重性抑郁障碍，反复发作，中度（Major depressive disorder, Recurrent episode, Moderate）
F33.2	重性抑郁障碍，反复发作，重度（Major depressive disorder, Recurrent episode, Severe）
F33.3	重性抑郁障碍，反复发作，伴精神病性特征（Major depressive disorder, Recurrent episode, With psychotic features）
F33.41	重性抑郁障碍，反复发作，部分缓解（Major depressive disorder, Recurrent episode, In partial remission）
F33.42	重性抑郁障碍，反复发作，完全缓解（Major depressive disorder, Recurrent episode, In full remission）
F33.9	重性抑郁障碍，反复发作，未特定的（Major depressive disorder, Recurrent episode, Unspecified）
F34.0	环性心境障碍（Cyclothymic disorder）
F34.1	持续性抑郁障碍（Persistent depressive disorder）
F34.81	破坏性心境失调障碍（Disruptive mood dysregulation disorder）
F39	未特定的心境障碍（Unspecified mood disorder）
F40.00	场所恐怖症（Agoraphobia）

ICD-10-CM	障碍、疾病或问题 （ICD-10-CM Disorder，condition，or problem）
F40.10	社交焦虑障碍（Social anxiety disorder）
F40.218	特定恐怖症，动物型（Specific phobia, Animal）
F40.228	特定恐怖症，自然环境型（Specific phobia, Natural environment）
F40.230	特定恐怖症，恐惧血液（Specific phobia, Fear of blood）
F40.231	特定恐怖症，恐惧注射和输液（Specific phobia, Fear of injections and transfusions）
F40.232	特定恐怖症，恐惧其他医疗服务（Specific phobia, Fear of other medical care）
F40.233	特定恐怖症，恐惧受伤（Specific phobia, Fear of injury）
F40.248	特定恐怖症，情境型（Specific phobia, Situational）
F40.298	特定恐怖症，其他（Specific phobia, Other）
F41.0	惊恐障碍（Panic disorder）
F41.1	广泛性焦虑障碍（Generalized anxiety disorder）
F41.8	其他特定的焦虑障碍（Other specified anxiety disorder）
F41.9	未特定的焦虑障碍（Unspecified anxiety disorder）
F42.2	强迫症（Obsessive-compulsive disorder）
F42.3	囤积障碍（Hoarding disorder）
F42.4	抓痕（皮肤搔抓）障碍 [Excoriation（skin-picking）disorder]
F42.8	其他特定的强迫及相关障碍（Other specified obsessive-compulsive and related disorder）
F42.9	未特定的强迫及相关障碍（Unspecified obsessive-compulsive and related disorder）
F43.0	急性应激障碍（Acute stress disorder）
F43.10	创伤后应激障碍（Posttraumatic stress disorder）
F43.20	适应障碍，未特定的（Adjustment disorders, Unspecified）
F43.21	适应障碍，伴抑郁心境（Adjustment disorders, With depressed mood）
F43.22	适应障碍，伴焦虑（Adjustment disorders, With anxiety）
F43.23	适应障碍，伴混合性焦虑和抑郁心境（Adjustment disorders, With mixed anxiety and depressed mood）
F43.24	适应障碍，伴行为紊乱（Adjustment disorders, With disturbance of conduct）
F43.25	适应障碍，伴混合性情绪和行为紊乱（Adjustment disorders, With mixed disturbance of emotions and conduct）
F43.81	延长哀伤障碍（Prolonged grief disorder）
F43.89	其他特定的创伤及应激相关障碍（Other specified trauma- and stressor-related disorder）
F43.9	未特定的创伤及应激相关障碍（Unspecified trauma-and stressor-related disorder）
F44.0	分离性遗忘症（Dissociative amnesia）
F44.1	分离性遗忘症，伴分离性漫游（Dissociative amnesia, with dissociative fugue）
F44.4	功能性神经症状障碍（转换障碍），伴不正常运动 [Functional neurological symptom disorder（conversion disorder）, With abnormal movement]
F44.4	功能性神经症状障碍（转换障碍），伴言语症状 [Functional neurological symptom disorder（conversion disorder）, With speech symptoms]
F44.4	功能性神经症状障碍（转换障碍），伴吞咽症状 [Functional neurological symptom disorder（conversion disorder）, With swallowing symptoms]
F44.4	功能性神经症状障碍（转换障碍），伴无力或麻痹 [Functional neurological symptom disorder（conversion disorder）, With weakness/paralysis]
F44.5	功能性神经症状障碍（转换障碍），伴癫痫或抽搐 [Functional neurological symptom disorder（conversion disorder）, With attacks or seizures]
F44.6	功能性神经症状障碍（转换障碍），伴麻痹或感觉丧失 [Functional neurological symptom disorder（conversion disorder）, With anesthesia or sensory loss]
F44.6	功能性神经症状障碍（转换障碍），伴特殊的感觉症状 [Functional neurological symptom disorder（conversion disorder）, With special sensory symptoms]

ICD-10-CM	障碍、疾病或问题 （ICD-10-CM Disorder，condition，or problem）
F44.7	功能性神经症状障碍（转换障碍），伴混合性症状 [Functional neurological symptom disorder（conversion disorder），With mixed symptoms]
F44.81	分离性身份障碍（Dissociative identity disorder）
F44.89	其他特定的分离障碍（Other specified dissociative disorder）
F44.9	未特定的分离障碍（Unspecified dissociative disorder）
F45.1	躯体症状障碍（Somatic symptom disorder）
F45.21	疾病焦虑障碍（Illness anxiety disorder）
F45.22	躯体变形障碍（Body dysmorphic disorder）
F45.8	其他特定的躯体症状及相关障碍（Other specified somatic symptom and related disorder）
F45.9	未特定的躯体症状及相关障碍（Unspecified somatic symptom and related disorder）
F48.1	人格解体 / 现实解体障碍（Depersonalization/derealization disorder）
F50.01	神经性厌食，限制型（Anorexia nervosa，Restricting type）
F50.02	神经性厌食，暴食 / 清除型（Anorexia nervosa，Binge-eating/purging type）
F50.2	神经性贪食（Bulimia nervosa）
F50.81	暴食障碍（Binge-eating disorder）
F50.82	回避性 / 限制性摄食障碍（Avoidant/restrictive food intake disorder）
F50.89	其他特定的喂食或进食障碍（Other specified feeding or eating disorder）
F50.89	异食障碍，成人（Pica, In adults）
F50.9	未特定的喂食或进食障碍（Unspecified feeding or eating disorder）
F51.01	失眠障碍（Insomnia disorder）
F51.11	嗜睡障碍（Hypersomnolence disorder）
F51.3	非快速眼动睡眠唤醒障碍，睡行型（Non-rapid eye movement sleep arousal disorders, Sleepwalking type）
F51.4	非快速眼动睡眠唤醒障碍，睡惊型（Non-rapid eye movement sleep arousal disorders, Sleep terror type）
F51.5	梦魇障碍（Nightmare disorder）
F52.0	男性性欲低下障碍（Male hypoactive sexual desire disorder）
F52.21	勃起障碍（Erectile disorder）
F52.22	女性性兴趣 / 唤起障碍（Female sexual interest/arousal disorder）
F52.31	女性性高潮障碍（Female orgasmic disorder）
F52.32	延迟射精（Delayed ejaculation）
F52.4	早泄 [Premature（early）ejaculation]
F52.6	生殖器–盆腔痛 / 插入障碍（Genito-pelvic pain/penetration disorder）
F52.8	其他特定的性功能失调（Other specified sexual dysfunction）
F52.9	未特定的性功能失调（Unspecified sexual dysfunction）
F54	影响其他躯体疾病的心理因素（Psychological factors affecting other medical conditions）
F60.0	偏执型人格障碍（Paranoid personality disorder）
F60.1	分裂样人格障碍（Schizoid personality disorder）
F60.2	反社会型人格障碍（Antisocial personality disorder）
F60.3	边缘型人格障碍（Borderline personality disorder）
F60.4	表演型人格障碍（Histrionic personality disorder）
F60.5	强迫型人格障碍（Obsessive-compulsive personality disorder）
F60.6	回避型人格障碍（Avoidant personality disorder）
F60.7	依赖型人格障碍（Dependent personality disorder）
F60.81	自恋型人格障碍（Narcissistic personality disorder）
F60.89	其他特定的人格障碍（Other specified personality disorder）
F60.9	未特定的人格障碍（Unspecified personality disorder）

ICD-10-CM	障碍、疾病或问题 （ICD-10-CM Disorder，condition，or problem）
F63.0	赌博障碍（Gambling disorder）
F63.1	纵火狂（Pyromania）
F63.2	偷窃狂（Kleptomania）
F63.3	拔毛癖（拔毛障碍）[Trichotillomania（hair-pulling disorder）]
F63.81	间歇性暴怒障碍（Intermittent explosive disorder）
F64.0	青少年和成人的性别烦躁（Gender dysphoria in adolescents and adults）
F64.2	儿童性别烦躁（Gender dysphoria in children）
F64.8	其他特定的性别烦躁（Other specified gender dysphoria）
F64.9	未特定的性别烦躁（Unspecified gender dysphoria）
F65.0	恋物障碍（Fetishistic disorder）
F65.1	异装障碍（Transvestic disorder）
F65.2	露阴障碍（Exhibitionistic disorder）
F65.3	窥阴障碍（Voyeuristic disorder）
F65.4	恋童障碍（Pedophilic disorder）
F65.51	性受虐障碍（Sexual masochism disorder）
F65.52	性施虐障碍（Sexual sadism disorder）
F65.81	摩擦障碍（Frotteuristic disorder）
F65.89	其他特定的性欲倒错障碍（Other specified paraphilic disorder）
F65.9	未特定的性欲倒错障碍（Unspecified paraphilic disorder）
F68.10	对自身的做作性障碍（Factitious disorder imposed on self）
F68.A	对他人的做作性障碍（Factitious disorder imposed on another）
F70	智力发育障碍（智力障碍），轻度 [intellectual developmental disorder（Intellectual disability），Mild]
F71	智力发育障碍（智力障碍），中度 [intellectual developmental disorder（Intellectual disability），Moderate]
F72	智力发育障碍（智力障碍），重度 [intellectual developmental disorder（Intellectual disability），Severe]
F73	智力发育障碍（智力障碍），极重度 [intellectual developmental disorder（Intellectual disability），Profound]
F79	未特定的智力发育障碍（智力障碍）[Unspecified intellectual developmental disorder（intellectual disability）]
F80.0	语音障碍（Speech sound disorder）
F80.2	语言障碍（Language disorder）
F80.81	儿童期起病的言语流畅障碍（口吃）[Childhood-onset fluency disorder（stuttering）]
F80.82	社交（语用）交流障碍 [Social（pragmatic）communication disorder]
F80.9	未特定的交流障碍（Unspecified communication disorder）
F81.0	特定学习障碍，伴阅读受损（Specific learning disorder, With impairment in reading）
F81.2	特定学习障碍，伴数学受损（Specific learning disorder, With impairment in mathematics）
F81.81	特定学习障碍，伴书面表达受损（Specific learning disorder, With impairment in written expression）
F82	发育性协调障碍（Developmental coordination disorder）
F84.0	自闭症（孤独症）谱系障碍（Autism spectrum disorder）
F88	全面发育迟缓（Global developmental delay）
F88	其他特定的神经发育障碍（Other specified neurodevelopmental disorder）
F89	未特定的神经发育障碍（Unspecified neurodevelopmental disorder）
F90.0	注意缺陷/多动障碍，主要表现为注意缺陷（Attention-deficit/hyperactivity disorder, Predominantly inattentive presentation）

ICD-10-CM	障碍、疾病或问题 （ICD-10-CM Disorder，condition，or problem）
F90.1	注意缺陷 / 多动障碍，主要表现为多动 / 冲动（Attention-deficit/hyperactivity disorder, Predominantly hyperactive/impulsive presentation）
F90.2	注意缺陷 / 多动障碍，组合表现（Attention-deficit/hyperactivity disorder, Combined presentation）
F90.8	其他特定的注意缺陷 / 多动障碍（Other specified attention-deficit/hyperactivity disorder）
F90.9	未特定的注意缺陷 / 多动障碍（Unspecified attention-deficit/hyperactivity disorder）
F91.1	品行障碍，儿童期起病型（Conduct disorder, Childhood-onset type）
F91.2	品行障碍，青少年期起病型（Conduct disorder, Adolescent-onset type）
F91.3	对立违抗障碍（Oppositional defiant disorder）
F91.8	其他特定的破坏性、冲动控制及品行障碍（Other specified disruptive, impulse-control, and conduct disorder）
F91.9	品行障碍，未特定起病型（Conduct disorder, Unspecified onset）
F91.9	未特定的破坏性、冲动控制及品行障碍（Unspecified disruptive，impulse-control and conduct disorder）
F93.0	分离焦虑障碍（Separation anxiety disorder）
F94.0	选择性缄默症（Selective mutism）
F94.1	反应性依恋障碍（Reactive attachment disorder）
F94.2	脱抑制性社会参与障碍（Disinhibited social engagement disorder）
F95.0	暂时性抽动障碍（Provisional tic disorder）
F95.1	持续性（慢性）运动或发声抽动障碍 [Persistent（chronic）motor or vocal tic disorder]
F95.2	抽动秽语综合征（Tourette's disorder）
F95.8	其他特定的抽动障碍（Other specified tic disorder）
F95.9	未特定的抽动障碍（Unspecified tic disorder）
F98.0	遗尿症（Enuresis）
F98.1	遗粪症（Encopresis）
F98.21	反刍障碍（Rumination disorder）
F98.3	异食障碍，儿童（Pica, In children）
F98.4	刻板运动障碍（Stereotypic movement disorder）
F98.5	成人发生的言语流畅障碍（Adult-onset fluency disorder）
F99	其他特定的精神障碍（Other specified mental disorder）
F99	未特定的精神障碍（Unspecified mental disorder）
G21.0	神经阻滞剂恶性综合征（Neuroleptic malignant syndrome）
G21.11	抗精神病药物和其他多巴胺受体拮抗剂所致的帕金森综合征（Antipsychotic medication–and other dopamine receptor blocking agent–induced parkinsonism）
G21.19	其他药物所致的帕金森综合征（Other medication-induced parkinsonism）
G24.01	迟发性运动障碍（Tardive dyskinesia）
G24.02	药物所致的急性肌张力障碍（Medication-induced acute dystonia）
G24.09	迟发性肌张力障碍（Tardive dystonia）
G25.1	药物所致的体位性震颤（Medication-induced postural tremor）
G25.71	药物所致的急性静坐不能（Medication-induced acute akathisia）
G25.71	迟发性静坐不能（Tardive akathisia）
G25.79	其他药物所致的运动障碍（Other medication-induced movement disorder）
G25.81	不安腿综合征（Restless legs syndrome）
G31.84	由可疑的阿尔茨海默病所致的轻度神经认知障碍（没有额外的医学编码）[Mild neurocognitive disorder due to possible Alzheimer's disease（no additional medical code）]
G31.84	由可疑的额颞叶变性所致的轻度神经认知障碍（没有额外的医学编码）[Mild neurocognitive disorder due to possible frontotemporal degeneration（no additional medical code）]

ICD-10-CM	障碍、疾病或问题 （ICD-10-CM Disorder，condition，or problem）
G31.84	轻度神经认知障碍伴可疑的路易体（没有额外的医学编码）[Mild neurocognitive disorder with possible Lewy bodies（no additional medical code）]
G31.84	可疑由帕金森病所致的轻度神经认知障碍（没有额外的医学编码）[Mild neurocognitive disorder possibly due to Parkinson's disease（no additional medical code）]
G31.84	可疑由血管性疾病所致的轻度神经认知障碍（没有额外的医学编码）[Mild neurocognitive disorder possibly due to vascular disease（no additional medical code）]
G31.84	由未知病因所致的轻度神经认知障碍（没有额外的医学编码）[Mild neurocognitive disorder due to unknown etiology（no additional medical code）]
G47.00	未特定的失眠障碍（Unspecified insomnia disorder）
G47.09	其他特定的失眠障碍（Other specified insomnia disorder）
G47.10	未特定的嗜睡障碍（Unspecified hypersomnolence disorder）
G47.19	其他特定的嗜睡障碍（Other specified hypersomnolence disorder）
G47.20	昼夜节律睡眠-觉醒障碍，未特定型（Circadian rhythm sleep-wake disorders, Unspecified type）
G47.21	昼夜节律睡眠-觉醒障碍，睡眠时相延迟型（Circadian rhythm sleep-wake disorders, Delayed sleep phase type）
G47.22	昼夜节律睡眠-觉醒障碍，睡眠时相提前型（Circadian rhythm sleep-wake disorders, Advanced sleep phase type）
G47.23	昼夜节律睡眠-觉醒障碍，睡眠-觉醒不规则型（Circadian rhythm sleep-wake disorders, Irregular sleep-wake type）
G47.24	昼夜节律睡眠-觉醒障碍，非 24 小时睡眠-觉醒型（Circadian rhythm sleep-wake disorders, Non-24-hour sleep-wake type）
G47.26	昼夜节律睡眠-觉醒障碍，倒班工作型（Circadian rhythm sleep-wake disorders, Shift work type）
G47.31	特发性中枢性睡眠呼吸暂停（Idiopathic central sleep apnea）
G47.33	阻塞性睡眠呼吸暂停低通气（Obstructive sleep apnea hypopnea）
G47.34	睡眠相关的通气不足，特发性通气不足（Sleep-related hypoventilation, Idiopathic hypoventilation）
G47.35	睡眠相关的通气不足，先天中枢性肺泡通气不足（Sleep-related hypoventilation, Congenital central alveolar hypoventilation）
G47.36	睡眠相关的通气不足，共病睡眠相关的通气不足（Sleep-related hypoventilation, Comorbid sleep-related hypoventilation）
G47.37	中枢性睡眠呼吸暂停共病阿片类物质使用（Central sleep apnea comorbid with opioid use）
G47.411	发作性睡病，伴猝倒或下丘脑分泌素缺乏（1 型）[Narcolepsy with cataplexy or hypocretin deficiency（type 1）]
G47.419	发作性睡病，无猝倒和下丘脑分泌素无缺乏或未测量（2 型）[Narcolepsy without cataplexy and either without hypocretin deficiency or hypocretin unmeasured（type 2）]
G47.421	由躯体疾病所致的发作性睡病，伴猝倒或下丘脑分泌素缺乏（Narcolepsy with cataplexy or hypocretin deficiency due to a medical condition）
G47.429	由躯体疾病所致的发作性睡病，无猝倒和无下丘脑分泌素缺乏（Narcolepsy without cataplexy and without hypocretin deficiency due to a medical condition）
G47.52	快速眼动睡眠行为障碍（Rapid eye movement sleep behavior disorder）
G47.8	其他特定的睡眠-觉醒障碍（Other specified sleep-wake disorder）
G47.9	未特定的睡眠-觉醒障碍（Unspecified sleep-wake disorder）
N39.498	其他特定的排泄障碍，伴排尿症状（Other specified elimination disorder, With urinary symptoms）
R06.3	中枢性睡眠呼吸暂停，潮式呼吸（Central sleep apnea，Cheyne-Stokes breathing）
R15.9	其他特定的排泄障碍，伴排粪症状（Other specified elimination disorder, With fecal symptoms）
R15.9	未特定的排泄障碍，伴排粪症状（Unspecified elimination disorder, With fecal symptoms）
R32	未特定的排泄障碍，伴排尿症状（Unspecified elimination disorder, With urinary symptoms）

ICD-10-CM	障碍、疾病或问题 （ICD-10-CM Disorder，condition，or problem）
R41.81	与年龄相关的认知能力下降（Age-related cognitive decline）
R41.83	边缘性智力功能（Borderline intellectual functioning）
R41.9	未特定的神经认知障碍（Unspecified neurocognitive disorder）
R45.88	目前非自杀性自伤（Current nonsuicidal self-injury）
R45.89	损害性情绪爆发（Impairing emotional outbursts）
T14.91XA	目前自杀行为，初诊（Current suicidal behavior, Initial encounter）
T14.91XD	目前自杀行为，复诊（Current suicidal behavior, Subsequent encounter）
T43.205A	抗抑郁药撤药综合征，初诊（Antidepressant discontinuation syndrome, Initial encounter）
T43.205D	抗抑郁药撤药综合征，复诊（Antidepressant discontinuation syndrome, Subsequent encounter）
T43.205S	抗抑郁药撤药综合征，后遗症诊治（Antidepressant discontinuation syndrome, Sequelae）
T50.905A	其他药物不良反应，初诊（Other adverse effect of medication, Initial encounter）
T50.905D	其他药物不良反应，复诊（Other adverse effect of medication, Subsequent encounter）
T50.905S	其他药物不良反应，后遗症诊治（Other adverse effect of medication, Sequelae）
T74.01XA	配偶或伴侣忽视，已确认，初诊（Spouse or partner neglect，Confirmed, Initial encounter）
T74.01XD	配偶或伴侣忽视，已确认，复诊（Spouse or partner neglect，Confirmed, Subsequent encounter）
T74.02XA	儿童忽视，已确认，初诊（Child neglect, Confirmed, Initial encounter）
T74.02XD	儿童忽视，已确认，复诊（Child neglect, Confirmed, Subsequent encounter）
T74.11XA	成人的非配偶或非伴侣躯体虐待，已确认，初诊（Adult physical abuse by nonspouse or nonpartner, Confirmed, Initial encounter）
T74.11XA	配偶或伴侣躯体暴力，已确认，初诊（Spouse or partner violence, Physical, Confirmed, Initial encounter）
T74.11XD	成人的非配偶或非伴侣躯体虐待，已确认，复诊（Adult physical abuse by nonspouse or nonpartner, Confirmed, Subsequent encounter）
T74.11XD	配偶或伴侣躯体暴力，已确认，复诊（Spouse or partner violence, Physical, Confirmed, Subsequent encounter）
T74.12XA	儿童躯体虐待，已确认，初诊（Child physical abuse, Confirmed, Initial encounter）
T74.12XD	儿童躯体虐待，已确认，复诊（Child physical abuse, Confirmed, Subsequent encounter）
T74.21XA	成人的非配偶或非伴侣性虐待，已确认，初诊（Adult sexual abuse by nonspouse or nonpartner, Confirmed, Initial encounter）
T74.21XA	配偶或伴侣性暴力，已确认，初诊（Spouse or partner violence，Sexual，Confirmed, Initial encounter）
T74.21XD	成人的非配偶或非伴侣性虐待，已确认，复诊（Adult sexual abuse by nonspouse or nonpartner, Confirmed, Subsequent encounter）
T74.21XD	配偶或伴侣性暴力，已确认，复诊（Spouse or partner violence，Sexual，Confirmed, Subsequent encounter）
T74.22XA	儿童性虐待，已确认，初诊（Child sexual abuse, Confirmed, Initial encounter）
T74.22XD	儿童性虐待，已确认，复诊（Child sexual abuse, Confirmed, Subsequent encounter）
T74.31XA	成人的非配偶或非伴侣心理虐待，已确认，初诊（Adult psychological abuse by nonspouse or nonpartner, Confirmed, Initial encounter）
T74.31XA	配偶或伴侣心理虐待，已确认，初诊（Spouse or partner abuse, Psychological, Confirmed, Initial encounter）
T74.31XD	成人的非配偶或非伴侣心理虐待，已确认，复诊（Adult psychological abuse by nonspouse or nonpartner, Confirmed, Subsequent encounter）
T74.31XD	配偶或伴侣心理虐待，已确认，复诊（Spouse or partner abuse, Psychological, Confirmed, Subsequent encounter）
T74.32XA	儿童心理虐待，已确认，初诊（Child psychological abuse, Confirmed, Initial encounter）
T74.32XD	儿童心理虐待，已确认，复诊（Child psychological abuse, Confirmed, Subsequent encounter）

ICD-10-CM	障碍、疾病或问题（ICD-10-CM Disorder，condition，or problem）
T76.01XA	配偶或伴侣忽视，可疑，初诊（Spouse or partner neglect，Suspected, Initial encounter）
T76.01XD	配偶或伴侣忽视，可疑，复诊（Spouse or partner neglect，Suspected, Subsequent encounter）
T76.02XA	儿童忽视，可疑，初诊（Child neglect, Suspected, Initial encounter）
T76.02XD	儿童忽视，可疑，复诊（Child neglect, Suspected, Subsequent encounter）
T76.11XA	成人的非配偶或非伴侣躯体虐待，可疑，初诊（Adult physical abuse by nonspouse or nonpartner，Physical, Suspected, Initial encounter）
T76.11XA	配偶或伴侣躯体暴力，可疑，初诊（Spouse or partner violence，Physical, Suspected, Initial encounter）
T76.11XD	成人的非配偶或非伴侣躯体虐待，可疑，复诊（Adult physical abuse by nonspouse or nonpartner，Physical, Suspected, Subsequent encounter）
T76.11XD	配偶或伴侣躯体暴力，可疑，复诊（Spouse or partner violence，Physical, Suspected, Subsequent encounter）
T76.12XA	儿童躯体虐待，可疑，初诊（Child physical abuse, Suspected, Initial encounter）
T76.12XD	儿童躯体虐待，可疑，复诊（Child physical abuse, Suspected, Subsequent encounter）
T76.21XA	成人的非配偶或非伴侣性虐待，可疑，初诊（Adult sexual abuse by nonspouse or nonpartner, Suspected, Initial encounter）
T76.21XA	配偶或伴侣性暴力，可疑，初诊（Spouse or partner violence, Sexual, Suspected, Initial encounter）
T76.21XD	成人的非配偶或非伴侣性虐待，可疑，复诊（Adult sexual abuse by nonspouse or nonpartner, Suspected, Subsequent encounter）
T76.21XD	配偶或伴侣性暴力，可疑，复诊（Spouse or partner violence, Sexual, Suspected, Subsequent encounter）
T76.22XA	儿童性虐待，可疑，初诊（Child sexual abuse, Suspected, Initial encounter）
T76.22XD	儿童性虐待，可疑，复诊（Child sexual abuse, Suspected, Subsequent encounter）
T76.31XA	成人的非配偶或非伴侣心理虐待，可疑，初诊（Adult psychological abuse by nonspouse or nonpartner, Suspected, Initial encounter）
T76.31XA	配偶或伴侣心理虐待，可疑，初诊（Spouse or partner abuse, Psychological, Suspected, Initial encounter）
T76.31XD	成人的非配偶或非伴侣心理虐待，可疑，复诊（Adult psychological abuse by nonspouse or nonpartner, Suspected, Subsequent encounter）
T76.31XD	配偶或伴侣心理虐待，可疑，复诊（Spouse or partner abuse, Psychological, Suspected, Subsequent encounter）
T76.32XA	儿童心理虐待，可疑，初诊（Child psychological abuse, Suspected, Initial encounter）
T76.32XD	儿童心理虐待，可疑，复诊（Child psychological abuse, Suspected, Subsequent encounter）
Z03.89	无诊断或疾病（No diagnosis or condition）
Z31.5	遗传咨询（Genetic counseling）
Z55.0	文盲和读写能力低下（Illiteracy and low-level literacy）
Z55.1	没有学校或无法参加（Schooling unavailable and unattainable）
Z55.2	学校考试不及格（Failed school examination）
Z55.3	学业成绩不佳（Underachievement in school）
Z55.4	教育不适应和与老师、同学关系不和谐（Educational maladjustment and discord with teachers and classmates）
Z55.8	与教学不足有关的问题（Problems related to inadequate teaching）
Z55.9	其他与教育和读写能力有关的问题（Other problems related to education and literacy）
Z56.0	失业（Unemployment）
Z56.1	工作改变（Change of job）
Z56.2	失业的威胁（Threat of job loss）

ICD-10-CM	障碍、疾病或问题 （ICD-10-CM Disorder，condition，or problem）
Z56.3	紧张的工作日程（Stressful work schedule）
Z56.4	与老板和同事的关系不和谐（Discord with boss and workmates）
Z56.5	不友好的工作环境（Uncongenial work environment）
Z56.6	其他与工作有关的躯体和精神压力（Other physical and mental strain related to work）
Z56.81	工作中的性骚扰（Sexual harassment on the job）
Z56.82	与目前军事派遣状态相关的问题（Problem related to current military deployment status）
Z56.9	与就业有关的其他问题（Other problem related to employment）
Z58.6	缺乏安全的饮用水（Lack of safe drinking water）
Z59.01	有庇护的无家可归（Homelessness, sheltered）
Z59.02	无庇护的无家可归（Homelessness, unsheltered）
Z59.1	住房不足（Inadequate housing）
Z59.2	与邻居、房客或房东关系不和谐（Discord with neighbor, lodger, or landlord）
Z59.3	与居住在寄宿机构相关的问题（Problem related to living in a residential institution）
Z59.41	食品不安全（Food insecurity）
Z59.5	极端贫困（Extreme poverty）
Z59.6	低收入（Low income）
Z59.7	社会或健康保险或福利支持不足（Insufficient social or health insurance or welfare support）
Z59.9	其他经济问题（Other economic problem）
Z59.9	其他住房问题（Other housing problem）
Z60.0	生命阶段问题（Phase of life problem）
Z60.2	与独居相关的问题（Problem related to living alone）
Z60.3	文化适应困难（Acculturation difficulty）
Z60.4	社会排斥或拒绝（Social exclusion or rejection）
Z60.5	（感觉是）被歧视或被迫害的对象［Target of（perceived）adverse discrimination or persecution］
Z60.9	其他与社会环境相关的问题（Other problem related to social environment）
Z62.29	远离父母的教养（Upbringing away from parents）
Z62.810	儿童期躯体虐待的个人史（既往史）［Personal history（past history）of physical abuse in childhood］
Z62.810	儿童期被性虐待的个人史（既往史）［Personal history（past history）of sexual abuse in childhood］
Z62.811	儿童期被心理虐待的个人史（既往史）［Personal history（past history）of psychological abuse in childhood］
Z62.812	儿童期被忽视的个人史（既往史）［Personal history（past history）of neglect in childhood］
Z62.820	亲子关系问题，父母-亲生子女（Parent-child relational problem，Parent-biological child）
Z62.821	亲子关系问题，父母-领养子女（Parent-child relational problem，Parent-adopted child）
Z62.822	亲子关系问题，父母-寄养儿童（Parent-child relational problem，Parent-foster child）
Z62.891	同胞关系问题（Sibling relational problem）
Z62.898	受父母关系困扰影响的儿童（Child affected by parental relationship distress）
Z62.898	亲子关系问题，其他照料者-儿童（Parent-child relational problem, Other caregiver-child）
Z63.0	与配偶或亲密伴侣关系困扰（Relationship distress with spouse or intimate partner）
Z63.4	非复杂性丧痛（Uncomplicated bereavement）
Z63.5	分居或离婚所致的家庭破裂（Disruption of family by separation or divorce）
Z63.8	家庭内的高情绪表达水平（High expressed emotion level within family）
Z64.0	与意外怀孕相关的问题（Problems related to unwanted pregnancy）
Z64.1	与多胞胎相关的问题（Problems related to multiparity）
Z64.4	与社会服务提供者（包括个案经理或社会工作者）关系不和谐（Discord with social service provider，including case manager or social services worker）

ICD-10-CM	障碍、疾病或问题 （ICD-10-CM Disorder，condition，or problem）
Z65.0	在刑事诉讼中被定罪但未被监禁（Conviction in criminal proceedings without imprisonment）
Z65.1	监禁或其他形式的拘押（Imprisonment or other incarceration）
Z65.2	与从监狱释放相关的问题（Problems related to release from prison）
Z65.3	与其他法律情况相关的问题（Problems related to other legal circumstances）
Z65.4	犯罪受害者（Victim of crime）
Z65.4	恐怖主义或酷刑的受害者（Victim of terrorism or torture）
Z65.5	遭遇灾难、战争或其他敌对行动（Exposure to disaster, war, or other hostilities）
Z65.8	宗教或信仰问题（Religious or spiritual problem）
Z69.010	对父母忽视儿童的受害者的精神卫生服务（Encounter for mental health services for victim of child neglect by parent）
Z69.010	对父母躯体虐待儿童的受害者的精神卫生服务（Encounter for mental health services for victim of child physical abuse by parent）
Z69.010	对父母心理虐待儿童的受害者的精神卫生服务（Encounter for mental health services for victim of child psychological abuse by parent）
Z69.010	对父母性虐待儿童的受害者的精神卫生服务（Encounter for mental health services for victim of child sexual abuse by parent）
Z69.011	对父母忽视儿童的施虐者的精神卫生服务（Encounter for mental health services for perpetrator of parental child neglect）
Z69.011	对父母躯体虐待儿童的施虐者的精神卫生服务（Encounter for mental health services for perpetrator of parental child physical abuse）
Z69.011	对父母心理虐待儿童的施虐者的精神卫生服务（Encounter for mental health services for perpetrator of parental child psychological abuse）
Z69.011	对父母性虐待儿童的施虐者的精神卫生服务（Encounter for mental health services for perpetrator of parental child sexual abuse）
Z69.020	对非父母忽视儿童的受害者的精神卫生服务（Encounter for mental health services for victim of nonparental child neglect）
Z69.020	对非父母躯体虐待儿童的受害者的精神卫生服务（Encounter for mental health services for victim of nonparental child physical abuse）
Z69.020	对非父母心理虐待儿童的受害者的精神卫生服务（Encounter for mental health services for victim of nonparental child psychological abuse）
Z69.020	对非父母性虐待儿童的受害者的精神卫生服务（Encounter for mental health services for victim of nonparental child sexual abuse
Z69.021	对非父母忽视儿童的施虐者的精神卫生服务（Encounter for mental health services for perpetrator of nonparental child neglect）
Z69.021	对非父母躯体虐待儿童的施虐者的精神卫生服务（Encounter for mental health services for perpetrator of nonparental child physical abuse）
Z69.021	对非父母心理虐待儿童的施虐者的精神卫生服务（Encounter for mental health services for perpetrator of nonparental child psychological abuse）
Z69.021	对非父母性虐待儿童的施虐者的精神卫生服务（Encounter for mental health services for perpetrator of nonparental child sexual abuse）
Z69.11	对配偶或伴侣忽视的受害者的精神卫生服务（Encounter for mental health services for victim of spouse or partner neglect）
Z69.11	对配偶或伴侣心理虐待的受害者的精神卫生服务（Encounter for mental health services for victim of spouse or partner psychological abuse）
Z69.11	对配偶或伴侣躯体暴力的受害者的精神卫生服务（Encounter for mental health services for victim of spouse or partner violence, Physical）

ICD-10-CM	**障碍、疾病或问题** **（ICD-10-CM Disorder，condition，or problem）**
Z69.12	对配偶或伴侣忽视的施虐者的精神卫生服务（Encounter for mental health services for perpetrator of spouse or partner neglect）
Z69.12	对配偶或伴侣心理虐待的施虐者的精神卫生服务（Encounter for mental health services for perpetrator of spouse or partner psychological abuse）
Z69.12	对配偶或伴侣躯体暴力的施虐者的精神卫生服务（Encounter for mental health services for perpetrator of spouse or partner violence, Physical）
Z69.12	对配偶或伴侣性暴力的施虐者的精神卫生服务（Encounter for mental health services for perpetrator of spouse or partner violence, Sexual）
Z69.81	对成人的非配偶或非伴侣虐待的受害者的精神卫生服务（Encounter for mental health services for victim of nonspousal or nonpartner adult abuse）
Z69.81	对配偶或伴侣性暴力的受害者的精神卫生服务（Encounter for mental health services for victim of spouse or partner violence, Sexual）
Z69.82	对成人的非配偶或非伴侣虐待的施虐者的精神卫生服务（Encounter for mental health services for perpetrator of nonspousal or nonpartner adult abuse）
Z70.9	性咨询（Sex counseling）
Z71.3	饮食咨询（Dietary counseling）
Z71.9	其他咨询或会诊（Other counseling or consultation）
Z72.0	烟草使用障碍，轻度（Tobacco use disorder, Mild）
Z72.810	儿童或青少年的反社会行为（Child or adolescent antisocial behavior）
Z72.811	成人的反社会行为（Adult antisocial behavior）
Z72.9	与生活方式有关的问题（Problem related to lifestyle）
Z75.3	无法获得或不能使用健康服务机构（Unavailability or inaccessibility of health care facilities）
Z75.4	无法获得或不能使用其他助人机构（Unavailability or inaccessibility of other helping agencies）
Z76.5	诈病（Malingering）
Z91.199	不依从医疗（Nonadherence to medical treatment）
Z91.410	配偶或伴侣躯体暴力的个人史（既往史）[Personal history（past history）of spouse or partner violence, Physical]
Z91.410	配偶或伴侣性暴力的个人史（既往史）[Personal history（past history）of spouse or partner violence, Sexual]
Z91.411	配偶或伴侣心理虐待的个人史（既往史）[Personal history（past history）of spouse or partner psychological abuse]
Z91.412	配偶或伴侣忽视的个人史（既往史）[Personal history（past history）of spouse or partner neglect]
Z91.49	心理创伤的个人史（ Personal history of psychological trauma）
Z91.51	自杀行为史（Suicidal behavior, history of）
Z91.52	非自杀性自伤史（History of nonsuicidal self-injury）
Z91.82	军事派遣的个人史（Personal history of military deployment）
Z91.83	与精神障碍有关的流浪（Wandering associated with a mental disorder）

索　　引

所有黑体字的页码均指表格。

（Page numbers printed in **boldface type** refer to tables.）